Christian und Astrid Hick (Hrsg.)

Physiologie

Christian und Astrid Hick (Hrsg.)

Physiologie

**Kurzlehrbuch zum Gegenstandskatalog 1
mit Einarbeitung der wichtigen Prüfungsfakten**

**4., überarbeitete und aktualisierte Auflage
unter Mitarbeit von Friedrich Jockenhövel (Kap. 6, 8–11)
und Reinhard Merker (Kap. 12, 16–19)**

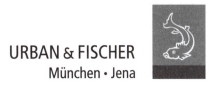

URBAN & FISCHER
München · Jena

Zuschriften und Kritik an:
Urban & Fischer, Lektorat Medizinstudium, Sabine Hennhöfer, Karlstraße 45, 80333 München

Anschrift der Herausgeber:
Dr. med. Christian Hick
Dr. med. Astrid Hick
Ebernburgerweg 9-11
50739 Köln
Christian.Hick@uni-koeln.de

Wichtiger Hinweis für den Benutzer
Die Erkenntnisse in der Medizin unterliegen laufendem Wandel durch Forschung und klinische Erfahrungen. Herausgeber und Autoren dieses Werkes haben große Sorgfalt darauf verwendet, dass die in diesem Werk gemachten therapeutischen Angaben (insbesondere hinsichtlich Indikation, Dosierung und unerwünschten Wirkungen) dem derzeitigen Wissensstand entsprechen. Das entbindet den Nutzer dieses Werkes aber nicht von der Verpflichtung, anhand der Beipackzettel zu verschreibender Präparate zu überprüfen, ob die dort gemachten Angaben von denen in diesem Buch abweichen und seine Verordnung in eigener Verantwortung zu treffen.

Die Deutsche Bibliothek – CIP-Einheitsaufnahme
Ein Titeldatensatz für diese Publikation ist bei
Der Deutschen Bibliothek erhältlich
ISBN 3-437-41891-2

Um den Textfluss nicht zu stören, wurde bei Patienten und Berufsbezeichnungen die grammatikalisch maskuline Form gewählt. Selbstverständlich sind in diesen Fällen immer Frauen und Männer gemeint.

Planung: Dr. med. Dorothea Hennessen
Lektorat: Dipl.-Biol. Sabine Hennhöfer, Dr. med. Annette Greifenhagen
Herstellung: Cornelia Reiter
Satz: Mitterweger & Partner, Plankstadt
Druck und Bindung: LegoPrint, Lavis, Italien
Umschlaggestaltung: SPIESZDESIGN, Ulm

Aktuelle Informationen finden Sie im Internet unter der Adresse:
Urban & Fischer: http://www.urbanfischer.de

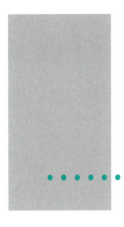

Vorwort

Liebe Medizinstudentin, lieber Medizinstudent,

das vorliegende Kurzlehrbuch will das klinisch wichtige und das prüfungsrelevante Grundwissen in Physiologie möglichst effektiv vermitteln. Wir freuen uns, dass wir dieses Ziel offensichtlich so gut erreicht haben, dass schon zwei Jahre nach der dritten nun eine neue Auflage erforderlich wurde.

Für die 4. Auflage unseres Kurzlehrbuchs haben wir die Neufassung des Gegenstandskatalogs (GK) für Physiologie voll berücksichtigt, die ab Herbst 2002 die Lerninhalte für den schriftlichen Teil der ärztlichen Vorprüfung festlegt (http://www.impp.de/ImppGk.html). Dabei haben wir uns streng am Gegenstandskatalog orientiert, ohne allerdings sklavisch der didaktisch und oft auch inhaltlich wenig sachgerechten Feingliederung des GK zu folgen. Wir haben auch wieder geprüft, ob sich die Fragen des *Instituts für medizinische und pharmazeutische Prüfungsfragen (IMPP)* mit unserem Buch beantworten lassen und wo erforderlich inhaltliche Ergänzungen vorgenommen.

Das Kurzlehrbuch ist aber mehr als ein reines Prüfungskompendium. Unter Verzicht auf wissenschaftlichen Ballast und Fußnotenwissen wird eine knappe aber dennoch erklärende, lehrbuchartige Darstellung des physiologischen Basiswissens geboten. Außer als „Lernbuch" für schriftliche oder mündliche Prüfungen kann das Kurzlehrbuch daher auch als studienbegleitender Basistext zur medizinisch relevanten menschlichen Physiologie genutzt werden.

Das bewährte Konzept einer möglichst benutzerfreundlichen und eingängigen Aufbereitung des Lernstoffs haben wir beibehalten:

- Die Gliederung des Textes in *übersichtliche Abschnitte* erleichtert Orientierung und Wissensaufnahme.
- Kurze *Merktexte* 🐹 helfen beim Einprägen physiologisch wichtiger Sachverhalte.
- *Klinische Hinweise* 🫁 zeigen die Praxisrelevanz physiologischen Wissens.
- Ein *ausführlicher Index* ermöglicht den raschen Zugriff auf die gesuchten Informationen.

Die Vorbereitung auf die schriftlichen Prüfungen des IMPP wird zusätzlich unterstützt:

- Die Antworten zu allen IMPP-Prüfungsfragen bis einschließlich Herbst 2001 sind in den Text eingearbeitet.
- Eine IMPP-Hitliste vor jedem Abschnitt gibt einen ersten Hinweis auf die bisherigen Schwerpunkte der schriftlichen Prüfungen.
- Zu jedem größeren Unterabschnitt ist die Zahl der bisher vom IMPP zu dieser Thematik gestellten Fragen angegeben.
- Textpassagen, die für die Beantwortung der IMPP-Fragen besonders wichtig sind, werden durch Hinweispfeile ▶◀ kenntlich gemacht.

Die vorliegende Überarbeitung wurde durch die große Zahl Ihrer Zuschriften und Kritiken wesentlich gefördert. Wir möchten daher an dieser Stelle allen Leserinnen und Lesern für ihre Vorschläge, Ergänzungen und Korrekturhinweise ganz herzlich danken und Sie bitten, uns auch in Zukunft

Ihre Anregungen mitzuteilen! Dies kann auf konventionellem Weg aber auch über e-mail erfolgen: *christian.hick@uni-koeln.de*

Wir hoffen, dass mit unserem Buch das medizinische Basisfach Physiologie etwas von seiner „Schwere" verliert und dass insbesondere die Probleme der parallelen Vorbereitung auf IMPP-Fragen (Detailwissen) und mündliche Prüfungen (Verständniswissen) gelindert werden.

Köln, Mai 2002   Herausgeber und Autoren

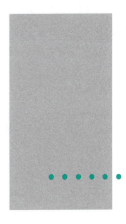

Inhalt

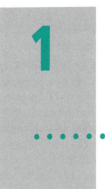

1 Allgemeine Physiologie und Zellphysiologie

C. Hick

43 ?

Die physiologischen Funktionen des Organismus werden in den Kapiteln 2–20 im Zusammenhang der verschiedenen Organsysteme besprochen. Wichtige Grundphänomene wie Osmose (☞ 1.2), aktiver und passiver Stofftransport an Membranen (☞ 1.3) oder die Grundlagen von Zellorganisation und Zellidentität (Histokompatibilität, ☞ 1.4) sind jedoch für alle Organsysteme identisch. Das gilt auch für die Mechanismen der Informationsübermittlung (☞ 1.3.4; 1.4.3) und allgemeine Regel- und Steuerungsprinzipien (☞ 1.7). Diese elementaren physiologischen Mechanismen und Funktionen sollen deshalb im folgenden Kapitel, nach einem kurzen Überblick zu physiologisch wichtigen Maßeinheiten (☞ 1.1), zusammenfassend besprochen werden. Erregungsvorgänge an Zellen (Ruhemembranpotential und Aktionspotential) werden im Kapitel 12 *Allgemeine Neuro- und Sinnesphysiologie* dargestellt.

1.1 Physiologische Maßeinheiten

1 ?

Die Physiologie beschreibt Austauschvorgänge zwischen Zellen und Zellverbänden in einer quantitativen Sprache. Praktisch wichtig sind die folgenden Maßeinheiten:

Druck = Kraft pro Fläche (Pa = N/m^2)

Einheit des Drucks ist das Pascal (Pa), die Kraft wird in Newton (N), die Fläche in Quadratmetern (m^2) angegeben. Als ältere Druckeinheiten werden in der Physiologie noch *mmHg* (Quecksilber), *cm H$_2$O* und *atm* (physikalische Atmosphäre) verwendet. Dabei gilt:

1 cm H$_2$O = 0,098 kPa
1 mmHg = 0,133 kPa
1 atm   = 101,324 kPa

Arbeit / Energie / Wärmemenge = Kraft mal Weg
($J = N \times m$)

Einheit von Energie, Arbeit oder Wärmemenge – diese drei Ausdrücke sind im physikalischen Sinne äquivalent – ist das Joule (J). Für die Umrechnung aus der älteren Energieeinheit Kalorie (cal) gilt:

1 cal = 4,185 Joule

Praktisch wichtig in der Physiologie, z. B. zur Berechnung der Herzarbeit (☞ 3.2.4), ist es, dass auch das Produkt aus Druck (N/m^2) und Volumen (m^3) Arbeit ($N \times m$) ergibt: **Druck-Volumen-Arbeit.**

> ⚕ **Klinik!**
>
> Ein plötzlicher **Blutdruckanstieg** führt zu einem raschen Anstieg der Druck-Volumen-Arbeit des Herzens. Um diese Mehrarbeit leisten zu können, ist das Herz auf eine Steigerung der Energieversorgung durch Sauerstoff über eine Erhöhung der Koronardurchblutung angewiesen. Ist dies z. B. bei arteriosklerotisch verengten Koronararterien nicht möglich, entsteht ein Sauerstoffmangel im Myokardgewebe, der beim Patienten einen Angina-pectoris-Schmerz in der Brust auslösen kann.

Leistung = Arbeit pro Zeit ($W = J/s$)

Einheit der Leistung ist das Watt (W), das einem Joule Arbeit (J) pro Sekunde (s) entspricht (☞ 8: Energie- und Wärmehaushalt).

Stoffmenge

Die Stoffmenge einer Substanz wird in **Mol** (Symbol: mol) angegeben. Dabei gilt:

1 mol = $6,022 \times 10^{23}$ Teilchen

Will man bei den Angaben der Stoffmenge die Wertigkeit der Substanz berücksichtigen, empfiehlt sich die Angabe in **Val:**

$$1 val = \frac{1 \; mol}{Wertigkeit}$$

Beispiel: 1 val zweiwertiger Ca^{2+}-Ionen entspricht 0,5 mol Ca^{2+}.

Konzentration

Die Konzentration einer Substanz kann auf drei verschiedene Weisen ausgedrückt werden:

- ▶ Die **Massenkonzentration** gibt die Masse eines Stoffes pro Volumeneinheit an. So beträgt z. B. die Massenkonzentration von Hämoglobin im Blut beim Mann 15–16 g/100 ml.
- Die **Stoffmengenkonzentration,** auch als **molare Konzentration** bezeichnet, gibt die Stoffmenge pro Volumen *Lösung* an. Die Stoffmengenkonzentration von K^+-Ionen im Blutplasma z. B. liegt bei 5 mmol/l.
- Die **molale Konzentration** gibt die Stoffmenge pro Masseneinheit eines Lösungs*mittels* an. Molale Konzentrationsangaben beziehen sich also nicht auf die gesamte Lösung, sondern auf die Masse des Lösungs*mittels*. Außerdem sind sie – im Gegensatz zu volumenbezogenen molaren Konzentrationsangaben – von Temperaturschwankungen und den hieraus resultierenden Volumenschwankungen unabhängig. Deshalb werden vor allem die Konzentrationen osmotisch wirksamer Substanzen (☞ 1.2) besser in molalen und nicht in molaren Einheiten angegeben. Blutserum z. B. hat eine Osmolalität von ca. 280–295 mosm/kg H_2O (☞ 2.3.1). ◀

In physiologischen Flüssigkeiten, wie z. B. dem Blutplasma, machen die gelösten Bestandteile (vor allem Salze und Eiweiße) bis zu etwa 7 % des Gesamtvolumens der Lösung aus. Molare Konzentrationsangaben, die sich auf dieses Volumen der *Gesamtlösung* beziehen, können daher die Anzahl der tatsächlich in einer definierten Stoffmenge gelösten und damit für eine chemische Reaktion zur Verfügung stehenden Teilchen einer Substanz nicht exakt angeben. Daher sind molale Konzentrationsangaben, die sich auf die Masse des *Lösungsmittels* beziehen, für physiologische Flüssigkeiten im Allgemeinen präziser.

> 💡 **Merke!**
>
> **Osmolarität:** osmotisch wirksame Stoffmenge pro Liter *Lösung* (osm/l)
> **Osmolalität:** osmotisch wirksame Stoffmenge pro Kilogramm Lösungs*mittel* (osm/kg)

1.2 Osmose   5 ❓

▶ Die Diffusion von Lösungsmittel durch eine semipermeable Membran wird als Osmose bezeichnet. Semipermeable, d.h. *halb*-durchlässige Membranen, sind Membranen, die nur für das Lösungsmittel nicht aber für die in ihm gelösten Substanzen durchlässig sind. Wird beispielsweise eine Zuckerlösung von einer Wasserlösung durch eine semipermeable Membran getrennt, strömen die Wassermoleküle entlang dem Konzentrationsgefälle in die Zuckerlösung ein. Die größeren Zuckermoleküle werden dagegen an der semipermeablen Membran zurückgehalten. Durch diesen Wasserzustrom steigt das Volumen der Zuckerlösung an (Abb. 1.1).

Auf der anderen Seite üben die nicht-diffusiblen Glukosemoleküle einen Druck auf die semipermeable Membran aus, der als **osmotischer Druck** bezeichnet wird. Dieser osmotische Druck hängt nur von der *Anzahl* der gelösten Teilchen ab, nicht von ihrer chemischen Beschaffenheit. Ist die Anzahl (n) der Teilchen bekannt, kann der an einer semipermeablen Membran entstehende osmotische Druck (P_{osm}) nach van't Hoff analog zur allgemeinen Gasgleichung (☞ 5.2) berechnet werden:

$$P_{osm} = \frac{n}{V} \cdot R \cdot T \qquad [1]$$

Der osmotische Druck (P_{osm}) steigt also

(1) proportional zur Anzahl n der in einem Volumen V gelösten Teilchen und
(2) proportional zur Temperatur T.

R ist die allgemeine Gaskonstante. ◀

Wird die osmotisch wirksame Stoffmengenkonzentration der gelösten Teilchen als Molarität, also in mol/l Lösung ausgedrückt, erhält man die **Osmolarität** als Maß der osmotischen Aktivität. Wird die Teilchenzahl als Molalität ausgedrückt, also auf die Masse des Lösungsmittels bezogen, erhält man die **Osmolalität** der Lösung. Osmolarität und Osmolalität sind direkt proportional zu dem durch die Lösung an semipermeablen Membranen entstehenden osmotischen Druck. Lösungen, die den gleichen osmotischen Druck wie das Plasma aufweisen, werden als *isotone Lösungen* bezeichnet.

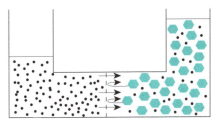

Abb. 1.1: Osmose. Die Wassermoleküle (·) wandern ihrem Konzentrationsgefälle folgend auch gegen das Gravitationsgefälle über die semipermeable Membran in die Glukoselösung ein. Die größeren Glukosemoleküle (⬡) können die Membran nicht passieren.

▶ Der osmotische Druck von Plasma oder physiologischer Kochsalzlösung beträgt 745 kPa (= 7,3 atm) (☞ 2.3.1).

Ist die Membran nicht im strengen Sinne semipermeabel, d.h. für die gelösten Teile völlig undurchlässig, muss die van't-Hoff-Gleichung durch einen **Reflexionskoeffizienten** σ ergänzt werden.

$$P_{osm} = \frac{n}{V} \cdot R \cdot T \cdot \sigma \qquad [2]$$

Der Reflexionskoeffizient liegt zwischen 0 (Membran völlig durchlässig auch für die gelösten Teile) und 1 (Membran völlig undurchlässig für die gelösten Teile: semipermeable Membran).

In manchen Fällen reißt der osmotische Lösungsmittelstrom auch kleinere gelöste Teile (z.B. Elektrolyte) mit sich und transportiert sie durch die semipermeable Membran. Durch diesen **Solventdrag**-Effekt werden beispielsweise im proximalen Nierentubulus Na^+-Ionen aus dem Primärharn rückresorbiert (☞ 9.2.4). ◀

1.3 Stofftransport   23 ❓

1.3.1 Stofftransport in Gasen und Flüssigkeiten

In Gasen und Flüssigkeiten können sich die Teilchen frei bewegen. Der Stoffaustausch folgt hierbei zwei Kräften:

● Konzentrationsunterschiede sind die treibende Kraft beim Stofftransport durch **Diffusion.**

• Temperatur- oder Druckdifferenzen sind die treibende Kraft der **Konvektion**, d.h. des Stoffaustauschs durch Strömung eines Gases oder einer Flüssigkeit.

1.3.2 Stofftransport durch Membranen

Membranen stellen für den freien Stofftransport ein Hindernis dar. Sie bestehen aus einer 4–5 nm dicken Lipiddoppelschicht. Die hydrophoben Fettsäurereste bilden im Inneren der Membran eine lipophile „Ölphase". Die hydrophilen Kopfgruppen der Lipide sind auf der Innenseite der Membran dem Zellinneren und auf der Außenseite der Membran der Umgebung der Zelle zugewandt. In die Lipiddoppelschicht eingelassen sind Membranproteine, die als *Ionenkanäle* dienen können (Abb. 1.2).

▶ Je größer der Gehalt an ungesättigten Fettsäuren, desto flüssiger ist die Membran. ◀

Passiver Transport

Einfache Diffusion
Frei durch die Plasmamembran *diffundieren* können gelöste Gase und *kleine, lipophile* Substanzen (z.B. Harnstoff). Die Diffusion folgt den Gesetzmäßigkeiten des **Fick-Diffusionsgesetzes**. Danach ist die pro Zeiteinheit durch Diffusion transportierte Stoffmenge J [mol/s] zur Diffusionsfläche A [m²] und zur Konzentrationsdifferenz über der Membran Δc [mol/m³] *direkt* proportional. Zur Dicke der Membran d [m] ist der Diffusionsfluss *umgekehrt* proportional:

$$J = - D \cdot \frac{A}{d} \cdot \Delta c \qquad [2]$$

Dabei ist D der Diffusionskoeffizient, der von der diffundierenden Substanz, dem Lösungsmittel und der Temperatur abhängig ist.

> **⚕ Klinik!**
>
> Bei bestimmten Lungenerkrankungen (z. B. **Lungenfibrosen**) kommt es zu einer Verdickung der Alveolarmembran. Dadurch wird nach der obigen Gleichung die Sauerstoffdiffusion über diese Membran behindert, da die Dicke der Diffusionsmembran zugenommen hat. Laborchemisch ist die Sauerstoffsättigung des arteriellen Blutes vermindert, klinisch leidet der Patient unter Atemnot (☞ 5.3.2).

Der Diffusionskoeffizient (D) und die Dicke der Membran (d) werden oft zur Permeabilität (P) für eine Substanz an einer bestimmten Membran zusammengefasst. Die Permeabilität P [m/s] gibt an, wie rasch eine bestimmte Substanz eine Membran passieren kann (Abb. 1.3). Vor allem geladene Substanzen können wegen ihrer elektrischen Ladung auch bei geringer Größe (Na^+- oder K^+-Ionen) eine Lipiddoppelmembran kaum passieren. Sie sind für die Diffusion auf **Ionenkanäle** angewiesen, die von Membranproteinen gebildet werden. Die treibende Kraft für den Ionentransport sind elektrochemische Potential-

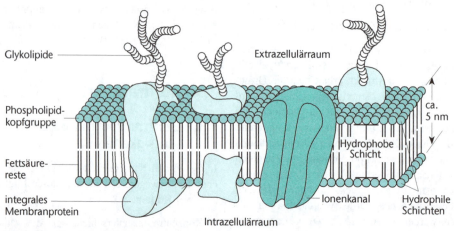

Abb. 1.2: Aufbau einer Plasmamembran.

Glykolipide

Extrazellulärraum

Phospholipid-kopfgruppe

ca. 5 nm

Fettsäure-reste

Hydrophobe Schicht

integrales Membranprotein

Ionenkanal

Hydrophile Schichten

Intrazellulärraum

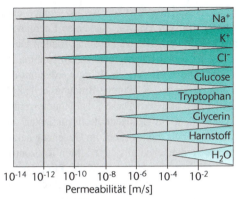

Abb. 1.3: Permeabilität einer typischen Lipiddoppelmembran. Die Membrandurchlässigkeit ist für H_2O am größten und für Na^+ und K^+ am niedrigsten.

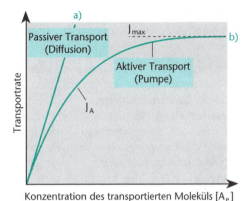

Abb. 1.4: Abhängigkeit der Transportrate von der Konzentration des zu transportierenden Moleküls: a) Lineare Transportcharakteristik bei freier Diffusion durch die Membran oder durch Membrankanäle b) Sättigungscharakteristik bei erleichterter Diffusion über Carrier oder bei aktiven Transportvorgängen durch Pumpen.

differenzen oder Konzentrationsgradienten über der Membran. Die Ionenkanäle haben einen Durchmesser von weniger als 1 nm und sind durch die in ihrer Wand enthaltenen Molekülstrukturen relativ spezifisch für bestimmte Ionen. So lassen sich Kalium-, Natrium- und Kalziumkanäle unterscheiden. Zur physiologischen Bedeutung der Ionenkanäle vgl. ☞ 12.1.1.

▶ Einfache Diffusionsvorgänge, die keine Transportproteine benötigen und direkt durch die Membran oder durch Ionenkanäle ablaufen, folgen einer *linearen* Transportcharakteristik: Mit zunehmender Konzentration des zu transportierenden Moleküls steigt auch die Transportrate linear an (Abb. 1.4a). ◀

Erleichterte Diffusion
Von erleichterter Diffusion spricht man, wenn die Membran für den diffundierenden Stoff spezielle **Carrier-Proteine** enthält. Die treibende Kraft des Stofftransportes ist hierbei wie bei der einfachen Diffusion ein Konzentrationsgradient. Der Organismus muss also keine Transportenergie aufwenden. Durch die erforderlichen Carrier-Proteine ist die erleichterte Diffusion jedoch *substanzspezifisch* – wie ein aktiver Transport (s. u.). Erfolgt die erleichterte Diffusion nur in einer Richtung, spricht man von einem **Uniport**. Typisches Beispiel für einen solchen Uniport sind die Glukosetransportproteine (GLUTs, ☞ 10.6.1), durch die Glukose in die Zellen gelangt.

▶ Da die erleichterte Diffusion auf nur in begrenzter Zahl zur Verfügung stehende Transportproteine angewiesen ist, weist sie eine Sättigungscharakteristik nach der *Michaelis-Menten-Kinetik* auf: mit zunehmender extrazellulärer Konzentration $[A_e]$ des zu transportierenden Stoffes nähert sich die Transportrate J_A einem nicht überschreitbaren Maximalwert J_{max} (Abb. 1.4b):

$$J_A = \frac{(J_{max} \cdot [A]_e)}{(K_m \cdot [A]_e)} \qquad [3]$$

Die Michaelis-Konstante K_m gibt die Affinität des zu transportierenden Stoffes zu seinem Carrier wieder: Sie ist diejenige extrazelluläre Konzentration des Stoffes, bei der die Hälfte der Maximalgeschwindigkeit J_{max} des Transportvorgangs erreicht ist. ◀

Aktiver Transport

▶ Stoffe, für die kein elektrisches oder chemisches Konzentrationsgefälle über die Membran besteht, oder die entgegen einem bestehenden Konzentrationsgefälle transportiert werden müssen, sind auf aktive, energieverbrauchende Transportvorgänge angewiesen. Hierbei unterscheidet man einen *primär* aktiven Transport von einem *sekundär* aktiven Transport. Diese beiden aktiven Transportformen unterscheiden sich von einfachen passiven Diffusionsprozessen durch drei Charakteristika.

- **Strukturspezifität:** Jedes Transportsystem ist auf bestimmte Substanzen spezialisiert und kann nur diese transportieren.
- **Hemmbarkeit:** Stoffe mit ähnlicher Struktur wie die zu transportierenden Substanzen können die Transportproteine besetzen und so den Stofftransport blockieren.
- **Sättigung:** Wegen der begrenzten Zahl der Transportproteine gibt es für die Transportrate einen Maximalwert. ◄

Primär aktiver Transport

▶ In den Zellen liegt die Konzentration von K^+-Ionen mit 155 mmol/l deutlich über der extrazellulären Kaliumkonzentration von 5 mmol/l. Umgekehrt ist extrazellulär die Konzentration von Na^+-Ionen mit 145 mmol/l größer als ihre intrazelluläre Konzentration von 12 mmol/l (Tab. 1.1). Die Konzentrationsunterschiede würden sich ohne aktive Gegenmaßnahmen durch Diffusion und Osmose in kurzer Zeit ausgleichen. Die Aufrechterhaltung der Konzentrationsdifferenzen ist jedoch für die Funktion der Zellen unverzichtbar. Deshalb ist ein aktiver und energieverbrauchender Ionentransport über die Zellmembran erforderlich, der diese Konzentrationsunterschiede stabilisiert. Der wichtigste aktive Transportprozess ist die **Na^+-K^+-Pumpe**, ein spezialisiertes Membranprotein, das in allen Plasmamembranen zu finden ist und sich durch die Lipiddoppelschicht hindurch er-

streckt. Biochemisch ist die Na^+-K^+-Pumpe eine ATPase, d. h. ein Enzym, das unter Energieverbrauch ATP in ADP und Phosphat spaltet. Diese ATPase ist an der Innenseite der Zellmembran lokalisiert. Durch die ATP-Spaltung werden auf der Innenseite der Na^+-K^+-Pumpe Bindungsstellen für 3 Na^+-Ionen aktiviert. Diese 3 Na^+-Ionen werden entgegen dem Na^+-Konzentrationsgradienten aus der Zelle heraus transportiert. Im Gegenzug gelangen 2 K^+-Ionen, ebenfalls gegen ihren Konzentrationsgradienten, ins Innere der Zelle. Pro gespaltenem ATP-Molekül werden also drei positive Ladungen aus der Zelle entfernt, während nur zwei positive Ladungen in die Zelle gelangen. Die Na^+-K^+-Pumpe ist daher *elektrogen*, d. h. sie baut durch ihre Pumparbeit nicht nur einen Konzentrationsgradienten, sondern auch einen elektrischen Gradienten über der Zellmembran auf. Der Energieaufwand für die Na^+-K^+-Pumpe ist beträchtlich. Er beträgt ein Drittel des gesamten Energieumsatzes der Zelle. Neben der Na^+-K^+-Pumpe sind noch zwei weitere aktive Pumpmechanismen physiologisch von Bedeutung:

- **Protonen-Pumpen** (H^+-K^+-ATPasen) transportieren unter ATP-Verbrauch H^+-Ionen über eine Membran. Sie sind z. B. die Protonenlieferanten für die Bildung der Salzsäure des Magens (☞ 7.3.3).
- **Kalzium-Pumpen** (Ca^{2+}-ATPasen) können hohe Kalzium-Konzentrationsdifferenzen aufbauen. Sie finden sich z. B. im sarkoplasmatischen Retikulum, dem Kalzium-Speicher der Zelle, oder in der Zellmembran von Herzmuskelzellen (☞ 3.1.1).

Sekundär aktiver Transport

Der durch die Na^+K^+-Pumpe unter Energieverbrauch aktiv aufgebaute elektrochemische Natrium-Konzentrationsgradient dient als Motor für weitere Transportmechanismen. Diese Transportmechanismen, die keine eigene Energiezufuhr benötigen und also ohne ATP-Spaltung auskommen, werden als *sekundär aktive* Transportmechanismen bezeichnet. Man unterscheidet:

- **Symport**-Mechanismen (= Co-Transporte): Ein Na^+-Ion strömt entlang seinem elektrochemischen Konzentrationsgradienten in die Zelle ein und liefert hierdurch die Energie für den

Tab. 1.1: Intra- und extrazelluläre Ionenkonzentrationen.

	Intrazelluläre Konzentration [mmol/l]	Extrazelluläre Konzentration [mmol/l]
Na^+	12	145
K^+	155	5
Ca^{2+}	$10^{-5}-10^{-4}$	2,5
Cl^-	4	120
HCO_3^-	8	27
Große Anionen	155	5

A Passiver Transport

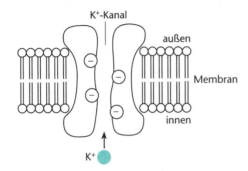

B Aktiver Transport

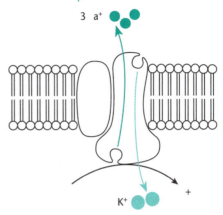

C Antiport

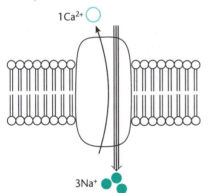

D Symport

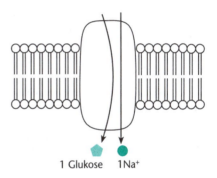

Abb. 1.5: Transportmechanismen an Membranen. A) Passiver Transport von K$^+$ durch Diffusion über Ionenkanäle. B) Primär aktiver Transport über eine Na$^+$-K$^+$-Pumpe. C) Sekundär aktiver Ca^{2+}-Na$^+$-Antiport. D) Sekundär aktiver Na$^+$-Glukose-Symport.

Transport eines weiteren Moleküls, das dann auch *gegen* seinen eigenen Konzentrationsgradienten in die Zelle transportiert werden kann. Der Natrium-Glukose-Symport der Darmschleimhaut ist der bekannteste dieser sekundär aktiven Symport-Transportmechanismen (☞ 7.5.2). Auch die Aminosäuren werden über solche Symport-Mechanismen im Verbund mit Na$^+$-Ionen in die Darmschleimhaut aufgenommen (☞ 7.5.3).

- **Antiport**-Mechanismen (= Counter-Transporte). Das wichtigste Antiport-System ist der Kalzium-Natrium-Antiport der Zellmembranen. *Drei* einströmende Na$^+$-Ionen liefern die Energie für den Auswärtstransport *eines* Ca^{2+}-Ions. Auf diese Weise wird die hohe Konzen-

trationsdifferenz für Kalzium-Ionen über der Zellmembran (innen 10^{-5} mmol/l, außen 2,5 mmol/l) aufrecht erhalten. ◄

Tertiär aktiver Transport

► Ein tertiär aktiver Transport ist ein Transportvorgang, der seine Energie von einem *sekundär* aktiven Transportprozess erhält. So wird ein H$^+$-Dipeptid-Kotransporter im Dünndarm, der H$^+$-Ionen und Di- oder Tripeptide aus dem Darmraum aufnimmt, von einem sekundär aktiven Na$^+$-H$^+$-Antiport angetrieben, der H$^+$-Ionen ins Darmlumen sezerniert. Der hierdurch entstehende, ins Zellinnere gerichtete H$^+$-Gradient ist die treibende Kraft dieses tertiär aktiven H$^+$-Dipeptid-Transportsystems. Der sekundär aktive Na$^+$-H$^+$-Antiport wiederum wird von einer an der Blutseite der Darmzelle gelegenen *primär* aktiven Na$^+$-K$^+$-ATPase angetrieben. ◄

Endozytose und Exozytose

Stoffe, die nicht durch die Plasmamembran diffundieren können und für die keine Transportproteine existieren, können durch **Endozytose** in die Zelle aufgenommen werden. Hierbei handelt es sich z.B. um Cholesterin oder um bestimmte Proteine. Bei der Endozytose stülpt sich zuerst die Plasmamembran ein. Diese Einstülpung vertieft sich und es entsteht ein *Vesikel,* das sich von der Plasmamembran abschnürt und die endozytotisch aufgenommene Substanz mit einer aus der Plasmamembran gebildeten Lipiddoppelschicht umhüllt. Oft sind bestimmte Gebiete der Zellmembran durch Rezeptorproteine für eine in die Zelle aufzunehmende Substanz (z.B. für Insulin, ☞ 10.6.1) oder für Antigene besonders sensibel. Die Bindung der Substanz an das Rezeptorprotein löst dann den Vorgang der Endozytose aus. Über den umgekehrten Vorgang der **Exozytose** werden Stoffe aus der Zelle entfernt. Hierbei kann es sich z.B. um Hormone oder um Enzyme handeln. Die Vesikelmembran verschmilzt mit der Zellmembran und entlässt so die im Vesikel gespeicherten Substanzen in den Extrazellulärraum.

1.3.3 Stofftransport in Zellen

Auch innerhalb der Zellen finden aktive Transportvorgänge statt. Diese werden analog zu den Transportvorgängen an der äußeren Zellmembran auch an den inneren Membranen des Zytosols beobachtet. Außerdem werden in der Zelle Syntheseprodukte in Form von Vesikeln transportiert. Für diesen Transport sind kontraktile Vorgänge im Zytoskelett von Bedeutung.

Mitochondriale ATP-Synthetase

Ein besonders interessanter Transportmechanismus auf Membranebene findet sich in den **Mitochondrien.** Die an der inneren Mitochondrienmembran lokalisierten Enzyme der Atmungskette transportieren H$^+$-Ionen vom mitochondrialen Matrixraum in den Spalt zwischen innerer und äußerer Mitochondrienmembran und bauen so einen Protonen-

gradienten über der inneren Mitochondrienmembran auf. Dieser Protonengradient treibt eine in der inneren Mitochondrienmembran lokalisierte **ATP-Synthetase** an: Der energiefreisetzende Rückstrom der Ionen in die mitochondriale Matrix ermöglicht so die Synthese von ATP aus ADP. Diese protonengetriebene ATP-Synthetase der Mitochondrien kann als rückwärts laufende Protonenpumpe (H$^+$-K$^+$-ATPase) aufgefasst werden (Abb. 1.6).

Intrazellulärer Transport in Vesikeln

Intrazelluläre Transportvorgänge können auch über Vesikel erfolgen, deren Wände aus Lipiddoppelschichten bestehen, die einen ähnlichen Aufbau wie die Zellmembran haben. So erhalten die an den Ribosomen des rauen endoplasmatischen Retikulums synthetisierten Proteine eine solche Lipidhülle vom endoplasmatischen Retikulum. Die entstehenden Vesikel schnüren sich vom endoplasmatischen Retikulum ab, gelangen zum Golgi-Komplex und verschmelzen mit den Zisternen des Golgi-Apparates. Hier können noch Modifikationen, z.B. Glykosylierungen, am neu synthetisierten Protein vorgenommen werden. Wird die Zelle zur Proteinsekretion stimuliert, schnüren sich vom Golgi-Apparat Sekretvesikel ab, die zur Plamamembran wandern und die Proteine über eine Exozytose in den Extrazellulärraum abgeben.

Zytoskelett

Die Transportvesikel bewegen sich durch die Zelle, indem sie an den *Mikrotubuli* des Zytoskeletts entlanggleiten. Außer den Mikrotubuli enthält das Zytoskelett auch Mikrofilamente, die überwiegend aus dem Protein *F-Aktin* bestehen, das sich auch in den Aktinfilamenten von Muskelzellen findet. Mikrofilamente und Mikrotubuli sind im Zytosol von *Dynein-* und *Myosin*-Molekülen umgeben. Myosin kommt – in Faserform – auch in Muskelzellen vor (☞ 13.1.1). Unter ATP-Einsatz sind energieverbrauchende Verschiebungen im Zytoskelett möglich, die für Transportvorgänge aber auch für Formänderungen der Zellen oder für Zilienschläge verantwortlich sind. Der grundlegende Mechanismus dieser Verschiebungen be-

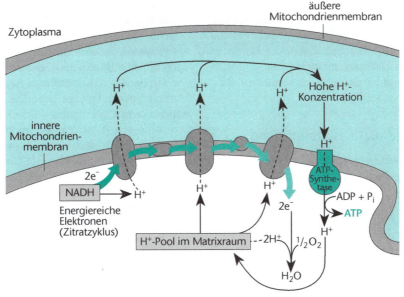

Abb. 1.6: ATP-Gewinnung in den Mitochondrien: Die energiereichen Elektronen aus dem Zitratzyklus bauen einen H⁺-Gradienten über der inneren Mitochondrienmembran auf. Hierdurch wird die ATP-Synthetase angetrieben. (nach Silverthorn, Human Physiology, Prentice Hall, New Jersey, 1998)

ruht hierbei analog zu den Vorgängen in der Muskelzelle auf einer Wechselwirkung von Aktin und Myosin (☞ 13.1 und 13.2) bzw. beim Zilienschlag auf Dynein-Dynein-Wechselwirkungen. Da Aktin und Myosin in der Muskelzelle in geordneter Faserform und nicht als lockere, zytosolische Proteinaggregate vorkommen, ist die Kraftentwicklung der Muskelfaser effektiver und gerichteter als die Aktin-Myosin-Interaktionen im Zytoskelett der normalen Zellen.

> **☞ Klinik!**
>
> Die zur Therapie der **Gicht** eingesetzte Substanz Colchicin hemmt die Bewegung der Mikrotubuli. Ihre klinische Wirkung beim Gichtanfall erklärt sich dadurch, dass durch diese Hemmung der Mikrotubuli die Phagozytosefähigkeit der Makrophagen (☞ 2.5.1) im entzündeten Gelenk gehemmt wird. Die Phagozytose der Harnsäurekristalle in der Gelenkflüssigkeit ist Auslöser der schmerzhaften Entzündungsreaktionen im Gelenk.

Axonaler Transport

▶ Am deutlichsten sind intrazelluläre Transportvorgänge in den bis über 1 m langen Zellfortsätzen von Nervenzellen, den Axonen, zu beobachten. Der **schnelle axonale Transport** schreitet mit einer Geschwindigkeit von etwa 12 mm/Stunde vom Zellkörper in Richtung Peripherie voran. Der **schnelle retrograde axonale Transport** bewegt sich mit etwa der Hälfte dieser Geschwindigkeit von der Peripherie zum Zellkörper hin. Die schnellen axonalen Transporte bedienen sich als Transportmedium der Vesikel und Organellen der Zelle (z.B. der Mitochondrien) und verbrauchen Energie (ATP).

> **☞ Klinik!**
>
> Durch die retrograden axonalen Transportmechanismen gelangen z.B. **Herpes- oder Poliomyelitisviren** von ihrer peripheren Infektionsstelle in die Zellkörper der Nervenzellen. Auch das **Tetanustoxin** wird von den peripheren Axonen im Wundgebiet aufgenommen und retrograd in die Nervenzellkörper transportiert.

Neben diesen beiden schnellen axonalen Transportmechanismen gibt es auch noch **langsame axo-**

nale Transporte von nur 1–5 mm pro Tag. Tubulin und Aktin bewegen sich mit dieser Geschwindigkeit; sie können verschiedene Enzyme und Proteine mitnehmen. Die Geschwindigkeit des langsamen axonalen Transportes entspricht der Regenerationsgeschwindigkeit eines geschädigten Nerven. ◄

1.3.4 Informationsübermittlung   7 ?

Information kann zwischen Zellen auf verschiedenen Wegen übertragen werden:

- Durch direkte Kommunikation über **Gap junctions:** Durch diese Poren in den Zellmembranen sind die Einzelzellen zu einem *funktionellen Synzytium* verbunden. Bei pH-Abfall oder Ca^{++}-Anstieg (z.B. bei Zellschädigung oder Sauerstoffmangel) schließen sich diese Gap junctions. Die geschädigte Zelle wird so von ihrer Umgebung isoliert und ein Ausbreiten der Schädigung verhindert.
- Durch Kommunikation über Nervenfasern (☞ 12, 14, 15, 16 und 20).
- Durch die Bildung von Botenstoffen, den Hormonen. Die physiologischen Funktionen der einzelnen Hormone werden im Detail in Kapitel 10 besprochen.

1.4 Zellorganisation   7 ?

1.4.1 Funktionelle Kompartimentierung

Der **Innenraum der Zelle** enthält verschiedene Organellen, deren Arbeitsgebiete durch Membranstrukturen getrennt sind: *funktionelle Kompartimentierung.* Physiologisch wichtig sind:

- Das **endoplasmatische Retikulum** (in der Muskelzelle: sarkoplasmatisches Retikulum) als Ort der Kalziumspeicherung (☞ 3.1.4 und 13.1.1).
- Die **Mitochondrien** als „Kraftwerke der Zelle". Sie dienen der aeroben Energiegewinnung durch die Enzyme der Atmungskette.
- Die **Ribosomen**, an denen nach den Anweisungen der im Zellkern produzierten mRNA (messenger RNA) die Proteinsynthese stattfindet.

- Der **Golgi-Apparat**, der Proteine glykosylieren und Lipidmembranen für Sekretvesikel bereitstellen kann.
- **Lysosomen,** die über Protonenpumpen ein saures Milieu aufbauen, das den sauren *Hydrolasen* ein optimales Aktivitätsniveau zum Abbau der phagozytierten Proteine garantiert.
- **Peroxisomen,** die phagozytierte Substanzen mithilfe von Peroxiden, die aus molekularem Sauerstoff gewonnen werden, oxidieren und unschädlich machen können. Zur Entgiftung dieser für die körpereigenen Zellstrukturen toxischen Peroxide dient das Enzym *Katalase*, das Peroxide zu Wasser umwandeln kann.

1.4.2 Histokompatibilitätsantigene

▶ Die **Zelloberfläche** enthält die so genannten **Histokompatibilitätsantigene** (MHC-Antigene). Dies sind auf der äußeren Oberfläche der Zellmembranen angesiedelte Moleküle, die durch einen speziellen Genkomplex kodiert werden (Major Histocompatibility Complex, MHC). Dieser Genkomplex zeichnet sich durch eine große Vielfalt (Polymorphismus) der beteiligten Gene aus. Durch diese Vielfalt haben die MHC-Antigene, die in drei Klassen eingeteilt werden (MHC-I, -II und -III), bei jedem Individuum eine unterschiedliche Struktur. Genetisch verwandte Individuen stimmen in mehr MHC-Eigenschaften (MHC-Loci) überein als genetisch nicht verwandte. MHC-Antigene können daher zur Überprüfung von Verwandtschaftsbeziehungen eingesetzt werden.

> **Klinik!**
> Für den Erfolg von **Transplantationen** ist eine möglichst große Übereinstimmung der MHC-Antigene der Klasse I („Transplantationsantigene"), die auf allen kernhaltigen Zellen des Organismus und auf Thrombozyten vorkommen, eine entscheidende Voraussetzung.

Histokompatibilitätsantigene der Klasse II finden sich als dimere, integrale Membranproteine vorwiegend auf den Membranoberflächen von Phagozyten und B-Lymphozyten. Sie steuern u. a. die Interaktion der antigenpräsentierenden Makrophagen mit den T-Lymphozyten (☞ 2.5). ◄

1.4.3 Intrazelluläre Botenstoffe

Innerhalb der Zelle werden Informationen über Botenstoffe (**Second messenger**) übertragen. Zwei grundlegende Mechanismen der Informationsübertragung durch *Peptidhormone* sind die **cAMP-Kaskade** (cAMP = zyklisches Adenosinmonophosphat) und die **IP_3-Kaskade** (IP_3 = Inositoltriphosphat).

Die cAMP-Kaskade

▶ Peptidhormone (z. B. Adrenalin) sind hydrophil und können die Plasmamembran nicht direkt durchdringen. Sie wirken deshalb auf *membranständige* Hormonrezeptoren, die spezifisch für die einzelnen Hormone sind. Durch die Bindung des Hormons an seinen Rezeptor wird eine Kette von biochemischen Prozessen ausgelöst. Im Einzelnen unterscheidet man in der cAMP-Kaskade die folgenden fünf Schritte (Abb. 1.7):

(1) Durch die Bindung des Hormons an seinen Rezeptor **ändert** dieser seine **Konformation**.
(2) Hierdurch wird ein an der Innenseite der Zellmembran lokalisiertes **G-Protein** aktiviert. Diese Aktivierung besteht darin, dass ein an das G-Protein gebundenes Molekül GDP

(Guanosindiphosphat) durch seine energiereichere Triphosphatform GTP ersetzt wird.
(3) Das durch GTP aktivierte G-Protein reagiert mit einer ebenfalls an der Innenseite der Membran lokalisierten **Adenylatzyklase** (AC). Adenylatzyklasen bilden **cAMP** aus ATP.
(4) Dieses cAMP dient als zweiter Botenstoff, als *Second messenger*, bindet sich an die im Zytosol gelegene **Proteinkinase A** (P-A) und aktiviert sie dadurch. cAMP vermittelt also im Zellinneren die Wirkung eines Hormons, das selbst nicht die Zellmembran durchdringen kann.
(5) Der **aktive Komplex aus cAMP und Proteinkinase A** ist das eigentliche ausführende Enzym der cAMP-Kaskade: Er phosphoryliert Proteine, welche dann die jeweils spezifischen Hormonwirkungen in der Zelle vermitteln (im Falle des Adrenalins z. B. die Freisetzung von Glukose durch Glykogenolyse).

Der Second messenger cAMP wird durch die Spaltung der Phosphodiesterbindung deaktiviert, wobei einfaches 5'-AMP entsteht. Das hierfür verantwortliche Protein, die *Phosphodiesterase*, wird durch Theophyllin und Koffein gehemmt. Die „Zellaktivierung" durch Theophyllin oder Koffein lässt sich also auf einen durch diese Substanzen bewirkten Anstieg des intrazellulären cAMP-Spiegels zurückführen. ◀

Die cAMP-Kaskade läuft bei den unterschiedlichsten hydrophilen Peptidhormonen (☞ 10.1.1) in gleicher Weise ab. Die G-Proteine können dabei in zwei Varianten vorkommen: *Aktivierende* G-Proteine stimulieren die Adenylatzyklase und damit die Hormonwirkung. *Hemmende* G-Proteine bremsen die Adenylatzyklase und die Hormonwirkung.

Stimulierende G-Proteine finden sich z. B. in Verbindung mit den β_1-Rezeptoren und vermitteln die stimulierende Adrenalinwirkung, z. B. an den β_1-Rezeptoren des Herzens (☞ 3.4.2). Auch die Wirkungen von Serotonin an HT_1-Rezeptoren, Histamin an H_2-Rezeptoren, Dopamin an D_1-Rezeptoren sowie der glandotropen Hormone der Hypophyse (LH, FSH, TSH, ACTH, ☞ 10.2.2) werden über stimulierende G-Proteine vermittelt.

Hemmende G-Proteine finden sich u. a. in Verbindung mit Adrenalin an α_2-Rezeptoren, Dopamin an

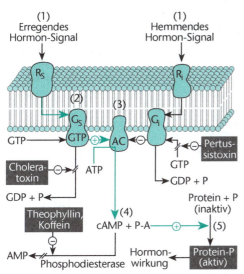

Abb. 1.7: Die cAMP-Kaskade. R_S = Stimulierender Rezeptor (z. B. β_1-Rezeptoren), R_i = Inhibierende Rezeptoren (z. B. α_2-Rezeptoren), G_S = Stimulierendes G-Protein, AC = Adenylatzyklase, P-A = Proteinkinase A, P = Phosphat.

D_2-Rezeptoren sowie Acetylcholin an M_2-Rezeptoren.

> ### 🔖 Klinik!
>
> Das **Choleratoxin** verhindert die hydrolytische Inaktivierung des GTP-aktivierten stimulierenden G-Proteins, indem es eine Untereinheit dieses G-Proteins ribosyliert. Hieraus resultiert eine Daueraktivierung der Adenylatzyklase, was zu einer Öffnung von Chloridkanälen in den luminalen Membranen des Ileums führt. Der pathologische Chloridausstrom zieht Wasser mit sich und bewirkt so den enormen Wasserverlust von mehreren Litern pro Tag: *sekretorische Diarrhoe*.
>
> Das **Pertussistoxin** blockiert in ähnlicher Weise ein *hemmendes* G-Protein. Auch hierdurch wird zu viel cAMP gebildet: Eine pathologisch vermehrte Sekretion von NaCl und H_2O im Trachealepithel ist die Folge.

Die IP$_3$-Kaskade

▶ Ein zweiter intrazellulärer Botenstoff, der von vielen Hormonen (z. B. Adrenalin am α_1-Rezeptor, Dopamin am D_2-Rezeptor, Acetylcholin an muskarinergen Rezeptoren) zur Signalübermittlung benutzt wird, ist das **Inositoltriphosphat (IP$_3$)**. Auch hier läuft die Übermittlung der Hormonwirkung in Stufen ab (Abb. 1.8):

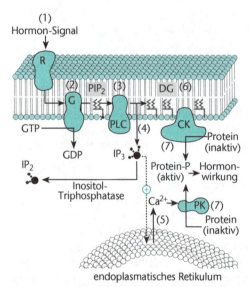

Abb. 1.8: Die IP$_3$-Kaskade. R = Rezeptor, G = G-Protein, PLC = Phospholipase C, IP$_3$ = Inositoltriphosphat, CK = C-Kinase, DG = Diacylglycerin, PIP$_2$ = Phosphatidylinosindiphosphat, PK = Proteinkinase, PLC = Phospholipase C.

(1) Das Hormon bindet sich an den Hormonrezeptor, der daraufhin seine **Konformation ändert**.
(2) Hierdurch wird ein **G-Protein** an der Innenseite der Plasmamembran durch Bindung von GTP aktiviert.
(3) Dieses aktivierte G-Protein aktiviert seinerseits das ebenfalls an der Innenseite der Plasmamembran lokalisierte Enzym **Phospholipase C**.
(4) Die Phospholipase C spaltet das in den Plasmamembranen enthaltene Phosphatidylinosindiphosphat in **IP$_3$** und **Diacylglycerin** (DG).
(5) IP$_3$ setzt **Ca^{2+}** aus dem endoplasmatischen Retikulum frei und aktiviert hierdurch eine **Proteinkinase**.
(6) DG aktiviert eine in der Plasmamembran liegende **C-Kinase**.
(7) Die aktivierte Proteinkinase (durch IP$_3$) und die aktivierte C-Kinase (durch DG) bilden die letzte Stufe der Kaskade und **phosphorylieren Funktionsproteine**, welche die spezifische Hormonantwort auslösen.

Im Gegensatz zur cAMP-Kaskade gibt es in der IP$_3$-Kaskade *keine hemmenden G-Proteine*. Über die IP$_3$-Kaskade wird u. a. die Wirkung von Katecholaminen an α_1-Rezeptoren vermittelt. α_1-Rezeptoren finden sich z. B. an glatten Gefäßmuskelzellen; ihre Aktivierung führt zu einer Kontraktion der Gefäßmuskulatur (☞ 11.1.2). ◀

> ### 💡 Merke!
>
> Nicht über cAMP- oder IP$_3$-Kaskade wirkt das Hormon **Insulin**. Die Bindung an den Insulinrezeptor löst unmittelbar, ohne zwischengeschaltete Second messenger, die Aktivierung einer Proteinkinase aus. Lipophile Hormone (**Steroidhormone** und **Thyroxin**) passieren die Zellmembranen und binden sich an spezifische intrazelluläre Hormonrezeptoren, sind also ebenfalls nicht auf die Second-messenger-Systeme angewiesen (☞ 10.1.2).

1.5 Elektrische Phänomene an der Zelle

Die Phänomene des *Membranruhepotentials* und des *Erregungsablaufs* an Zellen werden zusammenhängend in Kapitel 12.1 und 12.2 besprochen, die speziellen Veränderungen des Ruhe- und Aktionspotentials am Herzmuskel in Kapitel 3.1.1.

1.6 Energetik

Die Prinzipien aerober und anaerober Energiegewinnung, von Energiespeicherung und Energieverbrauch werden in Kapitel 6 *Arbeits- und Leistungsphysiologie* und in Kapitel 8 *Energie- und Wärmehaushalt* im Zusammenhang dargestellt.

1.7 Regelung und Steuerung

Auf physiologischer Ebene ist der Organismus in allen Bereichen bemüht, einen Gleichgewichts-Zustand als Basis für ungestörte, „normale" Organfunktionen zu gewährleisten. Die Physiologie versucht solche dynamischen Strukturen, die ein ebenso dynamisches Gleichgewicht anstreben, als **Regelkreise** zu beschreiben. Der Begriff Regelkreis erweitert den starren Reflexbegriff der klassischen Physiologie. Regelkreise unterscheiden sich von linearen Reflexen in zwei Punkten:

- Das Ergebnis der Reizung **wirkt** auf den Reiz **zurück**.
- Der **Informationsfluss** vom Reizergebnis auf den Reiz ist **kontinuierlich** und kein einmaliges Ereignis.

In Regelkreisen kann das Reizergebnis auf zweierlei Weise auf den Reiz zurückwirken:

- Das Ergebnis der Reizung hemmt das Auftreten weiterer Reize: **negative Rückkopplung**. *Beispiel:* Ein Blutdruckanstieg führt über die Aktivierung des Pressorezeptorenreflexes reflektorisch zu einer Gefäßerweiterung und damit zu einer Reduktion des erhöhten Blutdrucks.
- Das Ergebnis der Reizung fördert das Auftreten weiterer Reize: **positive Rückkopplung.** *Beispiel:* Die Steigerung der LH-Freisetzung durch Östradiol kurz vor der Ovulation (LH *steigert* physiologischerweise die Östradiol-Freisetzung; ☞ 11.1.2).

Durch diese eingebauten *Rückkopplungsschleifen* unterscheiden sich Regelkreise von einfachen *Steuerungssystemen,* bei denen der Zielwert fest vorgegeben wird (Beispiel: Frontalvorlesung mit Abschlussklausur). Regelkreise können daher erheblich flexibler auf Außeneinflüsse reagieren

als starre Steuerungssysteme (Beispiel: Seminar mit „Feedback" der Teilnehmer).

Ein besonders gut erforschter Regelkreis ist der **Pressorezeptorenreflex** (☞ 4.2.3). An ihm lassen sich die einzelnen Komponenten eines Regelkreises veranschaulichen:

- Die **Regelgröße** ist der mittlere arterielle Blutdruck.
- Das **Regelziel**, die **Führungsgröße** oder der **Sollwert der Regelgröße** ist die Höhe des optimalen, situationsgerechten Blutdruckwertes.
- Die **Regelstrecke** ist das Hochdrucksystem des Blutkreislaufs.
- Der **Regler** liegt in den medullären Kreislaufarealen des ZNS, in denen alle Informationen zur Blutdrucksteuerung zusammenlaufen. Dies sind Informationen aus
- den **Fühlern**, d.h. den Pressorezeptoren in der A. carotis und der Aorta. Diese Rezeptoren liefern dem medullären Kreislaufregler den
- **Istwert,** d.h. die aktuelle Entladungsfrequenz der Pressorezeptoren.
- **Störgrößen** des Blutdruckwertes, die durch den Regelkreis ausgeglichen werden müssen, entstehen z.B. durch Änderungen der Körperlage: Blutdruckabfall beim Aufstehen durch „Versacken" des Blutes in den Gefäßen der unteren Körperhälfte.
- **Stellglieder** des Pressorezeptorenreflexes sind diejenigen Organe, die in der Lage sind, die Regelgröße Blutdruck zu modifizieren, d.h. das Herz und die Widerstandsgefäße des großen Kreislaufs.
- **Stellgrößen** sind diejenigen physiologischen Parameter, welche die Aktivität der Stellglieder unmittelbar beeinflussen, also in diesem Beispiel die Entladungsfrequenzen der sympathischen und parasympathischen Innervation des Herzens und der Widerstandsgefäße.

Der Regelkreis des Pressorezeptorenreflexes hält den Blutdruck auf einem konstanten Niveau. Man spricht von einem *Halteregler.* Kann der Sollwert beliebig verstellt werden und folgt der Regelkreis diesen Sollwertverstellungen und stabilisiert sie, arbeitet der Regelkreis als *Folgeregler* (Servoregler).

Das Beispiel der Blutdruckregulation zeigt aber auch, dass selbst dieses relativ komplexe Regelkreismodell zur Blutdruckregulation noch nicht alle Einflussgrößen adäquat berücksichtigt. So spielen neben den über den Pressorezeptorenreflex vermittelten kurzfristigen Regulationsmechanismen auch weitere mittel- und langfristige Einflussgrößen, zentrale Kontrollmechanismen und äußere Umgebungsfaktoren eine wichtige Rolle (im Detail ☞ 4.2.3).

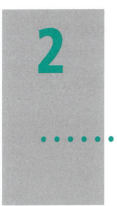

2 Blut und Immunsystem

A. Hick, C. Hick

162 ?

Im folgenden Kapitel werden nach einer kurzen Einführung (☞ 2.1) zunächst die Aufgaben der roten Blutkörperchen (☞ 2.2) und die Funktionen des Blutplasmas erläutert (☞ 2.3). Die Blutstillung (Hämostase) wird im Zusammenhang mit ihrem physiologischen Gegenspieler, der Fibrinolyse, in Abschnitt 2.4 geschildert. Die klinisch zentralen immunologischen Funktionen des Blutes (spezifische und unspezifische Abwehrmechanismen) sowie die für Bluttransfusionen und Organtransplantationen wichtigen Grundlagen der zellulären Immunität werden in Abschnitt 2.5 behandelt.

2.1 Blut   2 ?

Blut ist eine Suspension von **Erythrozyten, Leukozyten** und **Thrombozyten** in einer eiweiß- und elektrolythaltigen Lösung, dem **Blutplasma.**

Blut stellt in erster Linie ein Transportmedium für Atemgase (O_2 und CO_2), Wasser, Nährstoffe sowie für Stoffwechselprodukte und Wärme dar. Es sichert die Homöostase, d.h. das Gleichgewicht des inneren Milieus. Wesentliche Aufgaben des Abwehrsystems sind an das Blut gebunden. Blut hat die Fähigkeit, seinem Verlust bei Gewebsverletzungen durch den Verschluss kleinerer verletzter Gefäße und durch die Blutgerinnung entgegenzuwirken.

Beim Erwachsenen beträgt der Anteil des Blutes am Körpergewicht etwa **6–8%**, entsprechend einem Blutvolumen von **4–6 l.**

Die Bestimmung der Volumina von Blut und Plasma erfolgt durch die **Indikatorverdünnungsmethode**. Prinzip ist die Injektion einer Testsubstanz, von der Volumen und Konzentration bekannt sind. Die Bestimmung der Konzentration dieser Substanz nach der Verdünnung durch das Blutplasma erlaubt die Berechnung des Blutvolumens, das der Verdünnung zu Grunde liegt.

$$M_{inj} \quad = \quad M_{pla}$$
$$\downarrow$$
$$V_{inj} \cdot K_{inj} \quad = \quad V_{pla} \cdot K_{pla}$$
$$\downarrow$$
$$V_{pla} \quad = \quad (V_{inj} \cdot K_{inj}) / K_{pla}$$

M_{inj} = injizierte Farbstoffmenge
M_{pla} = im Plasma verteilte Farbstoffmenge
V_{inj} = Lösungsvolumen des Farbstoffes vor der Injektion
V_{pla} = Lösungsvolumen des Farbstoffes im Plasma
K_{inj} = Konzentration des Farbstoffes im Injektionsvolumen
K_{pla} = Konzentration des Farbstoffes im Plasma

Zur Bestimmung des Plasmavolumens nach oben angeführter Formel hat sich der Farbstoff *Evans blue* bewährt, der sich im Plasma an kleinmolekulare Eiweißkörper bindet. Er erfüllt damit die Bedingung, sich gleichmäßig im Plasmaraum zu verteilen, nicht zu rasch über die Nieren ausgeschieden zu werden und auch nicht in andere Räume (etwa das Interstitium) überzutreten.

2.2 Erythrozyten   29 ▸

▶ Erythrozyten stellen mit ca. 99 Volumenprozent den größten Anteil der einzelnen Zellfraktionen am Gesamtzellvolumen des Blutes. Damit entspricht allein ihr Volumenanteil praktisch dem **Hämatokritwert**, dem Volumenanteil *aller* Zellen am Gesamtblutvolumen (Tab. 2.1). Bei Neugeborenen ist der Hämatokrit höher als bei Erwachsenen, bei Kleinkindern niedriger, bei längerem Höhenaufenthalt und während körperlicher Arbeit (Flüssigkeitsverlust) steigt er an. ◀

Erythrozyten sind flache, runde, bikonkave Scheiben mit einem mittleren Durchmesser von 7,5 µm und einer Randdicke von 2 µm. Die Durchmesser der Einzelerythrozyten gruppieren sich beim

Gesunden in Form einer Normalverteilung um den Wert von 7,5 µm (**Price-Jones-Kurve**).

Erythrozyten lassen sich durch Einwirkung äußerer Kräfte leicht verformen, sodass sie in Kapillargefäße hineinpassen, deren Durchmesser kleiner als 7,5 µm ist.

Eine Vergrößerung des Erythrozytendurchmessers über 8 µm nennt man **Makrozytose**, z.B. beim *Vitamin-B_{12}-Mangel* („perniziöse Anämie"). Eine Verkleinerung unter 6 µm ist eine **Mikrozytose**, z.B. bei *Eisenmangelanämie*.

Reife Erythrozyten haben weder Zellkern noch Mitochondrien oder endoplasmatisches Retikulum. Der ATP-Bedarf wird mit Glukose über die **anaerobe Glykolyse** gedeckt. Hauptaufgabe der Erythrozyten ist der Atemgastransport. Vor allem Sauerstoff wird fast ausschließlich mit Hilfe des im Inneren der Erythrozyten lokalisierten Hämoglobins transportiert, wohingegen der größte Anteil des CO_2 als HCO_3^- physikalisch im Plasma gelöst vorliegt (☞ 5.6.2).

Die *Erythrozytenzahl* beträgt beim Mann im Mittel 4,6–6,2, bei der Frau 4,0–5,4 Millionen pro mm^3 (= µl). 90 % des Trockengewichts entfallen auf das Hämoglobin; dessen Normwert beträgt beim Mann 15,1 g/100 ml, bei der Frau 13,5 g/100 ml (= "g-%").

Erythrozyten können mit dem Mikroskop in Zählkammern oder durch vollautomatisierte Systeme (elektronische Bildanalyse) ausgezählt werden. Diese Geräte bestimmen aus dem Grad der durch die Zellen verursachten Lichtstreuung in Suspensionsmedien oder aus Leitfähigkeitsänderungen die Erythrozytenzahl.

Die Ermittlung der **Hämoglobinkonzentration** (Tab. 2.2) bedient sich der Spektralphotometrie *(Extinktionsmessung)*. Diese physikalische Methode macht sich die Eigenschaft des Hämoglobins zu Nutze, Licht bestimmter Wellenlänge zu absorbieren.

Tab. 2.1: Anteil der einzelnen Zellfraktionen am Gesamtblutvolumen.

Blut	Blutplasma 55 Vol.-%	
	Blutzellen	Erythrozyten ca. 44 Vol.-%
	45 Vol.-%	Leukozyten ca. 0,5 Vol.-%
		Thrombozyten ca. 0,5 Vol.-%

Tab. 2.2: Normbereich einiger wichtiger Blutbestandteile.

	1. Woche	3 Monate	2–12 Jahre	beim Mann	bei der Frau
Hb-Konzentration (g/100 ml Blut)	15–25	10–15	10–16,6	14–18	12–16
Erythrozyten (10^6 pro µl Blut)	5,5–6,0	3,5–4,5	4,0–5,5	4,6–6,2	4,0–5,4
Thrombozyten (pro µl Blut)	100.000–400.000	100.000–500.000		150.000–300.000	
Leukozyten (pro µl Blut)	3.000–20.000	3.000–15.000	3.000–12.500	4.000–9.000	

💡 Merke!

Erythrozytendurchmesser: 7,5 µm
Erythrozytenzahl: 4,0–5,4 (♀),
(10^6/µl)   4,6–6,2 (♂)
Hb-Konzentration
(g/100 ml):   12–16 (♀),
         14–18 (♂)

2.2.1 Erythrozytenbildung und Regulation

▶ Täglich werden etwa $2 \cdot 10^{11}$ Erythrozyten neu gebildet. ◀

Die Erythrozyten reifen im Knochenmark aus den Stammzellen, den *Hämozytoblasten,* innerhalb von 6 bis 9 Tagen heran. Zunächst entwickeln sich aus *Präerythroblasten* die eisenaufnehmenden *Erythroblasten.* Aus diesen entstehen die bereits hämoglobinhaltigen, ihren Kern abstoßenden *Normoblasten* und schließlich die *Erythrozyten. Retikulozyten* sind im peripheren Blut nachweisbare, noch nicht vollständig ausgereifte Erythrozyten. In ihnen finden sich lichtmikroskopisch sichtbare Reste von erhalten gebliebener RNA *(Substantia granulofilamentosa).*

Die **mittlere Lebensdauer** der Erythrozyten beträgt rund *120 Tage.* Der Abbau von gealterten Erythrozyten erfolgt durch Makrophagen in Leber, Milz und Knochenmark.

▶ Für die Regulation der Erythrozytenbildung entscheidend ist eine *Änderung des Sauerstoffpartialdrucks* in der Nierenrinde (☞ 10.7.3). Bei Höhen-

aufenthalt, aber auch bei pathologischen Zuständen (Anämien, Lungenerkrankungen), lässt sich vermehrt **Erythropoetin,** ein Glykoprotein-Hormon, das die Erythropoese steigert, im Plasma nachweisen. *Hauptbildungsort* für Erythropoetin sind die *Nieren,* in geringem Umfang bilden jedoch auch andere Gewebe dieses Hormon, wie z.B. die Leber. Eine Steigerung der Erythropoese lässt sich über eine Vermehrung der Retikulozyten im peripheren Blut (normal 5–10 ‰ der roten Blutzellen) nachweisen.

💡 Merke!

Zeichen einer gesteigerten Erythrozytenbildung:
Retikulozyten ↑ → unausgereifte Erythrozyten
Erythropoetin ↑ → Glycoprotein für Erythropoese-steigerung

2.2.2 Anämien

▶ Als Anämie bezeichnet man das Absinken der Hb-Konzentration auf unter 14 g/100 ml beim Mann oder unter 12 g/100 ml bei der Frau. Zur Einteilung verschiedener Anämieformen sind folgende Maßzahlen gebräuchlich:

● **Mittleres korpuskuläres Hämoglobin (MCH, „Färbekoeffizient"):** Hämoglobinmasse in einem einzelnen Erythrozyten.

$$\text{MCH (pg)}$$
$$= \frac{\text{Hämoglobinkonz. (g/100ml)} \cdot 10}{\text{Erythrozytenzahl } (10^6/\text{mm}^3)}$$
Normwert: 28–32 pg (Pikogramm, 10^{-12} g)

- **Mittlere korpuskuläre Hämoglobinkonzentration (MCHC):** Intraerythrozytäre Hämoglobinkonzentration.

MCHC (g/100 ml)

$$= \frac{\text{Hämoglobinkonz. (g/100ml)} \cdot 100}{\text{Hämatokrit (\%)}}$$

Normwert: 30–35 g/100 ml Erythrozyten

- **Mittleres korpuskuläres Volumen (MCV):** Volumen des Einzelerythrozyten

---

MCV (μm^3)

$$= \frac{\text{Hämatokrit (\%)} \cdot 10}{\text{Erythrozytenzahl } (10^6/mm^3)}$$

Normwert: 87–95 μm^3 (= Femtoliter, fl)

Anämieformen

- **Normochrome Anämien:**
  MCH normal; z.B. bei akutem Blutverlust
- **Hypochrome Anämien:**
  MCH < 26 pg; z.B. bei Eisenmangelanämie
- **Hyperchrome Anämien:**
  MCH > 36 pg; z.B. bei Vitamin-B_{12}- und Folsäuremangel
- **Mikrozytäre Anämien:**
  MCV < 87 μm^3; z.B. bei Eisenmangel, Thalassämien
- **Makrozytäre Anämien:**
  MCV > 95 μm^3; z.B. bei Vitamin-B_{12}- oder Folsäuremangel.

Auch eine Hämolyse, d.h. eine Auflösung der Erythrozyten kann zu einer Anämie führen: **Hämolytische Anämie**. Ursachen einer solchen Hämolyse sind z.B. Vergiftungen, Transfusion von blutgruppenunverträglichem Blut (☞ 2.5.4), Infektionskrankheiten (Malaria), die Verbrennungskrankheit oder mechanische Schädigungen von Erythrozyten z.B. an künstlichen Herzklappen. Die Zerstörung der Erythrozyten hat einen erhöhten Hämoglobinabbau zur Folge. Dadurch steigt die Plasmakonzentration des Hämoglobinabbauproduktes Bilirubin an. Dieses Bilirubin liegt im Plasma zunächst in „freier", d.h. nicht in der Leber glukuronierter Form vor. ◀

> **☞ Merke!**
>
> **Blutverlust:** normochrome Anämie.
> **Eisenmangel:** mikrozytäre, hypochrome Anämie.
> **Vitamin-B_{12}- oder Folsäuremangel:** makrozytäre, hyperchrome Anämie.

2.2.3 Osmotische Phänomene

Der **osmotische Druck** im Inneren des Erythrozyten entspricht dem der Plasmaflüssigkeit. Der kolloidosmotische Druck der intraerythrozytären Eiweißmoleküle (darunter vor allem des Hämoglobins) ist jedoch höher als der des Blutplasmas. Diese Druckdifferenz wird durch einen *aktiven Auswärtstransport* von Elektrolyten an der Erythrozytenmembran ausgeglichen. Durch eine Blockade dieser Membranpumpen (etwa mit Stoffwechselgiften) oder bei Hämoglobinopathien strömt Wasser, dem kolloidosmotischen Druckgefälle folgend, in den Erythrozyten ein. Dies führt zu einem kugelförmigen Anschwellen des Erythrozyten *(Sphärozyt)* und schließlich zum Platzen der Zelle. Auf der anderen Seite führt erhöhte Osmolarität der extrazellulären Flüssigkeit zum Wasserverlust und zur Schrumpfung der Zellen *(Stechapfelform)*.

> **☞ Merke!**
>
> **Hämoglobinopathien →**
> Erythrozytenschwellung: Sphärozyten
> **Erhöhte Plasmaosmolarität →**
> Erythrozytenschrumpfung: Stechapfelform

Die **osmotische Resistenz** von Erythrozyten kann in Suspensionsmedien ermittelt werden, in denen man schrittweise den osmotischen Druck ändert. In der Praxis benutzt man NaCl-Lösungen, deren Konzentration stufenweise verringert wird. Der Beginn der Hämolyse durch Wassereinstrom und anschließendes Platzen der Zelle, die *minimale osmotische Resistenz*, liegt bei gesunden Erythrozyten bei etwa 0,5 g NaCl/dl. Die vollständige Hämolyse aller Erythrozyten *(maximale osmotische Resistenz)* tritt bei ca. 0,25 g/dl ein.

Bei der so genannten **Kugelzellanämie**, einer erblichen Anämieform, ist die osmotische Resistenz der kugelförmigen Erythrozyten (= Sphärozyten) verringert. Die Sphärozyten bleiben aufgrund ih-

2

rer kugeligen Form in den engen Maschen der Milzsinus hängen. Es resultiert eine Milzvergrößerung und eine verkürzte Erythrozytenüberlebenszeit.

> **Klinik!**
> ▶ Patienten mit der autosomal-dominant vererbten **Sichelzellenanämie** leiden unter rezidivierenden Gefäßverschlüssen im Bereich der Mikrozirkulation mit Gewebezerstörung in den betroffenen Gebieten und starken Schmerzattacken. Ursache ist ein anormales Hämoglobinmolekül (HbS), bei dem an Position 6 der β-Kette Glutaminsäure durch Valin ersetzt ist. Dadurch kommt es in sauerstoffarmen peripheren Gefäßgebieten zu einer Polymerisation des HbS-Moleküls mit Ausbildung der typischen Sichelform der Erythrozyten. ◀

2.2.4 Blutkörperchensenkungsgeschwindigkeit

Eine häufig angewandte Routineuntersuchung, die so genannte Blutkörperchensenkungsgeschwindigkeit (**BSG**) nach *Westergren*, nutzt die Eigenschaft von Erythrozyten aus, aufgrund ihres höheren spezifischen Gewichts gegenüber dem Plasma im ungerinnbar gemachten Blut abzusinken. Praktisch werden 0,4 ml Natriumcitratlösung (zur Gerinnungshemmung) mit 1,6 ml Venenblut gemischt und in 200 mm lange Glasröhrchen aufgezogen. Nach einer Stunde hat sich dann das Blut in zwei Phasen getrennt: Über den abgesunkenen Blutkörperchen steht eine bis zu 10 mm lange Plasmasäule. Nach 2 Stunden ist die Plasmasäule etwa 20 mm lang.

▶ Eine *erhöhte Blutkörperchensenkungsgeschwindigkeit*, d.h. eine längere Plasmasäule nach 1 bzw. 2 Stunden, kann ein wichtiger Hinweis auf entzündliche Prozesse, Gewebezerfall oder Tumoren sein. Verursacht wird diese Senkungsbeschleunigung durch die so genannten *Agglomerine*. Dies sind Plasmaproteine, die zu einer vermehrten Haufenbildung und damit zu einem schnelleren Absinken der Erythrozyten führen. Auch ein verminderter Hämatokrit führt zu erhöhten BSG-Werten. ◀

> **Merke!**
> **Erhöhte BSG:**
> (1) Entzündung
> (2) Tumor
> (3) Anämie

2.3 Blutplasma

2.3.1 Niedermolekulare Bestandteile 9 ❓

Blutplasma besteht zu ca. **90 % aus Wasser** und zu etwa **10 % aus festen Bestandteilen**, d. h. Proteinen, Elektrolyten, Kohlenhydraten, Lipiden, Vitaminen und Enzymen (Tab. 2.3).

Tab. 2.3: Mittlere Konzentration wichtiger Plasmabestandteile.

	g/l	mval/l
Elektrolyte: Kationen		
Natrium	3,28	143
Kalium	0,18	4,5
Kalzium	0,10	5
Magnesium	0,02	2
Insgesamt		155
Elektrolyte: Anionen		
Bikarbonat	0,61	25
Chlorid	3,65	104
Sulfat	0,02	1
Phosphat	0,04	2
Organische Säuren		6
Eiweiß	65−80	16
Insgesamt		155
Nichtelektrolyte		
Glukose	0,9	5,0
Harnstoff	0,3	5,1
Kreatinin	0,009	0,08

▶ Ein Maß für die Konzentration gelöster Stoffe in einer Flüssigkeit ist ihr **osmotischer Druck** (☞ 1.2). Er ist bei gegebener Temperatur proportional der molalen Konzentration der gelösten Substanzen. Blutplasma hat einen osmotischen Druck von 280–295 mosmol/kg. Dies entspricht der osmotischen Wirksamkeit einer 1/3-molalen Lösung bzw. der osmotischen Wirksamkeit der klassischen, 0,9 %igen, „isotonen" Kochsalzlösung. ◀

Kolloidosmotischer Druck

▶ Als **kolloidosmotischen (onkotischen) Druck (KOD)** bezeichnet man den von den Plasmaproteinen erzeugten osmotischen Druck. Er entsteht dadurch, dass große Eiweißmoleküle das Bestreben haben, sich mit Wasser zu umgeben (Hydrathülle). Da die Albumine mit etwa 60 % den größten Anteil an den Plasmaproteinen haben, und die Teilchenzahl für die Höhe des Drucks verantwortlich ist, ergibt sich, dass 80 % des kolloidosmotischen Drucks vom Albumin getragen werden.

Der KOD beträgt etwa 25 mmHg und macht damit weniger als 1 % des gesamten osmotischen Drucks des Plasmas aus. Dennoch ist er zusammen mit dem hydrostatischen Druck entscheidend für den **Flüssigkeitsaustausch** in den Kapillaren und für die Wasserverteilung zwischen Plasma und Interstitium. Im Unterschied zu kleinmolekularen Stoffen können die Plasmaeiweißkörper nämlich wegen ihrer Molekülgröße die Kapillarwände nur gegen einen großen Widerstand passieren. Dadurch kommt ein *kolloidosmotisches Druckgefälle* zwischen Plasma und Interstitium zu Stande, das etwa 25 mmHg beträgt (KOD im Interstitium etwa 0 mmHg, ☞ 4.4.1.) ◀

> 💡 **Merke!**
>
> **Osmotischer Druck im Plasma:**
> 280–295 mosmol/kg
> **Kolloidosmotischer Druck:**
> 25 mmHg (Plasma)
> 0 mm Hg (Interstitium)

2.3.2 Plasmaproteine 7 ❓

Plasmaproteine sind ein Gemisch aus zahlreichen Eiweißkörpern, deren Molekulargewichte zwischen 44 000 und 1 300 000 liegen. Der gesamte Eiweißgehalt beträgt **65–80 g/l Plasma**.

Die Plasmaeiweißkörper erfüllen verschiedene Funktionen:

● Nährfunktion
Die etwa 200 g Protein, die im Plasma gelöst sind, bilden einen schnell verfügbaren Energiespeicher.

● Trägerfunktion
Der Transport zahlreicher **kleinmolekularer Stoffe** (Nährstoffe, Vitamine, Spurenelemente, Stoffwechselprodukte, Ausscheidungsprodukte, Hormone, Enzyme) findet mit Hilfe spezifischer Plasmaproteine statt. Die Bindung lipophiler, wasserunlöslicher Stoffe an lipophile Anteile von Proteinen ermöglicht ihre Lösung im Plasma.

▶ Transportmolekül des Hämoglobins im Plasma ist das *Haptoglobin*. Fe^{3+}-Ionen werden im Plasma an *Transferrin* gebunden transportiert. ◀

Auch *Medikamente* finden sich häufig an Trägerproteine, zumeist an Albumin gebunden. *Kationen* gehen unspezifische Bindungen an Plasmaproteine ein. So liegen etwa 2/3 des Kalziums in einer proteingebundenen und damit physiologisch unwirksamen Form vor.

● Pufferfunktion
Eiweiße binden pH-abhängig H^+- und OH^--Ionen und tragen damit zu einem konstanten pH-Wert bei (☞ 5.10.1).

Weitere Aufgaben der Plasmaproteine sind die Erzeugung des *kolloidosmotischen Drucks* (☞ 2.3.1), der *Schutz vor Blutverlusten* (☞ 2.4) und die *Abwehrfunktion* (☞ 2.5).

2.3.3 Elektrophorese

Eine Auftrennung (Fraktionierung) der Plasmaproteine ist routinemäßig mit der Eiweißelektrophorese möglich. Elektrophorese ist die Wanderung in einer Flüssigkeit gelöster, elektrisch geladener Teilchen in einem elektrischen Feld. Eiweißmoleküle tragen wegen ihrer Amino- (-NH$_2$) und Carboxylgruppen (-COOH) abhängig vom pH-Wert der Umgebung elektrische Ladungen. Sie lassen sich daher nach Anlage eines elektrischen Feldes auf einem Papierstreifen in verschiedene Fraktionen auftrennen (Abb. 2.1).

Eine noch genauere Differenzierung der Proteine ist mit der so genannten **Immunelektrophorese** möglich. Diese nutzt antikörperhaltige Sera zur Auftrennung von elektrophoretisch einheitlich erscheinenden, jedoch aus antigenetisch verschiedenen Eiweißkörpern zusammengesetzten Fraktionen. Einen Überblick der Plasmaproteine nach elektrophoretischer und immunelektrophoretischer Auftrennung mit den Funktionen der einzelnen Bestandteile gibt Tabelle 2.4.

> 💡 **Merke!**
>
> **Eiweißgehalt im Plasma:** 65–80 g/l
> **Ca^{2+}** im Plasma *zu 2/3 proteingebunden (inaktiv)*
> **Haptoglobin** transportiert *Hämoglobin*
> **Transferrin** transportiert *Fe^{3+}-Ionen*

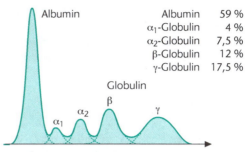

	Albumin	59 %
	α_1-Globulin	4 %
	α_2-Globulin	7,5 %
	β-Globulin	12 %
	γ-Globulin	17,5 %

Abb. 2.1: Elektrophoresekurve.

2.3.4 Pathophysiologie

Eine Abnahme der Proteinkonzentration im Plasma, etwa durch einen *Albuminmangel* (z.B. bei Mangelernährung oder schwerem Leberschaden), führt zu einem Wassereinstrom in den interstitiellen Raum, zum *interstitiellen Ödem*. So müssen auch *Plasmaersatzlösungen*, die zum Ausgleich der Hypovolämie bei akuten Blutverlusten genutzt werden, den gleichen osmotischen und kolloidos-

Proteine: Elektrophoretisch	% des Gesamt-eiweißes	Proteine: immunelektrophoretisch	g/l	Funktion
Albumin	55–65	Präalbumin	0,3	Thyroxinbindung
		Albumin	40,0	kolloidosmotischer Druck, Trägerfunktion (Ca^{2+}, freie Fettsäuren, Bilirubin), Reserveeiweiß
α_1-Globuline	2,5–4	Saures α_1-Glykoprotein	0,8	Gewebeabbauprodukt?
		α_1-Lipoprotein	3,5	Lipidtransport (Phospholipide), „High density lipoproteins"
α_2-Globuline	5–10	Coeruloplasmin	0,3	Kupfertransport
		α_2-Makroglobulin	2,5	Proteinaseinhibitor
		α_2-Haptoglobin	1,0	Hämoglobintransport
		Antithrombin III	0,3	Thrombinhemmung
β-Globuline	8–12	Transferrin	3,0	Eisentransport
		β-Lipoprotein	5,5	Lipidtransport (Cholesterin), „Low density lipoproteins"
		Fibrinogen	3,0	Blutgerinnung
γ-Globuline (Antikörper)	15–20	IgG	12	Immunglobuline
		IgA	2,4	
		IgM	1,2	
		IgE	0,0003	

Tab. 2.4: Eiweißfraktionen des Blutes nach elektrophoretischer und immunelektrophoretischer Auftrennung.

motischen Druck aufweisen wie das Plasma, damit die gegebene Flüssigkeit intravasal bleibt und nicht gleich ins Interstitium entweicht. Genutzt werden dazu *Polysaccharide* (Hydroxyethylstärke, Dextran) und *Polypeptide* (Gelatine).

> ### 🩺 Klinik!
>
> Eine *Vermehrung* von bestimmten Plasmaproteinen (**Hyperproteinämie**) findet man bei vielen Erkrankungen. Oft zeigen sich bei akuten oder chronischen **Entzündungen** oder **malignen Erkrankungen** wegweisende Veränderungen in der Elektrophorese. Bei Entzündungen z. B. findet sich häufig eine *Vermehrung der α_2-Globulinfraktion* („Entzündungsparameter"). Beim Plasmozytom (einer malignen Proliferation der von den B-Lymphozyten abstammenden Plasmazellen) finden sich in der Elektrophorese charakteristische schmalbasige Zacken in der γ- oder β-Globulinfraktion als Ausdruck *monoklonaler Immunglobulinvermehrung* (☞ 2.5.2). Eine solche Hyperproteinämie kann mit einer erhöhten Viskosität des Blutes einhergehen (*Hyperviskositätssyndrom*) und u. a. Nierenschädigungen zur Folge haben.
>
> Zu einem Abfall der Plasmaproteinspiegel (**Hypoproteinämie**) mit der Folge von Ödemen kommt es bei chronischen Hungerzuständen (☞ 7.1.2). Auch schwere Leberschädigungen (reduzierte Proteinsynthese in der Leber) und chronische Nierenerkrankungen (vermehrte Albuminausscheidung bei Schädigung des Glomerulumfilters, ☞ 9.2.3) sind durch Hypoproteinämien gekennzeichnet.

2.4 Hämostase und Fibrinolyse

2.4.1 Thrombozyten   6 ❓

Die Thrombozyten sind die kleinsten korpuskulären Bestandteile des Blutes. Sie entstehen unter dem Einfluss des renalen Glykoproteinhormons *Thrombopoetin* aus den *Megakaryozyten* des Knochenmarks.

Thrombozyten sind flache, unregelmäßig rund geformte, *kernlose* Zellbruchstücke mit einem Durchmesser von etwa 1–4 µm und einer Dicke von 0,5–0,75 µm.

▶ Ihre Verweildauer im Blut („Lebensdauer") liegt bei etwa 10 Tagen, der Abbau erfolgt in Leber, Lunge und Milz. Hauptaufgabe der Thrombozyten ist die Mitwirkung bei der Blutgerinnung (☞ 2.4.2). Bei einer *Erniedrigung* der Blutplätt-

chen unter 60 000 pro µl spricht man von einer **Thrombozytopenie**, die zu einer erhöhten Blutungsneigung führen kann. Diese zeigt sich typischerweise in punktförmigen Blutungen aus den Kapillaren, den so genannten *Petechien*. Auch eine *Vermehrung* der Thrombozyten (**Thrombozytose**) kann zu Störungen der Hämostase führen. ◀

2.4.2 Hämostase   30 ❓

Ablauf der Blutgerinnung

Nach einer Verletzung und der damit einhergehenden Eröffnung von kleinen Blutgefäßen kommt es physiologischerweise zu dem im folgenden skizzierten charakteristischen Ablauf der Blutgerinnung. Gefäßkontraktion und Thrombozytenaggregation bilden die **primäre Hämostase.** Durch die Fibrinbildung kommt es zur **sekundären Hämostase**. Eine besondere klinische Bedeutung erhält die Hämostase dadurch, dass bei vielen Erkrankungen (z. B. Herzinfarkt, Schlaganfall) pathologisch veränderte Gerinnungsprozesse eine zentrale Rolle spielen. Es bilden sich Thrombozytenaggregate, die wichtige Gefäße verschließen. Die daraus folgende Minderdurchblutung der betroffenen Gewebe führt zum Zelluntergang und damit zu Funktionsstörungen in den minderversorgten Organen.

1. Gefäßkontraktion
Kleinere Gefäße haben die Fähigkeit, sich nach Verletzungen so zu kontrahieren, dass der Blutfluss zum Erliegen kommt. Die *Endothelläsion selbst führt zur Vasokonstriktion;* die Freisetzung von Serotonin und Thromboxan A_2 aus Thrombozyten wirkt ebenfalls vasokonstriktorisch.

2. Thrombozytenaggregation
▶ Thrombozyten haben die Eigenschaft, an den zerstörten Endothelien verletzter Gefäßwände hängen zu bleiben: *Thrombozyten-Adhäsion*. Die Adhäsion wird über zwei Mechanismen vermittelt:
- Das durch die Verletzung freigelegte Kollagen bindet direkt an den GP-Ia/IIa-Glykoproteinrezeptorkomplex auf der Thrombozytenoberfläche und aktiviert die Thrombozyten.
- Der *von-Willebrand* Faktor (vWF), der subendothelial, in den Blutplättchen selbst und im Plasma an Faktor VIII gebunden vorkommt, bildet

eine Brücke zwischen den durch die Verletzung freigelegten Kollagenfasern und dem GP-Ib-Glykoproteinrezeptorkomplex auf der Thrombozytenoberfläche.

Durch die Anlagerung an das Kollagen werden Stoffwechselvorgänge in den Thrombozyten stimuliert: **Thrombozytenaktivierung.** Dabei werden aus den α-Granula der aktivierten Thrombozyten Substanzen freigesetzt, die über vier Teilwirkungen die primäre Hämostase fördern:

- *Vasokonstriktion*: Serotonin, Thromboxan A_2,
- *Wachstumsstimulation*: PDFG (Platelet derived growth factor), FGF (Fibroblast growth factor)
- *Thrombozytenadhäsion*: von-Willebrand Faktor, Fibronectin
- *Thrombozytenaggregation*: ADP, Fibrinogen, Gerinnungsfaktoren V und VIII, Thrombospondin

Auch Leukozyten und Makrophagen sezernieren einen plättchenaktivierenden Faktor, den *PAF*, der in Entzündungsgebieten die Thrombozytenaggregation fördert.

Als Folge der Thrombozytenaktivierung kontrahieren sich die in den Thrombozyten liegenden Mikrofilamente des Zytoskeletts (☞ 1.3.3). Die in Ruhe linsenförmigen Thrombozyten ziehen sich dabei in eine sphärische Form zusammen und bilden Zellausläufer (Pseudopodien) aus, wodurch ihre Adhäsions- und Vernetzungsfähigkeit verstärkt wird.

▶ Die Thrombozytenaktivierung aktiviert auch einen GP-IIb/IIIa-Rezeptor auf der Thrombozytenmembran, der Fibrinmoleküle binden kann. Diese stellen als Brücken zwischen den Thrombozyten den Zusammenhalt des neu gebildeten Thrombus sicher.

🐾 Klinik!

GP-IIb/IIIa-Rezeptorantagonisten wie der **monoklonale Antikörper Abciximab** (ReoPro®) greifen an der gemeinsamen Endstrecke der Thrombenbildung, d.h. der Bindung von Fibrinogen an den GP-IIb/IIIa-Rezeptor an. Thrombotische Komplikationen bei Patienten mit schwerer Koronarsklerose und Angina pectoris können so reduziert werden.

In dieser ersten Phase der Blutstillung (**primäre Hämostase**) bildet sich also ein *Thrombozytenthrombus* (*weißer Thrombus*). Sie dauert etwa *1–3 Minuten* entsprechend der so genannten *Blutungszeit (nach W. Duke)*. Dies ist die Zeit, die verstreicht, bis eine Blutung, beispielsweise nach einem Stich in die Fingerbeere, steht. Beim Testen der Blutungszeit muss mit Fließpapier vorsichtig das äußere Blut abgesaugt werden, damit nicht das äußere Gerinnsel die Blutung zum Stehen bringt. Eine *Verlängerung* dieser Blutungszeit wird meistens durch eine *Thrombozytopenie* verursacht. ◀

💡 Merke!

Aktivierung von Thrombozyten durch:

(1) Kollagen	(5) Serotonin
(2) ADP	(6) PAF
(3) Kalzium	(7) Thrombin
(4) Adrenalin	

3. Blutgerinnung: Fibrinbildung

Um einen endgültigen und dauerhaften Blutungsstillstand zu erreichen, muss es neben der Gefäßkontraktion und der Thrombozytenaggregation noch zu einer Gerinnung des Blutes kommen: *sekundäre Hämostase*. Der hierbei entstehende Thrombus enthält ein Netzwerk aus Fibrinfäden, das auch Erythrozyten einschließt: *roter Thrombus*. Das mechanisch stabile Fibrinnetzwerk entsteht durch die Bildung von festem *Fibrin* aus seinem flüssigen Vorläufer, dem *Fibrinogen*. Durch diese Umwandlung geht das Blut aus einem flüssigen in einen gallertartigen Zustand über. Die Fibrinbildung steht am Ende einer Kaskade von Reaktionen („Gerinnungskaskade"), an denen die **Gerinnungsfaktoren** beteiligt sind. Diese Gerinnungsfaktoren sind im Allgemeinen proteolytische Enzyme, die im Plasma in *inaktiver Form* vorliegen. Mit Ausnahme des Ca^{2+} werden die Gerinnungsfaktoren in der Leber gebildet (Abb. 2.2).

Im Ablauf der zur Fibrinbildung führenden sekundären Hämostase lassen sich drei Phasen unterscheiden:

(1) **Aktivierungsphase**: Bildung von Thrombin aus Prothrombin

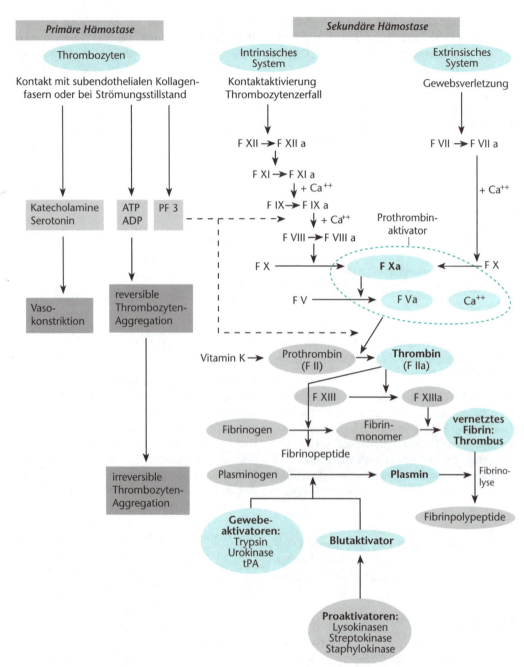

Abb. 2.2: Schema der Blutgerinnung und Fibrinolyse. Die Gerinnungsfaktoren werden mit römischen Zahlen bezeichnet. Der Index „a" bezeichnet die aktivierte Form des Gerinnungsfaktors.

(2) **Koagulationsphase**: Bildung von löslichen Fibrinmonomeren aus Fibrinogen
(3) **Retraktionsphase**: Stabilisierung und Kontraktion des Thrombus durch Fibronectin und Thrombostenin

Aktivierungsphase
Die Aktivierung der sekundären Hämostase kann über das extrinsische oder über das intrinsische System ausgelöst werden. Gemeinsame Endstrecke beider Systeme ist der so genannte **Prothrombinaktivator**, ein Enzymkomplex aus den Gerinnungsfaktoren Xa, Va, Phospholipoproteinen aus Gewebezellen oder Thrombozyten und ionisiertem Kalzium. Dieser Prothrombinaktivator-Komplex wird auch als **Thrombokinase** bezeichnet.

▶ Beim **extrinsischen System** wird durch Substanzen aus der verletzten Gefäßwand eine Aktivierung von Faktor VII ausgelöst. Dieser Aktivierung folgt eine Kaskade von weiteren Enzymaktivierungen, die dann letztendlich über den Prothrombinaktivator zur Thrombin- und Fibrinbildung führen. Das *extrinsische System* arbeitet **schnell** und kann Fibrinogen **innerhalb von Sekunden** zu Fibrin umwandeln.

Im **intrinsischen System** finden die Enzymreaktionen, ausgelöst durch Kontakt von Blut mit *Oberflächen unphysiologischer Gefäßwände*, z.B. mit durch die Verletzung freigelegten Kollagenfasern, statt. In vitro genügt der Kontakt z.B. mit einer Glasoberfläche. Am Beginn der Gerinnungskaskade (die ihren Anfang im Blut selbst hat – „intrinsic"), steht Faktor XII. Auch hier folgt wieder eine Enzymkaskade, die in den Prothrombinaktivator mündet. Das intrinsische System ist **langsamer** als das extrinsische System und braucht **mehrere Minuten** bis zur vollständigen Aktivierung.

Der über das intrinsische oder das extrinsische System gebildete Prothrombinaktivator-Komplex fördert die **Umwandlung von Prothrombin zu Thrombin**. Thrombin aktiviert dann den Faktor XIII zu Faktor XIIIa.

Thrombin leitet die *irreversible* Thrombozytenaggregation ein. Durch die Phosphorylierung intrathrombozytärer Proteine und die Freisetzung von Kalzium bewirkt Thrombin eine Aktivierung der *Zyklooxygenase*, die Arachidonsäure in *Endoperoxyde* und *Thromboxan A_2* umwandelt. Daraus resultiert die irreversible Aggregation mit Strukturauflösung der Blutplättchen. Thromboxan ist chemisch den so genannten *Prostaglandinen* verwandt und überdies ein potenter Vasokonstriktor. Durch die Strukturauflösung der Thrombozyten wird ein thrombozytäres Lipoprotein, der *Plättchenfaktor 3* (PF 3) freigelegt, der im Rahmen des intrinsischen Systems der Gerinnung (Abb. 2.2) zusammen mit den Gerinnungsfaktoren IXa und VIIIa die Aktivierung von Faktor X fördert. Das aus den α-Granula der Thrombozyten frei werdende *Thrombospondin* stabilisiert die Fibrinogenbrücken zwischen den Blutplättchen.

Tab. 2.5: Gerinnungsfaktoren.

Faktor I	Fibrinogen
Faktor II	Prothrombin
Faktor III	Thrombokinase bzw. Thromboplastin mit Faktor V und X
Faktor IV	Kalzium
Faktor V	Proaccelerin
Faktor VI	Entspricht aktiviertem Faktor V
Faktor VII	Prokonvertin
Faktor VIII	Antihämophiles Globulin*
Faktor IX	Christmas-Faktor**
Faktor X	Stuart-Prower-Faktor
Faktor XI	Plasma thromboplastin antecedent, PTA
Faktor XII	Hageman-Faktor
Faktor XIII	Fibrin-stabilisierender Faktor

*: vermindert bei Hämophilie A
**: vermindert bei Hämophilie B.

⚕ Klinik!
Eine **Hemmung der Prostaglandinsynthese** in den Thrombozyten (z.B. mit *Acetylsalicylsäure*) verringert ihre Aggregationsneigung. Dieses Wirkprinzip wird zur Reduktion thrombotischer Komplikationen z.B. bei der Herzinfarktprophylaxe mit niedrig dosierter Acetylsalicylsäure (100 mg/Tag) therapeutisch genutzt.

Koagulationsphase

Thrombin spaltet aus dem Fibrinogen die vasokonstriktorisch wirkenden Fibrinopeptide A und B ab. Übrig bleiben Fibrinmonomere, die zunächst nur durch nicht-kovalente Bindungen (Wasserstoffbrückenbindungen) zusammengehalten werden. Unter dem Einfluss von Faktor XIIIa werden dann diese noch *löslichen* Fibrinmonomere durch Ausbildung von kovalenten Bindungen zwischen Lysyl- und Glutaminylresten zu **unlöslichem, vernetztem Fibrin** verbunden. ◄

Retraktionsphase

Die Verbindung zwischen Thrombozyten, Fibrin und dem umgebenden Wundgewebe wird durch das Protein **Fibronectin** stabilisiert.

Thrombosthenin, ein in Thrombozyten enthaltenes myosinähnliches Protein, zieht das entstandene Fibrinnetz zusammen und führt dadurch zu einer Annäherung der Wundränder und zur Erleichterung der Reparationsvorgänge.

Merke!

Extrinsisches System:
Faktor VII → schnelle Aktivierung (Sekunden)
Intrinsisches System:
Faktoren XII, XI, IX, VIII → langsame Aktivierung (Minuten)

Klinik!

Eine erhöhte Gerinnungsneigung des Blutes mit der Folge von Thrombosen und Embolien kann durch **erbliche Defekte im Gerinnungssystem** begünstigt werden. Eine Mutation des für den Faktor V kodierenden Gens führt zu einer modifizierten Form dieses Faktors (Faktor V „Leiden"), der durch aktiviertes Protein C (APC) nicht mehr inaktiviert werden kann (Häufigkeit in der Bevölkerung: 3–6%!). Auch ein Protein-S- oder Protein-C-Mangel (Häufigkeit je 0,1–0,5%) oder ein Antithrombin-III-Mangel (Häufigkeit 0,02–0,05%) führt zu einer vermehrten Thromboseneigung („**Thrombophilie**").

Gerinnungstests

Gerinnungsstörungen äußern sich klinisch im Unterschied zu thrombozytär bedingten Störungen durch Nachbluten, Blutergüsse und Gelenkblutungen, z.B. nach Verletzungen oder Prellungen.

Während die *Blutungszeit* (s.o.) vorwiegend die thrombozytären Störungen erfasst, erlaubt eine Reihe weiterer Testverfahren die Überprüfung anderer Bereiche des Gerinnungsablaufs.

Gerinnungszeit

► Die **Gerinnungszeit** ist die Zeit zwischen Blutentnahme und der Gerinnung des Blutes in einem Glasröhrchen bei 37°C. Der Normalwert beträgt 5–7 min. Mit der Gerinnungszeit wird das **Funktionieren des intrinsischen Systems** getestet. Bei einem Mangel an Gerinnungsfaktoren (z.B. Faktor VIII bei der Hämophilie A, „Bluter") ist sie pathologisch verlängert.

Prothrombinzeit

Ein weiterer Parameter ist die **Prothombinzeit** (auch „**Quick-Test**" genannt). Er umgeht das intrinsische System, denn es wird Blut, das zunächst durch Na^+-Citratzusatz (nicht Ca^{2+}-Citrat!) ungerinnbar gemacht wurde, später bei 37°C mit Gewebsthrombokinase und Kalzium im Überschuss zusammengebracht. Eine Verlängerung ergibt sich bei *verminderter Prothrombinkonzentration* (Faktor II) sowie bei Mangel an Faktoren des **extrinsischen Systems** (Faktor VII) und einem Mangel an **Fibrinogen**. In der Klinik findet sich ein verlängerter Quick-Test bei der Gabe von Cumarinen (s.u.), nicht jedoch bei der Hämophilie A oder B. Der Normwert beträgt 14 ± 2 sec (= 100%). ◄

Partielle Thromboplastinzeit

Ein Test, mit dem man das **intrinsische und das extrinsische System** prüfen kann, ist die **partielle Thromboplastinzeit (PTT)**. Mithilfe von partiellem Thromboplastin, dem so genannten Plättchenfaktor 3, wird Citratblut unter Zusatz von Kalzium zur Gerinnung gebracht. Dabei lassen sich Mängel der Gerinnungsfaktoren I, II, V und VIII bis XII feststellen, also auch eine Hämophilie A oder B. Der Normwert beträgt 40–50 sec.

Thrombinzeit

Die **Thrombinzeit (TT)** misst die Gerinnung nach Zugabe einer Testthrombinlösung zu Zitratplasma. Diese Untersuchung findet Anwendung zur Überprüfung eines **Fibrinogenmangels**, z.B. bei einer Fibrinolysetherapie mit Streptokinase (s.u.). Normwert: 17–24 sec.

> **Merke!**
>
> **Quick-Test:**
> Testet nur das schnelle extrinsische System (Faktor VII).
> Normal bei Hämophilie A oder B
>
> **PTT-Zeit:**
> Prüft intrinsisches System und extrinsisches System.
> Verlängert bei Hämophilie A oder B

Gerinnungshemmung

▶ Eine Hemmung der Gerinnung **in vitro** erfolgt am einfachsten durch die Inaktivierung von Kalzium (Faktor IV). Mit Natriumcitrat, Natriumoxalat oder dem Chelatbildner EDTA wird Kalzium chemisch gebunden und der Gerinnungsprozess verhindert. Für die therapeutische Gerinnungshemmung stehen Heparin und Cumarinderivate zur Verfügung.

Heparin

Heparin (eine Mischung aus Polyschwefelsäureestern eines Glykosaminoglykans), das sowohl im Organismus selbst vorkommt (z.B. in der Leber) als auch **therapeutisch** eingesetzt wird, hemmt die Aktivierung von Faktor X sowie zusammen mit *Antithrombin III* die Bildung und Wirkung von Thrombin. Außerdem ist es ein Fibrinolyseaktivator. Die Wirkung von Heparin kann schnell mit *Protaminsulfat* antagonisiert werden. Heparin kann auch in vitro zur Gerinnungshemmung eingesetzt werden.

Antithrombin III ist der wichtigste *physiologische Inhibitor* der Blutgerinnung. Es hemmt die Wirkung von Thrombin (IIa) und den Faktoren IXa, Xa, XIa und XIIa durch die Bildung von Enzym-Inhibitor-Komplexen. Die Affinität von Antithrombin zu Thrombin wird durch Heparin um den Faktor 1 000 gesteigert, sodass eine deutliche Beschleunigung der gerinnungshemmenden Aktivität von Antithrombin resultiert.

Andere körpereigene gerinnungshemmende Stoffe sind *Protein C* (Hemmung von Faktor V und VIII), Protein S, α_2-Makroglobulin, α_1-Antitrypsin und der *C1-Inaktivator*. ◀

Cumarin-Derivate

▶ Außer Heparin werden zur langfristigen Antikoagulation (= gerinnungshemmende Therapie) **Cumarin-Derivate** eingesetzt. Sie *hemmen* die Aktivität von *Vitamin K*. Vitamin K ist für die Produktion der Faktoren VII, IX, X und II in der Leber notwendig. Fibrinogen (Faktor I) wird Vitamin-K-unabhängig in der Leber gebildet. Die Wirkung der Cumarine braucht Tage bis zur therapeutischen Gerinnungshemmung, hält lange an und kann mit Hilfe des *Quick-Tests*, der bei Mangel an Prothrombin pathologisch ausfällt, kontrolliert werden. Falls notwendig, lässt sich durch Gabe von Vitamin K die Cumarin-Wirkung (langsam) wieder antagonisieren. ◀

> **Merke!**
>
> **Heparin:** Faktor X ↓
> Thrombin ↓
> **Cumarine:** Vitamin K ↓ → Faktoren II, VII, IX, X ↓

2.4.3 Fibrinolyse 6 ?

Im intakten Organismus herrscht ein Gleichgewicht zwischen der Fibrinbildung aus Fibrinogen und der Fibrinolyse, sodass im Organismus ständig ein *„dynamisches Gerinnungsgleichgewicht"* aufrechterhalten wird. Dadurch wird z.B. nach lokalen Gerinnungsvorgängen eine überschießende Gerinnung verhindert (Abb. 2.2).

Prinzip der Fibrinolyse ist die **Spaltung von Fibrin** mittels des proteolytischen Enzyms *Plasmin*. Dazu wird das Plasmaglobulin *Plasminogen* – ähnlich wie Prothrombin – durch Gewebe- und Blutfaktoren aktiviert und in Plasmin umgewandelt. Dieses Plasmin ist in der Lage, Fibrin aufzulösen und die weitere Thrombinwirkung zu hemmen. Plasmin kann darüber hinaus Fibrinogen, Prothrombin sowie die Faktoren V, VIII, IX, XI und XII spalten.

▶ *Gewebeaktivatoren* der Fibrinolyse wie *tPA* oder *Urokinase*, ein im Urin zu findendes Enzym, wandeln Plasminogen direkt in Plasmin um. *Blutaktivatoren* (u.a. Faktor XIIa) benötigen zusätzliche **Proaktivatoren** wie Lysokinasen, die aus Blutzellen bei Traumata oder Entzündungen freigesetzt werden. Therapeutisch eingesetzt wird der Proaktivator *Streptokinase*, ein Enzym aus hämolytischen Streptokokken. ◀

Eine *Hemmung der Fibrinolyse* in vivo erfolgt vor allem durch das α_2-Antiplasmin, welches die Plasminwirkung beeinflusst. Therapeutisch kann die Fibrinolyse mit synthetischen Proteasehemmstoffen, z. B. *ε-Aminocapronsäure,* verlangsamt werden.

Tab. 2.6: Mittelwerte und prozentuale Verteilung der Leukozytensubpopulationen bei gesunden Erwachsenen (= Differentialblutbild).

	% der Leukozyten
Neutrophile Granulozyten	
Stabkernige	2 – 5
Segmentkernige	50 – 70
Eosinophile Granulozyten	2 – 4
Basophile Granulozyten	0 – 1
Lymphozyten	20 – 40
Monozyten	2 – 6

2.5 Abwehrsysteme und zelluläre Identität

Zur Abwehr schädigender Fremdstoffe, wie z. B. Krankheitserregern, steht dem Körper ein ganzes Arsenal an Mechanismen zur Verfügung. Zunächst werden die **unspezifischen** von den **spezifischen** Abwehrsystemen unterschieden:

- Die unspezifische Abwehr dient der **allgemeinen** Verteidigung gegen die verschiedensten Fremdstoffe.
- Die spezifische Abwehr dagegen erkennt **selektiv** die Oberflächenstruktur bestimmter Fremdstoffe, kann dadurch spezifischer auf exakt definierte Fremdstoffe reagieren und verfügt über ein immunologisches „Gedächtnis".

2.5.1 Unspezifisches Abwehrsystem   19 ❓

- Hauptträger der **zellulären** unspezifischen Abwehr sind die *Granulozyten,* eine Untergruppe der Leukozyten.
- **Humorale** Bestandteile des unspezifischen Abwehrsystems sind das *Komplementsystem, Lysozym, C-reaktives Protein* und *Interferone.*

Leukozyten

Bei den Leukozyten handelt es sich um kernhaltige Zellen, von denen sich zwischen 4 000 und 10 000 pro µl im Blut finden. Bei einem Anstieg auf mehr als 10 000 spricht man von **Leukozytose**, bei einem Abfall unter 4 000 von **Leukopenie**. Bei den Leukozyten lassen sich verschiedene Zelltypen unterscheiden (Tab. 2.6).

Die Leukozytenzählung erfolgt wie bei den Erythrozyten unter dem Mikroskop in Zählkammern. Leukozyten stammen wie Erythrozyten und Thrombozyten von den *pluripotenten hämopoetischen Stammzellen* des Knochenmarks ab. Lymphozyten scheren relativ früh aus dem „Stammbaum" aus und werden in den *sekundären lymphatischen Organen* (s. u.) weiterentwickelt.

▶ Im Gefäßbett haften die Leukozyten bevorzugt am Endothel und bilden dort einen randständigen Zellpool: *Margination.* Sie sind stets bereit in „bedrohte" Gewebsgebiete auszuwandern: *Migration.* Aufgrund ihrer amöboiden Beweglichkeit können sie die Wände von Blutgefäßen durchwandern: *Diapedese.* Leukozyten werden durch Bakterientoxine und Antigen-Antikörper-Komplexe angelockt: *Chemotaxis.* Sie können Fremdkörper durch Aufnahme in das Zellinnere (mit anschließender intrazellulärer Auflösung) unschädlich machen: *Phagozytose.* Der größte Teil der Leukozyten (über 50 %) hält sich im extravasalen interstitiellen Raum auf, über 30 % der Lymphozyten finden sich im Knochenmark. ◀

Granulozyten

Die Granulozyten insgesamt stellen etwa 60 % der Leukozyten. In ihnen lassen sich mit Färbemethoden verschiedene Granula darstellen, daher der

Name. Dabei überwiegen die Granulozyten mit neutrophilen Granula (**neutrophile Granulozyten**) vor den Granulozyten mit eosinophilen oder basophilen Granula (**eosinophile bzw. basophile Granulozyten**). Die Zelldurchmesser liegen zwischen 10 und 17 μm, die *Verweildauer* im peripheren Blut beträgt etwa *2 Tage*.

Neutrophile Granulozyten
▶ 50–70 % der Leukozyten sind neutrophil. Sie stellen *die wichtigste Säule im unspezifischen Abwehrsystem* des Blutes dar. Neutrophile können mit Antikörpern „markierte" (opsonisierte) Antigene phagozytieren. Zur *Auflösung der phagozytierten Fremdkörper* bilden sie lysosomale Enzyme (Myeloperoxidase, Lysozym, Elastasen, Hydrolasen). ◀

Außerdem besitzen sie die Eigenschaft, auch in sauerstoff*armem* Gewebe mittels Glykolyse Energie zu gewinnen, um dort überleben zu können. Dies ermöglicht ihnen, ihre Abwehraufgabe auch in entzündeter, schlecht durchbluteter, d. h. sauerstoffarmer Umgebung (Eiter!) wahrzunehmen. Die aus ihnen freigesetzten Stoffe wie *Leukotriene, Thromboxane* und *Prostaglandine* steuern die Entzündungsreaktionen. Sie stellen starke *Schmerzinduktoren* dar und wirken auch bei der Regulation der Gefäßweite und -permeabilität sowie der Blutgerinnung mit. Im peripheren Blut halten sich die Neutrophilen nur 7–10 Stunden auf, etwa 50 % nehmen nicht an der Zirkulation teil, sondern *haften an Endothelwänden*, insbesondere der Lunge und der Milz. Diese sind, wenn notwendig, rasch mobilisierbar. Angelockt werden Neutrophile durch chemotaktisch wirksame Interleukine (z. B. IL-8, ☞ 2.5.2) und Fragmente des Komplementsystems (C5a, s. u.). Auf ihrer Zelloberfläche tragen sie Chemokin-Rezeptoren (z. B. für IL-8).

Ausgereifte Neutrophile zeigen einen segmentierten Kern (*Segmentkernige*), junge Neutrophile sind dagegen stabkernig (*Stabkernige*). Deshalb findet man bei Infektionen, die zu einer vermehrten Ausschüttung von (jüngeren) Neutrophilen aus dem Knochenmark führen, im Blut vermehrt solche Stabkernigen.

> **Klinik!**
> Unter einer **Linksverschiebung** des Differentialblutbildes versteht man das vermehrte Auftreten von nicht ausgereiften Neutrophilen (Stabkernige, Jugendliche, Myelozyten) im peripheren Blut. Sie ist zumeist **Zeichen einer Infektion**. Beim zusätzlichen Auftreten von neutrophilen Stammzellen (Promyelozyten und Myeloblasten) ist an eine **myeloproliferative Erkrankung (Leukämie)** zu denken.

Eosinophile Granulozyten
Eosinophile machen 2–4 % der Blutleukozyten aus. In ihrem Zytoplasma finden sich rötliche, kugelige Granula, die *Peroxidasen, Katalasen* und *Proteasen* enthalten. Die Anzahl der Eosinophilen im Blut unterliegt einer deutlichen *zirkadianen Schwankung,* die negativ mit dem Blut-Glukokortikoid-Spiegel korreliert. Auch die eosinophilen Granulozyten sind zur Phagozytose befähigt. Einen Anstieg von Eosinophilen sieht man bei **allergischen Reaktionen**, bei Befall des Organismus mit **Parasiten** (z. B. Würmern) sowie bei **Autoimmunerkrankungen** (z. B. der Periarteriitis nodosa).

Basophile Granulozyten
▶ Ungefähr 1 % der Blutleukozyten ist basophil. Ihre Granula enthalten *Heparin* und *Histamin*. Sie spielen eine Rolle bei der Serumlipolyse sowie bei **allergischen Reaktionen**. An Rezeptoren auf ihrer Oberfläche können sich *IgE-Antikörper* heften, die bei Kontakt mit einem Antigen eine Ausschüttung der basophilen Granula auslösen. Die **Freisetzung des Histamins** führt dann zu Hautrötungen, Quaddelbildung und Gefäßerweiterungen sowie zu Bronchospastik (asthmoide Reaktion). ◀

> **Merke!**
> **Inhaltsstoffe der Granulozyten**
> Neutrophile: Leukotriene, Thromboxane, Prostaglandine
> Eosinophile: Peroxidasen, Katalasen, Proteasen
> Basophile: Heparin, Histamin

Lymphozyten
Zwischen 25 und 40 % der Leukozyten sind Lymphozyten. Sie sind die **Träger der spezifischen Abwehr** (☞ 2.5.3). Ihren Ursprungsort haben die Lymphozyten wie die anderen Blutzellen im Kno-

chenmark, ihre Reifung *(Lymphozytenprägung)* erfahren sie in den sekundären lymphatischen Organen (Lymphknoten, Tonsillen, Peyer-Plaques, Appendix, Milz, Thymus) und auch im Knochenmark selbst.

Nach Oberflächenstruktur und Funktion werden die Lymphozyten in T- oder B-Lymphozyten unterteilt:

- **B-Lymphozyten** produzieren Antikörper,
- **T-Lymphozyten** dienen der Steuerung dieser Antikörpersynthese sowie der direkten zellulären Immunabwehr.

Monozyten — Makrophagen

▶ Die ungranulierten Monozyten stellen etwa 4–8 % der Leukozyten. Sie sind mit 12–20 µm größer als die Neutrophilen. Ihre Hauptaufgabe ist die **Phagozytose**, für die sie mit einem hohen Gehalt an *unspezifischer Esterase* ausgestattet sind. Monozyten im interstitiellen Gewebe sowie in Lymphknoten, Alveolarwänden, Leber, Milz und Knochenmark werden als *Histiozyten* oder *Makrophagen* bezeichnet. Monozyten, Histiozyten und Makrophagen werden auch als *monozytäres Phagozytosesystem* zusammengefasst. Die von aktivierten Monozyten gebildeten Stoffe wie Leukotriene, Interleukin-1 (Il-1) und Interferone steuern Entzündungen und spezifische Abwehrfunktionen. Das von den Makrophagen sezernierte Il-1 bindet sich an die Il-1-Rezeptoren von T-Lymphozyten und stimuliert diese zur Ausschüttung von Interleukin-2 (☞ 2.5.2).

Antigenpräsentation

T-Zellen erkennen bestimmte virale oder bakterielle Antigene erst, nachdem diese von Makrophagen verarbeitet und ihnen „präsentiert" werden. Deshalb werden die Makrophagen auch als **Antigen-präsentierende-Zellen** (APC) bezeichnet. Die Makrophagen nehmen das Antigen über Phagozytose auf. Das aufgenommene Antigen wird in intrazellulären Lysosomen in verschiedene antigen wirksame Peptidfragmente zerlegt. Diese Peptidfragmente gelangen dann zusammen mit Histokompatibilitätsantigenen (MHC-Antigene) (☞ 1.4.2) an die Zelloberfläche der Makrophagen (Abb. 2.3).

Die Kombination von bakteriellem oder viralem Peptidfragment mit dem *Klasse-II-MHC-Molekül* führt zur Aktivierung von **T-Helfer-Zellen** (T_H-Zellen, s. u.). Auf diese Weise wird eine Blockierung der T_H-Zellen durch im Blut zirkulierende freie Antigene vermieden und ihre Abwehrwirkung auf die Elimination infizierter Körperzellen konzentriert.

T-Killer-Zellen (T_C-Zellen, s. u.) erkennen vorwiegend Antigene, die in Verbindung mit *MHC-Molekülen der Klasse I* präsentiert werden.

Die Phagozytose von Antigen-Antikörper-Komplexen wird dadurch gefördert, dass Makrophagen auch über F_c-*Rezeptoren* (☞ 2.5.3) auf ihrer Zellmembran verfügen. An diese Rezeptoren kann die F_c-Komponente von Antikörpern binden, was die Aufnahme des Antigen-Antikörper-Komplexes erleichtert.

Falls Fremdstoffe nicht schnell abgebaut werden können (z. B. anorganische Materialien), werden sie von einem Histiozytenwall in Form eines Granuloms umgeben und vom Organismus abgekapselt. ◀

Teil des antigenpräsentierenden Makrophagensystems sind die in der Epidermis lokalisierten den-

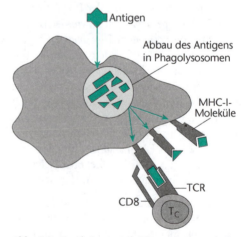

Abb. 2.3: Verarbeitung und Präsentation von Antigenen durch Makrophagen: Das phagozytierte Antigen wird in der Zelle in Peptidfragmente zerlegt, die sich an MHC-I-Moleküle der Zelloberfläche binden. Eine zytotoxische T-Zelle (T_C) bindet sich mit ihrem T-Zell-Rezeptor (TCR) und ihrem CD8-Rezeptor an den Komplex aus MHC-I-Molekül und antigenem Peptidfragment. (nach: Roitt, Brostoff, Male: Immunology, 5th edition, Mosby, London 1998)

dritischen **Langerhans-Zellen**. Die Langerhans-Zellen, die viele Klasse-II-MHC-Moleküle exprimieren, verarbeiten über die Haut eindringende Antigene und wandern dann entlang der Lymphwege in die regionalen Lymphknoten. Dort nehmen sie intensiven Kontakt mit T-Helfer-Zellen auf.

> **Merke!**
> **Aktivierung T-Helfer-Zellen:**
> Antigenfragment + Klasse-II-MHC-Molekül
> **Aktivierung T-Killer-Zellen:**
> Antigenfragment + Klasse-I-MHC-Molekül

Komplementsystem

Als „Komplement" wurde von Paul Ehrlich (1854–1915) ursprünglich eine Aktivität im Serum bezeichnet, die die bakteriolytische Wirkung spezifischer Antikörper verstärkt. Das heute bekannte Komplementsystem ist ein äußerst komplexes Kaskadensystem, dessen zentraler Bestandteil von 9 Plasmaproteinen gebildet wird: C1–C9. Die im Verlauf der Kaskadenreaktionen entstehenden Spaltprodukte dieser Proteine werden mit kleinen Buchstaben näher bezeichnet, z. B. C3a (kleineres Fragment), C3b (größeres Fragment). Die Komplementfaktoren werden von Leberzellen, Darmepithelien und Makrophagen gebildet.

Funktion
Hauptaufgaben des Komplementsystems sind:

- ▶ **Unterscheidung Selbst/Nicht-Selbst**: Der zentrale Komplementfaktor C3b, der in einer Konzentration von 1–2 mg/ml im Plasma zirkuliert, bindet sich selektiv an *fremde* Zelloberflächen oder Immunkomplexe, während körpereigene Zellen vor der Ablagerung von C3b geschützt sind.
- **Opsonisierung**, d. h. die Bindung von Komplement an Oberflächen von Fremdzellen (z. B. Bakterien). Durch die Opsonisierung mit Komplement können körperfremde Zellen leichter von Makrophagen aufgenommen werden, da Makrophagen über Komplementrezeptoren verfügen.
- **Chemotaxis von Leukozyten**: Fragmente des Komplementsystems üben auf neutrophile Gra-

nulozyten und Makrophagen eine „anziehende" Wirkung aus und beschleunigen dadurch die Immunabwehr.
- **Aktivierung von Leukozyten**: Leukozyten, die über Rezeptoren für Komplementfragmente verfügen, werden durch die Bindung dieser Fragmente aktiviert.
- **Lyse der Zielzellen**: Am Ende der Komplementkaskade wird ein „Loch" in die Membran der Zielzelle eingebaut, was eine Auflösung (Lyse) der Zellen bewirkt. ◀

Aktivierung
Das Komplementsystem kann auf drei Wegen aktiviert werden:

- Der **klassische Aktivierungsweg** wird durch die Bindung von **C1q** *an Antigen-Antikörper-Komplexe* ausgelöst.
- Der **Lektin-Aktivierungsweg** entspricht dem klassischen Aktivierungsweg, allerdings bindet **C1q** hier *direkt* an bestimmte Mikroorganismen wie Mykoplasmen und Retroviren.
- Der **alternative Aktivierungsweg** ist durch die Bindung von im Plasma zirkulierenden **C3b** an die *Oberfläche von Mikroorganismen* charakterisiert.

Alle drei Aktivierungswege bilden eine *C3-Konvertase*, die C3 zu C3b, dem zentralen Faktor des Komplementsystems, umwandelt (Abb. 2.4).

C3b stößt dann die Bildung des *Membrane attack complex* an, der aus einer Zusammenlagerung der Faktoren C5–C9 entsteht. Dieser lytische Komplex bildet eine künstliche Pore in der Zellmembran der Zielzellen aus (Abb. 2.5). Über diese Pore wird auf osmotischem Wege eine Auflösung der Zielzelle erreicht.

„Nebenwirkungen"
Das Komplementsystem ist vor allem zur **Abwehr von bakteriellen Infekten** unverzichtbar. Erbliche Defizite an Komplementfaktoren führen zu immer wiederkehrenden, schweren bakteriellen Infektionen, während virale Infekte bei Komplementmangel nicht gehäuft auftreten. Die Aktivierung von Komplement ist jedoch auch mit unerwünschten Wirkungen verbunden: So sind die Fragmente C3a und C5a potente Stimulatoren von Entzün-

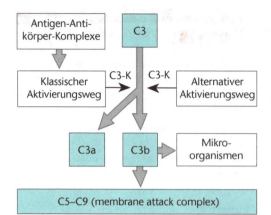

Abb. 2.4: Klassische und alternative Aktivierung des Komplementsystems: Auf beiden Wegen wird eine C3-Konvertase (C3-K) gebildet, die C3 zu C3b umwandelt und die Schlussreaktionen mit Bildung des Membrane attack complex (MAC) aus C5-C9 auslöst.
(nach: Roitt, Brostoff, Male: Immunology, 5th edition, Mosby, London 1998)

> **Merke!**
>
> **Komplementsystem:**
> Selbst/Nicht-Selbst Unterscheidung
> Opsonisierung
> Chemotaxis
> Leukozytenaktivierung
> Zelllyse: C5-C9

Lysozym und C-reaktives Protein

In den Granula von Granulozyten und Makrophagen, in den Schleimhäuten des Nasen-Rachen-Raums und des Darms sowie im Konjunktival-sekret ist **Lysozym** zu finden, ein *mukolytisch wirksames Enzym*. Es hemmt Wachstum und Vermehrung von Bakterien und Viren. **C-reaktives Protein (CRP)** findet sich bei bakteriellen Infektionen vermehrt im Plasma. Es *fördert Opsonisierung und Phagozytose von Bakterien.*

▶ Das CRP gehört mit den so genannten *Antiproteasen* (u.a. α_1-Antitrypsin, α_1-Antichymotrypsin, α_2-Makroglobulin) zu den **Akute-Phase-Proteinen**, die in der Leber synthetisiert werden. Bei akuten Entzündungen stimuliert Interleukin-6 die Synthese der Akute-Phase-Proteine, die dadurch in höheren Konzentrationen im Plasma nachweisbar sind. ◀

dungsreaktionen (*Anaphylatoxine*), sodass sie bei übermäßiger Produktion den Körper schädigen können. Bei bakterieller Sepsis („Blutvergiftung") sind diese Faktoren über ihre gefäßdilatierende Wirkung für den sich ausbildenden Zusammenbruch des Kreislaufs (Blutdruckabfall) verantwortlich (☞ 4.2.4).

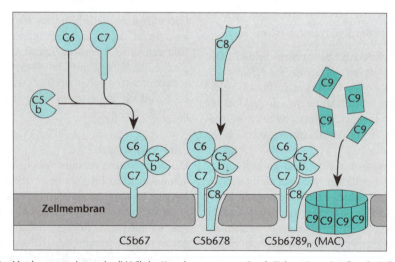

Abb. 2.5: Der Membrane attack complex (MAC) des Komplementsystems: Durch Einbau einer „Pore" in die Zellmembran wird die Auflösung der Zielzelle eingeleitet.
(nach: Roitt, Brostoff, Male: Immunology, fifth edition, Mosby, London 1998)

2.5.2 Zytokine 4 ?

Unter dem Begriff *Zytokine* wird eine große Gruppe von Stoffen zusammengefasst, deren Aufgabe es ist, die an der Immunabwehr beteiligten Zellen durch **Signalübermittlung zu koordinieren und die Immunantwort den Bedürfnissen des Organismus anzupassen.** Zytokine sind Proteine, Glykoproteine oder Peptide. Es lassen sich 6 Gruppen unterscheiden (Tab. 2.7).

Zytokine binden an membranständige Rezeptoren, die für die einzelnen Substanzen spezifisch sind. Die Rezeptorbindung aktiviert intrazelluläre Signalproteine (STATs = *signal transducers and activators of transcription*), die an die DNS des Zellkerns binden und dort die genetische Transkription modifizieren. Das Netz der verschiedenen Zytokinwirkungen, die sich zudem gegenseitig beeinflussen, ist außerordentlich kompliziert. Die wichtigsten Einzelwirkungen auf dem Gebiet des Immunsystems sind im Folgenden zusammengefasst (zur Unterscheidung der einzelnen Lymphozytenpopulationen s. ☞ 2.5.3):

- **IL-1** wird von Makrophagen und B-Lymphozyten gebildet. Es stimuliert die meisten Leukozytenarten (B-Zellen, T-Helfer-Zellen, NK-Zellen (Natural killer cells), neutrophile Granulozyten, Makrophagen), steigert die Endotheldurchlässigkeit und fördert die Adhäsion von Leukozyten am Endothel.
- ▶ **IL-2** wird von *T-Zellen* gebildet und fördert hauptsächlich die T-Zell-Bildung und -Differenzierung. Daneben aktiviert es auch die B-Zellen

(Umwandlung in Plasmazellen) sowie Makrophagen und NK-Zellen. Glukokortikoide hemmen die IL-2-Synthese und wirken so immunsuppressiv, was z. B. bei Autoimmunerkrankungen (☞ 2.5.5) therapeutisch genutzt werden kann. ◀

- ▶ **IL-6**: Stimulation der Akute-Phase-Proteine (☞ 2.5.1). ◀ Stimulation der Differenzierung von B-Zellen zu Plasmazellen.
- ▶ **IL-8**: Chemotaxis und Aktivierung von Neutrophilen und Monozyten. ◀
- **IL-10** und **IL-12** regulieren die Produktion anderer Zytokine: IL-10 *bremst* die Zytokinproduktion und hemmt die Antigenpräsentation durch Makrophagen; IL-12 *fördert* die IFNγ-Freisetzung aus NK-Zellen.
- **IFNα und IFNβ** werden von Zellen produziert, die mit Viren befallen sind: IFNα von Leukozyten, IFNβ von Fibroblasten. Beide Interferone wirken *antiviral* und schützen benachbarte Zellen vor einer Infektion.
- **IFNγ** wird von aktivierten T-Zellen und NK-Zellen produziert. Es fördert vor allem die Antigenpräsentation durch Makrophagen und aktiviert NK-Zellen.
- **TNFα und TNFβ** werden von Makrophagen und Lymphozyten gebildet. Sie aktivieren Makrophagen, Neutrophile und NK-Zellen. Außerdem können sie bei exzessiver Produktion zu Abmagerung mit Kräfteverfall (Kachexie) und Fieber führen.
- **Chemokine** kontrollieren die chemotaktische Bewegung von Leukozyten.

Tab. 2.7: Zytokine im Überblick (NGF = Nerve growth factor; EGF = Epidermal growth factor; M-CSF = Macrophage colony stimulating factor; G-CSF = Granulozyte colony stimulating factor; MCP-1 = Macrophage chemotactic protein; MIP-1α = Macrophage inflammatory protein 1α)

	Abkürzung	Beispiel
Interleukine	IL	IL-1, IL-2 etc., z. Zt. bis IL-18
Interferone	IFN	IFNα, IFNβ, IFNγ
Tumor-Nekrose-Faktoren	TNF	TNFα, TNFβ
Wachstumsfaktoren	GF	NGF, EGF, IGF-1 (☞ 10.2.2) u. a.
Kolonienstimulierende Faktoren	CSF	M-CSF, G-CSF, Erythropoetin (☞ 10.8.3)
Chemokine		MCP-1, MIP-1α, IL-8, u. a.

2.5.3 Spezifisches Abwehrsystem

31 ?

Grundlage des spezifischen Abwehrsystems ist, im Unterschied zum unspezifischen Abwehrsystem, das *Erkennen oder Wiedererkennen spezieller Oberflächenstrukturen von Fremdkörpern*. Es dient zur Abwehr von Krankheitserregern und zur Erkennung und Zerstörung körperfremder sowie „entarteter" körpereigener Zellen. Träger der spezifischen Immunabwehr sind die **T- und die B-Lymphozyten**. Bevor auf die physiologischen Funktionen dieser Lymphozyten eingegangen werden kann, sollen zunächst die grundlegenden Begriffe von Antikörper und Antigen sowie die immunologischen Abläufe bei Impfung und Immuntoleranz besprochen werden.

Antikörper und Antigene

▶ Basis der spezifischen Immunreaktion ist die Bildung von **Antikörpern**, d.h. von Eiweißkörpern, die sich gegen die Oberflächenstrukturen von Fremdstoffen, die so genannten Antigene, richten. Antigene bestehen aus einem unspezifischen hochmolekularen Trägermolekül und dem für die Spezifität entscheidenden Teil (Determinante). Die vom Trägermolekül getrennte Determinante wird als *Hapten* bezeichnet. Ein Hapten kann für sich alleine zwar mit dem passenden Antikörper reagieren, löst aber selbst keine Immunität, d.h. keine Bildung von neuen Antikörpern, aus. Dazu ist vielmehr die Verbindung von Hapten und Trägermolekül, d.h. ein komplettes Antigen, erforderlich. Die Bildung eines Antigen-Antikörper-Komplexes gehorcht dem Massenwirkungsgesetz (vgl. GK Chemie) und ist prinzipiell reversibel. Die spezifische Bindung von Antigen und Antikörper erfolgt über hydrophobe Wechselwirkungen und die Ausbildung von Wasserstoffbrückenbindungen. ◀

Bei erneutem Kontakt mit einem bekannten Antigen reagiert das Immunsystem stärker und rascher als beim Primärkontakt. Diese *verstärkte Zweitreaktion* beruht auf der Wiedererkennung der Antigene durch das Immunsystem: **immunologisches Gedächtnis**. Immunität kann also durch Kontakt mit Antigenen erworben werden. Deshalb werden die meisten so genannten *Kinderkrankheiten* im Leben nur einmal durchgemacht. Bei einem zweiten Kontakt mit dem Krankheitserreger verhindert das immunologische Gedächtnis eine Zweitinfektion.

Als immun wird ein Organismus bezeichnet, der in der Lage ist, mit einem Antigen ohne pathologische Reaktion fertig zu werden.

Impfung und Immuntoleranz

Die **aktive Immunisierung** (Impfung) beruht auf dem Prinzip der erworbenen Immunität. Praktisch geht man bei Impfungen so vor, dass dem Organismus geringe, unschädliche Mengen eines Antigens oder Antigen-produzierender Organismen zugeführt werden. Die Antigene sind so verändert, dass sie den Organismus nicht mehr schädigen können (es werden z.B. in ihrer Virulenz abgeschwächte Mikroorganismen verwendet). Damit wird eine Primärreaktion hervorgerufen, die idealerweise keine Krankheitssymptomatik verursacht, aber zur Bildung von *Gedächtniszellen* führt. Beim erneuten Kontakt mit demselben Antigen kommt es dann sehr viel schneller zu humoralen und zellgebundenen Abwehrreaktionen, die eine Erkrankung verhindern.

▶ Im Unterschied zur aktiven Immunisierung ist die Grundlage der sog. *passiven Immunisierung* die Gabe von Antikörper-enthaltenden **Antiseren** gegen das jeweilige Antigen. ◀

Als **Immuntoleranz** bezeichnet man das Ausbleiben der Antikörperproduktion und der Immunabwehr nach Zufuhr eines Antigens, das bei anderen Menschen durchaus eine Immunreaktion hervorruft. Verständlicherweise kann eine solche Immuntoleranz gefährlich werden, denn der Organismus ist dadurch möglicherweise schädigenden Einflüssen schutzlos ausgesetzt. Dennoch wird eine Immuntoleranz manchmal therapeutisch erzeugt, um z.B. nach einer Organtransplantation eine Abstoßungsreaktion des Körpers gegen das körperfremde Gewebe-Eiweiß zu unterdrücken.

2

T-Lymphozyten

T-Lymphozyten sind die Träger der **zellulären Immunität**. Diese Zellen reagieren bei Kontakt und Erkennen eines Antigens mit Zellteilung und Vermehrung, der so genannten *klonalen Expansion* (Klon = Zellgruppe aus genetisch identischen Zellen). Alle aus dieser Teilung hervorgegangenen Zellen tragen auf ihrer Oberfläche den gleichen Antigenrezeptor, der das zellständige Äquivalent eines Antikörpermoleküls ist und auch als Paratop bezeichnet wird.

Ziel einer solchen Zellvermehrung ist die Eliminierung des Antigens. Einige dieser T-Lymphozyten persistieren im Körper und stehen bei erneutem Kontakt mit dem Antigen noch Jahre später als **Gedächtniszellen** für die schnellere und effektivere *sekundäre* Immunantwort zur Verfügung.

▶ T-Lymphozyten werden unter dem Einfluss von Wachstumsfaktoren im Thymus immunologisch geprägt. ◀

Nach ihrer Funktion können drei Gruppen von T-Zellen unterschieden werden:

T-Killer-Zellen (zytotoxische T-Zellen)

Zytotoxische T-Zellen (T_C-Zellen) erkennen körperfremde Antigene, die ihnen von Makrophagen in Verbindung mit MHC-I-Molekülen präsentiert werden (☞ 2.5.1). Die wichtigste Aufgabe von T-Killer-Zellen ist die Elimination von viral infizierten Zellen. Die Killer-Wirkung wird dabei über verschiedene Mechanismen vermittelt:

- die Freisetzung von *lytischen Enzymen* aus Zellgranula. So perforiert das funktionell und strukturell dem Komplementfaktor 9 (☞ 2.5.1) verwandte Enzym *Perforin* die Zellmembran der Zielzellen.

- Durch rezeptorvermittelte Aktivierung eines *Selbstzerstörungsprogramms* in der Zielzelle (Apoptosis).
- Durch die Freisetzung von zytotoxischen *Zytokinen* (z. B. TNFβ).

T-Helfer-Zellen

Es lassen sich zwei Funktionen von T-Helfer-Zellen abgrenzen:

- Sie stimulieren **B-Zellen** und fördern die Differenzierung von B-Zellen zu Plasmazellen: Steigerung der Antikörperproduktion.
- ▶ Sie helfen den **Makrophagen** bei der Zerstörung intrazellulärer Krankheitserreger. Dabei binden sich die T-Helfer-Zellen an die antigenen Peptide, die von Makrophagen in Verbindung mit MHC-II-Antigenen präsentiert werden (☞ 2.5.1). Die T-Helfer-Zellen setzen dann Zytokine frei, welche T-Killer-Zellen, NK-Zellen (s. u.), Makrophagen oder Granulozyten aktivieren können. Dabei scheint die Auswahl der aktivierten Zellgruppen von der Art des zu bekämpfenden Antigens abhängig zu sein. ◀

T-Suppressor-Zellen

T-Suppressor-Lymphozyten sind in der Lage, die Immunantwort gegen ein spezielles Antigen zu unterdrücken, z. B. durch die Freisetzung von Il-10 (☞ 2.5.2). Es resultiert eine **Immuntoleranz** durch Hemmung der Aktivität von T- und B-Zellen. Dadurch kann eine überschießende Immunantwort verhindert werden.

Oberflächeneigenschaften der T-Lymphozyten

Mittels spezieller monoklonaler Antikörper lassen sich die T-Lymphozyten hinsichtlich ihrer Oberflächenbeschaffenheit in 2 große Gruppen einteilen: die **T4- und die T8-Lymphozyten**. Die Verteilung der oben aufgeführten funktionellen Klassen der T-Lymphozyten auf die beiden Oberflächen-Typen T4 und T8 zeigt Tabelle 2.8.

> 🩺 **Klinik!**
>
> Die durch das **HI-Virus** verursachte Erkrankung ist u. a. durch eine virusinduzierte Zerstörung der T4-Helferzellen gekennzeichnet. Dadurch sinkt der Quotient T-Helfer- zu T-Suppressorzellen von normalerweise 2 auf < 1,2 ab.

Tab. 2.8: T4- und T8-Lymphozyten

	Bezeichnung	Funktion
T4	T-Helfer-Zellen	Förderung des Wachstums von B-Lymphozyten, Stimulierung von Makrophagen und anderen Lymphozyten
T8	T-Killer-Zellen	Direkte Zerstörung von Zellen mit „fremden" Oberflächenstrukturen
	T-Suppressor-Zellen	Hemmung der Aktivität von T- und B-Lymphozyten

B-Lymphozyten

Auch die B-Lymphozyten, die für die **humorale spezifische Abwehr** verantwortlich sind, reagieren auf einen Antigenkontakt mit Vermehrung durch Zellteilung in Form der *klonalen Expansion*. Im Unterschied zu den T-Lymphozyten wandelt sich ein Teil der antigenstimulierten B-Lymphozyten jedoch nach der Stimulation zu **Plasmazellen** um, die für die Produktion von Antikörpern verantwortlich sind. Unter normalen Bedingungen zirkulieren Plasmazellen nicht im Blut sondern sind gewebsständig. Die von den Plasmazellen produzierten Antikörper zeigen die gleiche immunologische Beschaffenheit wie die zellständigen Antigen-Rezeptoren der T- und B-Lymphozyten (Paratope), liegen jedoch zellunabhängig in Form der *Immunglobuline* im Plasma vor.

▶ Immunglobuline, die nur gegen ein bestimmtes Antigen gerichtet sind, bezeichnet man als **monoklonale Antikörper**. Die immunologische Prägung der B-Lymphozyten erfolgt in den lymphatischen Anteilen des Knochenmarks. ◀

Auch bei den B-Lymphozyten wandelt sich ein Teil der stimulierten Zellen nach Antigenkontakt in **Gedächtniszellen** um.

NK-Lymphozyten (Natural killer cells)

Eine dritte Population von Lymphozyten (10–15%) verfügt weder über die Oberflächenmerkmale von B- noch von T-Lymphozyten (Null-Zellen). Diese Lymphozyten werden als *Natural killer cells* oder NK-Zellen bezeichnet. Sie sind in der Lage, bestimmte Tumorzellarten *in vitro* ohne vorherige Aktivierung aufzulösen. Eine Stimulierung mit IL-2 verstärkt diese Killer-Wirkung. NK-Zellen greifen **vorwiegend Tumorzellen oder mit Vi-** ren infizierte Zellen an. Körpereigene Zellen werden durch *Killer cell inhibitory receptors* (KIR) auf der Zelloberfläche vor der Auflösung durch NK-Zellen geschützt.

Immunglobuline

Antikörper sind chemisch gesehen Immunglobuline (Ig) und finden sich in der Serumelektrophorese in der γ-Globulinfraktion (γ-Globuline). Sie bilden die **Grundlage der humoralen Immunität**, die sich im Rahmen der passiven Immunisierung deshalb auch zellfrei übertragen lässt.

Die Bindung eines Antikörpers an ein Antigen führt zur Aktivierung des Komplementsystems und zum Anlocken von Phagozyten und lymphozytären Killerzellen sowie schließlich zur Vernichtung des Antigens. Auch die Bindung eines Antikörpers alleine, z.B. an einen Giftstoff, kann das Antigen bereits unschädlich machen.

Antikörper sind *Glykoproteine* mit einem Molekulargewicht zwischen 150 000 und 1 000 000. Sie bestehen in ihrer einfachsten Form aus 4 Ketten, 2 schweren (heavy, **H-Ketten**) und 2 leichten (light, **L-Ketten**; Abb. 2.6).

▶ Jede Kette besteht aus verschiedenen, durch Disulfidbrücken verbundenen *Domänen*. Am Ende der beiden N-terminalen Schenkel des Y-förmigen Immunglobulinmoleküls bilden je eine H- und L-Kette die beiden *variablen Regionen* des Immunglobulins. Zwischen diesen beiden Schenkeln mit ihren variablen Endstücken werden die Antigene gebunden. Bei chemischer Abspaltung dieser beiden Molekül-Schenkel erhält man die *antigenbindenden Fragmente* (Fab). Der „Stiel" des Antikörper-Moleküls wird auch als *Fc-Fragment* bezeichnet (c = crystallizable). Das Fc-Fragment

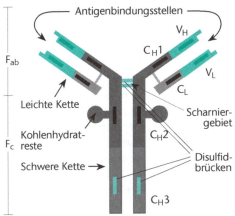

Abb. 2.6: Grundstruktur eines Immunglobulinmoleküls (IgG)
V_L = variabler Anteil der leichten Ketten
V_H = variabler Anteil der schweren Ketten
C_L = konstanter Anteil der leichten Ketten
C_{H1-3} = konstante Anteile der schweren Ketten.

der Antikörper ist die *Bindungsstelle* für Makrophagen, Komplement oder Lymphozyten. ◄

▶ Die fünf Immunglobulinklassen der Antikörper unterscheiden sich in ihrer Aminosäuresequenz und ihrem Kohlenhydratanteil, speziell in den konstanten Regionen ihrer schweren Ketten (C_H-Re-

gionen) sowie in ihrer räumlichen Konfiguration. Einen Überblick dieser Immunglobulinklassen, ihres Vorkommens und ihrer Funktion gibt die Tabelle 2.9.

Genetische Basis der Antikörpervielfalt

Jede Plasmazelle produziert jeweils nur *einen* bestimmten Antikörper. Die Vielfalt der dem Organismus zur Verfügung stehenden Antikörper beruht auf einer ausgeprägten genetischen Flexibilität der für die variablen Anteile der schweren und leichten Ketten (V_L und V_H) kodierenden Gensequenzen. Diese genetische Variabilität der V_L- und V_H-Regionen wird durch fünf Mechanismen erreicht:

(1) Multiple Gene ($V_1 - V_n$) für jeweils eine Domain der V-Region.
(2) Somatische Hyper-Mutationen in den V-Genen.
(3) Rekombination von Gensegmenten der V-Gene (V-, J- und D-Segmente).
(4) Genumwandlung (Gene conversion) der V-Gene, d. h. die Einfügung von Gensequenzen aus benachbarten Pseudo-Genen (= DNA-Regionen, die kein Protein kodieren).
(5) Einfügen neuer Nukleotide in die V-Gene bei der DNA-Aufspaltung.

Tab. 2.9: Immunglobuline: Untergruppen, Eigenschaften und Funktion.

Immunglobulin-klasse	Molekular-gewicht	Chemische Struktur	Funktion	Komplement-aktivierung	Plazenta-gängigkeit
IgG	150 000	Monomer	Opsonisierung, späte Abwehrphase, überwiegendes Ig im Plasma, Rhesusantikörper	klassisch, alternativ	+
IgM	800 000	Pentamer	Agglutination, Neutralisation, frühe Abwehrphase, Antikörper des ABO-Systems*	klassisch, alternativ	–
IgA	160 000 oder 320 000	Monomer (im Plasma) Dimer (in Sekreten)	Neutralisation, lokale Abwehr an Schleimhäuten	alternativ	–
IgE	170 000	Monomer	Bindung an Mastzellen und Basophile, allergische Reaktionen, Parasitenabwehr	keine	–
IgD	160 000	Monomer	Oberflächenrezeptor von B-Lymphozyten	keine	–

* Ig im Plasma und auf der Oberfläche von B-Lymphozyten.

Durch die Kombination dieser Mechanismen können mehr als 10^8 verschiedene Antikörper mit unterschiedlicher Bindungsspezifität produziert werden, sodass Antigene mit den unterschiedlichsten Oberflächenstrukturen erkannt und gebunden werden können.

Klonale Selektion

B-Zellen exprimieren den von ihnen produzierbaren Antikörper auf der Zelloberfläche als Antigenrezeptor (membranständiges Immunglobulin). Bindet ein passendes Antigen (z.B. ein bestimmtes Bakterium) an diesen Antigenrezeptor, wird die B-Zelle zur Reifung und Proliferation angeregt. Es bildet sich ein Klon von Zellen, der über diese Aktivierung durch ein passendes Antigen ausgewählt wurde: *klonale Selektion*. Die hierbei entstehenden Plasmazellen sezernieren genau diesen, durch das Antigen selektierten Antikörper. Sie stellen dem Organismus dadurch denjenigen Antikörper in großen Mengen zur Verfügung, der zur Bekämpfung des spezifischen Bakterienantigens besonders geeignet ist. ◄

> **Merke!**
>
> **IgM-Antikörper:**
> frühe Abwehrphase,
> Plasmahalbwertzeit 5 Tage
>
> **IgG-Antikörper:**
> späte Abwehrphase,
> Plasmahalbwertzeit 24 Tage

2.5.4 Blutgruppen   18 ❓

Im menschlichen Blut zeigen die Erythrozyten Antigen- und das Plasma Antikörper-Eigenschaften, die genetisch determiniert sind. Grundlage der Antigeneigenschaften sind *Glykolipide* auf der Zellmembran der Erythrozyten, die sich schon in den frühesten Embryonalstadien nachweisen lassen.

▶ Die Antikörpereigenschaften des Plasmas werden durch IgM-Immunglobuline (Agglutinine) vermittelt, die zur γ-Globulinfraktion gehören. Bei Kontakt mit fremden Erythrozyten kommt es aufgrund dieser im Plasma vorliegenden Immunglobuline zu einer Antigen-Antikörper-Reaktion, bei der sich durch Brückenbildung Komplexe aus fremden

Erythrozyten und den Plasma-Agglutininen bilden. Diese Komplexbildung wird als **Agglutination** bezeichnet, die verantwortlichen Immunglobuline auch als *Isohämagglutinine*. ◄

Der Grund, warum der Körper im Laufe der ersten Säuglingsmonate Antikörper gegen Antigene auf Fremderythrozyten bildet, mit denen er noch gar nicht in Berührung gekommen ist, ist nicht sicher bekannt. Vermutlich sind bestimmte Darmbakterien mit den Erythrozytenmembranen ähnlichen Oberflächeneigenschaften für die Bildung der Isohämagglutinine verantwortlich.

ABO-System

Antigene des ABO-Systems finden sich auf den Oberflächen von fast allen Körperzellen, so auch auf den Erythrozyten. Aus der Kombination der beiden verschiedenen Antigene A und B resultieren **vier verschiedene Blutgruppen: A, B, AB und 0**. „0" bedeutet, dass die Erythrozyten keine Antigeneigenschaft, also weder „A" noch „B"-Antigene an der Oberfläche tragen. Sie besitzen lediglich die *Oberflächeneigenschaft „H"*, die allen Blutzellen gemeinsam ist. Die den beiden Antigenen zugeordneten Antikörper werden als Anti-A und Anti-B bezeichnet. Antikörper gegen das H-Antigen sind ohne klinische Bedeutung.

Die in Tabelle 2.10 angegebene prozentuale Verteilung der Blutgruppen ist innerhalb der Erdbevölkerung nicht einheitlich; die oben angeführten Zahlen gelten für Mitteleuropa.

▶ Die Blutgruppeneigenschaften des Organismus sind **genetisch determiniert**. Dabei kann jedes der beiden Allele eines Chromosomensatzes für A-Antigene, für B-Antigene oder für keines der beiden Antigene kodieren. Beim Zusammentreffen der Allele aus dem mütterlichen bzw. väterlichen Chromosomensatz ist A oder B gegenüber dem fehlenden Antigen (0) *dominant*. D.h. der Phänotyp Blutgruppe 0 kann nur auftreten, wenn weder das mütterliche noch das väterliche Allel im Chromosomensatz für das A- oder B-Antigen kodiert. Umgekehrt resultiert aus der genetischen Kombination von A und 0 der Phänotyp Blutgruppe A, ebenso wie aus dem Zusammentreffen von B und 0 die Blutgruppe B entsteht. Die Allele A und B sind

Tab. 2.10: AB0-Blutgruppen.

Blutgruppe (= Antigene)	Genotyp	Anti- körper	% der Bevölke- rung
A	0A oder AA	Anti-B	45
B	0B oder BB	Anti-A	10
AB	AB	keine	5
0 (keine)	00	Anti-A und Anti-B	40

kodominant, d. h. ihre Kombination führt zur Blutgruppe AB, welche die Oberflächeneigenschaften beider Antigene (A und B) aufweist. ◀

Getestet werden die Blutgruppen mittels Testseren, die entweder Anti-A, Anti-B oder beide Antikörper beinhalten. Auf einer Testunterlage, ähnlich einem Objektträger, werden jeweils ein Tropfen des zu untersuchenden Blutes mit je einem Tropfen Anti-A-, Anti-B- und Anti-AB-Serum zusammengebracht. Nach Vermischen (z. B. mit einem Glasstab) und Schwenken des Trägers kann das Ergebnis einige Minuten später abgelesen werden (Abb. 2.7).

Rhesus-System

▶ Eine weitere Antigen-Eigenschaft der Erythrozyten zeigt sich im so genannten Rhesus-System.

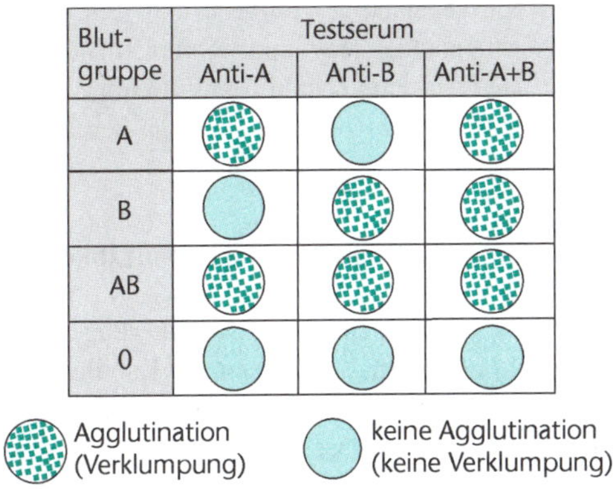

Blut- gruppe	Testserum		
	Anti-A	Anti-B	Anti-A+B
A	⬤	◯	⬤
B	◯	⬤	⬤
AB	⬤	⬤	⬤
0	◯	◯	◯

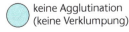

⬤ Agglutination (Verklumpung)   ◯ keine Agglutination (keine Verklumpung)

Abb. 2.7: Blutgruppenbestimmung im AB0-System. Die gepunkteten Felder stehen für Hämagglutination, d. h. eine Antigen-Antikörper-Reaktion.

Den Namen hat dieses System vom Versuch, bei Kaninchen Antikörper gegen das Blut von Rhesus-Affen zu erzeugen. Das auf diese Weise gewonnene Kaninchenserum bewirkt bei den Erythrozyten von etwa 85 % der europäischen Bevölkerung eine Hämagglutination, d. h. diese Erythrozyten reagieren Rhesus-positiv (Rh+). Die Rhesus-Eigenschaft der Erythrozytenoberfläche setzt sich aus einer Reihe ganz *unterschiedlicher Antigene* zusammen. Im Einzelnen lassen sich sechs Antigene unterscheiden, die mit großen und kleinen Buchstaben als C, D, E, c, d und e bezeichnet werden. Die größte antigene Wirksamkeit hat das D-Antigen. Erythrozyten mit dem *Antigen D* sind **Rh-positiv**, solche mit dem *Antigen d* **rh-negativ**. Die Eigenschaft Rh-positiv ist gegenüber rh-negativ dominant. ◀

Im Unterschied zum AB0-System sind Antikörper gegen körperfremde Rhesusantigene nicht schon seit Geburt vorhanden, sondern werden *erst nach einer Exposition* mit den entsprechenden Antigenen *gebildet*. Praktisch bedeutet dies, dass eine rh-negative Person erst nach Kontakt mit Rh-positivem Blut Anti-D-Antikörper bildet. Deshalb kommt es auch nicht gleich beim ersten Kontakt Rh-gruppenungleichen Blutes zu einer Transfusionsreaktion, sondern erst bei weiteren Übertragungen, nachdem der Organismus die entsprechenden Antikörper gebildet hat.

▶ Außer bei Bluttransfusionen kann das Problem der **Rhesusinkompatibilität** auch bei *rh-negativen Müttern* auftreten, die ein *Rh-positives Kind* austragen. Da im Allgemeinen geringe Mengen des kindlichen, Rh-positiven Blutes während der Schwangerschaft und beim Geburtsvorgang in den mütterlichen Kreislauf gelangen, regen sie dort die Bildung von Anti-D-Antikörpern an. Diese können bei der nächsten Schwangerschaft mit einem Rh-positiven Feten aufgrund ihrer Struktur (Anti-D-Antikörper sind kleine IgG-Moleküle) die Plazenta in Richtung des Kindes passieren. Die Folge ist eine Auflösung der kindlichen Erythrozyten durch die Anti-D-Antikörper der Mutter mit nachfolgender Anämie und Ikterus bis hin zum Absterben der Frucht: **Morbus haemolyticus neonatorum**. Man versucht deshalb prophylaktisch, die Antikörperbildung rh-negativer Mütter nach der Geburt Rh-positiver Kinder mittels Gabe von Anti-D-Globulinen zu unterdrücken. Diese fangen die Rh-positiven kindlichen Erythrozyten im mütterlichen Kreislauf ab und zerstören sie, bevor diese Erythrozyten im mütterlichen Organismus zur Bildung von Antikörpern und entsprechenden Gedächtnis-B-Lymphozyten führen können. ◄

Bluttransfusion

Für eine Bluttransfusion werden heute fast ausschließlich AB0- und Rhesus-kompatible Präparate benutzt. Bezüglich des Rhesus-Systems wird hauptsächlich das D-Antigen berücksichtigt, bei Frauen im gebärfähigen Alter oder bei Personen, die wiederholt Transfusionen benötigen, sollten auch die Rhesus-*Untergruppen* übereinstimmen, um Sensibilisierungen vorzubeugen.

Praktisch führt man zunächst die Blutgruppenbestimmung im AB0-System mit Patientenerythrozyten und Testseren nach oben angeführter Methode durch, dann die Gegenprobe mit Patientenserum und Testerythrozyten. Zusätzlich werden spezielle Testerythrozyten zur Bestimmung irregulärer Antikörper eingesetzt. Danach erfolgt die so genannte **Kreuzprobe**: Man testet Spendererythrozyten mit Empfängerserum *(Major-Test)*, bzw. Spenderserum mit Empfängererythrozyten *(Minor-Test)*. Zur Bestimmung inkompletter und irregulärer Antikörper wird den Ansätzen noch Rinderalbuminlösung als „Supplement" zugesetzt, welches im Falle des Vorhandenseins solcher Antikörper zur Agglutination führt.

> ### 🖑 Klinik!
> Eine Transfusion mit gruppenungleichem Blut kann einen **lebensbedrohlichen Transfusionszwischenfall**, also eine Agglutination der Erythrozyten im Empfängerorganismus und eine Hämolyse zur Folge haben. Ein solcher Transfusionszwischenfall beginnt mit Fieber und Schüttelfrost und kann zu Nierenversagen, Kreislaufschock und Tod führen.

> ### 💡 Merke!
> **Major-Test:** Spendererythrozyten mit Empfängerserum (Merkhilfe: Die Spendererythrozyten sind „wichtiger", daher „Major")
> **Minor-Test:** Spenderserum mit Empfängererythrozyten

2.5.5 Pathophysiologie   1 ❓

Überempfindlichkeitsreaktion (Allergie)

Als Überempfindlichkeitsreaktionen können **überschießende Antigen-Antikörper-Reaktionen** bezeichnet werden. Sie sind Ausdruck einer gesteigerten Reaktionsbereitschaft (**Allergie**) des Organismus. Es lassen sich drei Sofortreaktionen (Typ I–III) von einer verzögerten Spätreaktionen unterscheiden (Typ IV).

Bei den **Sofortreaktionen** finden sich die drei folgenden Formen:

Anaphylaktische Hypersensibilität: Typ I
Ursache dieser Störung ist die **Reaktion von Antigenen mit IgE-Antikörpern**, die auf den Zellmembranen von *basophilen Granulozyten* und *Mastzellen* verankert sind. Dadurch kommt es zur *Freisetzung von u. a. Heparin und Histamin*. Diese Substanzen führen zu erhöhter Kapillarpermeabilität, Gefäßerweiterungen, vermehrter Durchblutung von Haut und Schleimhäuten, Quaddelbildungen auf der Haut und Bronchospasmen. Im Extremfall kann ein anaphylaktischer Schock resultieren (☞ 4.2.4). Auslöser dieser Art der Überempfindlichkeitsreaktion können *Medikamente* sein. Auch der *Heuschnupfen* und das *allergische Asthma bronchiale* beruhen auf einer Typ-I-Allergie.

Zytotoxische Hypersensibilität: Typ II
Diese Form bezeichnet die schon bei der *Transfusionsreaktion* besprochenen Reaktionen, die entstehen, wenn zellständige Antigene und freie Antikörper miteinander reagieren, Komplement aktivieren und so zur **Zellauflösung** führen. Auch der *Morbus haemolyticus neonatorum* beruht auf der zytotoxischen Hypersensibilität.

Hypersensibilität durch Immunkomplexbildung: Typ III
► Bei dieser Form finden sich **Ablagerungen von Antigen-Antikörper-Komplexen** in Kapillarwänden, die wiederum zur Komplementaktivierung und Zell- und Gefäßschädigungen führen können. Sie entsteht insbesondere bei Antigen-Überschuss, z. B. bei der *Serumkrankheit* nach Verabreichung von Fremdeiweiß in Impfseren. ◄

Überempfindlichkeit vom verzögerten Typ: Typ IV

Diese Spätreaktion unterscheidet sich von den oben genannten Formen dadurch, dass sie an spezifisch sensibilisierte T-Lymphozyten gebunden ist und daher erst etwa **48 Stunden nach Antigenapplikation** ihren Höhepunkt erreicht. Als Beispiel genannt seien die *Kontaktallergien* gegen bestimmte Metalle (Chromat), die *Tuberkulinhautreaktion*, aber auch die *Abstoßungsreaktionen* gegen Transplantate.

Autoimmunerkrankungen

Normalerweise bildet ein Organismus gegen seine eigenen Strukturen keine Antikörper. Entscheidende Merkmale der „Selbst-Erkenntnis" sind dabei die genetisch festgelegten *Histokompatibilitätsantigene* (HLA-Antigene), welche die Körperzellen jedes Organismus individuell charakterisieren. Es gibt jedoch Erkrankungen, die durch einen **Zusammenbruch der Immuntoleranz des Körpers gegen das eigene Gewebe** gekennzeichnet sind. Dieser Zusammenbruch kann z.B. dadurch verursacht werden, dass körpereigene Zellen nach einer Infektion mit Viren oder Bakterien eine *veränderte* *Oberflächenstruktur* aufweisen, oder bislang verborgene Proteinstrukturen der Zellwand „*demaskiert*" und dadurch vom Immunsystem als unbekanntes, fremdes Antigen angegriffen werden. Auch die Verbindung eines an sich nicht antigen wirksamen, körperfremden Haptens (z.B. Arzneimittels) mit einem Wirtsprotein kann zu einem vollständigen, körperfremden Antigen führen. Schließlich kann eine *mangelhafte Funktion der T-Suppressor-Zellen* die Ursache einer Autoimmunerkrankung sein, da die T-Suppressorzellen eine durch Autoantigene induzierte Bildung von Autoantikörpern durch die B-Lymphozyten normalerweise unterdrücken.

℧ Klinik!

Folge einer solchen Fehlfunktion der T-Suppressor-Zellen kann eine **Autoaggression** mit Schädigungen und Zerstörungen körpereigener Zellen sein, die fälschlich als fremde Antigene erkannt werden. So entsteht z.B. der **Diabetes mellitus Typ I** durch eine über Autoantikörper ausgelöste Zerstörung der Inselzellen des Pankreas. Auch eine Reihe von Erkrankungen aus dem **rheumatischen Formenkreis** beruht auf autoimmunologischen Mechanismen. Solche Autoimmunerkrankungen können deshalb durch *immunsupprimierende Medikamente* behandelt werden.

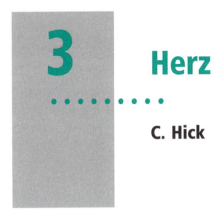

3 Herz

C. Hick

185 ?

IMPP-Hitliste

EKG

Zeitlicher Ablauf der Herzaktion: EKG, Druck, Volumen, Klappenaktion, Herztöne, Pulskurven

Arbeitsdiagramm des Herzens: vor allem Frank-Starling-Mechanismus

Das Herz gilt zwar nicht mehr als Sitz der Seele, ist aber dafür umso mehr ein zentrales physiologisches Organ. Die elektrischen Vorgänge im Herzmuskel (Ruhe- und Aktionspotential) haben herzspezifische Besonderheiten und werden deshalb im Zusammenhang mit der Herzphysiologie in Abschnitt ☞ 3.1.1 besprochen (zur allgemeinen Darstellung elektrischer Phänomene an Zellen ☞ 12.1). Die Ausbreitung der elektrischen Herzerregung (☞ 3.1.2) und die hierauf beruhenden physiologischen Grundlagen des Elektrokardiogramms (☞ 3.1.4) sind, auch wegen ihrer klinischen Bedeutung, ein Schwerpunkt dieses Kapitels. Durch die elektromechanische Koppelung (☞ 3.1.3) werden die elektrischen Reizvorgänge in Herzmuskelaktionen umgesetzt. Die Mechanik dieser Herzaktionen (☞ 3.2.1) bildet die Basis für das Verständnis der klinisch durch Auskultation wahrnehmbaren Herztöne und Herzgeräusche (☞ 3.2.2). Die Beziehungen zwischen Pumpdruck und Schlagvolumen (☞ 3.2.3) erlauben es, die Herzarbeit abzuschät-zen (☞ 3.2.4) und geben ein besseres Verständnis der für diese Arbeit erforderlichen Durchblutungsregulationen im Koronarkreislauf (☞ 3.3.1). Gesteuert wird die Herzfunktion vom vegetativen Nervensystem und einer Reihe kardialer Reflexe (☞ 3.4.2). Einen Ausblick auf die Klinik der Inneren Medizin gibt die Pathophysiologie des Herzens mit einer knappen Darstellung der physiologischen Veränderungen bei Herzinsuffizienz und Klappenfehlern (☞ 3.5).

3.1 Elektrophysiologie des Herzens

3.1.1 Ruhe- und Aktionspotential der Herzmuskelzelle   18 ❓

Ruhepotential

Grundlage der Erregbarkeit von Herzmuskelzellen ist die Fähigkeit, ein elektrisches Potential über der Zellmembran aufzubauen. Dieses Potential entsteht aufgrund der selektiven Durchlässigkeit (Permeabilität) der Herzmuskelzellmembran für die einzelnen Ionenarten und liegt im Ruhezustand bei ca. $-90\,mV$ (intrazellulär/extrazellulär). Verantwortlich für dieses negative Ruhepotential ist ein intrazellulärer Überschuss an negativen Ionen (Anionen), die überwiegend als membranständige, nicht diffundible Elemente vorliegen. Die passiven Diffusionsvorgänge von löslichen Na^+ und K^+-Ionen entlang dieses Konzentrationsgefälles werden zur Aufrechterhaltung des Ruhepotentials durch energieverbrauchende Ionenpumpen (Na^+/K^+-ATPase) ausgeglichen (☞ Abb. 3.1; Überblick zu Ruhepotential und Aktionspotential in ☞ 12.1).

▶ Diese Natrium-Kalium-Pumpen der Herzmuskelzelle transportieren pro gespaltenem ATP-Molekül drei Na^+-Ionen nach außen und zwei K^+-Ionen nach innen, sodass ein positiver Netto-Auswärtsstrom entsteht. Weil auf diese Weise eine Netto-Verschiebung von elektrischen Ladungen über die Membran stattfindet, spricht man auch von **elektrogenen Pumpen**. ◀

+ Extrazellulärraum
– Intrazellulärraum

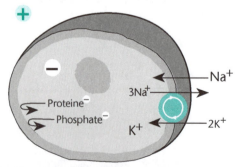

Abb. 3.1: Passive und aktive Ionenströme an der Herzmuskelzellmembran im Ruhezustand.

Eine Verschiebung des Ruhepotentials zu positiveren intrazellulären Werten bezeichnet man als *Depolarisation*, die Rückkehr in Richtung des negativen intrazellulären Ausgangswertes von $-90\,mV$ als *Repolarisation* (Merksatz: **R**epolarisation zum **R**uhepotential). Das Ruhepotential lässt sich, wie an der Nervenzellmembran, aus den Konzentrationen der Ionen und den entsprechenden Permeabilitäten der Membran nach der *Nernstschen Gleichung* berechnen (☞ 12.1.3).

Aktionspotential

Der Zeitverlauf und die Form des Aktionspotentials sind bei den verschiedenen erregbaren Strukturen des Herzmuskels (Schrittmacherzellen, Vorhofmyokard, Purkinje-Fasern und Kammermyokard) jeweils unterschiedlich. Die wesentlichen Abläufe sind aber identisch, sodass zunächst am Beispiel einer Herzmuskelzelle des Kammermyokards die Entstehung des Aktionspotentials mit den dafür verantwortlichen Ionenströmen dargestellt wird. Besonderheiten der einzelnen Zellgruppen und das Phänomen der spontanen Depolarisation in Schrittmacherzellen werden im Anschluss besprochen.

Zeitverlauf des Aktionspotentials
Es lassen sich 5 Phasen abgrenzen:

- Das Aktionspotential der Herzmuskelzelle beginnt mit einer **raschen Depolarisationsphase** (Phase 0, Aufstrich) von $1-2\,ms$, wobei ausgehend vom negativen Ruhepotential von $-90\,mV$ ein positives Spitzenpotential von $+30\,mV$ erreicht wird (initiale Spitze).
- Charakteristisch für die Herzmuskelzellen ist dann das nach einer **geringen frühen Repolarisation** (Phase 1) folgende
- **positive Plateau-Potential** (Phase 2).
- Die endgültige **Repolarisation** (Phase 3) führt dann zurück zum
- **Ruhepotential** (Phase 4; ☞ Abb. 3.2).

Durch die ausgedehnte Plateauphase beträgt die Dauer des Aktionspotentials der Herzmuskelzelle zwischen 200 und 400 ms. Es ist damit mehr als 100-mal länger als ein Aktionspotential an Skelettmuskel- und Nervenzellen.

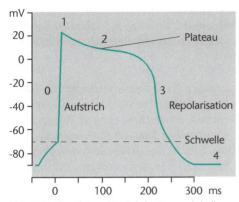

Abb. 3.2: Das Aktionspotential der Herzmuskelzelle.
Phase 0   rascher Aufstrich
Phase 1   frühe Repolarisation
Phase 2   Plateau
Phase 3   endgültige Repolarisation
Phase 4   Ruhepotential.

▶ Mit zunehmender Erregungsfrequenz nimmt jedoch die Dauer des Aktionspotentials der Herzmuskelzelle ab. ◀

Ionenströme während des Aktionspotentials
Während des Aktionspotentials treten Ionenströme durch die Zellmembran hindurch auf, die für die Ladungsverschiebungen in Depolarisation und Repolarisation verantwortlich sind (☞ Abb. 3.3).

Depolarisation
Zu Beginn des Aktionspotentials erhöht sich die Durchlässigkeit der Zellmembran für Na^+-Ionen sprungartig. Dem Konzentrationsgefälle folgend strömen die Na^+-Ionen von außen in die Zelle ein. Diese **erhöhte Na^+-Leitfähigkeit** ist für die rasche Depolarisation (Phase 0, Aufstrich) verantwortlich. Mit zunehmender Depolarisation stellt sich bezüglich der Na^+-Ionen schnell ein neues Gleichgewicht ein, der Na^+-Einstrom verlangsamt sich. Durch diese *Inaktivierung des Na^+-Systems* würden sich die Potentialverhältnisse an der Herzmuskelzelle, wie beim Skelettmuskel, durch Repolarisation rasch wieder in Richtung Ruhepotential verschieben.

▶ Als Besonderheit der Herzmuskelzelle folgt dem initialen schnellen Na^+-Einstrom jedoch ein ebenfalls depolarisierender, **langsamer Einstrom von Ca^{2+}-Ionen** ins Zytosol. Dieser langsame

Ca^{2+}-Ionen-Einstrom ist für die charakteristische positive Plateau-Phase des Aktionspotentials (Phase 2) von Herzmuskelzellen verantwortlich. Er wird durch die Öffnung von Ca^{2+}-Kanälen hervorgerufen. ◀

Ebenfalls depolarisierend wirkt die zugleich mit der Inaktivierung des Na^+-Systems auftretende und durch die Depolarisation selbst verursachte *Abnahme der K^+-Leitfähigkeit* an den primären K^+-Kanälen (iK_1-Kanäle), wodurch der repolarisierende K^+-Ionen-Ausstrom gebremst wird.

3

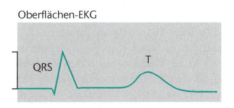

Oberflächen-EKG

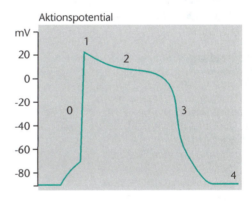

Aktionspotential

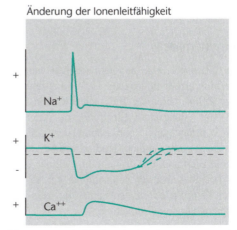

Änderung der Ionenleitfähigkeit

Abb. 3.3: Ionenleitfähigkeit der Membran von Herzmuskelzellen während des Aktionspotentials.

Repolarisation

Die Repolarisation (Phase 3) beruht auf einer **Abnahme der Ca²⁺-Leitfähigkeit** mit einer Verlangsamung des Einstroms positiver Ca^{2+}-Ionen und einem **Wiederansteigen der K⁺-Leitfähigkeit**. Durch Öffnung einer zweiten Population von K^+-Kanälen (i_K-Kanälen) kommt es zu einem verstärkten Abfließen von K^+-Ionen entlang des Konzentrationsgradienten in den Extrazellulärraum.

▶ Diese *erhöhte K⁺-Leitfähigkeit* bleibt auch einige Zeit nach Beendigung des Aktionspotentials bestehen. Bei rasch aufeinander folgenden Erregungen kommt es deshalb durch die noch erhöhte K^+-Leitfähigkeit zu einem rascheren K^+-Ausstrom, d.h. zu einer schnelleren Repolarisation. Dieser ionale Mechanismus erklärt die Beobachtung, dass rasch hintereinander ausgelöste Aktionspotentiale von kürzerer Dauer sind als solche von normaler Frequenz. Das Phänomen wird auch als **Frequenzabhängigkeit der Aktionspotentialdauer** bezeichnet. ◀

💡 Merke!

Phase 0 (Aufstrich)
• Erhöhung der Na⁺-Leitfähigkeit
Phase 1 (frühe Repolarisation)
• Abfall der Na⁺-Leitfähigkeit
Phase 2 (Plateau)
• Langsamer Ca²⁺-Ionen Einstrom
• Abnahme der K⁺-Leitfähigkeit
Phase 3 (endgültige Repolarisation)
• Abnahme der Ca²⁺-Leitfähigkeit
• Anstieg der K⁺-Leitfähigkeit

Refraktärphase

Ein Aktionspotential kann nur entstehen, wenn die Herzmuskelzelle in der Lage ist, die Leitfähigkeit ihrer Zellmembran für Na^+ (schneller Einstrom) und Ca^{2+} (langsamer Einstrom) zu verändern. Bei vollständiger Depolarisation der Zelle ist dies nicht mehr möglich. Ist die Herzmuskelzelle depolarisiert und liegt also ein intrazellulär positives Potential über der Zellmembran vor, so kann durch keinen auch noch so starken Reiz ein Aktionspotential ausgelöst werden.

▶ Diese Phase, die mit der Plateauphase des Aktionspotentials zusammenfällt, ist die **absolute Refraktärphase** der Herzmuskelzelle, die durch eine vollständige Inaktivierung des schnellen Na⁺-Systems gekennzeichnet ist. Bei zunehmender Repolarisation (Phase 3) bildet sich etwa im mittleren Drittel der Repolarisationsphase die Inaktivierung des schnellen Na⁺-Systems wieder zurück, sodass es ab einem Membranpotential von ca. $-40\,mV$ gelingt, mit entsprechend starken Reizen einen Na⁺-Einstrom und damit ein Aktionspotential auszulösen. Dies ist die **relative Refraktärphase** der Herzmuskelzelle. Aktionspotentiale, die in dieser relativen Refraktärphase entstehen, sind aufgrund der noch unvollständigen Aktivierung des Na⁺-Systems aber von trägerem Anstieg, niedrigerer Amplitude und kürzerer Dauer. ◀

Die *Dauer der Refraktärphase* ist also mit der Dauer des Aktionspotentials, d.h. insbesondere mit der *Dauer der Plateauphase* eng verknüpft. Medikamente, die die Aktionspotentialdauer verlängern (z.B. bestimmte Antiarrhythmika), führen deswegen auch zu einer Verlängerung der Refraktärzeit. Die Refraktärphase schützt die Herzmuskelzelle vor zu rascher Wiedererregung.

Als **vulnerable Phase** wird die Zeit des Erregungsgeschehens bezeichnet, in der Teile des Herzens noch *absolut* refraktär, andere Teile aber nur noch *relativ* refraktär, d.h. grundsätzlich schon wieder erregbar sind: *inhomogene Erregbarkeit*. Diese vulnerable Phase des Myokards liegt im Repolarisationsbereich zwischen absoluter und relativer Refraktärphase (im Bereich der ansteigenden Flanke der T-Welle im EKG; ☞ 3.1.4) und dauert etwa 20–40 ms. Die Bedeutung der vulnerablen Phase liegt darin, dass Erregungen, die in dieser Zeit einfallen, Aktionspotentiale von kürzerer Dauer auslösen, die aufgrund ihres trägen Anstiegs auch langsamer fortgeleitet werden. Solche „geschwächten" Aktionspotentiale treffen leichter immer wieder auf erregbares Myokard, sodass im Myokard „kreisende Erregungen" entstehen können (Re-entry-Mechanismus). Diese können schwere Herzrhythmusstörungen wie Kammerflimmern (☞ 3.1.4) auslösen.

Besonderheiten des Aktionspotentials in den einzelnen Herzregionen

▶ In den verschiedenen Regionen des Herzens ist das Aktionspotential unterschiedlich lang. Die Unterschiede bestehen vor allem in der Dauer der Plateauphase, d.h. in der Länge der Refraktärzeit. Wie aus Abbildung 3.4 ersichtlich, ist bei *Purkinje-Fasern* die Plateauphase, d.h. die *Refraktärität, am längsten*. Im Kammermyokard hält sie länger an als im Vorhofmyokard. Der physiologi-

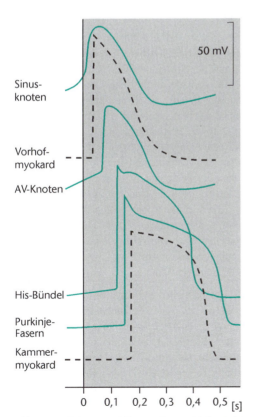

Abb. 3.4: Aktionspotentialformen in verschiedenen Herzregionen.

sche Sinn dieser abgestuften Refraktärität ist ein Schutz des Kammermyokards vor zu raschen Erregungsfrequenzen der Vorhöfe. Hierbei wirken insbesondere die **Purkinje-Fasern als Frequenzfilter**, da Erregungswellen oberhalb einer bestimmten Frequenz auf refraktäre Fasern treffen und deshalb nicht an das Kammermyokard weitergegeben werden. ◀

3.1.2 Erregungsbildungs- und Erregungsleitungssystem   10 ?

Schrittmacherzellen

Normale Herzmuskelzellen bedürfen, wie Skelettmuskelzellen, zur Auslösung des Aktionspotentials eines Impulses von außen, der die Zellmembran zum *Schwellenpotential* depolarisiert. Damit wird der Anstoß zur raschen Depolarisation auf der Basis des schnellen Na^+-Systems gegeben. Als Besonderheit verfügt das Herzmuskelgewebe aber zusätzlich über spezielle Zellen, die durch Veränderungen ihrer Membranpermeabilität in der Lage sind, *sich selbst* bis zum Aktionspotential *zu depolarisieren* und damit ein Aktionspotential auszulösen. Diese Zellen werden als **Schrittmacherzellen** bezeichnet und sind für die regelmäßige, autorhythmische Herztätigkeit verantwortlich.

Prinzipiell können alle Herzmuskelzellen sich selbst depolarisieren und damit eine Schrittmacherfunktion übernehmen. Die Steilheit der **diastolischen Depolarisation** und damit die Zeitdauer bis zum Erreichen des Schwellenpotentials sowie die daraus resultierende *Schrittmacherfrequenz* sind jedoch je nach Zelltyp unterschiedlich (☞ Abb. 3.4).

Ionale Mechanismen der spontanen diastolischen Depolarisation

▶ Im *Sinusknoten* wie auch im *AV-Knoten* ist die Grundlage der spontanen diastolischen Depolarisation ein **langsamer Einwärtsstrom von Na^+-Ionen** durch unspezifische Kationenkanäle. Dem langsamen Na^+-Einstrom folgt ein schneller Ca^{2+}-Einstrom (☞ Titelbild, Membranpotential am Sinusknoten). Den Schrittmacherzellen fehlen schnelle Na^+-Kanäle. Nach initialer starker Erhöhung der K^+-Permeabilität in der schnellen Repolarisationsphase tritt bei den Schrittmacherzellen die Abnahme der K^+-Permeabilität in der Diastole unterstützend hinzu. Die *diastolische Permeabilität der Zellmembran für Na$^+$ und Ca^{2+} sowie die Abnahme der K$^+$-Permeabilität in der Diastole* sind charakteristische Merkmale von Schrittmacherzellen, die sich in anderen Zellen des Myokards unter physiologischen Bedingungen nicht nachweisen lassen. ◀ Schädigungen der Zellmembran (z. B. durch toxische oder medikamentöse Einflüsse), die zu einer Erhöhung der Na^+-Permeabilität führen, können aber Zellen des Arbeitsmyokards zur spontanen diastolischen Depolarisation befähigen und damit zur Entstehung von **ektopen Schrittmacherzentren** beitragen.

Einfluss veränderter Plasmaelektrolyte

Veränderungen des Ionenmilieus im Blut können die elektrischen Phänomene an der Herzmuskelzellmembran erheblich beeinflussen.

▶ Eine *Erhöhung der extrazellulären K$^+$-Konzentration* auf **4 – 8 mmol/l** bewirkt eine Verminderung des Ruhepotentials durch Einstrom von K^+-Ionen in die Zelle und eine Erhöhung der K^+-Leitfähigkeit. Hieraus ergibt sich eine geringe Depolarisation der Herzmuskelzellen. Damit liegt das Ruhepotential näher am Schwellenpotential, sodass die Erregbarkeit und die Leitungsgeschwindigkeit im Herzmuskelgewebe ansteigen. Dadurch wird die *Aktivität langsamer ektoper Zentren unterdrückt*. Steigt der K^+-Spiegel **über 8 mmol/l**, werden die Herzmuskelzellen zunehmend stärker depolarisiert, die Erregbarkeit und die Fortleitung der Erregung nehmen ab. Schließlich erlischt auch die Spontanaktivität des Sinusknotens in einer Dauerdepolarisation. Die Folge ist ein *elektrischer Herzstillstand.* ◀

Eine Erniedrigung des K^+-Spiegels **unter 4 mmol/l** begünstigt die spontane Erregungsbildung. Hierbei werden häufig *Extrasystolen* als Ausdruck der Aktivität ektoper Schrittmacherzentren beobachtet.

Kardioplege Lösungen

Diese Mechanismen werden in der Kardiochirurgie zur vorübergehenden Stilllegung des Herzens im Rahmen eines operativen Eingriffs genutzt. Die dabei verwendeten kardioplegen Lösungen sind *reich an K$^+$-* und relativ *arm an Na$^+$-Ionen*. Durch die hohe K^+-Konzentration entsteht eine Dauerdepolarisation mit Inaktivierung des Na^+-Systems. Zusätzlich stehen dem schnellen Na^+-System durch den geringen Gehalt an Na^+-Ionen nicht genügend Ladungsträger zur Verfügung. Durch beide Mechanismen wird der für die Initiierung des Aktionspotentials erforderliche schnelle Na^+-Einwärtsstrom verhindert. Der daraus resultierende *elektrische Herzstillstand* ist nach entsprechendem Wechsel des Ionenmilieus rasch reversibel.

Normale und ektope Erregungsbildung

▶ Eine Besonderheit des Herzmuskels ist die Tatsache, dass die Zellgrenzen zwischen den Myokardfasern kein Hindernis für die Erregungsfortleitung darstellen (gap junctions). Deshalb antwortet der Herzmuskel unabhängig vom Reizort bei einem überschwelligen Reiz mit einer Erregung aller Fasern. ◀

Unter *physiologischen Bedingungen* sind ausschließlich **Schrittmacherzellen des Sinusknotens** Ursprung der elektrischen Herzaktionen, da in diesen die spontane diastolische Depolarisation am raschesten abläuft und die von ihnen ausgehenden Impulse die übrigen Zellen des Herzmuskels auf dem Weg der Fortleitung synchronisiert erregen, bevor deren langsamere diastolische Depolarisation das Schwellenpotential erreicht hat. Diese Zellen des Sinusknotens sind also der *aktuelle* Schrittmacher, während die anderen Herzmuskelzellen, sofern sie über eine spontane diastolische Depolarisation verfügen, als *potentielle* Schrittmacher anzusprechen sind. Die resultierende Herzfrequenz bei führendem Sinusrhythmus liegt in Ruhe bei 60 – 80 Schlägen/Minute.

▶ Bei Jugendlichen und vagotonen Personen kann es bei *Inspiration* zu einer *Zunahme* und bei *Exspiration* zu einer *Abnahme* der Frequenz des Sinusrhythmus kommen. Dieses Phänomen wird als **respiratorische Sinusarrhythmie** bezeichnet. Verantwortlich hierfür ist ein inspiratorisch vermehrter Einstrom von venösem Blut in die rechte Herzhälfte mit reflektorisch erhöhter Schlagfrequenz des Herzens zum Abtransport des gesteigerten Zuflusses. ◀

3

Bei *Erkrankungen des Sinusknotens* übernimmt in der Regel zunächst der **AV-Knoten als sekundärer Schrittmacher** die Funktion des aktuellen Schrittmachers, wobei die Schrittmacherfrequenz mit 45–60 Schlägen/Minute wegen der langsameren diastolischen Depolarisation bis zum Schwellenpotential entsprechend niedriger liegt.

Fällt auch der AV-Knoten aus, übernehmen **tertiäre Schrittmacher aus dem Ventrikelmyokard** die elektrische Herzerregung. Die nur noch sehr flache spontane diastolische Depolarisation im Ventrikelmyokard ist für die mit 25–45 Schlägen/Minute noch niedrigere Frequenz dieses *Kammerersatzrhythmus* verantwortlich.

Die durch die Bradykardie des **Kammerersatzrhythmus** eingeschränkte Pumpleistung kann in gewissen Grenzen dadurch wieder ausgeglichen werden, dass sich, aufgrund der bradykardiebedingten längeren diastolischen Füllungszeit, das Schlagvolumen erhöht.

> **⟡ Merke!**
>
> | | |
> |---|---|
> | **Sinusrhythmus** | 60–80 Schläge/Minute |
> | **AV-Knotenrhythmus** | 40–50 Schläge/Minute |
> | **Kammerersatzrhythmus** | 20–30 Schläge/Minute |

Erregungsleitungssystem

Wege und Geschwindigkeit der Erregungsausbreitung

Von den Schrittmacherzentren des Herzens breitet sich die zunächst lokale Erregung in Form einer Depolarisationswelle über das gesamte Myokard aus. Grundsätzlich leiten alle Herzmuskelzellen eine ankommende Erregung weiter.

▶ Die Leitungsgeschwindigkeiten im spezifischen *Erregungsleitungssystem* sind jedoch wesentlich höher als im gewöhnlichen Ventrikelmyokard. Während die höchste Leitungsgeschwindigkeit mit *2,5–5 m/sec* an den *Purkinje-Fasern* gemessen werden kann, beträgt die Leitungsgeschwindigkeit im *Arbeitsmyokard* nur *0,5–2 m/sec*. Die geringste Leitungsgeschwindigkeit findet sich im AV-Knoten mit 0,05 m/sec (☞ Tab. 3.1).

Durch diese geringe Überleitungsgeschwindigkeit zwischen Vorhof und Kammern wird im Normalfall verhindert, dass sich tachykarde Vorhofaktionen ohne Verzögerung rasch auf die Kammern übertragen. ◀

Die Geschwindigkeit der Erregungsleitung hängt von der Höhe des Ruhepotentials der Myokardzelle ab. Eine *Abnahme des Ruhepotentials*, z. B. durch Erhöhung der extrazellulären K^+-Ionenkonzentration (Verminderung des Kaliumgradienten K^+_i/K^+_e), führt aufgrund des reduzierten schnellen Natrium-Einstroms zu einer *Abnahme der Leitungsgeschwindigkeit*. Eine Zunahme des Ruhepotentials, z. B. bei niedrigen extrazellulären K^+-Ionen-Konzentrationen, führt zu einer entsprechenden Steigerung der Leitungsgeschwindigkeit.

Wegen der unterschiedlichen Leitungsgeschwindigkeiten von Erregungsleitungssystem und Herzmuskelgewebe kann am gesunden Herzen, ausgehend vom Sinusknoten, ein **charakteristischer Ablauf der Erregungsausbreitung** beobachtet werden:

- Die Erregung nimmt ihren **Ursprung im Sinusknoten**, der von einer Ansammlung spontan depolarisierender Herzmuskelzellen im rechten Vorhof an der Einmündungsstelle der Vena cava superior gebildet wird.
- Vom Sinusknoten greift die Erregungswelle auf die **Arbeitsmuskulatur beider Vorhöfe** über. Eine deutliche Verlangsamung erfährt die Erregung in den **Zellen des AV-Knotens**. Sauerstoffmangel oder ein erhöhter vagaler Tonus können die Überleitungsgeschwindigkeit am AV-Knoten weiter drosseln.
- Vom AV-Knoten aus erreicht die Erregungsfront über das **His-Bündel**, das sich in einen rechten

Tab. 3.1: Leitungsgeschwindigkeiten im Erregungsleitungssystem des Herzens.	
Verlauf der Erregung	**Leitungsgeschwindigkeit**
Sinusknoten	–
Vorhofmyokard	0,8–1 m/sec
AV-Knoten	0,05 m/sec
Kammerschenkel	2,5 m/sec
Kammermyokard (von innen nach außen)	0,5–2 m/sec

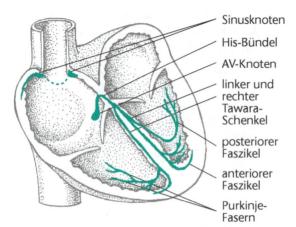

Sinusknoten
His-Bündel
AV-Knoten
linker und rechter Tawara-Schenkel
posteriorer Faszikel
anteriorer Faszikel
Purkinje-Fasern

Abb. 3.5: Erregungsbildungs- und Erregungsleitungssystem des Herzens.

und einen linken Schenkel aufteilt und in die **Purkinje-Fasern** mündet, die **Arbeitsmuskulatur der Herzkammern**. Am linken Schenkel des Erregungsleitungssystems lässt sich ein vorderer *(anteriorer)* von einem hinteren *(posterioren)* Schenkel unterscheiden (☞ Abb. 3.5).

▶ Im Herzmuskelgewebe verläuft die Erregungswelle von den inneren, subendokardialen Muskelbereichen zu den äußeren, subepikardialen Muskelschichten, d. h. **die Depolarisation schreitet von innen nach außen fort**. Diese Richtung der Erregungsausbreitung erklärt sich aus dem anatomischen Verlauf des Erregungsleitungssystems, das vorwiegend in den inneren, subendokardialen Bereichen des Herzmuskels gelegen ist. ◀

Erregungsrückbildung
Etwa 150 ms nach der Erregung *(Depolarisation)* der Vorhöfe beginnt die Erregungsrückbildung *(Repolarisation)* auf Vorhofebene. Die Repolarisation der Vorhöfe fällt zeitlich mit der Depolarisation der Ventrikel zusammen. Die Erregungsrückbildung der Ventrikel folgt 200 ms nach der Erregungswelle. Hierbei verläuft die **Erregungsrückbildung von außen nach innen**, also entgegengesetzt der Erregungsausbreitungswelle: das äußere, nahe dem Epikard gelegene Herzmuskelgewebe wird vor den inneren, subendokardialen Herzmuskelzellen repolarisiert. Der Stromfluss der Repolarisationswelle beträgt lediglich 1 % des entsprechenden Flusses der Depolarisation und ist messtechnisch entsprechend schwerer nachzuweisen.

3.1.3 Elektromechanische Koppelung   6 ❓

Die Nicht-Tetanisierbarkeit des Herzmuskels

Hauptsächlicher Unterschied zwischen Skelettmuskel und Myokard ist die etwa 100-mal längere Aktionspotentialdauer im Myokard. Das bedeutet, dass im Myokard das Aktionspotential mit der mechanischen Kontraktion des Herzmuskels zeitlich zusammenfällt. Das Ende des Aktionspotentials fällt in die Erschlaffungsphase der Muskulatur. Deshalb kann der Herzmuskel eine rasche Folge von Aktionspotentialen (tetanische Reizung) – im Gegensatz zum Skelettmuskel – nicht mit einer Steigerung der Kontraktionskraft durch Superposition von Einzelkontraktionen (Tetanus) beantworten (☞ 13.1.4). Da das Herzmuskelgewebe ein **funktionelles Synzytium** darstellt, ist auch eine Rekrutierung zusätzlicher motorischer Einheiten – wie im Skelettmuskel – zur Steigerung der Kontraktionskraft nicht möglich. Veränderungen der Kontraktionskraft des Herzens werden deshalb indirekt über eine *Verlängerung der Aktionspotentialdauer* gesteuert. Zum Verständnis dieses Vorgangs müssen zunächst die zugrunde liegenden Phänomene der elektromechanischen Koppelung im Myokard besprochen werden (☞ Abb. 3.6).

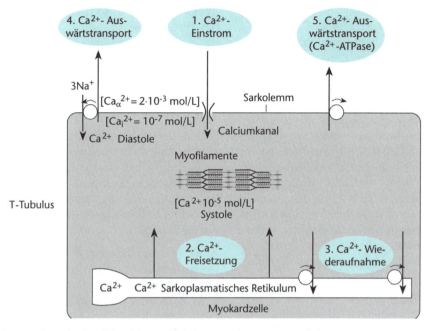

Abb. 3.6: Ionale Mechanismen der elektromechanischen Koppelung am Herzmuskel.
1. Ca^{2+}-Einstrom während des Aktionspotentials.
2. Ca^{2+}-Freisetzung aus dem sarkoplasmatischen Retikulum.
3. Ca^{2+}-Wiederaufnahme in das sarkoplasmatische Retikulum.
4. Ca^{2+}-Auswärtstransport in der Diastole über den Na^+/Ca^{2+}-Austausch.
5. Ca^{2+}-Auswärtstransport über die Ca^{2+}-Pumpe.

Mechanismus der elektromechanischen Koppelung

Analog zur Skelettmuskulatur dient im Herzmuskel das **transversale Tubulus-System** (T-System) der Weiterleitung der elektrischen Erregung von der Zelloberfläche ins Zellinnere. Entsprechend der größeren Bedeutung der elektrischen Erregungsvorgänge am Herzen ist das T-System im Myokard deutlicher entwickelt als im Skelettmuskel und durch zusätzliche Verbindungen in Längsrichtung verstärkt. Das als Ca^{2+}-Speicher dienende *longitudinale System des sarkoplasmatischen Retikulums* ist dagegen im Myokard schwächer entwickelt als im Skelettmuskel. Wird das Herzmuskelgewebe elektrisch erregt, strömt nach der initialen Aktivierung des schnellen Na^+-Systems (Phase 1 des Aktionspotentials) eine relativ geringe Menge von Ca^{2+}-Ionen über das transversale System und Dihydropyridin-empfindliche Ca^{2+}-Kanäle (☞ 13.1.2) in die Herzmuskelzelle ein (Phase 2 des Aktionspotentials).

▶ Die maximale Kontraktionsamplitude des Herzmuskels fällt mit dieser Plateauphase (Phase 2) des Aktionspotentials zusammen. Von außen gelangt hierbei jedoch nur etwa 1/5 der zu einer Kontraktionsauslösung am Myokard erforderlichen Menge an Ca^{2+}-Ionen in die Zelle. Der Hauptteil der zur Kontraktionsauslösung benötigten Ca^{2+}-Ionen wird über eine Aktivierung von Ca^{2+}-Kanälen vom Ryanodinrezeptor-Typ (☞ 13.1.2) aus den intrazellulären Ca^{2+}-Speichern des sarkoplasmatischen Retikulums freigesetzt. Der initiale Ca^{2+}-Einstrom aus dem Extrazellulärraum dient hierbei lediglich als auslösender Stimulus zur Öffnung dieser Kanäle: **Trigger-Effekt des Aktionspotentials**. Für die Auslösung einer Kontraktion wird nur ein geringer Anteil des im sarkoplasmatischen Retikulums gespeicherten Ca^{2+} benötigt, sodass zur Steigerung der Kontraktionskraft dort weiterhin eine beträchtliche *kontraktile Reserve* an Ca^{2+}-Ionen zur Verfügung steht.

In der Folge werden die aus dem sarkoplasmatischen Retikulum ausgeschütteten Ca^{2+}-Ionen sowie die während des Aktionspotentials in die Zelle geströmten Ca^{2+}-Ionen durch eine ATP-abhängige Ionenpumpe (Ca^{2+}-ATPase) wieder in das sarkoplasmatische Retikulum aufgenommen und die Kontraktion dadurch beendet. Diese Ca^{2+}-ATPase wird über das Regulatorprotein *Phospholamban* gesteuert: Die Phosphorylierung von Phospholamban durch cAMP-abhängige Proteinkinasen *steigert* die Aktivität der Ca^{2+}-ATPase und damit die Wiederaufnahme von Ca^{2+} in das sarkoplasmatische Retikulum. So erklärt sich, dass Adrenalin (Aktivierung von α_1-Rezeptoren) über eine Steigerung des intrazellulären cAMP-Spiegels (☞ 1.4.3 cAMP-Kaskade) die Relaxationsgeschwindigkeit des Herzmuskels steigert (schnellere Ca^{2+}-Wiederaufnahme).

Die Aufnahme der mit dem Aktionspotential eingeströmten Ca^{2+}-Ionen in das sarkoplasmatische Retikulum erhöht den intrazellulären Ca^{2+}-Vorrat für weitere Kontraktionen: **Auffülleffekt des Aktionspotentials**.

Zusätzlich wird Ca^{2+} über eine *Na^+/Ca^{2+}-Pumpe* während der Diastole auch aus der Herzmukelzelle entfernt. Für ein ausströmendes Ca^{2+}-Ion werden drei Na^+-Ionen in die Zelle transportiert. Jede *Verringerung des Na^+-Gradienten* über der Zellmembran verlangsamt diese Na^+/Ca^{2+}-Pumpe und führt durch den verlangsamten Ca^{2+}-Abtransport zu einer *Erhöhung der intrazellulären Ca^{2+}-Konzentration*. Zu einer solchen Verringerung des Na^+-Gradienten kommt es beispielsweise durch die Blockierung der Na^+/K^+-ATPase mit Digitalisglykosiden: Die intrazelluläre Na^+-Konzentration steigt, das den Na^+-Einstrom unterstützende Konzentrationsgefälle über der Zellmembran vermindert sich. So wird durch diese Blockade der Na^+/K^+-ATPase auch die Arbeit der Na^+Ca^{2+}-ATPase behindert und die intrazelluläre Ca^{2+}-Konzentration steigt an.

Durch diese Transportvorgänge schwankt die intrazelluläre Ca^{2+}-Konzentration in der Herzmuskelzelle zwischen 10^{-7} mol/l in der Diastole und 10^{-5} mol/l in der Systole (die extrazelluläre Ca^{2+}-Konzentration liegt bei $2 \cdot 10^{-3}$ mol/l). ◀

Beeinflussung der Kontraktionskraft des Herzmuskels

Die Folge eines solchen *intrazellulären Ca^{2+}-An*stiegs ist eine unmittelbare *Steigerung der myokardialen Kontraktionskraft*. Diese Steigerung der Kontraktionskraft des Herzens bezeichnet man auch als **positiv inotropen Effekt** (☞ 3.4.2).

Ein solcher Anstieg der intrazellulären Ca^{2+}-Konzentration mit nachfolgender Steigerung der Kontraktionskraft wird außerdem durch eine *Verlängerung der Aktionspotentialdauer* mit der Folge eines länger anhaltenden, langsamen Ca^{2+}-Einstroms sowie durch eine Erhöhung der Anzahl von Erregungen pro Zeiteinheit *(Frequenzinotropie)* erreicht.

▶ Wird der Ca^{2+}-Einstrom während des Aktionspotentials blockiert, z. B. durch bestimmte Ca^{2+}-Antagonisten wie Verapamil, geht die Kontraktionskraft des Herzens aufgrund der fehlenden Auffüllung der intrazellulären Ca^{2+}-Speicher zurück (**negativ inotroper Effekt**). Im Extremfall kann bei vollständigem extrazellulärem Ca^{2+}-Entzug die Kontraktion des Herzmuskels wegen der hierdurch auch intrazellulär gegen Null abfallenden Ca^{2+}-Konzentration völlig zum Erliegen kommen. Hierbei wird zwar noch ein (von Na^+-Ionen getragenes) Aktionspotential und dementsprechend auch ein EKG registriert, diesem folgt jedoch keine muskuläre Kontraktion mehr: man spricht von **elektro-mechanischer Entkoppelung**. ◀

3.1.4 Elektrokardiogramm   42 ❓

Die elektrischen Ströme, welche bei der Erregungsbildung und der Erregungsrückbildung im Herzen entstehen, lassen sich mit geeigneten Apparaturen von der Körperoberfläche ableiten und sichtbar machen. Die Aufzeichnung dieser elektrischen Phänomene des Herzmuskels wird als *Elektrokardiogramm* bezeichnet. Im Normalfall wird das Elektrokardiogramm nach verschiedenen Standards von der Körperoberfläche abgeleitet *(Oberflächen-EKG)* und liefert dadurch ein globales Bild der Depolarisations- und Repolarisationsvorgänge des Herzens. Bei speziellen Fragestellungen ist es jedoch auch möglich, mit intrakardialen Sonden selektiv die elektrischen Ströme bestimmter

Herzregionen, z. B. die der Vorhöfe, aufzuzeichnen *(intrakardiales EKG)*.

Nomenklatur und Normwerte des EKG

Das EKG, als Ausdruck der vom Herzen ausgehenden und die Körperoberfläche erreichenden elektrischen Phänomene, wird als elektrische Potentialänderung mittels Elektroden zwischen zwei verschiedenen Punkten des Körpers abgeleitet. Je nach Lage der zur Aufzeichnung verwendeten Elektroden kann die Form der EKG-Kurve variieren. Zur Erklärung der Nomenklatur des EKG wird daher zunächst auf eine „Standard"-Ableitung zwischen rechtem Arm und linkem Bein Bezug genommen (Ableitung II nach Einthoven, ☞ Abb. 3.7), bevor andere Ableitungsmöglichkeiten mit ihrer unterschiedlichen Gestalt und Aussagekraft besprochen werden.

▶ In dieser typischen EKG-Ableitung finden sich zunächst Ausschläge nach oben oder unten, die als *Zacken* bzw. *Wellen* angesprochen werden. Diese Ausschläge sind die summarische Wiedergabe der Erregungsbildung bzw. -rückbildung im Herzen.

So spiegelt die **P-Welle** die Erregungsausbreitung über *beide Vorhöfe* wider. Der Komplex aus Q-Zacke, R-Zacke und S-Zacke (= **QRS-Komplex**) ist Ausdruck der Erregungsausbreitung in *beiden Ventrikeln*. Die **T-Welle** kennzeichnet die *Erregungsrückbildung* in den Ventrikeln. Eine nicht immer zu beobachtende **U-Welle** wird ebenfalls mit der Erregungsrückbildung in Verbindung gebracht.

Die Spannung der Amplitude des QRS-Komplexes liegt in Ableitung II nach Einthoven zwischen 1 und 2 mV.

Der zwischen zwei Zacken oder Wellen gelegene Abschnitt der EKG-Kurve wird als *Strecke* oder *Segment* bezeichnet und nach den beiden begrenzenden Ausschlägen benannt. Diese Strecken sind Ausdruck einer weitgehend zur Ruhe gekommenen elektrischen Aktivität des Herzmuskels; die **PQ-Strecke** wird während der vollständigen *Erregung der Vorhöfe*, die **ST-Strecke** während der vollständigen *Erregung der Ventrikel* aufgezeichnet.

Zu unterscheiden von der Strecke *zwischen* zwei Zacken ist das *Intervall*, das sich z. B. als **PQ-Intervall** vom Beginn der P-Welle, d. h. vom Beginn der Vorhoferregung bis zum Beginn der Q-Zacken (also bis zum Beginn der Kammererregung) erstreckt. Dieses PQ-Intervall ist demnach ein *Maß für die Überleitungszeit* der Erregung vom Vorhof auf die Kammer. Daneben wird noch ein **QT-Intervall** (Beginn Q-Zacke bis Ende T-Welle) abgegrenzt, das vor allem durch pharmakologische Einflüsse verändert werden kann (Verlängerung z. B. durch Antiarrhythmika). Das QT-Intervall ist ein Maß für die Zeit der Erregungsbildung und -rückbildung im Ventrikel. Das *QT-Intervall* wird mit *zunehmender Herzfrequenz kürzer*.

Die Herzfrequenz kann aus dem EKG durch die Bestimmung der Dauer des **RR-Intervalls**, also des Abstands zweier R-Zacken voneinander, ermittelt werden. Liegt das RR-Intervall beispielsweise bei 1 Sekunde, beträgt die Herzfrequenz 60 Schläge/Minute. Für die Dauer der einzelnen Zacken, Wellen, Strecken oder Intervalle im EKG gelten beim Gesunden die im Folgenden angegebenen Normwerte. Verlängerungen oder Verkürzungen dieser Zeiten weisen auf Störungen des elektrischen Erregungsablaufes in den betreffenden Herzregionen hin.

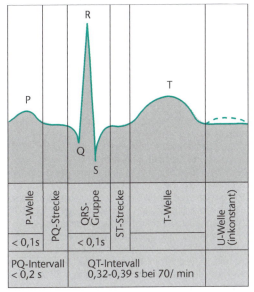

Abb. 3.7: Normalform des EKG, Ableitung II nach Einthoven.

Die Entstehung des EKG

Vektortheorie des EKG

Die Entstehung der an der Körperoberfläche aufgezeichneten EKG-Ableitung aus den Erregungsvorgängen an den einzelnen Herzmuskelfasern wird am besten durch die *Vektortheorie des EKG* erklärt. Diese Theorie geht davon aus, dass bei der elektrischen Stimulation einer Herzmuskelzelle mit fortschreitender Erregung ein immer größerer Abschnitt der äußeren Zellwand dieser Zelle von der positiven Ruheladung zu einer negativen Ladung umgepolt wird.

Während die Erregungsfront über eine Herzmuskelzelle hinwegläuft, trägt diese Zelle an ihrer *Außenseite* sowohl negative Ladungen im Bereich der erregten Zellmembranabschnitte als auch positive Ladungen in noch nicht oder nicht mehr erregten Zellmembranbereichen.

Die Herzmuskelzelle ist also Träger zweier elektrisch entgegengesetzter Ladungen und kann demnach als **Dipol** aufgefasst werden. In einem solchen Dipol findet ein gerichteter, d. h. vektorieller Ladungsaustausch in Richtung des Dipolvektors statt. Die Richtung des *Dipolvektors* zeigt dabei definitionsgemäß vom erregten zum unerregten Bezirk, d. h. *von minus nach plus*. Wird die elektrische Aktivität eines solchen durch die Erregung einer Herzmuskelzelle entstehenden Dipols mit einem Galvanometer aufgezeichnet, entsteht ein *positiver Ausschlag* am Registriergerät, so lange die *Erregungswelle auf die positive Registrierelektrode zuläuft*, d. h. so lange der Dipolvektor in Richtung der positiven Registrierelektrode zeigt. Aufgezeichnet wird dabei der *Depolarisationsvektor* (☞ Abb. 3.8).

Sind alle Zellbereiche erregt, setzt die Erregungsrückbildung, die Repolarisation, ein. Dabei werden – im Gegensatz zur Erregungsrückbildung am *ganzen* Herzen (!) – die bei der Depolarisation zuerst erregten Membranbezirke als Erste wieder repolarisiert, d. h. die Außenseite der Zellmembran in diesen Bezirken kehrt in den elektropositiven Ruhezustand zurück. Dementsprechend ist die Richtung des Repolarisationsvektors dem Depolarisationsvektor entgegengesetzt. Das Registriergerät zeichnet einen negativen Ausschlag auf (☞ Abb. 3.8).

Die im Oberflächen-EKG registrierten Ausschläge setzen sich aus den *summierten Vektoren* der einzel-

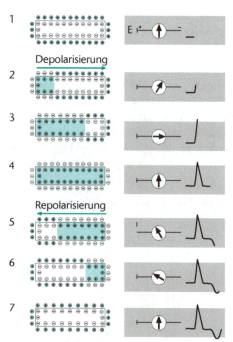

Abb. 3.8: Depolarisierung und Repolarisierung einer Herzmuskelfaser.
1: Die gesamte äußere Zellwand weist eine positive Ruheladung auf; die Elektrode E registriert eine Nulllinie.
2 – 4: Die äußere Zellmembran wird fortschreitend depolarisiert (negativiert). Dieser von links nach rechts fortschreitende Dipol produziert ein auf die Elektrode zulaufendes elektrisches Feld, das zu einem positiven Elektrodenausschlag führt: Der Dipolvektor zeigt in Richtung der Registrierelektrode.
6 – 7: Die einsetzende Repolarisation (Positivierung der äußeren Zellwand) ist am zuerst erregten Myokardbezirk auch zuerst beendet. Dadurch entsteht eine relative Negativierung an der Elektrodenseite, die zu einer negativen Elektrodenregistrierung führt: Der Dipolvektor zeigt von der Registrierelektrode weg.

nen Herzmuskelfasern zusammen. Dabei summieren sich die Einzelvektoren nach *Stärke* und *Richtung* zu einem Integralvektor. Die Größe des im EKG registrierten Ausschlags hängt dabei zum einen von der Stärke der im Integralvektor summierten Einzelvektoren, aber auch von der *Richtung des Integralvektors im Verhältnis zur Ableitungsrichtung* der EKG-Elektroden ab.

Dabei gilt für den Integralvektor analog zu den in ☞ Abbildung 3.8 dargestellten Verhältnissen an der einzelnen Faser:

- Stimmt die Ableitungsrichtung mit der Richtung des Integralvektors überein, sind die registrierten Ausschläge positiv.

- Steht der Integralvektor senkrecht zur Ableitungsrichtung, sind die registrierten Ausschläge gleich Null.
- Ist die Ableitungsrichtung der Richtung des Integralvektors entgegengesetzt, sind die registrierten Ausschläge negativ.

Vektorielle Interpretation der EKG-Registrierung

▶ Die verschiedenen Wellen, Zacken und Strecken im EKG erklären sich demnach aus der wechselnden Stärke und Richtung des Integralvektors im Verlauf der elektrischen Herzaktion (☞ Abb. 3.9). Während der Erregung der *Vorhöfe* laufen die Erregungen im Herzen vorwiegend *von oben nach*

3

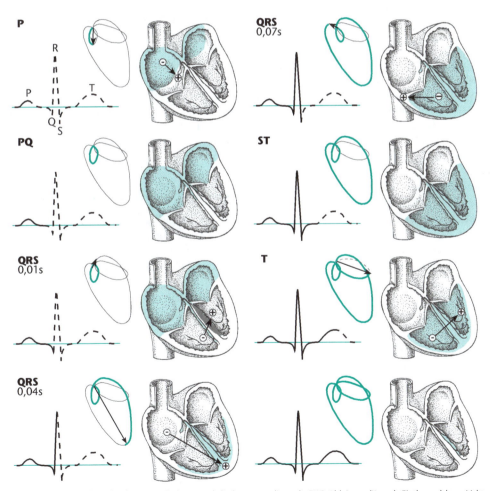

Abb. 3.9: Richtung und Stärke des Integralvektors und die korrespondierende EKG-Ableitung (II nach Einthoven) bzw. Vektorschleifen bei der elektrischen Herzaktion.

unten, d.h. von der *Herzbasis* zur *Herzspitze:* es resultiert ein *herzspitzenwärts gerichteter Integralvektor.* Die Richtung dieses Integralvektors stimmt mit der Ableitungsrichtung der Standardableitung (Einthoven II) überein, bei welcher der rechte Arm die negative und das linke Bein die positive Elektrode darstellen. Folglich wird in dieser Ableitung ein positiver Ausschlag sichtbar: die *P-Welle.*

Nach vollständiger Erregung beider Vorhöfe, während die Erregungsfront im *AV-Knoten* verzögert wird, lässt sich an der Körperoberfäche keine elektrische Herzaktivität nachweisen, im EKG zeigt sich eine *isoelektrische Linie:* die PQ-Strecke.

Die Erregung des Ventrikelmyokards beginnt an der *linken Wand des Kammerseptums,* wobei der *Integralvektor* kurzzeitig *nach oben,* in Richtung Herzbasis zeigt, also gegen die Ableitungsrichtung der Ableitung II nach Einthoven. Es resultiert ein negativer EKG-Ausschlag, die *Q-Zacke.*

Anschließend wird die große Masse des Ventrikelmyokards von oben nach unten erregt, der *Integralvektor* weist in Richtung *Herzspitze.* Die registrierte *R-Zacke* ist wegen der großen Menge gleichsinnig erregten Myokards die größte Zacke im Oberflächen-EKG. Zuletzt wird ein kleiner Bezirk an der *Basis des linken Ventrikels* erregt, der *Integralvektor* zeigt *dorsal nach rechts.* Die Projektion dieses Integralvektors auf die Ableitungsrichtung ergibt die negative *S-Zacke.* Die im EKG folgende, im Normalfall isoelektrische *ST-Strecke* ist Ausdruck der vollständigen und gleichmäßigen Erregung des Ventrikelmyokards.

Die anschließende *Repolarisation* des Ventrikelmyokards ist für die *T-Welle* verantwortlich. Der EKG-Ableitung (II nach Einthoven) bzw. Vektorschleifen bei der elektrischen Herzaktion. Der Integralvektor der Repolarisation ist nach *links unten* gerichtet. Die Repolarisation schreitet von den zuerst repolarisierten subepikardialen zu den später repolarisierten subendokardialen Muskelschichten voran, und ist also der Richtung der Depolarisation entgegengesetzt. Dadurch erklärt sich, dass die T-Welle ebenfalls einen positiven Ausschlag hat und nicht, wie bei gleicher Re- und Depolarisationsrichtung zu erwarten wäre, einen im Vergleich zur R-Zacke gegensinnigen Ausschlag aufweist. Die größere Breite der T-Welle im Vergleich zur

R-Zacke erklärt sich durch die im Vergleich zur Depolarisation langsamere Geschwindigkeit der Repolarisation. ◄

Alle im Oberflächen-EKG registrierten elektrischen Herzaktionen spiegeln aufgrund der deutlich größeren Muskelmasse fast ausschließlich die Verhältnisse im *linken* Ventrikel wider.

Vektorkardiographie

Neben der normalen EKG-Registrierung gelingt es, durch zwei Paare von Ableitungselektroden mithilfe eines Oszillographen, den *zeitlichen Verlauf* des Integralvektors während der elektrischen Herzaktion in Form einer so genannten *Vektorschleife* am Bildschirm sichtbar zu machen. Dabei beschreibt die Spitze des Integralvektors entsprechend der im Verlauf von De- und Repolarisation wechselnden Richtung des Integralvektors eine aus verschiedenen kreisförmigen Abschnitten zusammengesetzte Kurve. Die einzelnen Abschnitte lassen sich, wie aus Abbildung ☞ 3.9. ersichtlich, den im normalen Oberflächen-EKG registrierten Wellen und Zacken zuordnen. Das Oberflächen-EKG ist die Projektion dieser Vektorschleife auf eine bestimmte Ableitungsrichtung.

Ableitungsformen des EKG

Wegen der aufwändigen Ableitungstechnik wird das Vektorkardiogramm in der klinischen Praxis kaum verwendet. Um dennoch eine möglichst vollständige Information über die elektrische Aktivität des Herzens zu erhalten, werden Ableitungen in verschiedener Ableitungsrichtung eingesetzt, sodass möglichst alle Herzregionen im EKG „abgebildet" werden können.

► So unterscheidet man Ableitungen, die Informationen über den Erregungsablauf in der *Frontalebene widerspiegeln (Einthoven-* und *Goldberger-*Ableitungen) von Ableitungen, die die elektrische Aktivität in der *Horizontalebene* registrieren (Brustwandableitungen nach *Wilson,* Ableitungen nach *Nehb).* ◄

Bei den **bipolaren Extremitätenableitungen nach Einthoven** werden drei verschiedene EKG-Ableitungen (I, II und III) zwischen an den Extremitäten

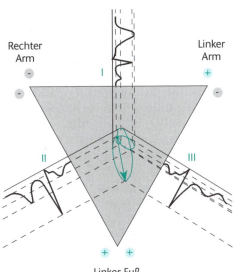

Abb. 3.10: Das Einthoven-Dreieck, Projektion der Vektorschleife in der Frontalebene.

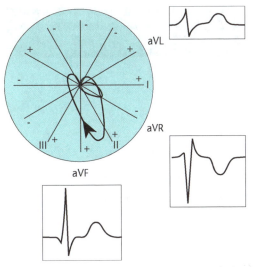

Abb. 3.11: EKG-Ableitungen in der Frontalebene nach Einthoven und Goldberger.

3

befestigten Elektroden registriert. Arme und Beine können dabei als verlängerte Elektroden aufgefasst werden, sodass sich die eigentlichen Ableitungsrichtungen in Form des so genannten *Einthoven-Dreiecks* auf die Brustwand projizieren lassen (☞ Abb. 3.10). Zwischen rechtem und linkem Arm, in der Horizontale des Einthoven-Dreiecks, liegt die Ableitung I, zwischen rechtem Arm und linkem Fuß Ableitung II und zwischen linkem Arm und linkem Fuß Ableitung III. *Ableitung I und II* registrieren durch ihre Richtung vorwiegend elektrische Phänomene aus dem Bereich der *Vorderwand* des linken Ventrikels, *Ableitung III* registriert die Erregungen aus der *Hinterwand* des linken Ventrikels.

Die **Extremitätenableitungen nach Goldberger**, die ebenfalls die elektrische Frontalebene des Herzens abbilden, verwenden eine **unipolare** Registriertechnik. Dabei werden die Ableitungen zwischen einer indifferenten Nullelektrode, die durch Zusammenschaltung zweier Extremitäten geschaffen wird, und einer „differenten" Elektrode an der dritten Extremität registriert. Dadurch werden die Potentialschwankungen an dieser Extremität für sich registriert. Die Ableitung aVR (aV = „augmented voltage") registriert die Potentiale am rechten Arm; die Ableitung aVL die Potentiale am lin-

ken Arm. Durch Befestigung der differenten Elektrode am linken Fuß werden mit der Ableitung aVF die dort registrierbaren Erregungsphänomene aufgezeichnet.

Die Ableitungsrichtungen nach Goldberger ergänzen die Einthoven-Ableitungen, sodass eine vollständige Erfassung der elektrischen Herzaktionen in der **Frontalebene** möglich wird (☞ Abb. 3.11).

Die **unipolaren Brustwandableitungen nach Wilson** erfassen die Veränderungen des Integralvektors in der Horizontalebene (☞ Abb. 3.12).

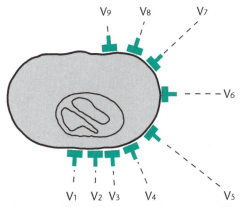

Abb. 3.12: Unipolare Brustwandableitungen nach Wilson; der Integralvektor in der Horizontalebene.

Tab. 3.2: Position der Brustwandableitungen nach Wilson (V_1 bis V_6) sowie der erweiterten Wilson-Ableitungen V_7 bis V_9 auf der Thoraxwand.

V_1	4. ICR rechter Sternalrand
V_2	4. ICR linker Sternalrand
V_3	Zwischen V_2 und V_4
V_4	5. ICR: Linke Medioklavikularlinie
V_5	5. ICR: Vordere Axillarlinie
V_6	5. ICR: Mittlere Axillarlinie
(V_7)	5. ICR: Hintere Axillarlinie
(V_8)	5. ICR: Skapularlinie
(V_9)	5. ICR: Paravertebrallinie

Als Nullelektrode dient eine Sammelelektrode, die durch den Zusammenschluss der drei Extremitätenableitungen entsteht. Die Anordnung der Ableitungen V_1 bis V_6 auf der vorderen Brustwand ist aus Tabelle 3.2 zu ersehen. Die Ableitungen V_1–V_4 erfassen die Vorderwand, die Ableitungen V_5 und V_6 die Seitenwand des linken Ventrikels. Zusätzlich zu diesen Standardableitungen geben die weiter dorsal gelegenen Ableitungen V_7–V_9 Informationen über den Hinterwandbereich des linken Ventrikels.

Zur Beurteilung der Verhältnisse an der Herzhinterwand sind die **bipolaren Ableitungen nach Nehb** besonders geeignet (☞ Abb. 3.13).

Die Verschaltung der Ableitungen nach Nehb entspricht derjenigen der Einthoven-Ableitungen. Die drei Elektroden werden am Sternalansatz der 2. rechten Rippe über dem Herzspitzenstoß und in Höhe des Herzspitzenstoßes in der hinteren Axillarlinie befestigt. Die Ableitung A (anterior) spiegelt die elektrischen Aktionen der Herzvorderwand und die Ableitung I (inferior) die der zwerchfellnahen Herzabschnitte wider. Diese Ableitungen überschneiden sich somit mit den Registriergebieten anderer Ableitungstechniken. Die *dorsale Ableitung D* registriert im Vergleich zu den Ableitungen nach Einthoven, Goldberger und Wilson zusätzliche Impulse aus dem Bereich der *Herzhinterwand*. Sie ist somit für die (oft schwierige) Diagnose eines Hinterwandinfarkts besonders hilfreich.

🔆 Merke!

Einthoven	Vorderwand (I, II)
	Hinterwand (III)
Goldberger	Vorderwand
Wilson	Vorderwand (V_1–V_4)
	Seitenwand (V_5–V_6)
	Hinterwand (V_7–V_9)
Nehb	Vorderwand (A, I)
	Hinterwand (D)

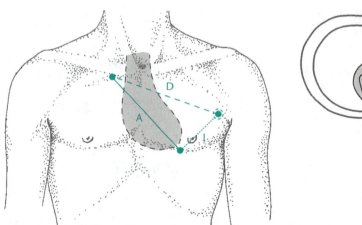
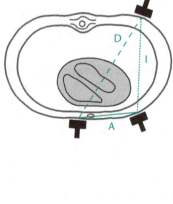

Abb. 3.13: Das „kleine Herzdreieck" nach Nehb: Projektion auf die Brustwand und Schnitt in der Horizontalebene.

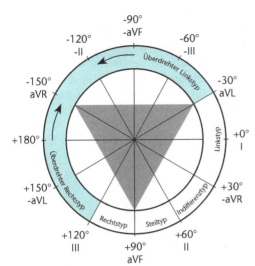

Abb. 3.14: Der Cabrera-Kreis. Eingezeichnet sind Ableitungsrichtungen und Lagetypen.

Lagetypen des Herzens

Aus den Standardableitungen lässt sich zunächst anhand von Richtung und Größe der R-Zacke die Richtung der *elektrischen Herzachse*, d. h. der *Lagetyp* des Herzens, bestimmen. Die elektrische Herzachse entspricht der Projektion des Integralverktors auf die Frontalebene und ist abhängig von der Verteilung der Muskelmasse im Herzen. Häufig stimmt die elektrische mit der anatomischen Herzachse überein.

▶ Die praktische Bestimmung des Lagetyps orientiert sich am einfachsten am so genannten **Cabrera-Kreis**, der eine Projektion der Einthoven- und Goldberger-Ableitung auf die Brustwand darstellt (☞ Abb. 3.14).

In den Extremitätenableitungen I, II, III, aVR, aVL und aVF werden zunächst die beiden Ableitungen mit der *höchsten R-Zacke* ermittelt und auf dem Cabrera-Kreis aufgesucht. Die Richtung des Integralvektors, und damit die elektrische Herzachse, liegt zwischen den im Cabrera-Kreis eingezeichneten Ableitungsrichtungen dieser beiden Ableitungen. Finden sich die höchsten R-Zacken z. B. in den Ableitungen II und aVF, verläuft der Integralvektor zwischen diesen beiden Ableitungsrichtungen, also zwischen + 60° und + 90° im Cabrera-Kreis. Es handelt sich daher definitionsgemäß um einen Steiltyp (☞ Tab. 3.3).

Der Lagetyp ist von den Atembewegungen abhängig: Bei der Inspiration tritt das Zwerchfell tiefer, hierdurch stellen sich das Herz und die Herzachse steiler. Diese *inspiratorische Versteilerung* der Herzachse lässt sich im EKG beobachten, etwa als Übergang von einem Indifferenztyp zu einem Steiltyp. ◀

> **⌧ Klinik!**
>
> ▶ Klinische Bedeutung hat vor allem eine **Veränderung des Lagetyps**. So tritt im Rahmen einer Lungenembolie (akute Rechtsherzbelastung) oder auch bei chronischer Belastung des rechten Herzens (z. B. durch chronische Lungenerkrankungen) eine Rechtsverschiebung des Lagetyps, etwa von einem Linkstyp zu einem Steil- oder Rechtstyp auf. Auch die akute Blockierung eines Tawara-Schenkels führt zur einer Änderung des Lagetyps im EKG. ◀

Das pathologische EKG

Bei den verschiedensten Herzerkrankungen, aber auch bei Herzgesunden, finden sich eine Reihe von Abweichungen von der in Abbildung 3.7 wiedergegebenen typischen Normalform der EKG-Kurve. Eine Veränderung der Erregungsvorgänge am Herzen, wie sie im EKG registriert wird, ist ein empfindlicher Parameter der Abläufe am Herzmuskel. Dabei lässt sich aus der Lage der Ableitungen, in denen diese Veränderungen beobachtet werden, schon ein Rückschluss auf die Lokalisation der Störung ziehen (z. B. Vorderwand, Hinterwand, Seitenwand des Herzmuskels). Im Folgenden werden die grundlegenden pathologischen Veränderungen besprochen, die mittels EKG nachweisbar sind.

Tab. 3.3: Lagetypen des Herzens.

Bezeichnung	Integralvektor im Cabrera-Kreis zwischen
Überdrehter Rechtstyp	+ 180° bis + 120°
Rechtstyp	+ 120° bis + 90°
Steiltyp	+ 90° bis + 60°
Indifferenztyp	+ 60° bis + 30°
Linkstyp	+ 30° bis − 30°
Überdrehter Linkstyp	− 30° bis − 90°

Veränderungen der ST-Strecke

Die wohl wichtigste EKG-Veränderung ist die **ST-Hebung**. Sie deutet in den meisten Fällen auf eine akute Minderdurchblutung des Herzens hin, in der Regel verursacht durch den thrombotischen Verschluss eines Herzkranzgefäßes im Rahmen eines *Myokardinfarktes*. Den für einen Herzinfarkt typischen Verlauf der ST-Hebung zeigt Abbildung 3.15 A. Die ST-Hebung lässt sich durch eine aufgrund von Sauerstoffmangel hervorgerufene *Schädigung der Außenwand* des linken Ventrikels erklären. Die durch die Depolarisation ausgelöste Erregung ist im Bereich der geschädigten Zellen von kürzerer Dauer. Die geschädigten Zellen kehren schneller zur positiven Ruheladung ihrer äußeren Zellmembran zurück. Es resultiert ein zusätzlicher Vektor von den noch erregten negativen Innenschichten des Herzmuskels in Richtung der geschädigten, elektropositiven Außenschichten. Anstelle der isoelektrischen ST-Strecke, als Ausdruck einer gleichmäßigen Ventrikelerregung kommt es zu einer positiven „Ausbeulung" der ST-Strecke durch diese „verfrühte Erregungsrückbildung".

▶ Die **ST-Senkung** ist dagegen Ausdruck einer Minderdurchblutung der besonders empfindlichen *Innenschichten* des Herzmuskels (☞ Abb. 3.15 B). Eine solche Minderdurchblutung äußert sich klinisch als *Angina-pectoris-Anfall* und ist ein erstes Anzeichen für einen kritisch eingeschränkten Blutfluss in den Koronargefäßen. ◀

Die Entstehung der ST-Senkung erklärt sich aus den spiegelbildlichen vektoriellen Veränderungen im Vergleich zur ST-Hebung des Außenschicht-schadens. Ein zusätzlicher Vektor in Richtung der durch die Zellschädigung vorzeitig repolarisierten Innenschichten, also ein von der Ableitungselektrode weg gerichteter Vektor, bewirkt eine Absenkung der ST-Strecke in den negativen Bereich. Eine Absenkung unter $-0{,}1\,\mathrm{mV}$ gilt in den Extremitätenableitungen als signifikant.

> **Merke!**
>
> **ST-Senkung:**
> Innenschichtschaden, Angina pectoris
>
> **ST-Hebung:**
> Außenschichtschaden, Herzinfarkt

Extrasystolen

Die während eines normalen Herzrhythmus einfallenden zusätzlichen Schläge werden als *Extrasystolen* bezeichnet.

Je nach dem Ursprung dieser zusätzlichen Erregungen können *supraventrikuläre* (Ursprung oberhalb der Bifurkation des His-Bündels) von *ventrikulären* Extrasystolen (Ursprung unterhalb der Bifurkation des His-Bündels) unterschieden werden.

In beiden Fällen gehen die Extrasystolen von einem *ektopen Erregungsbildungszentrum* aus. Solche ektopen Zentren können durch Sympathikusaktivierung, Hypoxie, toxische oder medikamentöse Schädigungen und Elektrolytstörungen (z. B. Hypokaliämie) aktiviert werden.

Supraventrikuläre Extrasystolen sind an dem im Wesentlichen *unveränderten QRS-Komplex* zu erkennen (☞ Abb. 3.16 C).

Ventrikuläre Extrasystolen zeichnen sich dagegen durch einen charakteristisch *verbreiterten QRS-Komplex* aus, der Ausdruck der verzögerten und nicht über das normale Erregungsleitungssystem verlaufenden Erregungsausbreitung ist (☞ Abb. 3.16 A und B). Eine P-Welle fehlt. ▶ Nach einer *ventrikulären Extrasystole* findet sich oft eine *vollständige kompensatorische Pause*: Die vom Sinusknoten ausgehende normale Herzerregung trifft aufgrund der vorausgegangenen Extrasystole auf refraktäres Ventrikelmyokard, sodass es zu keiner regulären Kammererregung kommt. Erst der folgende Impuls des Sinusknotens führt wieder zu einer normalen Kammererregung. Im EKG beträgt

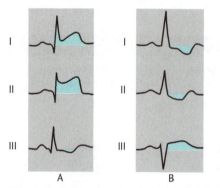

Abb. 3.15: Veränderungen der ST-Strecke. A: Frischer Vorderwandinfarkt, B: Innenschichtschädigung bei Angina-pectoris-Anfall. I, II, III: Ableitungen nach Einthoven.

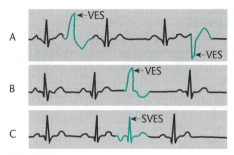

Abb. 3.16:
A: Interponierte ventrikuläre Extrasystole (VES).
B: Ventrikuläre Extrasystole (VES) mit voll kompensierender Pause.
C: Supraventrikuläre Extrasystole (SVES) mit unvollständig kompensierender Pause.

der *Abstand* zwischen dem letzten normalen QRS-Komplex vor der Extrasystole und dem ersten normalen QRS-Komplex nach der Extrasystole *genau 2 RR-Intervalle.* ◄

Bei *supraventrikulären Extrasystolen* ist die *post-extrasystolische Pause* dagegen oft *nicht vollständig kompensierend,* der Abstand von prä- und postextrasystolischer Normalaktion ist *kleiner* als *2 RR-Intervalle.*

Die prognostische Einschätzung von Extrasystolen richtet sich nach ihrer Häufigkeit und vor allem nach der auslösenden Ursache (z. B. koronare Herzerkrankung). Auch bei Gesunden sind sporadische Extrasystolen häufig zu beobachten. Sie treten besonders bei niederfrequentem, vagotonem Grundrhythmus auf, da dieser es langsamer depolarisierenden ektopen Zentren ermöglicht, in den Vordergrund zu treten.

Vorhofflattern und Vorhofflimmern

Von *Vorhofflattern* spricht man bei rascher elektrischer Erregung des Vorhofmyokards mit einer Frequenz von **220–350 Schlägen pro Minute**. Im EKG treten anstelle der P-Wellen regelmäßige, *sägezahnartige Flatterwellen* auf.

Als *Vorhofflimmern* bezeichnet man eine weitere Frequenzerhöhung der Vorhofaktionen auf **über 350** Aktionen/Minute (☞ Abb. 3.17).

Beim Vorhofflattern und Vorhofflimmern werden nicht alle Impulse auf die Kammer übergeleitet. Während beim Vorhofflattern oft regelmäßig jeder

zweite und dritte Schlag über den AV-Knoten zu den Kammern weitergeleitet wird *(partielle AV-Blockierung* 2:1, 3:1), besteht beim Vorhofflimmern eine unregelmäßige Überleitung zum Kammermyokard *(absolute Arrhythmie)* mit Ventrikelfrequenzen zwischen 40 *(Bradyarrhythmia absoluta)* und 180 *(Tachyarrhythmia absoluta)* Schlägen/Minute.

Vorhofflattern und Vorhofflimmern sind in jedem Fall pathologische Rhythmusstörungen und bedürfen der Behandlung. Da aber in der Regel die Kammerfrequenz durch den Frequenzfilter des AV-Knotens noch im physiologischen Bereich liegt, sind sie nicht unmittelbar lebensbedrohlich.

Pathogenese

Zwei mögliche Mechanismen zur *Pathogenese* werden diskutiert: Zum einen kann eine **gesteigerte Automatie auf Vorhofebene** vorliegen, bei der ein oder mehrere ektope Zentren im Vorhofmyokard einen hochfrequenten Vorhofrhythmus erzeugen. Zum anderen kann ein **Re-Entry-Mechanismus**, bei dem auf Vorhofebene rasch kreisende Erregungen auftreten, für das Vorhofflattern verantwortlich sein. Damit ein Re-Entry-Phänomen, also der Wiedereintritt einer Erregungswelle in bereits kurz zuvor erregtes Myokard auftreten kann, muss die *Refraktärzeit* in den entsprechenden Myokardarealen *pathologisch verkürzt* sein. Dies kann z. B. bei toxischen Schädigungen (Alkohol, Hypoxie) der Fall sein. Außerdem müssen unterschiedliche Refraktäritätszustände in verschiedenen Myokardarealen vorliegen. Den meisten Fällen von Vorhofflattern und Vorhofflimmern liegt

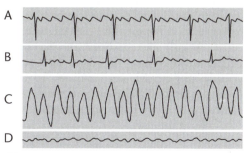

Abb. 3.17:
A: Vorhofflattern mit 3:1-Überleitung.
B: Vorhofflimmern.
C: Kammerflattern.
D: Kammerflimmern.

ein solcher Re-Entry-Mechanismus als Ursache zugrunde. Dies zeigt sich daran, dass es durch eine therapeutische, hochfrequente elektrische Stimulation der Vorhöfe über einen Herzkatheter („atrial-overdriving") zumeist gelingt, solche Rhythmusstörungen zu durchbrechen. Durch die elektrische Stimulation wird eine Synchronisierung von Erregungen und Refraktärzeiten im Vorhofmyokard erreicht, sodass dem Re-entry-Mechanismus die Grundlage entzogen wird.

Kammerflattern und Kammerflimmern

▶ Von *Kammerflattern* spricht man bei elektrischen Aktionen des Ventrikelmyokards mit einer Frequenz von **180–250 Schlägen pro Minute**. Im unteren Frequenzbereich bestehen fließende Übergänge zur Kammertachykardie als einer raschen Folge ventrikulärer Extrasystolen.

Nach oben kann das Kammerflattern in *Kammerflimmern* mit Frequenzen zwischen **250–400 Aktionen/Minute** degenerieren. Bei den hohen Frequenzen des Kammerflimmerns kommt die Pumpfunktion des Herzens zum Erliegen, da die zur Verfügung stehende Zeit für die mechanische Herzaktion zu kurz ist. Man spricht von einem *hyperdynamen Herzstillstand*. Auch beim Kammerflattern ist die Pumpleistung aufgrund der verkürzten diastolischen Füllungszeit erheblich eingeschränkt.

Im Gegensatz zum Vorhofflattern und -flimmern handelt es sich also hier **um akut lebensbedrohliche Rhythmusstörungen**. ◀

Kammerflattern und Kammerflimmern können in seltenen Fällen durch zusätzliche pathologische Veränderungen, die eine direkte 1:1-Überleitung bewirken, aus Vorhofflattern und Vorhofflimmern hervorgehen. In den meisten Fällen entstehen sie aber direkt im Ventrikelmyokard, entweder durch Re-Entry-Mechanismen oder durch eine gesteigerte ektope Automatie des Ventrikels. Als Ursache liegt in den meisten Fällen eine koronare Herzerkrankung oder eine Kardiomyopathie zugrunde.

⏣ Klinik!

Die Ursache von Herzrhythmusstörungen ist in den meisten Fällen ein Sauerstoffmangel durch arteriosklerotische Verengung der Herzkranzgefäße: **koronare Herzerkrankung**. Weniger häufig sind primäre Erkrankungen des Herzmuskels (**Kardiomyopathien**) für Rhythmusstörungen verantwortlich.

Defibrillation

Die Therapie des Kammerflimmerns besteht in der kurzfristigen (2–30 ms) **Applikation von Gleichstrom** auf die Thoraxwand mittels zweier großflächiger Elektroden. Die eingesetzte Energie wird stufenweise von 200 über 300 auf 360 Joule gesteigert. Hierdurch werden alle Myokardzellen zum Zeitpunkt der Defibrillation synchron depolarisiert. Dies führt zu einer Homogenisierung etwa unterschiedlicher Refraktärzeiten und zu einer Unterbrechung kreisender Erregungen, die zumeist Ursache des Kammerflimmerns sind. Als Folge setzt nach der synchronisierten Depolarisation in vielen Fällen wieder ein regemäßiger elektrischer Eigenrhythmus des Herzens ein.

Künstliche Schrittmacher

Ein Ausfall des Sinusknotens, also des physiologischen Herzschrittmachers, kann durch die Anwendung eines künstlichen elektrischen Schrittmachers am Herzen kompensiert werden.

Hierbei unterscheidet man den *externen* Schrittmacher, der in Form von Klebeelektroden im Notfall zum Einsatz kommt, von dem permanenten *implantierbaren* Schrittmacher, bei dem eine Sonde im Herzen mit einem subkutan implantierten Schrittmacheraggregat verbunden ist.

▶ Alle Schrittmacher arbeiten im Normalfall bedarfsgesteuert, d. h. sie geben nur dann einen Schrittmacherimpuls ab, wenn kein hinreichend schneller Eigenrhythmus des Herzens vorliegt. Zur Erfassung der Frequenz einer evtl. noch vorhandenen spontanen Herzaktion *(Detektion)* messen die Schrittmacher den Abstand zweier registrierter Zacken und berechnen daraus die Herzfrequenz.

Mittlerweile gibt es eine Fülle verschiedener Schrittmachertypen, die nicht nur wie in den ersten

Generationen einen konstanten ventrikulären Eigenrhythmus erzeugen (**Kammerschrittmacher**), sondern über getrennte Vorhof- und Kammerelektroden auch die physiologische Abfolge von Vorhof- und Kammererregung imitieren können: **sequentielle Schrittmacher**. Sogar die physiologische Herzfrequenzsteigerung unter Belastung kann nachgebildet werden, wobei implantierte Biosensoren z. B. die Erhöhung der Bluttemperatur unter körperlicher Belastung zur Steuerung des Schrittmachersystems verwenden: **belastungsadaptierte Schrittmacher**.

Blockbildungen

Die Erregungsleitung im Herzen kann bei Herzerkrankungen auf verschiedenen Ebenen blockiert sein. Ist der Austritt der Erregung aus dem Gewebe des Sinusknotens blockiert, spricht man von einem *Sinu-Atrialen Block* (**SA-Block**). Im EKG ist ein solcher Block am vollständigen Ausfall einer EKG-Aktion zu erkennen.

Häufiger ist die Überleitung der Erregungswege von den Vorhöfen auf die Kammer blockiert: *Atrio-Ventrikulärer-Block* (**AV-Block**).

Hierbei können 3 Schweregrade unterschieden werden (☞ Abb. 3.18):

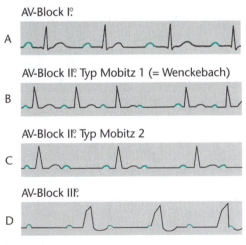

AV-Block I°.

A

AV-Block II°. Typ Mobitz 1 (= Wenckebach)

B

AV-Block II°. Typ Mobitz 2

C

AV-Block III°.

D

Abb. 3.18:
A: AV-Block I°; Überleitungszeit > 0,20 Sekunden.
B: AV-Block II° Typ Mobitz 1 (= Wenckebach); zunehmende Verlängerung der PQ-Zeit.
C: AV-Block II° Typ Mobitz 2; konstante 2:1-Überleitung.
D: AV-Block III° (kompletter AV-Block).

Beim **AV-Block I. Grades** ist lediglich die Überleitungszeit zum Ventrikel verlängert. Definitionsgemäß besteht ein AV-Block I. Grades bei einer Verlängerung der PQ-Zeit auf *mehr als 0,20 Sekunden*.

Beim **AV-Block II. Grades** kommt es bereits zu einem echten Ausfall der Kammererregung, da nicht mehr jede Vorhoferregung auf die Kammern übergeleitet wird. Zumeist findet sich ein fixes Verhältnis zwischen Vorhoferregung und noch übergeleiteter Kammererregung: Bei einer 2:1-Blockierung etwa folgt nur jeder zweiten P-Zacke ein Kammerkomplex, bei einer 3:1-Blockierung wird nur jede 3. Vorhofaktion übergeleitet. Beim AV-Block II. Grades wird ein **Typ Mobitz 1** (alte Bezeichnung: Typ Wenckebach) von einem **Typ Mobitz 2** unterschieden. Bei Typ Mobitz 1 beobachtet man im EKG-Verlauf eine zunehmende Verlängerung der PQ-Zeit (Ermüdung der AV-Überleitung) bis schließlich im Sinne eines AV-Blockes eine Kammererregung völlig ausfällt, bevor dieselbe Sequenz, die auch als Wenckebach-Periodik bezeichnet wird, von vorne beginnt. Beim AV-Block II. Grades Typ Mobitz 2 fallen die Kammererregungen unmittelbar und ohne vorangehende Verlängerung der PQ-Zeiten aus. Ursache ist eine pathologische Verlängerung der absoluten Refraktärzeit im AV-Überleitungssystem.

► Lebensgefährlich ist vor allem der **AV-Block III. Grades** (*kompletter* AV-Block). Hierbei ist die Überleitung vom Vorhof auf die Ventrikel vollständig blockiert. Als Folge kommt es zu einem ventrikulären Eigenrhythmus, der jedoch aufgrund der deutlich langsameren Automatie der ventrikulären „tertiären" Schrittmacherzentren (geringe Steilheit der diastolischen Depolarisation) nur eine erheblich langsamere Schlagfrequenz zwischen 20 und 40 Schlägen pro Minute realisieren kann. Oft tritt der AV-Block III. Grades vor allem im Rahmen einer koronaren Herzerkrankung plötzlich auf. Dem Einsetzen des ventrikulären Eigenrhythmus nach vollständiger AV-Blockierung geht hierbei eine gewisse Zeit des totalen Herzstillstands voraus, klinisch kommt es zu einem Bewusstseinsverlust (*Adam-Stokes-Anfall*). Im EKG ist der totale AV-Block an unabhängig vom QRS-Komplex auftretenden P-Wellen zu erkennen, die durch die QRS-Komplexe hindurchwandern: **AV-Dissoziation.** ◄

3.2 Herzmechanik

3.2.1 Phasen der Herztätigkeit   39 [?]

▶ Die elektrische Herzerregung löst am Myokard eine mechanische Kontraktion des Herzmuskels aus (**Systole**), der eine Erschlaffungsphase der Muskulatur (**Diastole**) folgt. Die Systole treibt das Blut durch die *Semilunarklappen* (Taschenklappen) von Aorta und Pulmonalarterie in Herz- bzw. Lungenkreislauf. In der Diastole strömt das Blut durch die *Atrioventrikularklappen* (AV-Klappen) vom linken Vorhof durch die Mitralklappe, vom rechten durch die Trikuspidalklappe in die beiden Ventrikel ein. Die Herzklappen haben hierbei eine Ventilwirkung, d. h. ihre Öffnungs- und Verschlussbewegungen garantieren den gerichteten Blutfluss im Kreislaufsystem. Ihre Öffnung wird allein durch den Blutfluss und nicht etwa durch die Papillarmuskeln bewirkt.

Bei der mechanischen Herzaktion unterscheidet man in der Systole eine *Anspannungsphase* von einer *Austreibungsphase,* die Diastole wird in *Entspannungs- und Füllungsphase* unterteilt.

In der **Anspannungsphase** zu Beginn der Kammersystole steigt der intraventrikuläre Druck steil an und führt zum passiven Verschluss der AV-Klappen. Bei noch geschlossenen Aorten- und Pulmonalklappen kontrahiert sich die Ventrikelmuskulatur *isovolumetrisch* um einen inkompressiblen Inhalt.

Sobald der intraventrikuläre Druck im linken Ventrikel den diastolischen Aortendruck von etwa 80 mmHg übertrifft, öffnen sich die Taschenklappen und die **Austreibungsphase** beginnt. Unter normalen Ruhebedingungen wirft der Ventrikel mit der Systole knapp die Hälfte seines diastolischen Inhalts von etwa 130 ml, d. h. ein *Schlagvolumen* von 60 ml, in die Aorta aus. Zurück bleibt das so genannte *Restvolumen* von 70 ml. Die Austreibungsphase endet mit dem Schluss von Aorten- und Pulmonalklappen. Der Schluss der Aortenklappen ist in der Aortendruckkurve an einem kurzzeitigen, raschen Abfall des Aortendruckes, der so genannten **Inzisur** zu erkennen (☞ Abb. 3.19). Während der systolischen Kontraktion der Austreibungsphase nimmt die Wanddicke des linken Ventrikels zu, dadurch sinkt nach dem Laplace-Gesetz (☞ 4.1.2) die Wandspannung im Myokard ab.

Die Diastole beginnt mit einer isovolumetrischen **Entspannungsphase**, in der wie in der Anspannungsphase alle vier Klappen des Herzens geschlossen sind. Der Druck im Ventrikel geht gegen Null und fällt unter den Vorhofdruck. Dadurch öffnen sich druckpassiv die AV-Klappen, Blut strömt aus den Vorhöfen in die Kammern ein. Damit hat die **Füllungsphase** des Ventrikels begonnen. Der zunächst rasche Bluteinstrom verlangsamt sich. Die der P-Welle folgende *Kontraktion des Vorhofs* führt nochmals zu einer Steigerung des Blutflusses in den Ventrikel und einem Anstieg des enddiastolischen Ventrikeldruckes: *atrial booster effect.* Insgesamt ist die Vorhofkontraktion in Ruhe nur für 8 % der Ventrikelfüllung verantwortlich, bei hoher Herzfrequenz, etwa unter körperlicher Belas-

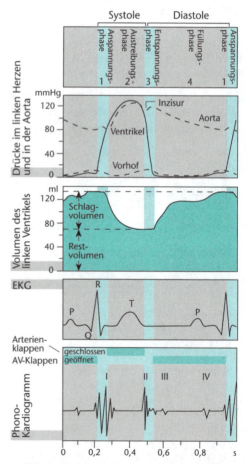

▶ **Abb. 3.19:** Zeitverlauf von Druck und Volumen in Vorhöfen, Kammern und herznahen Gefäßen. Bezug zu EKG, Klappenfunktion und Herztönen. I–IV ≙ I.–IV. Herzton. ◀

tung, liegt jedoch der Beitrag der Vorhöfe zur Ventrikelfüllung deutlich höher.

Unter Ruhebedingungen dauert die diastolische Füllungsphase etwa doppelt so lange wie die systolische Austreibungsphase. Die Öffnungszeit der Atrioventrikulär-Klappen (AV-Klappen) ist deswegen länger als die Öffnungszeit der Taschenklappen. ◄

> **⚲ Merke!**
>
> | | |
> |---|---|
> | **Anspannungsphase** | Alle Klappen geschlossen, Druckanstieg im Ventrikel |
> | **Austreibungsphase** | Semilunarklappen offen |
> | **Entspannungsphase** | Alle Klappen geschlossen, Druckabfall im Ventrikel |
> | **Füllungsphase** | AV-Klappen offen |

Ventilebenenmechanismus

Durch die systolische Ventrikelkontraktion kommt es nicht nur zu einem Auswerfen des Blutes in die großen Arterien, sondern auch zu einem Einsaugen des venösen Blutes in die beiden Vorhöfe. Verantwortlich hierfür ist eine **Dehnung der Vorhöfe durch die Ventrikelkontraktion**.

▶ Die *Ventilebene* des Herzens, d. h. die Grenzfläche zwischen Vorhöfen und Ventrikeln *verschiebt sich* mit zunehmender systolischer Verkürzung der Ventrikel *in Richtung Herzspitze*. Hierdurch nimmt der Vorhofdruck während der Austreibungsphase zunächst ab und erreicht seinen tiefsten Wert. Während der Ventrikel sich systolisch maximal entleert, werden die Vorhöfe aus den zuleitenden Gefäßen (V. cava und Vv. pulmonales) passiv aufgefüllt.

Mit Beginn der diastolischen Ventrikelerschlaffung und der zunehmenden Wiederausdehnung des Ventrikels in Richtung Herzbasis verschiebt sich die Ventilebene des Herzens wieder in Richtung Herzbasis. Durch diese erneute Längsverschiebung der Ventilebene in entgegengesetzter Richtung gelangt das während der Systole in den Vorhöfen angesammelte Blut in die Ventrikel. Der Ventilebenenmechanismus leistet insbesondere bei hohen Herzfrequenzen einen erheblichen Beitrag zur diastolischen Ventrikelfüllung. ◄

3.2.2 Äußere Zeichen der Herztätigkeit 6 ?

Die während des Herzzyklus auftretenden Blut- und Klappenbewegungen können mit geeigneten Hilfsmitteln an der Körperoberfläche wahrgenommen und diagnostisch ausgewertet werden. Mit bloßen Händen ist in vielen Fällen im 5. Interkostalraum links in der Medioklavikularlinie der so genannte **Herzspitzenstoß** tastbar, dem weniger der Anstoß der Herzspitze an die Brustwand, als vielmehr die mechanische Herzaktion insgesamt zugrunde liegt.

Herztöne

Durch Abhorchen des Herzens mittels eines Stethoskops (Auskultation) können im Allgemeinen 2 Herztöne wahrgenommen werden.

▶ Der **I. Herzton** fällt in die Anspannungsphase des Herzens und wird durch die rasche Kontraktion des Ventrikels um einen inkompressiblen Inhalt hervorgerufen *(Anspannungston)*. Der **II. Herzton** beruht auf dem Schließgeräusch der Taschenklappen von Aorta und A. pulmonalis *(Klappenton)* und markiert das Ende der Austreibungsphase. Die besten Auskultationsstellen für den I. Herzton liegen im 5. ICR links medioklavikulär *(linkes Herz)* sowie im 4. ICR rechts parasternal *(rechtes Herz)*. Für den II. Herzton sind die besten Auskultationsstellen in Richtung des Blutflusses verschoben, für den *Aortenklappenschluss* im 2. ICR rechts parasternal, für den *Pulmonalklappenschluss* im 2. ICR links parasternal. ◄

Phonokardiographie

Zeichnet man die Herztöne mit einem Mikrofon auf (Phonokardiographie), gelingt eine feinere Differenzierung. Neben der Aufteilung des ersten Herztons in *Vorsegment* (V), *Hauptsegment* (H) und *Nachsegment* (N) kann auch eine *Spaltung des zweiten Herztons* in eine erste Komponente (Schluss der Aortenklappen) und eine zweite Komponente (Schluss der Pulmonalklappen) registriert werden. Ausgelöst durch das Einströmen des Blutes in der frühen Füllungsphase wird ein **III. Herzton** registriert, gelegentlich findet sich als Ausdruck der Vorhofkontraktion ein **IV. Herzton**.

3

Herzgeräusche

Im Gegensatz zu den Herz*tönen*, die normale Schallereignisse am gesunden Herzen darstellen, weisen die Herz*geräusche* in der Regel auf *pathologische* Veränderungen, insbesondere an den Herzklappen hin. Durch Engstellungen *(Stenosen)* oder Undichtigkeiten *(Insuffizienzen)* der Herzklappen entstehen höherfrequente Strömungsgeräusche, die durch Turbulenzen des Blutstroms hervorgerufen werden und als systolische oder diastolische Geräusche zwischen den Herztönen auskultiert werden können.

▶ **Systolische Geräusche** beruhen zumeist auf einer Stenose der Arterienklappen oder einer Insuffizienz der AV-Klappen. Zusätzlich können systolische Geräusche im Rahmen eines Ventrikelseptumdefektes oder bei Anämie auftreten. Selten sind systolische Geräusche als „akzidentelle systolische Geräusche" *nicht*-pathologische Normvarianten bei gesunden, vorwiegend schlanken, „vagotonen" Personen. Diese akzidentellen systolischen Geräusche sind jedoch im Unterschied zu pathologischen Systolika nicht immer nachweisbar und verschwinden oft unter körperlicher Belastung.

Diastolische Geräusche werden durch Insuffizienzen der Arterienklappen oder Stenosen der AV-Klappen verursacht. ◀

Karotispuls

Auch die Registrierung der durch die Herzaktionen ausgelösten *Pulswelle* in der Arteria carotis liefert Informationen über die mechanischen Herzaktionen. Wie in Abb. 3.19 dargestellt, steigt der Druck in der A. carotis in der Austreibungsphase zunächst steil an. Im abfallenden Schenkel kommt es durch das Zuschlagen der Aortenklappen zu einem kurzzeitigen scharfen Druckabfall, der so genannten **Inzisur**. Diese Inzisur der Karotispulskurve folgt der entsprechenden Inzisur der Aortendruckkurve mit zeitlicher Verzögerung, die der Laufzeit der Pulswelle von der Aorta bis zur A. carotis entspricht. Diese Verzögerung kann als *zentrale Pulswellenlaufzeit* aus dem Abstand zwischen dem Beginn des zweiten Herztons (= Inzisur in der Aortendruckkurve durch Schluss der

Aortenklappen) und der Inzisur in der Karotispulskurve ermittelt werden.

🔆 **Merke!**	
1. Herzton	Anspannungsphase
2. Herzton	Schließgeräusch der Arterienklappen: Ende der Austreibungsphase
Systolische Herzgeräusche	Stenose der Arterienklappen, Insuffizienz der AV-Klappen
Diastolische Herzgeräusche	Stenose der AV-Klappen, Insuffizienz der Arterienklappen

3.2.3 Herzdynamik   32 ❓

Schlagvolumen und Herzzeitvolumen

Mit jeder Systole wird knapp die Hälfte der diastolischen Ventrikelfüllung aus dem Herzen ausgeworfen (Schlagvolumen). Die vom Herzen pro Minute geförderte Blutmenge, das so genannte *Herzzeitvolumen*, errechnet sich aus diesem *Schlagvolumen* multipliziert mit der *Herzfrequenz*. Beträgt das Schlagvolumen beispielsweise 60 ml und liegt die Herzfrequenz bei 60 Schlägen pro Minute (Ruhebedingungen), resultiert ein Herzzeitvolumen (Herzminutenvolumen, „*cardiac output*") von 3 600 ml/Minute. Unter maximaler körperlicher Belastung kann das Herzzeitvolumen auf bis zu 30 l/Minute ansteigen.

Bestimmung des Herzzeitvolumens

▶ Die Bestimmung des Herzzeitvolumens stützt sich auf das *Ficksche Prinzip*, eine Indikatorverdünnungsmethode. Als Indikator dient in diesem Fall der physiologisch im Blut vorkommende Sauerstoff. In seiner allgemeinen Form besagt das Ficksche Prinzip, dass die Flussrate $\dot{Q}$ [ml/min] in einem System proportional der Aufnahme oder Abgabe einer Indikatorsubstanz $\dot{X}$ [ml/min] an einer Stelle des Systems und umgekehrt proportional der Konzentrationsdifferenz $C_1 - C_2$ [ml/ml] für den Indikator vor und hinter dieser Stelle ist. D.h.

$$\dot{Q} \, [\text{ml/min}] = \frac{\dot{X}[\text{ml/min}]}{C_1[\text{ml/ml}] - C_2[\text{ml/ml}]}$$

Zur Ermittlung des Herzzeitvolumens wird die Aufnahme des Indikators Sauerstoff ins Lungengewebe aus dem unterschiedlichen Sauerstoffgehalt der Ausatmungsluft im Vergleich zur Umgebungsluft mit einem Spirometer bestimmt. Die Konzentrationsdifferenz des Sauerstoffs vor und hinter der Lunge wird durch zwei Blutproben, zum einen aus der Pulmonalarterie (zentralvenöses Blut) und zum anderen aus einer peripheren Arterie bestimmt. Die Entnahme zentralvenösen Mischbluts aus der A. pulmonalis mit einem Katheter (Rechtsherzkatheter) ist unumgänglich, weil die Sauerstoffkonzentrationen im peripher-venösen Blut aufgrund der unterschiedlichen O_2-Ausschöpfung der verschiedenen Organe zu variabel sind. Liegt beispielsweise die Sauerstoffaufnahme der Lunge bei 220 ml/min, der zentralvenöse O_2-Gehalt bei 14 % (= 0,14 ml O_2/ml Blut) und der arterielle O_2-Gehalt bei 18 % (= 0,18 ml O_2/ml Blut) resultiert nach der Fickschen Formel ein Herzzeitvolumen von

$$\frac{220 \text{ ml/min}}{0,18 - 0,14 \text{ [ml/ml]}} = 5\,500 \text{ml/min} \blacktriangleleft$$

Druck-Volumen-Diagramm des Herzmuskels

Kontraktionsformen des Herzmuskels
Wie ein normaler Skelettmuskel hat der Herzmuskel die Fähigkeit zur Verkürzung bei gleich bleibender Belastung (**isotonische Kontraktion**) sowie zur aktiven Kraftentwicklung bei gleich bleibender Muskellänge (**isometrische Kontraktion**). Aufgrund der kugelförmigen Gestalt des Herzmuskels spricht man anstelle einer isometrischen Kontraktion von einer **isovolumetrischen** Kontraktion. Bei der Kontraktion des Herzmuskels in vivo finden sich typischerweise beide Kontraktionsformen. Die Systole beginnt mit einer Phase der *isovolumetrischen Anspannung* bei geschlossenen Herzklappen. Übersteigt der durch diese Anspannung entwickelte Innendruck des Herzens den Druck der Flüssigkeitssäule in den Arterien, öffnen sich die Klappen. Eine *isotonische Kontraktion* mit entsprechender Verkürzung der Muskelfasern und Abnahme des Blutvolumens in den Herzkammern schließt sich an. Dieser Kontraktionsablauf (isovolumetrische → isotonische Kontraktion) wird

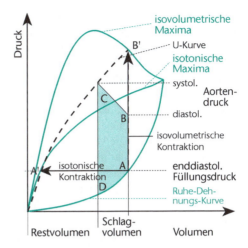

Abb. 3.20: Druck-Volumen-Diagramm des Herzens: Ruhe-Dehnungskurve, Kurve der isotonischen Maxima, Kurve der isovolumetrischen Maxima, Arbeitsdiagramm des Herzens.

in Analogie zu Experimenten am Skelettmuskel wenig anschaulich auch als *Unterstützungskontraktion* bezeichnet.

Am isolierten Herzmuskel lassen sich die beiden Kontraktionsarten in Form eines Druck-Volumen-Diagramms verdeutlichen (☞ Abb. 3.20).

Ruhe-Dehnungskurve
In Ruhe, d. h. *ohne* aktive Kontraktion und bei rein passiver Dehnung des Herzmuskels durch ansteigende Volumenbelastung, wird die so genannte Ruhe-Dehnungskurve registriert. Der Verlauf der Ruhe-Dehnungskurve macht deutlich, dass die *Dehnbarkeit* des Herzens mit zunehmender Volumenbelastung *abnimmt*. Dementsprechend steigt der intraventrikuläre Druck in den Kammern umso steiler an, je mehr der Herzmuskel durch die Volumenbelastung bereits vorgedehnt ist.

Kurve der isovolumetrischen und isotonischen Maxima
Ausgehend von jedem Punkt dieser Ruhe-Dehnungskurve, d. h. von verschiedenen Graden der *Vordehnung* des Herzmuskels, können experimentell rein isotonische bzw. rein isovolumetrische Kontraktionen ausgelöst werden und die Kurve der maximalen Druckanstiege (Kurve der *isovolumetrischen Maxima*), bzw. der maximal ausgeworfenen Volumen (Kurve der *isotonischen Maxima*)

bestimmt werden. Aus diesen beiden Kurven wird ersichtlich, dass der maximal erreichbare Druck sowie das maximal auswerfbare Volumen von der Ausgangsfüllung des Ventrikels abhängen. Bei *mittlerer Ventrikelfüllung* (☞ Abb. 3.20: Senkrechte auf Punkt D der Ruhedehnungskurve) kann der *höchste Druck* entwickelt werden, bei weiterer Füllung des Ventrikels (Senkrechte auf Punkt A) sinkt der maximal erreichbare Ventrikeldruck wieder ab. Ähnliches gilt für das maximal förderbare Volumen, das bei zunehmender Ventrikelfüllung nur zu einem gewissen Grad zunimmt, bei weiterer Füllung aber wieder abnimmt. Die Ursache für die Abhängigkeit der Kontraktionsleistung des Herzens von der Ventrikelfüllung und damit von der Dehnung der Myokardfasern, ist in der histologischen *Anordnung der Myofibrillen* (Myosin und Aktin) im Sarkomer zu suchen. Grundlage der Kontraktion ist die ATP-abhängige Aktivierung von Querbrücken zwischen Myosin- und Aktinfilamenten, die auf eine optimale Überlappung von Myosin- und Aktinfilamenten angewiesen ist. Diese Überlappung ist bei mittlerer Vordehnung am besten. Bei übermäßiger Dehnung der Myofibrillen wird die Überlappung von Myosin- und Aktinfilamenten und damit die Kontraktionsfähigkeit zunehmend reduziert. Bei zu geringer Dehnung kommt es zu einem Übereinanderschieben der Aktinfilamente in der Mitte des Sarkomers und zu einer Behinderung der Querbrückenbildung, was ebenfalls zu einer reduzierten Kontraktionskraft führt.

Das Arbeitsdiagramm des Herzens

▶ Grundlage für das Verständnis der Herzdynamik *in vivo* ist das Arbeitsdiagramm des Herzens, das als Parallelogramm zwischen den Punkten A, B, C und D in Abbildung 3.20 dargestellt ist:

- Die mechanische Herzaktion beginnt an einem je nach Vordehnung verschiedenen Punkt auf der Ruhedehnungskurve, z.B. an Punkt A. Der an *Punkt A* der Ruhedehnungskurve herrschende Druck entspricht dem Füllungsdruck des linken Ventrikels am Ende der Diastole *(enddiastolischer Füllungsdruck)*.
- Ausgehend von Punkt A folgt in der Ventrikelsystole zunächst der isovolumetrische Druckanstieg der *Anspannungsphase* in Richtung B.

- Bei Erreichen des diastolischen Aortendruckes an *Punkt B* öffnet sich die Aortenklappe. Es beginnt die *Austreibungsphase*, bei der sich unter *In-vivo-Bedingungen* Druck und Volumen *zugleich* verändern: **auxotonische Kontraktion**.
- An *Punkt C* ist der systolische Aortendruck und damit das Ende der Austreibungsphase erreicht. Wird diese Strecke BC auf die X-Achse (Volumen) projiziert, lässt sich dort das systolisch geförderte *Schlagvolumen* ablesen.
- In C beginnt die isovolumetrische *Entspannungsphase,* die bis zur Öffnung der Mitralklappe in *Punkt D* anhält. Es schließt sich die *Füllungsphase* (Strecke DA) bis zum Wiedererreichen des enddiastolischen Füllungsdrucks in Punkt A an. ◀

Preload und Afterload

Aus dem Arbeitsdiagramm des Herzens wird deutlich, dass unter In-vivo-Bedingungen weder die Kurve der isovolumetrischen noch die der isotonischen Maxima erreicht wird. Ursache hierfür ist die Beeinflussung der Pumpfunktion des Herzens durch den *diastolischen Aortendruck*, die so genannte *Nachbelastung*: **Afterload**. Je höher die Nachbelastung, d.h. je höher der diastolische Aortendruck, desto geringer ist das vom Herzen geförderte Schlagvolumen. Bei *maximaler Nachbelastung* resultiert folglich eine *rein isovolumetrische* Kontraktion (Punkt B in Abb. 3.20). Bei *fehlender Nachbelastung* käme es zum entgegengesetzten Extrem einer *rein isotonischen Kontraktion* ohne Druckanstieg im Ventrikel (Punkt A in Abb. 3.20). Unter den physiologischen Bedingungen einer Unterstützungskontraktion mit mittlerem Afterload liegen die erreichbaren Maxima je nach Höhe des Afterloads aber auf einer Kurve, die diese beiden Extrempunkte A und B verbindet, der so genannten *Kurve der Unterstützungsmaxima (= U-Kurve)*. Diese U-Kurve bezieht sich jeweils nur auf *einen*, definierten enddiastolischen Füllungszustand des Herzens (z.B. U-Kurve zu Punkt A in Abb. 3.20). Je nach Höhe des enddiastolischen Füllungsdrucks verschiebt sich das Arbeitsdiagramm auf der Ruhe-Dehnungs-Kurve nach rechts oder links, entsprechend ändert sich die Gestalt der zugehörigen U-Kurve, sodass jedem Punkt auf der Ruhe-Dehnungs-Kurve nicht nur ein charakteristisches Arbeitsdiagramm, sondern auch eine eigene U-Kurve zugeordnet werden kann (☞ 3.4.1). Der *enddiastolische Füllungsdruck* im linken Ventrikel wird auch als *Vorbelastung* oder **Preload** bezeichnet (= Belastung *vor* der Ventrikelkontraktion).

3.2.4 Herzarbeit 6 ?

Die vom Herzen geleistete Arbeit setzt sich aus zwei Komponenten zusammen. Zum einen aus der *Druck-Volumen-Arbeit* (P · V), die durch die Bewegung des Blutvolumens gegen einen Strömungswiderstand erbracht wird, und zum anderen aus der *Beschleunigungsarbeit*, durch welche die Blutmasse (m) auf die Auswurfsgeschwindigkeit (v) beschleunigt wird.

Die Beschleunigungsarbeit berechnet sich nach der Formel der kinetischen Energie:

$$W = \frac{1}{2}\,mv^2$$

▶ Die Beschleunigungsarbeit beträgt unter Ruhebedingungen nur 1% der Druck-Volumen-Arbeit. Mit zunehmender Auswurfleistung des Herzens oder der Abnahme der Aortenelastizität im Alter (Wegfall des Windkesseleffektes, ☞ 4.2.1), kann jedoch die Beschleunigungsarbeit aufgrund der größeren zu beschleunigenden Blutmenge fast den Betrag der Druck-Volumen-Arbeit erreichen. ◀

Wie aus Tabelle 3.4 ersichtlich, liegt die gesamte Herzarbeit in der Größenordnung von einem Newtonmeter (Nm). Geht man von einer Systole pro 1 Sekunde (s) aus, errechnet sich eine Herzleistung von ca. 1 Watt (1 Watt = 1 Nm/s), die bei Belastung bis auf 5 Watt ansteigen kann.

Tab. 3.4: Komponenten der Herzarbeit.	
Druck-Volumen-Arbeit (P · V)	
linker Ventrikel:	0,94 Nm
rechter Ventrikel:	0,19 Nm
Beschleunigungsarbeit (1/2 mv²)	
linker Ventrikel:	0,01 Nm
rechter Ventrikel:	0,01 Nm
Arbeit des gesamten Herzens:	**1,15 Nm**

Da der Druck im rechten Ventrikel nur 15% des Druckes im linken Ventrikel ausmacht, das von beiden Ventrikeln geförderte Blutvolumen jedoch identisch ist, beträgt die Herzarbeit des rechten Ventrikels nur 15% der Herzarbeit des linken Ventrikels.

3.3 Ernährung des Herzens 15 ?

3.3.1 Koronardurchblutung

Unmittelbar oberhalb der Aortenklappe gehen die beiden Koronararterien aus der Aorta ab. Die **rechte Koronararterie** versorgt das rechte Herz sowie die Hinterwand beider Ventrikel. Die **linke Koronararterie** versorgt das Septum und die Vorderwand des linken Ventrikels. Die besondere Bedeutung des Blutflusses in den Koronararterien liegt in der Tatsache, dass eine adäquate Sauerstoffversorgung des Herzmuskels Voraussetzung für eine hinreichende Pumpfunktion ist. Sinkt die Koronardurchblutung unter einen Grenzwert ab (z.B. im Schock), kommt es rasch zu einem Circulus vitiosus, bei dem eine reduzierte Koronardurchblutung zu einer absinkenden Pumpleistung mit weiter abnehmender Koronardurchblutung und schließlich vollständigem Pumpversagen führt.

Regulation der Koronardurchblutung

▶ Die Koronardurchblutung macht unter Ruhebedingungen etwa *5% des Herzminutenvolumens* aus. Die Sauerstoffausschöpfung des Herzens aus dem Koronarblut ist schon in Ruhe erheblich größer als in anderen Organen. Von 20 ml O_2/dl Blut entnimmt das Herz etwa 14 ml/dl. Bei vermehrtem O_2-Bedarf, etwa unter körperlicher Belastung, kann daher die O_2-Ausschöpfung kaum noch gesteigert werden. Der vermehrte Sauerstoffbedarf wird fast ausschließlich durch eine Steigerung der Koronardurchblutung gedeckt, die bei starker körperlicher Belastung auf das 4 – 5fache der Ruhedurchblutung gesteigert werden kann. ◀

Die Koronardurchblutung wird im Wesentlichen von vier Faktoren beeinflusst:

- **Metabolische Veränderungen im Herzmuskel**
  Der stärkste Stimulus für eine Vasodilatation der Koronararterien ist **Sauerstoffmangel**. Die Erweiterung der Koronararterien wird in diesem Fall durch die Vermittlung von Adenosin, einem potenten Vasodilatator, ausgelöst. Adenosin entsteht als Endprodukt der ATP-Spaltung: Mit zunehmendem Verbrauch von ATP steigt (bei fehlender Re-Synthese aufgrund von Sauerstoffmangel) der Adenosinspiegel im Myokard mit nachfolgender Vasodilatation der Koronarien.
- **Perfusionsdruck in den Koronarien**
  Bei Druckbereichen über 150 und unter 60 mmHg ist der Blutfluss in den Koronarien zusätzlich vom Perfusionsdruck abhängig. Bei einem Abfall des Perfusionsdruckes **unter 60 mmHg** nimmt die Koronardurchblutung ab, mit der Folge einer Sauerstoff-Minderversorgung des Myokards. Zwischen 60 und 150 mmHg verfügen die Koronargefäße über eine Autoregulation, die unabhängig vom Perfusionsdruck eine im Wesentlichen konstante Durchblutung garantiert.
- **Systolische Kompression der Koronarien**
  ▶ Im Rahmen der Systole des Herzens kommt es durch die Kontraktion der Herzmuskulatur besonders im Bereich des linken Ventrikels zu einer Kompression der Koronararterien. Die systolische Kontraktion ist auch dafür verantwortlich, dass der Blutfluss zu den inneren, subendokardialen Muskelschichten während der Systole fast zum Erliegen kommt. Diese Muskelschichten sind für ihre Durchblutung deshalb besonders auf die Diastole angewiesen.

℧ Klinik!

Verkürzt sich die Diastolendauer, wie beispielsweise bei körperlicher Belastung, wird sich **bei vorgeschädigten Koronarien** (z. B. Arteriosklerose) eine Minderversorgung zuerst in diesen subendokardialen Bereichen bemerkbar machen. Dies kann an einer im „Belastungs-EKG" auftretenden ST-Strecken-Senkung erkannt werden, die im Ruhe-EKG, ohne Belastung, noch nicht sichtbar sein muss.

- **Einfluss des autonomen Nervensystems**
  Obwohl die lokalen metabolischen Einflüsse auf die Koronardurchblutung bei weitem überwiegen, kann es durch die **Aktivierung des Sympathikus** über eine Stimulation von β_2-Rezeptoren zu einer Erweiterung der Koronarien kommen. In bestimmten Fällen ist jedoch auch über eine Aktivierung von β_1-Rezeptoren eine sympathikusinduzierte Vasokonstriktion im Koronarbett möglich. Dies dürfte insbesondere das Vorkommen von plötzlichen Engstellungen der Koronararterien („Koronarspasmen") im Rahmen einer Sympathikusaktivierung erklären.

Koronarreserve

Die Sauerstoffversorgung des Herzens ist ausreichend, wenn das Sauerstoffangebot dem Sauerstoffbedarf des Herzens entspricht. Ein Maß für die Güte der Koronardurchblutung ist das Verhältnis des arteriellen O_2-Gehalts (20 Vol%) zur Sauerstoffausschöpfung durch das Myokard (14 Vol%), das in Ruhe demnach $20/14 \approx 1{,}4$ beträgt. Sinkt der Quotient unter 1,2, ist die Koronardurchblutung kritisch eingeschränkt. Ein zusätzliches Maß zur Beurteilung der Koronardurchblutung ist die *Koronarreserve*, d. h. das Verhältnis zwischen maximalem O_2-Angebot bei maximaler Koronardurchblutung und dem aktuellen O_2-Verbrauch des Herzens. Unter Ruhebedingungen liegt die Koronarreserve beim gesunden Herzen zwischen 4 und 5, d. h. das maximal mögliche Angebot ist 4–5-mal höher als der tatsächliche Verbrauch. ◀

Hypoxie und Ischämie

Ein Durchblutungsstillstand in den Koronarien, wie er beispielsweise im Rahmen eines Myokardinfarkts oder durch einen Koronarspasmus entstehen kann, führt durch die Ischämie mit nachfolgendem Sauerstoffmangel zu einer zunehmenden Verminderung der Kontraktionskraft und einer Dilatation des Herzmuskels. Der **mechanische Herzstillstand** tritt **nach 6–10 Minuten** ein. Hält die vollständige Ischämie länger als 30 Minuten an (Wiederbelebungszeit), treten irreversible Veränderungen der Herzmuskelzellen (Nekrosen) auf. Im Rahmen eines Infarktgeschehens auf dem Boden einer schon länger bestehenden koronaren Herzkrankheit (KHK), verfügt der Herzmuskel jedoch im Allgemeinen über Kollateralkreisläufe, die zu einer Verlängerung der Überlebenszeit des minderdurchbluteten Myokards auf mehrere Stunden führen können.

> **Merke!**
>
> **Koronarreserve:** Koronardurchblutung bei Belastung um den Faktor 4–5 steigerbar. Eingeschränkt bei Arteriosklerose.

3.3.2 Energieumsatz

O$_2$-Verbrauch

Der Sauerstoffverbrauch des Herzens errechnet sich aus der Differenz des Sauerstoffgehaltes im arteriellen und im koronarvenösen Blut multipliziert mit der Koronardurchblutung. Dabei ergibt sich, dass das Herz bei einem Gewichtsanteil von 0,5 % des Körpergewichts 10 % des Ruhesauerstoffverbrauchs benötigt. Bei körperlicher Arbeit kann dieser Sauerstoffverbrauch auf das 4fache ansteigen. Insbesondere eine **Druckbelastung des Herzens** (z. B. durch arteriellen Hypertonus) führt zu einer deutlichen Erhöhung des Sauerstoffverbrauchs. Insgesamt ist der Wirkungsgrad des Herzens bei Druckbelastung geringer als bei Volumenbelastung. Aus diesem Grund führt der Einsatz von Nitroglycerin bei einem Angina-pectoris-Anfall, d. h. einer akuten koronaren Minderdurchblutung, oft zur Symptomlinderung: Die durch Nitroglycerin vermittelte Senkung des arteriellen Blutdrucks vermindert den Sauerstoffverbrauch des Herzens. Die direkte vasodilatierende Wirkung von Nitroglycerin auf die Koronarien ist dagegen klinisch weniger wichtig.

Substratumsatz

▶ Charakteristisch für den Nährstoffverbrauch des Herzmuskels ist die Tatsache, dass sowohl ein hoher Anteil von freien Fettsäuren als auch (im Unterschied zur Skelettmuskulatur) **Milchsäure** (Laktat) **zur Energiegewinnung** genutzt werden kann. Das Herz kann dadurch die im Rahmen einer starken körperlichen Belastung durch anaerobe Glykolyse in der Muskulatur entstehende Milchsäure abbauen und somit zur Konstanthaltung des pH-Wertes im Blut unter Belastung beitragen. ◀

3.4 Steuerung der Herztätigkeit

Die Kontraktion des Herzmuskels wird im Wesentlichen von vier Randbedingungen beeinflusst:

- dem Widerstand in der Auswurfbahn der Ventrikel, entsprechend dem diastolischen Aortendruck: **Afterload;**
- dem enddiastolischen Füllungszustand des Ventrikels: **Preload;**
- einer **Frequenzsteigerung** des Herzens;
- einer Veränderung der Kontraktilität des Herzmuskels: **positive / negative Inotropie.**

Die Reaktionen des Herzmuskels auf Veränderungen von Preload und Afterload vollziehen sich über den Frank-Starling-Mechanismus *ohne* Beteiligung der Herznerven. Frequenzsteigerung und Kontraktilitätssteigerung des Herzmuskels werden über den sympathischen Anteil des Herznervensystems vermittelt.

3.4.1 Frank-Starling-Mechanismus

Akute Volumenbelastung (Erhöhung des Preloads)

▶ Bei einer vermehrten Volumenbelastung der Ventrikel, d. h. einer Erhöhung des Preloads, reagiert das Herz innerhalb eines gewissen Bereiches automatisch mit einer Erhöhung des Schlagvolumens. Diese Reaktion wird auch als **Frank-Starling-Mechanismus** bezeichnet. Grundlage dieser Steigerung des Schlagvolumens ist die durch die Dehnung *gesteigerte Ca^{2+}-Empfindlichkeit* der kontraktilen Proteine, die eine verbesserte Kontraktilität zur Folge hat. Zusätzlich wird durch die Dehnung der Sarkomere die *effektive Überlappung der Myofibrillen* erhöht, was ebenfalls die Kontraktilität steigert.

Der Frank-Starling-Mechanismus kann im **Druck-Volumen-Diagramm** des Herzmuskels anschaulich gemacht werden.

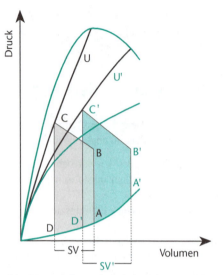

Abb. 3.21: Erhöhte Volumenbelastung: Der Frank-Starling-Mechanismus.

Neben dem normalen Arbeitsdiagramm (A, B, C, D) ist in Abbildung 3.21 ein Arbeitsdiagramm bei erhöhter Vorlast (A′, B′, C′, D′) dargestellt. Durch eine größere enddiastolische Ventrikelfüllung (bis A′) resultiert bei gleich bleibendem systolischen und diastolischen Aortendruck ein *größeres Schlagvolumen* (SV′). Allerdings liegt auch das Restvolumen im Ventrikel (D′) höher als bei geringerem Preload (D). Dem geänderten Ausgangspunkt (A′) des Arbeitsdiagrammes entspricht bei identischer Kurve der isovolumetrischen und isotonischen Maxima eine neue Kurve der Unterstützungsmaxima (U′). ◀

Unter physiologischen Bedingungen ist der Frank-Starling-Mechanismus z. B. für die Bewältigung eines *vermehrten venösen Rückflusses* in die rechte Herzhälfte, wie er etwa bei Beinhochlagerung auftritt, verantwortlich. Die *Feinabstimmung der Schlagvolumen des rechten und linken Ventrikels* wird ebenfalls über den Frank-Starling-Mechanismus vermittelt. Der Frank-Starling-Mechanismus bleibt auch bei einer Steigerung der Kontraktilität des Herzens unter Sympathikuseinfluss wirksam.

Akute Druckbelastung (Erhöhung des Afterloads)

▶ Steigt das Afterload des linken Ventrikels plötzlich an, z. B. durch Engstellung der peripheren Blutgefäße, nimmt das ausgeworfene Schlagvolumen zunächst ab (☞ Abb. 3.22, Arbeitsdiagramm A′, B′, C′, D′). ◀

Als Folge hiervon verbleibt jedoch am Ende der Systole ein größeres Restvolumen im linken Ventrikel. Da der rechte Ventrikel von der Erhöhung des Afterloads in der Aorta nicht betroffen ist, wirft er ein konstantes Schlagvolumen in die Lungenstrombahn aus. Dementsprechend bleibt der venöse Zustrom zum linken Ventrikel unabhängig von der Afterload-Erhöhung auf Normalniveau. Zusammen mit dem erhöhten Restvolumen resultiert eine stärkere diastolische Füllung des linken Ventrikels (Abb. 3.22, bis Punkt A″ auf der Ruhedehnungskurve), d. h. das erhöhte Afterload hat zu einem erhöhten Preload geführt. Hier greift jetzt der Frank-Starling-Mechanismus, indem durch die Rechtsverschiebung des Arbeitsdiagramms das ursprüngliche Schlagvolumen nun gegen den

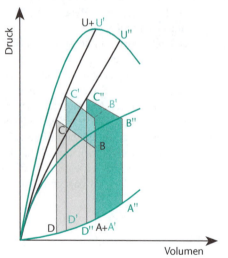

Abb. 3.22: Erhöhte Druckbelastung; indirekte Anpassung über den Frank-Starling-Mechanismus. Ausgangsdiagramm ABCD. Nach Erhöhung des diastolischen Aortendruckes von B auf B′ wird unter sonst unveränderten Bedingungen ein kleineres Schlagvolumen ausgeworfen (D′A′). Die vermehrte enddiastolische Füllung A″ führt bei nach wie vor erhöhtem diastolischen Aortendruck B″ zum Auswurf des ursprünglichen Schlagvolumens (A″D″ = AD).

höheren Aortendruck ausgeworfen werden kann (Abb. 3.22, Arbeitsdiagramm A″ B″, C″, D″).

> **⌖ Merke!**
>
> **Frank-Starling-Mechanismus:**
> - Feinabstimmung des Schlagvolumens von rechtem und linkem Ventrikel.
> - Anpassung an akute Druck- und Volumenbelastungen.

3.4.2 Herznerven   10 ▇

Die Herzfunktion unterliegt einer efferenten nervalen Kontrolle vorwiegend durch das **sympathische**, in geringerem Maße auch durch das **parasympathische Nervensystem**. Daneben steuern afferente Impulse aus dem Bereich von Herzvorhöfen und Herzkammern eine Reihe **kardialer Reflexe**, die am Ende dieses Abschnittes zusammenfassend besprochen werden sollen.

Einfluss des Sympathikus

▶ Fasern des sympathischen Nervensystems erreichen als Nn. cardiaci *alle* Bereiche des Herzmuskels. Ihre präganglionären Neurone befinden sich in den Seitenhörnern der oberen thorakalen Segmente des Rückenmarkes.

Eine Aktivierung der sympathischen Efferenzen bewirkt eine Steigerung der Herzfrequenz (**positiv chronotrope Wirkung**), eine Beschleunigung der atrioventrikulären Überleitung (**positiv dromotrope Wirkung**) und eine Zunahme der systolischen Kontraktionskraft (**positiv inotrope Wirkung**). Daneben steigert der Sympathikus auch die Durchblutung der Koronargefäße des Herzens. Alle diese Sympathikuswirkungen werden über die β_1-Rezeptoren des Herzens vermittelt. Dabei bindet sich Noradrenalin an den β_1-Rezeptor und aktiviert über ein stimulierendes G-Protein die Adenylatzyklase (☞ 1.4.3). Das hierdurch vermehrt gebildete cAMP aktiviert die Proteinkinase A, welche die Ca^{2+}-Kanäle der Zellmembran phosphoryliert. Diese Phosphorylierung erhöht die Offenwahrscheinlichkeit der Ca^{2+}-Kanäle, sodass als Noradrenalinwirkung vermehrt Ca^{2+} in die Herzmuskelzelle einströmen kann.

Neben dem aus der direkten sympathischen Innervation freigesetzten Noradrenalin, wirken auch die im Blut zirkulierenden **Katecholamine** (80 % Adrenalin, 20 % Noradrenalin) des **Nebennierenmarks** an diesen Rezeptoren und tragen so zur sympathischen Versorgung des Herzens bei.

Positiv chronotrope Wirkung

Die **Herzfrequenzsteigerung** stellt unter körperlicher Belastung den wichtigsten Faktor für die Steigerung des Herzzeitvolumens dar (☞ 6.1.2). Mit zunehmender Herzfrequenz verkürzt sich dabei die Dauer der einzelnen Herzaktionen vor allem auf Kosten der Diastole: bei einer Ruhefrequenz von 70 Schlägen/min beträgt die Diastolendauer zwei Drittel der Dauer einer Herzaktion, bei einer Tachykardie von 150 Schlägen/min nimmt die Diastolendauer auf weniger als die Hälfte der Dauer einer Herzaktion ab. Die Dauer der Systole bleibt mit etwa 0,25 Sekunden unabhängig von der Herzfrequenz weitgehend konstant. Insgesamt nimmt die „Nettoarbeitszeit" des Ventrikels, die sich aus der Addition der Systolendauern errechnet, zu.

Die positiv chronotrope Wirkung des Sympathikus wird durch eine *vermehrte Steilheit der diastolischen Depolarisation* mit entsprechend rascherem Erreichen des Schwellenpotentials im Sinusknoten erreicht. Dieser Effekt des Sympathikus erstreckt sich allerdings nicht nur auf die Zellen des Sinusknotens, sondern in geringerem Maße auch auf alle übrigen Myokardzellen. So wird unter dem Einfluss des Sympathikus auch die diastolische Depolarisation *ektoper* Zentren beschleunigt und dadurch das Auftreten von Extrasystolen begünstigt.

Positiv dromotrope Wirkung

Die **raschere Überleitung am AV-Knoten** (positiv dromotrope Wirkung) erklärt sich durch die schnellere Depolarisation, *d. h. einen rascheren Aktionspotentialaufstrich* in den Zellen des AV-Knotens unter dem Einfluss des Sympathikus. Wichtig hierbei ist, dass die Fasern des AV-Knotens im Ruhezustand ein relativ geringes diastolisches Membranpotential aufweisen (nur $-50\,\mathrm{mV}$ im Vergleich zu $-70\,\mathrm{mV}$ im Vorhofmyokard) und die Aufstrichgeschwindigkeit des Aktionspotentials normalerweise ebenfalls gering ist (☞ Abb. 3.4). Die Auslösung des Aktionspotentials wird bei diesen langsam reagierenden Zellen des AV-Knotens vorwiegend über den langsamen

Ca^{2+}-Einstrom induziert. Das schnelle Na^+-System ist im AV-Knoten (wie im Sinusknoten) nur schwach ausgeprägt. Der Sympathikus *erhöht* die *Ca^{2+}-Leitfähigkeit* der Membran, was einen rascheren Aufstieg des von Ca^{2+}-Ionen getragenen Aktionspotentials im AV-Knoten und damit eine raschere Überleitung ermöglicht.

Positiv inotrope Wirkung

Der **kontraktilitätssteigernde Einfluss** des Sympathikus (positive Inotropie) beruht ebenfalls auf einer Erhöhung der Ca^{2+}-Leitfähigkeit der Herzmuskelzellmembranen. Ein verstärkter langsamer Ca^{2+}-Einstrom führt zu einer Verbesserung der elektromechanischen Koppelung und dadurch zu einer Steigerung der systolischen Kraftentwicklung. Im Arbeitsdiagramm des Herzens äußert sich dies als eine Verschiebung der Kurve der isovolumetrischen Maxima nach oben, in Richtung höherer Druckwerte. Die korrespondierenden U-Kurven verlagern sich ebenfalls in diese Richtung. Als Resultat ist der linke Ventrikel in der Lage, entweder einen höheren Druck aufzubauen oder ein größeres Schlagvolumen auszuwerfen, *ohne* auf den Frank-Starling-Mechanismus zurückzugreifen zu müssen, d.h. ohne die enddiastolische Ventrikelfüllung zu verändern. Wird ein größeres Schlagvolumen gefördert, steigt die Auswurffraktion des linken Ventrikels, d.h. das Schlagvolumen vergrößert sich auf Kosten des Restvolumens, das endsystolische Volumen nimmt also ab. ◄

Diese Auswurffraktion (ejection fraction), die mittels Herzkatheter bestimmt werden kann, ist ein wichtiges Maß nicht nur für den inotropen Status, sondern für die Kontraktilität des Herzmuskels überhaupt. Bei Gesunden liegt die Auswurffraktion zwischen 0,5 und 0,7, d.h. zwischen 50 und 70 % der enddiastolischen Ventrikelfüllung werden in der Systole ausgeworfen. Auch die maximale Druckanstiegsgeschwindigkeit des linken Ventrikels in der isovolumetrischen Anspannungsphase (dP/dt_{max}) kann als Maß für die Kontraktilität dienen. Die maximale Druckanstiegsgeschwindigkeit im Ventrikel wird während der isovolumetrischen Anspannungsphase erreicht. ◄

Zusammengefasst steigert der Sympathikus das Herzzeitvolumen als Produkt aus Schlagfrequenz und Schlagvolumen und versetzt den Organismus hierdurch in die Lage, auf gesteigerte Leistungsanforderungen angemessen zu reagieren.

> **⚕ Klinik!**
>
> Therapeutisch werden sog. **β-Sympathomimetika** wie Dopamin, Dobutamin oder Adrenalin zur Steigerung einer unzureichenden Herzleistung vor allem in der Notfallmedizin eingesetzt. Problematisch hierbei ist, dass alle diese positiv inotropen Substanzen zugleich den **Sauerstoffverbrauch des Myokards erhöhen**, was bei koronaren Durchblutungsstörungen mit ohnehin eingeschränkter myokardialer Sauerstoffversorgung eine unerwünschte Wirkung darstellt.
>
> Umgekehrt können durch **Betablocker** (☞ Tab. 14.2) die $β_1$-Rezeptoren des Herzmuskels blockiert werden. Dies wird zur **Behandlung von Tachykardien oder Bluthochdruck** ausgenutzt. Auch **Extrasystolen** lassen sich durch eine Betablockade mit Reduktion des Sympathikotonus am Herzen oft wirkungsvoll unterdrücken.

Einfluss des Parasympathikus

► Der Parasympathikus versorgt mit den präganglionären Fasern der Rami cardiaci des N. vagus vor allem die Vorhöfe, den Sinus- und den AV-Knoten. Dabei beeinflusst der rechte Herzvagus über den Sinusknoten die Herzfrequenz, der linke über den AV-Knoten vorwiegend die atrioventrikuläre Überleitung. Im Gegensatz zum Sympathikus innerviert der Parasympathikus *nicht die Herzkammern.* ◄

Die Wirkungsweise des Parasympathikus ist **negativ chronotrop und dromotrop.** Auf die Inotropie hat er wegen der fehlenden Versorgung der Herzkammern kaum Einfluss.

Der Einfluss des Vagus auf die Erregungsbildung und Erregungsleitung im Herzen ist **spiegelbildlich zum Sympathikus:**

- Im **Sinusknoten** nimmt unter dem Einfluss des N. vagus die Steilheit der diastolischen Depolarisationen ab, das Schwellenpotential wird damit später ausgelöst, die Frequenz der ausgelösten Aktionspotentiale sinkt ab: *negative Chronotropie.*
- Am **AV-Knoten** flacht der Vagus die Aufstrichphase des Aktionspotentials weiter ab, die Überleitungsgeschwindigkeit verlangsamt sich: *negative Dromotropie.* Im Extremfall wird das

Schwellenpotential gar nicht mehr erreicht. Die Überleitung ist vollständig blockiert: **totaler AV-Block.**

▶ Diese Wirkungen des Vagus beruhen auf einer Erhöhung der Membranleitfähigkeit für K^+-Ionen. Dadurch wird das Membranpotential in Richtung des K^+-Ruhepotentials verschoben, d.h. weiter negativiert: die Auslösung von Aktionspotentialen wird erschwert.

Insgesamt überwiegt im Vergleich zum Sympathikus der Einfluss des Vagus auf die Ruhefrequenz des Herzens. Dies zeigt sich daran, dass bei einer Blockade von Sympathikus *und* Parasympathikus, z.B. durch Ganglienblocker, mit dem Wegfall der dominierenden frequenzsenkenden Vaguswirkung eine Tachykardie auftritt. ◀

> **Merke!**
>
> **Sympathikus:** positiv chronotrop, dromotrop und inotrop
> **Parasympathikus:** negativ chronotrop und dromotrop. Kein Einfluss auf die Inotropie.

Kardiale Reflexe

Die Herzaktion unterliegt auch einer reflektorischen Steuerung, die von Sensorafferenzen aus Vorhöfen und Kammermyokard ihren Ausgang nimmt.

Diese Sensoren lassen sich in zwei Typen unterteilen:

- **A-Sensoren** sind Spannungssensoren und „feuern" bei Änderungen der *aktiven* Muskelspannung der Herzmuskulatur.
- **B-Sensoren** erfassen als Dehnungssensoren *passive* Dehnungsänderungen im Myokard.

Über diese Sensoren werden drei kardiale Reflexe vermittelt, die vom *Pressosensoren-Reflex* (Rezeptoren in Karotissinus und Aortenbogen ☞ 4.2.3) zu unterscheiden sind:

- **Vorhofdehnungsreflex**
  Bei einer Dehnung der Vorhöfe (Erregung von B-Rezeptoren) wird der Sympathikus gehemmt und der Parasympathikus aktiviert. Außerdem wird vom Vorhofmyokard das atriale natriureti-

sche Peptid (Atriopeptin, ANP) freigesetzt, das als ein vom Herzen produziertes Hormon angesehen werden kann (☞ 10.7.4). ANP fördert die Ausscheidung von Wasser und NaCl über die Nieren und reduziert somit das intravasale Volumen, das ursprünglich für die Dehnung der Vorhöfe verantwortlich war.

- **Gauer-Henry-Reflex**
  Umgekehrt nimmt bei einer verminderten Dehnung des Vorhofs die Sekretion von Adiuretin (ADH) zu. Dies führt zu einer vermehrten Wasserretention durch die Nieren (☞ 9.1.2) und zur Auffüllung eines reduzierten Intravasalvolumens.

- **Bainbridge-Reflex**
  Eine rasche Dehnung des rechten Vorhofes (z.B. durch einen Ballonkatheter) führt neben der Freisetzung von ANF in vielen Fällen auch zu einer Tachykardie. Ursache hierfür ist möglicherweise die Aktivierung von A-Sensoren. Diskutiert wird auch die direkte Dehnung des Schrittmachergewebes.

Daneben existieren auch **Chemosensoren,** die vor allem auf im Rahmen einer Ischämiereaktion des Herzens freigesetzte Substanzen reagieren (u.a. Bradykinin, Laktat, Prostaglandine).

- **Bezold-Jarisch-Reflex**
  Eine Reizung von Chemosensoren im Ventrikelmyokard (z.B. durch Ischämie) führt zu Bradykardie und Hypotonie. Dieser Reflex ist möglicherweise für die im Rahmen einer ischämischen Angina-pectoris-Attacke oft zu beobachtende Bradykardie verantwortlich.

Von diesen Chemosensoren nehmen auch subendokardial verlaufende *marklose* Schmerzafferenzen ihren Ausgang. Sie erreichen zusammen mit den sympathischen Fasern das Rückenmark. Die Information über eine Mangeldurchblutung des Herzens wird von dort in die Zentren der Schmerzwahrnehmung im ZNS weitergeleitet, wo sie als typischer **Angina-pectoris-Schmerz** empfunden wird.

3.5 Pathophysiologie   1 ?

Im Rahmen der grundlegenden Pathophysiologie des Herzens soll die veränderte Hämodynamik bei **Herzinsuffizienz** und **Klappenfehlern** kurz dargestellt werden.

Herzinsuffizienz

Bei einer Herzinsuffizienz, d. h. einem **Pumpversagen des Herzens**, sinkt das vom linken Ventrikel ausgestoßene Herzzeitvolumen. Vor dem rechten Ventrikel staut sich das venöse Blut, der zentralvenöse Druck steigt an. Steht das verminderte Herzzeitvolumen des Herzens im Vordergrund, spricht man von *Vorwärtsversagen* (Linksherzinsuffizienz), ist der erhöhte zentralvenöse Druck dominierend, von *Rückwärtsversagen* des Herzens (Rechtsherzinsuffizienz). Zumeist sind jedoch beide Komponenten an der Herzinsuffizienz beteiligt. Ein anfänglich allein bestehendes Vorwärtsversagen führt über einen Rückstau des Blutes durch den linken Vorhof in Lungenvenen und Alveolen zu einem Lungenödem. In der Folge staut sich das Blut auch in die Lungenarterie zurück, was einen erhöhten pulmonalarteriellen Druck und damit eine erhöhte Belastung des rechten Ventrikels zur Folge hat. Bei einer Überlastung des rechten Ventrikels wird auch dieser insuffizient und es stellt sich das Bild einer **global dekompensierten Rechts- und Linksherzinsuffizienz** ein (*Lungenödem + periphere Ödeme*).

Ursachen einer Herzinsuffizienz können Rhythmusstörungen (z. B. kompletter AV-Block), die koronare Herzerkrankung (KHK) oder ein diffuser Herzmuskelschaden durch Entzündungen oder toxische Reize (Kardiomyopathie) sein.

Die Pumpschwäche des Myokards kann auf drei Weisen **kompensiert** werden:

- Über einen **Anstieg der Herzgröße**, akut zunächst als eine Dilatation. Über den Frank-Starling-Mechanismus kann bei gleicher Kontraktilität ein erhöhtes Herzzeitvolumen ausgeworfen werden. Bei länger bestehender chronischer Herzinsuffizienz (z. B. im Rahmen eines Klappenfehlers) kommt es auch zu einer Hypertrophie der Herzmuskulatur.

- Die reduzierte Herzleistung kann über eine **Verstärkung der sympathischen Stimulation** mit Erhöhung von Kontraktilität und Schlagfrequenz ausgeglichen werden.

- Ein Kompensationsmechanismus ist auch die **Erhöhung der Blutspiegel von Renin und Angiotensin** (☞ 10.4.1): hierdurch wird versucht, trotz eines verminderten Schlagvolumens durch Konstriktion der peripheren Blutgefäße einen ausreichenden Blutdruck aufrechtzuerhalten. Nachteilig an diesem Kompensationsversuch ist, dass hierdurch die Wandspannung des linken Ventrikels (und damit der Sauerstoffverbrauch) mit dem Blutdruck ansteigen, worunter die Herzfunktion bei eingeschränktem Sauerstoffangebot leiden kann. Deswegen kann die Blockierung der Angiotensin-Bildung durch so genannte Angiotensin-Converting-Enzym-Hemmer (ACE-Hemmer) gerade bei schwerer Herzinsuffizienz letztlich zu einer Verbesserung der Pumpleistung führen.

Klappenfehler

Am Beispiel von **Aortenklappenstenose** (Verengung der Aortenklappe) und **Aortenklappeninsuffizienz** (mangelnde Schlussfähigkeit der Aortenklappe) sollen die hämodynamischen Auswirkungen von Klappenfehlern auf die Herzfunktion besprochen werden.

Bei der **Aortenklappenstenose** kommt es durch die Engstellung der Ausflussbahn im Bereich der stenosierten Klappe zu einer erhöhten Druckbelastung des linken Ventrikels. Dieser beantwortet eine solche Druckbelastung mit einer konzentrischen Dickenzunahme des Myokards, d. h. mit einer *konzentrischen Hypertrophie* (erhöhte Muskelmasse bei gleich bleibendem Ventrikelvolumen). Durch diese Dickenzunahme der Ventrikelwand kann ohne Steigerung der Kontraktilität vom Herzmuskel ein höherer Druck erbracht werden (nach dem Laplace-Gesetz ist der erreichbare Druck proportional der Wanddicke). Mit zunehmender Wanddicke, d. h. zunehmender Hypertrophie der Myokardfasern, wird jedoch die Blutversorgung des Myokards immer kritischer, da diese für die gewachsene Muskelmasse nicht mehr ausreichend ist. So kann es bei starker Linksherzhypertrophie im Rahmen einer Aortenstenose auch bei völlig freien Koronargefäßen zu Angina-pectoris-Anfällen als Zeichen einer relativen Minderdurchblutung kommen.

> **꩜ Klinik!**
>
> Leitsymptom der **Aortenklappenstenose** ist ein *spindelförmiges, raues systolisches Herzgeräusch*, das auch fortgeleitet über den Karotiden hörbar ist. Klinische Symptome treten erst bei höheren Stenosegraden auf: Schwindel, Synkopen, Atemnot bei Belastung, Angina pectoris und niedriger Blutdruck (Pulsus tardus et parvus, ☞ 4.2.1).

Bei der **Aortenklappeninsuffizienz** führt die schlecht schließende Aortenklappe über einen Rückfluss des vom linken Ventrikel ausgeworfenen Blutes zu einer erhöhten Volumenbelastung, die in der Systole nicht vollständig wieder ausgeworfen werden kann. Das enddiastolisch im Ventrikel verbleibende Volumen steigt an. Der linke Ventrikel beantwortet diese erhöhte Volumenbelastung mit einer *exzentrischen Hypertrophie* (erhöhte Muskelmasse + größeres Ventrikelvolumen). Auf diese Weise kann der Ventrikel bei einer gleichen prozentualen Verkürzung der Myokardfasern ein höheres Schlagvolumen auswerfen und damit die erhöhte Volumenbelastung kompensieren. Bei chronischer Volumenbelastung kann das Schlagvolumen bis auf das Dreifache des Normalwertes gesteigert werden.

3

> **꩜ Klinik!**
>
> Leitsymptom der **Aortenklappeninsuffizienz** ist die *große Blutdruckamplitude*: Pulsus celer et magnus (☞ 4.2.1, „Wasserhammerpuls").

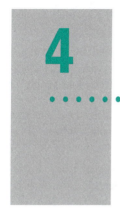

4 Blutkreislauf

C. Hick

IMPP-Hitliste

- Druckverhältnisse im Venensystem, Venenpulskurve
- Arterielle Strom-/Druck-/Volumen-Beziehungen und Pulsformen
- Blutdruckregulation: besonders Pressosensorenreflexe und Orthostase

---

Aufgabe des Blutkreislaufs ist es, Sauerstoff und Nährstoffe zu den Organen zu transportieren. Im Hinblick auf diese Funktion lässt sich das Gefäßsystem in verschiedene funktionelle Abschnitte aufteilen (☞ 4.1.1). Grundlage für das Verständnis des Kreislaufgeschehens sind Kenntnisse über die Beziehungen von Stromstärke und Gefäßwiderstand und den Einfluss von Blutviskosität und Gefäßeigenschaften auf die Organdurchblutung. Bei der Darstellung dieser physikalischen Grundlagen der Hämodynamik (☞ 4.1.2) kann – auch im Hinblick auf die Anforderungen der schriftlichen Prüfung – auf Formeln nicht ganz verzichtet werden. Es empfiehlt sich zunächst vor allem auf die Erklärungen im Text zu achten und bei einer zweiten Lektüre zu versuchen, die Zusammenhänge an den Formeln selbst nachzuvollziehen. Die Physiologie des Hochdrucksystems (☞ 4.2) beschreibt Pulsformen im arteriellen Gefäßbett (☞ 4.2.1), arterielle Blutdruckwerte und Messverfahren (☞ 4.2.2) sowie Regulationsmechanismen des

Blutdrucks (☞ 4.2.3). Die Darstellung von Hypertonie, Hypotonie und Kreislaufschock (☞ 4.2.4) geben pathophysiologische Ausblicke auf die klinische Praxis. Die Druckverhältnisse im Niederdrucksystem (☞ 4.3.1) sind zum Verständnis kardialer und venöser Erkrankungen (☞ 4.3.2) wichtig. Der Stoff- und Flüssigkeitsaustausch des über die Arterien in die Kapillaren gelangten Blutes und die bedarfsgerechte Regulation dieser kapillaren Durchblutung sind Themen der Abschnitte 4.4.1 und 4.4.2. Abschließend werden die Besonderheiten der einzelnen Organkreisläufe (☞ 4.5) sowie des fetalen und plazentaren Kreislaufs (☞ 4.6) besprochen.

4.1 Allgemeine Grundlagen

4.1.1 Funktionelle Abschnitte   5 ❓
des Gefäßsystems

Das Kreislaufsystem wird in den großen Körperkreislauf und den kleinen Lungenkreislauf eingeteilt. Der Körperkreislauf wird über den linken Ventrikel versorgt, der Lungenkreislauf über den rechten Ventrikel. Im arteriellen Schenkel des Körperkreislaufs, dem **Hochdrucksystem,** herrschen vorwiegend hohe Drücke um 100 mmHg. Im venösen Schenkel des Körperkreislaufs und im Lungenkreislauf, dem **Niederdrucksystem**, werden dagegen niedrigere Drücke von 5–25 mmHg gemessen (☞ Abb. 4.1).

Die anatomischen Abschnitte der am Kreislauf beteiligten Gefäße (Arterien, Arteriolen, Kapillaren, Venolen, Venen) können nach ihrer *Funktion* in **sechs Gefäßklassen** eingeteilt werden:

Windkesselgefäße
Zu dieser Gruppe gehören **große Arterien mit einem hohen Anteil elastischer Fasern**, wie die Aorta und die Aa. pulmonales. Die Elastizität ihrer Wandstrukturen erlaubt es ihnen, die systolische vom Herzen ausgeworfene Blutwelle abzupuffern und geglättet mit einer Reduzierung von Druck- und Strömungsspitzen an die periphere Zirkulation weiterzugeben (☞ 4.2.1).

Widerstandsgefäße
Dieser Gefäßgruppe gehören die **terminalen Arterienäste und die Arteriolen** an. Der Widerstand dieser muskelstarken Gefäße, die dem Kapillarnetz vorgeschaltet sind, reduziert den arteriellen Druck des Blutes vor dem Übertritt in das Kapillarsystem auf Werte um 35 mmHg (☞ Abb. 4.1).

Auch die postkapillären Venolen und Venen wirken als Widerstandsgefäße und bauen durch ihre Engstellung einen geringen Druck von etwa 10 mmHg auf. Das Verhältnis dieser beiden durch die prä- und postkapillären Widerstandsgefäße aufgebauten Drücke beeinflusst den hydrostatischen Druck in den zwischengeschalteten Kapillaren und damit den Übertritt von Plasmaflüssigkeit aus den Kapillaren ins Gewebe (☞ 4.4.1). Widerstandsgefäße sind durch einen hohen Strömungswiderstand bei geringer Blutfüllung (geringer Kapazität) gekennzeichnet.

Quantitativ betrachtet beträgt der Anteil der terminalen Arterien und Arteriolen am Gesamtwiderstand des Kreislaufsystems (TPR = total peripheral resistance) etwa 50 % (Anteil von Aorta und großen Arterien: ca. 20 %). Die Kapillaren beteiligen sich mit 25 %, Venolen mit 4 % und die übrigen Venen mit 3 % am Gesamtwiderstand.

▶ Der größte Strömungswiderstand tritt also im unmittelbar präkapillären Bereich der Strombahn in den terminalen Arteriolen auf.

Insgesamt beträgt der TPR bei körperlicher Ruhe etwa 20 mmHg · l⁻¹ · min. ◀

Die Durchblutungsmenge der einzelnen Organsysteme wird über die unterschiedlichen Widerstände der Organkreisläufe auf der Ebene der Widerstandsgefäße reguliert. Zusammen mit dem Herzzeitvolumen bestimmt der TPR die Höhe des Blutdrucks (☞ 4.2.2).

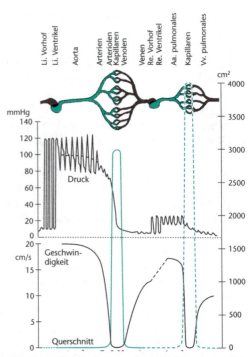

Abb 4.1: Blutdruck, Strömungsgeschwindigkeit und Gefäßquerschnitt im Körperkreislauf.

Sphinktergefäße

Sphinktergefäße sind Blutgefäße, die über einen **Verschlussmechanismus aus ringförmig angeord-neten glatten Muskelzellen** verfügen. Durch Öffnung oder Schließung von Sphinktergefäßen im terminalen Bereich der präkapillären Arteriolen wird die Zahl der durchbluteten Kapillaren, d. h. die Größe der kapillären Austauschfläche reguliert.

Austauschgefäße

In diesen Gefäßen, die morphologisch mit den Kapillaren identisch sind, vollzieht sich der **Gas- und Stoffaustausch** zwischen Blut und Gewebe durch Diffusion und Filtration. Die Austauschgefäße verfügen über keine Muskulatur, ihre Gefäßweite folgt passiv den Druckänderungen der umgebenden Gefäßstrecken (prä- und postkapilläre Widerstands- und Sphinktergefäße).

Kapazitätsgefäße

Hierunter werden die als **Blutdepot** dienenden Venen funktionell zusammengefasst. Unter Normalbedingungen können die Venen insbesondere in Leber, Splanchnikusgebiet und im subpapillären Plexus der Haut eine große Blutmenge (etwa 1 000 ml) speichern und dem Kreislauf bei Bedarf durch Kontraktion der glatten Venenmuskulatur akut zur Verfügung stellen. Charakteristisch für die Kapazitätsgefäße ist, wie der Name schon sagt, eine hohe Kapazität bei niedrigen Strömungswiderständen.

Shunt-Gefäße

Als Shunt bezeichnet man einen Kurzschluss, in diesem Fall zwischen arteriellem und venösem System. Diese „Kurzschlussgefäße" erlauben eine direkte Überleitung des Blutes aus dem arteriellen in den venösen Schenkel unter Umgehung des Kapillarbettes, was unter bestimmten Bedingungen, z. B. bei Überversorgung des Kapillarbettes oder zur Verminderung der Wärmeabgabe im Bereich der Hautkapillaren bei kalter Umgebung, physiologisch sinnvoll ist.

> **Merke!**
> Stärkster Strömungswiderstand im präkapillären Bereich (Anteil: 50 %).

Tab. 4.1: Verteilung des Blutvolumens im Gefäßbett.

Gefäßbereich	Anteil am Blut-Volumen [%]	
Herz	7	
Lungenkreislauf	9	
Körperkreislauf	84	
Arterien		13
Arteriolen und Kapillaren		7
Venen, Venolen und venöse Sinus		64

Verteilung des Blutvolumens

▶ Die unterschiedlichen Eigenschaften der verschiedenen Abschnitte des Gefäßsystems führen zu einer charakteristischen Verteilung des Blutvolumens. Die Anteile der einzelnen Strombahnabschnitte am Gesamtblutvolumen von ca. 5 Liter eines 75 kg schweren Erwachsenen zeigt Tabelle 4.1. ◀

4.1.2 Hämodynamik und Gefäßeigenschaften　　21 ?

Im folgenden Kapitel sollen die wesentlichen physikalischen Grundlagen von Blutkreislauf und Gefäßsystem besprochen werden, bevor die einzelnen Abschnitte von Hoch- und Niederdrucksystem dargestellt werden.

Stromstärke und Gefäßwiderstand

Die Stromstärke in einem geschlossenen System ist direkt proportional der treibenden Druckdifferenz und umgekehrt proportional dem Strömungswiderstand. Diese Beziehung des Ohm-Gesetzes gilt auch für den Blutkreislauf:

$$\dot{V} = \frac{\Delta P}{R} \qquad [1]$$

$\dot{V}$ = Stromstärke („Stromzeitvolumen") in ml/sek
ΔP = Druckdifferenz
R = Strömungswiderstand

Hierbei ist wichtig zu beachten, dass nicht die *absolute Höhe* des in einem Gefäß herrschenden Druckes die Stromstärke bestimmt, sondern die

Druckdifferenz zwischen Anfangs- und Endpunkt der Gefäßstrecke.

Die Stromstärke ist außerdem abhängig vom Querschnitt des Gefäßes (Q) und der Strömungsgeschwindigkeit ($\overline{v}$) des Blutes:

$$\dot{V} = Q \cdot \overline{v} \qquad [2]$$

D.h. je größer der Querschnitt des Gefäßes oder je größer die Strömungsgeschwindigkeit des Blutes, desto größer die Stromstärke. Nach dem Kontinuitätsgesetz ist nun aber in einem System verbundener Röhren, wie dem Blutgefäßsystem, die Stromstärke (als Produkt aus Strömungsgeschwindigkeit und Querschnitt) in jedem Abschnitt des Systems konstant.

▶ Dies bedeutet, dass bei einer Abnahme des Querschnitts eines Blutgefäßes die Strömungsgeschwindigkeit zwangsläufig ansteigen muss, d.h., dass in engeren Gefäßen, bei gleichem Druck, das Blut schneller fließt als in weitlumigen Gefäßen. Umgekehrt ist die Strömungsgeschwindigkeit im Kapillarsystem, wo der Gesamtquerschnitt der Blutbahn sein Maximum erreicht, maximal verlangsamt.

Der **Strömungswiderstand** (R) in einem Gefäß kann durch Umformung der Gleichung [1] erhalten werden:

$$R = \frac{\Delta P}{\dot{V}} \qquad [3] \blacktriangleleft$$

Für die Berechnung des Gesamtwiderstands in einem System aus mehreren Gefäßen gelten die beiden Kirchhoff-Gesetze:

1. Kirchhoff-Gesetz
Bei *hintereinander geschalteten Gefäßen* addieren sich deren Einzelwiderstände R_n:

$$R_{gesamt} = R_1 + R_2 [...] + R_n \qquad [4]$$

2. Kirchhoff-Gesetz
Bei *parallel geschalteten Gefäßen* ist der Gesamtwiderstand erheblich kleiner als der Widerstand des einzelnen Gefäßes, da sich nicht die Widerstände, sondern die Leitfähigkeiten (L = 1/R) addieren:

$$R_{gesamt} = L_1 + L_2 [...] + L_n \qquad [5]$$

Dies bedeutet, dass die Leitfähigkeit eines Systems parallel geschalteter Blutgefäße mit jedem weiteren parallel geschalteten Gefäß zunimmt (da jedes Gefäß, selbst das englumigste, über eine zumindest minimale Leitfähigkeit verfügt) und der Gesamtwiderstand dadurch abnimmt.

Das Hagen-Poiseuille-Gesetz
In Wirklichkeit strömt menschliches Blut nicht entsprechend den idealen Bedingungen des Ohm-Gesetzes. Das Ohm-Gesetz bedarf einer Erweiterung, bei der die besonderen Strömungseigenschaften der viskösen Blutflüssigkeit berücksichtigt werden müssen. Unter Normalbedingungen strömt Blut in einem Gefäß in Form von konzentrischen, laminaren Schichten: *laminare Strömung*. Die Schichten nahe der Gefäßwand strömen wegen des stärkeren Reibungswiderstandes mit der Wand am langsamsten (☞ Abb. 4.2a). Die höchste Strömungsgeschwindigkeit findet sich in der Gefäßmitte, im axialen Bereich. Diese Strömungsform bringt es mit sich, dass der Gefäßdurchmesser für die Strömungsgeschwindigkeit eine entscheidende Rolle spielt: Bei kleinen Gefäßen sind fast alle konzentrischen Strömungszylinder von Reibungsverlusten mit der Gefäßwand betroffen, dicklumige Gefäße bieten mehr Raum für den schnellen axialen Strom. Durch Integration der Strömungsgeschwindigkeiten aller konzentrischen Blutzylinder unter Berücksichtigung ihres Volumens erhält man das **Hagen-Poiseuille-Gesetz**, das die Abhängigkeit der Strömungsgeschwindigkeit ($\dot{V}$) von Gefäßradi-

a)

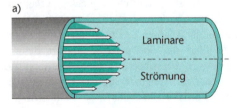

b)

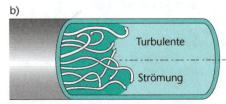

Abb 4.2: Laminare und turbulente Strömung.

us (r), Gefäßlänge (l) Druckdifferenz (ΔP) und Blutviskosität (η) widerspiegelt:

$$\dot{V} = \frac{\pi \cdot r^4}{8 \cdot \eta \cdot 1} \cdot \Delta P \qquad [6]$$

Im Vergleich zum Ohm-Gesetz (Gleichung [1]) fällt auf, dass der Faktor 1/R durch den Komplex

$$\frac{\pi \cdot r^4}{8 \cdot \eta \cdot 1}$$

ersetzt ist. Das heißt, für den Gefäßwiderstand R gilt durch einfache Umkehrung:

$$R = \frac{8 \cdot \eta \cdot 1}{\pi \cdot r^4} \qquad [7]$$

▶ Es wird deutlich, dass sich der Gefäßwiderstand (R) *umgekehrt* proportional zur 4. Potenz des Radius (r^4) verhält, d.h. mit anderen Worten: eine Zunahme des Radius um den Faktor 2 führt zu einer Abnahme des Gefäßwiderstandes R um den Faktor $2^4 = 16$. Über eine Änderung des Gefäßdurchmessers lässt sich also außerordentlich wirkungsvoll der Gefäßwiderstand und damit die Durchblutung einer Gefäßregion steuern. ◀

Die Stromstärke $\dot{V}$ [ml/min] ist nach [6] wiederum *direkt* proportional zur 4. Potenz des Gefäßradius, d.h. eine Zunahme des Gefäßradius um den Faktor 2 führt zu einer 16fach höheren Stromstärke.

▶ Andererseits führen schon geringe Einengungen des Gefäßdurchmessers zu einer spürbar reduzierten Durchblutung. Ist zum Beispiel der Gefäßradius einer 5 mm starken Arterie um nur 0,5 mm auf 4,5 mm, also auf 90 % des Ausgangsdurchmessers eingeschränkt, geht diese Reduktion nach dem Hagen-Poisseuille-Gesetz mit der 4. Potenz in die Berechnung der Stromstärke ein. Die Durchblutung beträgt in diesem Fall nur noch $0{,}9^4 = 0{,}65 = 65\%$ des Ausgangswertes. ◀

🖐 Klinik!

Durch radiologische Untersuchungen mit jodhaltigem Kontrastmittel können die **Koronargefäße des Herzens** dargestellt werden. Wird hierbei z. B. eine 90 %ige Stenose des Ramus interventricularis anterior (RIVA) der linken Herzkranzarterie gesehen, bedeutet das eine Einschränkung des Blutflusses durch die 10 % des Restlumens auf lediglich $0{,}1^4 = 0{,}01\%$ des normalen Blutflusses. Durch die Aufdehnung des Gefäßes mit einem Ballonkatheter (Koronarangioplastie) kann in vielen Fällen eine ausreichende Erweiterung der Engstelle erreicht werden.

Das Hagen-Poiseuille-Gesetz beschreibt die Strömung im Blutkreislauf ebenfalls unter gewissen Einschränkungen. Es gilt lediglich für

- starre Röhren,
- laminare Strömung,
- homogene Flüssigkeiten,
- benetzbare Gefäßwände und
- konstante Strömung.

Diese Voraussetzungen sind bei dem aus *elastischen* Röhren bestehenden menschlichen Gefäßsystem, mit *nicht immer laminarem* Strömungsverlauf von *inhomogenen* Flüssigkeiten unter rhythmisch mit dem Herzschlag *wechselnden Strömungsstärken*, nicht erfüllt. Dennoch kann das Hagen-Poiseuille-Gesetz als eine gute und klinisch ausreichende Näherung angesehen werden.

Turbulente Blutströmung
Während im Normalfall das Blut im Gefäßsystem in Form von konzentrischen unterschiedlich schnellen Blutzylindern *laminar* strömt, wie vom Hagen-Poiseuille-Gesetz vorausgesetzt, kann es unter bestimmten Bedingungen zu einer **Wirbelbildung im Blutfluss** kommen, bei der sich die Flüssigkeit nicht mehr streng parallel zur Gefäßwand, sondern auch quer zu dieser bewegt (☞ Abb. 4.2b).

▶ Zu dieser **turbulenten Strömung** kommt es vorwiegend in *großen* Gefäßen, bei *hohen Strömungsgeschwindigkeiten, hoher Massendichte* und *niedriger Viskosität* des Blutes. Zur Abschätzung der potentiellen Turbulenz einer Strömung dient die dimensionslose **Reynold-Zahl**, die alle diese Einflüsse auf die Strömung berücksichtigt: ◀

$$Re = \frac{r \cdot \overline{v} \cdot p}{\eta} \qquad [8]$$

r = Gefäßradius [m]
$\overline{v}$ = mittlere Strömungsgeschwindigkeit [m/sek]
p = Massendichte des Blutes [kg/m³]
η = Blutviskosität [Pa/sek]

Liegt die Reynold-Zahl über 200, werden einzelne lokale Turbulenzen an Gefäßabgängen beobachtet, bei Werten über 2 000 geht eine laminare Strömung vollständig in turbulente Strömung über.

▶ Die Bedeutung der turbulenten Strömung liegt darin, dass durch die entstehenden Wirbel der innere Reibungswiderstand der Blutsäule beträchtlich zunimmt. Die Stromstärke nimmt daher nicht mehr linear mit der Druckdifferenz (Ohm-Gesetz [1]), sondern lediglich noch mit der Quadratwurzel der Druckdifferenz zu, d. h. für eine Verdoppelung der Stromstärke ist eine Vervierfachung der Druckdifferenz erforderlich, was mit einer entsprechend erhöhten Pumpbelastung des Herzens einhergeht.

Unter Normalbedingungen tritt turbulente Strömung jedoch lediglich in den proximalen Abschnitten von Aorta und A. pulmonalis auf (große Lumina). ◀

> ### ᘰ Klinik!
> Bei **Absinken der Blutviskosität** (Gleichung [8]), z. B. im Rahmen einer Anämie, wird der kritische Reynold-Wert von 1 000 in praktisch allen großen Arterien und auch im Bereich der Herzklappen überschritten. Die dort entstehenden Turbulenzen können als Strömungsgeräusche über den Arterien und im Bereich des Herzens hörbar werden: *systolisches Herzgeräusch bei Anämie.*

Einfluss der Blutviskosität auf den Blutfluss

Wie aus den Betrachtungen zum Hagen-Poiseuille-Gesetz deutlich wurde, ist auch die Viskosität für das Strömungsverhalten des Blutes von Bedeutung: mit steigender Viskosität nimmt der Strömungswiderstand zu. Die Viskosität (η) ist eine temperaturabhängige Materialkonstante, die ein Maß für die innere Reibung darstellt, welche in einer laminar strömenden Flüssigkeit zwischen benachbarten strömenden Schichten auftritt. Die

Viskosität ist definiert als Quotient aus Schubspannung τ und Schergrad γ:

$$\eta = \frac{\tau}{\gamma}$$

Die *Schubspannung* ist die Kraft (F), die pro Flächeneinheit (A) nötig ist, um Flüssigkeitsschichten gegeneinander zu verschieben: F/A. Der *Schergrad* ist das Geschwindigkeitsgefälle, das sich zwischen einer ruhenden Flüssigkeitsschicht und den durch die Schubspannung in Bewegung versetzten Flüssigkeitsschichten ausbildet. Diese Viskositätsformel gilt nur für so genannte *Newtonsche Flüssigkeiten*, wie z. B. Wasser oder Plasma, deren Viskosität lediglich von der Temperatur abhängt. Blut ist jedoch eine *inhomogene Nicht-Newtonsche Flüssigkeit*, deren Viskosität bei langsamen Strömungsgeschwindigkeiten stark zunimmt.

▶ Die Viskosität wird oft in relativen Einheiten im Vergleich zu Wasser (Viskosität = 1) angegeben. Die relative Viskosität von Blut liegt bei 3–5, die von Plasma bei 1,9–2,3. Daran wird deutlich, dass die Erythrozyten für die höhere Viskosität von Blut im Vergleich zu Plasma verantwortlich sind, und dass ein Abfall der Erythrozytenzahl, z. B. bei Anämie oder im Rahmen eines therapeutischen Aderlasses, bei Ersatz des reinen Flüssigkeitsverlustes mit einer entsprechend verminderten Blutviskosität einhergehen muss. Umgekehrt führt ein Anstieg der Erythrozytenzahl (z. B. bei Wassermangel oder übermäßiger Erythrozytenbildung) zu einem Anstieg der Viskosität, die bei einem Hämatokrit von 65 den relativen Wert von 10 im Vergleich zu Wasser erreichen kann. ◀

Blutviskosität in der Mikrozirkulation
▶ Im Bereich der Mikrozirkulation verändert sich die Blutviskosität im Vergleich zu größeren Gefäßen:

Sinkt der Gefäßdurchmesser unter 1 mm, so nimmt die Blutviskosität um etwa 50 % ab: **Fåhraeus-Lindqvist-Effekt**. Dieser Effekt beruht auf der schlangenförmigen Anordnung der Erythrozyten in der Gefäßmitte, die durch den geringen Gefäßdurchmesser erzwungen wird. Auf diese Weise gleitet ein Erythrozytenzylinder in einem Plasmamantel, wodurch die internen Reibungswiderstände der Erythrozyten untereinander wegfallen, was die verminderte Viskosität erklärt.

Unter normalen Bedingungen wird der Fåhraeus-Lindqvist-Effekt im Kapillarbett aber mehr als ausgeglichen durch den starken Anstieg der Blutviskosität bei Verlangsamung der Strömungsgeschwindigkeit. Da die Strömungsgeschwindigkeit insbesondere in kleinen Gefäßen sehr langsam ist (oft unter 1 mm pro Sekunde, ☞ Abb. 4.1), kommt es dort zu einer reversiblen Zusammenlagerung der strömenden Erythrozyten (Rouleaux- oder *Geldrollenphänomen*), welche die erhöhte Viskosität bei langsamer Strömungsgeschwindigkeit verursacht. ◄

Gefäßeigenschaften des Kreislaufsystems

Transmuraler Druck, Laplace-Gesetz und Compliance

Die Gefäße des Kreislaufsystems sind durch die Pumpleistung des Herzens Druckbelastungen ausgesetzt, auf die sie je nach Elastizität ihrer Wandstrukturen unterschiedlich reagieren können.

► Ist der Blutdruck im Inneren des Gefäßes (p_i) größer als der Umgebungsdruck des Gewebes (p_a), wird das Gefäß gedehnt. Die Druckdifferenz zwischen innen und außen ($p_i - p_a$) wird als der **transmurale Druck** (P_{tm}) bezeichnet. Je höher der transmurale Druck, desto stärker wird das Gefäß geweitet.

Der transmurale Druck (P_{tm}) erzeugt so im Gefäß eine tangentiale Wandspannung (σ_t), die umso geringer ausfällt, je kleiner der Innenradius des Gefäßes (r_i) oder je dicker die Gefäßwand (h) ist. Diese Beziehung wird durch das **Laplace-Gesetz** beschrieben:

$$\sigma_t = P_t \frac{r_i}{h} \qquad [9]$$

So wird verständlich, dass auch kleine Gefäße dem Blutdruck widerstehen können, ohne dass die tangentiale Wandspannung das Gefäß zerreißt, da der geringe Gefäßdurchmesser und die im Verhältnis dazu relativ dicke Gefäßwand die durch den transmuralen Druck erzeugte Wandspannung niedrig halten. ◄

Auf die Druckbelastung des Blutdrucks reagieren Arterien und Venen unterschiedlich. Aufgrund ihrer muskulären, weniger elastischen Wandstruktur sind Arterien durch den gleichen Druck etwa 6 – 10 mal weniger dehnbar als Venen. Als Maß für die Dehnbarkeit (C = **Compliance**) eines Gefäßes gilt die durch eine Drucksteigerung ausgelöste Volumenzunahme:

$$C = \frac{\Delta V}{\Delta P} \qquad [10]$$

► Je größer also die Volumenzunahme (ΔV) und je kleiner die dafür erforderliche Druckerhöhung (ΔP), desto höher ist die Volumendehnbarkeit, d.h. die Compliance des betreffenden Gefäßabschnittes. Die *Volumendehnbarkeit* des Venensystems (= kapazitives System) ist 200-mal größer als die des arteriellen Systems. *Rechenbeispiel*: Werden 500 ml Flüssigkeit infundiert, erhält das arterielle System hiervon – gleiche Druckänderung ΔP in beiden Systemen vorausgesetzt – nur den 200. Teil, d.h. in diesem Fall 2,5 ml.

Der Kehrwert der Compliance ist der **Volumenelastizitätskoeffizient E'** ($\Delta P/\Delta V$). Der Volumenelastizitätskoeffizient ist folglich im venösen System erheblich *kleiner* als im arteriellen System. ◄

Volumen-Druck-Kurven

Die in Gleichung [10] wiedergegebene Compliance-Beziehung zwischen Volumen und Druckänderung im Gefäßsystem lässt sich grafisch in Form von Volumen-Druck-Kurven darstellen.

Aus Abbildung 4.3 wird deutlich, dass **im arteriellen System** eine *steile Volumen-Druck-Beziehung* besteht: geringe Volumenänderungen sind von großen Druckänderungen gefolgt, d.h. die Compliance ist niedrig. Bei einem arteriellen Blutvolumen von beispielsweise 750 ml ist der Blutdruck mit 100 mmHg noch normal, bei 500 ml fällt er bereits auf 0 mmHg ab. Umgekehrt **im venösen System**: die Druck-Volumen-Beziehung verläuft *flach*. Selbst große Volumenzunahmen führen nur zu einem geringen Anstieg des venösen Drucks, die Compliance ist hoch. Eine sympathische Stimulation mit nachfolgender Kontraktion der arteriellen Gefäßwände verschiebt die Volumen-Druck-Beziehung im arteriellen System

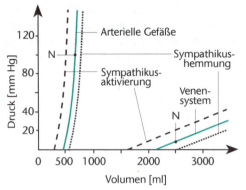

Abb. 4.3: Volumen-Druck-Kurven im arteriellen und im venösen Gefäßsystem. Die gestrichelten Kurven verdeutlichen den Einfluss von sympathischer Stimulation oder Hemmung. Punkt N markiert das normale Blutvolumen in arteriellem und venösem System.

nach links. Der gleiche Blutdruck kann bereits mit einem geringeren Blutvolumen aufgebaut werden, wichtig z.B. bei akutem Blutverlust. Im venösen System führt die Sympathikus-induzierte Vasokonstriktion ebenfalls zu einer Linksverschiebung der Volumen-Druck-Kurve: bei gleich bleibendem venösen Druck wird im venösen System gespeichertes Blutvolumen an die Zirkulation abgegeben.

Stress-Relaxation („delayed compliance")
Mit diesen beiden Begriffen wird das in Abbildung 4.4 wiedergegebene Phänomen beschrieben: Nach Injektion eines zusätzlichen Blutvolumens in ein

abgeschlossenes venöses Gefäß reagiert dieses zunächst mit einer dem Volumenzuwachs entsprechenden sofortigen Drucksteigerung. Im weiteren Zeitverlauf passen sich die Actin- und Myosin-Filamente der glatten Venenmuskulatur der zusätzlichen Dehnung an und reduzieren durch ein allmähliches Auseinandergleiten die Wandspannung und damit den Druck im Gefäß. Diese hier an einem venösen Blutgefäß beobachtete und als Stress-Relaxation oder „delayed compliance" bezeichnete gleitende Anpassungsfähigkeit ist ein generelles Charakteristikum glatter Muskelfasern (☞ 13.2.3).

Druck-Stromstärke-Kurven
▶ Die elastische Dehnbarkeit der Gefäßwände führt dazu, dass bei einer Druckerhöhung im Gefäßsystem auch der Gefäßdurchmesser zunimmt. Dadurch steigt die Stromstärke bei einer Druckerhöhung erheblich stärker an, als nach dem für starre Röhren geltenden Hagen-Poiseuille-Gesetz (Gleichung [6]) allein zu erwarten wäre, das eine *lineare* Beziehung zwischen Druckerhöhung und Stromstärke beschreibt. Setzen die Blutgefäße einer Lumenaufweitung durch eine Blutdruckzunahme rein passiv keinen Widerstand entgegen, resultiert die am Beispiel der Lungengefäße wiedergegebene Kurve a in Abbildung 4.5.

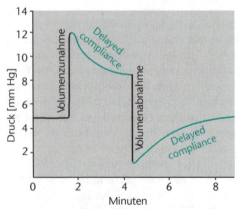

Abb. 4.4: „Stress-Relaxation" in einem venösen Blutgefäß. Effekte von plötzlicher Volumenzunahme und Volumenabnahme auf den Druckverlauf im Gefäßbett.

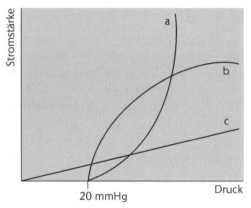

Abb. 4.5: Druck-Stromstärke-Beziehung verschiedener Gefäßtypen.
a) Rein druckpassives Gefäßverhalten: z.B. Lungengefäße.
b) Aktive Gegenregulation des Gefäßes aufgrund des Bayliss-Effektes: z.B. Niere, Hirngefäße.
c) Idealisierte Druck-Stromstärke-Beziehungen in einem starren Rohr (Hagen-Poiseuille-Gesetz).

In manchen Gefäßregionen ist jedoch eine solche passive, der Blutdruckzunahme folgende Steigerung der Stromstärke nicht wünschenswert. So sind beispielsweise die Nieren oder das Gehirn auf eine von Blutdruckschwankungen möglichst unabhängige Durchblutung angewiesen. Dies wird durch eine Autoregulation der betreffenden Gefäßabschnitte erreicht. So reagiert die glatte Muskulatur von Nieren- und Hirnarterien auf Druckerhöhung mit einer reflektorischen Kontraktion und wirkt so der druckpassiven Lumenvergrößerung entgegen: **Bayliss-Effekt**. Je größer der Druckanstieg, desto stärker die Kontraktion der Gefäßmuskulatur. Auf diese Weise bleibt in einem bestimmten Druckbereich (zwischen etwa 120 und 200 mmHg) die Stromstärke im Gefäß relativ konstant (☞ Abb. 4.5, Kurve b). Dieses autoregulative Verhalten der glatten Gefäßmuskulatur auf der Grundlage eines autonomen, „basalen" Gefäßtonus ist von der vegetativen Innervation unabhängig und bleibt auch nach Durchtrennung der entsprechenden vasomotorischen Nerven erhalten. Erst durch die Gabe von Papaverin (im Rahmen physiologischer Untersuchungen) wird durch Lähmung der glatten Gefäßmuskulatur auch dieser basale Gefäßtonus und mit ihm die Autoregulation der Blutgefäße aufgehoben. ◀

⚡ Merke!

Bayliss-Effekt:
Druckanstieg → Gefäßkontraktion
(Blutdruck-Autoregulation)

Aus Abbildung 4.5 wird auch deutlich, dass die Druck-Stromstärke-Beziehungen von druckpassiven und autoregulativen Gefäßen Sonderfälle des Verhaltens eines starren Rohres (☞ Abb. 4.5c) sind, die sich als Parabelkurven beschreiben lassen. Bei druckpassiven Gefäßen ist der Druckdifferenz ΔP aus der Hagen-Poiseuille-Gleichung ein Exponent größer 1 hinzuzufügen (nach links offene Parabel, ☞ Abb. 4.5a), während der Exponent der Druckdifferenz bei autoregulativen Gefäßen kleiner 1 ist (nach rechts offene Parabel, ☞ Abb. 4.5b).

▶ Wie in Abbildung 4.5 ebenfalls zu sehen ist, verlaufen die Druck-Stromstärke-Kurven nicht durch den Nullpunkt; vielmehr geht bereits bei etwa 20 mmHg der Blutfluss auf Null zurück (**kritischer Verschlussdruck**). Ursache hierfür ist ein Kollaps der Arteriolen, der dann eintritt, wenn der Blutdruck im Gefäßinnern kleiner wird als der Umgebungsdruck des Gewebes. ◀

4.2 Hochdrucksystem

Das Hochdrucksystem besteht aus dem **arteriellen Schenkel des Körperkreislaufs**. Die Arterien der *Lunge* sind einem geringeren Druck ausgesetzt und werden deshalb, wie die Venen, dem Niederdrucksystem zugeordnet.

▶ Der Strömungswiderstand im Hochdrucksystem liegt etwa 10-mal höher als im Niederdrucksystem. ◀

4.2.1 Charakteristika des arteriellen Gefäßbettes   17 ?

Strompuls und Druckpuls

Der rhythmische Auswurf von Blut durch den linken Ventrikel in der Austreibungsphase führt zu zwei Pulsphänomenen im Gefäßbett: dem Strompuls, der den zeitlichen Verlauf der Blut*strömung* wiedergibt, und dem Druckpuls, der durch die entsprechenden rhythmischen Veränderungen des Blut*drucks* hervorgerufen wird.

Strompuls
Der Strompuls ist durch einen raschen, steilen Anstieg mit einer kurzen Phase negativen Rückflusses in den linken Ventrikel (vor Schluss der Aortenklappen) gekennzeichnet. Die Spitzengeschwindigkeit des Blutflusses in der herznahen Aorta liegt über 100 cm/sek, sodass dort aufgrund der hohen Strömungsgeschwindigkeit die Reynolds-Zahl überschritten wird und eine turbulente Blutströmung entsteht.

▶ In Richtung Peripherie nimmt die Strömungsgeschwindigkeit (und damit die Amplitude des Strompulses) immer weiter ab, im Bereich der Kapillaren liegt sie bei 0,03 cm/sek.

Druckpuls

Während der Strompuls also in Richtung Peripherie stark abnimmt, steigt der Druckpuls mit zunehmender Entfernung vom Herzen an. In der Aorta tritt das Maximum des Druckpulses aufgrund der Massenträgheit des Blutes später auf als das Maximum des Strompulses. Die Amplitude des Druckpulses fällt langsamer als die des Strompulses ab.

▶ In herznahen Gefäßen (Aorta, A. carotis) verursacht der plötzliche Schluss der Aortenklappe endsystolisch einen zusätzlichen kurzen, scharfen Druckabfall, der in der Druckpuls-Kurve als so genannte **Inzisur** sichtbar ist. Diese Inzisur ist in herzfernen Gefäßen (z.B. der A. femoralis) aufgrund der elastischen Dämpfungen des Gefäßbettes nicht mehr nachweisbar. ◀

Dafür treten im peripheren Gefäßbett, insbesondere im Bereich der präkapillären Sphinkteren durch den rasch ansteigenden Gefäßwiderstand Reflexionen der Blutdruckwelle auf, die zu einer Überlagerung mit der orthograden Blutdruckwelle und dadurch zu einer *Überhöhung der Blutdruckwelle in den peripheren Gefäßen* führen. Diese reflektierten Blutdruckwellen werden unter starker Dämpfung von den Aortenklappen erneut reflektiert und sind für eine zweite, schwache, auf die systolische Druckpulswelle folgende, **dikrote Welle** in den peripheren Gefäßen verantwortlich (☞ Abb. 4.6). Der Druckpuls sinkt im Gegensatz zum Strompuls (der sogar negative Werte erreicht) nicht auf Null ab. Ursache hierfür sind die *Gleichrichterwirkung der Aortenklappen*, die *elastischen Eigenschaften des Gefäßbettes* sowie der *periphere Widerstand*. ◀

> **⚙ Merke!**
>
> **Strompuls:** nimmt zur Peripherie hin ab.
> **Druckpuls:** nimmt zur Peripherie hin zu.

Pulswellengeschwindigkeit, Volumenelastizitätsmodul und Pulskurve

▶ Die **Pulswellengeschwindigkeit (PWG)** ist als die *Ausbreitungsgeschwindigkeit der Pulswelle* definiert. Sie ist erheblich größer als die in der Strompulskurve (☞ Abb. 4.6) aufgetragene *Strömungsgeschwindigkeit* des Blutes.

Die Pulswellengeschwindigkeit ist umso größer, je starrer oder je dicker die Gefäßwand und je kleiner die Gefäßradius ist. In der Aorta beträgt die PWG zwischen 4–6 m/sek (zum Vergleich: Strömungsgeschwindigkeit in der Aorta: 1 m/sek). In dünnlumigeren Gefäßen, z.B. in der A. radialis, ist die PWG höher und liegt zwischen 8 und 12 m/sek. Die PWG nimmt mit höherem Alter (starrere Gefäßwände aufgrund von Arteriosklerose) und mit zunehmendem Blutdruck zu.

Über die Pulswellengeschwindigkeit können also Informationen zur Elastizität des Gefäßbettes gewonnen werden. Hohe Pulswellengeschwindigkeiten stehen dabei für eine geringe Gefäßelastizität. Diese Gefäßelastizität wird durch das so genannte **Volumenelastizitätsmodul K** beschrieben, in das neben der Pulswellengeschwindigkeit (c) noch die Massendichte (p) der Flüssigkeit [g/ml] eingeht:

$$K = p \ [\text{g/ml}] \cdot c^2 \ [\text{m/sek}] \qquad\qquad [11]$$

Beträgt beispielsweise die Blutdichte 1 g/ml und die Pulswellengeschwindigkeit in der Aorta 7 m/sek, errechnet sich ein Volumenelastizitätsmodul K von:

$$K = \frac{1\,000 \ \text{kg}}{\text{m}^3} \cdot \left(7\,\frac{\text{m}}{\text{sek}}\right)^2 = 49\,000\,\frac{\text{kg}}{\text{m} \cdot \text{sek}^2}$$

$$= 49\,000 \ \text{Pascal} \ (= 369 \ \text{mmHg}) \ ◀$$

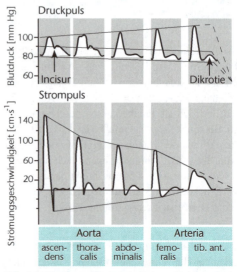

Abb. 4.6: Druck- und Strompuls in Aorta und Beinarterien.

> **⚡ Merke!**
>
> **Anstieg der Pulswellengeschwindigkeit (PWG) bei:**
> - dünnlumigen Gefäßen,
> - wandstarken Gefäßen,
> - sklerotischen Gefäßen (Alter),
> - zunehmendem Blutdruck.

Über die Erfassung von Druckänderungen (**Sphygmogramm**) oder von Volumenänderungen (**Plethysmogramm**) kann eine **Druckpulskurve** aufgezeichnet werden, deren Form wichtige Hinweise auf das *Schlagvolumen* des Herzens, die *Elastizität der Gefäße* und die *Höhe des peripheren Widerstands* gibt. Bei arteriosklerotisch veränderten Gefäßen oder bei Aortenklappeninsuffizienz (hohes Schlagvolumen) sind das systolische Druckmaximum und die Geschwindigkeit des systolischen Druckanstiegs in der Pulskurve deutlich erhöht. Bei niedrigen Schlagvolumina (z. B. durch Herzinsuffizienz oder Aortenklappenstenose) sind das erreichbare Druckmaximum und die Druckanstiegsgeschwindigkeit stark erniedrigt.

Diese Veränderungen der Pulswelle lassen sich (bei großer Erfahrung) qualitativ bei der klinischen Palpation des Radialispulses wahrnehmen. So steht die gefühlte „Größe" des Pulses (**Pulsus magnus** oder **Pulsus parvus**) für ein erhöhtes oder erniedrigtes Schlagvolumen, die „Steilheit" des Pulses (**Pulsus celer** oder **Pulsus tardus**) für die Geschwindigkeit des Druckanstiegs bzw. Druckabfalls.

Eine Aorteninsuffizienz wäre demnach typischerweise durch einen Pulsus magnus (hohes Schlagvolumen) et celer (rasche Druckanstiegsgeschwindigkeit) gekennzeichnet. Palpatorisch einfacher differenzierbar ist die Pulsfrequenz (**Pulsus frequens** oder **Pulsus rarus**) und der Pulsrhythmus (**Pulsus regularis** oder **irregularis**). Ein Pulsus irregularis kann Ausdruck einer respiratorischen Arrhythmie sein, d. h. der physiologischen Zunahme der Herzfrequenz bei Inspiration (erhöhter Blutrückfluss zum Herzen); er kann aber auch auf Rhythmusstörungen des Herzens (Extrasystolen) hinweisen.

Windkesselfunktion der Aorta

▶ Die großen elastischen Gefäße, insbesondere die Aorta, glätten den vom Herzen diskontinuier-

lich in der Systole geförderten Blutstrom zu einem gleichmäßigeren, kontinuierlich in Systole und Diastole fließenden Strom. Die elastischen Gefäßwände der Aorta dehnen sich unter dem systolisch von der linken Kammer ausgeworfenen Blutvolumen und wandeln dadurch die kinetische Energie der bewegten Blutsäule in potentielle Energie ihrer elastischen Wandstrukturen um. Fällt nun der Druck in der Systole allmählich ab, wird durch Entspannung dieser elastischen Strukturen das im Druckmaximum gespeicherte Blutvolumen wieder in die Zirkulation abgegeben und die gespeicherte potentielle Energie in kinetische Energie zurückverwandelt. Der Verlauf der Druckkurve wird durch diesen so genannten **Windkesseleffekt** der Aorta geglättet. Vorteil dieser gleichmäßigeren Blutströmung ist eine *reduzierte Herzarbeit*, da auch in der Diastole die Blutsäule im Gefäßsystem kontinuierlich in Richtung Peripherie in Bewegung bleibt, sodass das Herz nicht mit jeder Systole die Blutsäule aus dem Stillstand heraus beschleunigen muss. Je geringer die Elastizität der Aorta, desto geringer die Speicherungsmöglichkeit der Aortenwand für die systolischen Druckspitzen und desto geringer der Windkesseleffekt. Da die Elastizität der Aorta, d. h. ihre Dehnbarkeit (Compliance), mit dem Alter abnimmt, kann der Windkesselef-

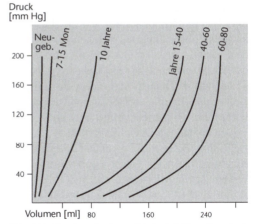

Abb. 4.7: Abnahme der Aortendehnbarkeit (Compliance) mit zunehmendem Alter. Die Druck-Volumen-Diagramme der verschiedenen Altersstufen zeigen, dass im Alter zwischen 15 und 40 Jahren die Dehnbarkeit der Aorta, d. h. die Größe einer Volumenänderung bei identischer Druckänderung maximal ist (optimale Windkesselfunktion). Mit zunehmendem Alter nimmt die Dehnbarkeit ab, die Windkesselfunktion verschlechtert sich.

fekt zunehmend weniger wirksam werden; die vom Herzen zu erbringende Pumpleistung nimmt auf diese Weise mit dem Alter zu (☞ Abb. 4.7). ◄

4.2.2 Systemarterieller Druck 9 ?

Systolischer, diastolischer und mittlerer Blutdruck

In der Klinik sind zwei Kennwerte der Druckpulskurve besonders wichtig: Der **systolische Blutdruck** bezeichnet das systolische Maximum der Druckpulskurve, der **diastolische Blutdruck** das entsprechende diastolische Minimum. Die Druckdifferenz zwischen systolischem und diastolischem Blutdruck ist die **Blutdruckamplitude**. Der systolische Blutdruck liegt bei Gesunden *unter 140 mmHg*, der diastolische *unter 90 mmHg* (Normotonie). Der **mittlere arterielle Blutdruck** ist der über den zeitlichen Verlauf von Systole und Diastole gemittelte arterielle Blutdruck. Da die Diastole mit niedrigeren Blutdruckwerten länger als die Systole dauert, ist er *nicht* der einfache Mittelwert von systolischem und diastolischem Blutdruck; vielmehr liegt er näher in Richtung des diastolischen Druckwertes.

► In zentralen Arterien ergibt sich der mittlere arterielle Druck näherungsweise aus dem diastolischen Blutdruck plus der halben Blutdruckamplitude. Bei peripheren Gefäßen entspricht er dem diastolischen Blutdruck plus einem Drittel der Blutdruckamplitude. Bei einem systolischen Druck von 120 mmHg und einem diastolischen Druck von 80 mmHg ergäbe sich so in den zentralen Gefäßen ein arterieller Mitteldruck von 80 + 0,5 x 40 = 100 mmHg. Durch die Reflexion der Pulswelle in der Peripherie (s. o.) nimmt der systolische Blutdruck (auch im Liegen!) mit zunehmender Entfernung vom Herzen zu und liegt z. B. in der A. dorsalis pedis um 40 mmHg über dem systolischen Druck in der Aorta ascendens. Parallel hierzu nehmen allerdings der diastolische Blutdruck und der mittlere Blutdruck in Richtung Peripherie ab, sodass periphere Gefäße durch eine höhere Blutdruckamplitude gekennzeichnet sind. Hinter den als „Druckreduzierer" anzusehenden terminalen Arteriolen fällt der Blutdruck auf einer kurzen Strecke dann auf etwa 30 – 35 mmHg ab, der Blutfluss wird zunehmend kontinuierlicher. Die Unterschiede zwischen systolischen und diastolischen Drücken sind im Bereich der nachfolgenden terminalen Zirkulation aufgehoben. ◄

> **💡 Merke!**
> Je peripherer die Arterien, desto höher sind systolischer Blutdruck und Blutdruckamplitude.

Blutdruckrhythmik

► Die Blutdruckwerte unterliegen regelmäßigen Schwankungen. Während die Druckpulswellen selbst, mit ihrer Abfolge von Systole und Diastole als **Blutdruckschwankungen I. Ordnung** angesehen werden, kommt es durch die Atmung zu **Blutdruckschwankungen II. Ordnung**: Während der Inspiration dehnen sich mit dem Brustkorb auch die Gefäße der Lunge. Dadurch sinkt inspiratorisch der Zufluss aus den Lungenvenen zum *linken* Herzen, das auf den geringeren Zufluss mit einer Verminderung des Schlagvolumens (über den Frank-Starling-Mechanismus) reagiert. Ein niedrigeres Schlagvolumen führt aber auch zu einem niedrigeren Blutdruck. Die Blutdruckschwankungen II. Ordnung sind demnach durch einen *geringeren inspiratorischen* und einen *höheren exspiratorischen Blutdruck* gekennzeichnet. ◄

Blutdruckschwankungen III. Ordnung, die so genannten *Mayer-Wellen*, entstehen durch Schwankungen des peripheren Gefäßtonus. Sie haben eine Periodik von etwa 10 Sekunden.

Daneben folgt der Blutdruck einer **endogenen zirkadianen Rhythmik**, die sich durch eine 24-Stunden-Blutdruckmessung erfassen lässt. Maximalwerte werden um 15 Uhr, Minimalwerte um 3 Uhr gemessen.

Blutdruckmessung

Die Höhe des Blutdrucks kann auf *direktem* oder auf *indirektem* Wege bestimmt werden. Die in der Intensivmedizin oft angewandte **direkte, blutige Blutdruckmessung** erlaubt eine kontinuierliche Überwachung des Verlaufs der Blutdruckkurve über eine z. B. in die A. radialis eingebrachte Kanüle, die mit einem Membranmanometer verbunden ist.

▶ Unblutig kann der Blutdruck mit der **indirekten Methode nach Riva-Rocci** gemessen werden. Hierbei wird eine mit einem Manometer verbundene Gummimanschette am Oberarm des Patienten angebracht und mittels einer Handpumpe auf einen Druck aufgeblasen, der sicher über dem zu erwartenden arteriellen Blutdruck des Patienten liegt. Mit einem in der Ellenbeuge über der A. brachialis aufgesetzten Stethoskop sind dann zunächst keine Pulstöne mehr auskultierbar. Senkt man den Manschettendruck langsam ab, werden beim Erreichen des systolischen Blutdrucks in der Ellenbeuge mit jedem Pulsschlag die so gannten **Korotkov-Geräusche** hörbar. Diese pulssynchronen Geräuschphänomene beruhen vermutlich auf systolischen Turbulenzphänomenen in der unvollständig verschlossenen A. brachialis. Bei weiterer Senkung des Manschettendrucks können die Korotkov-Geräusche vorübergehend leiser werden (**auskultatorische Lücke**), bevor sie wieder die ursprüngliche Lautstärke erreichen. Erst wenn der Manschettendruck dem *diastolischen Blutdruck* entspricht, sind die Korotkov-Geräusche nur noch sehr gedämpft wahrnehmbar und verschwinden dann rasch und endgültig. Die Korotkov-Geräusche treten also auf, wenn der Manschettendruck den systolischen Blutdruck unterschreitet, sie verschwinden, wenn der diastolische Blutdruck erreicht wird. Neben dieser auskultatorischen Blutdruckmessung kann mit der Blutdruckmanschette der *systolische* Blutdruck auch durch bloße Palpation des Radialispulses bestimmt werden. Der systolische Blutdruck entspricht dann dem Manschettendruck, bei dem der Radialispuls gerade eben wieder tastbar wird.

Bei der indirekten Blutdruckmessung nach Riva-Rocci ist zu beachten, dass die Manschette in Herzhöhe gelegen sein muss, damit eine hydrostatische Beeinflussung der Messergebnisse ausgeschlossen ist. Außerdem ist für jeden Armumfang eine passende Manschette zu verwenden, deren Breite die Hälfte des Armumfangs betragen sollte. Zu schmale Manschetten erfordern zur Kompression der Arterien relativ zu hohe Manschettendrucke, der Blutdruck wird deshalb zu hoch bestimmt. Zu breite Manschetten ergeben zu niedrige Blutdruckwerte. ◀

4.2.3 Blutdruckregulation 22 ❓

Der Blutdruck hängt von der Höhe des *totalen peripheren Widerstandes* und vom *Herzzeitvolumen* ab. Über eine Veränderung dieser beiden Parameter steuern die Kreislaufzentren in der Medulla oblongata die Regelgröße des arteriellen Blutdrucks. Abnahmen des totalen peripheren Widerstandes und des Herzzeitvolumens gehen mit einer Blutdrucksenkung, entsprechende Zunahmen mit einer Steigerung des Blutdrucks einher. Die Anpassung des Blutdrucks an die Anforderungen des Organismus vollzieht sich über *kurzfristige, mittelfristige* und *langfristige* Regulationsmechanismen.

Kurzfristige Regulationsmechanismen

Die kurzfristigen Mechanismen zur Blutdruckregulation wirken **innerhalb von Sekunden**. Im Einzelnen lassen sich folgende nervale und hormonale Mechanismen abgrenzen:

- Pressosensorenreflex.
- Reflexe kardialer Dehnungssensoren.
- Chemosensorenreflexe.
- Ischämie-Reaktion des ZNS.
- Adrenalin- und Noradrenalin-Wirkungen.

Pressosensorenreflex
Dehnungssensoren im Aortenbogen und in der A. carotis (Karotissinus) melden den arteriellen Blutdruck an die Kreislaufzentren in Medulla oblongata und Rhombenzephalon. Die afferenten Impulse laufen dabei über den N. vagus (vom Aortenbogen) und über den N. glossopharyngeus (vom Karotissinus, ☞ Abb. 4.8).

▶ Die Kreislaufzentren reagieren auf eine Blutdrucksteigerung mit einer **Hemmung des Sympathikus** und einer **Aktivierung des Parasympathikus**. Im Gefäßbett erfolgt eine Abnahme des totalen peripheren Widerstandes durch Weitung der arteriellen Widerstandsgefäße und eine Kapazitätszunahme des venösen Systems, wodurch weniger Blut zum Herzen zurückfließt (der zentrale Venendruck sinkt) und damit das *Schlagvolumen des Herzens reduziert* wird. Diese beiden Veränderungen führen zusammen mit einer Abnahme von Herzfrequenz und Kontraktionskraft des Herzmuskels zu einer Senkung des arteriellen Blut-

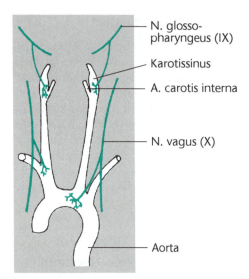

Abb. 4.8: Die pressosensorischen Areale in Karotissinus und Aortenbogen.

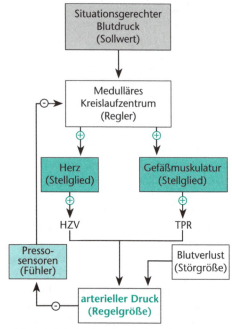

Abb. 4.9: Blutdruckregulation über den Pressosensoren-reflex.
HZV = Herzzeitvolumen
TPR = Peripherer Gesamtwiderstand

drucks. Die hemmenden Einflüsse der arteriellen Pressosensoren sind bereits bei normalen Blut-druckwerten wirksam, sodass ihnen auch in physio-logischen Druckbereichen eine Rolle als „Blut-druckzügler" zufällt.

Die Pressosensoren reagieren nicht nur auf die Höhe des Blutdrucks, sondern auch auf die Ge-schwindigkeit des Druckanstiegs (= Differential-quotient des Druckes nach der Zeit), sind also **Pro-portional-Differential-Fühler** (☞ 12.5.1). Ihre Im-pulsrate wird deshalb nicht nur vom mittleren ar-teriellen Blutdruck, sondern auch von der arteriel-len Blutdruck*amplitude* und der Herzfrequenz be-einflusst. Für die langfristige Blutdruckregulation spielen Pressosensoren allerdings keine Rolle, da sie sich innerhalb von 1–2 Tagen an praktisch je-des Blutdruckniveau adaptieren. Verbleibt der Blutdruck also längere Zeit auf unphysiologisch hohem Niveau, nehmen die zunächst starken blut-drucksenkenden Impulse der Pressosensoren im Verlauf mehr und mehr ab, bis sie nach einigen Tagen wieder ihr Normalniveau erreicht haben und jetzt der Aufrechterhaltung des neuen, höhe-ren Blutdruckwertes bei *akuten* Blutdruckschwan-kungen dienen.

Der Pressosensorenreflex lässt sich auch in der Sprache der Regeltechniker beschreiben. Die Pres-

sosensoren sind hierbei die Fühler, der arterielle Druck ist die Regelgröße, die über eine Beeinflus-sung von peripherem Widerstand und Herzzeitvo-lumen (als Stellgrößen) geregelt wird (☞ Abb. 4.9, ☞ 1.7). ◄

> **Merke!**
>
> **Aktivierung der Pressosensoren:**
> • Hemmung des Sympathikus
> • Aktivierung des Parasympathikus

Reflexe kardialer Dehnungs- und Spannungs-sensoren

Auch in den Vorhöfen und Kammern des Herzens finden sich Spannungssensoren (A-Sensoren) und Dehnungssensoren (B-Sensoren). Die von ihnen ausgehenden Reflexbögen (**Vorhofdehnungsreflex, Gauer-Henry-Reflex, Bainbridge-Reflex**) sind im Einzelnen in Kapitel 3.4.2 (Herznerven) be-sprochen.

▶ B-Sensoren reagieren, ähnlich wie der Presso-sensoren-Reflex von Aortenbogen und Karotissinus, auf eine Blutdrucksteigerung mit Hemmung von sympathischen und Erregung von parasympathischen Zentren, und wirken auf diese Weise blutdrucksenkend. Die Aktivierung von A-Sensoren hat den umgekehrten Effekt. ◄

Chemosensorenreflexe

Den Drucksensoren benachbart finden sich im **Glomus aorticum** und im **Glomus caroticum** auch Chemosensoren, die *Veränderungen des O_2-Partialdrucks* und *Zunahmen des CO_2-Partialdrucks oder der H^+-Konzentration* an Atem- aber auch an Kreislaufzentren der Medulla oblongata melden. Fällt der O_2-Partialdruck in diesen stark vaskularisierten Glomus-Organen unter einen kritischen Wert ab oder steigen CO_2-Partialdruck bzw. H^+-Ionen-Konzentration an, lösen die Chemosensoren als Antwort auf diese Minderversorgung über die Kreislaufzentren der Medulla oblongata eine Blutdrucksteigerung aus. Da eine solche Minderversorgung im Allgemeinen erst bei Blutdruckabfällen unter 80 mmHg auftritt, sind die Chemosensoren der Glomus-Organe vor allem für die kurzfristige Blutdruckregulation in *niedrigen Blutdruckbereichen* wichtig. Wichtiger als die *Blutdruck*steigerung durch Glomus aorticum und caroticum ist aber im physiologischen Bereich die Stimulation der *Atmung* (☞ Kap. 5.7.1).

Ischämie-Reaktion des ZNS

Unter normalen Bedingungen wird der Blutdruck vorwiegend über die peripheren Druck- und Chemosensoren reguliert. Leiden **die Neurone der Kreislaufzentren in Medulla oblongata und Rhombenzephalon** jedoch selbst direkt unter Ischämie, d.h. unter unzureichender Durchblutung, aktivieren diese Neurone unmittelbar den Sympathikus und führen zu einer starken Erhöhung des Blutdrucks. Hauptreiz für diese direkte **Ischämie-Reaktion** des ZNS ist ein Anstieg der lokalen CO_2-Konzentration im Bereich der Kreislaufzentren. Die Ischämie-Reaktion des ZNS ist einer der kräftigsten Stimuli der sympathischen Vasokonstriktion, der arterielle Blutdruck kann hierbei auf über 250 mmHg ansteigen. Eine Ischämie der Kreislaufzentren tritt jedoch erst bei Blutdruckwerten unter 60 mmHg auf, sodass diese Ischämie-Reaktion vorwiegend für die Notfall-Kontrolle des Blutdrucks bei sehr niedrigen Blutdruckwerten eine Rolle spielt.

> **᠅ Klinik!**
>
> Klinisch wichtig ist, dass auch ein **gesteigerter Hirndruck** (z.B. durch einen Hirntumor) eine entsprechende Minderdurchblutung des Gehirns und dadurch eine Ischämie-Reaktion des ZNS mit krisenhaften Blutdruckanstiegen auslösen kann.

Die Wirkungen von Adrenalin und Noradrenalin

Für die Blutdruckregulation ist im Wesentlichen der *sympathische* Anteil des autonomen Nervensystems von Bedeutung, der über eine Vasokonstriktion und über eine Zunahme von Herzfrequenz und Herzkraft den Blutdruck zu steigern vermag. Der *parasympathische* Anteil kann dagegen nur über eine Verlangsamung der Herzfrequenz wirksam werden. Da der Parasympathikus die Herzkammern nicht innerviert, hat er kaum Einfluss auf die Pumpleistung und somit auch nicht auf die Höhe des Blutdrucks.

Die **sympathischen vasokonstriktorischen Fasern** sind dagen die eigentlichen „ausführenden Organe" der kurzfristigen Blutdruckregulation. Sie bilden den efferenten Schenkel der oben geschilderten Reflexbögen. Ausgehend von den vasomotorischen Kreislaufzentren im Hirnstamm bewirkt ihr Überträgerstoff **Noradrenalin** über eine Interaktion mit α-adrenergen Rezeptoren in den Gefäßwänden eine Engstellung der arteriellen Widerstandsgefäße und einen Blutdruckanstieg. Die sympathikusinduzierte Zunahme des Herzzeitvolumens wirkt in der gleichen Richtung.

Die vom Hirnstamm ausgehenden sympathischen Fasern innervieren auch das Nebennierenmark, wo neben Noradrenalin überwiegend Adrenalin freigesetzt wird. Da **Adrenalin** auch eine deutliche Wirkung auf vasodilatatorische β-Rezeptoren hat, kann es durch Adrenalin auch zu einer über β-Rezeptoren vermittelten lokalen Vasodilatation, vor allem in den Skelettmuskelgefäßen kommen. Insgesamt überwiegt aber, insbesondere bei hohen Adrenalinkonzentrationen, die vasokonstriktorische Adrenalin-Wirkung auf die α-Rezeptoren (☞ 14.2.2).

4

Mittelfristige Regulationsmechanismen

Mittelfristige Blutdruck-Regulationsmechanismen, die im Verlauf von Minuten oder Stunden wirksam werden, sind:

- Transkapilläre Volumenverschiebungen.
- Stress-Relaxation der Blutgefäße (delayed compliance).
- Renin-Angiotensin-System.

Eine über einen mittleren Zeitraum anhaltende Steigerung des arteriellen Blutdrucks führt zu einer Erhöhung des Filtrationsdrucks im Kapillarsystem. Dadurch wird vermehrt Plasmaflüssigkeit in den interstitiellen Raum filtriert. Über diese **transkapillären Volumenverschiebungen** nimmt das intravasale Volumen ab und der venöse Rückfluss zum Herzen sinkt ebenfalls. Hierdurch reduziert sich das Schlagvolumen des Herzens und dadurch auch der arterielle Blutdruck.

Die **Stress-Relaxation** der Gefäßwandmuskulatur ermöglicht es dem Gefäßbett, mittelfristige Erhöhungen des intravasalen Volumens ohne dauerhaften Blutdruckanstieg zu verkraften. Dies beruht auf der besonderen Eigenschaft der glatten Gefäßmuskulatur, die auf einen (Volumen-)Dehnungsreiz zwar initial mit einem Druckanstieg reagiert, sich im Verlauf aber dann durch Dehnung der Muskelstrukturen dem größeren Volumen anpasst (delayed compliance), wobei der ursprüngliche Ausgangsdruck im Gefäßsystem langsam wieder erreicht wird (☞ Abb. 4.4).

Jedes *Absinken der Nierendurchblutung*, z.B. im Rahmen eines Blutdruckabfalls löst eine **Reninfreisetzung** aus (☞ Abb. 10.4, ☞ 10.4.1). Renin wandelt das in der Leber gebildete Angiotensinogen in Angiotensin I um, welches durch das angiotensin-converting-enzyme (ACE) zu Angiotensin II umgeformt wird. **Angiotensin II** ist eine der am stärksten vasokonstriktorisch wirksamen Substanzen und führt über eine Erhöhung des totalen peripheren Widerstands zu einem deutlichen Blutdruckanstieg.

🩺 Klinik!

Da eine Minderdurchblutung der Niere nicht nur auf einem generellen Blutdruckabfall sondern auch auf einer Verengung der Nierenarterien beruhen kann (z. B. durch Arteriosklerose), hat der blutdrucksteigernde Renin-Angiotensin-Mechanismus in diesen Fällen einen pathologisch erhöhten Blutdruck zur Folge: **renaler Hochdruck**.

Langfristige Regulationsmechanismen

Die langfristige Blutdruckregulation ist eine Aufgabe der **Niere**. Während bei den kurz- und mittelfristigen Regulationsmechanismen vasomotorische Anpassungen im Vordergrund stehen, werden langfristige Blutdruckänderungen über eine **Anpassung des Flüssigkeitshaushaltes** gesteuert. *Akute* Flüssigkeitszufuhr wird durch kurzfristige reflektorische Gegenregulationen (s.o.) zumeist unmittelbar ausgeglichen. *Chronische* Zunahmen des Extrazellulärvolumens können jedoch nicht mehr ausgeglichen werden und führen zu Blutdrucksteigerungen. Schon eine chronische Zunahme des Extrazellulärvolumens von $2-3\,\%$ kann dabei eine $50\,\%$-ige Blutdrucksteigerung zur Folge haben. Umgekehrt reagiert die Niere auf einen Anstieg des Blutdrucks mit einer deutlichen Steigerung der renalen Flüssigkeitsausscheidung. Diese langfristigen Blutdruckregulationsmechanismen der Nieren werden über 2 Mechanismen vermittelt:

- das **Adiuretin (ADH)-System**
- und das **Aldosteron-System.**

Im **ADH-System** bewirkt eine Zunahme des intravasalen Volumens eine Hemmung der ADH-Ausschüttung der Neurohypophyse und damit eine vermehrte Flüssigkeitsausscheidung durch die Niere. Dadurch wird dem blutdrucksteigernden Effekt von Flüssigkeitsbelastungen entgegengewirkt. ADH (alter Name: Vasopressin) wirkt daneben in höheren Dosen auch *vasokonstriktorisch* auf die arteriellen Widerstandsgefäße. Die verringerte ADH-Ausschüttung bei Volumenbelastung oder die erhöhte ADH-Ausschüttung bei Volumenmangel regulieren also auch auf diesem Weg, über die Beeinflussung des peripheren Widerstandes, den arteriellen Blutdruck.

Aldosteron, dessen Freisetzung von Angiotensin II stimuliert wird, steigert die tubuläre Na^+-Rückresorption und sekundär dadurch auch die Wasser-resorption, wodurch sich der Flüssigkeitsbestand des Körpers erhöht. Dies führt langfristig zu einer Blutdruckerhöhung. Die durch eine Minderdurchblutung der Nieren ausgelöste Reninfreisetzung erhöht also mittelfristig durch Angiotensin II (Vasokonstriktion) und langfristig durch Aldosteron (Wasserretention) den arteriellen Blutdruck. Daneben steigert Aldosteron auch die Empfindlichkeit der glatten Gefäßmuskulatur auf vasokonstriktorische Reize.

Zentrale Kontrolle des Blutdrucks

Das Kreislaufsystem wird auf drei Ebenen vom ZNS kontrolliert:

Als **medulläre Kreislaufzentren** werden die in der Formatio reticularis von Medulla oblongata und dem unteren Drittel der Pons gelegenen Neuronenverbände zusammengefasst. Hier lassen sich verschiedene Funktionsgebiete abgrenzen. Ein **Vasomotoren-Zentrum** steuert die Aktivität der *vasokonstriktorischen* Sympathikusfasern und steigert über sympathische Efferenzen zusätzlich die Herzfrequenz. Daneben existiert in unmittelbarer Nachbarschaft auch ein **Vasodilatator-Zentrum**, das mit dem vasokonstriktorisch wirkenden Vasomotoren-Zentrum über Rückkoppelungskreise verbunden ist. Parasympathisch hemmende Effekte auf die Herzfrequenz werden über ein **kardioinhibitorisches Zentrum** im Nucleus ambiguus vermittelt, das die Aktivität des Herzvagus beeinflusst. Diese medullären Kreislaufzentren können unter Ruhebedingungen ohne Einschaltung anderer ZNS-Strukturen bereits eine Kreislaufhomöostase aufrecht erhalten.

Die zweite, nächst höhere Kontrollinstanz der Kreislaufregulation ist der **Hypothalamus**. Hierbei steigern die postero-lateralen Anteile des Hypothalamus, die so genannten *ergotropen Zonen* Blutdruck, Herzfrequenz und Herzzeitvolumen. Die Reizung anteriorer Hypothalamusabschnitte (*trophotrope Zonen*) hat dagegen überwiegend hemmende Einflüsse auf das Kreislaufsystem: Blutdruck und Herzfrequenz nehmen ab.

In dritter Instanz steuert schließlich auch der **Kortex** das Kreislaufgeschehen. Je nach Reizort ist die Richtung der Blutdruckbeeinflussung unterschiedlich. Bei Reizung des Motorkortex z.B. steigt der Blutdruck durch periphere Vasokonstriktion. Gleichzeitig kommt es aber in den innervierten Skelettmuskelarealen zu einer lokalen Weitstellung der Blutgefäße, um die Versorgung des Muskels während der erwarteten Kontraktion sicherzustellen. Die Aktivierung motorischer Bewegungsmuster durch den Motorkortex ist also auf diese Weise von vegetativen Blutdruck-Reaktionen begleitet. Die Gesamtheit dieser Aktivierungsmechanismen des Organismus wird auch als **Erwartungs- oder Startreaktion** bezeichnet.

Äußere Einflüsse auf den Blutdruck

Die Steuerungsmechanismen der Kreislaufregulation dienen der Anpassung des Blutdrucks im Körper an die wechselnden Anforderungen der Umgebung. Im Einzelnen kommt es als Antwort auf äußere Einflüsse zu den im Folgenden beschriebenen Kreislaufreaktionen.

Orthostase
▶ Beim Übergang vom Liegen zum Stehen (Orthostase) versacken aufgrund der durch die Schwerkraft bedingten hydrostatischen Druckveränderungen im Gefäßbett innerhalb weniger Sekunden etwa *400–600 ml Blut* in den Kapazitätsgefäßen der Beine. Als Folge nehmen der venöse Rückstrom zum Herzen und damit auch der zentrale Venendruck und das Schlagvolumen des Herzens ab (☞ Abb. 4.10). Dadurch sinkt kurzfristig der arterielle Blutdruck. Dies löst jedoch über eine verminderte Erregung der Pressorezeptoren in Aorta und Karotiden eine Gegenregulation aus:

- arterielle Widerstands- und venöse Kapazitätsgefäße kontrahieren sich,
- die Herzfrequenz steigt,
- das Nebennierenmark schüttet vermehrt Katecholamine aus (☞ 14.2.6),

d.h. der Blutdruck steigt wieder an.

Zusätzlich fördert der Blutdruckabfall über eine Minderperfusion der Nierenarterien die Renin-Ausscheidung. Diese Aktivierung des Renin-Angiotensin-Aldosteron-Systems wirkt ebenfalls blutdrucksteigernd.

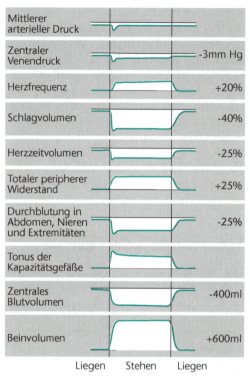

Mittlerer arterieller Druck	
Zentraler Venendruck	-3mm Hg
Herzfrequenz	+20%
Schlagvolumen	-40%
Herzzeitvolumen	-25%
Totaler peripherer Widerstand	+25%
Durchblutung in Abdomen, Nieren und Extremitäten	-25%
Tonus der Kapazitätsgefäße	
Zentrales Blutvolumen	-400ml
Beinvolumen	+600ml

Liegen   Stehen   Liegen

Abb. 4.10: Veränderung der Kreislaufparameter beim Übergang vom Liegen zum Stehen (Orthostase-Reaktion).

Die Gehirndurchblutung wird normalerweise auch beim orthostatischen Blutdruckabfall durch lokale Autoregulation der Gehirngefäße konstant gehalten. Bei entsprechender Disposition kann es jedoch, besonders bei niedrigem Ausgangsblutdruck, durch eine nicht voll kompensierte Orthostase-Reaktion zu einem kritischen Abfall der Gehirndurchblutung mit einer **orthostatischen Synkope** (Ohnmacht) kommen. Durch prophylaktische Betätigung der Muskelpumpe der Beinmuskulatur (Zehenstand) kann u.U. einer drohenden orthostatischen Synkope durch Erhöhung des venösen Rückstroms aus den unteren Extremitäten vorgebeugt werden. ◄

☼ Merke!

Orthostase-Reaktion: Auslöser ist ein verminderter venöser Rückstrom zum Herzen.

Volumenbelastung

► Eine *akute* Volumenbelastung, z. B. durch intravenöse Infusion von 500 ml Flüssigkeit, führt zu einem Anstieg von zentralem Venendruck und Herzschlagvolumen. Auch das intravenöse Flüssigkeitsvolumen nimmt zu. Eine solche akute Flüssigkeitsbelastung wird über eine gesteigerte renale Flüssigkeitsausscheidung, die überwiegend durch eine Hemmung der ADH-Ausschüttung vermittelt wird, rasch ausgeglichen. ◄

Ein chronisch erhöhtes extrazelluläres Volumen führt jedoch zu einem arteriellen Hypertonus, der deshalb in der Regel zunächst gut auf die Behandlung mit entwässernden Medikamenten (Diuretika) anspricht.

Muskelarbeit

Bei Muskelarbeit wird das Herzzeitvolumen von den anderen Organkreisläufen auf die Skelettmuskulatur umverteilt. Während sich die peripheren Widerstandsgefäße des Körpers durch die Sympathikusaktivierung unter der Muskelarbeit kontrahieren, dilatieren sich die Gefäße der Arbeitsmuskulatur, vorwiegend unter dem Einfluss lokaler metabolischer Mechanismen. Insgesamt überwiegt die Vasodilatation der arbeitenden Muskulatur gegenüber der Vasokonstriktion in ruhenden Muskelgebieten sowie in Splanchnikus- und Nierengefäßen. Es kommt unter der Muskelarbeit zu einem **Absinken des totalen peripheren Widerstands**. Da jedoch das Herzzeitvolumen in Abhängigkeit von der körperlichen Belastung ansteigt, nimmt der arterielle Blutdruck unter Belastung trotzdem zu. Dabei steigt der systolische Druck stärker an als der diastolische.

Die **Gehirndurchblutung** bleibt unter körperlicher Belastung konstant, die **Koronardurchblutung** steigt in Abhängigkeit von der Belastungsintensität. Bei *leichter* Arbeit wird die **Hautdurchblutung** zugunsten der Muskulatur gedrosselt, bei *schwerer* Arbeit steigt sie wieder an, um eine Abfuhr der durch die Arbeit produzierten Wärme zu ermöglichen. Bei *maximaler* Arbeit fällt die Hautdurchblutung später jedoch wieder ab.

Hitze- und Kältebelastung

Wärmebelastung führt zu einem Absinken des diastolischen Blutdrucks. Verantwortlich hierfür ist vor allem ein Anstieg der Hautdurchblutung mit Dilatation der Kapazitätsgefäße der Haut. Reflektorisch steigen Herzfrequenz und Schlagvolumen des Herzens an. Der systolische Blutdruck kann dadurch zumeist konstant gehalten werden. Orthostatische Regulationsstörungen treten jedoch bei Wärmebelastung deutlich häufiger auf.

Bei **Kältebelastung** kommt es zu einer Vasokonstriktion der Gefäße. Eine zu erwartende Blutdrucksteigerung wird durch die reflektorische Abnahme von Herzfrequenz und Schlagvolumen vermieden. Bei extremen Kältereizen kann es dennoch zu kurzfristigen Blutdruckspitzen kommen.

Blutverlust

Ein Blutverlust führt über das Absinken des venösen Rückstroms zum Herzen zu einer Verminderung des Herzschlagvolumens. Bis zu 15 ml Blutverlust pro kg Körpergewicht werden im Allgemeinen ohne Blutdruckabfall toleriert, danach sinkt der Blutdruck rasch ab.

Zur **Aufrechterhaltung** eines trotz des Blutverlustes hinreichenden Herzzeitvolumens stehen dem Organismus drei Mechanismen zur Verfügung:

- **Vasokonstriktion**
  Betroffen sind hiervon die *arteriellen Widerstandsgefäße* im Bereich von Haut, Viszera und Nieren, nicht aber der Hirn- oder der Koronarkreislauf. Auch die *venösen Kapazitätsgefäße* kontrahieren sich und erhöhen so den venösen Rückstrom zum Herzen.
- **Erhöhung der Herzfrequenz**
  Bei durch den Blutverlust absinkendem Schlagvolumen kann durch die Steigerung der Schlagfrequenz das Herzzeitvolumen in Grenzen konstant gehalten werden.
- **Flüssigkeitsverschiebungen aus dem Interstitium**
  Durch den Blutverlust sinkt der Druck im venösen Gefäßsystem und damit auch im Kapillarbett. Dadurch tritt vermehrt Flüssigkeit aus dem Interstitium durch die Kapillarwände ins Gefäßbett ein (☞ 4.4.1). Bereits 20 Minuten nach einem Blutverlust von 500 ml sind auf diese Weise praktisch 100 % der Plasmaverluste durch interstitielle Flüssigkeit ersetzt.

🜀 Klinik!

Ein postoperativer **Anstieg der Pulsfrequenz** kann auf einen verborgenen **Blutverlust** hinweisen. Dieser Anstieg der Pulsfrequenz geht dem Abfall des Hämoglobinwertes voraus (!). Der Hämoglobinwert als relatives Konzentrationsmaß ist erst dann vermindert, wenn einströmende interstitielle Flüssigkeit den Blutverlust zu kompensieren versucht.

4.2.4 Pathophysiologie 1 ❓

Hypertonie

▶ Arterielle Blutdruckwerte **über 160 mmHg systolisch** und/oder **über 95 mmHg diastolisch** werden per Definition der Weltgesundheitsorganisation (WHO) als **arterieller Hypertonus** bezeichnet. Liegt der Blutdruck unter diesen pathologischen Werten, aber über dem „Normalwert" von 140/90, besteht definitionsgemäß eine **Grenzwerthypertonie**.

Ein arterieller Hypertonus kann sowohl durch eine Erhöhung des Herzzeitvolumens (*Minutenvolumenhochdruck*) als auch durch einen Anstieg des totalen peripheren Widerstands entstehen (*Widerstandshochdruck*). In der Praxis bleibt die Genese von über 90 % der Hypertonieformen jedoch unklar: **primäre** oder **essentielle Hypertonie**. Nur bei 10 % der Hypertonien, den so genannten **sekundären Hypertonien**, findet sich eine auslösende Ursache. Die häufigste Form der sekundären Hypertonie ist die *renale Hypertonie*. Hierbei ist die Nierendurchblutung entweder durch eine Nierenarterienstenose oder durch eine Erkrankung des Nierengewebes selbst vermindert. Dies führt zu einer erhöhten Renin-Ausschüttung mit Aktivierung des Renin-Angiotensin-Aldosteron-Systems, die den Blutdruckanstieg durch Vasokonstriktion (Angiotensin II) mit Na^+- und Wasser-Retention (Aldosteron) verursacht.

Der erhöhte arterielle Blutdruck belastet bei allen Hypertonieformen das Gefäßsystem und fördert die degenerativen Gefäßveränderungen im Rahmen der **Arteriosklerose**. Eine Behandlung ist durch Reduktion des Extrazellulär-Volumens (kochsalzarme Kost und Diuretika) sowie durch Dämpfung des sympathischen Nervensystems über β-adrenerge-Rezeptorenblocker möglich. ◀

4

Hypotonie

Blutdruckwerte **unter 100 mmHg systolisch** werden als Hypotonus bezeichnet. Ein isolierter Hypotonus hat jedoch in den meisten Fällen *keinen* Krankheitswert. Schädliche Auswirkungen zeigen sich erst in einem noch niedrigeren Blutdruckbereich unter 70 mmHg, bei dem die Autoregulation der Hirngefäße eine adäquate Durchblutung des Gehirns nicht mehr aufrechterhalten kann, sodass, vor allem bei orthostatischer Belastung, Synkopen auftreten. In diesen Fällen kann bei schwerer Symptomatik u.U. eine Behandlung mit Sympathomimetika induziert sein.

Neben dieser **primären Hypotonie**, die relativ häufig und harmlos ist, sind die **sekundären Hypotonien**, bei denen endokrine, kardiovaskuläre oder infektiös-toxische Einflüsse den niedrigen Blutdruck bedingen, seltener und zugleich schwerwiegender.

Kreislaufschock

Im Gegensatz zum Alltagsgebrauch hat der Begriff „Kreislaufschock" in der Physiologie eine fest umschriebene Bedeutung: **Schock** ist ein *akutes Missverhältnis zwischen Sauerstoffangebot und Sauerstoffbedarf in einem lebenswichtigen Organsystem*. Ursache eines solchen Kreislaufschocks ist zumeist eine unzureichende Durchblutung des Organsystems. Typische **Schockorgane**, die auf entsprechenden Sauerstoffmangel besonders empfindlich reagieren, sind *Niere* und *Lunge*. Nach der Ursache dieser Minderdurchblutung lassen sich die folgenden Schockformen abgrenzen:

- **Hypovolämischer Schock**
  Auslöser: zu geringes intravasales Blutvolumen.
  Beispiel: akuter Blutverlust.
- **Kardiogener Schock**
  Auslöser: unzureichende Pumpleistung des Herzens. *Beispiel*: akuter Herzinfarkt.
- **Neurogener Schock**
  Auslöser: Tonusverlust der arteriellen Widerstandsgefäße und der venösen Kapazitätsgefäße mit kritischem Blutdruckabfall.
  Beispiel: zu hoch aufgestiegene Spinalanästhesie mit Lähmung des Vasomotorenzentrums in der Medulla oblongata.

- **Septischer Schock**
  Auslöser: generalisierte Vasodilatation durch bakterielle Toxine und Blutdruckabfall (Aktivierung des Komplementsystems, ☞ 2.5.1).
  Beispiel: Infektion mit gramnegativen Keimen („Blutvergiftung").
- **Anaphylaktischer Schock**
  Auslöser: allergische Reaktion des Körpers auf Umwelt-Fremdstoffe. Die hierbei freigesetzten Substanzen (Histamin, Serotonin, Bradykinin) führen über eine generalisierte Vasodilatation ebenfalls zu einem Blutdruckabfall.
  Beispiel: allergische Reaktion mit Schock bei Medikamentenunverträglichkeit.

> **Merke!**
>
> **Hypertonus:**
> RR > 160 mmHg systolisch und/oder
>   > 95 mmHg diastolisch
> **Normalwerte:**
> RR < 140 mmHg systolisch und
>   < 90 mmHg diastolisch

4.3 Niederdrucksystem

4.3.1 Eigenschaften und Funktion   34 ?

Druckverhältnisse im Venensystem

▶ Das Venensystem bildet mit dem Lungengefäßsystem, dem rechten Herzen und dem linken Herzen während der Diastole das Niederdrucksystem. Hier liegt der Druck deutlich niedriger als im arteriellen Schenkel: unmittelbar hinter dem Kapillarbett beträgt er 15–20 mmHg, in kleinen Venen 12–15 mmHg, in großen extrathorakalen Venen 5–6 mmHg, im rechten Vorhof dann nur noch 2–4 mmHg. Der Druck im rechten Vorhof wird auch als **zentraler Venendruck** bezeichnet. Er schwankt atem- und pulssynchron und kann negative Werte annehmen. Da jedoch auch im Thorax selbst negative Druckwerte zwischen −4 und −7 cm Wassersäule herrschen, bleibt der *effektive*, transmurale venöse Füllungsdruck des rechten Vorhofs physiologischerweise stets positiv. ◀

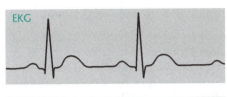

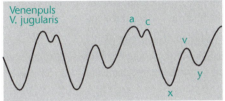

Abb. 4.11: Venendruckkurve und ihre Beziehung zur Herzaktion. a, c, x, v und y bezeichnen die einzelnen Wellen der Venendruckkurve (Erklärung im Text).

Die periodischen Druck- und Volumenschwankungen der herznahen Venen können als **Venenpuls** sichtbar gemacht werden.

Die Wellen der Venenpulskurve stehen in fester zeitlicher Beziehung zu den z. B. über ein EKG registrierten Herzaktionen (☞ Abb. 4.11).

▶ Der ersten positiven **a-Welle** liegt die Vorhofkontraktion zugrunde, die zweite positive **c-Welle** bildet sich während der Anspannungsphase des Ventrikels durch die Vorwölbung der Trikuspidalklappe in den rechten Vorhof. Der Abfall des Venendrucks auf das Tief der negativen **x-Welle** entsteht während der Austreibungszeit durch die Verschiebung der Ventilebene des Herzens in Richtung Herzspitze, wodurch eine Sogwirkung auf die herznahen Venen ausgeübt wird. Da zu Beginn der Entspannungsphase die Atrioventrikulärklappen zunächst geschlossen bleiben, steigt der venöse Druck vor der Trikuspidalklappe wieder an (positive **v-Welle**). Die anschließende Öffnung der Trikuspidalklappe führt zu einem Bluteinstrom in den rechten Ventrikel mit darauf folgendem Druckabfall im venösen System (negative **y-Welle**). ◀

Venöser Rückstrom und zentraler Venendruck

▶ Ohne regelmäßige Herztätigkeit liegt der Druck im Gefäßsystem bei etwa 6 mmHg: **mittlerer Füllungsdruck** oder statischer Blutdruck. Dieser mittlere Füllungsdruck ist ein Maß für den Füllungszu-

stand des Gefäßsystems. Der Druckgradient zwischen mittlerem Füllungsdruck und zentralem Venendruck im rechten Vorhof, der unter Normalbedingungen 2–4 mmHg beträgt, ist die treibende Kraft für den venösen Rückstrom zum rechten Herzen. Bei Abnahme des zentralen Venendrucks nimmt der Druckgradient und damit der venöse Rückstrom zum Herzen zu. Dieser vermehrte Rückstrom gleicht dann nach wenigen Herzschlägen den initial erniedrigten zentralen Venendruck aus. ◀

Die Größe des venösen Rückstroms beeinflusst über den Frank-Starling-Mechanismus (☞ 3.4.1) unmittelbar das Schlagvolumen des rechten Ventrikels und damit letztlich auch die Pumpleistung des linken Ventrikels.

4

☝ Klinik!

Bei Pumpversagen des rechten Ventrikels (**Rechtsherzinsuffizienz**) kann das über den venösen Rückstrom anflutende Blut nicht vollständig in den Lungenkreislauf weitergeleitet werden. Als Folge steigt der zentrale Venendruck auf pathologisch erhöhte Werte >10 mmHg an.

Schwerkraft und Venendruck

▶ Die Drücke im Venensystem werden durch die Erdgravitation beeinflusst. Bei einem ruhig stehenden Menschen werden die venösen Drücke in Herzhöhe durch die Pumpleistung des Herzens auf 0 mmHg gehalten. Durch das Gewicht der Blutsäule entstehen aber im übrigen Gefäßbett zusätzliche *hydrostatische Drücke*, sodass der venöse Druck in den Fußvenen bereits 90 mmHg beträgt. Oberhalb des Herzniveaus werden durch den Einfluss des hydrostatischen Drucks negative Druckwerte gemessen, im Sinus sagittalis beispielsweise −10 mmHg.

Die **hydrostatische Indifferenzebene** ist dabei der Punkt im Gefäßsystem, bei dem sich der Gefäßdruck bei Lagewechsel nicht ändert. Sie liegt 5–10 cm unterhalb des Zwerchfells. Der arterielle Druck in Höhe der hydrostatischen Indifferenzebene liegt bei 11 mmHg, der venöse Druck bei 5 mmHg. In allen Gefäßgebieten oberhalb dieses hydrostatischen Indifferenzpunktes ist der Druck im Stehen niedriger als im Liegen.

Auch die Arteriendrücke werden durch den hydrostatischen Druck im Gefäßbett beeinflusst. So liegt beispielsweise im Stehen der mittlere arterielle Druck in der A. dorsalis pedis etwa 120 mmHg höher als in einer Hirnarterie. Der Unterschied zwischen venösem und arteriellem Druck (die arteriovenöse Druckdifferenz) als treibende Kraft des Blutflusses bleibt jedoch unabhängig von den hydrostatischen Druckveränderungen erhalten, da diese auf beide Schenkel des Gefäßsystems gleichermaßen einwirken. Die effektiven Drücke im arteriellen und im venösen System eines stehenden Menschen zeigt Abbildung 4.12. ◀

> 💡 **Merke!**
>
> Venöser Druck in den Fußvenen: + 90 mmHg
> Im Sinus sagittalis: − 10 mmHg

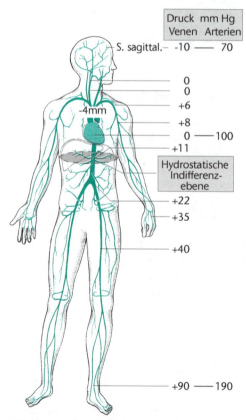

Abb. 4.12: Einfluss des hydrostatischen Drucks auf venöse und arterielle Druckwerte im Stehen.

Steuerung des venösen Rückstroms

Aufgrund der Schwerkraft und der hierdurch beim stehenden Menschen resultierenden hohen hydrostatischen Drücke unterhalb des Herzniveaus ist eine aktive Förderung des venösen Rückstroms zum Herzen erforderlich. Hierfür verfügt der Organismus über drei Mechanismen:

- die Muskel-Venen-Pumpe,
- die Saug-Druck-Pumpeneffekte der Atmung und
- den Ventilebenenmechanismus des Herzens.

Muskel-Venen-Pumpe

▶ Die Venen, besonders die der unteren Extremitäten, verfügen über im Lumen gelegene Ventilmechanismen, die **Venenklappen**, die einen Blutstrom *nur in Herzrichtung* zulassen. Hierauf beruht die Muskel-Venen-Pumpe, bei der die in den Venen stehende Blutsäule durch eine Anspannung der umgebenden Muskulatur der unteren Extremität in Richtung Herz gepumpt wird. Ein Rückfluss des venösen Blutes nach Entspannung der Muskulatur wird durch die Ventilwirkung der Venenklappen vermieden. Deren Funktionstüchtigkeit ist daher die Voraussetzung für einen geregelten venösen Blutfluss gegen den hydrostatischen Druck der Schwerkraft in Richtung Herz.

Saug-Druck-Pumpeneffekte der Atmung

Auch die **Atemexkursionen des Thorax** fördern den venösen Rückstrom zum Herzen. Mit jeder *Inspiration* saugt der abnehmende intrathorakale Druck, der sich auf die großen intrathorakalen Venen überträgt, Blut aus der Peripherie in die herznahen Venengebiete. Durch die Senkung des Zwerchfells bei der Inspiration erhöht sich zusätzlich der intraabdominelle Druck, wodurch die intraabdominell gelegenen Venenabschnitte komprimiert werden und sich in Richtung der thorakalen Venen entleeren. Ein Rückfluss des venösen Blutes aus dem Bauchraum in den Bereich der Beingefäße wird durch die Venenklappen verhindert. ◀

Bei der Inspiration erhöht sich also der venöse Rückfluss zum *rechten* Herzen, das Schlagvolumen des rechten Ventrikels steigt deshalb an. Die Lungengefäße jedoch werden bei der Inspiration gedehnt, der venöse Rückfluss zum Vorhof des *linken* Herzens nimmt daher inspiratorisch ab, entsprechend sinkt das Schlagvolumen des linken Ventrikels. Die Inspiration hat also auf die Schlagvolumina des rechten und des linken Ventrikels entgegengesetzte Wirkungen.

▶ Beim **Valsalva-Versuch** werden die Effekte der *Exspiration* auf den Kreislauf besonders deutlich. Nach zunächst tiefer Inspiration (Steigerung des venösen Rückflusses und des rechtsventrikulären Schlagvolumens) spannt der Proband bei geschlossenen Atemwegen die Exspirations- und Bauchmuskeln maximal an, wie bei forcierter Exspiration. Da die Atemluft durch die verschlossenen Atemwege nicht entweichen kann, steigt der intrathorakale Druck noch stärker an als bei einem normalen Exspirationsvorgang. Dadurch kommt der venöse Rückstrom zum Herzen praktisch vollständig zum Erliegen. Der zentrale Venendruck kann bis auf 100 mmHg ansteigen, das Schlagvolumen des rechten Herzens sinkt ab. Durch den hohen intrathorakalen Druck werden jedoch die Lungengefäße stärker in die linke Herzhälfte ausgepresst, sodass das Schlagvolumen des linken Ventrikels zunächst stark ansteigt, was eine entsprechende Erhöhung des arteriellen Blutdrucks zur Folge hat. Nach kurzer Zeit sinkt aber der arterielle Druck aufgrund des fehlenden Zustroms von Blut aus dem rechten Ventrikel in Lungengefäße und linke Herzhälfte wieder ab. Bei entsprechend disponierten Personen kann dieser Blutdruckabfall eine Synkope auslösen. ◀

Ventilebenenmechanismus des Herzens

Schließlich fördert auch der Ventilebenenmechanismus des Herzens den venösen Rückstrom. Durch eine **Verschiebung der Ventilebene** in Richtung Herzspitze während der Austreibungszeit der Ventrikel wird venöses Blut aus den herznahen Venen in die Herzvorhöfe gesaugt.

4.3.2 Pathophysiologie: Venenklappeninsuffizienz

Die Effizienz des venösen Rückstroms zum Herzen beruht zum großen Teil auf der uneingeschränkten Funktionsfähigkeit der Venenklappen, insbesondere in den Beinvenen, da diese eine Gleichrichterfunktion auf den venösen Blutfluss in Richtung Herzen ausüben. Durch **Schädigung der Venenklappen**, wie sie z. B. durch Überlastung bei lang anhaltender stehender Tätigkeit auftreten kann, wird ihre Ventilwirkung beeinträchtigt. Die Venenklappen schließen nicht länger vollständig, die Kompression der abdominellen Venen bei Inspiration löst in den Beinvenen einen retrograden venösen Fluss in Richtung der Füße aus. Dadurch entsteht leicht ein Circulus vitiosus, weil durch den unvollständigen Schluss der Venenklappen der Druck in den peripherwärts gelegenen Venengebieten zusätzlich ansteigt und dieser erhöhte Druck die dort gelegenen Venenklappen weiter schädigt. Schließlich werden auch diejenigen Venenklappen insuffizient, die tiefe und oberflächliche Beinvenen trennen. Das Blut staut sich in die oberflächlichen Beinvenen zurück und führt dort zu einer variskösen Aufweitung dieser Gefäße: **Krampfadern**, Varikosis.

4.4 Gewebsdurchblutung

4.4.1 Mikrozirkulation 11 ▢

Aufbau der terminalen Strombahn

Die Arterien liefern den Körpergeweben nährstoff- und sauerstoffreiches Blut. Von den Arterien gelangt das Blut über die noch muskulären Arteriolen in die Kapillaren, deren Wand keine glatten Muskelzellen mehr enthält. Aus dem Kapillarbett fließt das Blut über die nicht kontraktilen Venolen in die Venen ab. Von den Arteriolen besteht zusätzlich über die so genannten **Metarteriolen**, in deren Wand die glatten Muskelzellen von proximal nach distal seltener werden, eine direkte Verbindung zu den Venolen. Diese direkte Verbindung von Arteriolen zu Venolen wird auch als **Hauptstrombahn** bezeichnet. Von dieser Hauptstrombahn der Metarteriolen (und nicht von den Arteriolen selbst) gehen die meisten Kapillargefäße ab. Am Übergang von Metarteriole zu Kapillare finden sich dabei kleine Muskelzellansammlungen, die präkapillären Sphinkteren. Über eine Kontraktion dieser präkapillären Sphinkteren kann die Durchblutung der nachgeschalteten Kapillaren reguliert werden.

Direkte kurze Verbindungen zwischen Arteriolen und Venolen, von denen keine Kapillaren abgehen, sind die **arteriovenösen Anastomosen**. Ihre

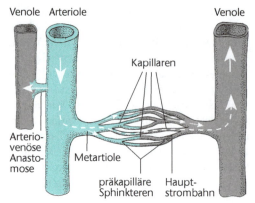

Abb. 4.13: Aufbau der terminalen Strombahn. Glatte Muskelfasern finden sich in: Arteriolen, Metarteriolen (besonders an den präkapillären Sphinkteren) und arterio-venösen Anastomosen.

Wände enthalten zahlreiche glatte Muskelfasern. Durch Öffnung von arteriovenösen Anastomosen kann das Kapillarbett vollständig ausgeschaltet werden. Sie finden sich vor allem in den akralen Hautgebieten, wo sie der Thermoregulation dienen (☞ Abb. 4.13).

Struktur der Kapillarwand

▶ Die Kapillarwand besteht aus einer einschichtigen Lage von Endothelzellen, die auf der Außenseite von einer Basalmembran umgeben sind. Die Dicke der Kapillarwand liegt bei 0,5 µm, der mittlere Kapillardurchmesser bei 6 µm. Nach der Ultrastruktur der Kapillarwand unterscheidet man drei Kapillartypen:

- Bei den am weitesten verbreiteten **Kapillaren vom kontinuierlichen Typ** bilden die nur teilweise durch „tight junctions" verschlossenen Interzellulärspalten den Passageweg für Wasser und lipidunlösliche Substanzen. Dieser Kapillartyp findet sich in Muskel-, Fett- und Bindegewebe sowie im Lungenkreislauf.
- Bei den **Kapillaren vom fenestrierten Typ**, die in den Glomeruli der Nieren und in der Magen- und Darmschleimhaut anzutreffen sind, finden sich im Endothel 50–60 nm breite Fenestrationen der Kapillarwände, die durch eine dünne, perforierte Membran von 4–5 nm Dicke verschlossen sind. Die Basalmembran ist nicht unterbrochen. Diese Kapillaren vom fenestrierten

Typ sind für Wasser und hydrophile Moleküle um den Faktor 10^2-10^3 durchlässiger als Kapillaren vom kontinuierlichen Typ.
- Bei den **diskontinuierlichen Kapillaren** ist die gesamte Kapillarwand einschließlich der Basalmembran durch große interzelluläre Zwischenräume unterbrochen, sodass ein weitgehend ungehinderter Stoffaustausch zwischen Kapillaren und Umgebung möglich ist. Diskontinuierliche Kapillaren sind typisch für das Kapillarbett von Lebersinusoiden, Knochenmark und Milz. Sie gestatten auch den Durchtritt von Makromolekülen und korpuskulären Blutbestandteilen ◀

Blut-Hirn-Schranke

Die Hirnkapillaren sind grundsätzlich **Kapillaren vom kontinuierlichen Typ**. Allerdings sind hier die Interzellulärspalten durch eine deutlich höhere Zahl von intrazellulären „tight junctions" *vollständig* verschlossen. Diese „tight junctions" bilden das morphologische Korrelat der *Blut-Hirn-Schranke*. Die Blut-Hirn-Schranke dient der besonders exakten Aufrechterhaltung des inneren Milieus des Liquorraumes und dem Schutz vor mit dem Blut transportierten, möglicherweise schädlichen Fremdstoffen. Der Austausch fettlöslicher Substanzen, die *durch die Endothelzellen* (und nicht durch die Interzellulärräume) vom Blut ins Gewebe gelangen können, wird jedoch durch die Blut-Hirn-Schranke *nicht* beeinträchtigt.

Stoff- und Flüssigkeitsaustausch zwischen Kapillaren und Interstitium

Austausch durch Diffusion
Der Hauptteil des Stoffaustauschs zwischen Kapillarlumen und Gewebe vollzieht sich über die **Diffusion**. Treibende Kräfte sind dabei die Wärmebewegung der Wassermoleküle und der im Blut gelösten Substanzen sowie ihr Konzentrationsgradient.

Wasserlösliche Substanzen (Elektrolyte, Glukose etc.) diffundieren durch Interzellularräume der Kapillaren vom Plasma in die interstitielle Flüssigkeit. Die Diffusionsgeschwindigkeit ist hierbei extrem groß und liegt etwa 80-mal höher als die Geschwindigkeit des Plasmaflusses innerhalb der Kapillaren.

Fettlösliche Substanzen können unmittelbar durch die Endothelzellen der Kapillaren diffundieren und sind nicht auf die Membranporen angewiesen. Dadurch ist ihre Diffusionsgeschwindigkeit und ihre Transportrate erheblich größer als die der wasserlöslicher Substanzen. Die wichtigsten fettlöslichen Substanzen sind *Sauerstoff* und *Kohlendioxid*.

Größere Moleküle, wie z. B. Albumin, können die Kapillarwand nicht passieren und werden im Plasma zurückgehalten. Dies erklärt den deutlich höheren Proteingehalt des Plasmas im Vergleich zur interstitiellen Flüssigkeit. Einen Überblick der relativen Permeabilität wichtiger Plasmabestandteile (Wasser = 1) gibt die Tabelle 4.2:

Tab. 4.2: Relative Permeabilität der Kapillarwand für wichtige Plasmabestandteile.

Substanz	Molekulargewicht	Permeabilität
Wasser	18	1
NaCl	58,5	0,96
Harnstoff	60	0,8
Glukose	180	0,6
Inulin	5 000	0,2
Hämoglobin	68 000	0,01
Albumin	69 000	0,0001

Austausch durch Filtration

▶ Außer durch reine Diffusion werden auch über eine druckabhängige **Filtration** Stoffe zwischen Kapillaren und Interstitium ausgetauscht. Dabei besteht zwischen der im arteriellen Kapillarschenkel *filtrierten* und der im venösen Kapillarschenkel sowie im Lymphsystem *reabsorbierten* Flüssigkeit unter physiologischen Bedingungen ein Fließgleichgewicht.

Filtration und Reabsorption werden von den folgenden vier Druckwerten bestimmt:

- Hydrostatischer Druck in den Kapillaren: P_c
- Hydrostatischer Druck in der interstitiellen Flüssigkeit: P_{if}
- Kolloidosmotischer Druck in den Kapillaren: π_c
- Kolloidosmotischer Druck in der interstitiellen Flüssigkeit: π_{if}.

Das pro Minute aus dem Kapillarbett filtrierte Volumen ($\dot{V}$) lässt sich aus diesen vier Druckwerten wie folgt ermitteln:

$$\dot{V} = (P_c + \pi_{if} - P_{if} - \pi_c) \cdot K \qquad [12]$$

K ist hierbei der Filtrationskoeffizient, der die Permeabilität der Kapillarwand und die Temperatur berücksichtigt. Diese **Starling-Filtrationsformel** besagt also, dass eine Zunahme des hydrostatischen Kapillardrucks (P_c) oder des interstitiellen kolloidosmotischen Drucks (π_{if}) zu einer Zunahme der Filtration führt, während eine Zunahme des interstitiellen hydrostatischen oder des kapillären kolloidosmotischen Drucks die Filtration vermindert. Ein positives $\dot{V}$ steht dabei für eine Netto-Filtration aus dem Kapillarbett, ein negatives $\dot{V}$ für eine Netto-Reabsorption in die Kapillaren. ◀

Merke!
Zunahme der Filtration durch:
- Kapillardruck ↑
- Interstitieller osmotischer Druck ↑

Die einzelnen Druckwerte im Kapillarbereich lassen sich auf direkte oder indirekte Weise bestimmen. Dabei erhält man folgende Durchschnittswerte:

- Hydrostatischer Kapillardruck im arteriellen Kapillarschenkel (P_{cart}): **30 mmHg**
- Hydrostatischer Kapillardruck im venösen Kapillarschenkel (P_{cven}): **10 mmHg**
- Hydrostatischer Druck der interstitiellen Flüssigkeit (P_{if}): **0 mmHg**
- Kolloidosmotischer Druck in den Kapillaren (π_c): **25 mmHg**
- Kolloidosmotischer Druck in der interstitiellen Flüssigkeit (π_{if}): **8 mmHg**.

Zu beachten ist hierbei, dass der hydrostatische Druck in der interstitiellen Flüssigkeit (P_{if}) nach neueren Untersuchungen weder positiv noch negativ ist, sondern bei 0 liegt.

Am **arteriellen Kapillarschenkel** herrscht also ein *nach außen* gerichteter Druck von *38 mmHg*. Dies ergibt sich aus dem hydrostatischen Kapillardruck P_{cart} von 30 mmHg und aus dem in gleiche Richtung wirkenden interstitiellen kolloidosmotischen Druck π_{if} von 8 mmHg.

Dem steht nach der Starling-Formel ein *nach innen* gerichteter Druck von *25 mmHg* gegenüber, der sich aus dem kolloidosmotischen Druck in den Kapillaren (π_c) von 25 mmHg ergibt. In der Bilanz herrscht also am arteriellen Kapillarbeginn ein **effektiver Filtrationsdruck von 13 mmHg** (38 – 25 mmHg).

Durch diesen Filtrationsdruck werden etwa 0,5 Prozent des Plasmavolumens am arteriellen Kapillarende ins Interstitium filtriert.

Am **venösen Kapillarschenkel** lässt sich eine ähnliche Bilanz erstellen, wobei der niedrigere hydrostatische Kapillardruck dort eine *Reabsorption* von Flüssigkeit zur Folge hat. Der *nach außen* gerichtete Druck beträgt dort nur noch *18 mmHg*: 10 mmHg hydrostatischer Kapillardruck P_{cven} + 8 mmHg interstitieller kolloidosmotischer Druck π_{if}. Der nach innen gerichtete Druck, beruhend auf dem kolloidosmotischen Druck des Plasmas (π_c), liegt aber unverändert bei 25 mmHg, sodass sich am venösen Kapillarschenkel ein **effektiver Reabsorptionsdruck** von **7 mmHg** ergibt.

▶ In der Bilanz werden 90 % der im arteriellen Kapillarschenkel filtrierten Flüssigkeit von 20 Liter pro Tag im venösen Kapillarschenkel wieder reabsorbiert. Die restlichen 10 % (2 l/Tag) werden über das lymphatische System abtransportiert (☞ Abb. 4.14).

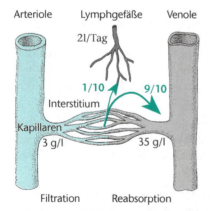

Arteriole   Lymphgefäße   Venole

2 l/Tag

1/10   9/10
Interstitium

Kapillaren
3 g/l   35 g/l

Filtration   Reabsorption

Abb. 4.14: Flüssigkeitsbewegungen im Kapillarbereich. Die Konzentrationszahlen geben die Eiweißkonzentration im Interstitium an, die vom arteriellen zum venösen Kapillarschenkel hin ansteigt.

Merke!

Flüssigkeitsreabsorption:
Venöser Kapillarschenkel: 20 l (90 %)
Lymphsystem: 2 l (10 %)

Diese Beziehungen des Starling-Filtrationsgesetzes machen es verständlich, dass eine **verstärkte Filtration** beim Überschreiten der Transportkapazität der Lymphgefäße u.U. eine Wasseransammlung im Gewebe (**Ödem**) zur Folge haben kann. Eine solche verstärkte Netto-Kapillarfiltration kann auftreten bei:

- Blutdruckanstieg,
- Orthostase,
- Erhöhung des Blutvolumens,
- Weitung der arteriellen Widerstandsgefäße,
- Abflusshindernissen im venösen Schenkel mit Erhöhung des venösen Kapillardrucks (z.B. Herzinsuffizienz, Venenerkrankungen),
- Eiweißmangel mit Abnahme des kolloidosmotischen Kapillardrucks (Hungerödeme).

Schließlich kann auch eine **gesteigerte Kapillarpermeabilität** (Erhöhung des Filtrationskoeffizienten K), z.B. durch Histamin-Freisetzung im Rahmen einer Allergie, zu einer vermehrten Filtration mit Ödembildung führen. ◀

Klinik!

Klinisches Zeichen einer dekompensierten **Rechtsherzinsuffizienz** sind Beinödeme. Ursache ist ein durch die Pumpschwäche des rechten Herzens (Anstieg des zentralen Venendruckes) erhöhter hydrostatischer Kapillardruck. Hierdurch wird Plasmaflüssigkeit vermehrt ins Interstitium filtriert. Sie sammelt sich in den abhängigen Körperpartien und verursacht ödematöse Schwellungen, die zuerst als Knöchelödeme klinisch sichtbar werden.

Das lymphatische System

▶ Täglich müssen etwa *2 Liter* im Kapillarbett filtrierter, aber nicht reabsorbierter Flüssigkeit über das Lymphgefäßsystem abtransportiert werden. ◀ Dafür verfügen fast alle Gewebe des Körpers (Ausnahmen: oberflächliche Hautschichten, ZNS und Knochen) über Lymphkapillaren, die sich von den Blutkapillaren vor allem dadurch unterscheiden, dass sie an einem Ende verschlossen sind.

Die **Lymphkapillarwände**, die aus einer einschichtigen Epithelschicht bestehen, haben eine spezielle Struktur, die sie (im Gegensatz zu den Blutkapillaren) auch für größere Proteine oder die Chylomikronen des Intestinaltraktes permeabel macht. Die Endothelzellen der Lymphkapillaren sind dabei über „Ankerfasern" mit dem umgebenden Bindegewebe verbunden, wobei sich jeweils zwei Endothelzellen an ihren Rändern überlappen, sodass eine Klappe entsteht, die durch Flüssigkeitsstrom aus dem interstitiellen Raum aufgedrückt werden kann.

Die Fortbewegung der in die Lymphgefäße aufgenommenen Flüssigkeit wird durch ähnliche Mechanismen wie im venösen System über die so genannte **Lymphpumpe** gefördert. Durch Drucksteigerungen in der Umgebung (Muskelkontraktion, äußerer Druck) werden die Lymphgefäße, die ebenfalls über ein Klappensystem mit Ventilwirkung verfügen, in Richtung Ductus thoracicus und Venensystem ausgepresst.

Daneben verfügen die Lymphgefäße aber auch über die Fähigkeit, durch *Kontraktionen ihrer glatten Muskulatur* den Lymphfluss entgegen dem hydrostatischen Druckgefälle in Richtung des Herzens voranzutreiben. Diese Kontraktionen ziehen im Ruhezustand etwa 4–5-mal pro Minute in Form von peristaltischen Wellen über die Lymphgefäße hinweg.

Eine Unterbrechung der Lymphbahnen im Gewebe, z.B. durch Verletzungen, führt zu einer Störung der lymphatischen Drainagefunktion und damit zu einer Wasseransammlung im Gewebe: **Lymphödem**.

4.4.2 Regulation der regionalen Durchblutung 13 [?]

Die regionale Durchblutung wird durch eine Reihe verschiedener Mechanismen kontrolliert, wobei je nach Gewebe bestimmte Mechanismen vorherrschen können.

Myogene Autoregulation

▶ Zwischen einem systemarteriellen Druck von 70 und 175 mmHg systolisch hält das Gefäßsystem den Blutfluss weitgehend konstant, sodass Änderungen der Flussrate von nicht mehr als 30 % auftreten. Diese myogene Anpassung der Durchblutung beruht auf einer druckreflektorischen Kontraktion der Gefäßmuskulatur, wodurch die bei Drucksteigerungen sonst zu erwartende Zunahme der Flussrate begrenzt wird. Dieser myogene Mechanismus schützt die Gefäße vor exzessiv hohen Blutdruckwerten und entsprechend erhöhten Flussraten. Besonders ausgeprägt ist die myogene Autoregulation in den Nieren-, Hirn-, Koronar-, Leber-, Mesenterial- und Skelettmuskelgefäßen, sie fehlt dagegen in den Hautgefäßen. ◀

Nervale Kontrolle

Die nervale Kontrolle der Durchblutung ist überwiegend Aufgabe des sympathischen Nervensystems.

▶ **Sympathische, noradrenerge vasokonstriktorische Fasern** innervieren Arterien und Arteriolen und in geringem Maße auch Venen und Venolen. Dabei stehen diese Gefäße unter einem ständigen vasokonstriktorischen Ruhetonus von 1–3 Impulsen pro Minute. Eine maximale Vasokonstriktion wird bei 10 Impulsen pro Minute erreicht. Durch eine Absenkung des vasomotorischen Ruhetonus können auch vasodilatatorische Effekte erzielt werden. ◀

Eine völlige Ausschaltung des basalen Vasokonstriktoren-Tonus führt zu einem starken Blutdruckabfall auf 40–60 mmHg: **Neurogener Schock** (☞ 4.2.4).

Parasympathische cholinerge Fasern dilatieren die Gefäße der äußeren Genitalorgane bei sexueller Erregung. In anderen Gefäßgebieten beruhen vasodilatatorische Reaktionen dagegen auf humoralen und hormonellen Faktoren.

4

Humorale Kontrolle

Katecholamine

Die aus dem Nebennierenmark freigesetzten Katecholamine **Adrenalin** und **Noradrenalin** üben je nach Rezeptorbesetzung der Zielorgane unterschiedliche Wirkungen aus: überwiegen die α-Rezeptoren, treten vasokonstriktorische Effekte auf, bei Überwiegen der β-Rezeptoren dagegen vasodilatatorische Effekte.

Noradrenalin wirkt überwiegend an α-Rezeptoren, Adrenalin dagegen sowohl an α- als auch an β-Rezeptoren. Da die Erregungsschwelle der β-Rezeptoren niedriger als die der α-Rezeptoren ist, wirken niedrige (physiologische) Adrenalin-Dosen über β-Rezeptoren vorwiegend vasodilatatorisch, wohingegen hohe (pharmokologische) Adrenalin-Dosen über die α-Rezeptoren vasokonstriktorisch wirken.

▶ In der Muskulatur verursacht im Blut zirkulierendes Adrenalin über eine Stimulation der $β_2$-Rezeptoren vorwiegend eine Vasodilatation und damit eine Durchblutungssteigerung. Diese Durchblutungssteigerung durch Adrenalin ist vor allem zu Beginn einer körperlichen Belastung wichtig, wenn lokale metabolische Faktoren noch keine Durchblutungsförderung bewirken können: *antizipatorische Vasodilatation.* ◀

Merke!

Noradrenalin wirkt auf:
- α-Rezeptoren: Vasokonstriktion

Adrenalin wirkt auf:
- α-Rezeptoren: Vasokonstriktion (hohe Dosen)
- β-Rezeptoren: Vasodilatation (niedrige Dosen)

Kinine

Substanzen aus der Gruppe der *Kinine* (z.B. **Bradykinin**) führen zu einer deutlichen *Vasodilatation* und einer *Erhöhung der Kapillarpermeabilität*. Das Nonapeptid Bradykinin entsteht im Blut durch Abspaltung von Lysin aus dem Dekapeptid Kallidin, das ebenfalls kininartige Wirkungen entfaltet. Kallidin selbst entsteht durch enzymatische Abspaltung aus einer im Plasma zirkulierenden Vorstufe, dem Kininogen, die durch das Enzym Kallikrein gefördert wird. Deshalb spricht man auch vom **Kallikrein-Kinin-System.**

▶ Die Wirkdauer von Bradykinin beträgt nur wenige Minuten. Es wird durch die Kininasen I und II abgebaut, wobei die Kininase II mit dem Angiotensin-Converting-Enzym (ACE) identisch ist (☞ 10.4.1).

Die Kinine sind für den gesteigerten Blutfluss und die erhöhte Kapillarpermeabilität im Rahmen der Entzündungsreaktionen verantwortlich. Außerdem steigern sie in den gastrointenstinalen Drüsen den lokalen Blutfluss und damit die Sekretproduktion. ◀

Prostaglandine

Prostaglandine werden von praktisch allen Körperzellen gebildet (Überblick: ☞ Tab. 10.5). Sie haben eine kurze Halbwertzeit (Sekunden bis 10 Minuten) und werden zum großen Teil in der Lunge inaktiviert. Daher sind sie für die regionale Durchblutungsregulation gut geeignet. Die wichtigsten gefäßwirksamen Prostaglandine haben die folgenden Effekte:

- ▶ **PGI_2** wirkt an allen glatten Gefäßmuskelzellen vasodilatierend. ◀
- **PGE_2** wirkt vasodilatierend, indem es die Effekte von Bradykinin und Histamin verstärkt.
- **$PGF_{2α}$** dilatiert vor allem die Nierengefäße. Daneben steigert es die Reninproduktion.
- **Thromboxan A_2 (TXA_2)** ist ein potenter Vasokonstriktor. Außerdem fördert TXA_2 die Plättchenaggregation (☞ 2.4.2)

Andere Substanzen

Histamin, das im Rahmen allergischer Reaktionen freigesetzt werden kann, wirkt wie die Kinine vasodilatierend und erhöht die Permeabilität der Gefäßwand.

Serotonin, das in hohen Konzentrationen im Darm und in den Thrombozyten vorkommt, wirkt überwiegend vasokonstriktorisch und erhöht die Kapillarpermeabilität. Bei Verletzungen der Gefäße führt aus den Thrombozyten freigesetztes Serotonin zu einer Vasokonstriktion und damit zu einer Abdichtung der Gefäßverletzung.

Auch an den meningealen Arterien bewirkt Serotonin eine Vasokonstriktion. Dies erklärt die gute Wirkung des Serotonin-Agonisten Sumatriptan bei **Migräne**. Die dem Migränekopfschmerz zugrunde liegende Vasodilatation meningealer Gefäße wird durch die serotonin-agonistische, vasokonstriktorische Wirkung von Sumatriptan aufgehoben.

Endotheline werden vorwiegend aus Endothelzellen freigesetzt und bewirken eine starke Vasokonstriktion. Sie dienen der lokalen Durchblutungsregulation. Ihre Freisetzung wird durch eine Erhöhung der endothelialen Ca^{2+}-Konzentration getriggert.

Metabolische Kontrolle

Bedarfsgesteuert wird die lokale Durchblutung vorwiegend durch **metabolische Faktoren**, die den lokalen Nährstoffbedarf und -verbrauch widerspiegeln.

Abnahme des O_2-Partialdrucks
▶ Eine Abnahme des O_2-Partialdrucks führt zu einer Vasodilatation mit Erhöhung der Durchblutung. Auf gleiche Weise vasodilatatorisch wirken Erhöhungen des CO_2-Partialdrucks und der H^+-Ionen-Konzentration. Auch Adenosin, das als Endprodukt bei ATP-Verbrauch entsteht, wirkt sehr stark vasodilatatorisch, was besonders im Koronarsystem von physiologischer Bedeutung zu sein scheint.

Der vermehrte Blutfluss nach einer vorübergehenden Unterbrechung der Durchblutung (**reaktive Hyperämie**) erklärt sich durch diese metabolischen Mechanismen. Dabei wird im Rahmen der reaktiven Hyperämie die unter gedrosselter Durchblutung eingegangene Sauerstoffschuld ausgeglichen. ◀

Sekundäre Vasodilatation größerer Arterien durch Stickstoffmonoxid (NO)
▶ Die metabolischen Mechanismen der Durchblutungssteigerung wirken zunächst nur im Bereich der Mikrozirkulation. Eine Durchblutungserhöhung in diesem Bereich führt jedoch sekundär auch zu einer Vasodilatation größerer Arterien

zentralwärts der Gebiete mit gesteigerter Mikrozirkulation. Der Anstieg der Stromstärke im Gefäßsystem aktiviert dabei Sensorstrukturen in den Endothelien, welche die durch die vermehrte Strömung gestiegene *Schubspannung* im Kontaktbereich Blut / Endothel registrieren. Die erhöhte Schubspannung führt zur Freisetzung des nur wenige Sekunden stabilen **Stickstoffmonoxids (NO)** aus dem Endothel, das dort von einer NO-Synthetase aus Arginin gebildet wird. NO wurde früher auch als **EDRF (endothelial derived relaxing factor)** bezeichnet. NO führt zu einer vermehrten Bildung von cGMP und bewirkt dadurch eine Erschlaffung von Gefäßmuskelzellen mit Vasodilatation. Eine solche durch schubspannungsgesteuerte Freisetzung von NO hervorgerufene Vasodilatation kann die Durchblutung auch in „höher" gelegenen Gefäßgebieten steigern, in denen metabolische vasodilatierende Faktoren weniger wirksam sind als in den distalen Ästen der Mikrozirkulation. Die schubspannungsgesteuerte Vasodilatation wird deshalb auch als *aszendierende Dilatation* bezeichnet. Auch die vasodilatatorischen Wirkungen anderer Substanzen wie Acetylcholin, Bradykinin, Serotonin und ADP werden über eine Steigerung der NO-Freisetzung vermittelt. ◀

Einen Überblick über die humorale und metabolische Steuerung von Vasokonstriktion und Vasodilatation gibt Tabelle 4.3.

Tab. 4.3: Vasokonstriktion und Vasodilatation im Überblick

Vasokonstriktion	Vasodilatation
Noradrenalin an α_2-Rezeptoren	Adrenalin an β_2-Rezeptoren
Hohe Dosen von Adrenalin an α_2-Rezeptoren	Bradykinin
Serotonin	Histamin
Thromboxan A_2	Prostaglandin E_2
	Prostaglandin I_2
Endothelin	Stickstoffmonoxid (NO)
	Abnahme des O_2-Partialdrucks

Tab. 4.4: Organkreisläufe: Anteil am Herzzeitvolumen (HZV) und Durchblutung pro 100 g Gewebe (= spezifische Durchblutung).

Organ	Anteil des HZV (in %)	Spezif. Durchblutung [ml · 100 g^{-1} · min^{-1}]
Leber	25	100
Skelettmuskel	21	3 (in Ruhe)
		100 (bei Belastung)
Niere	20	400
Gehirn	15	20 (Mark)
		100 (Rinde)
Herz	5	80 (in Ruhe)
		300 (bei Belastung)

Langzeitregulation der regionalen Durchblutung

Eine Langzeitanpassung der lokalen Durchblutungsverhältnisse vollzieht sich über die Steigerung der Kapillarisierung eines Gewebegebietes. Der stärkste Stimulus für eine solche Kapillarneubildung ist chronischer Sauerstoffmangel. Die Aussprossung neuer Gefäße, die **Angiogenese**, wird über vorwiegend in den Gefäßen selbst gebildete Faktoren, z. B. über das Zytokin EGF (endothelial growth factor, ☞ 2.5.2), stimuliert. Auf diese Weise können sich bei chronischer Minderdurchblutung, z. B. durch Stenose einer Koronararterie bei Arteriosklerose, Kollateralkreisläufe neu bilden und so eine adäquate Sauerstoffversorgung des Myokards sicherstellen.

4.5 Organkreisläufe   20 ?

Die bislang besprochenen Charakteristika des Kreislaufsystems waren allgemeiner Art und galten im Wesentlichen für alle Teilkreisläufe. In den einzelnen Organkreisläufen gibt es jedoch eine Reihe von Besonderheiten, die im Folgenden zusammenfassend dargestellt werden sollen. Die Partialkreisläufe von Niere und Herz werden in den Kapiteln 3 und 9 ausführlich behandelt.

▶ Unter Ruhebedingungen lässt sich eine typische Rangfolge der spezifischen Durchblutung (Durchblutung bezogen auf das Organgewicht) feststellen:

Niere > Myokard > Skelettmuskel

Die wichtigsten Durchblutungsparameter der einzelnen Organkreisläufe gibt Tabelle 4.4. ◀

4.5.1 Lunge

Druck und Strömung in den Lungengefäßen

▶ In der Lungenstrombahn herrschen deutlich niedrigere Drücke als im Körperkreislauf. Der Druck in der Arteria pulmonalis (die sauerstoffarmes, venöses Blut enthält) liegt systolisch bei 20 mmHg, diastolisch bei 8 mmHg, der mittlere Druck beträgt 13 mmHg. ◀

In den Lungenkapillaren herrschen mittlere Drücke von 6,5 mmHg, in den Lungenvenen und im linken Vorhof dann nur noch 5,5 mmHg.

Der Gesamtwiderstand im Lungenkreislauf beträgt nur knapp ein Zehntel des Widerstandes im Körperkreislauf. Typische muskelstarke, arterielle Widerstandsgefäße fehlen.

Wie im Körperkreislauf wird im Lungengefäßkreislauf der pulsierende Blutfluss durch die elastischen Eigenschaften der Lungengefäße in eine kontinuierliche Strömung umgewandelt.

🔆 Merke!

Blutdruck im Lungenkreislauf:
20/8 mmHg

Funktionelle Besonderheiten

Der Lungenkreislauf ist durch drei physiologisch wichtige Besonderheiten gekennzeichnet:

- Die Lunge enthält etwa 450 ml Blut, d. h. etwa 9 % des gesamten Blutvolumens des Körpers. Aus diesem **Blutreservoir** können bei Bedarf bis zu 250 ml kurzfristig an den systemischen Kreislauf abgegeben werden.
- Wegen der niedrigen Drücke im Lungenkreislauf wirken sich die hydrostatischen Drücke in stärkerer Weise auf die Durchblutungsverteilung in der Lunge aus, als dies in den Gefäßgebieten des Hochdrucksystems der Fall ist. Der Druck in den Pulmonalarterienästen der Lungenspitze liegt durch diese hydrostatische Druckdifferenz beim stehenden Menschen um 15 mmHg niedriger als in Herzhöhe, an der zwerchfellnahen Lungenbasis dagegen um 8 mmHg höher. Dadurch werden die Kapillaren der Lungenspitze im Stehen kaum durchblutet.
- ▶ Die Druckwerte in den Pulmonalarterien hängen auch vom **intrapleuralen** und dem **intraalveolären Druck** ab. Bei *tiefer Exspiration* verkleinern sich die Lungen und die intrapulmonalen Gefäßlumen werden komprimiert: pulmonalarterieller Druckanstieg. Bei *tiefer Inspiration* werden die extraalveolären pulmonalen Gefäße gedehnt, die alveolären Gefäße aber gleichzeitig komprimiert. Insgesamt überwiegt der Kompressionseffekt auf die alveolären Gefäße, sodass auch bei tiefer Inspiration der pulmonalarterielle Druck ansteigt. ◀

Auch positive intraalveoläre Drücke, wie sie z. B. bei der künstlichen Beatmung entstehen können, führen durch die Kompression aleolärer Gefäße zu einem Anstieg des pulmonalarteriellen Widerstandes und damit des pulmonalarteriellen Druckes. Bei vorgeschädigtem Herzen kann diese vermehrte Druckbelastung u.U. zu einer Überlastung des rechten Herzens führen: Die Folge sind periphere Ödeme.

Kontrolle der Lungendurchblutung

▶ Der Blutfluss durch die Lungen wird im Allgemeinen durch dieselben Faktoren bestimmt, die auch das Herzzeitvolumen im Gesamtkreislauf be-

einflussen (☞ 4.2.3). Die Pulmonalgefäße reagieren dabei druckpassiv auf vermehrte Durchblutung mit Vasodilatation und auf Druckabfall mit Vasokonstriktion, sodass ein **konstanter pulmonaler Blutdruck** aufrechterhalten wird. Auch bei starker körperlicher Belastung mit einer Verdopplung des Herzzeitvolumens steigt daher der mittlere pulmonalarterielle Druck durch die Weitstellung der Lungenarterien nicht über 25 mmHg an.

Bei lokalem Abfall der O_2-Konzentration in den Lungenalveolen wird die Durchblutung der entsprechenden Alveolarabschnitte durch *Vasokonstriktion gedrosselt* (Euler-Liljestrand-Mechanismus, ☞ 5.5.3). Hierbei verhalten sich die Gefäße der Lungenstrombahn exakt spiegelbildlich zu den mikrozirkulatorischen Gefäßen des Körperkreislaufs, die sich bei Sauerstoffmangel *dilatieren*. Ziel dieser gedrosselten Durchblutung von schlecht mit Sauerstoff versorgten Alveolargebieten ist eine Umverteilung des pulmonalen Blutflusses zugunsten von Gebieten mit besserer Belüftung und höherem alveolären O_2-Partialdruck. Hierdurch wird die Sauerstoffaufnahme insgesamt effektiver gestaltet. ◀

Gegenüber diesen lokalen Mechanismen ist die Innervation der Lungengefäße durch sympathische vasokonstriktorische Fasern von untergeordneter Bedeutung.

> **🔆 Merke!**
>
> **Sauerstoffmangel:**
> (1) Vasokonstriktion der Lungenstrombahn
> (2) Vasodilatation der mikrozirkulatorischen Gefäße des Körperkreislaufs

4.5.2 Gehirnkreislauf

▶ Die Gehirndurchblutung liegt bei 750 ml/min, d. h. bei **15 % des Herzzeitvolumens**, die spezifische Gehirndurchblutung zwischen 20 ml · $100\,g^{-1} \cdot min^{-1}$ (weiße Substanz) und 100 ml · $100\,g^{-1} \cdot min^{-1}$ (graue Substanz). Bei gesteigerter neuronaler Aktivität kann die Durchblutung um bis zu 50 % steigen. ◀

Auch regionale Durchblutungssteigerungen können bei bestimmten Partialleistungen auftreten und mithilfe der Positronen-Emissions-Tomographie (PET) sichtbar gemacht werden.

4.5.3 Haut

Die Hautdurchblutung hängt stark von der **Wärme- oder Kältebelastung des Organismus** ab. Während bei Indifferenzbedingungen eine regional unterschiedliche Hautdurchblutung zwischen 150 und 500 ml $\cdot$ min^{-1} $\cdot$ 100 g^{-1} gefunden wird, kann bei extremer Hitzebelastung die Gesamtdurchblutung auf bis zu 3 l/min und mehr ansteigen.

Die Hautdurchblutung wird über zwei unterschiedliche Mechanismen reguliert:

- In **distalen, akralen Hautarealen** (z. B. Hände, Füße, Ohren) herrscht schon unter Ruhebedingungen ein relativ starker *vasokonstriktorischer Tonus noradrenerger, sympathischer Fasern*. Eine Vasodilatation wird durch ein Nachlassen dieses Vasokonstriktorentonus vermittelt.
- In **mehr zum Körperstamm hin gelegenen Hautgebieten** wird die Vasodilatation dagegen vorwiegend durch Ausschüttung von *Bradykinin* ausgelöst, das bei der Erregung der zu den Schweißdrüsen ziehenden *cholinergen sympathischen Fasern* freigesetzt wird.

Auch die Hautgefäße dienen als **Blutdepot**: in den subpapillären Venenplexus sind etwa 1 500 ml Blut gespeichert, die bei Bedarf dem Kreislauf zur Verfügung gestellt werden können.

4.5.4 Skelettmuskel

Die Durchblutung der Skelettmuskulatur erfordert 15–20 % des Herzzeitvolumens oder etwa 1 000 ml/min. Die spezifische Durchblutung liegt in Ruhe bei 3 ml $\cdot$ 100 g^{-1} $\cdot$ min^{-1}. Bei maximaler Muskelarbeit kann die Durchblutung der Muskulatur Werte von über 20 l/min erreichen (100 ml $\cdot$ 100 g^{-1} $\cdot$ min^{-1}).

Andererseits werden vor allem bei isometrischer Muskelanspannung die *Muskelgefäße während der Kontraktion komprimiert*, was den Blutfluss behindert. Ab einer *isometrischen* Kontraktion von 40–50 % der Maximalkraft ist deshalb z. B. im M. biceps brachii die Muskeldurchblutung für die Sauerstoffversorgung nicht ausreichend. Dies

führt *im Anschluss an die Kontraktion* zu einer **reaktiven Hyperämie**, wodurch die Sauerstoffschuld ausgeglichen wird.

Rhythmische Muskelarbeit mit Wechsel von Kontraktion und Entspannung ist somit weniger ermüdend als rein isometrische Haltearbeit, da in der Entspannungsphase die Muskelgefäße nicht komprimiert sind und eine ausreichende Durchblutung des arbeitenden Muskels sichergestellt ist.

4.5.5 Splanchnikusgebiet

Die Gefäßgebiete von Mesenterium, Pankreas, Milz und Leber werden wegen ihrer gemeinsamen sympathischen Innervation durch die Nn. splanchnici als Splanchnikusgebiet zusammengefasst. Die Splanchnikusgefäße enthalten etwa 20 % des gesamten Blutvolumens.

▶ Die **Leber** ist das am stärksten durchblutete Organ der Splanchnikusregion: sie erhält 1 400 ml/min oder etwa 25 % des Herzzeitvolumens, die spezifische Durchblutung beträgt 100 ml $\cdot$ 100 g^{-1} $\cdot$ min^{-1}. Bei schwerer körperlicher Arbeit kann die Leberdurchblutung zugunsten der Muskulatur um mehr als die Hälfte gedrosselt werden. ◀

Ihren Sauerstoffbedarf deckt die Leber nur zu 40 % aus der A. hepatica, die restlichen 60 % extrahiert sie aus dem unterschiedlich stark sauerstoffhaltigen Blut der Pfortader. Daher bleibt eine Unterbindung der A. hepatica zumeist ohne Folgen für die Sauerstoffversorgung der Leber.

Auch die Leber wird vom Körper als **Blutspeicher** genutzt: bei Belastungen kann sie etwa 350 ml ihres Blutvolumens an den Kreislauf abgeben.

> **Klinik!**
>
> Bei einer Leberzirrhose kann sich durch die Schädigung des Lebergewebes und der hepatischen Mikrozirkulation (Erhöhung des intrahepatischen Widerstandes) ein **Pfortaderhochdruck** ausbilden. Typische Folgen sind die Ausbildung von Aszites („Bauchwassersucht") und Ösophagusvarizen.

4.6 Fetaler und plazentarer Kreislauf

4.6.1 Organisation   4 ❓

Plazentakreislauf

Die Plazenta stellt dem Fetus Nahrungsmittel und Sauerstoff zur Verfügung, die aus dem mütterlichen Blut ins Blut der Umbilikalvene diffundieren. Umgekehrt diffundiert das vom Fetus über die Umbilikalarterien angelieferte CO_2 über die Plazenta in das mütterliche Venensystem und wird über die Atmung entsorgt. Für die Diffusion von Sauerstoff und Kohlendioxid in der mütterlichen Plazenta gelten die gleichen Diffusionsgesetze wie für die entsprechenden Austauschvorgänge im Lungengewebe (☞ 5.5.2). Der Sauerstoffpartialdruck in den mütterlichen arteriellen Plazentagefäßen liegt bei 50 mmHg, der entsprechende Partialdruck des oxygenierten fetalen Blutes in der V. umbilicalis bei 30 mmHg. Dass dieser relativ niedrige O_2-Partialdruck für eine adäquate Sauerstoffversorgung des Fetus ausreicht, liegt an drei Besonderheiten des Plazentakreislaufs:

- Fetales Hämoglobin (HbF) kann bei gleichem Sauerstoffpartialdruck 20–30 % mehr Sauerstoff transportieren als das normale Erwachsenen-Hämoglobin, weil die **O_2-Affinität des fetalen HbF größer** ist.
- Die **Hämoglobinkonzentration** beim Fetus ist um 50 % **höher** als bei der Mutter. Auch hierdurch steigt die Sauerstofftransportkapazität
- Durch den **Bohr-Effekt** (☞ 5.6.2), d. h. durch die *Erhöhung der Sauerstoffbindungskapazität von Hämoglobin bei niedrigen CO_2-Partialdrücken* im Blut, wird die fetale Sauerstoffaufnahme begünstigt, da das CO_2 des von den Aa. umbilicales angelieferten fetalen Blutes in der Plazenta rasch in Richtung der mütterlichen Gefäße diffundiert. Begünstigt wird diese rasche Diffusion des CO_2 aus den fetalen in die mütterlichen Gefäße durch den unter der Schwangerschaft *erniedrigten CO_2-Partialdruck* im mütterlichen arteriellen Blut (unter 40 mmHg). Dieser niedrigere CO_2-Partialdruck der Mutter ist die Folge der progesteroninduzierten physiologischen Schwangerschafts-Hyperventilation.

Fetaler Kreislauf

▶ Während der Schwangerschaft ist eine nennenswerte Durchblutung von Lunge oder Leber des Fetus nicht erforderlich, da deren Aufgaben von der Plazenta und dem mütterlichen Organismus übernommen werden. Deshalb wird das Blut über spezielle fetale Gefäße an Lunge und Leber vorbei gepumpt.

Das in der mütterlichen Plazenta oxygenierte und mit Nährstoffen angereicherte Blut erreicht den Fetus über die (zumeist unpaarige) V. umbilicalis. Diese mündet über den Ductus venosus in die V. cava inferior und umgeht so fast vollständig den Leberkreislauf. In der V. cava inferior vermischt sich das sauerstoffreiche Blut aus der V. umbilicalis mit dem sauerstoffarmen Blut aus den unteren Körperregionen. Dieses Mischblut, das allerdings immer noch einen O_2-Gehalt von 60–65 % aufweist, erreicht über die untere Hohlvene das rechte Atrium und fließt von dort fast vollständig durch das beim Fetus *offene Foramen ovale* in das linke Atrium. Auf diese Weise erreicht das sauerstoffreiche mütterliche Blut, obwohl es zunächst in den venösen Kreislauf des Fetus eingespeist wird, relativ direkt dessen Körperkreislauf. Über die Aorta und die fetalen Arterien wird das sauerstoffreiche Blut dann in die Peripherie transportiert. Über die *obere* Hohlvene gelangt jedoch auch sauerstoffarmes, venöses Blut aus dem Kopf- und Halsgebiet des Fetus in das rechte Atrium. Dieses fließt aber überwiegend direkt durch die Trikuspidalklappe in den rechten Ventrikel ab und mündet über Pulmonalarterie und den Ductus arteriosus Botalli unter Umgehung des Lungenkreislaufs in die Aorta descendens. Diese Flussrichtung des Blutes vom rechten Ventrikel über den Ductus arteriosus in die Aorta ist nur deshalb möglich, weil der Druck im Ductus arteriosus durch den hohen Gefäßwiderstand in der noch kollabierten Lunge über dem Aortendruck liegt. Zu beachten ist auch, dass der Ductus arteriosus, der ja sauerstoffarmes Blut transportiert, distal des Abgangs der großen Halsgefäße in die Aorta mündet. Auf diese Weise werden Kopf und vor allem Gehirn des Fetus noch mit dem sauerstoffreicheren Mischblut aus der V. cava inferior versorgt.

Von den Aa. iliacae zweigen die **zwei** Aa. umbilicales ab, die das Gemisch aus desoxygeniertem und oxygeniertem Blut zur Sauerstoffanreicherung wieder der mütterlichen Plazenta zuführen (☞ Abb. 4.15). ◄

Im fetalen Kreislauf sind rechter und linker Ventrikel durch die Verbindung zwischen beiden Vorhöfen (Foramen ovale) und zwischen den Ausflussbahnen beider Ventrikel (Ductus arteriosus) überwiegend **parallel geschaltet**.

▶ Während der Schwangerschaft fließen *55 %* der gesamten Blutmenge des Feten über die *Plazenta* und nur *12 %* des Blutes durch die fetalen *Lungen*. Der fetale Blutdruck beträgt gegen Ende der Schwangerschaft etwa *70 mmHg*, die Herzfrequenz liegt bei *140 Schlägen/min*. ◄

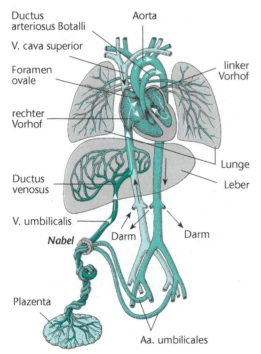

Abb. 4.15: Der fetale Kreislauf. Beachte als Besonderheiten den Ductus arteriosus, der zur Umgehung des Lungenkreislaufs die Ausflussbahn des rechten Ventrikels mit der Ausflussbahn des linken Ventrikels verbindet, und den Ductus venosus, der zur Umgehung des Leberkreislaufs von der Umbilikalvene direkt in die V. cava inferior mündet.

> **⚙ Merke!**
> **Fetaler Kreislauf:**
> • Ductus venosus umgeht den Leberkreislauf.
> • Ductus arteriosus umgeht den Lungenkreislauf.

4.6.2 Umstellungen nach der Geburt   1 ❓

▶ Der Kreislauf nach der Geburt ist im Vergleich zum fetalen Kreislauf durch zwei Umstellungsvorgänge gekennzeichnet:

• Durch den Wegfall der Plazentadurchblutung verdoppelt sich der systemische Gefäßwiderstand bei der Geburt. Dies führt zu einem **gesteigerten Druck** *im linken Atrium, linken Ventrikel und in der Aorta.*

• Durch die Entfaltung der Lunge mit den ersten Atemzügen **vermindert** sich der *pulmonale Gefäßwiderstand* und mit ihm der Druck *im rechten Atrium, rechten Ventrikel und in der A. pulmonalis*. ◄

Durch diese beiden fundamentalen Kreislaufumstellungen verschließen sich nach der Geburt Foramen ovale, Ductus arteriosus und Ductus venosus.

▶ Das **Foramen ovale** verschließt sich aufgrund des postnatal geringen Drucks im rechten und des relativ höheren Drucks im linken Atrium. Durch diese Druckumkehr legt sich eine Klappe auf der linken Seite des Vorhofseptums vor die Öffnung des Foramen ovale und verhindert so einen weiteren Blutaustausch (Shunt) auf Vorhofebene. Ein offen bleibendes Foramen ovale kann eine verstärkte Belastung des *rechten* Herzens durch das über den linken Vorhof einströmende Blutvolumen zur Folge haben und bedarf je nach Schweregrad einer operativen Korrektur.

Der **Ductus arteriosus** verschließt sich durch eine Kontraktion seiner Wandmuskulatur innerhalb der ersten Tage nach der Geburt. Dieser *funktionelle Verschluss* des Ductus arteriosus wird durch den plötzlichen starken Anstieg des O_2-Partialdrucks von 20 auf 100 mmHg im Ductus-arteriosus-Blut nach Belüftung der Lunge hervorgerufen. Nach 1 bis 4 Monaten verschließt sich der Ductus durch Bindegewebssträngе auch morphologisch. Ein offen bleibender Ductus arteriosus führt zu einer verstärkten Volumenbelastung des *linken* Ventrikels, da oft mehr als 50 % des Herzzeitvolumens über den offenen Ductus arteriosus in die Lunge gepumpt werden (Links-rechts-Shunt). ◄

Der **Ductus venosus** verschließt sich auf ähnliche Weise wie der Ductus arteriosus durch aktive Kontraktion 1–3 Stunden nach der Geburt. In der Folge steigt der Pfortaderdruck von 0 auf 10 mmHg an und die Leberdurchblutung kommt in Gang.

4

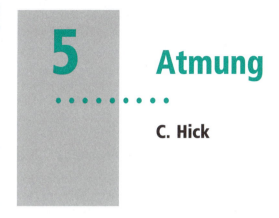

5 Atmung

C. Hick

5

IMPP-Hitliste

▮▮▮ Lungenvolumina, Compliance und Resistance von Lunge und Thorax

▮▮ Sauerstofftransport im Blut: besonders Sauerstoff-Bindungs-Kurve

▮ Säure-Basen-Status: Azidosen, Alkalosen und Kompensationsmechanismen

Einen Überblick der wichtigsten **physikalischen Grundlagen** der Atemphysiologie gibt Abschnitt ☞ 5.2. Die **Atemmechanik** (☞ 5.3) untersucht die Veränderungen der Lunge bei unterschiedlichen Druck- und Volumenbelastungen in Ruhe (☞ 5.3.1 Statik des Atemapparates) und bei typischen Atembewegungen (☞ 5.3.2 Dynamik des Atemapparates). Diese physiologischen Grundkenntnisse erst erlauben es, Maschinen zur künstlichen Beatmung (☞ 5.3.3) zu entwickeln. Der **Gasaustausch** im Lungengewebe wird von der Belüftung (Ventilation), der Diffusion sowie von der Durchblutung (Perfusion und Verteilung) beeinflusst (☞ 5.5). Lungenerkrankungen (☞ 5.5.4) sind typischerweise durch die Störung eines oder mehrerer dieser drei Parameter gekennzeichnet. Der aus der Atemluft aufgenommene Sauerstoff wird im Blut an Hämoglobin gebunden transportiert (☞ 5.6.2). Das Kohlendioxid gelangt ebenfalls auf dem Blutwege zur Abatmung in die Lungen (☞ 5.6.3). Die **Regulation der Atmung** erfolgt über zentrale Regelkreisläufe, die periphere Atemreize verarbeiten (☞ 5.7). Höhenphysiologie und Pathophysiologie geben Gelegenheit, die erworbenen Kenntnisse in der Praxis anzuwenden (☞ 5.8). Auch zur Vermeidung von Tauchunfällen ist ein Verständnis der Physiologie des Atemgastransportes im Blut unentbehrlich (☞ 5.8.2). Nicht nur die Lunge, sondern auch das Gewebe „atmet" (☞ 5.9): es verbraucht den gelieferten Sauerstoff und ist auf den Abtransport des Verbrennungsproduktes CO_2 angewiesen (☞ 5.9.1). Störungen des Gasaustauschs im Gewebe (☞ 5.9.2) führen über eine Störung der **Gewebeatmung** (☞ 5.9.3) zu oft irreversiblen Gewebeschädigungen, denen in bestimmten Fällen durch therapeutische Gabe von Sauerstoff begegnet werden kann. Neben der Niere ist die Lunge das wichtigste Organ im **Säure-Basen-Haushalt** des Organismus (☞ 5.10). Im Blut gepufferte saure Valenzen können über das „Abrauchen" des Säureanhydrids CO_2 aus dem Körper entfernt werden. Das Lungengewebe nimmt auch nicht-respiratorische, **metabolische Aufgaben** wahr. Da es intensivem Kontakt zur Außenluft ausgesetzt ist, bedarf es spezifischer Schutzmechanismen (☞ 5.1).

Tief durchatmen, und los geht's! Wie beim vorherigen Kapitel 4 zur Kreislaufphysiologie möchten wir Ihnen Mut machen, sich von den Formeln nicht schrecken zu lassen! Alle Formeln sind in unmittelbarer Umgebung in „Klartext" erklärt. Bei Schwierigkeiten sollten Sie Ihr Augenmerk zunächst nur auf diese ausformulierten Zusammenhänge richten und erst bei einer zweiten Lektüre versuchen, die Zusammenhänge an der Formel selbst nachzuvollziehen. Eine gewisse Grundausstattung an Formeln ist für die oft recht radikalen Formelfragen des IMPP leider unumgänglich; die unentbehrlichsten sind, wie die wichtigen Textpassagen, mit grünen Pfeilen markiert.

5.1 Nicht-respiratorische Lungenfunktionen

Die Atemwege sind unterhalb des Larynx normalerweise steril. Eine Besiedelung mit Krankheitserregern und damit eine mögliche Infektion wird durch Schutzreflexe sowie durch die Selbstreinigungsfunktion der Atemwege verhindert.

Schutzreflexe der Atemwege   0 ?

Berühren Fremdkörper die Schleimhäute der Atemwege lösen sie den **Hustenreflex** aus. Die afferenten Impulse dieses Reflexes laufen über den N. vagus zur Medulla oblongata. Dies führt zu einer Reflexantwort, die durch folgende Komponenten gekennzeichnet ist:

● Inspiration von etwa 2 Litern Luft.
● Verschluss von Stimmritze und Epiglottis: das erhöhte Luftvolumen in der Lunge ist gegen die Außenwelt abgeschlossen.
● Kontraktion der exspiratorischen Muskulatur und der Bauchmuskeln mit Druckanstieg im Bronchialsystem auf Werte um 100 mmHg.
● Plötzliche Öffnung von Stimmritze und Epiglottis.

Der hierdurch entstehende rasche und kräftige Luftstrom in den Atemwegen entfernt die eingedrungenen Fremdkörper.

Der **Niesreflex** ist das Äquivalent des Hustenreflexes im Bereich der nasalen Luftwege. Die afferenten Impulse werden hierbei über den N. trigeminus zur Medulla geleitet.

Reinigungsfunktion der Atemwege   0 ?

Bereits in der Nase werden kleinere Staubpartikel zurückgehalten. Die tieferen Atemwege sind von einem **respiratorischen Epithel** ausgekleidet, das durch schleimsezernierende Becherzellen und zilientragende Epithelzellen charakterisiert ist. Durch den *Zilienschlag* wird der von den Becherzellen produzierte **Schleimfilm** ständig in Richtung Epiglottis vorgeschoben. Eingedrungene Fremdkörper werden in diesem Schleimfilm festgehalten und aus den Atemwegen abtransportiert. Schädigungen der Zilien (z. B. durch Nikotinabusus) stören den Schleimabtransport und damit die Selbstreinigungsfunktion der Atemwege, was durch vermehrtes Abhusten („Raucherhusten") nur teilweise ausgeglichen werden kann.

Die Schleimhaut der Atemwege ist außerdem durch eine hohe lokale Konzentration des **Immunglobulins A** gekennzeichnet, das der lokalen Abwehr eingedrungener Erreger dient (☞ 2.5.3). Daneben phagozytieren in den Alveolarwänden vorhandene **Alveolarmakrophagen** Fremdkörper, die trotz aller Verteidigungslinien bis in den Alveolarbereich vordringen konnten.

Metabolische Funktionen der Lunge   0 ?

Neben ihrer Rolle beim Gasaustausch erfüllt die Lunge auch eine Reihe von metabolischen Aufgaben, für die sie insofern besonders geeignet ist, als die gesamte Blutmenge des Kreislaufs die Lungen passiert. Dabei konnten bis heute u. a. folgende **metabolische Teilfunktionen** aufgedeckt werden:

● Umwandlung von **Angiotensin I** in die vasokonstriktorisch wirkende Substanz Angiotensin II. Das die Umwandlung katalysierende Angiotensin-Converting-Enzym (ACE) findet sich in den Endothelzellen der Lungenkapillaren.

- Inaktivierung von **Bradykinin**, ebenfalls durch ACE.
- Inaktivierung von **Serotonin** durch Aufnahme von Serotonin in die Kapillarendothelien.
- Inaktivierung der **Prostaglandine** E_1, E_2 und $F_{2\alpha}$.

5.2 Physikalische Grundlagen   2 ?

Ideales Gasgesetz

Nach der *Zustandsgleichung idealer Gase* hängt das Volumen (V) eines Gases einerseits von der Stoffmenge, d. h. der Molanzahl (n) des Gases, andererseits aber auch von Druck (p) und Umgebungstemperatur (T) ab. Diese Beziehung formuliert das **ideale Gasgesetz**:

$$V = \frac{n \cdot T}{p} \cdot R \qquad [1]$$

Die Konstante R ist eine Naturkonstante, die *allgemeine Gaskonstante*.

Volumenmessbedingungen

Die Abhängigkeit des Gasvolumens von Druck- und Temperaturänderungen bringt es mit sich, dass eindeutige **Standardbedingungen** definiert werden müssen, um eine Vergleichbarkeit von Messergebnissen zu gewährleisten. Diese Standardbedingungen berücksichtigen auch den Wasserdampfpartialdruck, der außerhalb und innerhalb des Atmungstraktes jeweils unterschiedliche Werte annehmen kann.

▶ Man unterscheidet drei definierte Volumenmessbedingungen:

- **STPD-Bedingungen** (**S**tandard **T**emperature, **P**ressure, **D**ry), d. h. die physikalischen Normalbedingungen von 273 K (0 °C), 760 mmHg atmosphärischem Normaldruck und 0 mmHg Wasserdampfdruck (Trockenheit).
- **BTPS-Bedingungen** (**B**ody **T**emperature, **P**ressure, **S**aturated), die den physiologischen Bedingungen in der Lunge entsprechen: 310 K (37 °C), aktueller atmosphärischer Druck (P_B) und 47 mmHg Wasserdampfdruck (= 100 % Wasserdampfsättigung).

- **ATPS-Bedingungen** (**A**mbient **T**emperature, **P**ressure, **S**aturated) sind die im Spirometer herrschenden Bedingungen, die den BTPS-Bedingungen bei Umgebungstemperatur (20 °C) entsprechen.

Da mit abnehmender Temperatur das Volumen eines Gases ebenfalls abnimmt, gilt für die drei Bedingungen folgende Größenbeziehung hinsichtlich der Volumina (V):

$$V_{BTPS} > V_{ATPS} > V_{STPD}$$

Eine Umrechnung von Volumenmessungen aus STPD-Bedingungen in BTPS-Bedingungen ist über die ideale Gasgleichung möglich. Setzt man die STPD-Bedingungen und die BTPS-Bedingungen in die ideale Gasgleichung ein, erhält man:

$$V_{STPD} = \frac{n \cdot 273}{760} \cdot R \qquad [2]$$

und

$$V_{BTPS} = \frac{n \cdot 310}{P_B - 47} \cdot R \qquad [3]$$

Daraus ergibt sich der für die Umrechnung von STPD-Volumina in BTPS-Volumina erforderliche Umrechnungsfaktor als:

$$\frac{V_{STPD}}{V_{BTPS}} = \frac{273}{310} \cdot \frac{P_B - 47}{760} = \frac{P_B - 47}{863} \qquad [4]$$

d. h.

$$V_{STPD} = V_{BTPS} \cdot \frac{P_B - 47}{863} \qquad [5]$$

Bei einem angenommenen atmosphärischen Druck (P_B) von 770 mmHg (= 1026 mbar) würde ein unter Körperbedingungen gemessenes BTPS-Volumen von 1 Liter also zu einem STPD-Volumen von

$$V_{STPD} = 1 \, l \cdot \frac{770 - 47}{863} = 0,841 \qquad [6] \blacktriangleleft$$

Tab. 5.1: Zusammensetzung von trockener atmosphärischer Luft.

	Vol.-%	Fraktioneller Anteil
Stickstoff (N_2) (einschließlich eines geringen Edelgasanteils)	79,1	0,791
Sauerstoff	20,9	0,209
Kohlendioxid (CO_2)	0,03	0,0003

Zusammensetzung der atmosphärischen Luft

Die Gaskonzentrationen und die fraktionellen Anteile der einzelnen Gase an trockener atmosphärischer Luft zeigt Tabelle 5.1. In der Physiologie werden die Konzentrationen in der Regel als fraktionelle Anteile angegeben. Dabei entspricht eine Fraktion von 0,01 (dimensionslos) einem prozentualen Anteil von 1 %.

5.3 Atemmechanik

Die Lungenvolumina sind von Alter, Größe, Geschlecht, Training und Konstitution abhängig und können daher interindividuell sehr unterschiedlich sein. Die folgenden Werte gelten für einen 25 Jahre alten und 1,80 m großen männlichen Probanden.

5.3.1 Lungenvolumina und Statik des Atemapparates   20 ?

Lungenvolumina

▶ Im Verhältnis zum gesamten Lungenvolumen ist das Volumen eines einzelnen normalen Atemzuges, das **Atemzugvolumen**, mit 0,5 l relativ klein. Bei maximaler Inspiration können zusätzlich 3,3 l eingeatmet werden (**inspiratorisches Reservevolumen**), ebenso ist eine zusätzliche maximale Exspiration von 1,8 l möglich (**exspiratorisches Reservevolumen**). Aus der Addition dieser 3 Volumina ergibt sich die **Vitalkapazität** von 5,6 l. Die Vitalkapazität kann über die Messung des nach einer maximalen Inspiration maximal ausgeatmeten Volumens bestimmt werden. Die Vitalkapazität ist ein *Maß für die Ausdehnungsfähigkeit von Lunge und Thorax*, sie nimmt mit zunehmendem Alter ab. Die Vitalkapazität von Frauen liegt um etwa 25 % unter der von Männern. Trainierte Sportler haben eine erheblich höhere Vitalkapazität (bis zu 8 Liter) als Untrainierte.

Das nach *maximaler* Exspiration in der Lunge verbleibende Volumen, das durch die Atmung nicht mobilisiert werden kann, ist das **Residualvolumen** (1,4 l). Aus Residualvolumen und Vitalkapazität ergibt sich die **Totalkapazität** von 7,0 l als Volumen, das nach einer maximalen Inspiration in der Lunge enthalten ist. Das Volumen, das nach einer *normalen* Exspiration (d.h. in Atemruhelage) noch in der Lunge verbleibt und das sich aus exspiratorischem Reservevolumen und Residualvolumen zusammensetzt, wird als **funktionelle Residualkapazität** bezeichnet. Es liegt bei 3,2 Litern. Diese funktionelle Residualkapazität hat eine Pufferfunktion und dient dem Ausgleich der inspiratorisch und exspiratorisch unterschiedlichen O_2- und CO_2-Konzentrationen: Da das Volumen der funktionellen Residualkapazität erheblich größer als das Atemzugvolumen ist, werden durch die Vermischung dieser beiden Volumina zeitliche Schwankungen von O_2- und CO_2-Konzentration ausgeglichen. Auf diese Weise unterliegen die alveolären Atemgaskonzentrationen praktisch keinen respiratorischen Schwankungen. ◀

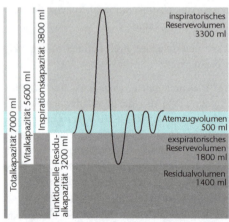

Abb. 5.1: Lungenvolumina. Werte für einen 25-jährigen, 1,80 m großen, männlichen Probanden.

Einen Überblick der Lungenvolumina gibt Abbildung 5.1.

Bestimmung der Lungenvolumina

Die direkt messbaren Lungenvolumina können über die Spirometrie oder mit dem Pneumotachographen bestimmt werden. Zur Ermittlung der funktionellen Residualkapazität, die das nicht mobilisierbare Residualvolumen umfasst, ist man auf die indirekte Helium-Einwaschmethode angewiesen.

Spirometrie

Bei der Spirometrie ist der Proband über einen Schlauch mit einem **geschlossenen Luftraum**, zumeist einer in Wasser getauchten zylindrischen Glocke, verbunden. Über dieses System können die Volumenänderungen bei Ein- und Ausatmung, die zu entsprechenden Glockenbewegungen führen, mit einem Schreiber registriert werden. Da es sich um ein geschlossenes System handelt, ist eine Registrierung der Atemexkursionen über eine längere Zeit nicht möglich.

Pneumotachygraphie

Bei der Pneumotachygraphie werden in einem **offenen System** nicht die Atem*volumina*, sondern die Atem*stromstärken* bestimmt, aus denen sich dann die Atemvolumina rechnerisch ermitteln lassen. Dabei ist im Mundstück des Probanden, das zur Außenwelt hin offen ist, ein kleiner Strömungswiderstand eingebaut. Bestimmt werden die Atemdrücke vor und hinter diesem Strömungswiderstand, wobei die Atemstromstärke der Druckdifferenz proportional ist. Aus der (elektronischen) Integration der Atemstromstärke dV/dT über die Zeit erhält man dann die Atemvolumina.

Helium-Einwaschmethode

▶ Bei der Helium-Einwaschmethode (☞ Abb. 5.2) wird der Proband am Ende der Exspiration an ein **geschlossenes Spirometersystem** angeschlossen, dessen Gasgemisch eine genau bekannte Menge an Helium enthält. Da Helium nicht über die Alveo-

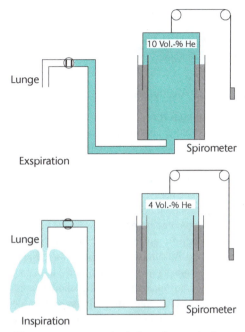

Abb. 5.2: Bestimmung der funktionellen Residualkapazität mit der Helium-Einwaschmethode.

len ins Kapillarblut diffundieren kann, verteilt es sich mit den Atemzügen des Probanden lediglich in die Volumina der funktionellen Residualkapazität. Nach vollständiger Verteilung muss die Helium-Konzentration im Spirometer niedriger liegen als zu Beginn, da sich eine konstante Heliummenge auf ein größeres Volumen, nämlich auf das Spirometervolumen (V_{Sp}) und das Volumen der funktionellen Residualkapazität (V_{FRK}), verteilt hat. Dies lässt sich in der folgenden Beziehung ausdrücken:

$$V_{Sp} \cdot C_{He\text{-}Anf} = (V_{Sp} + V_{FRK}) \cdot C_{He\text{-}End} \qquad [7]$$

$C_{He\text{-}Anf}$ stellt die Heliumkonzentration im Spirometer zu Versuchsbeginn und $C_{He\text{-}End}$ die gemessene Helium-Konzentration nach Anschluss des Probanden und Verteilung des Heliums dar.

Lag die anfängliche Heliumkonzentration z. B. bei 10 %, das Spirometervolumen bei 2 Liter und die nach Anschluss des Probanden im System gemessene Heliumkonzentration bei 4 %, so erhält man:

$$2\,l \cdot 10\,\% = (2\,l + V_{FRK}) \cdot 4\,\% \qquad [8]$$

und durch Umformung:

$$V_{FRK} = \frac{21 \cdot (10\% - 4\%)}{4\%} = 3 \text{ Liter} \qquad [9] \blacktriangleleft$$

Elastische Atemwegswiderstände

Ruhedehnungskurve

Bei der Atmung müssen *elastische* und *viskose* Atemwegswiderstände überwunden werden. Während die viskösen Atemwegswiderstände (z. B. Strömungswiderstand) nur bei aktiver Atmung unter Mitwirkung der Atemmuskeln auftreten und sie dementsprechend im Abschnitt über die Dynamik des Atemapparates besprochen werden, bestehen die elastischen Atemwegswiderstände unabhängig von Ein- und Ausatmung. Sie spiegeln die Elastizität, die Dehnbarkeit von Lunge und Thorax wider. So kann, in Analogie zur Ruhedehnungskurve des Herzens, auch eine **Ruhedehnungskurve des ventilatorischen Systems** (Lunge und Thorax) bestimmt werden. Dabei werden nach vollständiger Entspannung der Atemmuskulatur, z. B. durch Muskelrelaxantien, die Lungen mit definierten Volumina gefüllt und die entstehenden Drücke registriert.

Bei entsprechend trainierten Probanden können die durch eine Volumenbelastung intrapulmonal entstehenden Drücke auch mit einem Spirometer registriert werden. Der Proband atmet jeweils definierte Luftvolumina aus dem Spirometer, anschließend wird das Mundstück verschlossen. Gelingt es dem Probanden, seine Atemmuskulatur vollständig zu entspannen, lässt sich mit einem Druckmesser am Mundstück der intrapulmonal herrschende Druck bestimmen. Der intrapulmonale Druck ist hierbei die Differenz zwischen dem Alveolardruck und dem äußeren Atmosphärendruck.

▶ Auf diese Weise werden die **Ruhedehnungskurven von Lunge und Thorax zusammen** bestimmt, die einen *s-förmigen Verlauf* aufweisen, wobei im Bereich der normalen Atemzugsvolumina weitgehende Linearität herrscht. ◀

Wird unter zunehmender Volumenbelastung der *intrapleurale* und nicht der intrapulmonale Druck bestimmt, resultiert die **Ruhedehnungskurve des Thorax allein**. Die Steilheit dieser Ruhedehnungskurve nimmt im Bereich negativer intrapleuraler

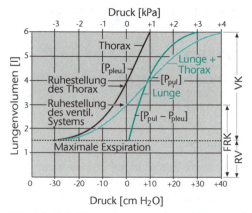

Abb. 5.3: Ruhedehnungskurven von Lunge, Thorax sowie von Lunge und Thorax zusammen. P_{pul} = intrapulmonaler Druck, P_{pleu} = intrapleuraler Druck. FRK = funktionelle Residualkapazität, RV = Residualvolumen, VK = Vitalkapazität.

Drücke mit zunehmender Volumenbelastung zu. Der Thorax setzt der Volumenbelastung in diesem Bereich also einen immer geringer werdenden Widerstand entgegen (☞ Abb. 5.3).

Subtrahiert man diese intrapleuralen Druckwerte der Thorax-Ruhedehnungskurve von den intrapulmonalen Druckwerten (Lunge-Thorax-Ruhedehnungskurve), erhält man die **Ruhedehnungskurve des Lungengewebes**. Die Steilheit der Lungen-Ruhedehnungskurve nimmt mit zunehmender Volumenbelastung *ab*, die Lunge setzt also einer Volumenbelastung einen immer stärkeren Widerstand entgegen (☞ Abb. 5.3).

Der Druck im ventilatorischen System aus Lunge und Thorax (P_{pul}) ist im Ruhezustand gleich 0 (Ende der Ausatmung). Dabei ist dann genau die funktionelle Residualkapazität in der Lunge enthalten.

Statische Compliance

▶ Die Steilheit der Ruhedehnungskurven, d. h. das Verhältnis von Volumen- zu Druckänderung (ΔV zu ΔP), gibt die **Dehnbarkeit** (*Compliance*) der einzelnen Bestandteile des ventilatorischen Systems wieder. Die Compliance von Lunge und Thorax zusammen beträgt demnach:

$$C_{Th+L} = \frac{\Delta V}{\Delta P_{pul}} \qquad [10] \blacktriangleleft$$

Die Compliance des Thorax allein:

$$C_{Th} = \frac{\Delta V}{\Delta P_{pleu}} \qquad [11]$$

Und die Compliance der Lunge allein:

$$C_L = \frac{\Delta V}{\Delta(P_{pul} - P_{pleu})} \qquad [12]$$

▶ Der Kehrwert der Gesamtcompliance von Lunge und Thorax, der Gesamtwiderstand des Atemapparates, d.h. seine **Steifheit** (*elastance*) kann durch die Addition der „in Reihe geschalteten" Widerstände von Lunge und Thorax erhalten werden:

$$\frac{1}{C_{Th+L}} = \frac{1}{C_{Th}} + \frac{1}{C_L} \qquad [13] \blacktriangleleft$$

Die Compliance der Lunge allein (C_L) liegt unter Normalbedingungen bei 0,2 l/cm H_2O, d.h. eine Volumenzunahme um 0,2 l hat eine Zunahme von $P_{pul} - P_{pleu}$ um 1 cm Wassersäule zur Folge. Diese *statische*, bei Atemstillstand bestimmte Compliance der Lunge, ist von der dynamischen Compliance, in die auch die Atemwegswiderstände eingehen, zu unterscheiden (☞ 5.3.2, Dynamik des Atemapparates). Eine Abnahme der statischen Compliance findet sich bei allen Lungenerkrankungen, die mit einer verminderten Lungendehnbarkeit einhergehen, so z.B. bei Lungenfibrose.

▶ Die Bestimmung der statischen Compliance der Lunge (C_L) erfolgt am einfachsten bei einem intrapulmonalen Druck P_{pul} von 0, da dann lediglich der intrapleurale Druck ermittelt werden muss, der aufgrund der anatomischen Beziehungen in gewissen Grenzen mit dem Ösophagusdruck identisch ist. Der intrapulmonale Druck P_{pul} ist 0, wenn der Druck in den Alveolen dem äußeren Atmosphärendruck entspricht, was z.B. dadurch erreicht werden kann, dass ein Proband nach Einatmung eines bestimmten Luftvolumens die dadurch erreichte Thoraxstellung mit der Atemmuskulatur fixiert. Auf diese Weise kann die statische Compliance der Lunge aus dem intraösophagealen Druck und dem Atemzugvolumen (ΔV) bestimmt werden. ◀

Oberflächenspannung in den Alveolen

▶ Die über die Lungencompliance bestimmte elastische Dehnbarkeit der Lunge setzt sich aus zwei Komponenten zusammen: 1/3 der gesamten elastischen Kräfte des Lungengewebes beruhen auf dem Gehalt des Lungengewebes an elastischen und kollagenen Fasern. Für die restlichen 2/3 des elastischen Bestrebens der Lunge sich zusammenzuziehen, ist jedoch die **Oberflächenspannung in den Alveolen** verantwortlich. Diese Oberflächenspannung beruht auf dem physikalischen Phänomen, dass Wassermoleküle an den Grenzflächen von Wasser und Luft eine besonders starke Anziehungskraft aufeinander ausüben („Regentropfenprinzip"). Auch die Wasserschicht, die in den Lungen die Alveolarwände auskleidet, hat diese Tendenz zur Kontraktion. Die einzelnen wasserausgekleideten Alveolen streben also danach, sich zu verkleinern. Auf die ganze Lunge bezogen verstärkt dies die retraktile Tendenz des Lungengewebes.

Allerdings ist die Oberflächenspannung in den Alveolen geringer, als bei einer rein wässrigen Auskleidung zu erwarten wäre. Verantwortlich hierfür ist eine oberflächenaktive Substanz, der **Surfactant-Faktor**. Ähnlich einem Spülmittel reduziert dieser von den *Typ-II-Alveolar-Epithelzellen* produzierte Faktor aus Phospholipiden, Proteinen und Ca^{2+}-Ionen die Oberflächenspannung des die Alveolen auskleidenden Wasserfilms um etwa den Faktor 10.

> **🖐 Klinik!**
>
> Ein **Mangel an Surfactant-Faktor**, z.B. bei unreifen Frühgeborenen ($\sim$ < 28. Schwangerschaftswoche), führt deshalb durch die erhöhte Oberflächenspannung der Alveolen zu einem Kollaps des Lungengewebes mit schweren Störungen der Lungenfunktion. ◀

5.3.2 Dynamik des Atemapparates

Wirkungsweise der Atemmuskeln

Inspiration und Exspiration können auf zwei Wegen in Gang gesetzt werden:

● Durch Hebung und Senkung des Zwerchfells: **abdominale Atmung.**

- Durch Hebung und Senkung der Rippen, wodurch sich der Thorax vorwiegend in sagittaler Richtung erweitert oder zusammenzieht: **thorakale Atmung**.

Die Lunge, die über die Kapillarhaftung des Pleuraspaltes am Thorax befestigt ist und dadurch gehindert wird, ihrer Tendenz zum elastischen Kollaps nachzugeben, folgt *passiv* den durch die Atemmuskeln verursachten Thoraxexkursionen.

Unter normalen Ruhebedingungen werden die Atemexkursionen praktisch ausschließlich durch das Zwerchfell unterhalten. Dabei ist eine Zwerchfellaktion lediglich in der Inspiration nötig; in Exspiration folgen Lunge und Thorax ihren elastischen Verkleinerungstendenzen und kehren von selbst in die Ruhelage zurück.

Bei der kostalen Atmung wird die *In*spiration durch die Mm. intercostales *externi* ausgelöst. Durch ihren Verlauf heben sie jeweils die untere von zwei Rippen, sodass insgesamt eine inspiratorische Thoraxhebung mit Aufweitung der Thoraxhöhle resultiert.

▶ Als **inspiratorische Hilfsmuskeln**, die vor allem bei starken Atemanstrengungen (Luftnot) eingesetzt werden, dienen alle Muskeln, die durch ihren Ansatz in der Lage sind, die Rippen zu heben, also die Mm. pectorales major und minor, die Mm. scaleni, der M. sternocleidomastoideus und die Mm. serrati anteriores.

*Ex*spiratorisch wirken die Mm. intercostales *interni*, sie nähern die Rippen einander und senken dadurch den Thorax. ◀

Ist dies bei hoher Atemfrequenz nicht ausreichend, werden zusätzlich die Bauchmuskeln (Mm. recti) als **exspiratorische Hilfsmuskeln** hinzugezogen, deren Kontraktion die Baucheingeweide gegen das Zwerchfell drückt und so die Exspiration beschleunigt.

> **💡 Merke!**
>
> **Inspiratorische Hilfsmuskeln:**
> - Rippenheber, Mm. intercostales externi
>
> **Exspiratorische Hilfsmuskeln:**
> - Bauchmuskeln, Mm. intercostales interni

Nicht-elastische Atemwegswiderstände

Mit der Aktivierung der Atemmuskulatur, also bei aktiver Ein- und Ausatmung, kommen zu den elastischen Atemwegswiderständen, die auf der elastischen Struktur von Lunge und Thorax selbst beruhen, die nicht-elastischen Atemwegswiderstände hinzu.

▶ Hier unterscheidet man

- die *Strömungswiderstände* in den Atemwegen (85 %),
- den *Gewebewiderstand*, der durch Reibung der Gewebe in Brust- und Bauchraum entsteht (15 %), und
- die *Trägheitswiderstände* (vernachlässigbar klein).

▶ In der Praxis ist also von den nicht-elastischen Atemwegswiderständen vor allem **der Strömungswiderstand** in den Atemwegen wichtig. Dabei tragen die oberen Atemwege, proximal der kleinen Bronchien prozentual am meisten zum Atemwegswiderstand bei. ◀

In vereinfachter Form kann der Strömungswiderstand der Atemwege (R = **Resistance**) nach dem Ohm-Gesetz aus der Luftströmung bei In- und Exspiration ($\dot{V}$ in Litern pro Sekunde) und aus dem intrapulmonalen Druck (P_{pul} = Differenz von intraalveolärem und Umgebungsdruck) berechnet werden:

$$\blacktriangleright R = \frac{P_{pul}}{\dot{V}} \qquad [14]$$

Bei ruhiger Mundatmung liegt die Resistance der Atemwege bei $1-2\,cm\ H_2O \cdot s \cdot l^{-1}$ $(0,1-0,2\ kPa \cdot s \cdot l^{-1})$. ◀

Die kontinuierliche Bestimmung der intrapulmonalen Druckwerte wird hierbei indirekt über den **Bodyplethysmographen** vorgenommen. Dabei sitzt der Proband in einer luftdicht abgeschlossenen Kammer und atmet über ein mit einem Atembeutel verbundenes Mundstück, das Atemstromstärke und Munddruck registriert, regelmäßig ein und aus. Parallel dazu werden die Veränderungen des Kammerdrucks registriert, die durch die Atemexkursionen des Probanden entstehen und die somit ein negatives „Spiegelbild" der alveo-

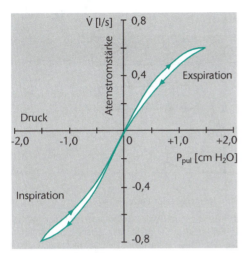

Abb. 5.4: Mit dem Bodyplethysmographen registrierte Druck-Stromstärke-Beziehung bei In- und Exspiration. In- und exspiratorische Kurve haben beim Lungengesunden einen fast identischen Verlauf. Die Steigung der Atemschleife gibt die Resistance der Atemwege an.

laren Druckänderungen sind. Diese alveolären Druckänderungen können demnach aus den Änderungen des Kammerdrucks errechnet und gegen die Atemstromstärke in ein Druck-Strömungs-Diagramm von In- und Exspiration aufgetragen werden (☞ Abb. 5.4).

▶ Aus diesem Druck-Stromstärke-Diagramm kann der Atemwegswiderstand (die Resistance) als Steigung der in- und exspiratorischen Kurve abgelesen werden. Beim Lungengesunden sind inspiratorischer und exspiratorischer Atemwegswiderstand praktisch gleich groß, bei bestimmten Lungenerkrankungen (z. B. Asthma bronchiale) sind die exspiratorischen Atemwegswiderstände jedoch deutlich erhöht. In diesem Fall nimmt das Druck-Strömungs-Diagramm eine mehr keulenförmige Form an, der exspiratorische Schenkel verläuft flacher (höhere Resistance) und ist nach rechts verschoben. ◀

💡 Merke!

Atemwegswiderstände:
85 % Strömungswiderstände
15 % Gewebewiderstände

Intrapulmonale und intrapleurale Druckänderungen

▶ Im flüssigkeitsgefüllten, kapillären Pleuraspalt, der die Lunge mit dem Thorax gleitend verbindet, herrscht unter Ruhebedingungen vor Beginn der Inspiration ein negativer Druck von -4 cm H_2O. Dieser negative, intrapleurale statische Ruhedruck $P_{pleu(stat)}$ beruht auf der **elastischen Retraktionstendenz der Lunge**, die eine „Saugwirkung" auf den Pleuraspalt ausübt und damit die negativen Druckwerte hervorruft.

Mit zunehmender Einatmung nimmt dieser negative Ruhedruck weiter ab, da durch die inspiratorische Dehnung des Lungengewebes dessen elastische Rückstellungskräfte ebenfalls wachsen (zunehmende Saugwirkung). Am Ende einer normalen Inspiration beträgt der intrapleurale Druck daher $-6{,}5$ cm H_2O. Zusätzlich negativierend auf den intrapleuralen Druck während der Inspiration wirkt der inspiratorisch negative *intrapulmonale* Druck: Bei jeder Inspiration entsteht im Lungengewebe zunächst ein Unterdruck von -1 cm H_2O, da die Luft aufgrund der Atemwegswiderstände inspiratorisch nicht rasch genug in das Lungengewebe einströmen kann. Dieser negative intrapulmonale Druck übt vom Inneren der Lunge her eine zusätzliche Sogwirkung auf den Pleuralspalt aus, sodass

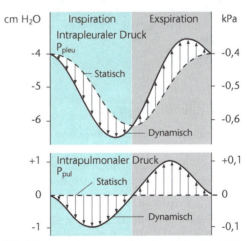

Abb. 5.5: Intrapulmonaler und intrapleuraler Druck bei statischen und dynamischen Bedingungen. Rein statische Bedingungen (gestrichelte Linien) würden gelten, wenn nur elastische und keine viskösen Atemwegswiderstände (z. B. Strömungswiderstände im Bronchialsystem) aufträten.

der intrapleurale Druck dadurch inspiratorisch weiter absinkt (☞ Abb. 5.5). Der während der Inspiration, also unter dynamischen Bedingungen, im Pleuraspalt herrschende Druck $P_{pleu(dyn)}$ setzt sich zusammen aus dem statischen Pleuradruck und dem intrapulmonalen Druck P_{pul}:

$$P_{pleu(dyn)} = P_{pleu(stat)} + P_{pul} \qquad [15]$$

Bei der Exspiration werden spiegelbildliche Druckveränderungen beobachtet. Durch den Druck des Thorax auf die Lunge während der Ausatmungsbewegung steigt der intrapulmonale Druck an und wird positiv (bis +1 cm H_2O). Dadurch vermindert sich der exspiratorisch herrschende intrapleurale Druck um diesen positiven intrapulmonalen Druck, sodass der unter diesen dynamischen Bedingungen bestimmte intrapleurale Druck ($P_{pleu[dyn]}$) weniger negativ ist als der stationäre Pleuradruck im Ruhezustand ($P_{pleu[stat]}$) (☞ Abb. 5.5). ◀

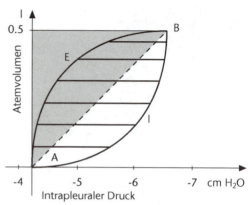

Abb. 5.6: Das Druck-Volumen-Diagramm der Lunge bei normaler Ruheatmung. Die gestrichelte Gerade gibt den idealisierten „statischen" Verlauf ohne Berücksichtigung der viskösen Atemwiderstände wieder. I = Inspiration; E = Exspiration; A = Ausgangspunkt der Einatmung; B = Endpunkt der Einatmung. Die graue Fläche entspricht der statischen Atemarbeit, die schraffierte Fläche der Atemarbeit in In- und Exspiration unter Berücksichtigung der viskösen Atemwiderstände.

🩺 Klinik!

Entsteht eine Verbindung des Pleuraspaltes zur Umgebung (z. B. durch Stichverletzungen), wird Luft aus der Umgebung in den Pleuraspalt hineingesaugt (negativer Druck): es entwickelt sich ein **Pneumothorax**. Hierdurch löst sich die Lunge vom parietalen Pleurablatt, folgt ihrer elastischen Retraktionstendenz und kollabiert. Durch diese Volumenreduktion nehmen Vitalkapazität und Diffusionskapazität der betroffenen Seite ab. Abhängig vom Ausmaß des Pneumothorax resultiert ein mehr oder weniger ausgeprägter Abfall des arteriellen O_2-Partialdrucks (☞ 5.5.1) und klinisch Atemnot (Dyspnoe).

Druck-Volumen-Diagramme

Trägt man die dynamischen intrapleuralen Druckveränderungen gegen das ein- und ausgeatmete Lungenvolumen auf, so erhält man Druck-Volumen-Beziehungen bei In- und Exspiration.

Wegen der viskösen Atemwegswiderstände ist die Druck-Volumen-Beziehung nicht linear. Vielmehr zeigt sich bei gleichen Atemvolumina inspiratorisch eine größere Abnahme, exspiratorisch eine größere Zunahme des intrapleuralen Drucks als unter statischen Bedingungen (☞ Abb. 5.5). Aufgrund der typischen Form wird das dynami-

sche Druck-Volumen-Diagramm der Atmung, das z. B. mit einem Pneumotachographen bestimmt werden kann, auch als Atemschleife bezeichnet (☞ Abb. 5.6).

💡 Merke!

Intrapulmonaler Druck:

in Ruhe	$\pm$ 0 cm H_2O
bei Inspiration	$-$ 1 cm H_2O
bei Exspiration	$+$ 1 cm H_2O

Atemarbeit

▶ Aus dem Druck-Volumen-Diagramm lässt sich unmittelbar die Atemarbeit ablesen, die als Produkt aus Druck und Volumen definiert und demnach als Fläche in der Druck-Volumen-Kurve darstellbar ist. Unter statischen Bedingungen, bei fiktiver Atmung gegen rein elastische Widerstände, entspricht die Atemarbeit der Fläche zwischen der Geraden der linearen Druck-Volumen-Beziehung und der Y-Achse (☞ Abb. 5.6: graue Fläche). Unter dynamischen Bedingungen muss Atemarbeit geleistet werden, die der von der Atemschleife in In- und Exspiration umfahrenen Fläche entspricht. Bei hoher Atemfrequenz beulen sich die in- und exspiratorischen Flanken der Atemschleife stärker aus, was auf den starken Einfluss des Atemwegswiderstandes bei hoher Atemfrequenz zurückzuführen ist. Auf diese Weise wird von der Atemschleife eine größere Fläche umschlossen, d.h. die zu leistende Atemarbeit nimmt bei einer Steigerung der Atemfrequenz zu. Analoges gilt bei einer Zunahme der Atemtiefe, die zu einer Ausziehung der Atemschleife in Richtung höherer Volumen führt und damit ebenfalls eine Flächenzunahme verursacht. ◀

5.3.3 Künstliche Beatmung   1 ?

Die Spontanatmung ist eine so genannte **Unterdruckatmung**, d.h. die Atemluft folgt dem durch die inspiratorische Dehnung von Thorax und Lunge im Innern der Lunge entstehenden Unterdruck: sie wird in die Lunge hineingesogen. Das Gegenteil ist bei der maschinellen Beatmung der Fall. Hier wird dem Patient, dessen Spontanatmung erloschen ist, über einen in die Trachea eingebrachten Tubus mit Überdruck Atemluft in die Lungen insuffliert. Die Weitung des Thorax unter der Atmung ist bei der **Überdruckbeatmung** ein sekundäres Phänomen.

Aus dieser Überdruckbeatmung ergeben sich eine Reihe unphysiologischer Auswirkungen auf den Gesamtorganismus:

- ▶ Durch die im Vergleich zur Spontanatmung höheren intrapulmonalen Drücke werden kleinere Pulmonalarterienäste komprimiert, wodurch der Widerstand in der Lungenstrombahn ansteigt: **Erhöhung des pulmonalarteriellen Drucks**. ◀
- Durch die Überdruckbeatmung nimmt der Druck im rechten Vorhof inspiratorisch *zu* und nicht ab (☞ 4.3.1). Dadurch wird der venöse Rückstrom zum Herzen vermindert und das **Herzzeitvolumen kann abfallen**.
- Durch die Behinderung des venösen Rückstroms wird auch der Abfluss aus den venösen Sinus des Gehirns vermindert. Bei neurochirurgischen Patienten kann die hierdurch ausgelöste **Erhöhung des intrakraniellen Drucks** problematisch sein.
- Die Urinausscheidung sinkt ab. Verantwortlich hierfür ist der Abfall des Herzzeitvolumens

mit vermindertem renalen Perfusionsdruck und einer dadurch **reduzierten Filtrationsleistung der Nieren**.

Eine **Wechseldruckbeatmung,** bei der nur in der Inspiration positive Drücke im Thoraxraum herrschen, während in der Exspiration durch das „Absaugen" der Atemluft negative Drücke in der Lunge entstehen, vermeidet die nachteiligen Kreislaufwirkungen einer Beatmung mit kontinuierlich positivem intrathorakalen Druck. Durch die exspiratorische Sogwirkung wird allerdings die Kollapsneigung der Alveolen verstärkt, es kommt zur Ausbildung von vollständig kollabierten Lungenbezirken (Atelektasen), die am Gasaustausch nicht mehr teilnehmen können und daher die Sauerstoffaufnahmekapazität der Lunge verschlechtern.

5.4 Lungenperfusion

Der Lungenkreislauf mit seinen Besonderheiten wird im Zusammenhang mit der Besprechung der übrigen Organkreisläufe in Kapitel 4.5. dargestellt. Zu der Bedeutung regionaler Perfusionsunterschiede für den Gasaustausch vgl. Kapitel 5.5.

5.5 Gasaustausch

Der Gasaustausch zwischen der Luft und dem Blut des Organismus lässt sich in drei Teilprozesse gliedern, die nacheinander ablaufen: Die **Ventilation** transportiert sauerstoffreiche Luft in die Lungen und entfernt das kohlendioxidreiche alveoläre Gasgemisch aus den Atemwegen. Durch die anschließende **Diffusion** vollzieht sich der eigentliche Atemgasaustausch zwischen Alveolarraum und dem Blut der Alveolarkapillaren. Die Durchblutung der Lunge **(Perfusion) und die Verteilung** von Perfusion, Ventilation und Diffusion innerhalb der Lunge entscheiden schließlich über den endgültig erreichten Arterialisierungsgrad des in den linken Vorhof einlaufenden, pulmonalvenösen Blutes.

5.5.1 Ventilation   18 ?

Das **Atemzeitvolumen** als Produkt aus Atemzugvolumen und Atemfrequenz ist die wichtigste globale Kenngröße der Ventilation. Bestimmt wird es ver-

einbarungsgemäß aus dem exspiratorischen Atemzugvolumen V_E, das beim Erwachsenen bei 0,5 Liter liegt, und der Atemfrequenz, die beim Erwachsenen in Ruhe etwa 15 Atemzüge/min beträgt. Insgesamt ergibt sich in Ruhe ein Atemzeitvolumen
von 7,5 l/min. Bei Belastung steigen sowohl die
Atemfrequenz als auch das Atemzugvolumen an:
dann sind Atemzeitvolumina von mehr als 120 l/
min möglich. Kinder kompensieren ihr geringeres
Atemzugvolumen durch eine höhere Atemfrequenz
von 20–30/min, bei Neugeborenen liegt sie sogar
zwischen 40 und 50/min.

Totraumventilation und alveoläre Ventilation

▶ Die Größe des Atemzeitvolumens sagt jedoch
noch nichts über die Effektivität des Gasaustausches im respiratorischen System aus, da nur der
Anteil des Atemzeitvolumens entscheidend ist,
der die zum Gasaustausch befähigten Alveolen erreicht. Alle übrigen Strukturen des Atemtraktes,
also Trachea, Bronchien und Bronchiolen, stellen
im Hinblick auf die Gasaustauschfunktion **Totraum** dar, der bei Ein- und Ausatmung überwunden werden muss, ohne einen Beitrag zum
Gasaustausch leisten zu können. ◀

Das **Totraumvolumen** kann über eine indirekte
Messung mittels Massenbilanz, ähnlich der Helium-Einwaschmethode bestimmt werden. Dabei
geht man zunächst davon aus, dass sich das ausgeatmete Atemzugvolumen (V_E) aus Totraumvolumen (V_D) und einem Volumenanteil aus dem Alveolarraum (V_A) zusammensetzt:

$$V_E = V_D + V_A \qquad [16]$$

Anstelle des Heliums bedient man sich eines Atemgases (CO_2 oder O_2). Aufgrund der Massenbilanz
muss die ausgeatmete Exspirations*menge* des
Atemgases, die sich aus der Multiplikation des Ex-
spirationsvolumens mit der fraktionellen Konzentration des Gases in der Exspirationsluft (F_E) ergibt,
der Totraummenge plus der Alveolarmenge des
Gases entsprechen.

Exspirationsmenge
= Totraummenge + Alveolarmenge   [17]

Die Totraummenge des Atemgases ergibt sich aus
dem Totraumvolumen V_D multipliziert mit der
fraktionellen Atemgas-Konzentration im Totraum, die mit der Konzentration des Gases in
der inspiratorischen Atmosphärenluft (F_I) identisch ist (der Totraum nimmt ja am Gasaustausch
der Lungen definitionsgemäß nicht teil). Die Alveolarmenge ergibt sich analog aus dem Alveolar-
volumenanteil an der Exspiration und der Atemgas-Konzentration im Alveolarraum. Daraus erhält man analog zu [17]:

$$V_E \cdot F_E = V_D \cdot F_I + V_A \cdot F_A \qquad [18]$$

Hieraus ergibt sich durch Umformung und unter
Einbeziehung der Gleichung [16] die **Bohr-For-
mel**, die das *Verhältnis des Totraumvolumens
(V_D) zum gesamten Exspirationsvolumen (V_E)* angibt und die für alle Atemgase gilt:

$$\frac{V_D}{V_E} = \frac{F_E - F_A}{F_I - F_A} \qquad [19]$$

Verwendet man zur Berechnung des Totraums das
CO_2, kann dessen sehr geringe inspiratorische Konzentration (f = 0,0003) gleich Null gesetzt werden,
wodurch sich eine Vereinfachung ergibt:

$$\frac{V_D}{V_E} = \frac{F_{A\,CO_2} - F_{E\,CO_2}}{F_{A\,CO_2}} \qquad [20]$$

Bei einer normalen alveolären CO_2-Konzentration
($F_{A\,CO_2}$) von 0,056 und einem gemessenen CO_2-
Anteil an der Exspirationsluft von 0,039, erhält
man einen Totraumanteil am Exspirationsvolumen
V_D/V_E von 0,3, d.h. von 30%, was in etwa dem
physiologischen Totraumanteil entspricht.

▶ Wichtig ist, dass mit der Bohrschen Formel der
so genannte **physiologische Totraum** bestimmt
wird, d.h. der Teil der Atemwege, der *funktionell*
nicht am Atemaustausch teilnimmt. Dazu gehören
neben dem **anatomischen Totraum** auch diejenigen
Alveolarbezirke, die zwar belüftet, aber nicht
durchblutet sind und die daher nicht am Gasaustausch teilnehmen. Bei Gesunden ist der physiologische Totraum nicht wesentlich größer als der ana-
tomische. Bei Lungenerkrankungen wie dem Em-
physen entstehen durch Zerstörung der Alveolar-

wände große luftgefüllte „Blasen" in der Lunge, die zwar noch belüftet, aber durch das Fehlen der Alveolarwände nicht mehr adäquat durchblutet werden. Bei solchen Lungenerkrankungen liegt daher der physiologische Totraum erheblich über dem anatomischen.

Mit der Kenntnis des normalen Totraumanteils am Atemzugvolumen (bei gesunden Erwachsenen: 30 %) lässt sich berechnen, dass von jedem Atemzugvolumen (500 ml), 350 ml den Alveolarraum erreichen, während 150 ml lediglich den Totraum belüften, ohne am Gasaustausch teilzunehmen. Dieses Totraumvolumen von 150 ml entspricht bei Gesunden dem anatomischen Totraum und liegt deshalb in seiner absoluten Größe aus anatomischen Gründen fest. Folglich belüftet eine flache Atmung mit kleinen Atemzugvolumen von z. B. nur 200 ml fast ausschließlich den Totraum und ist deswegen sehr ineffektiv. Umgekehrt führt eine tiefere Atmung mit größeren Atemzugvolumen zu einer Zunahme der alveolären Ventilation.

Der Totraumanteil an der funktionellen Residualkapazität liegt bei 150 ml/3200 ml, d. h. bei etwa 5 %. ◄

Alveoläre Atemgasfraktionen und Partialdrücke

► In den Alveolen beträgt die fraktionelle O_2-Konzentration 0,14 (= 14 Vol.%), die fraktionelle CO_2-Konzentration 0,056 (= 5,6 Vol.%). Die alveolären O_2- und CO_2-Konzentrationen können aus dem *end*exspiratorischen Gasstrom berechnet werden, da nach Abatmung des Totraumvolumens die Zusammensetzung der Ausatmungsluft der des alveolären Gasgemisches entspricht.

Die für den Gasaustausch durch Diffusion entscheidende Größe ist jedoch nicht die Konzentration, sondern der Partialdruck der Atemgase, d. h. nicht ihr Volumenanteil, sondern ihr Druckanteil am alveolären Gasgemisch. Nach dem **Dalton-Gesetz** entspricht dieser Partialdruck eines Gases am Gesamtdruck seinem Anteil am Gasvolumen. Der Partialdruck P_{Gas} eines Gases errechnet sich aus der Multiplikation seiner fraktionellen Konzentration f_{Gas} mit dem atmosphärischen Gesamtdruck P_B von 760 mmHg. Da die Alveolarluft zu 100 %

mit Wasserdampf gesättigt ist, muss der Druckanteil des Wasserdampfes vom atmosphärischen Gesamtdruck abgezogen werden, wenn man die Partialdrücke der alveolären Gase erhalten will. Da der Wasserdampfdruck in den Alveolen bei 47 mmHg liegt, ergibt sich:

$$P_{Gas} = F_{Gas} \cdot (P_B - P_{H_2O})$$
$$= F_{Gas} \cdot (P_B - 47\,mmHg) \qquad [21]$$

Setzt man die fraktionellen alveolären Konzentrationen von 0,14 für O_2 und 0,056 für CO_2 in Gleichung [21] ein, erhält man die alveolären Partialdrücke von:

$$P_{AO_2} = 100\ mmHg$$

$$P_{ACO_2} = 40\ mmHg \blacktriangleleft$$

Alveolärer Sauerstoffpartialdruck
Die Größe des alveolären Sauerstoffpartialdrucks (P_{AO_2}) hängt

(1) von der Höhe des inspiratorischen Sauerstoffpartialdrucks (P_{IO_2}),

(2) von der Höhe des alveolären Sauerstoffverbrauchs durch Abtransport ins Blut $(\dot{V}_{O_2})$ und

(3) von der Höhe der alveolären Ventilation $(\dot{V}_A)$ ab. Dabei wird der alveoläre Sauerstoffpartialdruck umso höher liegen, je höher der inspiratorische O_2-Partialdruck und die alveoläre Ventilation (Sauerstoff*angebot*) sind und je niedriger der Sauerstoffverbrauch ist:

$$P_{AO_2} = P_{IO_2} - \frac{\dot{V}_{O_2}(STPD)}{\dot{V}_A(BTPS)} \cdot 863\ [mmHg] \qquad [22]$$

Der Faktor 863 berücksichtigt die unterschiedlichen Umgebungsbedingungen in Umgebungsluft (STPD) und im Alveolarraum (BTPS) nach Gleichung [4].

► Klinisch wichtig ist, dass sowohl eine Erhöhung des inspiratorischen O_2-Partialdrucks (z. B. durch O_2-Gabe), als auch eine Erhöhung der alveolären Ventilation $(\dot{V}_A)$, z. B. durch Erhöhung des Atemzugvolumens, eine Erhöhung des alveolären O_2-Partialdrucks und dadurch bessere Arterialisierungsbedingungen im Bereich der alveolären Kapillaren zur Folge hat. ◄

5

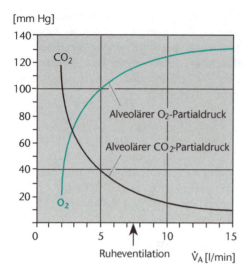

Abb. 5.7: Beziehung zwischen alveolärer Ventilation ($\dot{V}_A$) und alveolärem O_2- und CO_2-Partialdruck.

Alveolärer CO_2-Partialdruck

Eine analoge Gleichung gilt für den alveolären CO_2-Partialdruck, wobei der geringe inspiratorische CO_2-Partialdruck nicht berücksichtigt zu werden braucht:

$$P_{ACO_2} = \frac{\dot{V}_{CO_2}(STPD)}{\dot{V}_A(BTPS)} \cdot 863 \,[mmHg] \qquad [23]$$

▶ Der alveoläre CO_2-Partialdruck ist also umso höher, je größer die CO_2-Produktion des Organismus ($\dot{V}_{CO_2}$) und je *geringer* die alveoläre Ventilation ($\dot{V}_A$) ist.

Die Formeln [22] und [23] erlauben es, den alveolären Partialdruck unter verschiedenen äußeren Bedingungen zu berechnen und werden deswegen auch als **Alveolarformeln** bezeichnet. Die gegenläufige Abhängigkeit von alveolärem O_2- und CO_2-Partialdruck bei Änderung der alveolären Ventilation zeigt Abbildung ☞ 5.7. ◀

> ### 💡 Merke!
> „Flache Atmung" = kleine Atemzugvolumen:
> - Vermehrte Totraumbelüftung.
> - Abnahme des alveolären O_2-Partialdrucks.
> - Anstieg des alveolären CO_2-Partialdrucks.

5.5.2 Diffusion   1 ❓

Gesetzmäßigkeiten des pulmonalen Gasaustausches

▶ Der Gasaustausch zwischen Alveolen und dem Blut der Lungenkapillaren vollzieht sich über Diffusion (☞ Abb. 5.8). Treibende Kräfte sind hierbei die Partialdruck*differenzen* zwischen dem Alveolarraum und dem Kapillarblut. Während das alveoläre Gasgemisch einen O_2-Partialdruck von 100 mmHg und einen CO_2-Partialdruck von 40 mmHg aufweist, liegen die Partialdrücke im venösen Blut, das die Lungenkapillaren über die Äste der A. pulmonalis erreicht, bei 40 mmHg für O_2 und bei 46 mmHg für CO_2. Die Gesetzmäßigkeiten der Diffusion werden durch das **1. Fick-Diffusionsgesetz** beschrieben. Danach ist bei der Diffusion der Gasfluss ($\dot{V}$) über eine Membran proportional zur Partialdruckdifferenz der Gase über der Membran und zur Diffusionsfläche F, sowie umgekehrt proportional zur Dicke der Membran, d. h. der Diffusionsstrecke d:

$$\dot{V} = \frac{F \cdot (P_{alv} - P_{cap})}{d} \cdot K \qquad [24]$$

P_{alv} = Gaspartialdruck in den Alveolen
P_{cap} = Gaspartialdruck in den Lungenkapillaren

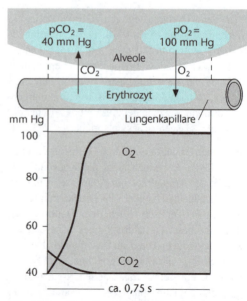

Abb. 5.8: Gasaustausch in der Alveole.

Die Konstante K, die vom Diffusionsmedium und der Art der diffundierenden Teilchen abhängt, wird als *Kroghscher Diffusionskoeffizient* oder als **Diffusionsleitfähigkeit** bezeichnet. Diese Diffusionsleitfähigkeit ist für CO_2 etwa 20-mal größer als für O_2, d.h. bei gleichen Partialdruckdifferenzen und auch sonst gleichen äußeren Bedingungen diffundiert 20-mal mehr CO_2 als O_2 über die Membran. ◄

Diffusionskapazität der Lunge

Die Diffusionswege in den Lungenkapillaren sind außerordentlich kurz und liegen zwischen $1-2\,\mu m$. Wegen dieser kurzen Wege genügt eine Kontaktzeit des Erythrozyten mit dem alveolären Gasgemisch von nur 0,5 Sekunden zur vollständigen Angleichung der Atemgaspartialdrücke in Alveolarraum und Kapillarblut.

Im Verlauf des Gasaustausches nimmt die Diffusionsrate kontinuierlich ab. Dies entspricht der stetigen Abnahme der Partialdruckdifferenzen zwischen Alveolarraum und Kapillarblut, die nach dem Fick-Diffusionsgesetz mit einer Abnahme des diffundierenden Gasflusses einhergeht.

► Die **Diffusionskapazität** der Lunge für ein bestimmtes Atemgas lässt sich durch eine Vereinfachung der Fick-Gleichung [24] bestimmen. Hierbei geht die Dicke und die Fläche der Diffusionsmembran in die Diffusionskonstante K mit ein, sodass eine neue Konstante D entsteht. Somit ergibt sich aus [24] durch Umstellung:

$$D = \frac{\dot{V}}{(P_{alv} - P_{cap})} \qquad [25]$$

Die Konstante D bezeichnet nun substanzspezifisch die Diffusionskapazität der Lunge, d.h. ihre Fähigkeit zum Gasaustausch. Diese Diffusionskapazität ist umso höher, je größer der Gasfluss über die Membran ($\dot{V}$) und je kleiner die dafür erforderliche Partialdruckdifferenz ($P_{alv} - P_{cap}$) ist.

Auch für Kohlenmonoxid (CO) gilt die Gleichung [25]. Bei einer CO-Diffusionskapazität (D_{CO}) von $300\ ml \cdot min^{-1} \cdot kPa^{-1}$ und einem alveolären P_{CO} von 0,2 kPa resultiert eine CO-Aufnahme ($\dot{V}_{CO}$) von:

$$\dot{V}_{CO} = 300\ ml \cdot min^{-1} \cdot kPa^{-1} \cdot (0,2-0\ kPa)$$
$$= 60\ ml \cdot min^{-1} \blacktriangleleft$$

> ℧ **Klinik!**
>
> Inhalierte Schadstoffe (z. B. Steinstäube) können eine **chronische Entzündung der Alveolen** (Alveolitis) unterhalten. Hierdurch fibrosieren im Laufe der Jahre die Alveolarmembranen, die Diffusionsstrecke für O_2 wird dicker, der O_2-Partialdruck im Blut sinkt, zuerst nur unter Belastung, dann auch in Ruhe auf Werte unter 75 mmHg ab. Klinisch leiden die Patienten unter Luftnot.

5.5.3 Perfusion und Verteilung 9 ?

Lungenperfusion und ihre regionale Verteilung

Neben Ventilation und Diffusion bestimmt auch die Durchblutung (Perfusion) der Lunge den Wirkungsgrad der Arterialisierung. In Ruhe werden nur 50 % der Lungenkapillaren durchblutet. Bei steigender Belastung steigt die Anzahl der durchbluteten Gefäße an, *Reservekapillaren* werden durch Dilatation der arteriellen Lungengefäßäste eröffnet. Die Dilatation der Pulmonalarterienäste erklärt die Beobachtung, dass eine belastungsinduzierte Steigerung der Lungendurchblutung auf das 4fache nur eine Verdopplung des pulmonal-arteriellen Druckes zur Folge hat.

► Die Lungenperfusion ist aber je nach Lungengebiet unterschiedlich verteilt: beim stehenden Menschen sind die Lungenspitzen aufgrund der *hydrostatischen Druckdifferenz* schlechter durchblutet.

Außerdem kontrahieren sich in Gebieten mit niedrigem alveolären O_2-Partialdruck die Pulmonalarterienäste: **Euler-Liljestrand-Mechanismus**.

Durch diese **hypoxiebedingte Vasokonstriktion** wird die Durchblutung von Lungengebieten gedrosselt, in denen wegen des niedrigen O_2-Partialdruckes ohnehin kein effektiver Gasaustausch zu erwarten wäre. Der regionale pulmonale Blutfluss ($\dot{Q}$) wird auf diese Weise der alveolären Ventilation ($\dot{V}_A$) angepasst. ◄

5

> **☞ Merke!**
> **Euler-Liljestrand-Mechanismus:**
> Vasokonstriktion der Pulmonalarterienäste bei Hypoxie

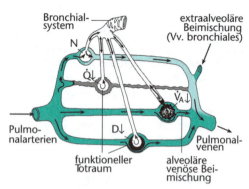

Abb. 5.9: Verteilungsstörungen in der Lungenstrombahn. Eingezeichnet sind eine normale (N) und drei pathologisch veränderte Alveolen:
$\dot{Q} \downarrow$ = Alveole belüftet aber nicht durchblutet
$\dot{V}_A \downarrow$ = Alveole durchblutet aber nicht belüftet
$D \downarrow$ = Alveole belüftet und durchblutet aber Diffusionskapazität eingeschränkt.

Ein (kleiner) Teil des Herzzeitvolumens durchläuft nicht den Lungenkreislauf, sondern gelangt direkt vom venösen Gefäßsystem in den arteriellen Schenkel. Dieses Kurzschlussblut oder **Shunt-Blut** besteht aus dem sauerstoffarmen Blut in den *Vv. bronchiales*. Die *Vv. bronchiales* münden direkt in die Lungenvenen (die sauerstoffreiches Blut transportieren) und erreichen so unter Umgehung der Lungen das System des Körperkreislaufs. Dieses *Shunt-Blutvolumen* beträgt beim Gesunden etwa 2 %. Es ist dafür verantwortlich, dass der Sauerstoffpartialdruck in den peripheren Arterien um 5–8 mmHg unter dem am Ende der Lungenkapillaren maximal erreichten Sauerstoffpartialdruck liegt.

Arterialisierung des Blutes

▶ Die von den Lungen erreichte Arterialisierung des venösen Blutes bestimmt sich also aus alveolärer Ventilation ($\dot{V}_A$), Diffusionskapazität (D) und Lungenperfusion ($\dot{Q}$). Dabei ist nicht der Absolutwert einer dieser Größen entscheidend, sondern das Verhältnis von Ventilation und Diffusion zur jeweiligen Lungenperfusion, d. h. die Quotienten:

$$\frac{\dot{V}_A}{\dot{Q}}$$ **Ventilations-Perfusions-Verhältnis**

$$\frac{D}{\dot{Q}}$$ **Diffusions-Perfusions-Verhältnis**

Werden beispielsweise die Alveolen bei normaler Belüftung oder Diffusion aufgrund pathologischer Veränderungen nur zum Teil durchblutet ($\dot{Q}$ erniedrigt, $\dot{V}_A$ und D normal), nimmt die Arterialisierung des Blutes ab; man spricht von einer **Perfusionsstörung**.

Nehmen Ventilation ($\dot{V}_A$) oder Diffusionskapazität (D) bei normaler Perfusion ($\dot{Q}$) ab, handelt es sich um eine **Ventilations-** bzw. **Diffusionsstörung** (☞ Abb. 5.9).

Außerdem können Diffusion, Perfusion und Ventilation im Lungengewebe regional unterschiedlich verteilt sein. Während das globale Ventilations-Perfusions-Verhältnis in der Lunge etwa bei 1 liegt, beträgt es in der Lungenspitze 3, in den basalen Anteilen der Lunge 0,6. ◀

Diese regionalen Diffusions-, Perfusions- oder Ventilationsstörungen (**Verteilungsstörungen**) führen dazu, dass der durch das Shunt-Blut schon abgesenkte arterielle O_2-Partialdruck noch weiter gegenüber dem alveolären Partialdruck absinkt. Der arterielle O_2-Partialdruck liegt beim Jugendlichen um 95 mmHg, beim 70-Jährigen, aufgrund der altersbedingten Zunahme der Verteilungsstörungen in der Lunge, nur noch bei 70 mmHg.

5.5.4 Pathophysiologie: Ventilationsstörungen   10 ❓

Da die Lunge auf die verschiedensten Schädigungen mit relativ einförmigen Krankheitsbildern reagiert, lassen sich zwei große Klassen von Ventilationsstörungen beobachten, die jeweils durch eine Vielzahl von Auslösern hervorgerufen werden können.

Obstruktive Ventilationsstörungen

90 % aller Lungenerkrankungen sind obstruktive Ventilationsstörungen. Sie beruhen auf einer **Zunahme des Strömungswiderstands** in den Atemwegen und führen dadurch zu einer vermehrten Atemarbeit, die sich in schweren Fällen klinisch als Atemnot (Dyspnoe) bemerkbar macht. Die Verlegung der Bronchien (z. B. durch Schleim oder Kontraktion der Bronchialmuskulatur) führt zu einer Überblähung der Lunge mit Vergrößerung der Residualkapazität, da die Obstruktion die Ausatmung stärker behindert als die Einatmung. Ursachen einer obstruktiven Ventilationsstörung können allergische Einflüsse (z. B. beim Asthma bronchiale) oder toxische Schädigungen der Bronchialwand (Nikotinabusus) sein.

Restriktive Ventilationsstörungen

Bei der restriktiven Ventilationsstörung ist die **Dehnbarkeit des Lungengewebes** (die Compliance) **eingeschränkt**. Dadurch verkleinert sich das maximal bei der Atmung mobilisierbare Lungengewebe. Ursache sind z. B. Lungenteilresektionen, Lungenfibrosen oder ausgeprägte Adipositas.

Lungenfunktionsdiagnostik

Obstruktive und restriktive Ventilationsstörungen lassen sich über Lungenfunktionsprüfungen nachweisen.

Obstruktive Störung

▶ Typisch für eine obstruktive Störung ist die Erhöhung des Atemwegswiderstandes, der Resistance. Dies kann z. B. mit dem Bodyplethysmographen bestimmt werden. Auf einfachere Weise lässt sich eine Obstruktion auch mit dem **Tiffeneau-Test** (Bestimmung der *Sekundenkapazität*) nachweisen. Dabei wird mit einem Spirometer das Volumen bestimmt, das der Proband nach maximaler Inspiration in einer Sekunde ausatmen kann. Bei einer obstruktiven Ventilationsstörung ist die Ausatmung durch die Engstellung des Bronchialsystems beeinträchtigt, die **Sekundenkapazität** („forciertes exspiratorisches Volumen in 1 Sekunde": FEV_1) ist herabgesetzt. Zur besseren Vergleichbarkeit wird die Sekundenkapazität zumeist auf die Vitalkapa-

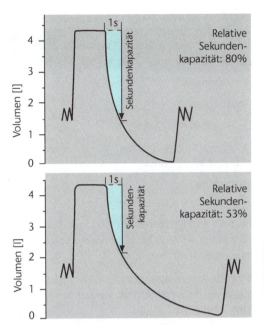

Abb. 5.10: Bestimmung der Sekundenkapazität bei einem Lungengesunden (80 %) und bei obstruktiver Ventilationsstörung (53 %). Aufgetragen ist die Sekundenkapazität und die Vitalkapazität; angegeben ist die relative Sekundenkapazität als Verhältnis der Sekundenkapazität zur Vitalkapazität.

zität bezogen: liegt die Sekundenkapazität unter 80 % der Vitalkapazität, kann von einer obstruktiven Ventilationsstörung ausgegangen werden (☞ Abb. 5.10). ◀

Restriktive Ventilationsstörung

Eine restriktive Ventilationsstörung ist durch eine Verminderung der Vitalkapazität gekennzeichnet. Dabei ist zu bedenken, dass die Vitalkapazität sowohl von der Dehnungsfähigkeit (Compliance) der Lunge als auch von der des Thorax abhängt. Eine restriktive Ventilationsstörung mit Einschränkung der Vitalkapazität kann also thorakale oder pulmonale Ursachen haben. Neben der Vitalkapazität ist aufgrund der generell eingeschränkten Lungenkapazität bei restriktiven Störungen auch das Residualvolumen der Lungen vermindert.

▶ Der **Atemgrenzwert** ist das Atemzeitvolumen bei willkürlich maximal gesteigerter Atmung. Er wird über 10 Sekunden bestimmt, während denen der Proband mit einer Atemfrequenz von 40–60/min am Spirometer atmet. Beim Erwachsenen

Tab. 5.2: Charakteristika von obstruktiven und restriktiven Ventilationsstörungen.

Ventilationsstörung:	obstruktive	restriktive
Vitalkapazität (VC)	normal	↓
Residualvolumen	↑	↓
Sekundenkapazität (FEV$_1$)	↓	normal
Atemwegswiderstand (Resistance)	↑	normal
Atemgrenzwert	↓	↓

liegt der Atemgrenzwert um 150 l/min. Sowohl bei restriktiven als auch bei obstruktiven Ventilationsstörungen ist er vermindert. ◄

Eine Zusammenfassung der Veränderungen bei obstruktiven und restriktiven Ventilationsstörungen gibt Tabelle 5.2.

Merke!

Obstruktive Ventilationsstörung:
Erhöhung der Resistance.

Restriktive Ventilationsstörung:
Verminderung der Vitalkapazität.

5.6 Atemgastransport im Blut

5.6.1 Grundlagen   1 ?

Im Blut werden die Atemgase zum Teil *physikalisch gelöst*, zum Teil *chemisch gebunden* an Hämoglobin oder andere Substanzen transportiert. Die physikalische Löslichkeit wird von den Löslichkeitsgesetzen beschrieben. Die chemische Bindung beruht auf den speziellen Eigenschaften der Trägermoleküle, vor allem des Hämoglobins.

Löslichkeitsgesetze von Gasen im Blut

Für die Löslichkeit eines Gases in einer Flüssigkeit gilt das **Henry-Dalton-Gesetz**, wonach die Konzentration eines Gases (C_{Gas}) in einer Flüssigkeit dem Partialdruck des Gases über der Flüssigkeitsschicht proportional ist:

$$C_{Gas} = P_{Gas} \cdot \alpha \qquad\qquad [26]$$

α ist dabei der **Bunsensche Löslichkeitskoeffizient**, der für die einzelnen Gase und Flüssigkeiten jeweils spezifisch ist. Der Löslichkeitskoeffizient gibt an, wie viel ml Gas bei einem Partialdruck von 1 atm (= 760 mm Hg = 101 kPa) in 1 ml Flüssigkeit gelöst sind. Für CO_2 im Blut liegt er mit 0,49 etwa 20-mal höher als für O_2 (0,028).

Beispiel: Arterielles Blut mit einem pO_2 von 90 mm Hg enthält 90 · 0,028/760 = 0,003 ml O_2 pro ml Blut in physikalischer Lösung. Die physikalisch gelöste CO_2-Menge beträgt dagegen 40 · 0,49/760 = 0,026 ml/ml Blut. Trotz niedrigerem CO_2-Partialdruck ist wegen der höheren Löslichkeit von CO_2 etwa 9-mal mehr CO_2 als O_2 physikalisch im Plasma gelöst.

Funktioneller Aufbau des Hämoglobins

Hämoglobin ist ein Protein, das aus 2 α-Ketten (141 Aminosäuren) und 2 β-Ketten (146 Aminosäuren) besteht. Jede der 4 Ketten des Hämoglobin-Tetramers enthält eine **Häm-Gruppe** mit einem Eisen-Atom im Zentrum. An jedes dieser 4 Eisenatome kann sich ein Sauerstoffmolekül reversibel anlagern, *ohne* dass das Eisen dabei oxidiert wird. Lagert sich an eine dieser 4 Häm-Gruppen ein Sauerstoffmolekül an, wird durch eine Konfigurationsänderung des Globinanteils die Sauerstoffanlagerung an die übrigen Häm-Gruppen erleichtert: **kooperativer Effekt**. Während die physiologische, reversible Sauerstoffanlagerung als *Oxygenierung* bezeichnet wird, kann unter dem Einfluss von bestimmten Giftstoffen auch eine echte, irreversible *Oxidation* des Eisen-Atoms stattfinden. Durch eine solche Oxidation entsteht **Hämiglobin** (= Methämoglobin), das den irreversibel gebundenen Sauerstoff im Gewebe nicht mehr abgeben kann und deshalb dem Sauerstoffaustausch nicht zur Verfügung steht (s. u.).

Die vier Polypeptidketten, die den Globinanteil des Hämoglobins bilden, gehören zwei verschiedenen Familien an: α-Ketten und β-Ketten. Normales Erwachsenenhämoglobin (HbA) besteht aus jeweils zwei α- und 2 β-Ketten: HbA$\alpha_2\beta_2$. Das embryonale Hämoglobin (HbE) enthält an Stelle der β-Ketten 2 ε-Ketten und wird bis zum 3. Monat gebildet. Das fetale Hämoglobin (HbF) ist durch den Ersatz der β-Ketten durch 2 γ-Ketten gekennzeichnet. Das Neugeborene verfügt bei der Geburt noch über 60–90 % fetales Hämoglobin, das eine höhere Sauerstoffaffinität als adultes Hämoglobin aufweist.

5.6.2 O_2-Transport im Blut 21 ?

Hämoglobin-Sauerstoff-Bindung

▶ Der größte Teil des im Blut transportierten Sauerstoffs ist reversibel chemisch an das Hämoglobin gebunden. Nur 1–1,5 % des Sauerstoffs liegen in physikalischer Lösung vor. Durch den tetrameren Aufbau des Hämoglobins kann jedes Hämoglobinmolekül 4 Moleküle O_2 binden. Aus diesem Verhältnis ergibt sich unter Berücksichtigung des Molekulargewichts von Hämoglobin (64.500 g) und des Volumens von 4 mol O_2 (= 4 · 22,4 l), dass 1 g Hämoglobin *in vitro* 1,39 ml O_2 bindet. Da im Organismus nicht das gesamte Hämoglobin „bindungsfähig" vorliegt, ergibt sich *in vivo* eine etwas geringere Sauerstoffbindung von 1,34 ml/g Hämoglobin: **Hüfner-Zahl**. Bei einem durchschnittlichen Hämoglobingehalt des Blutes von 150 g/l erhält man eine O_2-Bindungskapazität des Blutes von 200 ml/l Blut. Pro Liter Blut sind also 200 ml O_2 an Hämoglobin gebunden und nur 3 ml physikalisch gelöst.

Unter normalen Bedingungen liegt jedoch nicht alles Hämoglobin in oxygenierter Form vor. Der Grad der Oxygenierung hängt vom O_2-Partialdruck im Blut ab. Dabei wird der Grad der Oxygenierung zumeist in einem relativen Maß, als Verhältnis von oxygeniertem Hämoglobin zum Gesamthämoglobin, d. h. als **Sauerstoffsättigung** [%] des Hämoglobins angegeben. Trägt man diese Sauerstoffsättigung gegen den O_2-Partialdruck auf, erhält man die s-förmige O_2-Bindungskurve des Hämoglobins (☞ Abb. 5.11). ◀

Der Unterschied zwischen den Sauerstoff-Bindungs-Kurven von Hämoglobin und Myoglobin erklärt sich aus dem unterschiedlichen Aufbau dieser beiden Sauerstoffträgermoleküle. Myoglobin kann nur ein Sauerstoffmolekül binden, es ähnelt in seinem Gesamtaufbau einer Untereinheit des Hämoglobins. Deshalb folgt seine Reaktionskinetik mit Sauerstoff einem *hyperbelförmigen Verlauf*, d. h. mit zunehmender Sauerstoffsättigung des Myoglo-

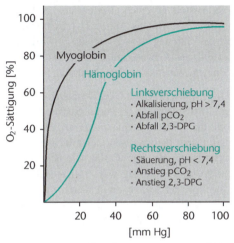

Abb. 5.11: Sauerstoff-Bindungs-Kurve von Hämoglobin und Myoglobin.

bins sinkt die O_2-Affinität rasch ab. Insbesondere im Bereich mittlerer O_2-Partialdrücke geht die O_2-Affinität deutlich zurück.

Die Reaktionskinetik von Hämoglobin mit Sauerstoff folgt dagegen einem *s-förmigen Verlauf*, der durch eine weitgehend lineare Abhängigkeit von O_2-Partialdruck und Sauerstoffsättigung in einem mittleren O_2-Partialdruckbereich zwischen 20 und 40 mmHg charakterisiert ist. In diesem Bereich nimmt also die Sauerstoffaffinität bei zusätzlicher Sättigung *nicht* ab, wie bei einer klassischen Sättigungskinetik zu erwarten wäre. Die Ursache für diesen flachen Verlauf der Sauerstoff-Bindungs-Kurve liegt im *kooperativen Effekt* des tetrameren Hämoglobinmoleküls: Jedes schon an eine der vier Bindungsstellen gebundene O_2-Molekül erleichtert durch sterische Konfigurationsänderungen die Bindung des nächsten O_2-Moleküls bis alle vier Bindungsstellen abgesättigt sind. Erst dann folgt die Sauerstoffkurve wieder einer hyperbolischen Kinetik. Diese Erklärung des Kurvenverlaufs der O_2-Bindungskurve wird auch als **Zwischenbindungshypothese** (Adair) bezeichnet.

Der *lineare, steile Verlauf* der Sauerstoff-Bindungs-Kurve bei mittleren Partialdrücken ist besonders für die Regulation der *Sauerstoffabgabe im venösen Kapillarbereich* vorteilhaft: dort herrschen in körperlicher Ruhe O_2-Partialdrücke von 40 mmHg. Sinkt der O_2-Partialdruck durch erhöhten Sauerstoffverbrauch weiter ab, z.B. um 5 mmHg, geht, wie aus Abb. 5.11 ersichtlich, die Sauerstoffsättigung stärker zurück: Es wird mehr Sauerstoff ans Gewebe abgegeben, als es nach der Bindungskinetik des Myoglobins der Fall wäre.

Der *hyperbolische, flache Teil* der Sauerstoff-Bindungs-Kurve bei hohen O_2-Partialdrücken ist dagegen für die *Sauerstoffaufnahme in der Lunge* von Vorteil. Durch die praktisch gleich bleibend hohe Sauerstoffsättigung bei O_2-Partialdrücken zwischen 100 und 80 mmHg wird trotz eines Absinkens des in der Lunge erreichbaren O_2-Partialdruckes (etwa durch Lungenfunktionsstörungen) von z.B. 100 auf 80 mmHg noch eine gleich bleibend hohe Sauerstoffsättigung des Hämoglobins erreicht.

> ### :bulb: Merke!
> **Zwischenbindungshypothese:**
> S-förmiger Verlauf der O_2-Bindungskurve durch kooperativen Effekt des tetrameren Hämoglobinmoleküls.

Beeinflussung der Sauerstoff-Bindungskurve

▶ Eine Reihe von Faktoren kann die Sauerstoff-Bindungs-Kapazität des Hämoglobins beeinflussen, was sich in einer Verschiebung der O_2-Bindungskurve zeigt. Dabei drückt sich eine sinkende Sauerstoffaffinität, d.h. eine leichtere Sauerstoffabgabe, in einer **Rechtsverschiebung der O_2-Bindungskurve** aus. Bei der rechtsverschobenen O_2-Bindungskurve liegt die O_2-Sättigung im Vergleich zur normalen O_2-Bindungskurve bei gleichen O_2-Partialdrücken niedriger: *geringere O_2-Affinität des Hämoglobins*. Das bedeutet umgekehrt, dass bei gleichem O_2-Partialdruck mehr O_2 in die Gewebe abgegeben wird: *erleichterte Sauerstoffabgabe*. Eine solche Rechtsverschiebung tritt folgerichtig dann auf, wenn die Gewebe einen **erhöhten Sauerstoffbedarf** haben:

- Dies ist z.B. beim **Anstieg der CO_2- oder der H^+-Ionenkonzentration** (= Abfall des pH) der Fall, die beide zu einer Rechtsverlagerung der O_2-Bindungskurve führen. Bei respiratorisch bedingtem Abfall des pH-Wertes im Blut (durch CO_2-Anstieg) wird die O_2-Bin-

dungskurve stärker nach rechts verschoben, als bei einer erhöhten H^+-Ionen-Konzentration allein, da in diesem Fall die erhöhten Konzentrationen von CO_2 und H^+ unabhängig voneinander die Sauerstoffaffinität des Hämoglobins vermindern.

- Auch mit **steigender Temperatur** wird die Sauerstoffabgabe durch Rechtsverschiebung der O_2-Bindungskurve erleichtert.
- Schließlich verschieben **erhöhte Blutspiegel von 2,3-Diphosphoglycerol** (2,3-DPG), einer Substanz, die von den Erythrozyten bei Sauerstoffmangel (z.B. durch Anämie oder Höhenaufenthalt) vermehrt gebildet wird, die O_2-Bindungskurve nach rechts.

Bei gegenläufigen Veränderungen von CO_2, H^+ (pH), Temperatur oder 2,3-DPG-Gehalt des Blutes tritt entsprechend eine **Linksverschiebung der O_2-Bindungskurve** mit vermehrter Sauerstoffaffinität des Hämoglobins und erschwerter O_2-Abgabe auf (☞ Abb. 5.12).

Maß einer *Rechtsverschiebung* ist die *Erhöhung* des O_2-Partialdrucks, der für eine 50 %ige O_2-Sättigung des Hämoglobins erforderlich ist (P_{50} oder O_2-Halbsättigungsdruck). Einen *abnehmenden* P_{50} findet man entsprechend bei einer *Linksverschiebung* der O_2-Bindungskurve.

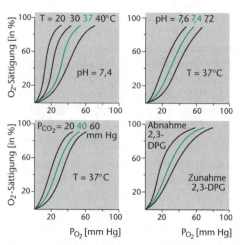

Abb. 5.12: Abhängigkeit der O_2-Bindungskurve von pCO_2, H^+-Ionen-Konzentration (pH), Temperatur und 2,3-DPG-Gehalt des Blutes. Rechtsverschiebung = erleichterte Sauerstoffabgabe; Linksverschiebung = erschwerte Sauerstoffabgabe.

Merke!

Rechtsverschiebung:
- Erleichterte O_2-Abgabe
- CO_2 ↑, H^+ ↑, 2,3-DPG ↑, Temperatur ↑

Merkhilfe: „Recht erleichtert: viermal Hoch!"

Linksverschiebung:
- Erschwerte O_2-Abgabe
- CO_2 ↓, H^+ ↓, 2,3-DPG ↓, Temperatur ↓

Die Abhängigkeit der Sauerstoff-Bindungskurve vom CO_2- und H^+-Ionen-Gehalt des Blutes wird als **Bohr-Effekt** bezeichnet. Dieser Bohr-Effekt erleichtert die *Sauerstoffaufnahme in der Lunge*, da mit abnehmendem CO_2-Gehalt des abgeatmeten CO_2 in den Lungenkapillaren die Sauerstoffaffinität des Hämoglobins steigt: Linksverschiebung der O_2-Bindungskurve.

Umgekehrt erleichtert der Bohr-Effekt die *Sauerstoffabgabe im Gewebe*, da hier durch die ansteigenden CO_2-Werte des kapillären Blutes die Sauerstoffaffinität des Hämoglobins gesenkt wird: Rechtsverschiebung der O_2-Bindungskurve. ◄

Merke!

Bohr-Effekt:
Leichtere O_2-Aufnahme in der Lunge.
Leichtere O_2-Abgabe im Gewebe.

Arteriovenöse O_2-Differenz

▶ Die Sauerstoffsättigung im arteriellen Blut ($pO_{2\ art} = 100\ mmHg$) liegt bei etwa *97%*, im venösen Blut ($pO_{2\ ven} = 40\ mmHg$) noch bei *73%* (☞ Abb. 5.11). D.h. unter Verwendung der Hüfner-Zahl liegt der Sauerstoffgehalt $[O_{2\ art}]$ im arteriellen Blut bei einem normalen Hämoglobinwert von 15 g/l Blut bei:

$[O_{2\ art}]$
= 1,34 ml/ O_2/g Hb · 150 g Hb/l Blut · 0,97
= **0,20 l O_2/l Blut** [27]

Für den Sauerstoffgehalt im venösen Blut gilt entsprechend:

$[O_{2\ ven}]$
= 1,34 ml O_2/g Hb · 150 g Hb/l · 0,73
= **0,15 l O_2/l Blut** [28]

D.h. vom Sauerstoffgehalt des arteriellen Blutes von 0,20 l O_2/l Blut werden vom Organismus bis zum Erreichen des venösen Sauerstoffgehaltes von 0,15 l O_2/l Blut insgesamt nur rund 0,05 l O_2/l Blut, d.h. nur 25% verbraucht. Diese Sauerstoffausschöpfung des arteriellen Blutes wird als *arterio-venöse O_2-Differenz (avDO$_2$)* bezeichnet und liegt in Ruhe im venösen Mischblut bei 0,05. Bei starker körperlicher Arbeit werden bis

Tab. 5.3: Durchblutung, arterio-venöse Sauerstoffdifferenz (avDO$_2$) und Sauerstoffverbrauch verschiedener Organe.

Organ	Durchblutung[*] [ml · 100 g^{-1} · min^{-1}]	avDO$_2$	O_2- Verbrauch [ml · 100 g^{-1} · min^{-1}]
Skelettmuskel (Ruhe)	3	0,10	0,3
Skelettmuskel (Arbeit)	50-130	0,15	15,0
Milz	100	0,01	1,0
Gehirn (Rinde)	100	0,10	10,0
Gehirn (Mark)	20	0,05	1,0
Leber	100	0,05	5,0
Niere	400	0,02	8,0
Herz (Ruhe)	80	0,10	8,0
Herz (Arbeit)	300	0,15	45,0

[*] sog. „spezifische" Durchblutung = Durchblutung pro 100 g Gewebe.

zu 0,15 l O_2/l Blut von den Geweben verbraucht, sodass ein avDO_2 von 0,15 resultiert. Die regionale Sauerstoffausschöpfung der einzelnen Gewebe, d.h. die regionale avDO_2, kann je nach Sauerstoffverbrauch des Gewebes sehr unterschiedlich sein (☞ Tab. 5.3). ◄

Inaktiviertes Hämoglobin: HbCO

▶ **Kohlenmonoxid**, das bei unvollständigen Verbrennungsprozessen entsteht, hat eine etwa 200-mal höhere Affinität zu den Häm-Gruppen des Hämoglobins als Sauerstoff, d.h. die CO-Bindungskurve für Hämoglobin verläuft viel steiler als die O_2-Bindungskurve. Dadurch werden schon bei niedrigen CO-Konzentrationen in der Atemluft viele Hämoglobinmoleküle vom Kohlenmonoxid besetzt und stehen dem Sauerstoffaustausch nicht mehr zur Verfügung. Unter Normalbedingungen liegt der HbCO-Anteil im Blut bei 1 %, bei Rauchern kann er bis auf 10 % HbCO ansteigen.

Eine Kohlenmonoxidvergiftung ist an der kirschroten Farbe des Blutes erkennbar. Durch die Blockierung des Hämoglobins ist der Sauerstoffaustausch im Gewebe eingeschränkt, wodurch hypoxische Schädigungen entstehen können. Therapie der Wahl ist die Beatmung mit reinem Sauerstoff: der O_2-Partialdruck wird in der Alveolarluft und damit auch im arteriellen Blut erhöht und CO auf diese Weise aus seiner Hämoglobinbindung verdrängt.

Zu beachten ist, dass bei CO-Vergifteten der O_2-*Partialdruck* im arteriellen Blut normal ist, da dieser durch die *physikalisch* im Blut gelöste Menge aufgebaut wird und von den CO-bedingten Veränderungen im Erythrozyten nicht beeinflusst wird. Dagegen ist der gemischt-venöse pO_2 erniedrigt, da der Körper vermehrt versucht, das physikalisch gelöste O_2 zu extrahieren.

Auch im arteriellen Blut ist die O_2-*Konzentration* als Summe von physikalisch *und* chemisch gelöstem O_2 erniedrigt. Die O_2-Konzentrationsdifferenz zwischen arteriellem und venösem Blut bleibt trotzdem im Wesentlichen gleich, da das vermehrt extrahierte physikalisch gelöste O_2 im Verhältnis zur Gesamtkonzentration kaum ins Gewicht fällt. ◄

> **:ᄋ: Merke!**
>
> **CO-Vergiftung:**
> *Normaler* arterieller O_2-Partialdruck.
> *Erniedrigter* gemischt-venöser pO_2.

Oxidiertes Hämoglobin: Methämoglobin

Wird das zweiwertige Eisen des Hämoglobins zu dreiwertigem Eisen oxidiert (z.B. durch Nitrit) so entsteht **Methämoglobin** (Hämiglobin), das keinen Sauerstoff mehr transportieren kann. Diese echte *Oxidation* des Hämoglobins ist von der dem Sauerstofftransport dienenden *Oxigenierung* (s.o.) zu unterscheiden. Unter normalen Bedingungen liegen nie mehr als 1–2 % des Hämoglobins als Hämiglobin vor, da eine im Erythrozyten lokalisierte NADH-abhängige *Methämoglobinreduktase* oxidiertes Hämiglobin stets wieder in normales Hämoglobin umwandelt.

> **ᘰ Klinik!**
>
> **Säuglinge**, deren Methämoglobinreduktase noch nicht ausgereift ist, sind gegen Methämoglobin-bildende Substanzen besonders empfindlich. Die im Trinkwasser maximal zulässige Nitritmenge von weniger als 0,1 mg Nitrit/l ist allerdings ungefährlich. Gesundheitsgefahren entstehen erst dann, wenn aufgrund unhygienischer Nahrungszubereitung Bakterien das im Trinkwasser ebenfalls enthaltene Nitrat (Grenzwert: < 50 mg/l) reduzieren und so vermehrt **Nitrit** gebildet wird.

5.6.3 CO_2-Transport im Blut   9 ▢

Die drei CO_2-Transportformen

Während Sauerstoff im Blut fast ausschließlich an Hämoglobin gebunden transportiert wird, kann man beim CO_2-Transport drei Transportformen unterscheiden:

Physikalische Lösung

▶ 10 % des CO_2 werden physikalisch im Blut gelöst transportiert. Dabei gilt das Henry-Dalton-Gesetz (Gleichung [26]). Vorteilhaft ist hierbei der hohe Löslichkeitskoeffizient von CO_2 im Blut.

Chemische Bindung an Hämoglobin

Weitere 10 % des CO_2 gehen eine direkte Verbindung mit Aminogruppen des Hämoglobinmoleküls ein. Dabei entsteht *Carbamino-Hämoglobin*. Pro gebundenem CO_2-Molekül wird ein Proton freigesetzt: ◄

$$(Hb)NH_2 + CO_2 \leftrightarrow (Hb)NHCOO^- + H^+ \qquad [29]$$

Chemische Umsetzung zu HCO_3^-

80 % des CO_2 werden nach chemischer Umsetzung als HCO_3^- (Bikarbonat) im Blut gelöst transportiert. Zunächst reagiert CO_2 mit Wasser zu Kohlensäure (Hydratation):

$$CO_2 + H_2O \leftrightarrow H_2CO_3 \qquad [30]$$

Im Plasma verläuft diese Reaktion langsam, im Erythrozyten läuft sie unter dem Einfluss des Enzyms *Carboanhydrase* mit etwa 10 000-mal größerer Geschwindigkeit ab. Deshalb findet die Reaktion fast ausschließlich im Inneren des Erythrozyten statt. Die entstehende Kohlensäure dissoziiert spontan in Birkarbonat und ein Proton:

$$H_2CO_3 \leftrightarrow HCO_3^- + H^+ \qquad [31]$$

► Dieses HCO_3^- verlässt den Erythrozyten zum größten Teil wieder in Richtung Plasma, aus Gründen der Elektroneutralität im Austausch gegen Chlorid-Ionen: **Hamburger-Shift**. Die entstehenden Protonen werden vom Hämoglobin gepuffert. Letztlich gelangen 45 % des produzierten HCO_3^- ins Plasma, 35 % verbleiben im Erythrozyten. ◄

CO_2-Bindungskurve und ihre Beeinflussung

Wie für Sauerstoff lässt sich auch für CO_2 eine Bindungskurve erstellen, bei der die CO_2-Konzentration im Blut gegen die CO_2-Partialdrücke aufgetragen wird. Dabei erhält man für oxygeniertes und desoxygeniertes Blut jeweils eine unterschiedliche Bindungskurve. Die CO_2-Bindungskapazität von desoxygeniertem Hämoglobin ist höher, was eine linksverschobene CO_2-Bindungskurve zur Folge hat (☞ Abb. 5.13).

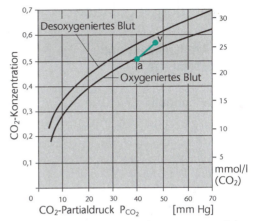

Abb. 5.13: CO_2-Bindungskurven für oxygeniertes und desoxygeniertes Blut. a = arterielles Blut, v = venöses Blut.

Die höhere CO_2-Bindungskapazität von desoxygeniertem Hämoglobin erklärt sich aus der besseren Pufferkapazität von desoxygeniertem Hämoglobin für die bei der Bikarbonat-Bildung anfallenden Protonen. Dadurch kann mehr CO_2 in Form von Bikarbonat im Blut transportiert werden. Auch kann desoxygeniertes Hämoglobin CO_2 leichter als Carbamino-Hämoglobin binden, was ebenfalls die CO_2-Transportkapazität erhöht. Diese Abhängigkeit der CO_2-Transportkapazität vom Oxygenierungsgrad des Hämoglobins wird als (Christiansen-Douglas-)**Haldane-Effekt** bezeichnet.

Die physiologische Bedeutung des Haldane-Effektes besteht darin, dass er am venösen Ende des Kapillarschenkels, wo das Hämoglobin überwiegend desoxygeniert vorliegt, die CO_2-Aufnahme ins Blut erleichtert.

Als *effektive CO_2-Bindungskurve* bezeichnet man die Kurvenstrecke zwischen den pCO_2-Werten für arterielles und denen für venöses Blut (Verbindung zwischen a und v in Abb. 5.13).

> 🔆 **Merke!**
>
> **Haldane-Effekt:**
> - Leichtere CO_2-Aufnahme im Gewebe.
> - Leichtere CO_2-Abgabe in der Lunge.

5.7 Atmungsregulation

5.7.1 Atemzentren und Atemreize   5 ?

Zentrale Kontrolle

Die Atmung wird zentral über ein neuronales Netzwerk in der *Medulla oblongata* gesteuert. Der Atemrhythmus wird von Neuronen der *ventralen respiratorischen Gruppe* (VRG) gebildet, die im Bereich des Nucleus ambiguus gelegen sind: **Atemzentrum**. In unmittelbarer Nachbarschaft liegen auch die zentralen chemosensiblen Areale (s. u.) und die sympathischen und parasympathischen Neurone (N. vagus) zur Steuerung des Herzkreislaufsystems. Es bestehen hier enge Verknüpfungen zwischen kardialen und respiratorischen Neuronengruppen. So führt die Inspiration zu einer Aktivierung des Sympathikus, die Ausatmung aktiviert den Parasympathikus. Dies erklärt den Anstieg der Herzfrequenz bei Inspiration und den Frequenzabfall in der Exspiration: *respiratorische Arrhythmie*. Außer der *ventralen* existiert noch eine *dorsale respiratorische Gruppe* (DRG) neben dem Nucleus tractus solitarii, die nicht der Rhythmogenese dient, sondern die Atemreflexe steuert. Sie erhält afferente Impulse aus den Atem- und Kreislauforganen (☞ Abb. 5.14).

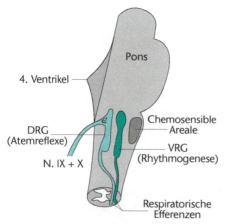

Abb. 5.14: Zentrale Kontrolle der Atmung in der Medulla oblongata. DRG = Dorsale respiratorische Gruppe, VRG = Ventrale respiratorische Gruppe. Die chemosensiblen Areale sind den respiratorischen Gruppen unmittelbar benachbart.

Reflektorische Kontrolle

▶ Der durch die rhythmogenen Netzwerke des Atemzentrums vorgegebene Atemrhythmus wird durch reflektorische Einflüsse modifiziert. Hierbei melden Dehnungsrezeptoren im Lungenparenchym den jeweiligen Dehnungszustand der Lunge über den *N. vagus* an die dorsale respiratorische Gruppe. Bei zunehmender Dehnung der Lunge wird die Inspiration gestoppt, bei Erschlaffung der Lunge eine Inspiration eingeleitet: **Hering-Breuer-Reflex**. Auf diese Weise wird die Amplitude der Atemexkursionen reflektorisch begrenzt. ◀

Auch durch die über die Muskelspindeln der Atemmuskulatur gesteuerten Muskeleigenreflexe (☞ 15.1.4) wird die Aktivität der Atemmuskeln reflektorisch kontrolliert.

Chemische Kontrolle

▶ Periphere Chemorezeptoren im Glomus caroticum und in den Glomera aortica informieren das Atemzentrum über die CO_2-, O_2- und H^+-Ionenkonzentrationen im Blut, wobei diese Afferenzen über den N. glossopharyngeus (R. sinus carotici) und den N. vagus laufen. Daneben existieren chemosensible Areale im Hirnstamm selbst. Während die **O_2-Konzentrationsänderungen** überwiegend durch die *peripheren* Chemorezeptoren erfasst werden, registrieren die *zentralen chemosensiblen Areale* vor allem **Änderungen der CO_2- und H^+-Ionenkonzentration** in der Extrazellulärflüssigkeit des Hirnstamms.

Unter Normalbedingungen steht der Einfluss des CO_2-*Partialdrucks* auf den Atemantrieb im Vordergrund: ein Anstieg des pCO_2 führt zu einer Vergrößerung des Atemzugvolumens und zu einer Erhöhung der Atemfrequenz. Ab einem CO_2-Partialdruck von etwa 70 mmHg nimmt jedoch das Atemzeitvolumen wieder ab, da CO_2 in dieser hohen Konzentration das Atemzentrum lähmt.

In gleicher Weise wie ein pCO_2-Anstieg wirkt eine Erhöhung der H^+-*Ionenkonzentration* atmungsstimulierend.

Auch ein Abfall des O_2-*Partialdrucks,* z. B. bei Höhenaufenthalt, führt zu einer gesteigerten Atmung.

🩺 Klinik!

Obwohl unter normalen Bedingungen der CO_2-Antrieb auf die Atmung überwiegt, ist der O_2-Atemantrieb vor allem bei Erkrankungen wichtig, die mit einer chronischen Erhöhung des pCO_2 einhergehen (z. B. **chronisch obstruktive Lungenerkrankungen**). Bei diesen Patienten ist der CO_2-Antrieb durch die chronisch erhöhten CO_2-Partialdrücke inaktiviert und der O_2-Antrieb demnach der einzige Atemstimulus. Gibt man in diesen Fällen ohne Kontrolle Sauerstoff, kann durch den Wegfall des letzten Atemantriebs ein Atemstillstand eintreten. ◄

💡 Merke!

Drei Atmungsantriebe:
- CO_2 ↑
- H^+ ↑
- O_2 ↓

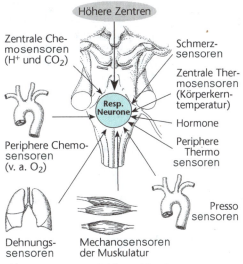

Abb. 5.15: Atmungsantriebe und ihre Sensoren.

Sonstige Atmungsantriebe

Neben diesen drei klassischen Atmungsantrieben (pCO_2, H^+-Ionen, pO_2) lassen sich noch eine Reihe unspezifischer Atemantriebe identifizieren.

So führen

- Fieber,
- geringe Hypothermie,
- Schmerz,
- Adrenalin und
- Progesteron (Schwangerschaft)

zu einer *Vertiefung* der Atmung. Eine Erhöhung des arteriellen Blutdrucks hat dagegen eine Verminderung von Atemtiefe und Atemfrequenz zur Folge (☞ Abb. 5.15).

5.7.2 Normale und pathologische 8 ⁇ Atmungsformen

Zur Charakterisierung der normalen und pathologischen Atemfunktion sind die folgenden Begriffe gebräuchlich:

- **Eupnoe** – Normale Ruheatmung.
- **Hyperpnoe** – Erhöhtes Atemzugvolumen bei normaler Atemfrequenz.
- **Hypopnoe** – Erniedrigtes Atemzugvolumen bei normaler Atemfrequenz.
- **Tachypnoe** – Gesteigerte Atemfrequenz.

- **Bradypnoe** – Verminderte Atemfrequenz.
- **Apnoe** – Atemstillstand.
- **Dyspnoe** – erschwerte Atmung mit dem subjektiven Gefühl der Luftnot.
- **Orthopnoe** – starke Dyspnoe, die den Patienten zum aufrechten Sitzen zwingt.
- **Asphyxie** – Atemstillstand oder verminderte Atmung bei Schädigung der Atmungszentren.
- ▶ **Hyperventilation** – Steigerung der alveolären Ventilation, die über die jeweiligen Stoffwechselbedürfnisse hinausgeht: $pCO_2 < 40$ mmHg (Hypokapnie).
- **Hypoventilation** – Rückgang der alveolären Ventilation unter die Stoffwechselbedürfnisse: $pCO_2 > 40$ mmHg (Hyperkapnie).
- **Mehrventilation** – einfache Steigerung der alveolären Ventilation, entsprechend den gesteigerten Bedürfnissen, z. B. bei Muskelarbeit.

Eine **Hyperventilation** ist immer durch einen Abfall des CO_2 unter 40 mmHg (Hypokapnie) gekennzeichnet. Sie tritt auf, wenn das Atemzugvolumen ansteigt, da hierdurch der Anteil der Totraumventilation abnimmt und die Alveolen vermehrt belüftet werden. Ein Anstieg der Atem*frequenz* allein führt dagegen zu keiner vermehrten alveolären Ventilation. Eine Hyperventilation kann durch eine Hypoxie, eine metabolische Azidose oder auch psychogen ausgelöst werden. ◄

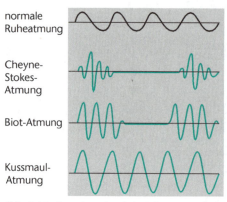

normale
Ruheatmung

Cheyne-
Stokes-
Atmung

Biot-Atmung

Kussmaul-
Atmung

Abb. 5.16: Normale und pathologische Atmungsformen.

Pathologische Atmungsformen

Von der normalen Ruheatmung lassen sich eine Reihe pathologischer Atmungsformen abgrenzen, die zumeist Symptom einer Allgemeinerkrankung sind (☞ Abb. 5.16).

- Die **Cheyne-Stokes-Atmung** ist durch eine Atempause nach wenigen, immer schwächer werdenden Atemzügen gekennzeichnet. Sie kann beim Schlaf in großer Höhe (Hypoxie), aber auch bei einer Schädigung des Atemzentrums (z. B. durch einen Schlaganfall) auftreten.
- Die **Biot-Atmung** ist durch gleichmäßig tiefe Atemzüge mit plötzlich auftretenden Pausen gekennzeichnet und wird bei Hirnverletzungen oder erhöhtem Hirndruck beobachtet.
- Die „große" **Kussmaul-Atmung** ist eine vertiefte und beschleunigte Atmung, wie sie typischerweise bei der metabolischen Azidose eines entgleisten Diabetes mellitus auftritt. Durch die vertiefte Atmung versucht der Körper, vermehrt CO_2 abzuatmen, um so die metabolische Azidose respiratorisch zu kompensieren.

5.8 Atmung unter speziellen Bedingungen

5.8.1 Höhenphysiologie   8 ?

▶ Durch den abnehmenden Luftdruck nimmt mit zunehmender Höhe auch der Sauerstoffpartialdruck ab. Liegt der inspiratorische O_2-Partialdruck in Meereshöhe (Luftdruck 760 mmHg) noch bei

150 mmHg und der alveoläre O_2-Partialdruck bei 100 mmHg, beträgt der inspiratorische O_2-Partialdruck in 5 000 m Höhe (Luftdruck 400 mmHg) nur noch 75 mmHg, der alveoläre O_2-Partialdruck sogar nur noch 42 mmHg.

Dabei berechnet sich der alveoläre O_2-Partialdruck in der Höhe nach dem Dalton-Gesetz als Anteil des Sauerstoffs am Gesamtdruck der Atmosphäre. Von diesem Atmosphärendruck ist noch der Wasserdampfdruck in den Alveolen von 47 mmHg abzuziehen, sodass beispielsweise auf dem Mt. Everest bei einem Atmosphärendruck von 210 mmHg ein alveolärer O_2-Partialdruck von 0,21 · (210–47 mmHg), d.h. von 34 mmHg herrscht (☞ 5.5.1, Formel 21). Der Wasserdampfpartialdruck in den Alveolen bleibt unabhängig von der Höhe immer gleich, da die Alveolarluft stets zu 100 % mit Wasser gesättigt ist. ◀

Höhenumstellung

Kurzfristige Anpassungsversuche des Organismus an den niedrigen O_2-Partialdruck werden als *Höhenumstellung* bezeichnet. Hierbei treten folgende Veränderungen auf:

- Leichte **Hyperventilation** in Ruhe (bei 5 000 m plus 10 %), starke Hyperventilation bei körperlicher Belastung.
- ▶ Die Hyperventilation verursacht eine **respiratorische Alkalose** mit Linksverschiebung der O_2-Bindungskurve. Die Sauerstoffaufnahme in der Lunge wird begünstigt, die Sauerstoffabgabe im Gewebe jedoch erschwert. ◀
- Die O_2-Partialdruckdifferenz zwischen Alveolarraum und arteriellem Blut steigt bei körperlicher Arbeit stark an. Dadurch sinkt die maximal mögliche körperliche Leistung mit zunehmender Höhe (in 2 000 m um 10 %).
- Die Pulsfrequenz nimmt zu.
- Der Druck in der A. pulmonalis steigt. Verantwortlich hierfür ist wahrscheinlich die pulmonale Vasokonstriktion bei Sauerstoffmangel (Euler-Liljestrand-Mechanismus, ☞ 5.5.3).

Höhenakklimatisation

Bei andauerndem Höhenaufenthalt (Tage bis Monate) kommt es zur *Höhenakklimatisation*. Hierbei werden längerfristige Adaptationsmechanismen ausgebildet:

- ▶ Durch Erythrozytenneubildung steigen Erythrozytenzahl und Hämoglobingehalt des Blutes. Dabei können Hämoglobinwerte bis 25 g/dl erreicht werden. Durch diesen **Hämoglobinanstieg** kann die Sauerstofftransportkapazität bis auf Höhen von etwa 5 000 m konstant gehalten werden.
- Der 2,3-DPG-Gehalt der Erythrozyten nimmt zu. Dadurch wird die **O_2-Bindungskurve nach rechts verschoben** und der durch die respiratorische Alkalose bewirkten Linksverschiebung entgegengewirkt. ◀
- Die **Niere scheidet** zur Kompensation der respiratorischen Alkalose **vermehrt Bikarbonat aus**.
- Die **Kapillarisierung** der Muskulatur **nimmt zu**.
- Die **Ruhepulsfrequenz** kehrt in den **Normalbereich** zurück.

Höhenkrankheit

Misslingt die Höhenadaptation, bildet sich die Höhenkrankheit aus. Dabei unterscheidet man die akute von der chronischen Höhenkrankheit.

Die **akute Höhenkrankheit**, die Stunden bis Tage nach der Höhenexposition auftritt, ist durch ein *akutes Hirnödem* und/oder ein *akutes Lungenödem* gekennzeichnet. Beide entstehen durch hypoxiebedingte Fehlregulation der Blutgefäße. Symptome sind Verwirrtheit und Luftnot. Unter Sauerstoffgabe bildet sich die Symptomatik rasch zurück.

Bei der **chronischen Höhenkrankheit** nehmen Erythrozytenzahl und Hämatokrit übermäßig stark zu, der pulmonal-arterielle Druck steigt stärker als bei einer normalen Adaptation an. Es resultiert eine Überlastung des rechten Herzens, die über ein generalisiertes Herzversagen zum Tode führen kann.

5.8.2 Tauchphysiologie

Beim Unterwassertauchen nimmt durch den mit zunehmender Tauchtiefe steigenden Wasserdruck der auf den Körper und die Gase in den Körperhöhlen einwirkende Druck zu. Dadurch ergeben sich eine Reihe von Besonderheiten, die zur Vermeidung von Schädigungen beachtet werden müssen:

- Thorax- und Lungenvolumen nehmen druckbedingt bis etwa 30 m ab. Danach ist die Lunge nicht weiter komprimierbar. Bei weiterem Abstieg presst daher der extrathorakale Druck zunehmend Blut in die Thoraxorgane, was zu **Überdehnungsschäden an den Lungengefäßen und am Herz** führen kann.
- Kann die unter stärkeren Druck geratene Luft im Mittelohr nicht auf normalem Weg über die Eustach-Röhre entweichen (z. B. bei Erkältungen), führt der Druckanstieg im Mittelohr zum **Einriss des Trommelfells**.
- **Beim Auftauchen** sinkt der auf der Lunge lastende Druck insbesondere auf den letzten 10 m stark ab. Dadurch sinkt aber auch der durch die fehlende Ventilation ohnehin schon erniedrigte alveoläre O_2-Partialdruck weiter ab. Bei **Unterschreiten der Hypoxieschwelle** (O_2-Partialdruck von 30–35 mmHg) kann es dann zur Bewusstlosigkeit kommen.

Das **Tauchen mit Schnorchel** ist durch die folgenden physiologischen Randbedingungen gekennzeichnet:

- Der intrapulmonale Druck entspricht dem atmosphärischen Druck, während der auf dem Thorax lastende hydrostatische Druck mit zunehmender Tauchtiefe steigt. Unter diesen Bedingungen ist die Atemmuskulatur schon bei einer Tiefe von 1 m zu einer ausreichenden Inspiration nicht mehr fähig.
- Der zunehmende hydrostatische Druck auf den Thorax führt außerdem zu einer Kompression der Venen in Thorax- und Bauchraum. Dadurch sinkt der venöse Rückfluss zum Herzen, der arterielle Blutdruck geht zurück, Bewusstlosigkeit droht.

Aus *diesen* Gründen darf die übliche Schnorchellänge von 30–35 cm daher auf keinen Fall verlängert werden. Die durch eine Verlängerung bewirkte

5

geringe Zunahme des alveolären Totraums ist dagegen für die Atmung ohne Bedeutung.

Unter den Bedingungen des **Gerätetauchens** müssen zusätzlich die folgenden physiologischen Gegebenheiten berücksichtigt werden:

- Bei **reiner Sauerstoffatmung** (die lange Tauch-
  zeiten erlaubt) treten ab etwa 7 m Tauchtiefe
  bei einem alveolären O_2-Partialdruck von
  1 300 mmHg Symptome einer akuten Sauerstoffvergiftung in Form von Übelkeit, Krämpfen und Bewusstlosigkeit auf. Ursache dieser
  akuten Sauerstoffvergiftung ist eine Oxidie-
  rung von Fettsäuren in den Membranstrukturen
  des ZNS.
- Bei Atmung von **Pressluft** kann ab 50 m durch
  den vermehrt in den Geweben gelösten Stickstoff der so genannte *Tiefenrausch* auftreten,
  der durch Euphorie oder Angstzustände gekennzeichnet ist: *Inertgasnarkose*. Dieser stickstoff-
  induzierte Tiefenrausch kann durch die Verwendung eines Gasgemischs aus Helium und Sauerstoff vermieden werden, das Tauchtiefen bis
  70 m erlaubt.
- Bei Tauchgängen von mehr als 10 m Tiefe muss
  auf ein langsames kontrolliertes Wiederauftauchen (**Dekompression**) geachtet werden, damit
  die vermehrt im Gewebe gelösten Gase (vor allem Stickstoff) dem abfallenden äußeren Druck
  folgend *langsam* wieder aus den Geweben ab-
  diffundieren können. Bei raschem, unkontrol-
  liertem Wiederauftauchen kommt es zur *Gasbla-
  senbildung im Gewebe*, die vor allem über einen
  Verschluss von kleinen Blutgefäßen eine Vielzahl von Krankheitserscheinungen wie Gelenk-
  schmerzen, Lähmungen und ein Lungenödem
  zur Folge haben kann (Dekompressions-Krank-
  heit).

5.9 Gewebsatmung

5.9.1 O_2-Verbrauch   4 ?

Aerobe und anaerobe Energiegewinnung

Die Atmung dient der Versorgung der Körperzellen
mit Sauerstoff. In Anwesenheit von Sauerstoff können diese ihren Energiebedarf durch oxidativen
Abbau von Kohlenhydraten, Fetten oder Eiweiß
decken. Diese **aerobe Energiegewinnung** ist etwa
15-mal effektiver als die bei Sauerstoffmangel
alternativ mögliche **anaerobe Energiegewinnung**
über die Glykolyse.

Sauerstoffvorräte der Gewebe

Die meisten Gewebe haben keine Sauerstoffspeicher und sind deshalb von der Sauerstoffversorgung über Atmung und Kreislauf vollständig abhängig. Im Muskelgewebe steht dagegen das **Myoglobin** als *kurzfristiger* Sauerstoffspeicher zur Verfügung, der für einige Sekunden Sauerstoff liefern
kann.

Im *Myokard* sichert das Myoglobin dadurch die
Sauerstoffversorgung der Herzmuskelzellen während der Systole, in der die Koronardurchblutung
durch die Kontraktion des Herzmuskels unterbrochen ist. Im *Skelettmuskel* stellt das Myoglobin zu
Beginn der Muskelarbeit Sauerstoff zur Verfügung,
der als eingegangene O_2-Schuld in der Erholungsphase wieder aufgenommen wird.

Sauerstoffangebot, Sauerstoffverbrauch, Sauerstoffutilisation

Das **Sauerstoffangebot** in einem Organgebiet errechnet sich aus der arteriellen Sauerstoffkonzen-
tration ($C_{art\,O_2}$) und der Durchblutung ($\dot{Q}$):

O_2-Angebot [ml/min]
$= C_{art\,O_2}$ [ml O_2/ml Blut] $\cdot \dot{Q}$ [ml/min]   [37]

▶ Der **Sauerstoffverbrauch** errechnet sich aus
dem Unterschied zwischen der Sauerstoffkonzen-
tration im arteriellen und der im venösen Blut
($C_{art\,O_2} - C_{ven\,O_2}$), der so genannten arteriovenösen
Sauerstoffdifferenz (avD_{O_2}), ebenfalls mit der
Durchblutung ($\dot{Q}$) multipliziert:

O_2-Verbrauch [ml/min]
$= (C_{art\,O_2} - C_{ven\,O_2}) \cdot \dot{Q} = avD_{O_2} \cdot \dot{Q}$ [38] ◀

Der O_2-Verbrauch der Gewebe steigt mit zunehmender Temperatur und sinkt bei Temperaturab-
nahme. Zwischen 20 und 40 °C Körpertemperatur
nimmt für je 10 °C Senkung der Körpertemperatur

der Sauerstoffbedarf um den Faktor 2–3 ab. Deshalb ist die Überlebenszeit der Gewebe bei einem Kreislaufstillstand unter niedrigen Temperaturen deutlich höher, wodurch z.B. Wiederbelebungsmaßnahmen auch nach längerer Zeit noch erfolgversprechend sein können.

Unter **Sauerstoffutilisation** eines Gewebes versteht man den Anteil des Sauerstoffangebotes, den es tatsächlich verbraucht hat, d.h. das Verhältnis von Sauerstoffverbrauch (Gleichung [38] zu Sauerstoffangebot (Gleichung [37]):

O_2-Utilisation [%]

$$= \frac{avD_{O_2} \cdot \dot{Q}}{C_{art\,O_2} \cdot \dot{Q}} = \frac{avD_{O_2}}{C_{art\,O_2}} \qquad [39]$$

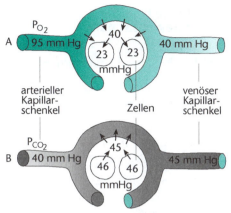

Abb. 5.17: Diffusion der Atemgase im Gewebe. A: Diffusion von Sauerstoff, B: Diffusion von CO_2.

Großhirnrinde, Myokard und Skelettmuskulatur verbrauchen unter Ruhebedingungen zwischen 40 und 60 % des angebotenen Sauerstoffs, die Skelettmuskulatur und das Myokard können dabei unter starker körperlicher Belastung ihre Sauerstoffutilisation bis auf 90 % steigern.

Gering ist die Sauerstoffutilisation z.B. in Niere und Milz, da beide Organe aufgrund ihrer Funktion erheblich stärker durchblutet werden, als für die reine Versorgung mit Sauerstoff erforderlich wäre.

5.9.2 Gasaustausch im Gewebe 1 ?

Diffusion der Atemgase aus den Kapillaren ins Gewebe

Aus dem Kapillarblut gelangen die Atemgase über Diffusion zu den Gewebszellen. Die treibende Kraft dieser Diffusion ist dabei das *Partialdruckgefälle* von CO_2 und O_2 zwischen Blut und Gewebe.

Sauerstoff erreicht mit einem Partialdruck von 95 mmHg aus den Arteriolen die Gewebskapillaren. Dieser pO_2 liegt deutlich höher als der pO_2 der interstitiellen Flüssigkeit mit 40 mmHg. Aus dem Interstitium diffundiert der Sauerstoff dann in die Zellen, wo ein Sauerstoffpartialdruck von 23 mmHg herrscht.

▶ Zur aeroben Energiegewinnung genügt bereits ein O_2-Partialdruck von 1–3 mmHg (*kritischer O_2-Partialdruck in den Mitochondrien*), sodass hinsichtlich des Sauerstoffpartialdruckes eine ausreichende Sicherheitsspanne besteht (☞ Abb. 5.17 A). ◀

Der Partialdruck von **Kohlendioxid** in den Zellen liegt bei 46 mmHg, im interstitiellen Gewebe bei 45 mmHg und im arteriellen Schenkel des Kapillarbetts bei 40 mmHg. Trotz dieses geringen Partialdruckgefälles ist der CO_2-Austausch durch die 20-mal bessere Diffusionsfähigkeit von CO_2 ebenso effektiv wie der Sauerstoffaustausch (☞ Abb. 5.17 B).

Kapillarisierung

Außer dem Partialdruckgefälle bestimmt auch die Kapillardichte im Gewebe die Effektivität des Gasaustauschs. Je höher die Kapillardichte, desto größer die kapillären Austauschflächen und desto geringer die Diffusionsstrecken im Gewebe.

Die Kapillardichte lässt sich durch den Abstand der Kapillaren im Gewebsschnitt quantifizieren. Im Myokard beträgt der mittlere Kapillarabstand 25 μm, in der Hirnrinde 40 μm, im Skelettmuskel 80 μm.

Durch Neubildung von Kapillaren lässt sich der Sauerstoffaustausch im Gewebe langfristig verbessern.

5

5.9.3 Störungen der Gewebsatmung

2 ⁇

Unzureichende Sauerstoffversorgung

Eine unzureichende Gewebeversorgung mit Sauerstoff führt zur **Gewebshypoxie** oder zur **Gewebsanoxie**.

▶ Die **Ursachen einer Hypoxie** lassen sich in 3 großen Gruppen zusammenfassen:

- **Arterielle Hypoxie**: die Gewebshypoxie beruht auf einem erniedrigten O_2-Partialdruck des arteriellen Blutes (Abb. 5.18 A). Daraus resultiert eine niedrigere O_2-Konzentration im arteriellen Blut.
- **Anämische Hypoxie**: die Gewebshypoxie ist Folge eines Mangels oder einer Funktionsstörung des Sauerstoffträgers Hämoglobin (Abb. 5.18 B), der O_2-Partialdruck ist normal.
- **Ischämische Hypoxie**: die Gewebshypoxie ist Folge einer verminderten Gewebedurchblutung (Abb. 5.18 C). Als Kompensationsversuch steigt die Sauerstoffausschöpfung (avD_{O2}) des Gewebes.

Im Einzelnen können **folgende Störungen** zu einer Gewebshypoxie führen:

- **Äußere Einflüsse**
  - Niedriger atmosphärischer O_2-Partialdruck, z.B. in großer Höhe.
  - Alveoläre Hypoventilation durch unzureichende Inspiration, z.B. bei Lähmung der Atemmuskulatur.
- **Lungenerkrankungen**
  - Alveoläre Hypoventilation durch erhöhten Atemwegswiderstand, z.B. bei obstruktiven Ventilationsstörungen.
  - Ventilations/Perfusions-Verteilungsstörung, z.B. beim Lungenemphysem.
  - Erschwerte O_2-Diffusion in der Lunge, bei Lungenfibrosen mit Vergrößerung der Diffusionsstrecke durch fibröse Verdickung der Alveolarwand.
- **Shunt-Blut**
  - Direkter Kurzschluss zwischen venösem und arteriellem Gefäßsystem (Shunt), z.B. bei Herzfehlern. Der O_2-Partialdruck im Mischblut ist erniedrigt.

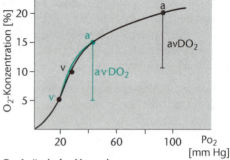

A **Arterielle Hypoxie**

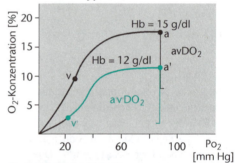

B **Anämische Hypoxie**

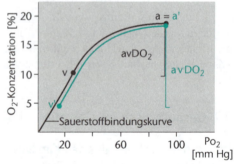

C **Ischämische Hypoxie**

Abb. 5.18: Sauerstoff-Bindungs-Kurven bei verschiedenen Hypoxieformen. Bei arterieller (A) und bei anämischer (B) Hypoxie sind die arteriovenösen O_2-Differenzen nicht verändert: $avD_{O2} = a'v'D_{O2}$. Nur bei ischämischer Hypoxie (Mangeldurchblutung) wird vermehrt Sauerstoff aus dem Blut entnommen: $a'v'D_{O2} > avD_{O2}$.

- **Störungen des Sauerstofftransports zum Gewebe**
  - Anämie.
  - Hämoglobin-Störungen (Hämoglobinopathien).
  - Allgemeines Kreislaufversagen („Schock").
  - Lokalisierte Minderdurchblutung, z.B. beim Verschluss eines Blutgefäßes.

- **Störungen der Sauerstoffverwertung im Gewebe**
  - Toxische Enzymblockaden im aeroben Sauerstoffwechsel.

Reversible und irreversible anoxische Gewebeschäden

Bei Hypoxie können die Zellen nach dem Verbrauch der geringen Sauerstoffvorräte ihren Energiebedarf nicht mehr decken. Zunächst kommt dabei die Zell*funktion* zum Erliegen: der *Tätigkeits*umsatz wird unterschritten. Die eintretenden Störungen sind über einen gewissen Zeitraum noch reversibel. Erst wenn der *Erhaltungs*umsatz der Zelle nicht mehr gewährleistet ist, treten irreversible *Struktur*schädigungen auf.

Die Empfindlichkeit der einzelnen Organe auf Unterbrechungen der Sauerstoffversorgung (**Hypoxietoleranz**) ist recht unterschiedlich. Die **Lähmungszeit** gibt die Zeit vom Eintreten der Anoxie bis zum Funktionsausfall wieder, die **Wiederbelebungszeit** (= Strukturerhaltungszeit) den maximalen Zeitraum, bis zu dem eine Wiederbelebung noch erfolgreich sein kann, d.h. den Zeitpunkt bis zu dem noch keine irreversiblen Strukturveränderungen aufgetreten sind.

Die Lähmungszeit des Gehirns liegt bei etwa 10 Sekunden, seine Wiederbelebungszeit bei 5–10 Minuten. Die Lähmungszeit des Herzens schwankt zwischen 2 und 12 Minuten, die Wiederbelebungszeit beträgt 4–15 Minuten.

In der Praxis ist bei einem plötzlichen Kreislaufstillstand mit nachfolgender ischämischer Hypoxie die Strukturerhaltungszeit des Gehirns von etwa 5–10 Minuten der limitierende Faktor. Bei Reanimation nach dieser Zeitspanne ist mit mehr oder weniger starken hypoxischen Schädigungen des ZNS zu rechnen. Bei Kälte ist allerdings der Sauerstoffbedarf des Gewebes geringer, sodass die Strukturerhaltungszeit unter diesen Bedingungen deutlich höher liegt. Auch Säuglinge und Kleinkinder haben eine erheblich größere Hypoxietoleranz.

⌖ Merke!

Hypoxietoleranz des Gehirns:
maximal 5–10 Minuten. Bei Kälte jedoch oft deutlich länger!

Sauerstoff-Therapie

„Medikament" der Wahl bei den verschiedenen Hypoxieformen ist **Sauerstoff**.

▶ Durch die zusätzliche Sauerstoffgabe steigt der inspiratorische O_2-Partialdruck. Bei 100 % Sauerstoffatmung können so maximale alveoläre O_2-Partialdrücke bis zu 670 mmHg (normal: 100 mmHg) erreicht werden. ◀

O_2-Gabe wirkt besonders gut *bei allen Formen der arteriellen Hypoxie*, da hierbei ja ein erniedrigter O_2-Partialdruck im Blut die Ursache ist, sodass durch Sauerstoffgabe mit entsprechend höherem O_2-Partialdruck eine bessere Sauerstoffsättigung des Hämoglobins erreicht wird. Bei anämischer oder ischämischer Hypoxie ist der Nutzen einer O_2-Therapie geringer, da nicht ein Mangel an Sauerstoff, sondern ein Mangel an Sauerstoffträgern bzw. eine Störung des Sauerstofftransportes über den Blutweg die Ursache ist. Dennoch kann durch die Gabe von hohen inspiratorischen O_2-Konzentrationen auch in diesen Fällen über die *physikalische* Lösung des Sauerstoffs im Blut eine Steigerung des Sauerstoffgehaltes im Blut erreicht werden, was zumindest als unterstützende Maßnahme sinnvoll sein kann. Auch im besten Fall, bei Atmung von 100 % Sauerstoff und einem arteriellen pO_2 von 600 mm Hg, könnte diese physikalisch gelöste O_2-Menge aber auf maximal 18 ml O_2/l Blut zunehmen (☞ 5.6.1) und läge damit immer noch um den Faktor 10 niedriger als die an Hämoglobin gebundene Sauerstoffmenge (200 ml O_2/l Blut).

Kurzfristige hochdosierte O_2-Therapie in Notfallsituationen ist im Allgemeinen risikolos (Ausnahme: Patienten mit chronisch erhöhtem pCO_2, ☞ 5.7.1).

Bei *langfristiger* Sauerstoffgabe können jedoch Symptome einer „Sauerstoffvergiftung" auftreten. Diese beruht auf einer pathologischen Aktivität zellulärer Enzyme bei über längere Zeit erhöhten intrazellulären pO_2-Werten (**Hyperoxie**). Die Sauerstoffvergiftung ist gekennzeichnet durch

5

Schwindel und Krämpfe. Außerdem kommt es zur Ansammlung von Flüssigkeit in den Alveolen (Lungenödem), was auf eine Schädigung der Alveolarmembran durch Sauerstoff zurückzuführen ist. Bei Neugeborenen treten nach zu langer und zu hoch dosierter Sauerstoffgabe Gefäßneubildungen in der Retina auf, die Einschränkungen der Sehkraft oder Blindheit zur Folge haben können.

5.10 Säure-Basen-Gleichgewicht und Pufferung

Durch die Fähigkeit CO_2 mit der Atemluft auszuscheiden ist die Lunge neben der Niere die **wichtigste Kontrollinstanz des Säure-Basen-Haushalts**. Deshalb werden im folgenden Abschnitt der Säure-Basen-Haushalt und die Pufferungs- und Kompensationsmechanismen des Organismus im Zusammenhang besprochen.

5.10.1 H⁺-Ionen und Pufferung   7 ?

H⁺-Ionen-Konzentration und pH-Wert

▶ Der **pH-Wert** im arteriellen Blut liegt unter physiologischen Bedingungen erstaunlich konstant bei **7,40** (7,37–7,43). Der pH-Wert im venösen Mischblut (z. B. in der A. pulmonalis) liegt wegen des höheren CO_2-Gehalts mit 7,37 niedriger als der des arteriellen Blutes. Da der pH-Wert den negativen dekadischen Logarithmus der H⁺-Ionenkonzentration darstellt, entspricht der arterielle pH von 7,40 einer H⁺-Ionenkonzentration von $10^{-7,40}$ mol/l. ◀

Für die Konstanthaltung des pH-Wertes sind neben den Ausscheidungsfähigkeiten von Niere und Lunge vor allem die Puffereigenschaften des Blutes verantwortlich.

Puffersysteme des Blutes

Als Puffer bezeichnet man ein chemisches System, dessen pH-Wert sich beim Zufügen kleiner Mengen von Säuren oder Basen nicht ändert. Ein Puffersystem besteht dabei aus einer schwachen Säure und den dissoziierten Bestandteilen dieser schwachen Säure, d. h. dem H⁺-Ion und der korrespondierenden Base.

Die drei wichtigsten Puffersysteme des Blutes sind das *Bikarbonat-*, das *Phosphat-* und das *Proteinat-*Puffersystem.

Bikarbonat-Puffersystem

Das wichtigste Puffersystem des Körpers enthält als schwache Säure die Kohlensäure (H_2CO_3) und ihre dissoziierten Bestandteile nämlich ein **H⁺-Ion** und Bikarbonat (HCO_3^-) als korrespondierende Base. Zwischen der undissoziierten Kohlensäure und den dissoziierten Bestandteilen des Puffersystems herrscht ein Gleichgewicht, dessen Lage durch die Dissoziationskonstante K bestimmt ist:

$$\frac{H^+ \cdot HCO_3^-}{H_2CO_3} = K \qquad [32]$$

Je größer die Dissoziationskonstante K, desto größer ist der dissoziierte Anteil des Puffersystems aus H⁺-Ion und Bikarbonat. Von größerem Interesse als die Kenntnis des Dissoziationsgrades eines Puffersystems ist aber die H⁺-Ionenkonzentration, bzw. der durch die Pufferung erzielte pH-Wert. Deshalb löst man die Gleichung [32] zur H⁺-Ionenkonzentration hin auf und ersetzt außerdem die schwer bestimmbare Konzentration von H_2CO_3 durch die leichter bestimmbare, proportionale Konzentration von CO_2 und erhält:

$$H^+ = K' \cdot \frac{CO_2}{HCO_3^-} \qquad [33]$$

K′ hat wegen der im Vergleich zur H_2CO_3-Konzentration 400-mal höheren CO_2-Konzentration einen anderen numerischen Wert als K aus Gleichung [32].

Um schließlich Aussagen über den pH-Wert des Puffersystems machen zu können, der dem negativen dekadischen Logarithmus der H⁺-Ionenkonzentration entspricht, muss die Gleichung [33] noch logarithmiert und mit −1 multipliziert werden:

$$-\log H^+ = -\log K' - \log \frac{CO_2}{HCO_3^-} \qquad [34]$$

Jetzt entspricht −log H⁺ definitionsgemäß dem pH-Wert, der negative Logarithmus der Dissoziationskonstante K' wird in Analogie hierzu als pK-Wert des Puffersystems bezeichnet: er stellt für jedes System eine charakteristische Konstante dar. Der einfacheren Darstellung wegen wird das letzte Glied aus Gleichung [33] invertiert, wobei statt des negativen ein positiver Logarithmus resultiert:

$$ph = pK + \log \frac{HCO_3^-}{CO_2} \qquad [35]$$

Diese hier für das Kohlendioxid/Bikarbonat-Puffersystem wiedergegebene Abhängigkeitsbeziehung zwischen pH-Wert, pK-Wert und den Konzentrationen von Pufferbase (HCO_3^-) und Puffersäure (CO_2), wird als **Henderson-Hasselbalch-Gleichung** bezeichnet. Der pK-Wert des Bikarbonat-Puffersystems liegt bei 6,1. Für verschiedene Konzentrationen von HCO_3^- und CO_2 kann damit der jeweils resultierende pH-Wert ermittelt werden. Es wird deutlich, dass der pH-Wert umso höher liegen muss, je größer die Konzentration der Pufferbase HCO_3^- ist. Umgekehrt wird der pH-Wert zunehmend geringer, je stärker die Konzentration der Puffersäure CO_2 ansteigt.

Wie sich in Titrationsuntersuchungen zeigen lässt, ist die **Pufferkapazität** eines Puffersystems umso höher, je näher der pK-Wert am pH-Wert der gepufferten Lösung liegt. Ein ideales Puffersystem müsste also einen pK-Wert aufweisen, der möglichst nahe am physiologischen pH-Wert von 7,4 läge. In dieser Hinsicht ist das Bikarbonat-Puffersystem mit seinem pK von 6,1 nicht ideal. Sein großer Vorteil ist aber, dass durch die Verbindung mit der Atmung (CO_2-Ausscheidung) und der Niere (HCO_3^--Ausscheidung) seine Effektivität stark gesteigert werden kann.

Phosphat-Puffersysteme

Ein weiteres Puffersystem des Blutes besteht aus primärem Phosphat als Säure (**$H_2PO_4^-$**) und sekundärem Phosphat als korrespondierende Base (**HPO_4^{2-}**). Wegen der geringen Konzentrationen von Pufferbase und Puffersäure hat dieses System jedoch trotz seines günstigen pK-Wertes von 6,8 nur einen relativ kleinen Anteil am Puffereffekt des Blutes.

Proteinat-Puffersystem

▶ Auch **ionisierbare Seitengruppen von Proteinen**, insbesondere von Hämoglobin und Albumin, können mit den korrespondierenden, nicht dissoziierten Proteinen Puffersysteme bilden. Die pK-Werte dieser Puffersysteme liegen um 7,4, also in einem für die Pufferkapazität günstigen Bereich. ◀

Desoxygeniertes Hämoglobin weist eine stärkere Affinität für Protonen auf. Deshalb steigt die Pufferwirkung des Hämoglobins mit der Sauerstoffabgabe im Gewebe, sodass die durch die Kohlendioxidaufnahme ins Blut entstehenden Protonen besser abgepuffert werden können.

Gesamtpufferbasen: Basenüberschuss und Basendefizit

5

Bikarbonat-, Phosphat- und Proteinat-Puffersystem können sich auch gegenseitig puffern, d.h. bei Erschöpfung der Pufferkapazität eines Systems können Protonen zwischen den Systemen verschoben werden, sodass sich die Pufferkapazitäten der drei Systeme addieren.

Im Plasma überwiegen die Bikarbonat-Pufferbasen, während im Erythrozyten die Proteinat-Puffer mengenmäßig vorherrschen. Insgesamt liegt die **Konzentration der Pufferbasen** (Proteinat$^-$ und HCO_3^-) im arteriellen Blut bei **48 mmol/l** (die geringe Phosphat-Konzentration spielt in der Praxis keine Rolle).

▶ Die Konzentration der Gesamtpufferbasen ist relativ *unabhängig von Veränderungen der CO_2-Konzentration* im Blut: steigt diese an, wird zwar vermehrt HCO_3^- gebildet, die zugleich entstehenden H^+-Ionen binden jedoch an das Proteinat, sodass sich dessen Konzentration entsprechend vermindert. Die Konzentration der Gesamtpufferbasen bleibt konstant und stellt deshalb einen guten Indikator für Veränderungen im Säure-Basen-Haushalt dar, die unabhängig von den Atmungsvorgängen bestehen. Eine Zunahme der Gesamtpufferbasen über *48 mmol/l* bezeichnet man als **Basenüberschuss** (BE = base excess), eine Abnahme als **Basendefizit**. ◀

Zur Vereinfachung kann anstelle der Gesamtpufferbasen auch das so genannte **Standard-Bikarbonat** bestimmt werden. Dabei wird unter Vernachlässigung des Proteinat-Anteils an den Puffersystemen des Blutes nur die „standardisierte" Bikarbonat-Konzentration im Plasma bei einem pCO_2 von 40 mmHg, einer Temperatur von 37 °C und vollständiger Sauerstoffsättigung des Hämoglobins bestimmt. Die normale Konzentration des Standard-Bikarbonats liegt bei **24 mmol/l** (21–28 mmol/l).

> ### ⚞ Merke!
> Die Konzentration der Gesamtpufferbasen ist relativ unabhängig von Veränderungen der CO_2-Konzentration!

5.10.2 Säure-Basen-Haushalt   18 ⏣

Durch die Puffersysteme des Blutes können pH-Veränderungen im Organismus nur innerhalb gewisser Grenzen abgepuffert werden. Für eine dauerhafte **pH-Wert-Regulation** ist die Ausscheidung der im Organismus anfallenden Säuren über Lunge und Niere erforderlich (Übersicht ☞ Tab. 5.4).

CO_2-Ausscheidung über die Lunge

▶ Die Lunge eliminiert pro Tag etwa 15 mol CO_2, das bei der Energiegewinnung im Körper als Abfallprodukt anfällt. Dadurch wird nach der Henderson-Hasselbalch-Gleichung einem Abfall des pH-Wertes bei ansteigenden CO_2-Konzentrationen

wirksam begegnet. Steigt der CO_2-Gehalt im Blut an, wird dies über Chemorezeptoren an die Atemzentren weitergegeben und die Atmung entsprechend gesteigert, sodass CO_2 vermehrt abgeatmet werden kann (☞ 5.7.1). Auch eine Steigerung der H^+-Ionenkonzentration führt zu einer verstärkten Atmung. Durch die Ausscheidung des CO_2 wird das Reaktionsgleichgewicht der Beziehung

$$HCO_3^- + H^+ \leftrightarrow H_2CO_3 \leftrightarrow H_2O + CO_2 \qquad [36]$$

nach rechts verschoben, sodass letztlich H^+-Ionen vermehrt als Wasser gebunden werden, während CO_2 als Säureanhydrid der Kohlensäure den Organismus verlässt. ◀

Bei Störungen der Ausscheidungsfunktion von CO_2 steigt der pCO_2 im Plasma an. Folglich verschiebt sich das Reaktionsgleichgewicht aus Gleichung [36] nach links; es werden vermehrt Protonen freigesetzt. Diese durch Überlastung des Bikarbonat-Puffersystems entstehenden Protonen können dann von Proteinat-Puffern gebunden werden.

H^+-Ausscheidung über die Niere

Die Niere eliminiert pro Tag etwa 50 mmol H^+-Ionen, indem sie diese aktiv in das Tubuluslumen sezerniert. Dabei ist diese Protonenausscheidung

Tab. 5.4: Störungen des Säure-Basen-Haushaltes im Überblick.

Primäre Störung	Ursache	pH	pCO_2	Aktuelles HCO_3^-	Standard-HCO_3^- und Pufferbasen	BE
Respiratorische Azidose	Lungenemphysem, Atelektasen, Asthma bronchiale, Narkose, Atemmuskellähmung; allg.: Alveoläre Hypoventilation	↓	↑	↑	normal	0
Respiratorische Alkalose	Alveoläre Hyperventilation, wie z.B. bei Höhenaufenthalt oder bei emotionaler Belastung (psychogen)	↑	↓	↓	normal	0
Metabolische Azidose	Diabetes mellitus, Diarrhoe (Verlust alkalischer Darmflüssigkeit), Niereninsuffizienz	↓	normal	↓	↓	− BE
Metabolische Alkalose	Verlust von saurem Magensaft nach Erbrechen oder Magenspülungen	↑	normal	↑	↑	+ BE

an eine Rückresorption von Bikarbonat gekoppelt (☞ 9.2.5). Dadurch werden dem Organismus neben der Ausscheidung saurer Valenzen auch Bikarbonat-Pufferbasen erhalten: **Basensparmechanismus der Niere**. Bei alkalischem pH-Wert des Blutes kann die Niere aber auch Bikarbonat ausscheiden und dadurch einen alkalischen Harn produzieren.

Azidosen und Alkalosen

▶ Bei einem Absinken des pH-Wertes im Blut unter 7,37 spricht man von **Azidose**, ein Anstieg des pH-Wertes über 7,43 wird als **Alkalose** bezeichnet. Nach den Ursachen von Azidosen und Alkalosen unterscheidet man Störungen, die durch die Atmung bedingt sind (*respiratorische* Azidose, *respiratorische* Alkalose) von Störungen, die in Stoffwechselungleichgewichten ihre Ursache haben (*metabolische* Azidose, *metabolische* Alkalose).

- Bei der **respiratorischen Azidose** sinkt der pH-Wert des Blutes, weil CO_2 (und damit saure Valenzen, Gleichung [36]) von der Lunge nur unzureichend aus dem Organismus entfernt wird. Ursache ist eine *alveoläre Hypoventilation*, z. B. bei Atemmuskellähmung. Der pCO_2 des Blutes ist demnach erhöht, die Konzentration der Pufferbasen, bestimmt als Basenüberschuss (BE), zunächst unverändert.

- Bei einer **respiratorischen Alkalose** steigt umgekehrt der pH-Wert des Blutes an, weil durch gesteigerte Atmung (*Hyperventilation*) zu viel CO_2 von der Lunge an die Umgebung abgegeben wird. Der pCO_2 des Blutes ist erniedrigt, die Pufferbasen sind normal. Eine solche respiratorische Alkalose kann beispielsweise bei Hyperventilation unter emotionaler Belastung auftreten.

- Eine **metabolische Azidose** ist durch einen Überschuss von im Stoffwechsel des Organismus entstandenen Protonen gekennzeichnet. Sie tritt z. B. beim schlecht eingestellten Diabetes mellitus durch die unter Insulinmangel gesteigerte Produktion von sauren Ketonkörpern auf. Die Pufferbasen sind durch den *Überschuss saurer Valenzen* vermindert, der *pCO_2-Wert* ist *normal*.

- Eine **metabolische Alkalose** entsteht z. B. durch den Verlust von saurem Magensaft beim Erbre-

chen. Die *Pufferbasen* sind hierbei *erhöht*, der *pCO_2-Wert* liegt *im Normbereich*.

Klinisch wichtig ist, dass ein Anstieg der H^+-Ionenkonzentration im Extrazellulärraum von einem parallelen Anstieg der K^+-Ionenkonzentration begleitet ist. Dies beruht darauf, dass die H^+-Ionen, dem Konzentrationsgefälle folgend ($[H^+_{extrazellulär}] > [H^+_{intrazellulär}]$), vermehrt in die Zellen einströmen, wobei aus Gründen der Elektroneutralität K^+-Ionen aus der Zelle in den Extrazellulärraum abgegeben werden müssen. Es lässt sich sogar eine recht konstante Beziehung zwischen pH-Wert und Kalium-Konzentration aufstellen, bei der ein Abfall des pH um 0,1 Einheiten ($pH\downarrow = H^+\uparrow$) einen Anstieg des Serum-Kaliums um etwa 1 mmol/l zur Folge hat. ◀

Kompensationsmechanismen

▶ Der Körper versucht, die pH-Wert-Veränderungen bei Azidosen und Alkalosen zu kompensieren. Dabei werden primär respiratorische Störungen durch metabolische Kompensationsmechanismen, primär metabolische durch respiratorische Kompensationsmechanismen ausgeglichen.

- Bei der **respiratorischen Azidose** steigert die Niere die Rückresorption von basischem Bikarbonat, was zu einem Anstieg der Gesamtpufferbasen und einem Wiederansteigen des pH-Wertes führt: *kompensierte respiratorische Azidose*.

- Bei der **respiratorischen Alkalose** versucht die Niere vermehrt Bikarbonat mit dem Harn auszuscheiden: *kompensierte respiratorische Alkalose*.

- Der pH-Wert-Abfall bei der **metabolischen Azidose** stellt einen starken Atemantrieb dar. Die Lunge versucht über eine verstärkte Abatmung von CO_2 saure Valenzen aus dem Körper zu entfernen. Der pCO_2 im Blut sinkt, der pH-Wert steigt wieder an: *kompensierte metabolische Azidose*.

- Umgekehrt wird bei einer **metabolischen Alkalose** die Atmung gedrosselt. Der resultierende pCO_2-Anstieg senkt den pH-Wert: *kompensierte metabolische Alkalose*. Da jedoch die Atmung aufgrund des Sauerstoffbedarfs des Organismus nicht beliebig reduziert werden kann, sind die respiratorischen Kompensationsmecha-

5

nismen bei der metabolischen Alkalose limitiert. ◄

Diagnostik des Säure-Basen-Status

▶ Bei der Diagnostik von Störungen des Säure-Basen-Haushaltes empfiehlt sich ein schematisches Vorgehen:

- **pH-Wert**: <7,37 Azidose, >7,43 Alkalose.
- **pCO_2** verändert? (Normwerte 35–45 mmHg) → primär respiratorische Störung.
- **BE** (Basenüberschuss) verändert? (Normbereich − 2,5 bis + 2,5 BE) → primär metabolische Störung.

Sind sowohl pCO_2 als auch BE verändert, haben Kompensationsmechanismen den ursprünglichen Zustand bereits modifiziert. Da die Kompensation zumeist nicht vollständig ist, gibt der pH-Wert die Richtung der ursprünglichen Störung an. Bei einem pH von 7,5, einem BE von + 12 BE, und einem CO_2-Partialdruck von 50 mmHg, handelt es sich demnach um eine Alkalose (pH 7,5), die nur durch die erhöhten Gesamtpufferbasen (+ 12 BE) entstanden sein kann (metabolische Alkalose), und die durch einen Anstieg des CO_2-Partialdrucks respiratorisch teilweise kompensiert werden konnte. ◄

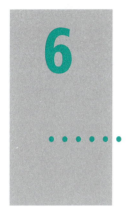

6 Arbeits- und Leistungsphysiologie

F. Jockenhövel

IMPP-Hitliste

❚❚❚ Herz-Kreislauf- und Stoffwechseländerungen unter Belastung

❚❚ Kriterien für Arbeit ober- und unterhalb der Dauerleistungsgrenze

❚ Leistungsbegrenzung durch das Herzzeitvolumen

Eine körperliche Anstrengung ist im physikalischen Sinn eine Leistung (Arbeit pro Zeit), deren Einheit das Watt (W) ist: 1 W = 1 J/S. **Dynamische Arbeit**, bei der ein Weg zurückgelegt wird (z. B. Laufen, Gewicht*heben*), wird von **statischer Arbeit** (z. B. Gewicht*halten*) unterschieden. Die Erbringung von Arbeit bedeutet für den Menschen eine Beanspruchung und hängt von Konstitution, Gesundheit und Trainingszustand sowie äußeren Faktoren wie Temperatur und Luftfeuchtigkeit ab.

▶ Bei Muskelarbeit liegt der Wirkungsgrad des Gesamtorganismus bei 25 % (Dieselmotor: 35 %). ◀

Das Maß der Beanspruchung wird an Veränderungen im Muskelstoffwechsel (☞ 6.1.1) sowie an Anpassungsreaktionen des Herz-Kreislauf-Systems (☞ 6.1.2), der Atmung (☞ 6.1.3) und des allgemeinen Körperstoffwechsels (☞ 6.1.4) sichtbar. Das Ausmaß der erbrachten Leistung (6.2.1) und die Grenzen der Leistungsfähigkeit (☞ 6.2.2) können

über die Bestimmung von physiologischen Parametern quantitativ erfasst werden. Schneller Ermüdung bei physischer oder psychischer Belastung (☞ 6.3) kann durch geeignetes Training (☞ 6.4) begegnet werden.

6.1 Umstellungsreaktionen bei gesteigerter Muskeltätigkeit

6.1.1 Muskelstoffwechsel 2 ❓

▶ Muskelzellen gewinnen die zur Arbeit erforderliche Energie während der ersten Sekunden ihrer Aktivität ausschließlich aus **Adenosintriphosphat** (ATP); danach ist für etwa 25 Sekunden *Kreatinphosphat* der Hauptenergielieferant. Ab etwa 30 Sekunden nach Arbeitsbeginn stellt hauptsächlich die **anaerobe Glykolyse** Energie bereit. Erst mit der

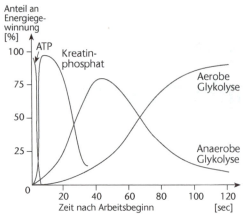

Abb. 6.1: Anteil verschiedener Energieträger und energieliefernder Prozesse an der Energiebereitstellung in einer Muskelzelle während der ersten 120 Sekunden einer Beanspruchung.

nach etwa 30 Sekunden beginnenden Zunahme der Muskeldurchblutung wird von anaerober Glykolyse auf die **aerobe Glykolyse** umgestellt, die etwa 2 Minuten nach Aktivitätsbeginn ihr Maximum erreicht (☞ Abb. 6.1). ◄

In Ruhe beträgt die Muskeldurchblutung 3 ml · $100\,g^{-1}$ · min^{-1}, bei maximaler Arbeitsbelastung kann sie auf 50–130 ml · $100\,g^{-1}$ · min^{-1} steigen. Bei *schwerster Arbeitsbelastung* reicht trotz der Steigerung der Durchblutung die Versorgung des Muskels mit Sauerstoff nicht aus, sodass *zusätzlich die anaerobe Energiegewinnung* fortgesetzt wird und die hieraus resultierende Laktatbildung zur Ermüdung des Muskels beiträgt.

Die nach 30 Sekunden einsetzende **Zunahme der Muskeldurchblutung** ist eine Folge lokaler, vasodilatatorisch wirkender Faktoren. Hierzu gehören die Abnahme des O_2-Partialdrucks sowie die Zunahme des CO_2-Partialdrucks und der H^+-Konzentration. Diese lokale Regulation, unmittelbar im arbeitenden Muskel und durch Faktoren gesteuert, die direkt von der Muskelaktivität abhängen, ermöglicht eine bedarfsgesteuerte Regulation der Durchblutung vor Ort, d. h. im jeweils aktiven Muskel.

► Bei *statischer Muskelarbeit* mit isometrischer Kontraktion und ohne Entspannungsphasen kann die *Muskeldurchblutung während der Arbeit dagegen abnehmen.* Dies wird ab einer Muskelkontrak-

tion von 30 % der Maximalkraft beobachtet. Der intramuskuläre Druck führt zu einem mechanischen Verschluss der Kapillaren und dadurch zu einer Durchblutungseinschränkung. Ab einer Kontraktionsstärke von 70 % der Maximalkraft kommt die Muskeldurchblutung völlig zum Erliegen. Schon bei einer Kontraktion von 10 % der Maximalkraft ist die Muskeldurchblutung für eine rein aerobe Energiegewinnung unzureichend. Die Fähigkeit zu statischer Muskelarbeit ist sehr limitiert, da entweder nur ein Teil der maximalen Kontraktionskraft eingesetzt wird oder die Kontraktion nur kurzfristig durchgehalten werden kann. Der Bewegungsapparat des Menschen ist auf dynamische Bewegungsabläufe und nicht auf statische Muskelarbeit ausgerichtet. ◄

> **💡 Merke!**
>
> **Energielieferanten bei Muskelarbeit:**
>
> | | |
> |---|---|
> | ATP | 0–2 Sekunden |
> | Kreatinphosphat | 2–25 Sekunden |
> | Anaerobe Glykolyse | 10–100 Sekunden |
> | Aerobe Glykolyse | ab 30 Sekunden |

6.1.2 Herz und Kreislauf   12 ❓

Hämodynamische Anpassungen

Bei dynamischer Arbeit wird über das zentrale Nervensystem eine **Sympathikusaktivierung** ausgelöst, die eine Zunahme der *Katecholamin-Sekretion aus dem Nebennierenmark* zur Folge hat. Hieraus ergeben sich die folgenden Anpassungsreaktionen:

● **Adrenalin** stimuliert arterielle **α-Rezeptoren** und bewirkt dadurch eine *Vasokonstriktion*, insbesondere in der Haut und im Splanchnikusgebiet. Im aktiven Muskel kommt die durch Katecholamine bewirkte Vasokonstriktion nicht zum Zuge, da die vasodilatatorische Wirkung der oben aufgeführten lokalen Faktoren überwiegt. ► Da die Gefäße der Muskulatur durch diese Mechanismen weitgestellt sind, sinkt bei dynamischer Muskelarbeit der periphere Gesamtwiderstand. ◄

● **β-Rezeptoren** vermitteln eine Vasokonstriktion der Venen, wodurch ein größeres Blutvolumen mobilisiert wird und sich der *venöse Rückstrom erhöht.* Die Zunahme des venösen Rückstroms wird durch eine gesteigerte Atmung mit entsprechend vermehrter thorakaler Sogwirkung noch verstärkt.

● Die **Steigerung von Herzfrequenz und Kontraktilität** des Herzmuskels unter Belastung ist zum Teil auf die Sympathikus-Aktivierung zurückzuführen. Außerdem melden spezielle Ergosensoren im Muskel (wahrscheinlich freie Nervenendigungen) die Muskelaktivität an das Kreislaufzentrum in der Medulla oblongata, welches dann einen Anstieg der Herzfrequenz auslöst. Außerdem ist der venöse Rückstrom vermehrt und dadurch die enddiastolische Füllung des Herzens erhöht. Im Effekt werden *Schlagvolumen und Herzzeitvolumen gesteigert.*

▶ Da das Schlagvolumen zu Beginn der Arbeit um 20–30 % zunimmt und dann konstant bleibt, ist jede weitere Steigerung des Herzzeitvolumens allein auf die Zunahme der Herzfrequenz zurückzuführen. Mit zunehmender Herzfrequenz verkürzt sich hierbei die Diastolendauer. Maximal steigt das Herzminutenvolumen von 5 l in Ruhe auf 20 bis 25 l bei schwerster Arbeit, d.h. auf das 4- bis 5fache. Hochleistungssportler können als Trainingseffekt (☞ 6.4) eine Steigerung des Herzminutenvolumens auf bis zu 35 l erreichen. Die Energie für diese vermehrte Pumpleistung des Herzmuskels wird bei schwerer körperlicher Arbeit (200 W) vor allem durch Oxidation von Laktat gedeckt. In Ruhe verbrennt der Herzmuskel vorwiegend Fettsäuren und Glukose. ◀

● Das gesteigerte Herzzeitvolumen bewirkt einen **Anstieg des systolischen Blutdrucks**, der parallel zur Leistung zunimmt und bei einer Leistung von 200 Watt 220 mmHg erreichen kann. Der diastolische Blutdruck bleibt unverändert oder sinkt geringfügig, sodass der mittlere arterielle Druck nur wenig ansteigt.

● Aufgrund der Vasokonstriktion nimmt die **Hautdurchblutung** bei Muskelarbeit initial ab. Im weiteren Verlauf nimmt sie jedoch aus thermoregulatorischen Gründen wieder zu, da die im Muskel entstehende Wärme durch Konvektion zur Haut transportiert wird. Der hierzu eingesetzte Teil des Herzminutenvolumens fehlt dann dem Muskel.

● Die **Durchblutung der Koronargefäße** nimmt mit der Herzleistung zu, während die Durchblutung des Gehirns bei Muskelarbeit konstant bleibt. ◀

Dauerleistung und Ermüdung

Anhand des Verhaltens der Herzfrequenz kann man zwei Leistungsformen unterscheiden (☞ Abb. 6.2): Bei Arbeit bis zur *Dauerleistungsgrenze* steigt die Herzfrequenz bis zum Erreichen einer Plateauphase, dem so genannten **Steady-state**-Niveau an und bleibt bis zur Beendigung der Arbeit konstant auf diesem Niveau. Je höher die Belastung, desto höher liegt auch dieses Plateau.

▶ Wird die *Dauerleistungsgrenze überschritten,* steigt die Herzfrequenz in der Folge kontinuierlich an, ohne dass sich ein neues Plateau einstellt. Dieser Herzfrequenzanstieg wird als **Ermüdungsanstieg** bezeichnet. ◀

Je nach Belastung ist auch die Erholungszeit unterschiedlich. Unterhalb der Dauerleistungsgrenze wird innerhalb von 5 Minuten nach Beendigung der Leistung die Ruhefrequenz des Herzens erreicht. Die Anzahl der Herzschläge, die in der Erholungsphase bis zum Erreichen der Ruhefrequenz gezählt werden können, wird als *Erholungspulssumme* bezeichnet und soll bei Arbeit unterhalb der Dauerleistungsgrenze unter 100 Schlägen/Minute liegen.

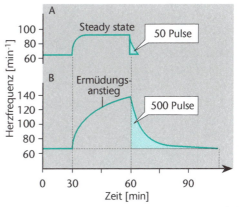

Abb. 6.2: Herzfrequenzänderungen bei Arbeiten unterhalb (A) und oberhalb (B) der Dauerleistungsgrenze. Die Erholungspulssumme liegt in A bei 50 in B bei 500 Pulsschlägen. Ist die Dauerleistungsgrenze überschritten wird kein Steady state mehr erreicht.

6

> **☼ Merke!**
> Kontinuierlicher Herzfrequenzanstieg unter Belastung: Dauerleistungsgrenze überschritten.

6.1.3 Atmung   15 ❓

Der Sauerstoffbedarf steigt in Abhängigkeit von der Leistung. Da die Sauerstoffaufnahme erst mit einer leichten *zeitlichen Verzögerung* von *3 bis 5 Minuten* einen *Steady state* erreicht und erst dann dem Sauerstoffbedarf entspricht, wird bei Arbeitsbeginn innerhalb der ersten Minuten ein **Sauerstoffdefizit** („Sauerstoffschuld") eingegangen. In der Erholungsphase wird die gesteigerte Sauerstoffaufnahme kurzfristig fortgeführt und kehrt erst langsam wieder auf den Ruhewert zurück. Dadurch wird das anfänglich eingegangene Sauerstoffdefizit ausgeglichen (☞ Abb. 6.3).

▶ Bei Arbeit unterhalb der Dauerleistungsgrenze bleibt das zu Beginn der Arbeit eingegangene Sauerstoffdefizit konstant (Steady state, ☞ Abb. 6.3 A), während bei Arbeit oberhalb der Dauerleistungsgrenze das Sauerstoffdefizit kontinuierlich zunimmt (☞ Abb. 6.3 B).

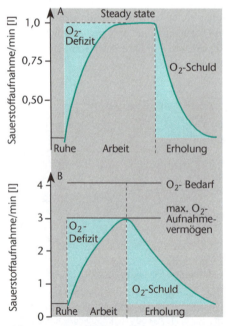

Abb. 6.3: Sauerstoffaufnahme (in l/min) bei einer Arbeit unterhalb (A) und oberhalb (B) der Dauerleistungsgrenze.

Um dem gesteigerten Sauerstoffbedarf gerecht zu werden, steigt das **Atemminutenvolumen** an. Hierzu nehmen das Atemzugvolumen und die Atemfrequenz aufgrund einer zentralbedingten Stimulation zu. Das Atemminutenvolumen kann bei maximaler Belastung auf bis zu 100 l/min zunehmen (in Ruhe: 6–8 l/min). Die O_2-Aufnahme kann so von 0,25 l/min in Ruhe auf 2–5 l/min gesteigert werden. Die Ventilation wird darüber hinaus durch eine *Bronchodilatation* verbessert, die durch die Sympathikusaktivierung über β_2-Rezeptoren vermittelt wird. Die gesteigerte Ventilation vermindert den alveolären CO_2-Partialdruck. ◀

Die stärkere Entfaltung der Lunge durch die Erhöhung der Atemtiefe führt gemeinsam mit der stärkeren pulmonalen Durchblutung zu einer Zunahme der am Gasaustausch beteiligten Alveolaroberfläche, sodass die *Diffusionskapazität steigt.*

▶ Die arteriellen Blutgase ändern sich bei körperlicher Arbeit nur wenig. Der O_2-Partialdruck im venösen Blut und damit auch in der *A. pulmonalis* nimmt jedoch mit zunehmender Leistung ab, da die *Sauerstoffausschöpfung* des Blutes durch den Muskel *steigt:* die $avDO_2$ (☞ 5.6.2) nimmt von 0,05 auf 0,15 zu. Außerdem steigt die maximale Sauerstoffaufnahme von 0,25 l/min in Ruhe auf bis zu maximal 5 l/min bei Trainierten. ◀

6.1.4 Stoffwechsel   8 ❓

Hormonelle Veränderungen

● Die **Katecholamin-Sekretion** führt über eine Stimulation von β-Rezeptoren zum Anstieg von freien Fettsäuren *(Lipolyse* im Fettgewebe), Glukose und Laktat *(Glykogenolyse* in der Leber) im Blut. So werden vermehrt Energieträger bereit gestellt.

● Aus der Hypophyse wird vermehrt **Wachstumshormon** freigesetzt (☞ 10.2.2) , das ebenfalls die Lipolyse und Glukoneogenese steigert.

● Durch Freisetzung von **ACTH** (Adrenokortikotropes Hormon; ☞ 10.2.2) wird der Anstieg der Glukosekonzentrationen verstärkt, da dieses in der Nebenniere die Freisetzung von Glukokortikoiden stimuliert, die glukoneogenetisch wirken.

- Der **Insulin-Spiegel** im Blut sinkt bei Muskeltätigkeit. Hierdurch wird der Verbrauch der Glukose im Rahmen der Glykogenbildung in der Leber gesenkt und der Glukose-Spiegel im Blut gesteigert.
- Das katabole Hormon **Glukagon** wird dagegen vermehrt aus den Langerhans-Inselzellen des Pankreas freigesetzt. Es fördert Glykogenolyse und Lipolyse und trägt so zur Bereitstellung von Energieträgern bei.

Laktatproduktion

▶ Bei schwerer körperlicher Arbeit steigt die *Laktat-Konzentration* im Blut von einem Ruhewert von 0,6 bis 1,8 mmol/l deutlich an und kann über 15 mmol/l erreichen. In Abhängigkeit vom Anstieg des Laktats kann eine **metabolische Azidose** entstehen. Zum Ausgleich dieser Azidose werden über die Nieren anstelle von Kalium-Ionen vermehrt H^+-Ionen ausgeschieden. Dadurch steigt die Kalium-Konzentration im Blut leicht an. Zusätzlich wirkt die arbeitsbedingte Ventilationssteigerung über ein vermehrtes Abatmen von CO_2 der Azidose entgegen. Das vermehrt anfallende Laktat wird von Herz, Leber und Niere verstoffwechselt. ◀

> **Merke!**
> **Körperliche Arbeit:**
> → Laktat-Anstieg
> → metabolische Azidose

Da bei körperlicher Arbeit über die Kapillaren des Gefäßsystems vermehrt Flüssigkeit filtriert wird, nimmt das *Plasmavolumen* leicht ab. Außerdem geht durch Schwitzen Flüssigkeit verloren. Gleichzeitig werden vermehrt Erythrozyten und Leukozyten aus dem Knochenmark freigesetzt. Hierdurch steigt der Hämatokrit bei Arbeit an.

6.2 Leistungsdiagnostik und Grenzen der Leistungsfähigkeit   7 ⍰

6.2.1 Leistungsdiagnostik

Die Leistungsdiagnostik, **Ergometrie**, dient zur Erfassung der Leistungsfähigkeit. Die erbrachte Leistung wird mit den Beanspruchungsreaktionen (z. B. Herzfrequenz, Blutdruck) in Bezug gesetzt. Das gebräuchlichste Vefahren ist das *Fahrradergometer*, seltener wird ein *Laufbandergometer* verwendet. Beim *Fahrradergometer* setzt der Proband ein Schwungrad in Bewegung, das gebremst wird. Die Leistung ist proportional der Tretgeschwindigkeit und der Bremskraft. Üblicherweise wird die Leistung vom Fahrradergometer direkt in Watt angezeigt.

Beim *Laufbandergometer* geht der Proband auf einer schiefen Ebene auf einem abwärts laufenden Band. Um die Höhe zu halten, muss der Proband mit der Geschwindigkeit des Bandes „bergauflaufen" und so sein Körpergewicht nach oben bewegen. Die erbrachte Leistung ist proportional dem Neigungswinkel, der Bandgeschwindigkeit des Laufbandes und dem Körpergewicht des Probanden.

6

6.2.2 Grenzen der Leistungsfähigkeit

Die Leistungsfähigkeit des Organismus ist durch die Bereitstellung von Energie und Sauerstoff für den Muskel begrenzt. Bei *Kurzzeitleistungen* (< 20 Sekunden) sind der intrazelluläre Gehalt an *ATP und Kreatinphosphat* entscheidend, bei kurzen *Mittelzeitleistungen* (< 1 Minute) begrenzen anaerobe Glykolyse und *Milchsäure-Azidose* die Leistungsfähigkeit. Längere Mittelzeitleistungen (bis 6 Minuten) und *Langzeitleistungen* werden durch die *aerobe Energiegewinnung* limitiert, die auf die Glykogenvorräte der Muskelzelle zurückgreift und von der Versorgung mit Sauerstoff abhängt.

Nur bei Einsatz von weniger als 15 % der gesamten Muskelmasse überwiegt der Einfluss der lokalen Durchblutung. Die Sauerstoffversorgung wird beim Gesunden unter normalen Bedingungen *nicht durch die Atmung begrenzt.*

▶ Bei *dynamischer Arbeit* ist immer das *maximal erreichbare Herzminutenvolumen,* nicht etwa das Atemminutenvolumen, der *leistungsbegrenzende Faktor.* ◀

Allerdings können äußere Faktoren (Arbeit in großer Höhe), Lungenfunktionsstörungen oder Hämoglobinmangel (z. B. Anämie) die Sauerstoffversorgung stören. Bei äußerer Hitze (z. B. Arbeit in den Tropen) sind die Hautgefäße weniger vasokonstringiert als bei normalen Temperaturen, daher sind der venöse Rückstrom und die enddiastolische Füllung geringer, was zu einem niedrigeren Schlagvolumen führt und die Leistungsfähigkeit im Vergleich zu normalen Temperaturen mindert.

Arbeit *unterhalb der Dauerleistungsgrenze* ist dadurch gekennzeichnet, dass sie ohne muskuläre Ermüdung über *mindestens 8 Stunden* durchgeführt werden kann. Dies ist nur möglich, wenn der Verbrauch und die Versorgung des Muskels mit Substraten (Sauerstoff, Energieträger) im Gleichgewicht liegen. Im Gegensatz hierzu ist Arbeit *oberhalb der Dauerleistungsgrenze* zeitlich begrenzt, da kein Gleichgewicht zwischen Bedarf und Versorgung besteht.

Anhand der Beanspruchungsreaktionen des Organismus auf die Arbeit kann erkannt werden, ob die Dauerleistungsgrenze erreicht ist.

▶ Merkmale von **Arbeit unterhalb der Dauerleistungsgrenze** sind:

● *Herzfrequenz* bleibt auf einem Plateau unter 130 Schlägen/Minute.

Tab. 6.1: Zusammenfassung der Veränderungen bei Muskeltätigkeit: Stoffwechsel, Herz-Kreislauf-System und Atmung.

Veränderung	Mechanismus	Effekt
Stoffwechsel		
Adrenalin ↑	Sympathikustonus	Glykogenolyse ↑, Lipolyse ↑
Noradrenalin ↑	Sympathikustonus	Glykogenolyse ↑, Lipolyse ↑
GH (Growth Hormone) ↑	zentral induziert	Glukoneogenese ↑, Lipolyse ↑
Kortisol ↑	ACTH-Ausschüttung ↑, zentral induziert	Glykogenolyse ↑, Lipolyse ↑, Steigerung der Katecholamin-Wirkung
Glukagon ↑	Sympathikustonus	Glykogenolyse ↑, Lipolyse ↑
Insulin ↓	Sympathikustonus	Glykogenbildung ↓
Herz-Kreislauf-System		
Herzfrequenz ↑	Sympathikustonus	Herzzeitvolumen ↑
Kontraktilität ↑	Sympathikustonus	Herzzeitvolumen ↑
Vasokonstriktion im Splanchnikusgebiet, inaktiver Muskulatur, Niere	α-adrenerge Wirkung	Blutumverteilung zugunsten aktiver Muskeln
Vasodilatation in aktiven Muskeln	Lokale Faktoren	Perfusion aktiver Muskeln ↑
Venöser Rückstrom ↑	Vasokonstriktion Venenkonstriktion Sogwirkung der Atmung	Herzzeitvolumen ↑
Atmung		
Atemzugvolumen ↑	Zentral vermittelt	Atemminutenvolumen ↑
Atemfrequenz ↑	Zentral vermittelt	Atemminutenvolumen ↑
Diffusionskapazität ↑	Lungenperfusion, Zunahme des Atemzugvolumens	Gasaustausch ↑

- *Herzminutenvolumen* unter 10 l.
- *Sauerstoffaufnahme* konstant.
- *Sauerstoffschuld* unter 4 l.
- *Laktat* im Blut unter 2 mmol/l.
- *Erholungszeit* unter 5 Minuten.
- Weniger als 100 *Erholungspulse* bis zum Wiedererreichen der Ruhe-Herzfrequenz.

Bei untrainierten jungen Männern liegt die Dauerleistungsgrenze für dynamische Arbeit bei etwa 100 W (= 1,5 W/kg Körpergewicht). ◄

6.3 Ermüdung und Erholung 2 ?

Ermüdung ist gekennzeichnet durch eine Abnahme der Leistungsfähigkeit. **Physische Ermüdung** ist Ausdruck einer zunehmenden *Verminderung der Energievorräte und Ansammlung von Laktat* im Muskel. Im arbeitenden Muskel kann eine Regeneration nur in der Erschlaffungsphase erfolgen, da im kontrahierten Zustand der Innendruck im Muskel die Kapillaren komprimiert und die Durchblutung mindert. Bei dynamischer Arbeit *oberhalb der Dauerleistungsgrenze* reicht die Zeit in der Erschlaffungsphase des Muskels zur Regeneration der Energie und zum Abtransport von Laktat nicht aus, sodass die Energievorräte zur Neige gehen und immer mehr Laktat angehäuft wird. Bei Arbeit unterhalb der Dauerleistungsgrenze regenerieren sich in den Erschlaffungsphasen die Energieträger und anfallendes Laktat wird abtransportiert, sodass keine Ermüdung eintritt.

▶ Anhand der Laktatspiegel im Blut lassen sich drei Bereiche der Leistungsfähigkeit abgrenzen:

- **Aerobe Schwelle**:
  – Laktatkonzentration *unter 2 mmol/l*.
  – Energiegewinnung durch aerobe Glykolyse.
  – Dauerleistung möglich.
- **Aerob-anaerober Übergangsbereich**
  – Laktatkonzentration *zwischen 2 und 4 mmol/l*.
  – Energiegewinnung sowohl durch aerobe als auch durch anaerobe Glykolyse.
- **Anaerobe Schwelle**
  – Laktatkonzentration um 4 mmol/l.
  – Energiegewinnung ausschließlich über anaerobe Glykolyse.
  – Erschöpfung, keine Leistungssteigerung mehr möglich.

Entgegen früheren Ansichten ist der **Muskelkater** nicht eine Folge der Laktat-Anhäufung im Muskel, sondern eine Folge von *Mikrotraumen der Sarkomere* mit Strukturdefekten der Z-Scheiben. ◄

Psychische Ermüdung tritt bei intensiver Konzentration, monotoner Arbeit, schwerer körperlicher Arbeit, störenden äußeren Einflüssen (Lärm, Hitze) und Ablenkung durch andere Gedanken (Sorgen, Schmerzen) auf. Sie führt zur Beeinträchtigung der zentralnervösen Funktion, bewirkt eine Verlangsamung der Informationsverarbeitung und eine Minderung der Wahrnehmung. Die Entstehung der psychischen Ermüdung ist noch unklar, sie kann aber im Gegensatz zur physischen Ermüdung schlagartig aufgehoben werden, wenn die ursächlichen Faktoren beseitigt sind (z. B. Beendigung einer monotonen Arbeit).

6.4 Training   6 ?

Ausdauertraining

Training ist die regelmäßige Wiederholung einer physischen oder psychischen Belastung mit dem Ziel, Anpassungsvorgänge zu bewirken, die zu einer Zunahme der Leistungsfähigkeit führen. Man unterscheidet Ausdauertraining und Krafttraining. Ausdauertraining erfordert eine regelmäßige, z. B. 3 bis 5-mal wöchentliche Belastung, die eine Steigerung der Herzfrequenz von 60–90 % des Maximalwerts für 15–60 Minuten bewirkt.

▶ In Reaktion auf die regelmäßige Beanspruchung nehmen *Herzgröße, Herzgewicht* und *Herzvolumen* zu. Hierdurch kann das *Schlagvolumen* bis auf *das Doppelte* im Vergleich zum Untrainierten zunehmen. Entsprechend ist das Herzminutenvolumen wesentlich höher als beim Untrainierten. Das Herzgewicht steigt von 250–300 g auf bis zu 500 g. Bei dieser durch körperliches Training hervorgerufenen Hypertrophie des Herzmuskels bleibt die *Anzahl* der Herzmuskelzellen konstant: die Gewichtssteigerung beruht auf einer Längen- und Dickenzunahme der vorhandenen Muskelzellen. Die *maximale Herzfrequenz nimmt nicht zu;* im Gegenteil, in Ruhe ist die Herzfrequenz deutlich erniedrigt, da ja das Schlagvolumen größer ist als beim Untrainierten und so bei niedrigeren Herzfrequenzen das gleiche Herzzeitvolumen erreicht wird. ◄

6

Da auch das Atemzeitvolumen und die Sauerstoff-aufnahme durch Ausdauertraining deutlich steigen und eine intensivere Kapillarisierung des Muskels besteht, wird der Muskel wesentlich besser durch-blutet und mit Sauerstoff versorgt. Dies führt zu einer deutlichen Steigerung der Dauerleistungs-grenze wie auch der maximalen Leistung. Mit zu-nehmendem Lebensalter nimmt die Trainierbarkeit ab, allerdings mit großen interindividuellen Unter-schieden.

Krafttraining

Beim Krafttraining werden einzelne Muskeln für kurze Zeit maximal belastet. Dies bewirkt eine Zunahme des Muskelquerschnitts aufgrund einer Hypertrophie der Muskelfasern mit entsprechen-der Steigerung der Muskelkraft. Die Kapillarisie-rung des Muskels scheint durch Krafttraining nicht gefördert zu werden.

Beim **isometrischen Krafttraining** kontrahiert sich der Muskel ohne seine Länge zu verändern, z. B. beim Versuch, eine zu schwere Hantel zu heben.

Der Trainingseffekt beruht auf der für die Halte-arbeit erforderlichen Spannungsentwicklung der Muskelfasern. Vorteil des isometrischen Kraft-trainings ist es, dass gezielt einzelne Muskel-gruppen trainiert werden können und dass die Gelenke geschont werden.

Beim **dynamischen (isotonischen)** Krafttraining verkürzt sich der Muskel bei gleich bleibender Spannung: Heben von Hanteln, Klimmzüge, Liege-stützen etc.

Beim **isokinetischen Krafttraining** wird die *Ge-schwindigkeit* der Bewegung durch spezielle Ge-räte konstant gehalten; der Widerstand passt sich der Kraftentfaltung des Muskels in der jeweiligen Gelenkstellung an.

💡 Merke!

Trainingseffekte:
- Anstieg des maximalen Schlagvolumens (bis auf das Doppelte).
- Abfall der Herzfrequenz in Ruhe.

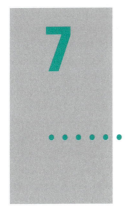

7 Ernährung, Verdauungs-trakt, Leber

C. Hick

140 **?**

Die richtige Zusammensetzung der Nahrung (☞ 7.1.1) ist für die Gesundheit entscheidend, wenn man Erkrankungen durch inadäquate Ernährung (☞ 7.1.2) vermeiden will. Ist die orale Nahrungsaufnahme nicht möglich (z.B. nach Magen-Darm-Operationen), kann auch unter Umgehung des Magen-Darm-Traktes („parenteral") über intravenöse Infusionen Nahrung zugeführt werden (☞ 7.1.3). Die Motorik (☞ 7.2) und die Sekretion (☞ 7.3) im Magen-Darm-Trakt schaffen optimale Voraussetzungen für den Aufschluss der Nahrung (☞ 7.4) und die Nahrungsresorption (☞ 7.5).

7.1 Ernährung

7.1.1 Nahrungsmittel 15 **?**

Zusammensetzung der Nahrung

Die Nahrung besteht aus *Energiespendern* (Kohlenhydrate, Eiweiße, Fette) und den zusätzlich für die Funktion des Organismus unverzichtbaren *Vitaminen* und *Spurenelementen*.

Ballaststoffe (wie z.B. die nicht abbaubare Zellulose) sind zwar nicht lebensnotwendig, können aber die Darmfunktion durch Anregung der Peristaltik beschleunigen, was besonders bei Obstipation vorteilhaft sein kann.

Prinzipiell sind die einzelnen Energieträger (Kohlenhydrate, Eiweiße, Fette) gegeneinander austauschbar: **Isodynamie** der Nährstoffe. Dies gilt jedoch nur im Hinblick auf den *Betriebsstoffwechsel*. Für den Aufbau von Körpergewebe *(Baustoffwechsel)* werden dagegen bestimmte Mindestmengen aller drei Stoffe benötigt.

Kohlenhydrate

Die Kohlenhydrate werden nach der Anzahl der enthaltenen Zuckerbausteine in Monosaccharide (Einfachzucker), Disaccharide (2 Zuckerbausteine), Oligosaccharide („wenige" Zuckerbausteine) und Polysaccharide („viele" Zuckerbausteine) unterschieden.

In der menschlichen Nahrung sind Kohlenhydrate vorwiegend in den Polysacchariden der *pflanzlichen Stärke* und der *tierischen Stärke* (Glykogen) enthalten. Daneben werden über die Disaccharide *Laktose* (1 Molekül Glukose + 1 Molekül Galaktose) und *Saccharose* (Rohrzucker: 1 Molekül Glukose + 1 Molekül Fructose) Kohlenhydrate aufgenommen. Das pflanzliche Polysaccharid *Zellulose* kann von den menschlichen Verdauungsenzymen nicht abgebaut werden – wohl aber von den anaeroben Bakterien in Kolon und Rektum (☞ 7.3.6).

Kohlenhydrate sind die *Energielieferanten* des Körpers. Das Gehirn ist für seine Energieversorgung fast ausschließlich auf Glukose angewiesen. Nur unter Hungerbedingungen kann es auch Ketonkörper (Abbauprodukte des Fettstoffwechsels) verstoffwechseln. Eine kohlenhydratfreie Ernährung ist dennoch möglich. Dabei werden aber dann Proteine zur Glukosegewinnung abgebaut.

Der **Kohlenhydratbedarf** liegt bei mindestens 100 g/Tag (für das Gehirn). Falls Glukose alternativ aus Proteinen gewonnen werden soll, sind mindestens 200 g zusätzliches Eiweiß zur Glukoneogenese erforderlich. Etwa 50–55 % der gesamten Energiezufuhr sollten über Kohlenhydrate gedeckt werden.

Der Körper verfügt mit dem vorwiegend in der Leber gespeicherten Glykogen über einen **Kohlenhydratvorrat** von etwa 350 g.

> ### 💡 Merke!
>
> **Kohlenhydrate**
> Bedarf des Gehirns   100 g/Tag
> Vorräte (als Glykogen)   350 g

Eiweiß

Über die Aufnahme von Proteinen (= Eiweiß) erhält der Körper die zum Aufbau seiner Strukturen (z. B. Muskeln, Enzyme, Plasmaproteine) erforderlichen Aminosäuren. Auch wird mit den Proteinen der zur Synthese von stickstoffhaltigen Substanzen (Purinen, Pyrimidinen, Porphyrinen) erforderliche organische Stickstoff aufgenommen. Nach der Herkunft unterscheidet man *pflanzliche Proteine* (vor allem in Brot, Hülsenfrüchten und Kartoffeln) von den *tierischen Proteinen* (in Fleisch, Fisch, Milch, Milchprodukten und Eiern).

Der über die Stickstoffausscheidung bestimmte Proteinbedarf eines Erwachsenen, d. h. die zur Auf-

rechterhaltung eines Stickstoffgleichgewichts (Stickstoffzufuhr = Stickstoffabgabe) **minimal erforderliche Proteinmenge** liegt bei etwa *0,5 g/kg KG pro Tag*. Nicht alle Nahrungsproteine können jedoch den Stickstoff- und Aminosäurebedarf des Organismus gleich gut decken. Dies beruht auf der unterschiedlichen Aminosäurezusammensetzung der Nahrungsproteine. Proteine, deren spezielle Aminosäurezusammensetzung für den Organismus optimal verwertbar ist, werden als Proteine mit *hoher biologischer Wertigkeit*, solche deren Aminosäurenmuster dem Bedarf des Organismus nicht voll entspricht, als Proteine mit *niedriger biologischer Wertigkeit* bezeichnet. Proteine mit hoher biologischer Wertigkeit sind die tierischen Proteine von Fleisch, Milch und Eiern. Eine niedrige biologische Wertigkeit besitzen pflanzliche Proteine wie Weizen, Mais und Bohnen.

Als Bezugsgröße hat Volleiprotein eine biologische Wertigkeit von 100, d. h. 100 g Volleiprotein können 100 g Körperprotein ersetzen. Pflanzliche Proteine haben biologische Wertigkeiten zwischen 60 und 70, tierische Proteine zwischen 80 und 100. In der Praxis resultiert die biologische Wertigkeit eines Proteingemisches in der Nahrung jedoch vor allem aus der Kombination der verschiedenen Einzelproteine. Eine optimale Kombination stellt in dieser Hinsicht die so genannte *Ei-Kartoffel-Diät* dar: sie weist eine biologische Wertigkeit von 136 auf.

Um die unterschiedlichen biologischen Wertigkeiten der Nahrungsmittel zu berücksichtigen, empfiehlt die deutsche Gesellschaft für Ernährung für den Erwachsenen bei gemischter Ernährung eine *Eiweißzufuhr von 1 g/kg Körpergewicht/Tag* und damit mehr als das aus Bilanzversuchen ermittelte Eiweißminimum von 0,5 g.

Der Bedarf an **essentiellen Aminosäuren**, d. h. an Aminosäuren, die der Körper nicht selbst synthetisieren kann und die für die Aufrechterhaltung der Körperstrukturen unverzichtbar sind, wird mit dieser empfohlenen Proteinzufuhr (bei normaler Protein-Mischkost) ausreichend abgedeckt, da die meisten Nahrungsproteine etwa 40 % essentielle Aminosäuren enthalten.

Der kurzfristig mobilisierbare **Eiweißvorrat** des Körpers beträgt 45 g. Allerdings enthält der Körper insgesamt in seinen Strukturen etwa 10 kg Protein.

Bei Proteinmangel können durch Umverteilungen dieser körpereigenen Proteine Funktionsstörungen über eine gewisse Zeit vermieden werden.

Fette

Die mit der Nahrung aufgenommenen Fette sind vorwiegend Triglyzeride, d.h. Ester aus Glycerin und Fettsäuren. Fettsäuren, die vom Organismus nicht synthetisiert werden können, aber für ihn erforderlich sind, werden als **essentielle Fettsäuren** bezeichnet. Wichtigste essentielle Fettsäure ist die *Linolsäure*.

Fette finden sich als Beimischung fast aller tierischen Nahrungsmittel. Daneben kommen sie in Pflanzensamen vor, wobei sich diese pflanzlichen Fette durch einen hohen Gehalt an mehrfach ungesättigten Fettsäuren auszeichnen.

Fette dienen vor allem als

- *Energielieferant*, aber auch als
- *Kohlenstoffquelle für Biosynthesen* (Acetyl-CoA) und als
- *Träger der fettlöslichen Vitamine*.

Der Fettvorrat eines normalen Erwachsenen liegt bei etwa 10 kg – bei Übergewicht deutlich höher. Die **empfohlene Fettzufuhr** sollte *30–35 %* der gesamten Energiezufuhr betragen. In den industrialisierten Ländern liegt sie jedoch mit etwa 40 % konstant höher, was wegen der Verbindung zwischen hohem Fettkonsum und Arteriosklerose problematisch ist (☞ 7.5.4).

Vitamine

Vitamine sind für den Organismus lebensnotwendige Stoffe, die nicht von ihm selbst produziert werden können und deren Energiegehalt für die biologische Funktion ohne Bedeutung ist. Chemisch enthält die Gruppe der Vitamine ganz unterschiedliche Substanzen. Man unterscheidet zwei große Gruppen: ▶ die **wasserlöslichen Vitamine** (Vitamine der B-Gruppe, Vitamin C u. a.) und die **fettlöslichen Vitamine** (A, D, E und K; Merkwort: EDEKA). Einen Überblick der fett- und wasserlöslichen Vitamine geben die Tabellen 7.1 und 7.2. ◀

7

Tab. 7.1: Die fettlöslichen Vitamine im Überblick: Funktion, Mangelerscheinungen, Quellen in der Nahrung und Depots im Körper.

Vit.	Name	Funktion	Mangel-erscheinungen	Quellen	Depots	Tägl. Bedarf
A	Retinol	Bestandteil des Seh-pigments, Erhaltung der strukturellen Integrität von Membranen	Nachtblindheit, atypische Epithelver-hornung, Verhornung der Cornea mit Blind-heit (Xerophthalmie)	Gelbe Gemüse und Früchte, Blätter grüner Pflanzen	Große Mengen in der Leber (für Monate)	1 mg
D	Chole-calciferol	Steigerung des Ca^{2+}-Spiegels im Plasma	Rachitis, Störungen der Knochenverkalkung	Lebertran, Fische, Eigelb, Eigensynthese bei ausreichender UV-Bestrahlung der Haut möglich	Geringe Mengen	5 µg
E	Toco-pherol	Schutz von Membranlipiden vor Oxidation	Mangelsyndrom beim Menschen fraglich. Embryopathie? Hämolyseneigung?	Pflanzen, besonders Keimlinge	Mehrere Gramm in Leber und Fettgewebe	10 mg
K	Phyllo-chinon	Co-Faktor für die Biosynthese der Gerinnungs-faktoren II, VII, IX und X	Spontane Blutungen bei verzögerter Blutgerinnung	Alle grünen Pflanzen, Darmbakterien	Geringe Mengen	70 µg

Tab. 7.2: Die wasserlöslichen Vitamine im Überblick: Funktion, Mangelerscheinungen, Quellen in der Nahrung und Depots im Körper.

Vit.	Name	Funktion	Mangel-erscheinungen	Quellen	Depots	Tägl. Bedarf
C	Ascorbin-säure	Mitwirkung bei der Synthese von Kollagen, Steroid-hormonen, Noradrenalin und Serotonin	„Skorbut": Binde-gewebsstörungen, Zahnfleischbluten, Zahnausfall	Gemüse, Obst (v.a. Zitrusfrüchte)	1,5 g in Gehirn, Nieren, Neben-nieren, Leber	75 mg
B_1	Thiamin	Co-Enzym der dehydrierenden Decarboxylierung von Pyruvat	„Beri-Beri": Nerven- und Muskelschäden, Enzephalopathie, Müdigkeit, Übelkeit und Erbrechen	In geringen Mengen in allen Nahrungs-stoffen	10 mg in Leber, Herz und Gehirn	1,5 mg
B_2	Riboflavin	Bestandteil wasser-stoffübertragender Flavoproteine	Mundwinkeleinrisse (Rhagaden), Gesichts-dermatitis, Landkarten-zunge (Lingua geographica), Augen-störungen	Milch, Leber, Nieren, Herz, viele Gemüse	10 mg in Leber und Muskeln	1,6 mg
B_6	Pyridoxin	Wichtigstes Co-Enzym des Aminosäure-Stoffwechsels	Dermatitis, Anämie, Ataxie, Nerven-schädigungen mit Lähmungen	Hefe, Weizen, Mais, Leber, grüne Gemüse	100 mg in Muskeln, Leber und Gehirn	2 mg
B_{12}	Cobalamin	Katalyse der Umlagerung von Alkylresten	„Perniziöse Anämie": makrozytäre, hyper-chrome Anämie	Tierische Nahrungs-mittel. B_{12} wird von den Bakterien der Darmflora synthetisiert. Die B_{12}-Aufnahme ist vom im Magen gebildeten „intrinsic factor" abhängig.	2 mg in der Leber = Vorräte für etwa 1–2 Jahre	3 µg
Biotin		Co-Enzym für Carboxylierungen	Müdigkeit, Appetit-losigkeit, EKG-Ver-änderungen	Leber, Niere, Eigelb und Hefe. In großen Mengen von Darmbakterien synthetisiert	0,4 mg in Leber und Nieren	70 µg
Folsäure		Übertragung von Ein-Kohlenstoffresten	Makrozytäre hyper-chrome Anämie. Generelle Störungen von Wachstum und Zellteilung. Häufigster Vitamin-mangel in den Industrieländern	Leber, Nieren, dunkelgrünes Blatt-gemüse, Hefe	12–15 mg in der Leber	0,3 mg

Tab. 7.2: Die wasserlöslichen Vitamine im Überblick: Funktion, Mangelerscheinungen, Quellen in der Nahrung und Depots im Körper. *(Fortsetzung)*

Vit. Name	Funktion	Mangel-erscheinungen	Quellen	Depots	Tägl. Bedarf
Nicotinsäure (= Niacin)	Bestandteil von NAD^+ und $NADP^+$	„Pellagra" (= kranke Haut): Dermatitis	Hefe, Fleisch, Leber, gerösteter Kaffee. Niacin kann aus Tryptophan gebildet werden.	150 mg in der Leber	18 mg
Pantothensäure	Bestandteil von Coenzym A (z. B. in Acetyl-CoA)	ZNS-Störungen	In (fast) allen Nahrungsmitteln	50 mg in Neben-nieren, Nieren, Leber, Gehirn	6 mg

Spurenelemente

Spurenelemente sind für die Funktion des Körpers erforderliche Elemente, die nur in äußerst geringen Konzentrationen ($10^{-12} - 10^{-6}$ g/g Organgewicht) im Organismus vorliegen. 11 Spurenelemente, die *essentiellen Spurenelemente*, sind zum Überleben notwendig (☞ Tab 7.3).

▶ Klinisch wichtig ist vor allem das Spurenelement **Eisen**:

● Es ist Bestandteil der Proteine Hämoglobin und Myoglobin sowie der eisenhaltigen Cytochrome, Katalasen und Peroxidasen.

Tab. 7.3: Plasmaspiegel und Depotmenge der 11 essentiellen Spurenelemente beim Erwachsenen.

	Mittlerer Plasmaspiegel [µg/100 ml]	Depotmenge [mg]
Kupfer	116	100
Eisen	114	4 000 – 5 000
Zink	98	3 000
Jod	8,7	10
Chrom	2,8	2
Selen	1,1	13
Vanadium	1,0	18
Mangan	0,83	12
Nickel	0,42	10
Molybdän	0,40	9,5
Kobalt	0,018	1,5

● Der Gesamtkörperbestand von Eisen beim Erwachsenen liegt zwischen 3 – 5 g, davon sind 65 % im Hämoglobin gebunden, weitere 4,5 % im Myoglobin.

● Der durchschnittliche tägliche Eisengehalt der Nahrung liegt in Deutschland zwischen 10 und 20 mg/Tag. Der durchschnittliche tägliche Eisenbedarf liegt bei 10 mg pro Tag.

● Je nach Eisenbedarf des Organismus werden zwischen 10 % und maximal 40 % des oral zugeführten Eisens in Magen und Duodenum aktiv resorbiert. Dabei ist das zweiwertige Eisen (Fe^{2+}) besser resorbierbar. Daher wird durch Vitamin C als Redoxsystem, das Fe^{3+} in Fe^{2+} umwandelt, die Eisenresorption gefördert. Durch die gleichzeitige Einnahme von Komplexbildnern, wie z. B. Phosphat, wird die Eisenresorption vermindert.

● Im Blutplasma wird Eisen in dreiwertiger Form (Fe^{3+}) an Transferrin gebunden transportiert. An Transferrin sind nur 0,15 % des Körpereisens gebunden.

● Im Gewebe wird Eisen zunächst als **Ferritin** und bei Absättigung des Ferritinspeichers als **Hämosiderin** gespeichert. Die Eisenspeicher befinden sich hierbei vor allem in Leber, Knochenmark und Milz. Diese Speicher enthalten 15 – 30 % des Körpereisenbestandes.

7

Die Eisenausscheidung des Organismus erfolgt vorwiegend über den Stuhl (durch die Abschilferung von Darmepithelien) und liegt bei Männern zwischen 0,5 – 1 mg pro Tag. Bei menstruierenden Frauen gehen über die Menstruationsblutung zusätzlich etwa 20 mg Eisen pro Monat verloren. In der Schwangerschaft stellt der mütterliche Organismus dem Fetus 300 mg Eisen zur Verfügung, sodass hinsichtlich des Eisenbedarfs zwischen Männern, menstruierenden Frauen und Schwangeren deutliche Unterschiede bestehen.

Da die Eisenausscheidung nur wenig gesteigert werden kann, kommt es bei übermäßiger Eisenzufuhr zum Krankheitsbild der *Hämosiderose* mit Eisenablagerungen in den Geweben und entsprechenden Funktionsstörungen. ◄

> **Merke!**
> - Zweiwertiges Eisen ist besser resorbierbar.
> - 65 % des Körpereisens (3 – 5 g) sind an Hämoglobin gebunden.
> - Eisentransport im Blut: Transferrin.
> - Eisenspeicher im Gewebe: Ferritin, Hämosiderin

7.1.2 Inadäquate Ernährung 2 ?

Positive Energiebilanz: Fettsucht

Überschüssige Energie speichert der Körper als Fett. Dabei entspricht eine positive Energiebilanz von etwa 9 000 kcal 1 kg Fettgewebe. Normalerweise verhindert der lipostatische Mechanismus ☞ 20.8.1) eine weitere Nahrungszufuhr bei ausreichenden Fettvorräten des Organismus. Bei der Fettsucht (Adipositas) ist dieser Regulationsmechanismus gestört. Hierfür sind in den meisten Fällen psychogene Ursachen (Stress, Trauer) oder erlernte Verhaltensmuster („sich 3-mal täglich satt essen") verantwortlich. Sehr selten finden sich hypothalamische Schädigungen. Auch genetisch determinierte Besonderheiten bei der Fettspeicherung tragen zur Ausbildung einer Adipositas bei: Getrennt aufgezogene eineiige Zwillinge weisen mit Abweichungen von lediglich 2 – 3 kg das gleiche Körpergewicht auf.

> **Klinik!**
>
> Hierfür spricht auch die Entdeckung eines **„Fettsucht-Gens"** (*ob*-Gen). Dieses Gen produziert als Antwort auf steigende Insulin-Serumspiegel während der Nahrungsaufnahme im Normalfall das Protein *Leptin*. Leptin bewirkt im Hypothalamus eine Appetitreduktion, induziert einen erhöhten Energieumsatz und löst einen Abfall des Insulin-Serumspiegels aus, ist also ein „Diät-Protein". Bei adipösen Patienten scheint dieser durch Leptin getragene negative Rückkoppelungskreis gestört zu sein, entweder im Hypothalamus oder auf der Ebene der Leptin-Produktion im Fettgewebe (☞ 10.7.6).

Negative Energiebilanz: Hunger und Unterernährung

Im **Nüchternzustand** werden pro Tag etwa 75 g Protein (vor allem aus der Muskulatur) und 160 g Triglyzeride (aus dem Fettgewebe) oxidiert. Die Leber stellt außerdem dem Organismus pro Tag 140 g Glukose zur Verfügung, die aus den bei der Proteolyse anfallenden Aminosäuren synthetisiert wird. Die Energie für diese Glukoneogenese stammt dabei aus der Fettsäureoxidation.

Im **Hungerzustand**, wenn Proteine, Fette und Kohlenhydrate nicht von außen zugeführt werden, kann die hydrolytische Spaltung von 75 g Protein/Tag nicht beliebig lange fortgesetzt werden, da sonst in wenigen Wochen die Strukturproteine des Körpers abgebaut werden würden. Der Protein-Stoffwechsel wird daher im Hunger reduziert, was an einem Rückgang der Harnstoff-Ausscheidung erkennbar ist. Auch die Glukoneogenese in der Leber geht zurück. Hierdurch steht dem Gehirn nicht mehr genügend Glukose zur Verfügung. Dieses adaptiert sich deshalb an einen weiteren Energieträger, die *Ketonkörper*. Auch in den übrigen Geweben wird der Glukoseverbrauch reduziert, stattdessen werden vermehrt Fettsäuren verbrannt. Ein auf diese Weise adaptierter Organismus verbrennt schließlich fast ausschließlich Fettsäuren. Auf diese Weise können, von der Energiebilanz her, mehrwöchige Fastenperioden überstanden werden. Schon nach einwöchigem Fasten ist allerdings mit Vitaminmangelerscheinungen besonders der wasserlöslichen Vitamine der B-Gruppe und des Vitamins C zu rechnen.

Ist der Fettvorrat des Organismus erschöpft, werden auch Proteine zur Energiegewinnung verbraucht (u. a. das Albumin im Blutplasma). Durch die Hypoproteinämie im Plasma tritt Plasmaflüssigkeit osmotisch bedingt ins Gewebe aus: **Hungerödeme**. Auch die Zellen der Darmmukosa und die Zellen der Verdauungsdrüsen, die eine hohe Umsatzrate haben, können sich nicht mehr regenerieren. Jetzt treten zusätzlich Resorptionsstörungen auf, die eine erneute Nahrungsaufnahme erschweren und so einen Circulus vitiosus einleiten. Auch die *Lipoproteinsynthese* (☞ 7.5.4) ist bei Proteinmangel gestört: Dadurch sammeln sich Lipide in den Leberzellen an und es kommt zur Ausbildung einer **Fettleber**.

7.1.3 Parenterale Ernährung 1 ❓

Ist eine orale Nahrungsaufnahme nicht möglich (z. B. nach Bauchoperationen), können Nahrungsmittel auch über venöse Zugänge infundiert werden. Dabei wird der normale Magen-Darm-Trakt umgangen („par-enterale" Ernährung). Hierbei entfällt die *Pufferfunktion der Leber*, die bei normaler, enteraler Ernährung eine geregelte Plasmakonzentration der zugeführten Nährstoffe garantiert. Deshalb ist eine individuelle Berechnung des Nährstoffbedarfs bei der parenteralen Ernährung erforderlich.

Wichtigster Nährstoff bei der parenteralen Ernährung sind die Kohlenhydrate, die im Allgemeinen als **Glukose** zugeführt werden. 100–200 g Glukose pro Tag verhindern eine Hungerketose und einen Abbau von Körperproteinen.

▶ Zusätzlich müssen für den Proteinstoffwechsel **Aminosäurengemische** gegeben werden, die einen hinreichend hohen Anteil (40–50 %) der essentiellen Aminosäuren enthalten sollten. Außerdem muss das Aminosäurenverhältnis des Gemischs eine hohe biologische Wertigkeit (Kartoffel-Ei-Prinzip) garantieren. Die direkte parenterale Gabe von Proteinen ist *nicht* möglich, da hierbei durch die antigenen Eigenschaften der körperfremden Proteine (☞ 2.5.3) schwerste immunologische Abwehrreaktionen ausgelöst würden. ◀

Zur Sicherung des Energiebedarfs und der Zufuhr von essentiellen Fettsäuren kann bei längerer parenteraler Ernährung die Gabe von **Fettemulsionen** erforderlich werden. Besonderer Vorteil der Fettemulsionen ist es, dass eine große Energiemenge mit einem kleinen Lösungsvolumen zugeführt werden kann.

7.2 Motorik des Magen-Darm-Traktes

7.2.1 Grundtypen gastrointestinaler Motilität

Im Magen-Darm-Trakt lassen sich drei physiologische Grundtypen der gastrointestinalen Motorik unterscheiden:

- **Propulsive Peristaltik:** Eine wellenförmig von oral nach aboral fortschreitende Kontraktion der glatten Ringmuskulatur der Darmwand verschiebt den Darminhalt in Richtung Anus. Ihr geht eine Erschlaffungswelle voraus.
- **Nichtpropulsive Peristaltik:** Durch gleichzeitige Kontraktion benachbarter Bezirke der Ringmuskulatur kommt es zur Segmentation des Darminhalts und zur Durchmischung mit den Verdauungssäften.
- **Tonische Dauerkontraktionen,** finden sich an den Sphinkteren des Magen-Darm-Trakts (Ösophagussphinkter, Bauhin-Klappe) und garantieren einen gerichteten Transport ohne Rückfluss.

Grundlage der rhythmischen gastrointestinalen Motilität sind Spontandepolarisationen der glatten Muskelzellen (slow waves), auf deren Basis in regelmäßigen Abständen Aktionspotentiale ausgelöst werden (☞ 13.2.2 und ☞ Abb. 13.15 b).

7.2.2 Kauen und Schlucken 5 ❓

Kauen

Das Kauen dient der Zerkleinerung der Nahrung. Dadurch wird die weitere Verdauungsarbeit erheblich erleichtert, da sich durch die Zerkleinerung die Oberfläche für die angreifenden Verdauungssäfte erhöht. Der Kauvorgang wird dabei reflektorisch gesteuert, im Bereich der Molaren treten Kräfte bis zu 1 500 N auf. Durch das Kauen wird auch der Speichelfluss gefördert.

Schluckakt

Beim Schlucken lässt sich die willkürlich gesteuerte orale Phase von der pharyngealen und der ösophagealen Phase abgrenzen, die beide unwillkürlich ablaufen:

Orale Phase
Durch willkürliches Drücken mit der Zunge wird der Nahrungsbissen in den Bereich des Pharynx verschoben.

Pharyngeale Phase
Die im Pharynx angekommene Nahrung reizt die dort lokalisierten Schluckrezeptoren und löst dadurch den Schluckreflex aus. Die afferente Impulse des Schluckreflexes laufen über den N. vagus und den N. glossopharyngeus in das Schluckzentrum der Medulla oblongata.

▶ Der **Schluckreflex** besteht aus folgenden Komponenten:

- Eine Kontraktion der palatopharyngealen Muskeln schließt den Nasen-Rachen-Raum von der Mundhöhle ab.
- Die Stimmbänder nähern sich, der Kehlkopf wird nach oben und nach vorne gezogen, die Epiglottis verschließt den Larynxeingang, indem sie nach dorsokaudal abknickt. Dadurch wird ein „Verschlucken" der Nahrung in die Luftröhre verhindert.
- Der obere Ösophagussphinkter, dessen Ruheverschlussdruck von 50–100 mmHg ein Eindringen von Luft in den Gastrointestinaltrakt verhindert, entspannt sich.
- Die Muskelwand des Pharynx kontrahiert sich und schiebt den Nahrungsbissen in den Ösophagus. ◀

Ösophageale Phase
▶ Im Ösophagus wird die Nahrung mit der *primären Peristaltik* in etwa 5–10 Sekunden zum unteren Ösophagussphinkter an der Grenze zur Kardia des Magens transportiert. Die Erschlaffung des unteren Ösophagussphinkters wird reflektorisch über den N. vagus vermittelt (Transmittersubstanz wahrscheinlich VIP), sodass die Nahrung das Magenlumen erreicht. Der Tonus des unteren Ösophagussphinkters wird bereits mit Beginn des Schluckaktes reflektorisch gesenkt. Tonussenkend wirken

außerdem Sekretin, Cholezystokinin, GIP und Progesteron (Schwangerschafts-Sodbrennen). Eine Erhöhung des Sphinktertonus wird durch Motilin, Gastrin und Substanz P ausgelöst.

Auch nach einer Durchtrennung des Ösophagus (etwa im Rahmen einer Operation) bleibt die Peristaltik weiter erhalten, vorausgesetzt die Innervation des Ösophagus wird nicht geschädigt. Nach einer beidseitigen Durchtrennung des N. vagus ist dagegen eine primäre Peristaltik nicht mehr möglich. ◀

> **🔖 Klinik!**
>
> Eine Tonussenkung des unteren Ösophagussphinkters führt zu einer Verschlussstörung und ist für das **Sodbrennen** verantwortlich, das auf einem Reflux von Magensäure in den Ösophagus beruht. Bei länger anhaltenden Verschlussstörungen kann eine Refluxösophagitis, d. h. eine Entzündung der Speiseröhre durch den zurücklaufenden Magensaft, entstehen. Tonussenkend am unteren Ösophagussphinkter wirken u. a. Fett, Schokolade, Alkohol, Kaffee und Nikotin.

7.2.3 Magenmotorik 4 ❓

▶ Der *Magenfundus* hat keine Peristaltik, er dient vorwiegend der Aufnahme und Speicherung der angelieferten Nahrung. Bei Eintritt von Nahrung in den Magen erschlafft der Magen zunächst reflektorisch (**Akkommodationsreflex**). So steigt der Magendruck auch bei gesteigerter Füllung nicht nennenswert an. Dieser Akkommodationsreflex umfasst vorwiegend Fundus und oberen Korpus und wird über den *N. vagus* vermittelt. Für den Weitertransport der Nahrung sorgen im *Magenkorpus* gelegene myogene Schrittmacher, die mit einer Frequenz von 3/min Slow-wave-Potentiale erzeugen. Dadurch unterhalten sie eine zum Pylorus (Magenpförtner) wandernde Peristaltik.

Die **Magenentleerung** wird vom Kontraktionsgrad des Pylorus gesteuert, der zwar keinen eigentlichen Sphinkter darstellt, aber im Vergleich zum Magenkorpus eine deutlich verdickte Muskelwand aufweist. Er ist in Ruhe zumeist so weit kontrahiert, dass nur Flüssigkeit passieren kann. Der Übertritt des Speisebreis ins Duodenum beruht auf einer verstärkten Kontraktion der Antrummuskulatur („Pyloruspumpe") und einer Erschlaffung der Pylorusmuskulatur.

> **Merke!**
>
> **Förderung der Magenentleerung**
> - Parasympathikus.
> - Dehnung des Magens.
> - Gastrin.
>
> **Hemmung der Magenentleerung**
> - Sympathikus.
> - Dehnung des Duodenums.
> - Cholezystokinin und GIP (gastric inhibitory peptide), freigesetzt durch hohe Fettkonzentration im Bulbus duodeni.
> - Sekretin (freigesetzt durch Abfall des pH-Werts (pH < 4) im Bulbus duodeni).
> - Hohe Osmolarität im Bulbus duodeni.

Die Hemmung der Magenentleerung durch duodenale Faktoren verhindert eine „Überladung" des Dünndarms mit Mageninhalt und garantiert eine möglichst vollständige Nahrungsresorption in den folgenden Darmabschnitten. ◄

> **Klinik!**
>
> Patienten, denen, z. B. wegen eines Karzinoms, der Magen ganz oder teilweise entfernt werden musste (totale oder subtotale Gastrektomie), leiden oft an einem **„Dumpingsyndrom"**. Durch das Fehlen des Magens „fällt" der hyperosmolare Speisebrei unmittelbar ins Duodenum und von da rasch weiter ins Jejunum. Dies führt zu einem massiven, osmotisch induzierten Einstrom von Flüssigkeit aus dem Gewebe ins Darmlumen. Als Folge sinken auch das intravasale Volumen und der Blutdruck ab. Etwa 15–30 Minuten nach der Nahrungsaufnahme klagen die betroffenen Patienten über Herzklopfen (Kompensationsversuch des Blutdruckabfalls), Müdigkeit und Schweißausbrüche. Die Symptome beruhen auch auf der plötzlichen Freisetzung motilitätsfördernder Darmpeptide. Etwa 1–3 Stunden später können hypoglykämische Symptome auftreten (Heißhunger, Unruhe, Schwitzen, Zittern), die auf eine überschießende Insulinsekretion zurückzuführen sind.

7.2.4 Erbrechen   0 ?

Auf eine Irritation von Magen und Duodenum reagiert der obere Gastrointestinaltrakt reflektorisch mit Erbrechen. Eine solche Irritation kann von verschiedenen Noxen ausgelöst werden (bakterielle Toxine in Lebensmitteln, Zytostatika), die zu einer Schleimhautschädigung im oberen Gastrointestinaltrakt führen. Durch diese Schleimhaut-

schädigung wird aus den enterochromaffinen Zellen der Schleimhaut **Serotonin** freigesetzt, das spezifische Serotonin-Rezeptoren (S3-Rezeptoren) an den Endigungen von afferenten Vagus-Fasern und an afferenten Fasern des sympathischen N. splanchnicus aktiviert. Über den N. vagus und den N. splanchnicus erreichen die Impulse dann das „Brechzentrum" in der Medulla oblongata. Hier werden sie auf den efferenten Schenkel des Brechreflexes umgeschaltet.

Das Erbrechen beginnt mit einer antiperistaltischen Phase von einigen Minuten, die ausgehend vom Ileum den Darminhalt in Richtung Duodenum und Magen verschiebt. Hierdurch entsteht eine Überdehnung von Magen und Duodenum, die den eigentlichen Brechakt auslöst.

Erbrechen kann nicht nur durch Irritation der gastrointestinalen Schleimhäute, sondern auch durch eine zentrale Reizung der so genannten Chemorezeptoren-Trigger-Zone am Boden des 4. Ventrikels eingeleitet werden. Apomorphin z. B. löst Erbrechen durch direkte Stimulation dieser Trigger-Zone aus. Auch hier wird das Erbrechen vermutlich durch die Aktivierung von S3-Serotonin-Rezeptoren vermittelt.

7.2.5 Dünn- und Dickdarm;   4 ?
Defäkation

Dünndarmmotorik

Im Dünndarm wird der Speisebrei des Magens (Chymus) mit den Sekreten von Bauchspeicheldrüse und Leber (Galle) vermischt. Dies ist die Voraussetzung für eine adäquate Verdauung der Nahrung und eine Resorption der Nahrungsbestandteile, die zum größten Teil im Dünndarm erfolgt. Außerdem wird der Darminhalt in Richtung Kolon transportiert. Diesem Transport dienen *propulsive* und *nicht-propulsive* Peristaltikwellen (☞ Abb. 7.1).

► **Nicht-propulsive,** rhythmische Segmentations- und Pendelbewegungen, die den Darminhalt durchmischen, treten vorwiegend in der so genannten digestiven Phase der Dünndarmmotorik, d.h. bei Füllung des Dünndarms mit Nahrungsbrei auf. Die Frequenz dieser rhythmischen Segmentations-

nicht-propulsive Peristaltik
(Segmentationen)

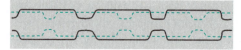

propulsive Peristaltik

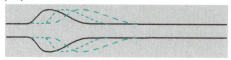

Abb. 7.1: Propulsive und nicht-propulsive Peristaltik (Segmentationen).

bewegungen nimmt vom Duodenum (16/min) bis zum Ileum (10/min) kontinuierlich ab. ◄

Die **propulsive Peristaltik** im Dünndarm wird überwiegend durch das intrinsische Darmnervensystem, vor allem durch den Plexus myentericus (Auerbach), gesteuert. Dieser hemmt mit seinem Überträgerstoff Acetylcholin die glatte Ringmuskulatur der Darmwand. An einer propulsiven Peristaltikwelle sind drei Reflexe beteiligt:

● Die Dehnung der Darmmukosa durch Speisebrei führt auf der *aboralen* (analwärts gelegenen) Seite zu einer *Erschlaffung der Ringmuskulatur.*
● Parallel hierzu *kontrahiert* sich im gleichen Darmsegment die *Längsmuskulatur.*
● Durch eine *Kontraktion der Ringmuskulatur* im *oralwärts* gelegenen Segment wird dem Darminhalt der Rückweg abgeschnitten.

Für die Kontraktion der Ringmuskulatur ist das vasoaktive intestinale Peptid (VIP) verantwortlich, das die cholinerge Hemmung des Plexus myentericus aufhebt. Die Kontraktion der Längsmuskulatur wird durch Acetylcholin ausgelöst.

▶ Auch zwischen den Mahlzeiten, wenn in Magen- und Dünndarm nur noch Speisereste vorhanden sind, lassen sich gezielte motorische Aktivitäten der Darmmuskulatur beobachten: **Interdigestiver „migrierender" myoelektrischer Motor-Komplex (MMC).** Der MMC setzt 4–5 Stunden nach einer Mahlzeit ein und besteht aus drei Phasen. In der dritten Phase treten charakteristische Wellen einer starken propulsiven Peristaltik auf, die vom Magen bis zum Ileum ziehen. Gleichzeitig

ist die Sekretion der Verdauungssekrete in Magen und Pankreas gesteigert. Der MMC ist eine Eigenaktivität des intrinsischen Darmnervensystems. Er wird durch das gastrointestinale Peptid *Motilin* gesteigert (☞ Tab. 7.9). Dem MMC, der bei ausbleibender Nahrungsaufnahme alle 90–120 Minuten auftritt, dürfte eine Reinigungsfunktion zukommen. ◄

🖑 Klinik!

Jede Erkrankung, die mit einer **Störung der propulsiven Peristaltik** und speziell des MMC einhergeht, hat eine verstärkte pathologische Bakterienbesiedelung des Dünndarms zur Folge. Die Bakterien dekonjugieren die im Darmlumen befindlichen Gallensäuren. Der hierdurch entstehende Gallensäuremangel führt zu einer verminderten Fettresorption (☞ 7.3.5), die in Fettstühlen (Steatorrhoe) klinisch sichtbar wird.

Das extrinsische Darmnervensystem hat auf die Steuerung der Dünndarmmotorik nur wenig Einfluss.

▶ Die durchschnittliche Passagegeschwindigkeit im Dünndarm liegt zwischen 1 und 4 cm/min. Insgesamt erreicht der Darminhalt nach 2–10 Stunden das Zökum. Kohlenhydratreiche Nahrung wird am schnellsten, proteinreiche mittelschnell und fettreiche am langsamsten transportiert. ◄

Am Übergang vom Ileum zum Zökum findet sich eine Zone hohen Drucks, die zusammen mit der Ileozökalklappe den Übertritt des Darminhalts vom Ileum ins Zökum kontrolliert. Dieser „Sphinkter" hat eine Ventilwirkung und schützt vor einem Rückfluss von Zökuminhalt in den Dünndarm.

Dickdarmmotorik

Der Dickdarm dient hauptsächlich der Rückresorption von Wasser und Elektrolyten aus dem Chymus, sowie der Speicherung und Ausscheidung des restlichen, nicht verwertbaren Darminhalts als Kot.

Die Dickdarmmotorik steht stärker als die des Dünndarms unter der Kontrolle des autonomen extrinsischen Nervensystems: Eine Aktivierung des Parasympathikus stimuliert die Kolonmotorik, der Sympathikus hemmt sie (☞ 14.3.2). Daneben ist aber auch die Aktivität des intrinsischen Darmnervensystems, vor allem die Hemmwirkung des Plexus myentericus (Auerbach) auf die Ringmuskulatur, entscheidend.

> **Klinik!**
>
> Beim **Morbus Hirschsprung** fehlen anlagebedingt in einem umschriebenen Segment des Rektums die Ganglienzellen des Plexus myentericus. Folge ist eine Dauerkontraktion dieses Segments, die zu einem praktisch vollständigen Stuhlverhalt mit Ausbildung eines enorm vergrößerten Kolons führt (Megakolon).

▶ Bei der Peristaltik überwiegt die **nicht-propulsive Mischperistaltik,** bei der sich jeweils nur 1 oder 2 benachbarte Haustren kontrahieren. Die Fortbewegung des Darminhalts wird vor allem durch 1–2-mal täglich ablaufende propulsive **Massenbewegungen** (Holzknecht-Bewegungen) sichergestellt, die den Chymus in einer propulsiven Peristaltikwelle vom Transversum bis zum Sigma befördern. Die Einleitung dieser Massenbewegung wird durch den *gastrokolischen* und den *duodenokolischen Reflex* gefördert. Ausgelöst werden diese Reflexe durch eine Dehnung von Magen und Duodenum mit der Nahrungsaufnahme. Auch die basale Mischperistaltik des Kolons wird durch die Nahrungsaufnahme reflektorisch gesteigert. ◀

Tritt der Stuhl ins Rektum ein, wird der über den Parasympathikus gesteuerte Defäkationsreflex ausgelöst, der im Detail in Kapitel ☞ 14.3.2 beschrieben ist.

▶ Die Transitzeit des Chymus im Kolon liegt bei der typischen faserstoffarmen westlichen Mischdiät zwischen 2–3 Tagen. Faserreiche Nahrung beschleunigt die Darmpassage. ◀

> **Merke!**
>
> **Passagezeiten:**
> Dünndarm 2–10 Stunden
> Kolon 2–3 Tage

7.2.6 Pathophysiologie: Ileus 0 ❓

Der Ileus (**Darmverschluss**) ist eine akut lebensbedrohliche Erkrankung. Der Verschluss des Darmlumens in Dünn- oder Dickdarm führt zu einer Ansammlung von Darminhalt und Darmgasen. Durch vermehrtes Bakterienwachstum entstehen Toxine, die gedehnte Darmwand wird schlechter durchblutet und durch die Hypoxie geschädigt. Dies führt zum Austritt von Flüssigkeit durch die geschädigte Darmschleimhaut, es entsteht ein Circulus vitiosus. Durch den ständigen Flüssigkeitsverlust in den Darm hat dies relativ rasch (innerhalb von Stunden) auch Auswirkungen auf den Gesamtkreislauf. Es kann zum hypovolämischen Schock kommen (☞ 4.2.4).

> **Klinik!**
>
> Ein Ileus kann durch mechanische Verlegung des Darmlumens, z. B. durch postoperative Verwachsungsstränge (Briden), entstehen (**mechanischer Ileus**) oder durch metabolische (z. B. Hypokaliämie) bzw. toxische Einflüsse (z. B. Bauchfellentzündungen) ausgelöst werden (**funktioneller** oder **paralytischer Ileus**).

7.3 Sekretion

7.3.1 Grundlagen der gastrointestinalen Sekretion 0 ❓

Die Verdauungssekrete werden in spezialisierten Drüsenzellen gebildet. Diese verfügen im basalen Zellbereich über eine Vielzahl von Mitochondrien, in denen das für die energieverbrauchende Sekretion benötigte ATP produziert wird. Die Synthese der Verdauungssekrete vollzieht sich im **endoplasmatischen Retikulum**. Die diesem anhaftenden Ribosomen setzen als multikatalytische Einheiten den genetischen Code der Messenger-RNA in die Aminosäuresequenz der zu synthetisierenden Proteine um. Aus dem endoplasmatischen Retikulum gelangen die Sekrete in die Vakuolen des Golgi-Apparates, wo sie verschiedenen Modifikationen unterworfen werden, bevor sie als sekretorische Vesikel im Bereich der apikalen Zellmembran gespeichert werden. Neurale oder humorale Signale führen dann zu einer Freisetzung der Vesikel. Dabei kommt es zu einer Erhöhung der Ca^{2+}-Permeabilität der Zellmembran. Kalzium strömt in die Zelle ein, die Vesikel verschmelzen mit der Zellmembran und geben ihren Inhalt nach außen ab: **Exozytose.**

7

Tab. 7.4: Täglich sezernierte Verdauungssäfte und ihr pH-Wert.

	ml/Tag	pH-Wert
Speichel	1 000	6,0–7,0
Magensaft	1 500	1,0–3,5
Pankreassaft	1 000	8,0–8,3
Galle	1 000	7,8
Dünndarmsekrete	1 800	7,5–8,0
Sekrete der Brunner-Drüsen	200	8,0–8,9
Dickdarmsekrete	200	7,5–8,0
Insgesamt	6 700	

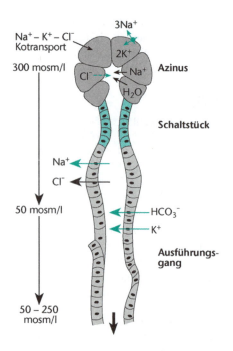

Abb. 7.2: Elektrolyttransporte bei der Speichelbildung. Erklärung siehe Text, → = passiver, → = aktiver, – → = sekundär aktiver Transport.

Auf diese Weise werden im Verdauungstrakt pro Tag etwa 6 700 ml Verdauungssäfte produziert (☞ Tab. 7.4).

7.3.2 Speicheldrüsen   9 ?

▶ Täglich werden von Glandula parotis, Glandula submandibularis und Glandula sublingualis etwa 1 Liter Speichel produziert. Die *Glandula parotis* ist eine *seröse* Drüse, die einen protein- und elektrolythaltigen Speichel herstellt. *Glandula submandibularis* und *Glandula sublingualis* sind *gemischte* Drüsen und sezernieren zusätzlich Mukopolysaccharide (Schleim).

Die Speichelsekretion wird von vegetativen Zentren in der Medulla gesteuert. Eine Aktivierung des **Parasympathikus** führt zur vermehrten Produktion eines proteinarmen, *serösen* Speichels. Eine Aktivierung des **Sympathikus** führt zur Sekretion von dickflüssigem, *mukösem* Speichel aus Glandula sublingualis und Glandula submandibularis (nicht aber aus der Glandula parotis).

Der in den Drüsenazini gebildete Speichel (**Primärspeichel**) ist zunächst *blutisoton* (290 mosmol/l). Die treibende Kraft der Speichelproduktion ist eine klassische $3Na^+$-$2K^+$-ATPase in der dem Blut zugewandten (basalen) Zellmembran der Azinuszellen. Entlang des von dieser ATPase aufgebauten Na^+-Gradienten werden Na^+, Cl^- und K^+-Ionen von den Zellen der Drüsenazini über einen Na^+-K^+-$2Cl^-$-Kotransport aus dem

Blut in die Zelle aufgenommen. Chlorid wird anschließend sekundär aktiv über einen Chlorid-Kanal in das Azinuslumen sezerniert. Natrium und Wasser folgen passiv auf parazellulärem Wege, K^+ verlässt die Azinuszelle wieder in Richtung Blutraum. In den Ausführungsgängen sinkt die Osmolarität des so gebildeten Primärspeichels auf bis zu 50 mosmol/l ab, da Na^+-Ionen aktiv und Cl^--Ionen passiv resorbiert werden, während die Ausführungsgänge für Wasser wenig permeabel sind. Diese Na^+-Resorption ist Aldosteron-abhängig (☞ 10.4.1). Zusätzlich werden in den Ausführungsgängen geringe Mengen von K^+ und HCO_3^- in den Speichel abgegeben.

Die endgültige Osmolalität und die Zusammensetzung des Speichels ist von der Sekretionsrate abhängig. Mit **steigender Sekretionsrate** finden sich die folgenden Veränderungen:

● Die *Na^+- und Cl^--Konzentrationen* im Speichel steigen an, da die zur Rückresorption dieser Ionen zur Verfügung stehende Zeit abnimmt.
● Die *Osmolalität* des Speichels nimmt deshalb zu.

- Die K^+- *und* HCO_3^--*Konzentrationen* sinken ab, da die zur Sekretion zur Verfügung stehende Zeit gleichfalls reduziert ist.

Der pH-Wert des Speichels liegt normalerweise zwischen 6 und 7. ◀

Speichel enthält Makromoleküle des spezifischen Immunsystems (Immunglobuline) und des unspezifischen Immunsystems (Lysozym). Das wichtigste Enzym ist die α-Amylase, die vor allem von der Glandula parotis ausgeschieden wird und α-1,4-glykosidische Bindungen (z. B. von Stärke) hydrolysieren kann. Diese Speichelamylase hat ihr Wirkoptimum bei einem pH von 6,9, bei pH-Werten unter 4 (z. B. im Magen) ist sie vollständig inaktiviert.

> **:💡: Merke!**
>
> **Hohe Speichelsekretionsrate:**
> - Anstieg von Na^+ und Cl^- im Speichel.
> - Abfall von K^+ im Speichel.

7.3.3 Magen   32 ⬚

Funktionelle Anatomie

Nach der Verteilung der sezernierenden Magendrüsen lassen sich drei Magenregionen unterscheiden:

- **Kardia-Region:** Tubuläre, stark geschlängelte Schleimdrüsen, die einen alkalischen Schleim produzieren.
- **Fundus-Korpus-Region:** Schleimbildende *Nebenzellen*, säureproduzierende *Belegzellen* und Pepsinogen-produzierende *Hauptzellen*.

- **Pylorus-Region:** Gastrin-produzierende *G-Zellen* und einfach verzweigte tubuläre Schleimdrüsen.

Salzsäure-Sekretion

▶ Die Salzsäure-Produktion und -Sekretion ist Aufgabe der **Belegzellen** in Fundus und Korpus der Magenschleimhaut, die eine isotone Lösung von 0,15 molarer Salzsäure mit einem pH von 0,8 sezernieren.

Charakteristisch für die Belegzellen sind die *intrazellulären Canaliculi*, die mit Mikrovilli besetzt sind. In diesen Mikrovilli sitzt das Schlüsselenzym der Salzsäure-Sekretion, die energieverbrauchende **H^+-K^+-ATPase**, die ein Proton ins Magenlumen sezerniert und dafür ein K^+-Ion in die Zelle aufnimmt. Das Proton entsteht intrazellulär aus der Dissoziation von Kohlensäure, die mithilfe von Carboanhydrase aus H_2O und CO_2 gebildet wurde. Das anfallende Bikarbonat wird im Austausch gegen Chlorid über den Cl^-/HCO_3^--Antiport aus der Belegzelle ins Blut abgegeben. Das in die Zelle aufgenommene Chlorid gelangt über Chloridkanäle an der luminalen Zellseite ins Magenlumen (☞ Abb. 7.3 c).

Die Entstehung von Kohlensäure in der Belegzelle wird durch die Carboanhydrase katalysiert. Eine Hemmung der Carboanhydrase (z. B. durch Acetazolamid) hemmt somit auch die H^+-Ionen-Produktion der Belegzelle. Die durch diese Mechanismen aufgebaute H^+-Konzentration im Magenlumen liegt um den Faktor 10^6 höher als die H^+-Konzentration im Zellinnern. ◀

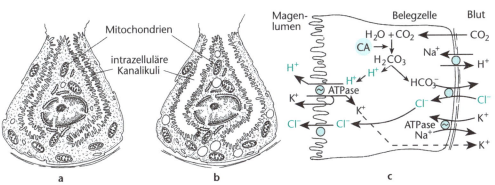

Abb. 7.3: a) Belegzelle der Magenschleimhaut im Ruhezustand, b) stimulierte Belegzelle, c) Mechanismus des Salzsäure-Transportes. CA = Carboanhydrase

---

ⓘ Klinik!

Die H^+-K^+-ATPase an der luminalen Wand der Belegzellen kann durch **Protonenpumpenblocker** wie z.B. Omeprazol (Antra®) gehemmt werden. Die dadurch verminderte Salzsäuresekretion des Magens fördert die Abheilung eines Magengeschwürs o. einer Refluxösophagitis (Sodbrennen).

Bikarbonat-Sekretion

Die **Nebenzellen** der Magenschleimhaut produzieren ein bikarbonatreiches alkalisches Sekret. Dieses alkalische Sekret bildet zusammen mit dem im Magen reichlich sezernierten Schleim eine dünne alkalische Schleimschicht als Schutzfilm auf der Oberfläche der Magenschleimhaut. Dadurch beträgt der pH-Wert an der Zelloberfläche nicht 2 (wie im Magenlumen), sondern etwa 7.

Pepsinogen-Sekretion

Pepsinogen, die inaktive Vorstufe des proteolytischen Enzyms Pepsin, wird von den **Hauptzellen** sezerniert. Es gibt mindestens 8 Pepsinogen-Varianten, die jedoch alle durch Salzsäure und vor allem durch die Kombination von Salzsäure und bereits vorhandenem Pepsin aktiviert werden. Das Wirkoptimum von Pepsin liegt im *pH-Bereich zwischen 1,8 und 3,5*. Bei einem pH > 5 ist es nicht mehr proteolytisch wirksam.

Die Pepsinogen-Sekretion unterliegt den gleichen Steuerungen wie die HCl-Sekretion.

Sekretion von „Intrinsic-factor"

▶ Außer Salzsäure sezernieren die Belegzellen noch den so genannten **Intrinsic-Faktor**, ein Glykoprotein, das zusammen mit einem weiteren Protein, dem *R-Protein*, für die Vitamin-B_{12}-Resorption im *Ileum* unverzichtbar ist. Vitamin B_{12} aus der Nahrung bindet sich im Magen zunächst an das R-Protein. Durch Pankreasenzyme wird diese Verbindung im oberen Dünndarm gespalten und Vitamin B_{12} geht einen Komplex mit dem Intrinsic-Faktor ein. Dieser bindet sich dann an ein spezielles Rezeptormolekül im Ileum und wird so ins Blut aufgenommen.

ⓘ Klinik!

Ein **Vitamin-B_{12}-Mangel** ist fast nie durch Mangelernährung bedingt. Nur bei streng vegetarischer Diät (ohne Milch und Fleisch) wird meist zu wenig Vitamin B_{12} aufgenommen. ◀ Häufiger entsteht ein Vitamin-B_{12}-Mangel dagegen nach einer Operation, bei welcher der Magen (Intrinsic-Faktor) oder das Ileum (Resorptionsort) entfernt wurde. Auch eine chronische atrophische Gastritis mit Zerstörung der den Intrinsic-Faktor produzierenden Belegzellen hat häufig einen Vitamin-B_{12}-Mangel zur Folge. Sehr selten ist er Folge eines Transcobalamin-Mangels (Transportprotein für Vitamin B_{12} im Blut). Klinisch äußert sich der Vitamin-B_{12}-Mangel als Blutarmut (**perniziöse Anämie**). Die Reifung von Erythrozyten, Leukozyten und Thrombozyten ist gestört. Neurologisch wird eine Nervenschädigung (**Polyneuropathie**) mit Kribbeln und Schmerzempfindungen an Händen und Füßen beobachtet, die auf einen Markscheidenschwund der Hinterstränge im Rückenmark und in der Pyramidenbahn zurückzuführen ist.

Sekretion von Gastrin

▶ Die G-Zellen des Antrums sezernieren das Hormon Gastrin (☞ Abb. 7.4), ein Polypeptid, das ein starker Stimulus zur HCl-Freisetzung aus den Belegzellen ist. Zu seinem Wirkort, den Belegzellen, gelangt Gastrin auf dem Blutweg. An den Belegzellen bindet sich Gastrin an ein G-Protein und aktiviert so die IP_3-Kaskade (☞ 1.4.3). **Somatostatin**, das von den δ-Zellen des Pankreas gebildet wird (☞ 10.6, ☞ Tab. 7.9) *hemmt* die Gastrin-Sekretion, die Sekretion von Pankreasenzymen und Pankreashormonen (Insulin und Glukagon) sowie die Motilität des Magen-Darm-Traktes und der Gallenblase. Somatostatin bremst dadurch die Verdauungsaktivität. (Zur Hemmwirkung von Somatostatin auf die Sekretion des Wachstumshormons STH vgl. ☞ 10.2.2). ◀

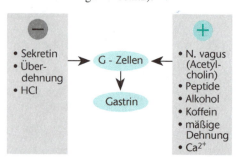

Abb. 7.4: Fördernde und hemmende Einflüsse auf die Gastrin-Sekretion.

> ### 💡 Merke!
>
> | | |
> |---|---|
> | **Belegzellen:** | Sekretion von Salzsäure und Intrinsic-Faktor |
> | **Nebenzellen:** | Bikarbonat-Sekretion |
> | **Hauptzellen:** | Pepsin-Sekretion |

Steuerung der Magensaftsekretion

▶ Im Nüchternzustand schöpft der Magen nur 10 % seiner Sekretionskapazität aus. Im Rahmen der Nahrungsaufnahme kommt es zur Stimulation der Magensaftsekretion, wobei sich drei typische Phasen unterscheiden lassen:

- **Zephalische Phase:** Bereits durch Anblick und Geruch des Essens steigt (über den N. vagus vermittelt) die Magensaftsekretion. Die Hälfte des insgesamt bei der Nahrungsaufnahme produzierten Magensaftes wird in dieser Phase sezerniert.
- **Gastrale Phase:** Eine *Dehnung des Magens* führt über den N. vagus zu einer Stimulation der Magensaftsekretion. *Chemische Reize* von Nahrungsmitteln, besonders Eiweißabbauprodukte (Peptide, Aminosäuren) sowie Alkohol und Koffein, fördern die Gastrinfreisetzung und steigern so ebenfalls den Magensaftausstoß.
- **Intestinale Phase:** Auch Dehnung und Eiweißabbauprodukte im Dünndarm können die Magensaftsekretion stimulieren. Insgesamt überwiegt jedoch in der intestinalen Phase die *Hemmung* der Magensaftausschüttung durch ein saures Milieu (pH < 3) oder die Anwesenheit von Fetten und hyperosmolarem Speisebrei im Dünndarm. Aufgrund dieser beiden Stimuli werden die intestinalen Hormone *Sekretin* und *Bulbogastron* aus der Dünndarmschleimhaut freigesetzt, welche die Magensaftsekretion reduzieren.

Auf der Ebene der Belegzelle wird die HCl-Sekretion durch Acetylcholin (N. vagus), Histamin (Mastzellen) und Gastrin (G-Zellen) gesteigert. Für jede dieser 3 Substanzen finden sich spezifische Rezeptoren an der Oberfläche der Belegzellen (☞ Abb. 7.5):

- Muskarinerge Acetylcholinrezeptoren (☞ 14.2.2).
- H_2-Histaminrezeptoren.
- Gastrinrezeptoren. ◀

Zwischen Gastrin- und Histaminrezeptor besteht eine obligate Wechselwirkung, d. h. eine Stimulation der HCl-Freisetzung erfolgt nur, wenn beide Rezeptoren aktiviert werden. Auch zwischen Acetylcholin- und Histaminrezeptor besteht eine solche Wechselwirkung, die allerdings nicht obligat ist, d. h. auch bei getrennter Stimulation wird HCl freigesetzt, wenn auch in geringerem Ausmaß als bei gleichzeitiger Aktivierung.

Für eine optimale Stimulation der Belegzelle ist eine gemeinsame Aktivierung von H_2- und Gastrinrezeptoren erforderlich. Deshalb lässt sich mit H_2-Rezeptoren-blockierenden Pharmaka allein (z. B. mit Cimetidin) bereits eine deutliche Reduktion der Magensäuresekretion erreichen (Therapie von Magengeschwüren).

Die Salzsäure-Sekretion wird durch einen niedrigen pH-Wert im Magen gehemmt. Auch ein niedriger pH-Wert im Duodenum und ein hoher Fettgehalt in diesem Bereich bremsen die Salzsäure-Sekretion, da hierdurch gastrointestinale Peptidhormone (Sekretin, GIP, VIP, Somatostatin, ☞ Tab. 7.9) freigesetzt werden, welche die Belegzellen hemmen.

> ### 💡 Merke!
>
> **Gesteigerte Salzsäure-Sekretion** durch
> - Acetylcholin
> - Histamin
> - Gastrin
>
> **Verminderte Salzsäure-Sekretion** durch:
> - pH ↓ in Magen und Duodenum
> - Fettgehalt ↑ im Duodenum

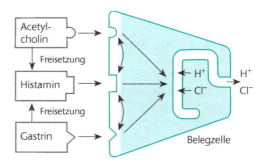

Abb. 7.5: Rezeptorenbesetzung der Belegzelle.

Schutzmechanismen der Magen-schleimhaut

Interzelluläre Tight junctions machen die Magen-schleimhaut unter normalen Bedingungen un-durchdringlich für die ins Magenlumen sezernier-ten Protonen (**Mukosabarriere**). Ausdruck der In-taktheit der Mukosabarriere ist eine Potentialdiffe-renz zwischen Magenlumen (negativ) und Schleimhaut (positiv) von etwa 50 mV. Verschie-dene Stoffe, wie Gallensäuren, Acetylsalicylsäure oder Alkohol können jedoch die Integrität dieser Mukosabarriere zerstören und eine Rückdiffusion von Protonen in die Zellen der Magenschleimhaut ermöglichen, wo diese dann zellschädigende Ent-zündungsvorgänge auslösen (**Gastritis**).

Auch eine ausreichende Schleimhautdurchblutung, die im Wesentlichen durch Prostaglandin E_2 geför-dert wird, ist wichtig für die Aufrechterhaltung der strukturellen Integrität der Schleimhaut. Schließ-lich schützt der von den Nebenzellen sezernierte alkalische Bikarbonat-Schleim-Film die Epithel-zellen vor dem sauren Mageninhalt.

7.3.4 Pankreas   16 ?

Zusammensetzung des Pankreassekretes

Das alkalische Pankreassekret (1 Liter/Tag) besteht zum einen aus **Bikarbonat**, zum anderen aus den **Pankreasenzymen** (☞ Tab. 7.5). *Bikarbonat* wird von den Epithelien der *Pankreasgänge* zusammen mit Na⁺-Ionen durch einen aktiven Transportme-chanismus sezerniert, während die *Pankreas-enzyme* von den *Azini* der Bauchspeicheldrüse ausgeschieden werden.

Die Pankreasenzyme sind überwiegend **Hydrola-sen**, die Proteine, Stärke, Fette und Ribonuklein-säuren spalten können.

▶ Trypsin und Chymotrypsin werden in Form ih-rer inaktiven Vorstufen als Trypsinogen und Chy-motrypsinogen sezerniert. Durch die Einwirkung des von der Dünndarmmukosa produzierten En-zyms **Enterokinase** werden sie zu Trypsin und Chymotrypsin aktiviert, wobei Trypsin die Um-wandlung weiterer inaktiver Proteasevorstufen katalysiert. So fördert Trypsin autokatalytisch die Umwandlung von Trypsinogen in Trypsin und

▶ Tab. 7.5: Enzyme des Pankreassaftes. ◀	
Enzym	**Angriffspunkt**
Proteolytische Enzyme	
Endopeptidasen	„Innere" Peptidbindungen zwischen 2 benachbarten Aminosäuren
Exopeptidasen	„Äußere", terminale Peptid-bindungen
Trypsin	Basische Reste von Proteinen und Polypeptiden
Chymotrypsin	Aromatische Reste von Proteinen und Polypeptiden
Elastase	Hydrophobe Reste von Elastin
Carboxypeptidasen (A und B)	C-terminale Aminosäuren von Proteinen
Amylasen	
α-Amylase	α-1,4-glykosidische Bindungen der Stärke
Lipolytische Enzyme	
Lipase	Esterbindungen von Triazylglyzeriden
Phospholipase A	Esterbindungen von Phospho-glyzeriden
Cholesterinase	Esterbindungen von Cholesterin-estern
Nukleolytische Enzyme	
Ribonuklease	Phosphodiesterbindungen
Desoxyribonuklease	Phosphodiesterbindungen von Desoxyribonukleinsäuren

auch die Umwandlung von Chymotrypsinogen in Chymotrypsin. Pankreas-Lipase, Pankreas-Amy-lase und die Ribonukleasen werden dagegen als bereits voll aktive Enzyme sezerniert. ◀

Steuerung der Pankreassekretion

▶ Die Pankreassekretion wird hauptsächlich von den beiden gastrointestinalen Hormonen *Sekretin* und *Cholezystokinin* (CCK) kontrolliert:

● **Sekretin** stimuliert die Epithelien der *Pankreas-gänge* zur Ausschüttung eines bikarbonatrei-chen dünnflüssigen Sekrets. Diese Wirkung wird über eine Aktivierung der Adenylat-zyklase und das cAMP-System vermittelt (☞ 1.4.3). Mit zunehmender Sekretionsrate steigt die Bikarbonat-Konzentration im Pankreassaft, während die Chloridkonzentration zurückgeht. Die Chloridkonzentration im Pankreassekret kann dabei auf Werte um 30 mmol/l sinken, also weit unter die Chloridkonzentration im Plasma (110 mmol/l). Die Bikarbonatkonzentration liegt mit 125 mmol/l dagegen deutlich über der Plasmakonzentration von Bikarbonat (24 mmol/l). Die Na^+-Konzentration bleibt unabhängig von der Sekretionsrate konstant. Mit einer Osmolalität von ca. 300 mosmol/kg ist der Pankreassaft isoton zum Blutplasma.

- **Cholezystokinin** stimuliert die *Drüsenazini* des Pankreas zur Bildung eines enzymreichen, dickflüssigen Sekretes.

Daneben wirken auch das autonome Nervensystem sowie eine Reihe anderer gastrointestinaler Hormone auf die Pankreassekretion ein (☞ Abb. 7.6). ◀

🖐 Klinik!

Wird Pankreasgewebe im Rahmen einer **chronischen Pankreatitis** zerstört, gehen Produktion und Ausscheidung der pankreatischen Verdauungsenzyme zurück: **exokrine Pankreasinsuffizienz.** Die chronische Pankreatitis, die in 60–80 % der Fälle auf chronischen Alkoholabusus zurückzuführen ist, ist die häufigste Ursache der exokrinen Pankreasinsuffizienz. Hochdosierter Alkohol (> 80 g / Tag) schädigt die Pankreaszellen, was die Freisetzung von Pankreasenzymen und dadurch die Selbstverdauung des Organs zur Folge hat.

Auch im Rahmen einer **Mukoviszidose** kann eine Pankreatitis ausgelöst werden: Der für die Mukoviszidose typische zähflüssige Schleim verstopft die Ausführungsgänge des Pankreas. Durch den Rückstau der Pankreasenzyme kommt es zu einer Schädigung des Pankreasgewebe, wodurch sich eine exokrine Pankreasinsuffizienz ausbildet.

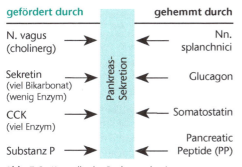

Abb. 7.6: Kontrolle der Pankreassekretion.

7.3.5 Leber und Galle   17 ?

Gallenbildung

▶ Die Leber ist das wichtigste Stoffwechselorgan des Körpers. Sie produziert aber auch ein Verdauungssekret, die Galle, deren charakteristische Bestandteile die **Gallensäuren** (Cholsäure und Chenodesoxycholsäure) sowie der **Gallenfarbstoff Bilirubin** sind.

Pro Tag werden von den Hepatozyten etwa 1 l Galle in die Gallengänge sezerniert. Neben Gallensäuren und Gallenfarbstoff enthält sie Cholesterin, Na^+-, K^+-, Ca^{2+}- und Bikarbonat-Ionen. ◀

Die Gallensäuren werden aus dem Pfortaderblut wieder aufgenommen. Bei jeder Passage des Blutes werden dabei 80 % der Gallensäuren extrahiert. Über einen aktiven Transportmechanismus werden die Gallensäuren dann in die Gallengänge sezerniert. Auch die Elektrolyte gelangen über einen (von der Gallensäurensekretion unabhängigen) aktiven Transportmechanismus aus der Leberzelle in die Gallengänge.

Über das Gallengangssystem erreicht die Galle die **Gallenblase**, die der Speicherung und Eindickung der Galle auf bis zu 1/5 ihres Volumens dient. Die Gallenkonzentrierung in der Gallenblase beruht auf einem aktiven Auswärtstransport von Na^+- und Cl^--Ionen, denen Wasser passiv folgt.

Die Konzentrationen der einzelnen Bestandteile in Lebergalle und Blasengalle sind deshalb unterschiedlich, wie ☞ Tabelle 7.6 zeigt. In der Blasengalle sind im Vergleich zur Lebergalle die Gallensäuren am stärksten konzentriert.

Aufgaben der Galle

Über die Galle werden Medikamente und Giftstoffe, aber auch z.B. das Bilirubin als Abbauprodukt des Hämoglobinstoffwechsels ausgeschieden. Auch der Cholesterinhaushalt wird durch die Ausscheidung von Cholesterin mit der Galle reguliert.

Außerdem sind die **Gallensäuren**, die sowohl über hydrophile als auch über lipophile Gruppen verfügen, für die Fettverdauung unverzichtbar: Zum einen bilden sie zusammen mit Lecithin im Dünndarm aus den Nahrungsfetten eine *Emulsion*, wo-

7

Tab. 7.6: Konzentrationen der Bestandteile von Leber- und Blasengalle.

	Lebergalle	Blasengalle	Faktor
Gallensäuren	1,1 g/dl	3–10 g/dl	3–10
Bilirubin	0,2 g/dl	0,5–2 g/dl	2,5–10
Cholesterin	0,1 g/dl	0,3–0,9 g/dl	3–9
Lecithin	0,04 g/dl	0,3 g/dl	7,5
Na^+	145 mmol/l	130 mmol/l	0,9
K^+	5 mmol/l	9 mmol/l	1,8
Ca^{2+}	100 mmol/l	75 mmol/l	0,75
HCO_3^-	28 mmol/l	10 mmol/l	0,4

durch diese Nahrungsfette für die fettverdauenden Enzyme besser zugänglich werden. Zum anderen werden die durch Lipolyse entstandenen Abbauprodukte der Nahrungsfette im Darmlumen in so genannten **Mizellen** aus Gallensäuren transportiert (☞ 7.5.4). Hierbei handelt es sich um eine „Verpackung" der Fette, bei denen die nach außen gerichteten hydrophilen Gruppen der Gallensäuren eine Lösung der Mizelle in Wasser ermöglichen, während die lipophilen Gruppen in Richtung der im Inneren der Mizelle gelegenen Fette weisen.

Ausschüttung der Galle ins Duodenum

▶ Die Galle wird aus dem Zwischenspeicher der Gallenblase über die extrahepatischen Gallengänge ins Duodenum abgegeben. Der Schlüsselreiz für die Freisetzung der Galle aus der Gallenblase ist der *Eintritt fetthaltiger Nahrung ins Duodenum*. Hierdurch wird *Cholezystokinin* aus der Dünndarmschleimhaut sezerniert, das über eine lang anhaltende tonische Kontraktion und eine Reihe von phasischen Kontraktionen die Gallenblase mit einer Frequenz von 2–6/min entleert.

Auch über den N. vagus kann eine (schwache) Kontraktion der Gallenblase ausgelöst werden. ◀

Enterohepatische Kreisläufe

▶ Nach Resorption der Fette aus den Mizellen durch die Darmmukosa bleiben die Gallensäuren zunächst im Darmlumen zurück. 50 % der Gallensäuren werden anschließend *passiv* in Dünn- und Dickdarm aufgenommen.

Die *aktive* Rückresorption der Gallensäuren vollzieht sich (wie die von Vitamin B_{12}) im terminalen Ileum. Weniger als 10 % der über die Galle in den Darm abgegebenen Gallensäuren werden endgültig mit den Fäzes ausgeschieden (☞ Abb. 7.7). Die wieder aufgenommenen Gallensäuren gelangen über das Pfortaderblut erneut zur Leber, wo sie wieder in die Galle sezerniert werden können, sodass sich der Gallensäurekreislauf schließt: **entero-hepatischer Kreislauf**. Je höher die Konzentration von Gallensäuren im Pfortaderblut, desto mehr Gallensäuren werden in die Leberzellen aufgenommen und anschließend ins Pfortaderblut sezerniert: *choleretische Wirkung* der Gallensäuren.

Wegen der relativ geringen Gesamtmenge an Gallensäuren von 2–4 g muss dieser enterohepatische Kreislauf in 24 h 6- bis 10-mal durchlaufen werden, um ein ausreichendes Gallensäuren-Angebot zur Fettresorption im Dünndarm bereitzustellen.

> 💡 **Merke!**
> **Entero-hepatischer Kreislauf:**
> 90 % der Gallensäuren werden rückresorbiert

Der ebenfalls mit der Galle ausgeschiedene Gallenfarbstoff **Bilirubin** wird praktisch nicht aus dem Darm rückresorbiert. Durch Darmbakterien wird Bilirubin im terminalen Ileum und im Kolon zu

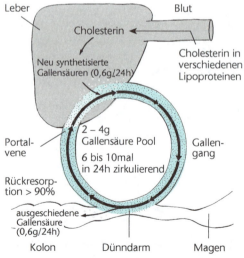

Abb. 7.7: Enterohepatischer Kreislauf der Gallensäuren.

Urobilinogen, Urobilin und Sterkobilin abgebaut. Von diesen Abbauprodukten werden etwa 20% aus dem Darm resorbiert und gelangen zum größten Teil erneut in die Leber. Ein anderer Teil wird über die Niere ausgeschieden, wo das Urobilin für die typische Gelbfärbung des Urins verantwortlich ist. ◄

7.3.6 Dünn- und Dickdarm-   5 [?] sekrete, Darmflora, Stuhl

Sekrete von Dünn- und Dickdarm

Die im ersten Abschnitt des Duodenums lokalisierten mukösen **Brunner-Drüsen** sezernieren auf Vagusreizung, Mukosadehnung oder Anregung durch Sekretin ein alkalisches Sekret, das vor allem den Bulbus duodeni vor dem sauren Magensekret schützt. Sympathische Stimulierung hemmt die Aktivität der Brunner-Drüsen.

Auch die Epithelzellen der **Lieberkühn-Krypten**, die sich im gesamten Dünndarmbereich finden, sezernieren pro Tag etwa 1,8 l Flüssigkeit, die in ihrer Zusammensetzung der Extrazellulärflüssigkeit entspricht. Auf diese Weise entsteht im Dünndarm ein wässriges Medium, das für die Resorption der Nahrungsbestandteile wichtig ist. Durch Choleratoxin wird die Sekretionsrate der Mukosazellen in den Lieberkühn-Krypten extrem gesteigert, sodass dem Körper bis zu 10 l Sekret pro Tag über den Darm verloren gehen. Diese Sekretionssteigerung der Enterozyten wird über einen erhöhten cAMP-Gehalt der Zelle vermittelt (☞ 1.4.3).

Im Dickdarm sezernieren die Darmepithelzellen fast ausschließlich Schleim, der einen hohen Gehalt an Bikarbonat aufweist.

Darmflora

▶ Das Kolon ist physiologischerweise von verschiedenen Bakterienspezies (u. a. Bifidus und Bakteroides) besiedelt: 10^{10}–10^{12} Bakterien pro ml Darminhalt. Diese produzieren durch ihre Stoffwechselaktivität einige vom menschlichen Organismus verwertbare Substanzen wie z. B. Vitamin K, Vitamin B_{12}, Thiamin und Riboflavin. Das von den Darmbakterien produzierte Vitamin K ist hierbei besonders wichtig, da die mit der Nah-

rung aufgenommene Menge oft nicht ausreichend ist. Das von den Darmbakterien im Kolon ebenfalls synthetisierte Vitamin B_{12} kann vom Organismus nicht in ausreichendem Maße resorbiert werden, sodass eine externe Zufuhr von Vitamin B_{12} erforderlich ist (☞ 7.3.3). ◄

🔖 Klinik!

Das durch den bakteriellen Abbau von Nahrungsproteinen im Darm entstehende neurotoxische Ammoniak (NH_3) wird aus dem Darm ins Blut resorbiert und beim Gesunden in der Leber entgiftet (u. a. im Harnstoffzyklus). Bei Patienten mit gestörter Leberfunktion (z. B. bei **Leberzirrhose**) ist diese Entgiftungsfunktion stark reduziert. Nach Aufnahme proteinreicher Nahrung oder bei Blutungen in den Magen-Darm-Trakt (Proteinanteil des Hämoglobins) kann es daher bei diesen Patienten zu toxischen Symptomen im Bereich des ZNS kommen, die von Verwirrtheit über Benommenheit bis hin zum tiefen Koma gehen können: *hepatische Enzephalopathie*.

Gastrointestinale Gasbildung

Die Gasbildung im Kolon, die unter normalen Bedingungen etwa 600 ml/Tag beträgt, ist Folge der Aktivität der Darmbakterien. Die Gase, vorwiegend CO_2, H_2 und CH_4 (Methan), entstehen vor allem beim bakteriellen Zelluloseabbau. Eine zellulosereiche Diät (Hülsenfrüchte) kann die Gasproduktion um das 10fache steigern.

Stuhlzusammensetzung

▶ Der Stuhl besteht normalerweise zu 75% aus Wasser. Die Trockenmasse enthält zwischen 10 und 20% Fett, 30% unverdaubare Nahrungsbestandteile (Ballaststoffe), 30–50% abgestorbene Darmbakterien und 10–20% anorganische Bestandteile. ◄ Der Stuhlgeruch entsteht durch die organischen Abbauprodukte Indol, Skatol, Mercaptan und Schwefelwasserstoff. Die typische Braunfärbung des Stuhls beruht auf der Anwesenheit von Sterkobilin, einem Abbauprodukt des Bilirubins.

▶ Das Stuhlgewicht beträgt bei normaler mitteleuropäischer Kost 100–200 g/Tag. ◄

7

7.3.7 Pathophysiologie: Gallensteine   1 ❓

Gallensteine finden sich sehr häufig (jede 3. Frau, jeder 15. Mann). Sie bestehen in 90 % der Fälle aus Cholesterin. Normalerweise wird Cholesterin in der Galle durch Gallensäuren und Phospholipide in mizellärer Lösung gehalten. ▶ Während die normale Galle Gallensäuren, Phospholipide und Cholesterin im Verhältnis von 60:30:10 enthält, herrscht in der Galle von Gallensteinträgern eine erhöhte Konzentration von Cholesterin und/oder eine erniedrigte Konzentration von Gallensäuren und Phospholipiden. ◀

Selten finden sich auch Bilirubin-Steine, vor allem bei Erkrankungen mit erhöhtem Anfall von Bilirubin, z. B. bei chronischen Hämolysen.

> **Klinik!**
>
> **Gallensteine** machen sich durch Oberbauchschmerzen besonders nach fetthaltigen Mahlzeiten bemerkbar, da der Gallenfluss aus der Gallenblase durch die Steine gestört ist. Bei vollständiger Unterbrechung des Gallenabflusses kann es durch den Übertritt von Bilirubin ins Blut zu einer Gelbfärbung der Skleren und der Haut kommen (Ikterus). Da das Bilirubinabbauprodukt Sterkobilin im Darm nicht mehr gebildet werden kann, ist der Stuhl bei einem solchen „Verschlussikterus" tonfarben oder vollständig entfärbt.

7.4 Aufschluss der Nahrung

Kohlenhydrate, Fette und Eiweiße können nicht als solche in den Körper aufgenommen werden, sondern müssen in ihre Einzelkomponenten (Zucker, Fettsäuren, Aminosäuren) zerlegt werden, um die Darmmukosa passieren zu können.

Dieser Aufschluss der Nahrung beruht bei Kohlenhydraten, Fetten und Eiweißen gleichermaßen auf dem Prozess der **Hydrolyse**, d. h. auf der enzymatischen Aufspaltung von komplexen Verbindungen durch Reaktion mit Wasser.

7.4.1 Kohlenhydrate   1 ❓

Rohrzucker, Laktose und Stärke sind die hauptsächlichen Kohlenhydratquellen in der Nahrung.

Die α-**Amylasen** des Speichels (Ptyalin) und des Pankreas spalten die α-1,4-glykosidische Bindung der Stärke, wobei das Disaccharid Maltose, Maltotriose und kleinere Glukosepolymere von 3 – 9 Glukosemolekülen entstehen. Bei genügend langem Kauen können bereits 50 % der Stärke im Mundbereich gespalten werden. Im oberen Jejunum liegen sämtliche mit der Nahrung aufgenommenen Kohlenhydrate dann praktisch ausschließlich in Form von Maltose oder kurzkettigen Oligosacchariden vor.

▶ Der weitere Abbau zu Monosacchariden wird durch die Oligosaccharidasen **Laktase, Sukrase, Maltase** und die α-**1,6-Glukosidase** katalysiert. Diese Enzyme finden sich im *Bürstensaum der Darmepithelien des Dünndarms*. Die Kapazität dieser Enzyme ist so groß, dass nicht die enzymatische Spaltung, sondern die Resorption der hierbei entstehenden Monosaccharide den limitierenden Faktor bei der Kohlenhydratverwertung darstellt. Eine Ausnahme hiervon bildet die Laktase, die, genetisch bedingt, oft nur in geringen Mengen im Bürstensaum gefunden werden kann. Bei Personen mit Laktase-Mangel kommt es nach Zufuhr von Laktose (z. B. mit Milchprodukten) zu einer Diarrhoe. Verantwortlich hierfür ist die osmotische Wirkung der nicht resorbierbaren Laktose, die zur vermehrten Ausscheidung eines wässrigen Stuhls führt. ◀

> **Merke!**
>
> **Bürstensaumenzyme:**
> Laktase, Sukrase, Maltase, α-1,6-Glukosidase

7.4.2 Proteine   0 ❓

Im Magen werden etwa 10 – 15 % des Nahrungseiweißes durch **Pepsin** hydrolysiert. Im Gegensatz zu den anderen Peptidasen des Darmtraktes kann Pepsin auch Kollagen, einen Hauptbestandteil des Bindegewebes, gut verdauen. Quantitativ gesehen wird der Hauptanteil der Nahrungsproteine von den verschiedenen Pankreaspeptidasen hydrolysiert (☞ Tab. 7.5). Dabei entstehen zu 70 % kurzkettige Polypeptide, hauptsächlich Di- und Tripeptide, zu 30 % bereits einzelne Aminosäuren. Die endgültige Aufspaltung der verbleibenden Polypeptide übernehmen Peptidasen im Bürstensaum, aber auch im Zytosol von Duodenum- oder Jejunum-Zellen. 90 % der Di- und Tripeptide werden dabei über spezielle Transportsysteme ins Zytosol der Zelle geschleust und erst dort endgültig in Aminosäuren aufgespalten (☞ 7.5.3).

🩺 Klinik!

Werden Proteine nicht im normalen Umfang vom Darm aufgenommen spricht man von **Proteinmaldigestion**. Zu einer Maldigestion von Proteinen kann es im Rahmen einer exokrinen Pankreasinsuffizienz kommen. Meist treten jedoch die Störungen der Fettverdauung („Fettstühle" – Steatorrhoe) bei der Pankreasinsuffizienz früher auf als die Störungen der Proteinverdauung.

7.4.3 Lipide   2 ❓

Fett wird überwiegend in Form von *Triglyzeriden* aufgenommen (90 %), daneben enthalten die Nahrungsfette zu etwa 10 % *Phospholipide* und *Cholesterinester.*

▶ Die **Fettverdauung** vollzieht sich im Dünndarm in drei Schritten:

- Lecithin und Gallensäuren verwandeln die Nahrungsfette in eine **Fettemulsion** aus etwa 5 nm großen Fetttröpfchen. Diese Emulgierung der Nahrungsfette in Wasser ist die Voraussetzung dafür, dass die *wasserlöslichen* Lipasen die Fette von der wässrigen Oberfläche dieser emulgierten Fetttropfen her angreifen können.
- Die Pankreaslipase spaltet durch Hydrolyse die zwei äußeren Fettsäuren der Triglyzeride ab, sodass ein *2-Monoglycerid* und zwei *freie Fettsäuren* entstehen.
- Dieses Monoglyzerid und die freien Fettsäuren werden in den von den Gallensäuren gebildeten **Mizellen** zur Resorption in Richtung Darmmukosa transportiert (☞ 7.5.4). ◀

Lecithin wird durch die Phospholipase A in Anwesenheit von Ca^{2+}-Ionen und Gallensäuren in Lysolecithin gespalten, aus den Cholesterinestern entsteht durch die Cholesterinesterase freies Cholesterin. Auch Lysolecithin und Cholesterin werden in Gallensäurenmizellen transportiert.

7.5 Nahrungsresorption

7.5.1 Grundlagen des gastro-   2 ❓ intestinalen Transports

Der Darm dient der Resorption von Nährstoffen, Wasser und Elektrolyten. Dabei gibt es für die einzelnen Substanzen bestimmte Orte, an denen sie vorzugsweise resorbiert werden (☞ Tab. 7.7). Im Allgemeinen werden die Nährstoffe vorwiegend im Dünndarm, Wasser und Elektrolyte vorwiegend im Dickdarm resorbiert.

Für die Aufnahme von Nahrungsbestandteilen über die Darmmukosa stehen zwei Wege zur Verfügung:

- **Passiv parazellulär:** Hierbei gelangen Wasser oder in Wasser gelöste Substanzen passiv über Diffusion durch die interzellulären Spalten zwischen den Darmepithelzellen ins Gewebe. Die Weite dieser interzellulären Spalten nimmt im Darm von proximal nach distal ab.
- **Aktiv transzellulär:** Die Substanzen werden über die luminale, d.h. darmwärts gelegene Membran des Enterozyten durch einen aktiven (energieverbrauchenden) Transportvorgang aufgenommen, durch das Zytosol geschleust und an der basalen Zellmembran in das Interstitium abgegeben. Auf diese Weise können Substanzen auch entgegen einem Konzentrationsgefälle in den Körper aufgenommen werden.

7

▶ **Tab. 7.7: Resorptionsbereiche der verschiedenen Stoffe im Gastrointestinaltrakt. KH = Kohlenhydrate.** ◀

	Magen	Duodenum (30 cm)	Jejunum (120 cm)	Ileum (130 cm)
Fett	–	+	+++	Reserve
Eiweiß	–	(+)	+++	Reserve
KH	Reserve	+	+++	(+)
Sonst.	–	Eisen, Kalzium	Folsäure, Vit. E, D, K, A	Vit. B_{12}, Gallensäuren, Kalzium

7.5.2 Monosaccharide   5 [?]

▶ Fast die gesamte Kohlenhydratmenge wird über **aktive Transportmechanismen** in Form von Monosacchariden resorbiert. Dieser aktive Transportmechanismus ist selektiv: seine Affinität für Fruktose und Mannose ist nur halb so hoch wie für Galaktose und Glukose.

Der Transport von Glukose und Galaktose ist an den *gleichzeitigen Transport von Natrium-Ionen* gekoppelt: Beide Zucker werden nur in Verbindung mit jeweils einem Na^+-Ion in die Enterozyten transportiert. Dabei liefert die Na^+-Konzentrationsdifferenz zwischen Darmlumen und Enterozyt die Energie für diesen gekoppelten Transportvorgang (**Natrium-Symport**, *sekundär aktiver Glukose-Transport,* ☞ 1.3.2). Von der Darmzelle gelangt die Glukose dann durch passive Diffusion ins Gewebe und damit ins Blut (*erleichterte Diffusion*, ☞ 1.3.2). ◀

Fruktose wird, anders als die übrigen Zucker, nicht durch einen energieverbrauchenden aktiven Transport, sondern durch *erleichterte Diffusion* aufgenommen, d.h. sie folgt lediglich passiv ihrem Konzentrationsgefälle, bedient sich aber zum Eintritt in den Enterozyten eines spezifischen Transportproteins.

🔆 Merke!

Glukose- und Galaktose-Aufnahme:
sekundär aktiver Na^+-Symport.

7.5.3 Aminosäuren und   3 [?]
     Oligopeptide

▶ Ein Drittel der Aminosäuren wird in Form von Di- und Tripeptiden über einen tertiär aktiven H^+-Symporter (☞ 1.3.2) aufgenommen. Diese Di- und Tripeptide werden erst in den Zellen der Darmschleimhaut zu Aminosäuren hydrolysiert.

Freie Aminosäuren werden zumeist in Form eines energieverbrauchenden sekundär aktiven Transports im Verbund mit Na^+-Ionen in die Darmschleimhaut aufgenommen: **Natrium-Symport**.

▶ **Tab. 7.8: Natriumabhängige Transportsysteme für Aminosäuren.** ◀

Transportsystem für	Transportierte Aminosäuren
Neutrale Aminosäuren	Valin, Phenylalanin, Alanin
Basische Aminosäuren	Arginin, Cystein, Lysin, Ornithin
Iminosäuren und Glycin	Glycin, Prolin, Hydroxyprolin
Amino-Dicarbonsäuren	Glutaminsäure, Asparaginsäure

Es existieren mindestens vier sekundär-aktive Transportsysteme, die jeweils eine bestimmte Gruppe von Aminosäuren transportieren (☞ Tab. 7.8).

50–60% der Nahrungsproteine werden auf diese Weise bereits im Duodenum resorbiert, nach der Passage des Ileum sind dann bis zu 90% des zugeführten Eiweißes aufgenommen. Die restlichen 10% werden überwiegend durch die Darmbakterien im Kolon abgebaut.

Nur in ganz geringem Ausmaß werden intakte Proteine über **Pinozytose** resorbiert. Diese spielen für die Ernährung keine Rolle, werden aber als mögliche Auslöser von Nahrungsmittelallergien diskutiert.

7.5.4 Lipide   3 [?]

Fettresorption

Die Fettresorption ist an die Anwesenheit von Gallensäuren gebunden: Mit deren Hilfe werden die Spaltprodukte der Fettverdauung (Monoglyceride, freie Fettsäuren, Cholesterin, Lysolecithin) in Form von Mizellen bis in den Bürstensaum der Darmschleimhaut transportiert. Dort diffundieren die Abbauprodukte passiv aus den Mizellen durch die (lipophile) Zellmembran in die Enterozyten. Die „leeren" Mizellen verbleiben im Darmlumen und stehen dort für den weiteren Fetttransport zur Verfügung. Bei ausreichender Konzentration von Gallensäuren werden 97% des mit der Nahrung zugeführten Fettes aufgenommen, ohne Gallensäuren nur noch etwa 50%. Die Fettresorption erfolgt hauptsächlich im Duodenum und im oberen Jejunum. Nur 5–7 g Fett werden pro Tag mit dem Stuhl ausgeschieden. ◀

Intrazelluläre Lipidsynthese

Die in die Enterozyten diffundierten Spaltprodukte der Fette werden dort in das **endoplasmatische Retikulum** aufgenommen und zu neuen Triglyzeriden synthetisiert. Auch die Phospholipide (Lecithin) und die Cholesterinester werden aus ihren Spaltprodukten (Lysolecithin, Cholesterin) wieder erneut synthetisiert.

Bildung von Lipoproteinen

▶ Das endoplasmatische Retikulum „verpackt" diese neu synthetisierten Fette zusammen mit speziellen Glykoproteinen (Apolipoprotein B-48) zum Weitertansport in Form von so genannten **Chylomikronen**. Diese enthalten etwa 90 % Triglyzeride, 7 % Phospholipide, 2 % Cholesterin und 1 % Proteinanteil. Die Chylomikronen werden von der Darmzelle in die umliegenden Lymphkapillaren abgegeben, von wo aus sie über den **Ductus thoracicus** ins Venensystem gelangen.

Eine Besonderheit gilt für die **mittel- und kurzkettigen Triglyzeride**. Sie werden zum einen bis zu 30 % ohne vorgängige hydrolytische Spaltung in die Enterozyten aufgenommen. Zum anderen werden die aus ihnen nach *intrazellulärer* Hydrolyse entstehenden mittel- und kurzkettigen Fettsäuren in das Kapillarsystem (und nicht in das Lymphsystem) abgegeben, sodass sie mit dem **Pfortaderblut** direkt zur Leber gelangen.

- In der *Leber* werden die kleineren **VLDL-Lipoproteine** (Very low density lipoproteins) synthetisiert, die das Apolipoprotein B-100 als Wandbestandteil enthalten. Diese Apolipoproteinhülle umschließt eine Fettmischung von 60 % Triglyzeriden, 20 % Cholesterin und 20 % Phospholipiden.
- Noch cholesterinreicher sind die **LDL-Lipoproteine** (Low density lipoproteins, 60 % Cholesterinanteil). Diese entstehen aus den VLDL über die Zwischenstufe der IDL (Intermediate density lipoproteins) durch Einwirkung der Lipoproteinlipase im Serum. Die LDL-Lipoproteine werden von speziellen LDL-Rezeptoren, die sich in praktisch allen Geweben finden, aus dem Blut in die Zellen aufgenommen.

- **HDL-Lipoproteine** (High density lipoproteine) enthalten vorwiegend Apolipoprotein A als Wandbestandteil und dienen dem Rücktransport von Cholesterin aus den peripheren Geweben in die Leber. ◀

௹ Klinik!

Hohe Konzentrationen von Cholesterin im Blut sind mit einem erhöhten **Atheroseroserisiko** verbunden. Diese „Arterienverkalkung" liegt der koronaren Herzerkrankung (Verschluss: Herzinfarkt), der Zerebralsklerose (Verschluss: Hirninfarkt) und der peripheren Verschlusskrankheit der Beingefäße zugrunde. Die Höhe der cholesterinreichen LDL-Fraktion ist hierbei für das Risiko maßgeblich, während hohe HDL-Spiegel mit einem deutlich reduzierten Atherosklerose-Risiko einhergehen. Bei der *erblichen Hypercholesterinämie*, einer in ihrer heterozygoten Form *häufigen* Erkrankung (1:500), ist das für den LDL-Rezeptor kodierende Gen durch eine Mutation defekt. Dadurch werden weniger LDL-Rezeptoren gebildet, die LDL-Aufnahme in die Gewebe ist gestört, die LDL-Konzentration im Serum erhöht. Die Betroffenen leiden an einer frühzeitigen Atherosklerose: Myokardinfarkt bei 70 % der Männer und 50 % der Frauen im Alter von 60 Jahren. Bei homozygoten Genträgern (Häufigkeit 1:1 Million) kommt es schon in der Kindheit zu atherosklerotischen Komplikationen: Tod an Myokardinfarkt vor dem 30. Lebensjahr.

7.5.5 Wasser und Elektrolyte 6 ❓

▶ Etwa 9 Liter Wasser erreichen täglich den Darm, 2 Liter aus der Nahrung und knapp 7 Liter aus den Verdauungssekreten. 80 % hiervon werden im Dünndarm, weitere 19 % im Kolon resorbiert. Nur etwa 100 ml (1 %) werden als Wasser mit dem Stuhl ausgeschieden. Dabei ist die Wasserresorption ein Diffusionsvorgang, bei dem das Wasser den resorbierten Elektrolyten passiv folgt. Die Transportvorgänge für die einzelnen Elektrolyte gleichen im Prinzip denjenigen an den Nierentubuli (☞ 9.2.4):

Natrium diffundiert zunächst *passiv*, seinem Konzentrationsgefälle folgend über die *luminale* Zellmembran in den Enterozyten (☞ Abb. 7.8 a). Dort wird die Na^+-Ionen-Konzentration durch *aktive* Na^+-K^+-Pumpen, die das eingedrungene Natrium über die *laterobasale* Zellmembran (Blutseite) ins Interstitium abpumpen, niedrig gehalten (☞ Abb. 7.8 f). Im Kolon verhindern die relativ dichten tight junctions zwischen den Darmepithelzellen einen Rückstrom der Na^+-Ionen in die Darmflüssigkeit, sodass dort eine maximale Natriumresorption auch bei niedrigem Natrium-Gehalt der Darmflüssigkeit gewährleistet ist. ◄

Kalium diffundiert in geringem Ausmaß aus dem Enterozyten ins Darmlumen. Die K^+-Ausscheidung mit den Fäzes liegt bei 0,4 g/24 h (zum Vergleich: die K^+-Ausscheidung über die Nieren beträgt 3–4 g/24 h). Die Resorptions- und Sekretionsvorgänge von Natrium und Kalium werden in gleicher Weise wie in der Niere von **Aldosteron** beeinflusst: Aldosteron steigert die Na^+-Resorption und die K^+-Sekretion der Darmmukosa (☞ Abb. 7.8 c).

Chlorid- und **Bikarbonat-Ionen** werden überwiegend bereits in Duodenum und Jejunum resorbiert.

Die **Kalzium-Resorption** erfolgt vorwiegend im oberen Dünndarm und wird durch Anwesenheit von 1,25-Dihydroxy-Cholecalciferol (Vitamin D) gesteigert (☞ 10.5).

> 💡 **Merke!**
>
> **Wasserresorption:** 80 % im Dünndarm
> 19 % im Dickdarm

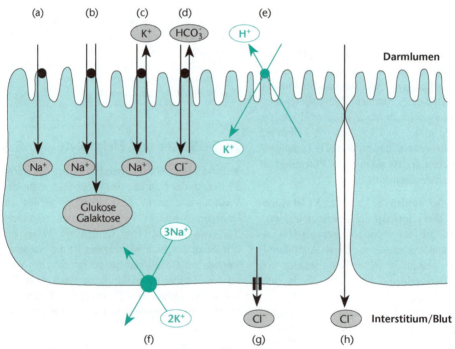

Abb. 7.8: Elektrolytresorption im Darm: (a) Na^+-Resorption über Na^+-Kanäle (im proximalen Kolon). Durch den über die Konzentrationsdifferenz für Na^+ getriebenen Na^+-Einstrom in die Zellen wird das Darmlumen negativ geladen. Hierdurch strömen Cl^--Ionen, dem elektrischen Gradienten folgend, parazellulär ins Insterstitium ein (h). Na^+ gelangt außerdem über einen Symport mit Glukose oder Galaktose (vor allem im Jejunum) in die Zelle (b). Auch durch die Kombination eines Na^+-K^+-Antiports (c) mit einem HCO_3^--Cl^--Antiport (d) gelangt Na^+ und Cl^- ohne Energieverbrauch in die Zelle (Jejunum). Das Cl^- strömt über Chlorid-Kanäle (g) aus der Zelle ins Interstitium ab, während Na^+ entgegen seinem Konzentrationsgradienten durch die an der basalen Zellmembran gelegenen Na^+-K^+-ATPase (f) die Zelle verlässt und ins Blut gelangt. Eine K^+-H^+-ATPase dient im Magen der H^+-Ionen-Ausscheidung und im Kolon der K^+-Resorption. (Grün = primär aktiver Transport, schwarz = sekundär aktiver Transport oder Diffusion durch Ionenkanäle.)

▶ Tab. 7.9: Funktion gastrointestinaler Hormone und Peptide. ◀

	Funktion	Auslöser	Bildungsort
Hormone			
Gastrin	Magensaftsekretion ↑ Magenmotilität ↑	Proteine im Magen, Magendehnung, Vagus- aktivierung (7.3.3)	G-Zellen in Magen und Duodenum
Cholezystokinin (CCK)	Enzymsekretion des Pankreas ↑ HCl-Sekretion ↓ Pepsinogen-Sekretion ↑ Magenmotilität ↓ „Sättigungshormon"	Proteinfragmente und Fettsäuren im Duodenum (7.3.4)	I-Zellen in Duodenum und Jejunum
Sekretin	Bikarbonatsekretion des Pankreas ↑ Sonst wie CCK	pH < 4 im Duodenum, Anstieg der Gallensalze im Duodenum (7.3.4)	S-Zellen in Duodenum und Jejunum
GIP (gastric inhibitory peptide = glucose- dependent insulin-releasing peptide)	Insulin-Sekretion ↑ HCl-Sekretion ↓ Magenmotilität ↓	Glukose, Fettsäuren und Aminosäuren im Jejunum	K-Zellen im gesamten Dünndarm
Somatostatin	Gastrin-Sekretion ↓ VIP-Sekretion ↓ Sekretin-Sekretion ↓ Motilin-Sekretion ↓ Exokrine Pankreassekretion ↓ Magensäurebildung ↓ Magenmotilität ↓ Gallenblasenkontraktion ↓ Resorption von Glukose, Aminosäuren und Triglyzeriden ↓	pH-Abfall im Magen	D-Zellen im Pankreas, Dünndarm, Nervenen- digungen
Biologisch aktive Peptide			
GLP-1 (Glucagon-like peptide-1, „Entero- glukagon")	Insulin-Sekretion ↑ HCl-Sekretion und Pankreassekretion ↓ Darmmotilität ↓	Glukose und Fettsäuren im Ileum	L-Zellen in Ileum und Kolon
GLP-2 (Glucagon-like peptide-2)	Proliferation intestinaler Epithelien ↑	Glukose und Fettsäuren im Ileum	L-Zellen in Ileum und Kolon
VIP (vasoaktives intestinales Polypeptid)	Gallensekretion und Pankreassaft- sekretion ↑ HCl-Sekretion ↓ Gastrointestinale Motilität ↓	Neurotransmitter im Darmnervensystem (7.2.5)	Nervenendigungen im Gastrointestinaltrakt
Motilin	Interdigestive Motilität (MMC, s. u.) ↑	pH-Abfall und Fettsäuren im Duodenum (7.2.5)	M-Zellen im Duodenum
Substanz P	Gastrointestinale Motilität ↑	Neurotransmitter im Darmnervensystem	Endokrine Zellen und Nervenendigungen des Gastrointestinaltraktes

7

7.6 Integrative Steuerung der Magen-Darm-Funktion 6 ?

7.6.1 Nervale Steuerung: Intrinsisches und extrinsisches Darmnervensystem

▶ Der Darm verfügt über ein eigenes Darmnerven-system, das aus den beiden Ganglienzellschichten des **Plexus myentericus** (Auerbach) und des **Plexus submucosus** (Meissner) besteht: intrinsisches Darmnervensystem. Der Plexus myentericus inner-viert hierbei vorwiegend die glatte Darmmuskula-tur, während der Plexus submucosus Sekretion und Absorption der Darmepithelien steuert. Das intrin-sische Darmnervensystem unterliegt der Steuerung von Sympathikus (hemmend) und Parasym-pathikus (anregend), die als **extrinsisches Darm-nervensystem** zusammengefasst werden (zur vege-tativen Steuerung des Verdauungstrakts ☞ 14.3.2).

7.6.2 Humorale Steuerung: Gastrointestinale Hormone und Peptide

Neben den beiden Darmnervensystemen sind eine Vielzahl von gastrointestinalen Hormonen und Peptiden an der Steuerung der Darmfunktionen be-teiligt.

Chemisch handelt es sich bei allen diesen Substan-zen um *Polypeptide*. Traditionell werden jedoch die länger bekannten Peptide Gastrin, Sekretin, Cholezystokinin und GIP als gastrointestinale **Hormone** bezeichnet. Einen Überblick gibt ☞ Ta-belle 7.9. ◀

8 Energie- und Wärmehaushalt

F. Jockenhövel

57 ?

IMPP-Hitliste

▯▯▯ Berechnung von Energieumsatz und Leistung aus Sauerstoffverbrauch und kalorischem Äquivalent

▯▯ Regulation der Körpertemperatur

▯ Brennwerte und respiratorische Quotienten

Energie kann entweder in Arbeit umgesetzt werden oder als Wärme verpuffen. Auf zellulärer Ebene (☞ 8.1.1) und im Gesamtorganismus (☞ 8.1.2) wird mit zunehmender Beanspruchung mehr Energie umgesetzt, was rechnerisch aus der Sauerstoffaufnahme des Organismus ermittelt werden kann (☞ 8.1.3, ☞ 8.1.4). Die neben der Arbeit erzeugte Wärme dient der Aufrechterhaltung der Körpertemperatur (☞ 8.2.1), die über Mechanismen der Wärmebildung (☞ 8.2.2) und der Wärmeabgabe (☞ 8.2.3) von zentralen Strukturen im Hypothalamus gesteuert wird (☞ 8.2.4). Akklimatisationsvorgänge (☞ 8.2.5) ermöglichen ein Überleben auch unter arktischen oder tropischen Witterungsbedingungen.

8.1 Energiehaushalt   35 ?

8.1.1 Energieumsatz der Zelle

Jede lebende Zelle setzt Energie um. Schon die Aufrechterhaltung der Zellstruktur erfordert Ener-

gie. Der hierzu erforderliche Stoffwechsel wird als **Erhaltungsumsatz** bezeichnet. Eine Unterschreitung des Erhaltungsumsatzes hat den Zelltod zur Folge. Die Aufrechterhaltung der unmittelbaren Aktivitätsbereitschaft (die Bereitschaft zu „Serviceleistungen" für den Gesamtorganismus) erfordert mehr Energie. Der dafür nötige Energieumsatz ist der **Bereitschaftsumsatz**. Zur vollen Aktivität (tatsächliche Leistung des Service) wird noch mehr Energie benötigt. Dies wird als **Tätigkeitsumsatz** bezeichnet. Die im Rahmen der jeweiligen Aktivität benötigte Energie ist abhängig vom Zelltyp. Nervenzellen tolerieren eine Unterschreitung des Erhaltungsumsatzes, z. B. als Folge einer Ischämie, nur etwa 5 Minuten, wohingegen Muskelzellen bis etwa 120 Minuten und stoffwechselarme Gewebe noch länger ohne Energiezufuhr überleben.

8

8.1.2 Energieumsatz des Organismus

Der Energieumsatz bei körperlicher und geistiger Ruhe *(Ruheumsatz)* ist keine exakt definierte Größe, da zum einen einige Organe immer aktiv sind (u. a. Leberstoffwechsel, Atemarbeit, Herz, Niere), zum anderen der Energieumsatz von vielen Faktoren abhängt. Daher wurde als Maß des Energieumsatzes der Begriff **Grundumsatz** eingeführt (☞ Tab. 8.1). Der Grundumsatz berücksichtigt die auch in Ruhe ablaufenden physiologischen Funktionen (Verdauung, Kreislauf, Atmung, Muskeltonus) und den immer bestehenden Wärmeverlust als Folge des Zellstoffwechsels. Er ist definiert als Energieumsatz des gesamten Organismus unter den folgenden *standardisierten Bedingungen:*

- **Nüchtern:** Nahrungszufuhr steigert den Energieumsatz.
- **Morgens:** Der Energieumsatz unterliegt tageszeitlichen Schwankungen (Abfall in der Nacht, Anstieg gegen Mittag)
- **In Ruhe:** Körperliche und geistige Arbeit erhöhen den Energieumsatz.
- **Bei Indifferenztemperatur:** Hitze wie Kälte erhöhen den Energieumsatz.
- **Bei normaler Körpertemperatur:** Fieber erhöht, Hypothermie senkt den Energieumsatz.

▶ Der Grundumsatz entspricht der *Wärmebildung* des Organismus und ist damit auch ein Maß für die Wärmemenge, die der Organismus über die verschiedenen Mechanismen der *Wärmeabgabe* (☞ 8.2.3, ☞ Abb. 8.3) an die Umgebung wieder abführen muss.

Durch die Vorgabe standardisierter Bedingungen wird ein Teil der Einflussgrößen auf den Grundumsatz normalisiert, sodass als wesentliche und nicht beeinflussbare Faktoren noch *Geschlecht, Körpergewicht, Körpergröße* und *Alter* des Untersuchten bestehen bleiben. Im Durchschnitt beträgt der Grundumsatz bei gesunden Frauen und Männern etwa 3,8 bzw. 4,2 kJ pro kg Körpergewicht pro Stunde, also etwa **100 kJ/kg/24 Stunden (1,2 W/kg).** Bei einem Körpergewicht von 70 kg entspricht dies einem täglichen Energiebedarf von etwa 6400 kJ bei Frauen (75 W) und 7100 kJ bei Männern (85 W). Der Geschlechtsunterschied beruht überwiegend auf dem höheren Anteil des wenig stoffwechselaktiven Fettgewebes an der Körpermasse bei Frauen. Leber und Muskulatur weisen den größten Anteil am Grundumsatz auf. ◀

Körperliche und geistige Aktivität erhöhen den Grundumsatz in Abhängigkeit von der Schwere der Tätigkeit. Die Zunahme des Energieumsatzes bei geistiger Arbeit ist auf die reflektorische Erhöhung des Muskeltonus bei einer Aktivitätssteigerung des Gehirns zurückzuführen, nicht jedoch auf eine gesteigerte Stoffwechselaktivität des zentralen Nervensystems (ZNS) selbst.

▶ Nicht-körperlich arbeitende Menschen („Schreibtischarbeiter") ohne wesentliche körperliche Tätigkeit (z. B. kein Sport) weisen als so genannten **Freizeitumsatz** einen Energiebedarf von 8400 kJ/Tag bei Frauen (100 W) bzw. 9600 kJ/Tag bei Männern (115 W) auf.

Durch körperliche Aktivität, sei es Arbeit oder Sport, wird der Freizeitumsatz in Abhängigkeit von der Leistung teilweise beträchtlich gesteigert, sodass der **Arbeitsumsatz** deutlich über dem Freizeitumsatz liegt. Zur ungefähren Abschätzung des Arbeitsumsatzes kann zum Freizeitumsatz folgender Energiebedarf addiert werden: *leichte* körperliche Tätigkeit + 2000 kJ/d; *mäßige* körperliche Tätigkeit + 4000 kJ/d; *mittelschwere* körperliche Tätigkeit + 6000 kJ/d; *schwere* körperliche Tätigkeit + 8000 kJ/d; *schwerste* körperliche Tägkeit + 10000 kJ/d. ◀

Tab. 8.1: Relativer Anteil verschiedener Organe am Grundumsatz im Vergleich zu ihrem Anteil am Körpergewicht.

Gewebe	Anteil am Grundumsatz (%)	Anteil an der Körpermasse (%)
Leber	26,4	2,1
Muskel	25,6	39,7
Gehirn	18,3	2,0
Herz	9,2	0,4
Nieren	7,2	0,4
Übrige	13,3	55,4

Bei jeder Nahrungsaufnahme des Organismus steigert sich sein Energieumsatz. Diese **spezifisch-dynamische Wirkung** der Nahrungsstoffe ist von der Art der zugeführten Nahrung abhängig. So werden bei Aufnahme von Mischkost 6 % der zugeführten Kalorienmenge aufgrund der spezifisch-dynamischen Wirkung der Nahrung als Wärme im Organismus freigesetzt und stehen zur Deckung des Grundumsatzes nicht mehr zur Verfügung. Bei reiner Eiweißkost liegt die spezifisch-dynamische Wirkung bei 30 %.

> **Klinik!**
>
> Bei Patienten mit **Störungen der Schilddrüsenfunktion** wird der Grundumsatz erheblich beeinflusst. Eine *Schilddrüsenüberfunktion* (Hyperthyreose) steigert den Grundumsatz (daher die Gewichtsabnahme trotz gesteigertem Appetit und Nahrungsaufnahme), eine *Schilddrüsenunterfunktion* (Hypothyreose) senkt den Grundumsatz mit der Folge einer Gewichtszunahme.

8.1.3 Ermittlung des Energieumsatzes

▶ Die Bestimmung des Energieumsatzes erfolgt durch die Bestimmung des aufgenommenen Sauerstoffs (O_2) mittels *indirekter Kalorimetrie* (☞ 8.1.4). Energie entsteht im Organismus durch die Oxidation („Verbrennung") von Nährstoffen unter Verbrauch von O_2, wobei die verschiedenen Nährstoffe unterschiedliche **biologische Brennwerte**, d. h. einen unterschiedlich hohen, für den Organismus nutzbaren Energiegehalt aufweisen (☞ Tab. 8.2). Der **physikalische Brennwert** (= tatsächlicher Energiegehalt) der Nährstoffe ist höher als der biologische Brennwert, da die im Stoffwechsel anfallenden Endprodukte noch energiehaltig sind. Dies

gilt insbesondere für die Proteine. Harnstoff z. B. als Abbauprodukt der Proteine hat selbst noch einen Brennwert, sodass der biologische Brennwert von Eiweiß niedriger ist als der physikalisch mögliche. ◀

> **Klinik!**
>
> Auch **Alkohol** (Äthanol) hat mit 29,7 kJ/g einen hohen Brennwert, der nur von Fett übertroffen wird. Dies erklärt die Tatsache, dass hoher Alkoholkonsum oft mit Adipositas vergesellschaftet ist. Durch diesen hohen Energiegehalt ist Äthanol im Prinzip auch zur parenteralen Ernährung gut geeignet und wurde früher, vor der Verfügbarkeit verträglicher Fettemulsionen, auch in dieser Indikation eingesetzt.

Da im Körper kaum O_2 gespeichert wird, ist die pro Zeiteinheit aufgenommene O_2-Menge proportional zum Energieumsatz. Das Verhältnis des aufgenommenen O_2 zur produzierten Energie hängt von den zur Energiegewinnung eingesetzten Nährstoffen ab und wird als Energieäquivalent oder *kalorisches Äquivalent* bezeichnet (☞ Tab. 8.2). Daher muss zur exakten Berechnung der erzeugten Energie aus dem O_2-Verbrauch auch der Anteil der Nährstoffe an der Energieerzeugung bekannt sein.

▶ Hierzu dient die Ermittlung des **respiratorischen Quotienten** (RQ), der definiert ist als das *Verhältnis von CO_2-Abgabe zu O_2-Aufnahme*.

$$RQ = \frac{CO_2\text{-Abgabe}}{O_2\text{-Aufnahme}} \blacktriangleleft$$

Bei der biologischen Energiegewinnung durch Oxidation wird nicht nur O_2 verbraucht, sondern auch CO_2 produziert, das ausgeatmet wird. Wie der O_2-Verbrauch hängt auch das Ausmaß der

8

▶ **Tab. 8.2: Brennwerte, kalorisches Äquivalent und respiratorischer Quotient von Kohlenhydraten, Eiweiß, Fetten.** ◀

Nährstoff	Physikalischer Brennwert (kJ/g)	Biologischer Brennwert (kJ/g)	Kalorisches Äquivalent des O_2 (kJ/l O_2)	Respiratorischer Quotient
Kohlenhydrate	17,6	17,2	21,1	1,00
Eiweiß	23,2	17,2	18,8	0,81
Fette	38,9	38,9	19,6	0,70
Mischkost			20,0	0,87

CO_2-Produktion von der Art der verbrannten Nährstoffe ab. Bei der Oxidation von Kohlenhydraten entsteht genau so viel CO_2, wie O_2 verbraucht wird, sodass der respiratorische Quotient 1 beträgt. Fette enthalten weniger Sauerstoff, sodass zur Verbrennung zusätzlich O_2 bereitgestellt werden muss und der respiratorische Quotient mit 0,7 niedriger ist als für Kohlenhydrate. Somit kann aus dem gemessenen respiratorischen Quotienten auf die Art des zur Energieerzeugung verbrannten Nährstoffes geschlossen werden.

▶ Sind der O_2-Verbrauch und der verbrannte Nährstoff bekannt, kann die erzeugte Energie aus der Multiplikation der O_2-Aufnahme mit dem kalorischen Äquivalent errechnet werden. Meist ist jedoch der Nährstoff nicht bekannt, dann wird entsprechend einer Mischkost als kalorisches Äquivalent 20 kJ/l O_2 angenommen

Beispiel: Hat ein Proband ein Atemzeitvolumen von 400 l pro Stunde, wobei die Einatmungsluft einen Sauerstoffanteil von 20 % und die Ausatmungsluft von 15 % hat, beträgt die aufgenommene O_2-Menge 5 % von 400 l, also 20 l. Wird eine Mischkost verbrannt, so werden in dieser Stunde 400 kJ erzeugt (O_2-Aufnahme multipliziert mit dem kalorischen Äquivalent: 20 l O_2 · 20 kJ/l O_2 = 400 kJ). ◀

Merke!
Biologischer Brennwert:
- Fette 39,8 kJ/g
- Alkohol 29,7 kJ/g
- Eiweiß und Kohlenhydrate 17,2 kJ/g

8.1.4 Kalorimetrie

Die früher angewandte **direkte Kalorimetrie** untersuchte die Wärmeabgabe einer Person in einer geschlossenen Kammer. Sie wird heute wegen des großen Aufwandes nicht mehr eingesetzt. Die **indirekte Kalorimetrie** errechnet den Energieumsatz aus dem O_2-Verbrauch und der CO_2-Abgabe. Für diese Messungen stehen zwei verschiedene Systeme zur Verfügung:

- ▶ Im **geschlossenen System** ist die Versuchsperson an ein Spirometer angeschlossen, das mit O_2 gefüllt ist. Die ausgeatmete Luft wird

nach Absorption des CO_2 an Kalk dem Reservoir wieder zugeführt. Durch den Verbrauch von O_2 nimmt das Volumen des Reservoirs ab. Die Abnahme des O_2-Reservoir wird gemessen und erlaubt die Berechnung der erzeugten Energie. Der respiratorische Quotient kann mit diesem System nicht ermittelt werden, da die produzierte CO_2-Menge nicht gemessen wird. Von Vorteil ist, dass bei diesem Verfahren eine Messung von Gaspartialdrücken nicht erforderlich ist. ◀
- Im **offenen System** atmet der Proband Raumluft ein. In der ausgeatmeten Luft werden O_2- und CO_2-Konzentrationen bestimmt und mit denen der Raumluft verglichen. Die Differenzen ergeben die verbrauchte O_2- und die erzeugte CO_2-Menge.

8.2 Wärmehaushalt   22 ?

Der Mensch gehört zu den **homoiothermen** Lebewesen, die sich durch eine *konstante*, von der Umgebungstemperatur überwiegend *unabhängige Körpertemperatur* von den **poikilothermen** (wechselwarmen) Lebewesen unterscheiden. Bei poikilothermen Lebewesen liegt die Körpertemperatur nur wenig über der Umgebungstemperatur und macht die Veränderungen der Umgebungstemperatur mit.

8.2.1 Körpertemperatur

Die im Körper gebildete Wärme gelangt durch **Konduktion** (Wärmeleitung im Gewebe) und **Konvektion** (Wärmetransport auf dem Blutweg) an die Körperoberfläche. Dies führt zu einem *Temperaturgefälle* zwischen dem *Körperkern* (Inneres von Rumpf und Schädel) und der *Körperschale* (Haut und Extremitäten). Entsprechend nimmt die Körpertemperatur radial (von innen nach außen) und axial (entlang der Extremitäten) ab (☞ Abb. 8.1). Im Gegensatz zum Körperkern, dessen Temperatur in engen Grenzen konstant bleibt, weist die Temperatur der Körperschale größere Schwankungen auf, die durch äußere und innere Einflüsse hervorgerufen werden.

Aber auch die Temperatur des Körperkerns ist nicht einheitlich und unterliegt leichten Veränderungen. So bestehen Unterschiede zwischen den rektal, sublingual und axillär gemessenen Körperkerntemperaturen. Die höchste Körpertemperatur findet sich im Rektum, die sublinguale Temperatur liegt um 0,5 °C niedriger. Moderne Fieberthermometer messen die Temperatur am Trommelfell. Sie entspricht der Temperatur des Innenohrs und somit der Körperkerntemperatur. Dieses Verfahren hat die unbequeme und unhygienische rektale Messung abgelöst.

▶ Kontinuierliche Messungen der Körperkerntemperaturen zeigen eine deutliche **tageszeitliche Rhythmik**, mit minimalen Werten zwischen Mitternacht und dem frühen Morgen und einem Maximum gegen Abend (☞ Abb. 8.2). Der Unterschied zwischen minimaler und maximaler Temperatur beträgt etwa 1 °C.

Bei **Frauen** steigt im Rahmen des **Menstruationszyklus** nach der Ovulation während der Lutealphase der Serumspiegel des Hormons *Progesteron* an. Dies hat eine *Erhöhung der Temperatur* um 0,3 – 0,5 °C zur Folge, die durch eine Sollwertverstellung im Hypothalamus ausgelöst wird. Dadurch ist die Temperaturkurve in Abbildung 8.2 bei Frauen in der Lutealphase nach oben verschoben (☞ 11.2).

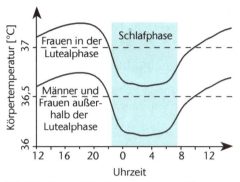

Abb. 8.2: Tageszeitliche Schwankungen der Körpertemperatur bei Männern und Frauen. In der Lutealphase wird der Sollwert der Körpertemperatur durch das Hormon Progesteron um 0,3 bis 0,5 °C erhöht und die Temperaturkurve entsprechend verschoben.

Über diesen Temperaturanstieg kann der Zeitpunkt des Eisprungs festgestellt werden. Beim Eintritt einer Schwangerschaft verbleibt die Temperatur aufgrund der persistierenden Progesteron-Bildung auf dem postovulatorisch höheren Niveau. ◀

▶ *Körperliche Arbeit* führt zu einem Anstieg der Körperkerntemperatur, die bei extremer Belastung bis auf 40 °C steigen kann. Dagegen reduziert sich die Hauttemperatur durch die einsetzende Schweißsekretion. ◀

> 💡 **Merke!**
> Temperaturanstieg nach der Ovulation: Progesteroneffekt

8.2.2 Wärmebildung

Wärme entsteht im Körper zu einem wesentlichen Teil im Rahmen des Energieumsatzes. Eine darüber hinaus erforderliche Wärmeproduktion ist über drei Mechanismen möglich:

- **Willkürliche** Muskelbewegungen,
- unwillkürliche Muskelaktivität: **Kältezittern** und
- **zitterfreie Wärmebildung** im braunen Fettgewebe (beim Erwachsenen nur rudimentär).

Die Steigerung der Muskelaktivität ist der wichtigste Mechanismus zur zusätzlichen Wärmeproduktion beim Erwachsenen. Neugeborene set-

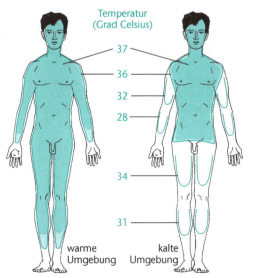

Abb. 8.1: Zonen gleicher Temperatur (Isotherme) eines Erwachsenen in warmer und kalter Umgebung.

zen dagegen überwiegend die zitterfreie Wärmebildung durch Lipolyse im braunen Fettgewebe ein.

8.2.3 Wärmeabgabe

▶ Zur Wärmeabgabe stehen dem Körper vier Mechanismen zur Verfügung (☞ Abb. 8.3):

- Konvektion
- Konduktion
- Strahlung
- Verdunstung (Evaporation). ◀

Bei der *Konvektion* wird die Wärme zusammen mit einem Stoff transportiert. *Konduktion* (Wärmeleitung) ist Wärmetransport ohne Stofftransport.

▶ In Ruhe wird der Hauptteil der Wärme über Strahlung abgegeben (60%), der restliche Wärmeanteil über Konvektion (15%) und Evaporation (20%). Bei körperlicher Anstrengung überwiegt die Wärmeabgabe durch Evaporation (70%). ◀

Konvektion: Die der Haut direkt angrenzende Luftschicht wird von der Haut erwärmt, steigt dann in Folge der Erwärmung auf und wird von kälterer Luft ersetzt. Durch eine Zunahme der Luftbewegungen (Wind, Ventilator) kann der Wärmeabstrom durch Konvektion erheblich gesteigert werden.

Konduktion: Bei direktem Hautkontakt mit flüssigem oder festem Material kommt es zu einer Wärmeleitung. Das Ausmaß der Wärmeabgabe durch Konduktion hängt von der Temperaturdifferenz zwischen Haut und Material sowie von der Wärmeleitfähigkeit des Materials ab.

Für die Wärmeabgabe durch Konvektion und Konduktion spielt die *Durchblutung von Haut und Extremitäten* die wesentliche Rolle, da über das Blut konvektiv der Wärmetransport vom Körperkern zur Körperschale erfolgt. Wird die Durchblutung von Extremitäten und Haut durch Aktivierung des Sympathikus (vermittelt durch Noradrenalin und α_1-Rezeptoren) vermindert, sinkt der Wärmetransport vom Körperkern zur Körperschale, d.h. der *Wärmedurchgangswiderstand* zwischen Körperkern und Körperschale steigt. Dadurch wird weniger Wärme abgegeben. Zusätzlich ermöglicht der parallele Verlauf der großen Arterien und Venen in den Extremitäten den Übergang der Wärme von den Arterien zu den Venen (☞ Abb. 8.4).

Durch dieses *Gegenstromprinzip des arteriovenösen Wärmeaustausches* hat das in die Akren strömende arterielle Blut bereits eine im Vergleich zum Körperkern niedrigere Temperatur, während das zurückfließende venöse Blut erwärmt wird. Soll Wärme abgegeben werden, wird der Sympathikotonus gesenkt, was eine Dilatation der Gefäße und eine Öffnung arteriovenöser Anastomosen bewirkt. Dies hat zum einen eine gesteigerte Durchblutung mit vermehrter Konvektion von Wärme (Wärmetransport) aus dem Körperkern in die Körperschale zur Folge, zum anderen wird der arterio-

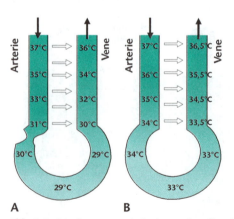

Abb. 8.4: Das Gegenstromprinzip des arteriovenösen Wärmeaustauschs. Im Zustand der Vasokonstriktion (A) fließt weniger Blut durch die Akren und der Wärmeaustausch zwischen Arterie und Vene ist gesteigert. Dadurch wird die Temperatur des venösen Blutes erhöht. Bei Vasodilatation (B) fließt pro Zeiteinheit mehr Blut durch die Akren. Hierdurch wird mehr Wärme in die Akren transportiert (Konvektion) und der Wärmeaustausch zwischen Arterie und Vene reduziert.

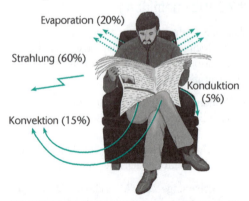

Abb. 8.3: Mechanismen der Wärmeabgabe: Strahlung, Konvektion, Schwitzen (Evaporation) und Konduktion.

venöse Wärmeaustausch reduziert, da mehr Blut durch die Extremitäten fließt und der venöse Rückstrom vermehrt über oberflächliche Venen erfolgt.

▶ **Strahlung:** Von der Haut geht langwellige Infrarotstrahlung aus. Eine Netto-Wärmeabgabe durch Strahlung kann nur erfolgen, wenn der Körper mehr Strahlung abgibt als er aufnimmt.

Verdunstung: Ab einer Umgebungstemperatur von etwa 36 °C wird die Wärme fast ausschließlich über Verdunstung abgegeben. Eine solche Wärmeabgabe ist grundsätzlich auch noch bei einer Luftfeuchtigkeit von 100 % möglich. Entscheidend für die Möglichkeit einer Wärmeabgabe durch Verdunstung ist die Differenz zwischen dem Dampfdruck für Wasser auf der Haut und dem Dampfdruck in der umgebenden Luft. Bei einer Hauttemperatur von 37 °C und schweißbedeckter Haut beträgt der Wasserdampfdruck auf der Haut etwa 6,3 kPa. Liegt der Dampfdruck der Umgebungsluft höher – z. B. unter Saunabedingungen (80 °C Lufttemperatur, 20 % relative Luftfeuchtigkeit, 8,2 kPa Wasserdampfpartialdruck) – ist eine Wärmeabgabe durch Verdunstung nicht möglich.

Die Wärmeabgabe durch Verdunstung ist aufgrund der hohen spezifischen Verdampfungswärme von Wasser sehr effektiv. Mit jedem verdunsteten Liter Wasser werden 2 430 kJ Wärme abgegeben. Cholinerge Sympathikusfasern regulieren die als **Perspi-**

ratio sensibilis („Schwitzen") bezeichnete Produktion des hypotonen Schweißes. ◀

Hiervon abzugrenzen ist die als **Perspiratio insensibilis** oder extraglanduläre Wasserabgabe bezeichnete Diffusion von etwa 500 bis 700 ml Wasser pro Tag durch Haut und Schleimhäute. Die Perspiratio insensibilis trägt zur Temperaturregulation bei, kann jedoch nicht vom Körper beeinflusst werden, da sie nicht nerval reguliert ist. Sie ist allerdings wie die Perspiratio sensibilis von Luftfeuchtigkeit und Umgebungstemperatur abhängig, d. h. bei konstanter Lufttemperatur nimmt die Perspiratio insensibilis wie die Perspiratio sensibilis mit steigender Luftfeuchtigkeit ab.

> 💡 **Merke!**
>
> „**Schwitzen**" (perspiratio sensibilis): Regulation durch *cholinerge* Sympathikusfasern.

8.2.4 Temperaturregulation

Die Regulation der Körpertemperatur erfolgt durch ein kompliziertes **Mess- und Regelsystem** (☞ 1.7) mit dem Hypothalamus als *Regler*, Thermosensoren in Körperkern und Körperschale als *Messfühler*, Mechanismen zur Wärmeproduktion und -abgabe als *Stellgrößen* und der Körpertemperatur als *Regelgröße* (☞ Abb. 8.5).

8

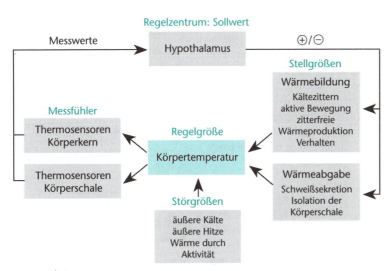

Abb. 8.5: Temperaturregulation.

Innere Thermosensoren zur Erfassung der Körperkerntemperatur finden sich in Hypothalamus, Medulla oblongata, dem Rückenmark (dort besonders empfindlich) und der dorsalen Wand des Abdomens. *Äußere* (kutane) Thermosensoren, die auch die Warm-Kalt-Empfindung vermitteln, messen die Temperatur der Körperschale. Im posterioren Hypothalamus, der selbst Thermosensoren enthält, werden die von den inneren und äußeren Thermosensoren kommenden Signale verarbeitet und mit dem Sollwert verglichen. Bei Abweichungen vom Sollwert veranlasst der Hypothalamus über Steuersignale die Stellgrößen Wärmeproduktion und -abgabe zur Gegenregulation.

Wärmeproduktion und Wärmeabgabe

Die **Wärmeproduktion** wird über efferente Bahnen vom Hypothalamus zu den motorischen Kerngebieten im Mesenzephalon und Rhombenzephalon ausgelöst: Aktivierung des Muskelzitterns, „Zitterbahn". Die *zitterfreie Wärmeproduktion* wird über das sympathische Nervensystem gesteuert. Hierbei steigert Noradrenalin über β_1-Rezeptoren im braunen Fettgewebe die Lipolyse.

Die Regulation der **Wärmeabgabe** (Vasodilatation, Schweißsekretion) wird ebenfalls über den Sympathikus vermittelt. Eine *Verminderung des Sympathikotonus* durch reduzierte Freisetzung von Noradrenalin aus noradrenergen Nervenendigungen an der Gefäßmuskulatur bewirkt eine **Vasodilatation** und eine Öffnung der arteriovenösen Anastomosen. Dies führt zu einer beträchtlichen Zunahme der Durchblutung der Extremitäten, wodurch der konvektive Wärmetransport steigt und der Wärmeaustausch zwischen den nebeneinander verlaufenden Arterien und Venen abnimmt. Die **Sekretion der Schweißdrüsen** wird durch *cholinerge (!)*, d. h. Acetylcholin-freisetzende, sympathische Nervenfasern stimuliert und ist durch Atropin hemmbar.

Wärmebelastung

Bei *Wärmebelastung*, z. B. durch körperliche Aktivität, signalisieren die inneren Thermorezeptoren eine Temperaturzunahme. Als Reaktion hierauf löst der Hypothalamus Mechanismen zur Gegenregulation aus: Vasodilatation und Schweißsekretion.

Kann trotz maximaler Vasodilatation und Schweißsekretion keine ausreichende Wärmeabgabe erzielt werden, kommt es zu einer *Hyperthermie* mit Körperkerntemperaturen von über 39,5 °C, die zu einer schweren, oft tödlichen Schädigung des Gehirns mit Verwirrtheit, Krämpfen, Bewusstlosigkeit und Hirnödem führt. Dies wird als **Hitzschlag** bezeichnet und muss vom **Hitzekollaps** abgegrenzt werden. Beim Hitzekollaps besteht ein Kreislaufversagen wegen eines Blutdruckabfalls, der durch die starke Vasodilatation im Rahmen der Wärmeabgabe bedingt ist.

Kältebelastung

Kälte aktiviert kutane Kältesensoren, die lange vor den Thermosensoren im Körperkern den Hypothalamus zur Einleitung von Gegenregulationen veranlassen. Neben einer Vasokonstriktion zur Minderung der Durchblutung der Körperschale wird die Muskulatur zur Wärmeproduktion aktiviert. Sinkt die Körpertemperatur unter 35 °C, besteht eine **Hypothermie**, in deren weiterem Verlauf auch die Gegenregulationsmaßnahmen (Muskelzittern) zunehmend versagen. Unter 32 °C tritt Bewusstlosigkeit ein, ab 28 °C muss mit dem Tod durch Herzkammerflimmern gerechnet werden.

Indifferenztemperatur

▶ Wenn weder eine Wärme- noch eine Kältebelastung vorliegt, herrscht **Indifferenztemperatur,** die als thermisch behaglich empfunden wird (thermische Neutralzone). Dann sind weder Muskelzittern noch Schweißsekretion aktiviert. Die Körperschale wird auf einem mittleren Niveau durchblutet, erforderliche minimale Anpassungen werden durch eine fein gesteuerte Variation der Durchblutung gewährleistet.

Die Indifferenztemperatur wird von vier Faktoren beeinflusst:

● Lufttemperatur,
● relative Luftfeuchtigkeit,
● Windgeschwindigkeit und
● Strahlungswärme der Umgebung.

Innerhalb gewisser Grenzen können sich diese Faktoren ausgleichen. Eine erhöhte Luftfeuchtigkeit wird bei niedrigerer Lufttemperatur behaglicher empfunden, bei höherer Windgeschwindigkeit muss die Lufttemperatur steigen, um Behaglichkeit zu erreichen. Bei einem leicht bekleideten, sich in Ruhe befindlichen Menschen liegt die Indifferenztemperatur bei 25–26 °C (Luftfeuchtigkeit von 50 %, Strahlungswärme gleich Lufttemperatur und Windgeschwindigkeit 0). Da Wasser eine wesentlich höhere Wärmekonduktion und -konvektion aufweist als Luft, sind bei einem *Aufenthalt im Wasser* der Regelbereich und die Indifferenzzone im Vergleich zur Luft schmaler und zu höheren Temperaturen hin verschoben. Im Wasser beträgt die Indifferenztemperatur etwa 35–36 °C und schon bei Wassertemperaturen von 10 °C entwickelt sich eine Hypothermie, weil trotz Aktivierung aller Gegenregulationsmechanismen der Wärmeentzug durch Konvektion und Konduktion die Wärmeproduktion übersteigt. ◀

Fieber

▶ **Fieber** ist eine *Verstellung* der vom Körper anzustrebenden *Solltemperatur* im Hypothalamus auf einen höheren Wert. Diese Sollwertverstellung wird durch Substanzen aus Leukozyten (u. a. Interleukine, Prostaglandine) ausgelöst, deren Produktion z. B. durch Endotoxine aus Bakterien stimuliert wird. Der *Fieberanstieg* ist demnach der Versuch des Hypothalamus, die aktuelle Temperatur des Körperkerns auf den neuen, höheren Sollwert einzustellen. Deshalb werden Mechanismen zur Verminderung der Wärmeabgabe *(Vasokonstriktion)* und zur Erhöhung der Wärmeproduktion, (Muskelzittern, „*Schüttelfrost*") eingeleitet. Beim *Fieberabfall* sind die Verhältnisse umgekehrt: die Körperkerntemperatur muss auf den jetzt wieder niedrigeren Sollwert gesenkt werden. Hierzu werden die temperatursenkenden Mechanismen von *Vasodilatation* und *Schweißsekretion* aktiviert. ◀

Temperaturregulation bei Neugeborenen

▶ Bei *Neugeborenen* verhält sich die Temperaturregulation prinzipiell genauso wie beim Erwachsenen. Allerdings ist bei Neugeborenen das Verhältnis von Körperoberfläche zu Körpervolumen dreifach höher und damit ungünstiger, weil die im Verhältnis zum relativ kleinen Körperkern größere Oberfläche vermehrt Wärme abgibt. Die Körperschale ist kleiner und dünner, sodass die Isolation des Körperkerns weniger gut ausgeprägt ist. Daher sind Neugeborene in deutlich stärkerem Maße als Erwachsene von einer Unterkühlung bedroht. Dem wirkt die spezielle Temperaturregulation des Neugeborenen entgegen. Schon bei für den Erwachsenen relativ hohen Umgebungstemperaturen wird die zitterfreie Wärmeproduktion aktiviert, d. h. die untere Grenze der Indifferenztemperatur ist nach oben verschoben. Ein Neugeborenes beginnt bei absinkenden Außentemperaturen also schon wesentlich früher mit der Wärmeproduktion als ein Erwachsener. Der Bereich der Umgebungstemperatur, innerhalb derer das Neugeborene seine Körpertemperatur aufrechterhalten kann, ist kleiner als beim Erwachsenen. ◀

8.2.5 Akklimatisation

Langfristige Anpassungen an klimatische Bedingungen werden zur Unterscheidung von den kurzfristigeren regulatorischen Maßnahmen als **Adaptation** oder **Akklimatisation** bezeichnet. Eine Adaptation tritt erst nach lang anhaltender oder wiederholter intensiver thermischer Belastung ein.

▶ **Hitzeadaptation** beruht überwiegend auf Veränderungen der Schweißsekretion. Es wird mehr Schweiß produziert: *Training der Schweißdrüsen.* Außerdem tritt Schwitzen schon bei tieferen Temperaturen auf: Senkung der Schwitzschwelle. Der Elektrolytgehalt des Schweißes nimmt ab. Darüber hinaus steigt das Durstgefühl, sodass mehr Flüssigkeit aufgenommen wird und das Plasmavolumen leicht zunimmt. Dies schützt, wie auch die Einsparung der Elektrolyte, vor dem Hitzekollaps, da bei Vasodilatation (zur Wärmeabgabe) der Blutdruck nicht so stark abfällt. Zusammenfassend schwitzt der Hitzeadaptierte früher und mehr, spart aber durch die Ausscheidung eines hypotoneren Schweißes Elektrolyte ein und trinkt mehr Flüssigkeit als der Nicht-Adaptierte. ◀

Die Mechanismen zur **Kälteadaptation** sind weniger gut gesichert. Es gibt Hinweise für eine erhebliche Steigerung des Grundumsatzes bei ausschließlich in extrem kaltem Klima lebenden Völkern. Diese *metabolische Kälteadaptation* führt zu einer Steigerung der Wärmeproduktion. Andere

8

Untersuchungen zeigten Adaptation an niedrigere Temperaturen mit einer Senkung der „Zitterschwelle", sodass beim Absinken der Körpertemperatur das Kältezittern bei niedrigeren Temperaturen einsetzt. Dies wird als *hypotherme Kälte-* *adaptation* bezeichnet. Der wichtigste Mechanismus zur Kälteadaptation ist jedoch sicherlich die *Verhaltensanpassung* mit dem Einsatz adäquater Bekleidung und Behausung.

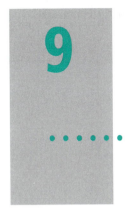

9 Wasser- und Elektrolyt-haushalt, Nierenfunktion

F. Jockenhövel

177 ?

IMPP-Hitliste

❚❚❚ Berechnungen: Clearance, glomeruläre Fil-trationsrate, renaler Plasmafluss, Filtra-tionsfraktion.

❚❚ Rückresorption im proximalen Tubulus: besonders sekundär aktiver Transport.

❚ ADH- und Aldosteron-Mechanismus.

Die Nieren sind das wichtigste Organ zur *Regulation des Wasser- und Elektrolythaushaltes* (☞ 9.1) und spielen eine zentrale Rolle bei der *Ausscheidung von Stoffwechselprodukten und Fremdstoffen* (Medikamente, Toxine). Darüber hinaus produzieren die Nieren *Hormone,* die auf den Blutdruck, den Elektrolythaushalt und die Blutbildung Einfluss nehmen. Für das Verständnis der Nierenphysiologie sind Kenntnisse der funktionellen Nierenanatomie und -histologie (☞ 9.2.1) sowie der Nierendurchblutung Voraussetzung (☞ 9.2.2). Das Blut wird in den Glomeruli der Niere zunächst filtriert (☞ 9.2.3). Das Filtrat wird in den Nierentubuli weiter bearbeitet (☞ 9.2.4). Im proximalen Tubulus steht die Rückresorption großer Mengen von Elektrolyten, Glukose und Aminosäuren im Vordergrund. In der Henle-Schleife wird über Gegenstrommechanismen der Harn konzentriert. Im distalen Tubulus und den Sammelrohren wird Wasser rückresorbiert und die Feineinstellung der Elektrolytresorption vorgenommen. Die Niere kann als

Organ des Säure-Basen-Haushalts Säuren und Basen mit dem Harn ausscheiden (☞ 9.2.5). Zur Beurteilung der Nierenfunktion (☞ 9.2.6) dienen die glomeruläre Filtrationsrate, der renale Blutfluss, die Filtrationsfraktion und die fraktionelle Ausscheidung.

9.1 Wasser- und Elektrolyt-haushalt

9.1.1 Wasserbestand und Verteilungsräume 4 ?

Der Körper des Säuglings besteht zu 75 % aus Wasser. Mit zunehmendem Lebensalter sinkt der Wassergehalt, wobei Frauen aufgrund des höheren (wasserarmen) Fettgewebeanteils prozentual einen etwas geringeren Wasseranteil aufweisen als Männer (☞ Tab. 9.1). Wird der Wasserbestand

Tab. 9.1: Prozentualer Anteil des Wassers am Gesamtkörpergewicht bei Frauen und Männern.

	Männer [%]	Frauen [%]
Jung	65	55
Alt	55	45

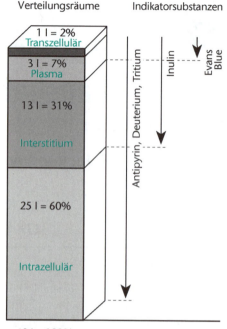

Abb. 9.1: Wasserbestand eines Erwachsenen in den vier verschiedenen Verteilungsräumen, angegeben in Litern und in prozentualem Anteil am Gesamtkörperwasser. Rechts sind die Verteilungsräume verschiedener Indikatorsubstanzen dargestellt. Antipyrin, Deuterium und Tritium verteilen sich im gesamten Körperwasser, da sie Zellmembranen gut durchdringen; Inulin ist nur im Extrazellulärraum zu finden, da es nicht in Zellen eindringt; der Farbstoff Evans Blue bindet sich an Plasmaproteine und verbleibt daher in den Blutgefäßen.

des Körpers auf die fettfreie Körpermasse bezogen, beträgt der **Wasseranteil 73 %** ohne Geschlechtsunterschied.

Das Gesamtkörperwasser verteilt sich auf vier verschiedene Räume:

- **Intrazelluläre Flüssigkeit:** Wasser *in* den Zellen.
- **Interstitielle Flüssigkeit:** Wasser *zwischen* den Zellen.
- **Plasmavolumen:** Wasser in den Blutgefäßen.
- **Transzelluläre Flüssigkeit:** Wasser in Liquor, Gallenblase, Augenkammer, Nierentubuli.

Interstitielle und transzelluläre Flüssigkeit werden mit dem Plasmavolumen zur **Extrazellulärflüssigkeit** zusammengefasst.

▶ Der Wasserbestand des Körpers wird gemessen, indem eine bekannte Menge einer Indikatorsubstanz verabreicht wird, die sich im gesamten Körperwasser *gleichmäßig verteilt* (☞ Abb. 9.1). Hat sich eine gleichmäßige Verteilung eingestellt, kann aus der Konzentration im Plasma das **Verteilungsvolumen** errechnet werden:

$$\text{Verteilungsvolumen (V)} = \frac{\text{Menge}_{\text{appliziert}}}{\text{Konzentration}_{\text{Plasma}}}$$

Werden z.B. einem 70 kg schweren Mann 10 000 Becquerel *Tritium* intravenös injiziert und nach 2 Stunden in einem Liter Plasma 240 Becquerel gemessen, so hat sich das Tritium auf etwa 42 Liter verteilt, was dem Gesamtwasserbestand entspricht. Ganz analog kann die Bestimmung mit schwerem Wasser (D_2O) durchgeführt werden. Wird *Inulin* als Indikatorsubstanz verabreicht, entspricht das errechnete Verteilungsvolumen lediglich dem Extrazellulärraum, da Inulin nicht in die Zelle eindringt. Die Differenz der Verteilungsräume für Tritium (Gesamtwasserbestand) und für Inulin (Extrazellulärraum) ergibt das intrazelluläre Flüssigkeitsvolumen. Der Farbstoff *Evans Blue* bindet an Plas-

maproteine und verlässt daher nicht die Gefäßbahn nicht. Er ist, wie radioaktiv markiertes Albumin, eine Indikatorsubstanz für das Plasmavolumen. ◀

9.1.2 Regulation der Wasser-   2 ⍰
aufnahme und -ausscheidung

Der minimale tägliche **Wasserverlust** des gesunden Erwachsenen beträgt etwa 2 Liter. Er setzt sich aus 1 Liter *Urin*, 100 ml Wasser im *Kot* und 900 ml *Perspiratio insensibilis* zusammen. Unter Perspiratio insensibilis versteht man die Abgabe von Wasser über die Haut (ohne eine Aktivierung der Schweißdrüsen) sowie über die Atemluft. Die **Wasserzufuhr** besteht aus der *Trinkmenge* (ca. 1 Liter), *präformiertem Wasser* in der Nahrung (ca. 700 ml) und *Oxidationswasser* aus dem Nahrungsabbau (ca. 300 ml).

Der Wasserbestand des Körpers wird in sehr engen Grenzen konstant gehalten. Hierbei strebt der Organismus einen Gleichgewichtszustand an, bei dem die Wasserzufuhr über das Durstempfinden und die Wasserausscheidung über die Niere gesteuert wird. Der Wasserbedarf des Organismus wird über die Osmolarität des Plasmas vom Körper durch mehrere Messfühler erfasst:

- **Dehnungssensoren** in den Wänden von *Herzvorhöfen und Vena cava thoracalis* melden den Füllungszustand der Gefäße über afferente Bahnen an den Hypothalamus und beeinflussen die Sekretion des hypothalamischen Hormons *Adiuretin (ADH).* Über eine Erhöhung des Adiuretin-Spiegels wird die Wasserrückresorption in der Niere gesteigert (Gauer-Henry-Reflex, ☞ 3.4.2).
- Über eine **Dehnung der Herzvorhöfe** wird die Sekretion des im Herzen gebildeten *atrionatriuretischen Peptids (ANP)* ausgelöst (Vorhof-Dehnungsreflex, ☞ 3.4.2). ANP steigert die Natrium- und Wasserausscheidung in der Niere. Ein über diese Dehnungssensoren erfasstes erhöhtes Plasmavolumen kann auf diese Weise durch die Niere reduziert werden.
- **Drucksensoren** in den Nieren steuern die Freisetzung des in der Niere gebildeten Hormons *Renin.* Renin fördert die Produktion von Angiotensin II, welches die GFR senkt, allgemein vasokonstriktorisch wirkt, die Freisetzung von Aldosteron fördert und Durst auslöst.
- **Osmosensoren** in Pfortadergefäßsystem, Leber und Hypothalamus steuern die Sekretion von *Adiuretin (ADH)* und lösen über afferente Bahnen die Durstempfindung aus.

Die Regelgröße Wasserbestand wird also durch Sensoren erfasst, die über die Hormone Adiuretin (ADH), atrionatriuretisches Peptid (ANP) und Renin, sowie durch unmittelbare nervale Einflüsse die Stellgrößen Durst (= Trinken = Wasserzufuhr) und renale Wasserausscheidung regulieren (☞ Abb. 9.2).

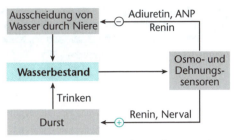

Abb. 9.2: Hormonelle Regulation des Wasserbestandes durch Osmo- und Dehnungssensoren. Renin wirkt nicht direkt auf die Nierenfunktion und das Durstzentrum, sondern die Effekte werden über die Hormone Angiotensin II und Aldosteron vermittelt, deren Produktion von Renin gefördert wird. ANP = atrionatriuretisches Peptid.

9.1.3 Störung des Wasserhaushaltes und Gegenregulationsmaßnahmen

6 ?

▶ Störungen des Wasserhaushaltes werden in **Dehydratation** (Wassermangel) und **Hyperhydratation** (Überwässerung) unterteilt. In Abhängigkeit von der Osmolarität des Plasmas wird bei Dehydratation und Hyperhydratation weiter zwischen **hypotonen, isotonen** oder **hypertonen** Störungen des Wasserhaushaltes unterschieden (☞ Tab. 9.2). Bei allen *isotonen* De- oder Hyperhydrationen ändert sich fast ausschließlich das Extrazellulärvolumen, wohingegen hypo- und hypertone Störungen des Wasserbestandes durch osmotisch bedingten Wasserfluss auch den intrazellulären Wassergehalt beeinflussen. Eine hypertone Störung führt zum Ausstrom von Wasser aus der Zelle und damit zur Zellschrumpfung, hypotone Veränderungen bewirken einen Wassereinstrom in die Zelle, d.h. eine Zellschwellung.

- Zufuhr von hypotonem Wasser, z.B. durch Trinken von Wasser mit geringer Osmolarität, verursacht eine **hypotone Hyperhydratation.** Dies aktiviert Osmosensoren in Leber und Hypothalamus, welche die Freisetzung von Adiuretin (ADH) hemmen und das Durstgefühl mindern. Der Mangel an Adiuretin (ADH) führt zu vermehrter Ausscheidung von hypotonem Harn durch die Nieren (Wasserdiurese). Außerdem wird weiteres Trinken durch die Hemmung des Durstgefühls reduziert.

9

Tab. 9.2: ▶ Störungen des Wasserhaushaltes mit den Veränderungen des Flüssigkeitsvolumens (Vol.) und der Osmolarität (Osmolar.) in Extra- und Intrazellulärraum. ◀

Störung	Ursache	Extrazellulär		Intrazellulär	
		Vol.	Osmolar.	Vol.	Osmolar.
Hypertone Dehydratation	Verlust hypotoner Flüssigkeit	↓	↑	↓	↑
Hypertone Hyperhydratation	Zufuhr hypertoner Flüssigkeit	↑	↑	↓	↑
Hypotone Dehydratation	Verlust hypertoner Flüssigkeit	↓	↓	↑	↓
Hypotone Hyperhydratation	Zufuhr hypotoner Flüssigkeit	↑	↓	↑	↓
Isotone Dehydratation	Verlust isotoner Flüssigkeit	↓	–	–	–
Isotone Hyperhydratation	Zufuhr isotoner Flüssigkeit	↑	–	–	–

- Aufnahme von isotoner Flüssigkeit (z. B. isotones Mineralwasser) führt zur **isotonen Hyperhydratation** und aktiviert Druck- und Volumensensoren, welche die Zunahme des Flüssigkeitsvolumens registrieren, nicht aber die Osmosensoren (da keine Veränderung der Osmolarität vorliegt). Die aktivierten Volumensensoren hemmen die Freisetzung von Adiuretin (ADH) und Renin und steigern die Sekretion von atrionatriuretischem Peptid (ANP). Der niedrige Adiuretin-Spiegel erlaubt die Ausscheidung eines großen Harnvolumens, da die Wasserrückresorption in den Sammelrohren der Niere niedrig ist (☞ 9.2.4). ANP senkt die tubuläre Rückresorption von Na^+ und in der Folge auch von Cl^-, sodass der ausgeschiedene Harn isoton ist. Dieser Effekt wird durch einen niedrigen Reninspiegel unterstützt, da dieser geringe Konzentrationen von Angiotensin II und Aldosteron zur Folge hat. Die geringe Aldosteron-Konzentration beschränkt ebenfalls die tubuläre Rückresorption von Na^+.
- Wird sehr stark hypertone Flüssigkeit aufgenommen (z. B. Meerwasser), resultiert eine **hypertone Hyperhydratation**. In diesem Fall wird ADH weniger stark gehemmt als Renin. Dies führt in Verbindung mit einer Steigerung der ANP-Sekretion (Dehnung der Herzvorhöfe durch die Hyperhydratation, ☞ 10.7.4) zur Ausscheidung eines hypertonen Harns. Darüber hinaus stimulieren die hypothalamischen Osmorezeptoren das Durstzentrum, sodass Trinkverhalten mit Zufuhr von (iso- oder hypotoner) Flüssigkeit ausgelöst und die Osmolarität im Plasma gesenkt wird. Dies wird allerdings zunächst mit einer weiteren Volumenzufuhr (bei bestehender Hyperhydratation) erkauft, die in einem zweiten Schritt, nach Wiederherstellung der physiologischen Plasmaosmolarität wieder ausgeschieden werden muss. ◀
- Der Verlust von hypotonem Wasser (z. B. bei vermehrtem Schwitzen, im Fieber) verursacht eine **hypertone Dehydratation** und steigert über eine Stimulation von Osmo- und Dehnungsrezeptoren die Adiuretin-Sekretion. Dies erhöht die Rückresorption von Wasser in der Niere. Gleichzeitig wird von den Osmosensoren im Hypothalamus das Durstzentrum stimuliert und so die Flüssigkeitszufuhr gesteigert.
- ▶ Eine **isotone Dehydratation** ist Folge des Verlusts von isotoner Flüssigkeit, z. B. bei Blutungen. Die Dehnungssensoren stimulieren die Freisetzung von Renin, was, vermittelt über Angiotensin II und Aldosteron, die Na^+-, Cl^- und Wasserresorption steigert. Adiuretin wird ebenfalls stimuliert, allerdings weniger stark als bei einer hypertonen Dehydratation. Die Anregung des Durstzentrums durch Angiotensin II führt zu einer vermehrten Flüssigkeitsaufnahme. ◀
- Durchfälle und Erbrechen können über den Verlust hypertoner Flüssigkeiten aus dem Magen-Darm-Bereich eine **hypotone Dehydratation** verursachen. Wie bei der isotonen Dehydratation werden insbesondere Renin, aber auch Adiuretin und das Durstzentrum stimuliert.

9.1.4 Elektrolythaushalt 5 ?

Natrium (Na$^+$)

Natrium ist das mengenmäßig wichtigste Kation des *extrazellulären* Raumes. Beim Erwachsenen beträgt der Natriumbestand **60 mmol/kg Körpergewicht**, von denen 40 % im Knochen gespeichert sind. Zwischen 50 und 300 mmol Natriumchlorid (3–17 g) werden täglich mit der Nahrung durch Resorption im unteren Ileum aufgenommen. Die Ausscheidung von Natrium erfolgt zu über 95 % durch die Nieren und unterliegt dort der Regulation durch die Hormone Aldosteron (Na$^+$-Ausscheidung ↓) und atrionatriuretisches Peptid (Na$^+$-Ausscheidung ↑). Die restlichen 5 % werden mit dem Stuhl und dem Schweiß ausgeschieden.

Kalium (K$^+$)

K$^+$ ist das mengenmäßig wichtigste *intrazelluläre* Kation und spielt die zentrale Rolle bei der Aufrechterhaltung des zellulären Ruhepotentials. Der K$^+$-Haushalt wird durch Aldosteron reguliert. Der Gesamtbestand im Organismus beträgt etwa **50 mmol/kg Körpergewicht** und ist bei Männern etwas höher als bei Frauen, da diese einen höheren Anteil an kaliumärmerem Fettgewebe am Körpergewicht aufweisen. Die tägliche Zufuhr ist stark nahrungsabhängig und sollte 25 mmol/Tag nicht unterschreiten. Die Nieren scheiden über 90 % des zugeführten K$^+$ mit dem Harn aus. ▶ Dabei hängt die Konzentration von K$^+$ im Urin von der Diurese ab: Bei maximaler Antidiurese kann die K$^+$-Konzentration im Urin auf bis zu 50 mmol/l ansteigen (von 2 mmol/l bei maximaler Diurese). ◀

Kalzium (Ca^{2+})

Ca^{2+} ist von großer Bedeutung für die Erregbarkeit von Zellen. Schon relativ geringe Steigerungen der Ca^{2+}-Konzentration können die Erregungsschwelle anheben (Membranstabilisierung), wohingegen Verminderungen der Ca^{2+}-Konzentration die Erregungsschwelle senken und tetanische Krämpfe auslösen können. Daher unterliegt die Ca^{2+}-Konzentration im Plasma einer sehr präzisen Regulation. ▶ Im Serum sind 46 % des Ca^{2+} an Proteine und 6 % an Phosphat (HPO$_4^-$) gebunden. Biologisch wirksam sind nur die freien, ungebundenen 48 % des Gesamt-Ca^{2+}. Daher ist bei einer Beurteilung des Serum-Ca^{2+} immer die Serum-Eiweißkonzentration zu berücksichtigen. Bei einem Anstieg des pH-Wertes im Blut (Alkalose) wird Ca^{2+} verstärkt an Proteine gebunden, die Konzentration von freiem Ca^{2+} sinkt. Dadurch kommt es zu einer neuromuskulären Übererregbarkeit mit Muskelkrämpfen (Tetanie). ◀

> ### Klinik!
>
> Bei Aufregung, Angst, Wut und Stress kann es zu einer vertieften und beschleunigten Atmung kommen. Dadurch wird vermehrt CO$_2$ aus dem Körper entfernt (☞ 5.10.2) und der pH-Wert im Blut steigt an: **respiratorische Alkalose**. Hierdurch kann es zu einer **Hyperventilationstetanie** kommen: Kribbeln an den Lippen, „Kussmundstellung", Kribbeln an Händen und Füßen, Krämpfe im Bereich der Unterarmmuskulatur: „Pfötchenstellung". Diese neuromuskulären Symptome sind auf den durch die respiratorische Alkalose bewirkten Mangel an freiem Ca^{2+} im Blut zurückzuführen.

Ca^{2+} ist zu 99 % des Gesamtbestandes als Kalziumphosphat im Knochen eingelagert, der ein Reservoir zum Ausgleich von Schwankungen des Serum-Ca^{2+} darstellt. Die Hormone Parathormon, Calcitonin und 1,25-Dihydroxycholecalciferol regulieren die Ca^{2+}-Konzentration im Serum (☞ 10.5).

Magnesium (Mg^{2+})

Mg^{2+} ist ein wichtiger Kofaktor vieler Enzyme und hemmt die Kalzium-induzierte Acetylcholin-Freisetzung an der motorischen Endplatte. Daher verursacht ein Mg^{2+}-Mangel eine gesteigerte neuromuskuläre Erregbarkeit mit tetanischen Krämpfen. Der Gesamtbestand an Mg^{2+} beträgt beim Erwachsenen etwa **16 mmol/kg Körpergewicht**, wovon sich etwa 52 % im Knochen und 43 % intrazellulär finden. Die Konzentration im Plasma beträgt 1 mmol/l, ein Drittel ist an Proteine gebunden.

9

Tab. 9.3: ▶ Gegenüberstellung der Ionenkonzentrationen (in mval/l) in intravasalem und intrazellulärem Flüssigkeitsraum. ◀

	Intravasal	Intrazellulär
Anionen		
Chlorid (CL$^-$)	104	4
Bikarbonat (HCO$_3$$^-$)	25	12
Kationen		
Natrium (Na$^+$)	143	12
Kalium (K$^+$)	4,5	150
Kalzium (Ca^{2+})	5	0,00025

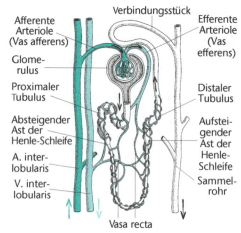

Abb. 9.3: Ein juxtamedulläres Nephron mit den zugehörigen Gefäßen.

9.2 Niere

9.2.1 Bau und Funktion   2 ❓

An den paarig angelegten, retroperitoneal gelegenen Nieren lassen sich *Mark* und *Rinde* unterscheiden. Die Funktionseinheit der Niere ist das **Nephron**, welches aus einem *Glomerulus mit Bowman-Kapsel* und dem *Tubulussystem* besteht. Die Glomeruli liegen in der Nierenrinde, das Tubulussystem durchzieht das Nierenmark.

Das **Tubulussystem** wird in drei Abschnitte unterteilt:

- **proximaler Tubulus** (proximales Konvolut und gerader Teil des proximalen Tubulus),
- **Henle-Schleife** (absteigender Schenkel, Überleitungsstück sowie dünner und dicker aufsteigender Schenkel) und
- **distaler Tubulus** (distales Konvolut, ☞ Abb 9.3).

Oberflächliche, dicht unter der Kapsel gelegene Glomeruli bilden nur kurze Schleifen der Tubuli, die bis ins äußere Mark der Niere reichen. Tief in der Rinde, nahe dem Mark gelegene (juxtamedulläre) Glomeruli bilden dagegen sehr lange Schleifen, die bis ins innere Nierenmark ziehen und annähernd die Papillenspitze erreichen. ▶ Die Tubulusschleife kehrt immer zum Ausgangs-Glomerulus zurück und bildet an der Berührungsstelle die Macula densa (☞ Abb. 9.4). ◀

Der **Glomerulus** besteht aus einem Kapillarnetz, das sich in den blindsackartigen Ursprung des Tu-

bulussystems einstülpt. Hierdurch entsteht aus der eingestülpten Wand des Tubulussystems die Bowman-Kapsel, die den Glomerulus umhüllt (☞ Abb. 9.4).

Zur **Versorgung der Kapillarschlingen** des Glomerulus entspringt aus der A. interlobularis das *Vas*

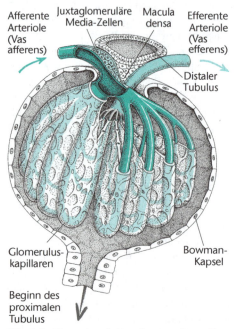

Abb. 9.4: Glomerulus mit Vas afferens und Vas efferens.

afferens (afferente Arteriole). Nach der Verzweigung im Glomerulus sammeln sich die Kapillaren wieder und münden in das *Vas efferens* (efferente Arteriole), welches den Glomerulus verlässt. Die Vasa efferentia bilden dann ein weiteres Kapillarnetz, das als *peritubuläre Kapillaren* die Tubuli begleitet. Die Vasa efferentia und die peritubulären Kapillaren gelten noch als arterielle Gefäße. Die von den juxtamedullären Glomeruli abgehenden Vasa efferentia bilden parallel zu den Tubuli durch das Nierenmark bis in die Papillenspitze ziehende *arterielle Vasa recta*, die sich kaum verzweigen und als *venöse Vasa recta* im gleichen Gefäßbündel wieder zurückführen. Die venösen peritubulären Kapillaren und Vasa recta münden dann in die *Vv. interlobulares* und *Vv. arcuatae* (☞ Abb. 9.3).

9.2.2 Durchblutung der Niere 5 ❓

▶ Der Blutfluss durch beide Nieren, der **renale Blutfluss (RBF)**, beträgt beim Erwachsenen etwa *1 200 ml/min,* was 20 % des Herzzeitvolumens entspricht. ◀

Pro Gewichtseinheit ist damit die Durchblutung der Nieren deutlich höher als die von Herz, Gehirn oder Leber (☞ 4.5). Sie beträgt 400 ml/min pro 100 g Nierengewebe. Die sehr intensive Durchblutung der Nieren erklärt sich nicht durch einen hohen Sauerstoffbedarf des Nierengewebes, sondern durch die Filtrationsfunktion der Nieren und deren Aufgabe, eine möglichst große Menge des Blutes möglichst rasch von den angefallenen Stoffwechsel-Endprodukten zu reinigen.

Regulation der Nierendurchblutung

Etwa 92 % des renalen Blutflusses werden der Nierenrinde, in der die Glomeruli liegen, zugeführt. Die äußere Markzone erhält etwa 7 %, die Papillenregion nur 1 % des renalen Blutflusses. Diese unterschiedliche Verteilung der Durchblutung auf die einzelnen Anteile des Nierengewebes ermöglicht zum einen die enorme Filtrationsleistung der Glomerula, zum anderen ist die im Vergleich zur Nierenrinde geringe Durchblutung des Nierenmarks wichtig für die harnkonzentrierenden Mechanismen im Nierenmark.

> **Merke!**
> - Renaler Blutfluss (RBF):
>   1 200 ml/min (= 400 ml/min pro 100 g Nierengewebe).
> - Die Nierenrinde mit den Glomeruli erhält 92 % des RBF.

Durchblutung der Nierenrinde
Myogene Autoregulation
▶ Die Regulation der Durchblutung erfolgt durch zwei *hintereinander geschaltete Widerstandsgefäße:* **Vas afferens** und **Vas efferens** (☞ Abb. 9.4). Das Vas afferens stellt das erste Widerstandsgefäß dar und senkt den Blutdruck auf etwa 50 mmHg (6,7 kPa) in den nachgeschalteten Glomeruluskapillaren. Dabei weisen die Vasa afferentia eine *Autoregulation* auf, die auf einer Anpassung des Strömungswiderstandes an den aktuellen Blutdruck beruht und unabhängig von der allgemeinen Regulation des Blutdrucks im Körper und der Innervation der Niere ist. Ein Anstieg des Blutdrucks bewirkt in den Vasa afferentia eine Vasokonstriktion (= Zunahme des Gefäßwiderstands), ein Abfall des Blutdrucks eine Vasodilatation (= Abnahme des Gefäßwiderstands). Durch diese als *Bayliss-Effekt* bezeichnete Reaktion der glatten Gefäßmuskulatur, bei der ein Anstieg des transmuralen Druckes im Gefäß von einer Kontraktion der Wandmuskulatur beantwortet wird, gelingt es, den renalen Blutfluss bei systolischen Blutdrücken zwischen 90 und 180 mmHg (12 kPa bis 24 kPa) konstant zu halten (☞ 4.1.2). Dadurch bleibt der Perfusionsdruck in den nachfolgenden Glomeruluskapillaren konstant bei etwa 50 mmHg (6,7 kPa) und die glomeruläre Filtrationsrate (GFR) weitgehend unabhängig von kurzfristigen Blutdruckschwankungen.

Bei einem starken Abfall des systolischen Blutdrucks auf Werte um 60 mmHg kommt es dagegen zu einer deutlichen Reduktion der glomerulären Filtrationsrate, die sich klinisch als akutes Nierenversagen äußert. Die Harnausscheidung geht dabei auf weniger als 200 ml pro Tag zurück: Anurie.

Renin-Angiotensin-Aldosteron-System
Darüber hinaus ist auch das *Renin-Angiotensin-Aldosteron-System* an der intrarenalen Autoregulation der Durchblutung beteiligt (Übersicht in ☞ 10.4.1). Im Bereich des juxtaglomerulären Apparates (Kontaktstelle des distalen Konvoluts mit dem Vas afferens, ☞ Abb. 9.4) produzieren die

9

Mediazellen des Vas afferens das proteolytisch wirkende Hormon Renin, welches ins Blut abgegeben wird und über mehrere Zwischenschritte Angiotensin II bildet. Angiotensin II ist einer der stärksten körpereigenen Vasokonstriktoren und gelangt über das Blut zurück zu den Vasa afferentia, wo es den Gefäßtonus und den Filtrationsdruck reguliert.

Tubuloglomeruläres Feedback

Eine Reihe von Forschungsergebnissen zeigen, dass ein Anstieg des NaCl-Gehalts der Tubulusflüssigkeit im distalen Konvolut, wie auch ein Anstieg der Flussrate im distalen Tubulus, die Freisetzung von Renin fördern und damit die glomeruläre Filtrationsrate (GFR) senken. Dieser allerdings noch nicht zweifelsfrei bewiesene Rückkopplungsmechanismus vom Tubulus zum Vas afferens und damit zum Glomerulus wird auch als *tubuloglomeruläres Feedback* (TGF) bezeichnet. Die Möglichkeit dieses tubuloglomerulären Feedbacks beruht auf der Tatsache, dass die in der Wand des distalen Tubulus gelegenen Zellen der Macula densa direkten Kontakt zu dem Glomerulus ihres Nephrons haben (☞ Abb. 9.3). Durch das TGF wird die renale Filtration an die tubuläre Transportkapazität angepasst. Sinkt die tubuläre Resorptionsfähigkeit für NaCl (zum Beispiel bei einer Nierenschädigung), wird auch die Filtrationsrate gedrosselt. Ein unkontrollierter Elektrolytverlust kann so vermieden werden. ◄

Durchblutung des Nierenmarks

Während in den Glomeruluskapillaren selbst kein wesentlicher Abfall des Blutdrucks eintritt, wird eine erneute Drucksenkung durch das zweite Widerstandsgefäß, das **Vas efferens**, bewirkt. Die Vasa efferentia senken den Blutdruck in den arteriellen und venösen Vasa recta, die parallel zu den Tubuli verlaufen, auf den im Tubuluslumen herrschenden Druck. Hierdurch werden die *Austauschvorgänge* zwischen Tubulus und Kapillaren und zwischen den dicht nebeneinander liegenden arteriellen und venösen Vasa recta ermöglicht. So wird nicht nur im Tubulussystem ein Gegenstromdiffusionsmechanismus aufgebaut, sondern auch zwischen dem absteigenden arteriellen Vas rectum und dem aufsteigenden venösen Vas rectum. Dieses zweite Gegenstromsystem wird dementsprechend auch als **vaskuläres Gegenstromsystem** bezeichnet. Auch dieses vaskuläre Gegenstrom-

system ist für die Harnkonzentrierung von Bedeutung (☞ 9.2.4, Henle-Schleife und Gegenstrommechanismen).

Druckdiurese

Die juxtamedullären Glomeruli, von denen die ins Nierenmark ziehenden Vasa recta ausgehen (☞ 9.2.1), unterliegen nur in geringerem Maße den Autoregulationsmechanismen, die für die oberflächlicher in der Nierenrinde liegenden Glomeruli typisch sind (s. o. *Myogene Autoregulation* und *Tubuloglomeruläres Feedback*). Ein erhöhter systemischer Blutdruck führt daher zu einer verstärkten Durchblutung des Nierenmarkes. Durch die Durchblutungssteigerung wird aber die durch das vaskuläre Gegenstromsystem aufgebaute Hyperosmolarität im Nierenmark zunehmend ausgewaschen: die Konzentrationsfähigkeit der Nieren sinkt (☞ 9.2.4). Durch diesen Mechanismus kommt es daher bei einer Blutdrucksteigerung zu einer Steigerung der fraktionellen Ausscheidung von Wasser und Elektrolyten, obwohl die glomeruläre Filtrationsrate durch die Autoregulationsmechanismen weitgehend konstant gehalten wird: **Druckdiurese.**

> **Merke!**
> - Das Vas afferens hält den RBF durch den Bayliss-Effekt konstant und senkt den systolischen Druck in den Glomerulusschlingen auf 50 mmHg.
> - Die Tubuli-begleitenden arteriellen und venösen Vasa recta bilden ein vaskuläres Gegenstromsystem.

9.2.3 Glomeruläre Filtration   9 ?

Regulation der glomerulären Filtration

Unter glomerulärer Filtration versteht man die Filtration des Blutes durch die Wand der Glomeruluskapillaren in den von der Bowman-Kapsel gebildeten Hohlraum (☞ Abb. 9.4). Das Maß der glomerulären Filtration ist die **glomeruläre Filtrationsrate (GFR)**, die als das pro Zeiteinheit von allen Glomeruli beider Nieren aus dem Blut gebildete Filtratvolumen definiert ist. Die glomeruläre Filtrationsrate beträgt beim gesunden Erwachsenen im Mittel 125 ml/min (= 180 l/24 Stunden) und weist deutliche tageszeitliche Schwankungen mit höheren Werten am Tag und niedrigeren in der Nacht auf.

▶ Die Filtration durch die porenhaltige Wand der Glomeruluskapillaren ist ein passiver Vorgang, der keine Energie verbraucht und durch den **effektiven Filtrationsdruck (P_{eff})**, die Filtrationsfläche und die Durchlässigkeit des Filters beeinflusst wird. Der effektive Filtrationsdruck (P_{eff}) ist abhängig vom hydrostatischen Druck in den Glomeruluskapillaren (P_{glo}), dem onkotischen Druck in den Glomeruluskapillaren (π_{glo}) und dem hydrostatischen Druck in der Bowman-Kapsel (P_{bow}). Bei gesunden Nieren ist der onkotische Druck in der Bowman-Kapsel praktisch gleich 0, da das Filtrat eiweißfrei ist; er kann daher vernachlässigt werden. Es resultiert also für den effektiven Filtrationsdruck die Formel:

$$P_{eff} = P_{glo} - \pi_{glo} - P_{bow}$$

Der hydrostatische Druck in den Glomeruluskapillaren (P_{glo}) liegt bei etwa 45 mmHg (5,9 kPa) und nimmt bis zum Vas efferens nur wenig ab. Der hydrostatische Druck in der Bowman-Kapsel (P_{bow}) beträgt etwa 10 mmHg (1,3 kPa). Der onkotische Druck in den Glomeruluskapillaren beträgt am Anfang der Glomeruluskapillaren 25 mmHg (3,3 kPa). Entsprechend ergibt sich der effektive Filtrationsdruck als

$$P_{eff} = P_{glo} - \pi_{glo} - P_{bow} = 45 - 25 - 10$$

$$= 10 \, mmHg \, (1,3 \, kPa).$$

Da aus den Glomeruluskapillaren durch die Filtration eiweißfreie Flüssigkeit in den Bowman-Kapselraum filtriert wird, steigt im Verlauf der Glomeruluskapillaren der onkotische Kapillardruck in diesen langsam an und erreicht noch vor dem Ende der Kapillarstrecke Werte von mehr als 30 mmHg (4 kPa). Dadurch sinkt der effektive Filtrationsdruck (P_{eff}) im letzten Drittel der Glomeruluskapillaren bis auf 0 mm Hg ab. Im Verlauf des Blutflusses durch die Glomeruluskapillaren stellt sich also ein **Filtrationsgleichgewicht** ein, bei dem in Richtung des efferenten Schenkels der Glomeruluskapillaren die Filtration schließlich zum Erliegen kommt. Durch eine Erhöhung des renalen Plasmaflusses kann jedoch der onkotische Druck

dort wieder gesenkt werden. Dadurch werden mehr Glomerulusschlingen in die Filtration einbezogen und durch diese Vergrößerung der Filtrationsfläche steigt die GFR ohne Erhöhung des hydrostatischen Druckes in den Glomeruluskapillaren (P_{glo}).

Darüber hinaus beeinflussen Änderungen des Gefäßwiderstandes von Vas afferens und Vas efferens die GFR, da diese zur Widerstandsregulation befähigten Arteriolen den hydrostatischen Druck in den Glomeruluskapillaren (P_{glo}) regulieren. ◀

Neben dem effektiven Filtrationsdruck (P_{eff}) beeinflussen die **Filtrationsfläche** (F) und die **Leitfähigkeit** (L, vereinfacht: Durchlässigkeit) des Glomerulusfilters für Wasser die GFR. Die Filtrationsfläche (F) und die Leitfähigkeit der Glomerulusfilter (L) werden oft zum **Filtrationskoeffizienten** (K_F) zusammengefasst:

$$GFR = P_{eff} \cdot F \cdot L = P_{eff} \cdot K_F$$

Glomerulusfilter

Der Glomerulusfilter besteht aus **drei Schichten**. Man unterscheidet von innen nach außen:

- Die *Endothelschicht der Kapillaren* (Porengröße 50–100 nm), die zelluläre Bestandteile zurückhält.
- Die *Basalmembran* mit einem dichten Netzwerk fibrillärer, negativ geladener Proteine von gelartigem Charakter, in der daher keine Durchtrittsstellen im Sinne von Poren nachweisbar sind. Sie hält Makromoleküle (Molekulargewicht > 50 000) zurück.
- Das *Epithel der Bowman-Kapsel* mit ineinander verzahnten Podozyten, deren Kontaktstellen (Filtrationsschlitze) durch ein sehr dünnes Häutchen überspannt werden. Dieses Häutchen lässt lediglich Moleküle mit einer Größe unter 5 nm passieren und stellt somit den wesentlichen begrenzenden Faktor des Glomerulusfilters dar.

Moleküle bis zur Größe von *Inulin* (5 500 Dalton) werden zu 100 % filtriert, größere Moleküle werden in Abhängigkeit von ihrer Größe zunehmend mehr zurückgehalten, sodass z. B. *Albumin* (69 000 Dalton) kaum noch im Filtrat erscheint. Neben der Molekülgröße beeinflusst allerdings

9

noch die elektrische Ladung der Moleküle die Filtrierbarkeit. Negativ geladene Proteine der Basalmembran behindern aufgrund elektrostatischer Abstoßung den Durchtritt von negativ geladenen Makromolekülen wie z.B. Albumin. Somit hängt der Durchtritt eines Moleküls durch den Glomerulusfilter von der *Größe* und der *elektrischen Ladung* des Moleküls ab.

▶ Ein Maß für die glomeruläre Filtrierbarkeit einer Substanz ist ihr **Siebungskoeffizient**, der als das Verhältnis ihrer Konzentration im Ultrafiltrat zu ihrer Plasmakonzentration definiert ist. Ist eine Substanz vollständig filtrierbar, wie z.B. Glukose, ist der Siebungskoeffizient = 1. Wird sie vom Glomerulusfilter fast vollständig zurückgehalten, wie Albumin, geht der Siebungskoeffizient gegen 0. Siebungskoeffizienten der wichtigsten Substanzen gibt Tabelle 9.4. ◀

> ### ⚕ Klinik!
>
> Entzündungen der Glomeruli (**Glomerulonephritiden**) beeinträchtigen die Filterfunktion des Glomerulus. Das Erscheinen von Makromolekülen wie z.B. Albumin im Urin (Proteinurie) ist daher oft erstes Zeichen einer Glomerulonephritis. Die Patienten berichten über einen „Schaum-bildenden Urin". Die Schaumbildung ist auf den höheren Eiweißgehalt zurückzuführen. Im fortgeschrittenen Stadium wird der Glomerulusfilter auch für zelluläre Bestandteile durchlässig. Es finden sich z.B. Erythrozyten im Urin (Erythrozyturie).

Ultrafiltrat

Das im Glomerulus erzeugte Filtrat wird als *Primärharn* oder *Ultrafiltrat* bezeichnet und beträgt etwa 180 l/24 Stunden. Das Ultrafiltrat ist frei von Blutzellen und Makromolekülen. Alle anderen Substanzen (Elektrolyte, sehr kleine Proteine) finden sich in derselben Konzentration wie im Plasma. Die Konzentration der löslichen, negativen Anionen (z.B. Cl^-) ist im Ultrafiltrat etwas höher und die Konzentration der Kationen im Ultrafiltrat (z.B. Na^+) etwas niedriger als im Plasma. Auf diese Weise wird die Elektroneutralität bei im Plasma vorhandenen und im Ultrafiltrat fehlenden negativ geladenen Makroproteinen gewahrt: **Gibbs-Donnan-Gleichgewicht**.

9.2.4 Tubulärer Transport

Die drei Abschnitte des Tubulussystems (proximaler Tubulus, Henle-Schleife und distaler Tubulus) unterscheiden sich im Hinblick auf die Fähigkeiten zur Reabsorption, Sekretion und Harnkonzentrierung. Begrifflich stehen *Reabsorption, Resorption* oder *Rückresorption* für eine Wiederaufnahme von ultrafiltrierten Substanzen in den Organismus. *Sekretion* dagegen bezeichnet die zusätzliche aktive Ausscheidung von Stoffen aus dem Körper in das Tubuluslumen.

● Der **proximale Tubulus** verrichtet bei der Rückresorption von Substanzen (z.B. Elektrolyten, Wasser) die Hauptarbeit und kann große Substanzmengen transportieren. Allerdings ist der Transport im proximalen Tubulus nur wenig reguliert und kann nur gegen geringe Konzentrationsgefälle erfolgen.

● Der **distale Tubulus** dient dagegen der Feineinstellung und transportiert nur geringe Substanzmengen, dies jedoch gut reguliert und auch ge-

Tab. 9.4: Der Siebungskoeffizient als Maß der Filtrierbarkeit einer Substanz im Glomerulus: 1 = vollständige Filtrierbarkeit, 0 = vollständige Undurchlässigkeit.

Substanz	Molekülmasse [Dalton]	Durchmesser [nm]	Siebungskoeffizient
Wasser	18	0,10	1
Harnstoff	60	0,16	1
Glukose	180	0,36	1
Inulin	5 500	1,48	0,98
Myoglobin	17 000	1,95	0,75
Hämoglobin	68 000	3,25	0,03
Albumin	69 000	3,55	< 0,001

gen große Konzentrationsgefälle. Daher greifen im distalen Tubulus zahlreiche außerhalb der Niere gebildete Hormone (z.B. Aldosteron, Adiuretin, atrionatriuretisches Peptid, Parathormon, Vitamin D) an, welche die Zusammensetzung und Menge des Harns beeinflussen.

- Die **Henle-Schleife** mit ihrem Gegenstrommechanismus dient im Wesentlichen der Harnkonzentrierung. Wegen dieser funktionellen Unterschiede zwischen den drei Tubulusabschnitten werden diese im Folgenden getrennt besprochen.

Proximaler Tubulus   45 ❓

Im proximalen Tubulus werden konstant etwa 65 % des Ultrafiltrats rückresorbiert (ca. 110 l/24 Std.), wobei der resorbierte prozentuale Anteil unabhängig von der GFR ist, d.h. bei einer Steigerung der GFR werden durch eine entsprechende Steigerung der tubulären Resorption unverändert 65 % resor-

biert. Dieses konstante Verhältnis zwischen tubulärer Rückresorption und GFR wird als **glomerulotubuläre Balance** bezeichnet.

Der Motor der Rückresorption ist der *aktive Transport von Na⁺* aus dem Tubuluslumen in das Interstitium der Niere, dem dann viele andere filtrierte Elektrolyte und Stoffe sowie Wasser passiv folgen. Im proximalen Tubulus werden 65 % der filtrierten Na⁺-Menge wieder aufgenommen. Die resorbierte Flüssigkeit ist im proximalen Tubulus im Gegensatz zu anderen Tubulusabschnitten isoosmotisch zum Plasma. Deshalb wird die Resorption im proximalen Tubulus auch als *isoosmotische Resorption* bezeichnet.

Na⁺-Resorption aus dem Tubuluslumen

Die Triebkraft: Na⁺-K⁺-ATPase

▶ In der *basalen*, d.h. den Blutgefäßen zugewandten Membran der Tubuluszellen ist eine **Na⁺-K⁺-ATPase** (☞ Abb. 9.5) lokalisiert, die in einem ak-

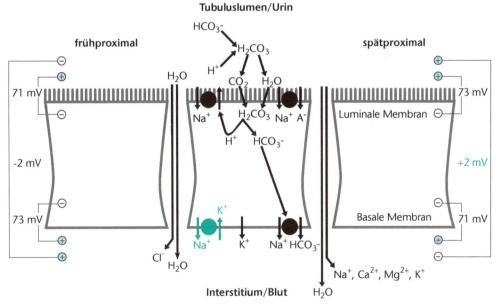

Abb. 9.5: Elektrolytresorption im proximalen Tubulus. Na⁺ wird (1) über sekundär aktive Symporte mit verschiedenen Anionen (A⁻) wie Cl⁻ oder PO_4^- und (2) über einen sekundär aktiven Antiport gegen H⁺-Ionen in die Zelle aufgenommen. Die Energie für diese Symport-/Antiport-Mechanismen wird von der Na⁺-K⁺-ATPase an der Blutseite der Zelle geliefert, welche die Na⁺-Konzentration in der Zelle niedrig hält. Durch die rasche Resorption von Na⁺-Ionen aus dem Tubulus entsteht im frühproximalen Tubulus ein lumennegatives Potential von −2 mV (linke Zelle), was den parazellulären Ausstrom von Cl⁻-Ionen aus dem Tubulus ins Interstitium begünstigt: *Lumennegatives transepitheliales Potential (LNTP)*. Durch fortgesetzten Chlorid-Ausstrom kommt es spätproximal zu einer Potentialumkehr mit lumenpositiven Werten von + 2 mV (rechte Zelle): *Lumenpositives transepitheliales Potential (LPTP)*. Hierdurch wird die parazelluläre Aufnahme von Kationen wie Na⁺, Ca²⁺, Mg²⁺, K⁺ ins Interstitium gefördert. • = primär aktive Transporte ● = sekundär aktive Transporte.

tiven, energieverbrauchenden Transport ($\RHD$ 1.3.2) *Na$^+$ aus der Zelle in das Interstitium und K$^+$ aus dem Interstitium in die Zelle* befördert. Für je 3 ausgeschleuste Na$^+$-Ionen werden 2 K$^+$-Ionen eingeschleust. Hierdurch wird die intrazelluläre Na$^+$-Konzentration niedrig und die von K$^+$ hoch gehalten. Da die intrazelluläre K$^+$-Konzentration etwa 35fach über der K$^+$-Konzentration des Interstitium liegt, diffundiert K$^+$ passiv durch die Zellmembran zurück ins Interstitium. Durch die Rückdiffusion von intrazellulärem K$^+$ und das elektrische Ungleichgewicht der Natriumpumpe (Austausch von 3 Na$^+$ gegen 2 K$^+$) entsteht an der Zellmembran eine *elektrische Potentialdifferenz* von etwa $-70\,mV$ zwischen Zytosol (negativ) und Extrazellulärraum (positiv).

Sekundär aktive Na$^+$-Resorption

Aufgrund der durch die Na$^+$-K$^+$-ATPase aufgebauten Potentialdifferenz und der niedrigen intrazellulären Na$^+$-Konzentration strömt Na$^+$ über den Na$^+$/H$^+$-Antiport ($\RHD$ 1.3.2) aus dem Tubuluslumen in die Tubuluszelle ein.

Auch gekoppelt an andere Substanzen wie Glukose, Aminosäuren oder Phosphat wird Na$^+$ über Na$^+$-Symporter ($\RHD$ 1.3.2) ohne Energieverbrauch im **Co-Transport** in die Tubuluszellen aufgenommen.

An der *basalen* Membran der Tubuluszelle trifft das Na$^+$ auf die Na$^+$-K$^+$-ATPase und wird wieder aus der Zelle hinaus an das Interstitium abgegeben, sodass die Triebkraft des Resorptionsprozesses erhalten bleibt. Die übrigen mit Na$^+$ aus dem Tubuluslumen in die Tubuluszelle resorbierten Stoffe diffundieren passiv entlang der Potentialdifferenz oder eines Konzentrationsgefälles ins Interstitium. $\LHD$

Etwa ein Drittel des im proximalen Tubulus resorbierten Na$^+$ wird durch diese sekundär aktiven Mechanismen aufgenommen.

Parazelluläre Shunts

Ein weiteres Drittel des filtrierten Na$^+$ wird dadurch resorbiert, dass Na$^+$ durch die Spalten zwischen den Tubuluszellen ins Interstitium gelangt. Hierbei folgen die Na$^+$-Ionen den Cl$^-$-Ionen, die in der Tubulusflüssigkeit in etwas höherer Konzentration als im Interstitium vorhanden sind. Durch

diese **parazellulären Shuntwege** gelangen auch Mg^{2+}- und Ca^{2+}-Ionen mit den Cl$^-$-Ionen aus dem Tubulus ins interstitielle Nierengewebe. $\LHD$

Solvent drag

Der Elektrolytwanderung aus dem Tubuluslumen ins Interstitium folgt aus osmotischen Gründen der **Einstrom von Wasser** ins Interstitium. Mit dem Wasserstrom werden weitere Elektrolyte und andere gelöste Stoffe (z. B. Harnstoff, Na$^+$, Cl$^-$) passiv mitgerissen. Dieses Phänomen wird als *solvent drag* bezeichnet. Über diesen Mechanismus wird das letzte Drittel des im proximalen Tubulus aufgenommenen Na$^+$ rückresorbiert.

> **☀ Merke!**
>
> **Rückresorption von Na$^+$ im proximalen Tubulus:**
> - 1/3 sekundär aktiv (Triebkraft: Na$^+$-K$^+$-ATPase in der basalen Zellmembran)
> - 1/3 über parazelluläre Shunts,
> - 1/3 über Solvent drag.

Bikarbonat- und Protonentransport

$\RHD$ Etwa 90 % des Bikarbonats (HCO$_3^-$) werden im proximalen Tubulus resorbiert, die restlichen 10 % im distalen Tubulus und im Sammelrohr. Dabei ist die Resorption von Bikarbonat (HCO$_3^-$) an die Sekretion von Protonen (H$^+$) gebunden. $\LHD$

Mit einem Gegentransportmechanismus (Antiport) werden zunächst H$^+$-Ionen im Austausch gegen Na$^+$ von der Tubuluszelle in das Tubuluslumen sezerniert. Im Lumen bilden diese H$^+$-Ionen zusammen mit HCO$_3^-$ die Kohlensäure (H$_2$CO$_3$), die durch das im Bürstensaum der Tubuluszellen verankerte Enzym *Carboanhydrase* in H$_2$O und CO$_2$ gespalten wird. Das hierbei gebildete CO$_2$ diffundiert passiv in die Tubuluszelle zurück. Katalysiert durch eine zytoplasmatische Carboanhydrase reagiert dieses CO$_2$ mit H$_2$O zu H$_2$CO$_3$, das in H$^+$ und HCO$_3^-$ dissoziiert. HCO$_3^-$ wird dann in einem gekoppelten Transport (Symport) mit Na$^+$-Ionen an der basolateralen Zellmembran ins Interstitium aufgenommen. Das bei der Dissoziation von H$_2$CO$_3$ entstandene H$^+$-Ion durchläuft den Zyklus erneut ($\RHD$ Abb. 9.5). Somit ist die Resorption von HCO$_3^-$ an zwei Stellen von einem Na$^+$-Transport abhängig:

- Ausschleusung von H^+ aus der Tubuluszelle *ins Tubuluslumen* durch den Na^+-H^+-Antiport
- Ausschleusung von HCO_3^- aus der Tubuluszelle *ins Interstitium* über einen Na^+-Symport.

▶ Außerdem ist die Resorption von HCO_3^- von der Aktivität der Carboanhydrase abhängig. Eine Hemmung der Carboanhydrase, z. B. durch Azetazolamid, führt zu einer Hemmung der HCO_3^--Resorption und damit zu einer erhöhten HCO_3^--Ausscheidung mit dem Urin. Die Sekretion von H^+ ist vermindert, da durch die Carboanhydrase-Hemmung weniger H^+ gebildet wird: *Abfall des Blut-pH-Wertes.* Auch der Na^+-H^+-Antiport gerät durch den H^+-Mangel ins Stocken, sodass weniger Na^+ in die Tubuluszellen aufgenommen werden kann. Die gesteigerte Na^+- und HCO_3^--Ausscheidung führt schließlich auch zu einer erhöhten Wasserausscheidung (Azetazolamid wurde früher als Diuretikum eingesetzt). ◀

Normalerweise wird glomerulär filtriertes HCO_3^- im proximalen Tubulus zu 90 % rückresorbiert. Übersteigt jedoch die Bikarbonat-Konzentration im Plasma 27 mmol/l, kann die Rückresorption im Tubulus mit dem im Glomerulus aus dem Plasma gefilterten erhöhten Bikarbonat-Angebot nicht mehr Schritt halten. Das **Transportmaximum für Bikarbonat (HCO_3^-)** im Tubulus ist erreicht und der rückresorbierte Anteil des glomerulär filtrierten HCO_3^- sinkt, sodass HCO_3^- vermehrt mit dem Harn ausgeschieden wird. Dies ist ein entscheidender Mechanismus zur Regulation des Säure-Basen-Haushaltes, da auf diese Weise bei einer metabolischen Alkalose Basen (Bikarbonat) renal eliminiert werden können.

Da die Rückresorption von HCO_3^- in zweifacher Weise an die Resorption von Na^+ gekoppelt ist (s. o.), wird das Transportmaximum von HCO_3^- von der tubulären Rückresorption des Na^+ beeinflusst. Wird viel Na^+ rückresorbiert, z. B. bei einer erhöhten GFR oder bei intravasalem Volumenmangel (Dehydration), wird auch mehr HCO_3^- rückresorbiert. Somit bleibt bei einem Anstieg der GFR der Anteil des resorbierten HCO_3^- konstant.

▶ Beim Gesunden spielt die Koppelung des Bikarbonat-Transports an die Na^+-Resorption keine Rolle. Bei einem Patienten mit metabolischer Alkalose und Volumenmangel kommt es jedoch zu einem

Circulus vitiosus: der Volumenmangel löst eine Steigerung der Na^+-Resorption aus, sodass trotz der bestehenden Alkalose zu viel HCO_3^- rückresorbiert wird. Die Verstärkung der Alkalose kann nur durchbrochen werden, wenn durch Ausgleich des Volumenmangels die Na^+-Resorption vermindert wird. ◀

💡 Merke!

Rückresorption von HCO_3^-:
- 90 % im proximalen Tubulus,
- an Na^+-Rückresorption gekoppelt,
- sinkt bei Hemmung der Carboanhydrase.

Ca^{2+}-Resorption

Etwa 40 % des Plasma-Kalziums ist an Albumin gebunden und erscheint deshalb nicht im glomerulären Ultrafiltrat. Von den 60 % des filtrierbaren Plasma-Kalziums werden 90 % passiv parazellulär im proximalen Tubulus (60 %) und im dicken aufsteigenden Teil der Henle-Schleife (30 %) rückresorbiert.

Wichtigste Triebkraft der Ca^{2+}-Resorption ist das *lumenpositive transepitheliale Potential* in den mittleren bis späten proximalen Tubulusabschnitten und im aufsteigenden Teil der Henle-Schleife (Abb. 9.5). Dieses lumenpositive transepitheliale Potential wird durch die Na^+-Resorption und die anschließende Resorption von Cl^--Ionen aufgebaut (Abb 9.5). Auf diese Weise ist die Ca^{2+}-Resorption an die NaCl-Rückresorption gekoppelt: sinkt die NaCl-Resorption, sinkt das lumenpositive transepitheliale Potential und damit auch die Ca^{2+}-Resorption.

⚕ Klinik!

Dieser Zusammenhang wird bei der Behandlung von Patienten mit **Hyperkalzämie** (erhöhte Ca^{2+}-Konzentration im Plasma) ausgenutzt. Die Patienten erhalten reichlich (2 – 3 l/Tag) NaCl-haltige Flüssigkeit; die erhöhte Zufuhr von NaCl vermindert die Rückresorption von Na^+ und Cl^- im Tubulus, wodurch gleichzeitig die Resorption von Ca^{2+} reduziert wird. Hierdurch wird vermehrt Ca^{2+} ausgeschieden und die Ca^{2+}-Konzentration im Plasma sinkt.

Während die Ca^{2+}-Resorption im proximalen Tubulus keiner besonderen Regulation unterliegt, wird sie im dicken Schenkel der Henle-Schleife

9

und im distalen Tubulus durch das in den Nebenschilddrüsen gebildete Hormon *Parathormon (PTH)* kontrolliert. Hier strömt Ca^{2+} über luminale Ca^{2+}-Kanäle passiv in die Zelle ein und wird dann an der basalen Zellmembran aktiv über eine *Ca^{2+}-ATPase* und sekundär aktiv über einen *$3Na^+/1Ca^{2+}$-Antiport* ins Blut aufgenommen. Im distalen Tubulus werden auf diese Weise noch einmal 7–9,5 % des Ca^{2+} rückresorbiert, sodass je nach Aktivität des Parathormons nur noch 0,5–3 % im Urin ausgeschieden werden

Phosphat-Resorption

▶ Filtriertes Phosphat wird im proximalen Tubulus über einen *Na^+-Phosphat-Symport* sekundär aktiv in die Tubuluszelle aufgenommen und diffundiert von dort ins Interstitium. Die Aktivität des Na^+-Phosphat-Symports wird durch Parathormon (PTH) und die Phosphat-Konzentration im Plasma reguliert. Niedrige Phosphat-Plasmaspiegel steigern die Aktivität des Na^+-Phosphat-Symports und senken somit die Ausscheidung von Phosphat. Parathormon, wie auch erhöhte Phosphat-Plasmaspiegel mindern die Aktivität des Na^+-Phosphat-Symports, sodass weniger Phosphat rückresorbiert wird und der Phosphat-Plasmaspiegel sinkt. Insgesamt werden zwischen 80 und 95 % des filtrierten Phosphats wieder aufgenommen. ◀

> **:bulb: Merke!**
>
> **Ca^{2+}-Resorption:** 90 % passiv parazellulär, von der NaCl-Resorption abhängig 7–9,5 % aktiv und sekundär aktiv, PTH-gesteuert
>
> **Phosphat-Resorption:** 80–95 % sekundär aktiv im proximalen Tubulus über Na^+-Phosphat-Symport

Glukose-Resorption

▶ Glukose ist frei filtrierbar und daher im Ultrafiltrat in gleicher Konzentration wie im Plasma vorhanden. Die glomerulär filtrierte Menge von Glukose lässt sich aus der GFR (= 125 ml/min) und der Glukose-Konzentration im Plasma (nüchtern beim Gesunden: 80 mg/100 ml) errechnen:

Filtrierte Glukose = GFR · Glukose-Konz.
= 125 ml/min · 80 mg/100 ml
= 100 mg/min

Normalerweise wird fast 100 % der filtrierten Glukose im proximalen Tubulus mit einem an Na^+-Ionen gekoppelten Transport, dem **Na^+-Glukose-Symport**, sekundär aktiv resorbiert, sodass beim Gesunden keine Glukose mit dem Urin ausgeschieden wird. Ab einer *Schwellenkonzentration von etwa 180 bis 200 mg Glukose* pro 100 ml Plasma sind jedoch alle Na^+-Glukose-Symport-Komplexe besetzt, sodass dann nicht mehr 100 % der Glukose resorbiert werden können.

> **:books: Klinik!**
>
> Eine Glukosurie (Ausscheidung von Glukose im Urin) ist ein typisches Symptom der Zuckererkrankung **(Diabetes mellitus)**. Aus osmotischen Gründen wird hierdurch auch vermehrt Wasser ausgeschieden (Polyurie), dessen Verlust über einen gesteigerten Durst durch vermehrtes Trinken (Polydipsie) ausgeglichen wird. In sehr seltenen Fällen kann eine Glukosurie auch durch einen Defekt des Na^+-Glukose-Symports im Nierentubulus verursacht sein. ◀

Da durch den Na^+-Glukose-Symport die Resorption von Glukose an die Aufnahme von Na^+ gekoppelt ist, kann die Nierenschwelle von Glukose auch durch die Na^+-Konzentration im Ultrafiltrat beeinflusst werden. Wird durch eine Steigerung der glomerulären Filtrationsrate (GFR) die filtrierte Menge von Glukose erhöht, so bewirkt das ebenfalls vermehrt anfallende Na^+ eine Steigerung der Aktivität des Na^+-Glukose-Symports, sodass auch mehr Glukose resorbiert wird.

> **:bulb: Merke!**
>
> Schwellenkonzentration der Glukose-Rückresorption: **180–200 mg/dl.**

Aminosäuren- und Peptid-Resorption

▶ Aminosäuren werden zu 98 % im proximalen Tubulus über den sekundär aktiven Na^+-Symport resorbiert. Hierfür existieren mehrere verschiedene **Na^+-Aminosäuren-Symporter**, die unterschiedliche Aminosäuren erkennen und transportieren. Aminosäuren mit ähnlicher Konfiguration (z.B. die zweibasischen Aminosäuren Arginin, Lysin, Ornithin und die neurale Aminosäure Cystin) werden vom gleichen Symport-Carrier transportiert. So kommt es bei einem Überangebot von Arginin im Tubulus durch Sättigung des gemeinsamen Carriersystems zu einer ebenfalls gesteigerten Ausscheidung von Lysin und Ornithin durch *kompetitive Hemmung* der Aminosäuren-Resorption.

Kleine Peptide werden durch membranständige Enzyme im Bürstensaum der Tubuluszelle in Aminosäuren gespalten, die dann über den Symport aufgenommen werden. Größere Peptide, wie z.B. Lysozym oder Hormone (Insulin), werden durch Endozytose in die Tubuluszelle aufgenommen und im Zytosol in Aminosäuren zerlegt, die dann in das Interstitium abgegeben werden. ◄

Harnsäure

► Harnsäure spielt für die Ausscheidung von *Stickstoff* im Vergleich zum Harnstoff nur eine untergeordnete Rolle, da nur etwa 0,5 g Harnsäure, aber 20 g Harnstoff pro 24 Stunden ausgeschieden werden.

Allerdings ist die Harnsäureausscheidung von großer klinischer Bedeutung, weil in Europa die **Hyperurikämie** (= erhöhte Harnsäure-Konzentration im Plasma: „Gicht") eine weit verbreitete Stoffwechselerkrankung ist. Als Folge der Ernährungsgewohnheiten (viel tierisches Protein) fällt vermehrt Harnsäure aus dem *Purinstoffwechsel* an und führt bei unzureichender Ausscheidung durch die Nieren zur Gicht.

Harnsäure weist nur eine relativ *geringe, pH-abhängige Wasserlöslichkeit* auf. Beim physiologischen pH-Wert 7,4 liegt Harnsäure (pK$_a$-Wert 5,8) überwiegend dissoziiert als Urat-Anion vor, welches wesentlich besser wasserlöslich ist als Harnsäure selbst. Harnsäure in hoher Konzentration kann im Interstitium des Nierenmarks bei sinkendem pH-Wert der Tubulusflüssigkeit ausfallen, wobei sie *Urat-Kristalle* bildet und dadurch die Nieren schädigt. Um dem vorzubeugen, erfolgt schon *im proximalen Tubulus die Rückresorption* der im Glomerulum frei filtrierten Harnsäure. Zwar kann Harnsäure vom Tubulus auch aktiv sezerniert werden, in der Bilanz überwiegt jedoch die Resorption bei weitem, sodass nach der Passage des proximalen Tubulus nur noch 10 % der filtrierten Harnsäure die Spitze der Henle-Schleife erreichen.

Im aufsteigenden Schenkel der Henle-Schleife, wie auch im distalen Konvolut und den Sammelrohren, wird kaum noch Harnsäure resorbiert oder sezer-

niert, sodass letztlich 10 % der glomerulär filtrierten Harnsäure mit dem Endharn ausgeschieden werden. ◄

> **⊙ Merke!**
>
> **Aminosäuren:** Resorption über Na$^+$-Symporter im proximalen Tubulus
>
> **Harnsäure:** Resorption *und* Sekretion im proximalen Tubulus
> 90 % Netto-Resorption

Sekretion von Fremdstoffen

► Im proximalen Tubulus finden sich Carrier-Proteine, über die organische Säuren (organische Anionen) und Basen (organische Kationen) ins Tubuluslumen sezerniert werden können. Diese Carrier sind wenig substanzspezifisch. Medikamente und Fremdstoffe wie Penicillin, Salicylsäure, Furosemid oder p-Amminohippurat (PAH) werden über das Sekretionssystem für organische Anionen in den Tubulus abgegeben. Organische Kationen wie Acetylcholin, Adrenalin, Atropin, Dopamin, Histamin oder Serotonin werden über Kationentransporter ausgeschieden. ◄

Aufnahme des Reabsorbates in die peritubulären Kapillaren

Der Einstrom der im proximalen Tubulus rückresorbierten Flüssigkeit (Reabsorbat) in die peritubulären Kapillaren ist abhängig von fünf Faktoren:

- Hydrostatischer und onkotischer Druck im Interstitium,
- hydrostatischer und onkotischer Druck in der Kapillare und
- Permeabilität der Kapillare.

Der *hydrostatische* Druck in der Kapillare ist wegen der beiden vorangestellten Widerstandsgefäße (Vas afferens und Vas efferens) mit etwa 10 mmHg sehr gering, was den Einstrom von Flüssigkeit aus dem Interstitium begünstigt. Der *onkotische* Druck innerhalb der Kapillare ist hoch, da im Glomerulus eine eiweißfreie Flüssigkeit abfiltriert wurde und so die Konzentration von Proteinen in den Kapillaren relativ hoch ist. Der Einstrom von Flüssigkeit in die Kapillare wird zusätzlich gefördert durch die Steigerung des hydrostatischen Druckes im Interstitium infolge des Transportes von NaCl und Was-

9

ser aus dem Tubuluslumen durch die Tubuluszellen hindurch ins Interstitium der Niere.

▶ Das **Volumen** der in die peritubulären Kapillaren aufgenommenen Flüssigkeit kann daher durch eine Beeinflussung des hydrostatischen oder des onkotischen Drucks in der Kapillare reguliert werden. So bewirkt eine *Konstriktion des Vas efferens* über eine Steigerung des hydrostatischen Druckes in den Glomeruluskapillaren einen *Anstieg der GFR* sowie eine Verminderung des renalen Plasmaflusses (RPF) durch Erhöhung des Gefäßwiderstandes in der Niere. Dadurch wird mehr Flüssigkeit vom Tubulus resorbiert, was zum Anstieg des hydrostatischen Druckes im Interstitium führt. Gleichzeitig ist der hydrostatische Druck in der peritubulären Kapillare erniedrigt (Konstriktion des vorgeschalteten Vas efferens) und der onkotische Druck erhöht (relativ mehr Eiweiß in der Kapillare, da im Glomerulus mehr eiweißfreie Flüssigkeit filtriert wurde). Diese beiden Faktoren fördern den Abstrom der ins Niereninterstitium rückresorbierten Flüssigkeit in die peritubulären Kapillaren. ◀

> 🔆 **Merke!**
>
> Die Rückresorption von Wasser hängt vom hydrostatischen und onkotischen Druck im Interstitium und den peritubulären Kapillaren ab.

Henle-Schleife und Gegenstrommechanismen   5 ❓

Elektrolytresorption

Nach der Passage des proximalen Tubulus gelangen noch etwa 35 % des im Verhältnis zum Plasma isoosmotischen Ultrafiltrats in die Henle-Schleife. Im *absteigenden Schenkel* der Henle-Schleife werden Elektrolyte in gleicher Form wie im proximalen Tubulus resorbiert, allerdings in wesentlich geringerer Menge. Im *dicken aufsteigenden* Schenkel werden dagegen wieder mehr Elektrolyte, insbesondere NaCl resorbiert. Insgesamt werden 25 % des filtrierten Na^+ in der Henle-Schleife resorbiert. Dabei wird Na^+ aus dem Tubuluslumen sekundär aktiv im Cotransport mit einem K^+ und 2 Cl^- in die Tubuluszelle aufgenommen. Auch hier liefert die Na^+-K^+-ATPase in der basalen Zellmembran die chemische und elektrische Triebkräfte für den Transportprozess.

> 🩺 **Klinik!**
>
> ▶ Auf einer Hemmung dieses Na^+-2Cl^--K^+-Co-Transportsystems im aufsteigenden Schenkel der Henle-Schleife beruht die Steigerung von Wasser- und K^+-Ausscheidung durch das **Schleifen-Diuretikum Furosemid** (Lasix®). Da die Ca^{2+}-Ausscheidung abhängig von der NaCl-Resorption ist (s. o.), führt die Hemmung der NaCl-Resorption durch Schleifendiuretika auch zu einer Hemmung der Ca^{2+}-Resorption und damit zu einer verstärkten Ca^{2+}-Diurese. ◀

Die parazellulären Shuntwege sind in diesem Abschnitt aber im Gegensatz zum proximalen Tubulus *für Wasser fast völlig undurchlässig,* sodass aufgrund der selektiven Elektrolytresorption Wasser und damit ein hypotoner Harn im Lumen zurückbleibt. Das Interstitium im Nierenmark dagegen ist hyperton, da zwar Elektrolyte einströmen, nicht aber Wasser. Diese ungleiche Verteilung von Wasser und Elektrolyten zwischen dem dicken aufsteigenden Schenkel der Henle-Schleife und dem umgebenden Nierengewebe bildet die Grundlage für die harnkonzentrierende Wirkung der Niere.

Gegenstrommechanismus der Henle-Schleife

Der Gegenstrommechanismus beruht auf der *parallelen* Anordnung der Henle-Schleife und der Sammelrohre mit *gegenläufigen Flussrichtungen* des Harns. Er lässt sich in die folgenden Schritte aufteilen:

- Der in den absteigenden Schenkel der Henle-Schleife eintretende Harn enthält mit 290 mosmol/l die gleiche Anzahl gelöster Teilchen pro Volumeneinheit wie Plasma und ist somit isoosmotisch zum Plasma (☞ Abb. 9.6A).
- Durch die Natriumpumpe im aufsteigenden Schenkel der Henle-Schleife wird Na^+ und das aus elektrischen Gründen passiv folgende Cl^- aus dem Tubuluslumen ins Interstitium transportiert (☞ Abb. 9.6B).
- Da der *aufsteigende Schenkel* fast vollständig *impermeabel für Wasser* ist, wird das *Interstitium hyperton* (hohe Osmolarität).
- Aus osmotischen Gründen strömt daher aus dem absteigenden Schenkel, der gut wasserdurchlässig ist, Wasser ins Interstitium (☞ Abb. 9.6C).
- Im absteigenden Schenkel wird somit der Harn mit Annäherung an den Umkehrpunkt der Henle-Schleife zunehmend hyperton.

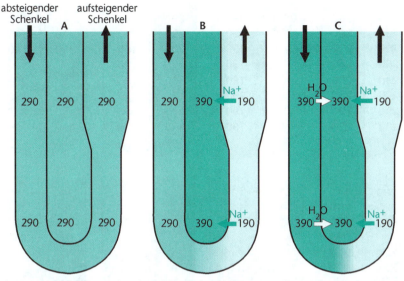

Abb. 9.6: Absteigender und aufsteigender Schenkel der Henle-Schleife. In einem theoretischen Ausgangszustand herrscht im absteigenden und aufsteigenden Schenkel der Henle-Schleife die gleiche Osmolarität (A) wie im Interstitium. Durch Transport von Na^+ vom aufsteigenden Schenkel ins Interstitium (grüne Pfeile) wird die Osmolarität (osmol/l) im aufsteigenden Schenkel gesenkt, während sie im Interstitium ansteigt (B). Dies bewirkt aus osmotischen Gründen den Einstrom von Wasser aus dem absteigenden Schenkel (offene Pfeile), wodurch dort die Osmolarität im absteigenden Schenkel ansteigt (C).

- Eine Erniedrigung der Plasmaosmolarität im Interstitium durch das aus dem absteigenden Schenkel ausströmende Wasser wird durch die hohe Aktivität der Natriumpumpe im aufsteigenden Schenkel, die viel Na^+ ins Interstitium pumpt, verhindert.
- Hierdurch wird in der Nierenpapille (am Umkehrpunkt der Henle-Schleife), im Interstitium wie auch im Tubuluslumen eine hohe Osmolarität aufrechterhalten.

Durch die Strömung des Harns im Tubulus wird der Effekt der einzelnen Schritte multipliziert, sodass die tatsächliche Osmolarität im Interstitium der Papille viel höher liegt als im Beispiel der ☞ Abbildung 9.6 dargestellt. Dieser kontinuierliche Prozess der Ausscheidung von Na^+ vom aufsteigenden Schenkel ins Interstitium und des Wasserausstroms im absteigenden Schenkel in Verbindung mit der Strömung des Harns im Tubuluslumen wird in Abbildung 9.7 in Einzelschritten dargestellt. Mithilfe dieses Gegenstrommechanismus kann im Interstitium eine Osmolarität von bis zu 1 400 mosmol/l erzeugt werden. Durch die fortgesetzte Abgabe von NaCl aus dem aufsteigenden Schenkel der Henle-Schleife ins Interstitium weist

der die Henle-Schleife verlassende und ins distale Konvolut eintretende Harn letztlich eine Osmolarität von 100 mosmol/l auf.

Gegenstrommechanismus der Vasa recta

Zusätzlich zur Henle-Schleife tragen auch die haarnadelförmig angeordneten **Vasa recta** zur Aufrechterhaltung der Hyperosmolarität im Nierenmark bei. Zum einen wird das in das Interstitium einströmende Wasser von den Vasa recta aufgenommen und abtransportiert, was durch einen *niedrigen hydrostatischen Druck* (P_{cap} = 10 mmHg) und relativ *hohen onkotischen Druck* (π_{cap} = 26 mmHg) in den Kapillaren begünstigt wird (s. o.). Zum anderen bilden die Vasa recta wie die Henle-Schleife ein Gegenstromsystem. Dabei wird, wie in Abbildung 9.8 dargestellt, durch die Diffusion von Elektrolyten zwischen absteigendem und aufsteigendem Vas rectum im Papillenbereich eine Hyperosmolarität aufrechterhalten.

▶ Darüber hinaus fördert die *geringe Durchblutung des Nierenmarks* die Konstanz der Hyperosmolarität. Umgekehrt reduziert eine vermehrte Markdurchblutung die Konzentrationsfähigkeit der Niere. Dies erklärt die vermehrte Ausschei-

9

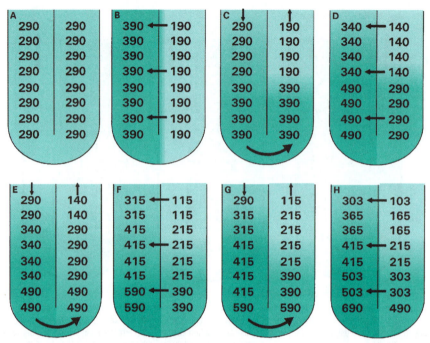

Abb. 9.7: Prinzip der Multiplikation von Einzelschritten des Ionen- und Wassertransports durch den Gegenstrommechanismus. Dargestellt sind absteigender (links) und aufsteigender Schenkel (rechts) der Henle-Schleife. Das Interstitium weist die gleiche Osmolarität wie der absteigende Schenkel auf und wurde zur Vereinfachung weggelassen. Im Ausgangszustand herrscht im absteigenden und aufsteigenden Schenkel der Henle-Schleife die gleiche Osmolarität (A). Durch Ausstrom von Na⁺ im aufsteigenden Schenkel und Wasser im absteigenden Schenkel wird zwischen beiden Schenkeln ein Osmolaritätsunterschied von 200 mosmol/l aufgebaut (B) Mit der Strömung im Tubulus fließt hyperosmolarer Harn vom absteigenden in den aufsteigenden Schenkel (C). Im nächsten Schritt wird erneut zwischen beiden Schenkeln der Osmolaritätsunterschied von 200 mosmol/l hergestellt (D). Durch die Fortführung dieses Prozesses (E – H) kann so aus vielen Einzelschritten im Bereich der Papille eine starke Hyperosmolarität erzeugt werden (H). Der Harn im aufsteigenden Schenkel wird dabei zunehmend hypoton (H).

dung von Wasser und Elektrolyten bei einem Anstieg des systemischen Blutdrucks (s. o. *Druckdiurese*). ◄

Distaler Tubulus und Sammelrohre 34 ⁇

► Die wichtigste Aufgabe des distalen Konvoluts und der Sammelrohre ist die **Harnkonzentrierung** durch Resorption von Wasser, wobei beide Abschnitte des Tubulussystems denselben Mechanismus zur Wasser-Reabsorption einsetzen. Die durch die Harnkonzentrierung erreichte Urinosmolarität kann je nach Flüssigkeitszufuhr zwischen 50 mosmol/l und maximal 1 400 mosmol/l liegen. ◄

Harnkonzentrierung
Ausgangspunkt der Harnkonzentrierung ist der von der Henle-Schleife an das distale Konvolut übergebene und durch die Gegenstrommechanismen im Vergleich zum Interstitium *hypoosmolare* Harn.

- Im distalen Konvolut ist die Tubuluszelle relativ undurchlässig für NaCl, sodass der Ausgleich des osmotischen Gradienten zwischen Interstitium (isoosmotisch zum Plasma, 290 mosmol/l), und Tubuluslumen zu Beginn des distalen Konvoluts (100 mosmol/l) durch den *Ausstrom von Wasser* aus dem Tubuluslumen ins Interstitium erfolgt. Hierdurch wird im distalen Konvolut etwa die Hälfte des noch vorhandenen Wassers rückresorbiert.
- Die Osmolarität des Harns steigt somit langsam wieder an und ist nach der Passage des distalen Konvoluts etwa isoosmotisch zum Plasma.

Der Harn erreicht die Sammelrohre also mit einer Osmolarität von etwa 290 mosmol/l.

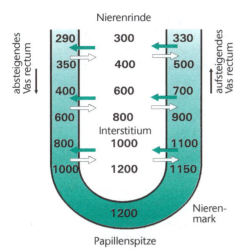

Abb. 9.8: Gegenstrommechanismus der Vasa recta im Nierenmark. Während im absteigenden Vas rectum Elektrolyte aus dem Interstitium in die Kapillare einströmen (grüne Pfeile) und Wasser ausströmt (offene Pfeile), finden im aufsteigenden Vas rectum die umgekehrten Transportprozesse statt, sodass als Resultat im Interstitium des Papillenbereichs die Hyperosmolarität aufrechterhalten bleibt.

- Die Sammelrohre sind wie das distale Konvolut relativ *undurchlässig für Elektrolyte,* aber *durchlässig für Wasser.* Da die Sammelrohre zur Papillenspitze führen, wo das Interstitium sehr hyperton ist, baut sich zwischen dem Harn im Sammelrohr und dem Interstitium ein osmotischer Gradient auf, der Wasser aus dem Lumen des Sammelrohrs ins hyperosmolare Interstitium zieht, wodurch sich die Osmolaritäten im Sammelrohr und im Interstitium zunehmend angleichen.
- Letztlich wird hierdurch ein **hyperosmolarer Harn** ausgeschieden. Die maximale Urinosmolarität kann allerdings nicht über der des Interstitiums im Papillenbereich liegen, da diese die treibende Kraft des Wasserausstroms aus den Sammelrohren ist.

▶ Deshalb kann auch Trinken von Meerwasser ein Wasserdefizit nicht ausgleichen, weil die NaCl-Konzentration im Meerwasser mit 30 g/l höher liegt, als die maximale erreichbare NaCl-Konzen-

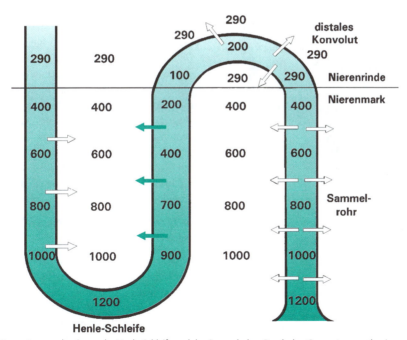

Abb. 9.9: Gegenstrommechanismus der Henle-Schleife und des Sammelrohrs. Durch den Gegenstrommechanismus verlässt ein hypoosmolarer Harn den aufsteigenden Schenkel der Henle-Schleife. Durch Wasserausstrom (offene Pfeile) wird im distalen Konvolut wieder die Isoosmose hergestellt. Durch weiteren Wasserentzug wird die Harnkonzentrierung im Sammelrohr fortgesetzt. Treibende Kraft der Wasserresorption ist die durch den Gegenstrommechanismus aufgebaute Hyperosmolarität des Interstitiums im Nierenmark.

tration im Urin. Zur Ausscheidung des Meerwassers-Salzes muss der Körper *zusätzliches* Wasser bereitstellen: Die Dehydratation wird also durch Trinken von Meerwasser verschlimmert. ◄

Regulation der Wasserrückresorption durch Adiuretin (ADH)

Von den im Glomerulum pro 24 Stunden gebildeten *180 l Primärharn* werden 99 % im Tubulussystem rückresorbiert, sodass letztlich nur 1,5 bis *2 l Endharn* in 24 Stunden ausgeschieden werden. 65 % des Ultrafiltrats werden bereits im *proximalen Konvolut*, also im Anfangsteil des Tubulussystems rückresorbiert. Weitere 10 % werden in der Henle-Schleife aufgenommen, die restlichen 24 % *im distalen Konvolut und in den Sammelrohren* (☞ Abb. 9.10).

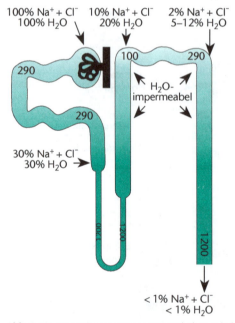

Abb. 9.10: Resorption von Wasser, Na^+ und Cl^- im Tubulussystem: Von der filtrierten Menge werden unter Normalbedingungen weniger als 1 % mit dem Endharn ausgeschieden. Im proximalen Tubulus werden ca. 80 % des Wassers unabhängig von jeder Regulation resorbiert. Die H_2O-Resorption im Bereich der Sammelrohre ist dagegen ADH-abhängig. Bei vollständig unterdrückter ADH-Sekretion (= totale Wasserundurchlässigkeit der Sammelrohre) können maximal 12 % der filtrierten Wassermenge ausgeschieden werden. Zahlen im Tubulussystem = Osmolalitäten in mosmol/kg.

▶ Im **proximalen Tubulus** erfolgt *ohne besondere Regulation* die Rückresorption von Wasser als Folge des Elektrolytstroms aus dem Tubuluslumen in die Tubuluszelle bzw. durch die parazellulären Shuntwege in das Interstitium. Im **distalen Tubulus und den Sammelrohren** unterliegt die Wasserrückresorption zur Aufrechterhaltung eines konstanten Wasserbestandes im Körper einer sehr exakten Regulation. Hier beruht die Wasserresorption auf einem bereits vorbestehenden osmotischen Gradienten. Entsprechend wird das im distalen Tubulus und Sammelrohr befindliche Wasser passiv, dem osmotischen Gradienten folgend, ins Interstitium gezogen. Dadurch kann über eine Beeinflussung der Durchlässigkeit der Tubuluszellen für Wasser eine sehr einfache und wirkungsvolle Regulation der Wasser-Rückresorption erfolgen.

Der entscheidende Faktor in der Regulation der Wasserausscheidung ist das im Hypothalamus produzierte und von der Hypophyse sezernierte Hormon **Adiuretin** (ADH, alter Name: Vasopressin). Es steuert – in Abhängigkeit vom Wasserbestand des Körpers – die Durchlässigkeit der Sammelrohre für Wasser. Adiuretin bindet an V_2-Rezeptoren von Sammelrohrzellen und aktiviert dort einen cAMP-Mechanismus. Die hierdurch erhöhte Ca^{2+}-Konzentration in der Zelle löst den Einbau von Wasserkanälen (*Aquaporinen*) in die dem Tubulus zugewandte, vorher praktisch wasserundurchlässige Zellmembran aus, sodass vermehrt Wasser resorbiert werden kann. Auf diese Weise beeinflusst Adiuretin die Osmolarität des Urins in den Sammelrohren und damit die Menge des vom Körper ausgeschiedenen Wassers. Hohe Adiuretin-Spiegel im Blut hemmen die Wasserausscheidung, niedrige Adiuretin-Spiegel fördern sie.

Im Einzelnen lassen sich hierbei folgende Abläufe unterscheiden:

● Ist *wenig Adiuretin (ADH)* vorhanden (z. B. bei Überwässerung des Körpers: Hyperhydratation), sind die Sammelrohre relativ undurchlässig für Wasser, sodass wenig Wasser die Sammelrohre in Richtung Interstitium verlässt und kein Ausgleich zwischen hypotonem Harn und hypertonem Interstitium stattfinden kann. Als Folge wird viel hypoosmolarer Harn ausgeschieden: *Wasserdiurese*.

- *Hohe Konzentrationen von Adiuretin* (z. B. bei Wassermangel: Dehydratation) bewirken dagegen eine hohe Permeabilität der Sammelrohre für Wasser. Dies erlaubt den Ausstrom von Wasser aus dem Tubulus ins Interstitium und damit ins Körperinnere. Zwischen hypotonem Harn in den Sammelrohren und dem hypertonen Interstitium findet ein Ausgleich statt. Als Folge wird nur sehr wenig, hyperosmolarer Harn ausgeschieden. Hierbei kann der Harn maximal die Osmolarität des Interstitiums im Nierenmark erreichen. Dieser Zustand wird als *Antidiurese* bezeichnet. ◄

🖐 Klinik!

Beim **Diabetes insipidus** werden pro Tag bis zu 25 l eines hypotonen Urins (bis 50 mosmol/l) ausgeschieden. Ursachen hierfür sind entweder eine verminderte ADH-Sekretion oder ein genetisch bedingter Defekt der Aquaporin-Proteine in den Sammelrohrzellen.

💡 Merke!

Hyperhydratation (Überwässerung):
ADH ↓ → Sammelrohr lässt kein H_2O ins Interstitium → viel hypotoner Harn
Dehydratation (Wassermangel):
ADH ↑ → Sammelrohr lässt viel H_2O ins Interstitium → wenig hypertoner Harn

Regulation des Elektrolyttransports im distalen Tubulus durch Aldosteron

▶ Im *distalen Tubulus* unterliegen die tubuläre Rückresorption von Na^+ sowie die Sekretion von H^+ und K^+ der Regulation durch das in der Nebenniere produzierte Mineralokortikoid **Aldosteron**.

- *Aldosteron steigert die Aktivität der Natriumpumpe* durch vermehrte Bereitstellung von ATP, Erhöhung der Permeabilität der Zellmembran für Na^+ und eine Beschleunigung der Natriumpumpe. Hierdurch werden vermehrt Na^+ und damit auch Cl^- und Wasser rückresorbiert, was zu einer Zunahme des Extrazellulärvolumens führt und bei einer Überproduktion von Aldosteron (z. B. durch einen Nebennieren-Tumor) über die vermehrte Volumenbelastung einen Bluthochdruck verursacht.
- Durch den aktiven Abtransport von Na^+ aus dem Tubuluslumen entsteht ein lumennegatives

transepitheliales Potential, das die treibende Kraft für die Sekretion von K^+-Ionen ins Tubuluslumen darstellt.

- Da Aldosteron darüber hinaus auch die *Aktivität des Na^+-H^+-Antiports steigert,* wird vermehrt H^+ ausgeschieden. Die hierdurch entstehende Verarmung der Zellen an H^+ führt zu einer intrazellulären Alkalose und steigert die Permeabilität der zum Lumen gerichteten Tubulusmembran für K^+, sodass vermehrt K^+ ins Tubuluslumen gelangt und mit dem Harn ausgeschieden wird. Daher ist auch die Hypokaliämie ein fast immer vorhandenes Kennzeichen des Hyperaldosteronismus (Conn-Syndrom).

Resorption von Na^+ und Sekretion von K^+ im distalen Tubulus sind also gekoppelt: Je mehr Na^+ über den Na^+-H^+-Antiport resorbiert wird, desto mehr K^+ kann ausgeschieden werden. Wird im aufsteigenden Teil der Henle-Schleife die Na^+ Resorption reduziert (z. B. durch Schleifendiuretika wie Lasix) steht im distalen Tubulus mehr Na^+ zur Resorption zur Verfügung, sodass auch mehr K^+ ausgeschieden wird: *Hypokaliämie unter Schleifendiuretika.*

- Zusammengefasst *steigert* Aldosteron die **Rückresorption von Na^+, Cl^- und Wasser** und die **Ausscheidung von H^+ und K^+.**

Ein *Mangel an Aldosteron* führt dagegen zur metabolischen Azidose, da der Na^+-H^+-Antiport blockiert ist und daher weniger H^+-Ionen ausgeschieden werden können.

Bei *K^+-Mangel* kann über die im spätdistalen Tubulus und in den Sammelrohren vorhandenen *Schaltzellen* K^+ auch aktiv *resorbiert* werden. Hierzu verfügen die Schaltzellen, wie die Belegzellen des Magens (7.3.3), über eine H^+-K^+-ATPase, die unter Energieverbrauch H^+ sezerniert und K^+ resorbiert. ◄

💡 Merke!

Aldosteron:
- Rückresorption von Na^+, Cl^- und H_2O ↑
  → Blutdruck ↑
- Ausscheidung von K^+ und H^+ ↑
  → Hypokaliämie und metabolische Alkalose

9

Harnstoff-Resorption

▶ Die Harnstoffresorption findet zu etwa gleichen Teilen im proximalen sowie im distalen Tubulus und den Sammelrohren statt.

- Wegen seiner kleinen Molekülgröße (☞ Abb. 9.11) ist Harnstoff frei filtrierbar.
- Im *proximalen Tubulus* steigt wegen der Resorption von Wasser die Harnstoffkonzentration zunächst an.
- 50 % des filtrierten, gut membrangängigen Harnstoffs folgen dann dem so aufgebauten Konzentrationsgradienten und werden durch Diffusion (zwei Drittel) oder „solvent drag" resorbiert.
- Der *distale Tubulus* und der *Anfang* der Sammelrohre sind dagegen für Harnstoff fast undurchlässig. Hier steigt die Harnstoffkonzentration wieder an, da zunehmend Wasser resorbiert wird.
- Der *letzte Abschnitt der Sammelrohre* ist dann wieder, besonders bei Antidiurese (ADH ↑), für Harnstoff gut permeabel. Hier folgt Harnstoff seinem Konzentrationsgradienten und diffundiert ins Interstitium des Nierenmarks.
- Vom Nierenmark diffundiert der Harnstoff zum Teil zurück in die benachbarte Henle-Schleife. Dieser **Harnstoff-Kreislauf** leistet einen wesentlichen Beitrag zur Aufrechterhaltung der Hyperosmolarität im inneren Nierenmark.
- Die Harnstoff-Clearance ist direkt von der *glomerulären Filtrationsrate* abhängig. Erreicht wenig Wasser den letzten Abschnitt der Sammelrohre, ist dort die Harnstoffkonzentration erhöht, sodass mehr Harnstoff resorbiert werden kann. Folge ist ein Anstieg der Harnstoffkonzentration im Plasma bei eingeschränkter Nierenfunktion.

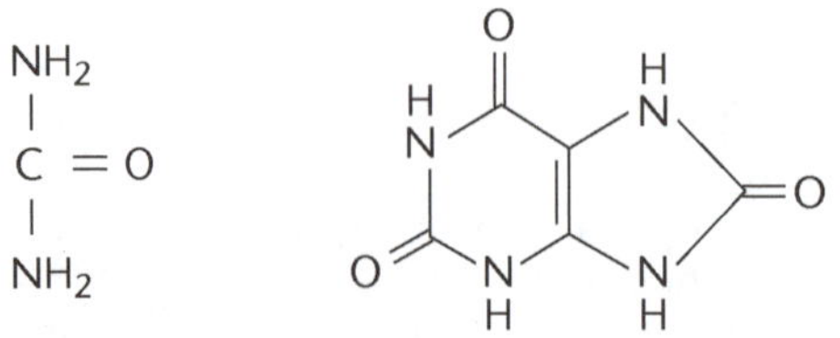

- Über den gleichen Mechanismus ist die Harnstoffausscheidung auch mit der *Wasserdiurese* verknüpft: Wird viel Wasser ausgeschieden, ist auch die Harnstoffausscheidung hoch. Im Zustand der Antidiurese entstehen dagegen hohe Konzentrationen von Harnstoff im Bereich der distalen Sammelrohre. Aufgrund des höheren Konzentrationsgradienten kann daher bei Antidiurese vermehrt Harnstoff ins Interstitium und in die Blutbahn resorbiert werden. ◀

Regulation der Ca^{2+}-Resorption durch Parathormon (PTH) und Vitamin D

▶ Während 60 % der Ca^{2+}-Menge im proximalen Tubulus rückresorbiert werden, ist der distale Tubulus der Ort der Feinregulation der Ca^{2+}-Resorption. Im dicken aufsteigenden Schenkel der Henle-Schleife (30 %) und im distalen Tubulus (9 %) stimuliert **Parathormon** (PTH) ein spezifisches Adenylatzyklase-Transportsystem für Kalzium, das Ca^{2+} unter Verbrauch von ATP aktiv rückresorbiert.

Bei Tumoren der Nebenschilddrüsen, die mit einer übermäßigen Produktion von Parathormonen (PTH) einhergehen, führt die durch Parathormon (PTH) stimulierte Freisetzung von Ca^{2+} aus dem Knochen zu erhöhten Konzentrationen von Ca^{2+} im Plasma. Dies bewirkt eine Zunahme der Ca^{2+}-Konzentration im Ultrafiltrat. Trotz der Parathormon-induzierten vermehrten Reabsorption von Ca^{2+} im distalen Tubulus wird immer noch sehr viel mehr Ca^{2+} als unter Normalbedingungen mit dem Endharn ausgeschieden. Daher ist die Hyperkalziurie (erhöhte Ausscheidung von Ca^{2+} im Urin) das typische Zeichen eines Parathormon-produzierenden Tumors (☞ 10.5, Kalzium-Haushalt). Da im proximalen Tubulus Parathormon (PTH) die Aktivität des Na^+-Phosphat-Symports mindert, sinkt gleichzeitig die Reabsorption von Phosphat, d.h. Phosphat wird vermehrt ausgeschieden.

Zusammengefasst fördert Parathormon die Ca^{2+}-Rückresorption und die Phosphat*ausscheidung* der Niere. ◀

1,25-Dihydroxycholecalciferol (Vitamin D_3) dagegen steigert die tubuläre Reabsorption von Ca^{2+} und von Phosphat gleichermaßen.

Harnstoff   Harnsäure

Abb. 9.11: Strukturformeln von Harnsäure und Harnstoff.

> **Merke!**
>
> **Parathormon:**
> - Ca^{2+}-Resorption ↑
> - Phosphat-Resorption ↓

Magnesium

▶ Magnesium liegt im Blut nur zu 50 % in freier, ionisierter Form vor, 35 % sind an Albumin und 15 % an Komplexbildner gebunden. Im Gegensatz zu Kalzium wird Magnesium überwiegend nicht im proximalen Tubulus, sondern im dicken aufsteigenden Teil der Henle-Schleife resorbiert: 50–60 % der im Ultrafiltrat enthaltenen Menge. Die Resorption erfolgt vor allem parazellulär. Dabei wird umso mehr Magnesium parazellulär resorbiert, je positiver das Lumen der Henle-Schleife gegenüber dem Interstitium ist, weil die zweifach positiv geladenen Magnesium-Ionen versuchen, die Spannungsdifferenz abzubauen, indem sie das Tubuluslumen verlassen. Da diese lumenpositive Spannung von der Cl^--Resorption und der K^+-Sekretion im aufsteigenden Schenkel der Henle-Schleife aufgebaut wird, führt jede Hemmung dieses Transportsystems, etwa durch Furosemid (s.o.), zu einer Reduktion der Magnesium-Resorption und damit zu einer erhöhten Ausscheidung von Magnesium. ◀

Potentialdifferenzen im Verlauf des Tubulussystems

▶ Tubuluszellen sind, wie andere Körperzellen auch, gegenüber der Umgebung innen negativ geladen. Zu Beginn des *proximalen Tubulus* liegt das intrazelluläre Potential der Tubuluszellen gegenüber dem Interstitium (Blutseite) bei $-70\,mV$. Auch gegenüber dem Tubulusraum (Urinseite) herrscht zunächst eine Potentialdifferenz von $-70\,mV$. Zwischen Blut und Tubulusflüssigkeit besteht also *keine* Potentialdifferenz: das **transepitheliale Potential** liegt bei **0 mV**. Durch die Resorption von Na^+ zu Beginn des proximalen Tubulus, das durch die Tubuluszellen hindurch in die Blutgefäße transportiert wird, entsteht ein schwach *lumennegatives* transepitheliales Potential (LNTP) von $-2\,mV$. Dies führt dazu, dass negativ geladene Chlorid-Ionen auf parazellulärem Weg den Tubulus verlassen, wodurch das transepitheliale Potential im weiteren Verlauf des proximalen Tubulus einen

schwach *lumenpositiven* Wert von $+2\,mV$ annimmt: LPTP (☞ Abb. 9.5).

Im *dicken aufsteigenden Teil der Henle-Schleife* werden durch den Na^+-K^+-$2Cl^-$-Symport Na^+, K^+ und Cl^- in die Tubuluszellen aufgenommen. Die negativ geladenen Chlorid-Ionen strömen rasch über die basale Zellmembran in Richtung Blutgefäße ab, während die positiv geladenen Kalium-Ionen wieder zurück ins Tubuluslumen diffundieren (**K^+-Rezirkulation**). Dadurch wird die Blutseite der Tubuluszelle stärker negativiert, während sich auf der Tubulusseite positive Kalium-Ionen sammeln. Auf diese Weise bildet sich ein lumenpositives Potential von $+10\,mV$ aus. Dieses lumenpositive Potential bildet die Triebkraft für die parazelluläre Resorption der Kationen Ca^{2+}, Mg^{2+}, Na^+ und K^+.

Im *distalen Tubulus* wird Na^+ über aldosteronabhängige Kanäle resorbiert (s.o.). Da in den Sammelrohren wegen der für Kationen weitgehend undurchlässigen Schlussleisten parazelluläre Resorptionsvorgänge keine Rolle spielen, baut sich durch die Abwanderung von Na^+-Ionen wieder ein *lumennegatives* transzelluläres Potential auf: $-40\,mV$ bei starker Aldosteronwirkung. Dieses lumennegative Potential fördert den Ausstrom von K^+-Ionen aus der Zelle (s.o.). ◀

> **Merke!**
>
> | **LNTP** | Anfang des proximalen Tubulus $-2\,mV$ |
> |---|---|
> | | Distaler Tubulus: $-40\,mV$ |
> | **LPTP** | Ende des proximalen Tubulus $+2\,mV$ |
> | | Aufsteigender Teil der Henle-Schleife $+10\,mV$ |

9

9.2.5 Renale Ausscheidung von Säuren und Basen   14 ⁇

Bei normaler Ernährung fallen im Körper eines Erwachsenen pro Tag etwa **60–100 mmol H^+-Ionen** an, die zur Aufrechterhaltung eines ausgeglichenen Säure-Basen-Haushalts ausgeschieden werden müssen. Die Sekretion von H^+ durch den Tubulus erfolgt über den *Na^+-H^+-Antiport* und dient zwei physiologischen Zielen: der Ausscheidung von Säuren und der Rückresorption von Bikarbonat.

▶ Zur **Ausscheidung von H⁺** stehen drei Mechanismen zur Verfügung:

- Ausscheidung von *freiem H⁺*.
- Ausscheidung von H⁺ in pH-neutraler Form als *titrierbare Säure*.
- Ausscheidung von H⁺ über den ebenfalls pH-neutralen *Ammoniakmechanismus*.

Nur ein sehr geringer Teil (unter 1 %) des H⁺ wird direkt, d.h. in freier, ungepufferter Form mit dem Endharn abgegeben. Für diese H⁺-Ionen-Ausscheidung ist eine H⁺-K⁺-ATPase in den A-Zwischenzellen (intercalated cells) verantwortlich. Allerdings reicht diese geringe Menge bereits zur Azidifizierung (Ansäuerung) der Tubulusflüssigkeit aus. Maximal kann der pH-Wert des Harns 3,5 erreichen (der Normalwert liegt bei einem pH von 5,8). Der überwiegende Teil der Protonen wird in Form titrierbarer Säuren (30–50 %) oder über den Ammoniakmechanismus (40–60 %) ausgeschieden. ◀

Ausscheidung von H⁺ als titrierbare Säure

Bei der Ausscheidung von H⁺ als titrierbare Säure sind die ausgeschiedenen H⁺-Ionen an *Puffer* gebunden, die eine pH-neutrale Ausscheidung von Säuren ermöglichen.

▶ Die ausgeschiedene Säuremenge lässt sich daher erst durch eine Titration des Harns mit NaOH bis zum pH-Wert des Plasmas (7,4) feststellen. ◀

Der wichtigste Puffer ist **Phosphat**, das bei dem im proximalen Tubulus vorhandenen pH-Wert von 7,4 als HPO_4^{2-} vorliegt (sekundäres Phosphat) und mit sinkendem pH-Wert zum primären Phosphat $H_2PO_4^-$ übergeht. Hierdurch wird das der Kohlensäure entstammende und über den Na⁺-H⁺-Antiport ausgeschleuste Proton gepuffert und eliminiert. Pro ausgeschiedenem H⁺-Ion wird hierbei ein Na⁺-Ion und ein Molekül Bikarbonat resorbiert (☞ Abb. 9.12). Andere, weniger bedeutsame Puffer sind **Zitrat** und **Urat**.

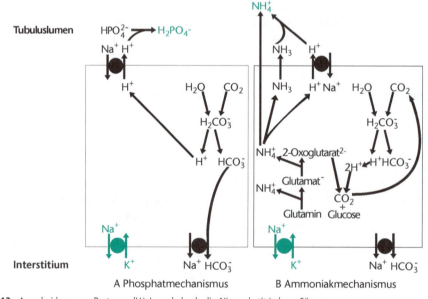

Abb. 9.12: Ausscheidung von Protonen (H⁺-Ionen) durch die Niere als titrierbare Säuren

Ausscheidung von Säuren über den Ammoniakmechanismus

▶ In den Tubuluszellen der Niere wird die Aminosäure Glutamin durch das in den Mitochondrien vorhandene Enzym Glutaminase zu Glutamat⁻ und 2-Oxoglutarat^{2-} (= α-Ketoglutarsäure) desaminiert. Hierbei werden 2 Moleküle NH_4^+ (Ammonium) freigesetzt, die intrazellulär überwiegend zu NH_3 und H^+ dissoziieren. Während H^+ über den Na^+-H^+-Antiport die Tubuluszelle verlässt, diffundiert NH_3 (Ammoniak) als freies Molekül ohne Carrier in das Tubuluslumen, wo sich beide wieder zu NH_4^+ (Ammonium) verbinden (☞ Abb. 9.12B). Darüber hinaus kann das an sich schlecht membrangängige NH_4^+ (Ammonium) dank des hohen Konzentrationsgefälles zwischen dem Zellinneren und der Tubulusflüssigkeit (10fach höhere intrazelluläre Konzentration) auch direkt ins Lumen diffundieren. Eine Rückdiffusion von NH_4^+ (Ammonium) ist aus demselben Grund fast unmöglich; das Ammonium wird nahezu vollständig mit dem Harn ausgeschieden. ◀

Das 2-Oxoglutarat (= α-Ketoglutarsäure) wird in der Tubuluszelle im Zitratzyklus und durch Glukoneogenese zu Glukose und CO_2 weiterverarbeitet. Hierbei werden noch 2 weitere H^+ verbraucht und aus dem CO_2 ein HCO_3^- (Bikarbonat) regeneriert.

Da die Aktivität der Glutaminase im sauren Milieu steigt, führt ein vermehrter Anfall von H^+ zu einer gesteigerten Produktion von NH_4^+ (Ammonium), das für eine vermehrte Elimination von H^+ sorgt und gleichzeitig mehr HCO_3^- (Bikarbonat) bereitstellt.

Renale Gegenregulation bei Störungen des Säure-Basen-Haushaltes

Eine der wichtigsten Aufgaben der Niere ist die Beteiligung an der Regulation des Säure-Basen-Haushaltes zur Aufrechterhaltung des pH-Wertes im Organismus. Die beiden zentralen Mechanismen der Niere zur Beeinflussung des pH-Wertes sind die **Elimination von Protonen (H^+)** und die **Rückresorption von Bikarbonat (HCO_3^-)**.

- ▶ Eine **respiratorische Alkalose** (z. B. bei Hyperventilation) führt zu erniedrigten CO_2-Konzentrationen in der Tubuluszelle, sodass über die Carboanhydrase weniger Bikarbonat (HCO_3^-) und Protonen (H^+) gebildet werden. Entsprechend wird auch weniger H^+ in den Tubulus sezerniert, sodass auch weniger HCO_3^- resorbiert und mehr HCO_3^- ausgeschieden wird. Die Niere hält also H^+-Ionen zurück und scheidet vermehrt HCO_3^- aus, um die Alkalose auszugleichen.

- Bei einer **metabolischen Alkalose** mit erhöhten Bikarbonat-Konzentrationen im Plasma ist auch die Menge des glomerulär filtrierten HCO_3^- gesteigert, sodass das tubuläre Transportmaximum für HCO_3^- überschritten wird und HCO_3^- unresorbiert im Tubulus verbleibt. Durch die Ausscheidung dieses alkalischen HCO_3^- versucht die Niere, so weit als möglich, das Ausmaß der Alkalose zu begrenzen. Als Folge der metabolischen Alkalose kann der normalerweise saure Harn alkalisch werden.

- Eine **respiratorische Azidose** steigert die Protonen-Konzentration in der Tubuluszelle, sodass zum einen mehr Protonen (H^+) sezerniert werden und zum anderen die Rückresorption von Bikarbonat (HCO_3^-) gesteigert ist. Die Ausscheidung von Protonen über den Ammoniakmechanismus kann um den Faktor 10 gesteigert werden. Titrierbare Säuren können bei Azidose um den Faktor 1,5 vermehrt ausgeschieden werden.

- Bei einer **metabolischen Azidose** ist die Bikarbonat-Konzentration im Plasma und im Ultrafiltrat erniedrigt, wohingegen die tubuläre Sekretion von Protonen (H^+) erhöht ist. Hierdurch wird der Anteil des tubulär rückresorbierten HCO_3^- gesteigert, sodass fast bis zu 100 % des glomerulär filtrierten HCO_3^- resorbiert werden, das zum Ausgleich der metabolischen Azidose eingesetzt werden kann. ◀

9.2.6 Beurteilung der Nierenfunktion   47 ⁈

▶ Zur Überprüfung der Nierenfunktion werden im klinischen Alltag so genannte **Clearance-Verfahren** eingesetzt. Mit dem Begriff Clearance bezeichnet man das Volumen Blutplasma, welches pro Minute durch die Nierentätigkeit von einer beliebigen

9

Substanz (z. B. Kretatinin, Inulin oder Paraamino-hippursäure) vollständig befreit, „geklärt" (englisch: to clear) wird. Die allgemeine Clearance-Formel lautet:

$$C_x = \frac{U_x \cdot \dot{V}}{P_x}$$

C_x = Clearance der Substanz X (ml/min)
U_x = Urinkonzentration der Substanz X (mg/100 ml)
$\dot{V}$ = Harnvolumen pro Zeiteinheit (ml/min)
P_x = Plasmakonzentration der Substanz X (mg/100 ml) ◄

Für die Beurteilung der Nierenfunktion sind vor allem zwei Parameter relevant: die glomeruläre Filtrationsrate und der renale Plasmafluss.

Glomeruläre Filtrationsrate (GFR)

▶ Die **glomeruläre Filtrationsrate (GFR)** kann sehr exakt mithilfe der *Inulin-Clearance* bestimmt werden. Inulin ist ein natürlicherweise nicht im Körper vorkommender Zucker (Molekulargewicht 5 000 Dalton), der in idealer Weise die Bedingungen eines Indikatorstoffes zur Bestimmung der GFR erfüllt: Inulin passiert gut den Glomerulusfilter, wird nicht tubulär sezerniert oder rückresorbiert, wird in der Niere nicht verstoffwechselt und ist im Blut nicht an Proteine gebunden, was die Filtrierbarkeit behindern könnte. Die Clearance für Inulin entspricht daher der GFR, da der einzige Faktor, von dem die Ausscheidung von Inulin aus dem Körper abhängt, eben die glomeruläre Filtration ist. Die Inulinclearance errechnet sich dabei nach der folgenden Formel:

$$GFR = C_{Inulin} = \frac{U_{Inulin} \cdot \dot{V}}{P_{Inulin}}$$

C_{Inulin} = Inulin-Clearance (ml/min)
U_{Inulin} = Urinkonzentration von Inulin (mg/100 ml)
$\dot{V}$ = Harnvolumen pro Zeiteinheit (ml/min)
P_{Inulin} = Plasmakonzentration von Inulin (mg/100 ml)

Die so ermittelte Inulin-Clearance beträgt für Frauen 120 ml/min, für Männer 125 ml/min. Pro 24 Stunden werden also etwa 180 l filtriert.

In der klinischen Routine wird die Bestimmung der **Kreatinin-Clearance** vorgezogen, da Kreatinin als Abbauprodukt des Kreatins natürlicherweise im Organismus vorkommt und daher im Gegensatz zu Inulin nicht infundiert werden muss. Da Kreatinin zwar vollständig filtriert, im Gegensatz zu Inulin aber auch in geringem Maße tubulär sezerniert wird, ist die Bestimmung der GFR über die Kreatinin-Clearance nicht so exakt wie über die Inulin-Clearance: Bei eingeschränkter GFR (zunehmende Niereninsuffizienz) wird weniger Kreatinin filtriert, sodass die tubulär sezernierte Kreatinin-Menge zunehmend bedeutsam wird. Die über die Kreatinin-Clearance gemessene GFR wird dann zu hoch bestimmt. Die Kreatinin-Clearance liegt beim gesunden Erwachsenen abhängig von Alter und Gewicht bei Frauen zwischen 75 – 130 und bei Männern zwischen 80 – 160 ml/min. Die Kreatinin-Clearance wird nach der gleichen Formel wie die Inulin-Clearance berechnet (s. oben). ◄

Inulin-Clearance und Kreatinin-Clearance sind altersabhängig. Mit zunehmendem Lebensalter nimmt die Anzahl funktionsfähiger Nephrone ab, sodass ab dem 40. bis 50. Lebensjahr die Clearance-Raten für Inulin und Kreatinin als Ausdruck der nachlassenden Nierenfunktion sinken.

▶ Bei erhöhter Kreatinin-Produktion oder Kreatinin-Aufnahme wird bei der Berechnung der Kreatinin-Clearance die GFR (trotz normaler Nierenfunktion) zu niedrig bestimmt. In diesen (seltenen) Fällen kann mithilfe einer normalen Inulin-Clearance eine normale GFR nachgewiesen werden. ◄

Renaler Blutfluss (RBF)

▶ Der Blutfluss durch die Nieren kann über die Bestimmung der *Clearance für Paraaminohippursäure (PAH)* errechnet werden. Paraaminohippursäure wird glomerulär filtriert und tubulär sezerniert, aber nicht rückresorbiert. So werden etwa 92 % des durch die Nieren strömenden Blutplasmas von Paraaminohippursäure befreit. Daher entspricht die Clearance von Paraaminohippursäure (C_{PAH}) in etwa dem Plasmavolumen, das pro Minute die Niere durchfließt (renaler Plasmafluss, RPF). Zur Berechnung der Clearance von

Paraaminohippursäure wird folgende Formel verwendet:

$$C_{PAH} = \frac{U_{PAH} \cdot \dot{V}}{P_{PAH}}$$

C_{PAH} = Paraaminohippursäure-Clearance (ml/min)
U_{PAH} = Urinkonzentration von Paraaminohippursäure (mg/100 ml)
$\dot{V}$ = Harnvolumen pro Zeiteinheit (ml/min)
P_{PAH} = Plasmakonzentration von Paraaminohippursäure (mg/100 ml)

Da allerdings die Extraktion von Paraaminohippursäure aus dem Plasma schwanken kann und nur im Durchschnitt 92 % des Plasmas von Paraaminohippursäure befreit werden, muss zur exakten Berechnung des renalen Plasmaflusses der **renale Extraktionsfaktor (E_{PAH})** durch die Bestimmung der Paraaminohippursäure-Konzentration im arteriellen und venösen Blut errechnet werden. Der E_{PAH} gibt an, welche Fraktion des Plasmas von Paraaminohippursäure befreit wurde:

$$E_{PAH} = \frac{PAH_a - PAH_v}{PAH_a}$$

PAH_a = PAH-Konzentration im arteriellen Blut
PAH_v = PAH-Konzentration im venösen Blut. ◄

Aus der Clearance von Paraaminohippursäure (C_{PAH}) und der renalen Extraktion von Paraaminohippursäure (E_{PAH}) lässt sich dann der renale Plasmafluss (RPF) errechnen. Der Normwert für die Clearance von Paraaminohippursäure (C_{PAH}) beträgt etwa 600 ml/min und für die renale Extraktion von Paraaminohippursäure (E_{PAH}) 0,92.

Renaler Plasmafluss (RPF) $= \dfrac{C_{PAH}}{E_{PAH}}$

Um die **Gesamtnierendurchblutung**, den renalen *Blut*fluss, zu erhalten, muss der renale Plasmafluss (RPF) noch um den Volumenanteil von festen Bestandteilen (Zellen) im Blut, den Hämatokrit (HKT), korrigiert werden.

Renaler Blutfluss (RBF) $= \dfrac{C_{PAH}}{E_{PAH}} \cdot \dfrac{1}{(1 - HKT)}$

$\qquad\qquad\quad = \dfrac{\text{Renaler Plasmafluss}}{(1 - HKT)}$

▶ Setzt man in die oben aufgeführten Formeln für die Clearance von Paraaminohippursäure (C_{PAH}) den Normwert von 600 ml/min und die renale Extraktion von Paraaminohippursäure (E_{PAH}) 0,92 ein, errechnen sich für den **renalen Plasmafluss 650 ml/min** und den **renalen Blutfluss 1 200 ml/min** bzw. 1 700 l/24 Stunden. ◄

Filtrationsfraktion (FF)

▶ Die Filtrationsfraktion (FF) bezeichnet das Verhältnis von glomerulärer Filtrationsrate (GFR) zum renalen Plasmafluss (RPF) und gibt an, welcher Anteil des renalen Plasmaflusses (RPF) glomerulär filtriert wird. Die Filtrationsfraktion beträgt normalerweise 0,2, d. h. 20 % des die Niere bei einer Passage passierenden Blutplasmas werden filtriert. Die Filtrationsfraktion kann aus der Clearance für Inulin und Paraaminohippursäure berechnet werden:

Filtrationsfraktion (FF)

$$= \frac{\text{glomeruläre Filtrationsrate (GFR)}}{\text{renaler Plasmafluss (RPF)}} = \frac{C_{Inulin}}{C_{PAH}}$$

Erhöht sich bei unveränderter Nierendurchblutung die Filtrationsfraktion z. B. von 0,2 auf 0,3, so kann eine Steigerung des Blutdrucks in den glomerulären Kapillaren die Ursache sein.

Eine weitere Möglichkeit zur Berechnung der Filtrationsfraktion besteht in der Bestimmung der Konzentration von Inulin in einer Arterie und der Nierenvene. Zur Bestimmung können auch andere Substanzen, die filtriert, aber nicht sezerniert und rückresorbiert werden (wie z. B. Kreatinin), eingesetzt werden. Der Konzentrationsunterschied zwischen Arterie und Nierenvene gibt die Filtrationsfraktion an. Beträgt die Konzentration von Inulin in der Nierenvene nur noch 80 % der Konzentration von Inulin in einer Arterie, so beträgt die Filtrationsfraktion 20 % oder 0,2. Die Konzentration von vollständig filtrierbaren Substanzen wie Inulin oder Kreatinin, die nicht sezerniert oder rückresorbiert werden, liegt demnach im Nierenvenenblut um 20 % niedriger als in der Nierenarterie. ◄

9

Fraktionelle Ausscheidung

▶ Für bestimmte Fragestellungen (vor allem auch des IMPP) ist es von Interesse, die fraktionelle Ausscheidung einer Substanz, d.h. das Verhältnis von im Urin ausgeschiedener zur glomerulär filtrierten Menge dieser Substanz pro Zeiteinheit zu bestimmen. Die im Urin ausgeschiedene Menge einer Substanz x erhält man aus der Urinkonzentration U_x [mg/100 ml], multipliziert mit dem Urinvolumen pro Zeiteinheit V_x [ml/min]. Die glomerulär filtrierte Substanzmenge ergibt sich analog aus der Plasmakonzentration P_x [mg/100 ml] der Substanz, multipliziert mit der glomerulären Filtrationsrate GFR (ml/min). Für die fraktionelle Ausscheidung (FA) ergibt sich dann:

$$FA_x = \frac{V_x \cdot U_x}{GFR \cdot P_x}$$

Für Substanzen, die vollständig filtriert, aber weder resorbiert noch sezerniert werden (wie Inulin oder Kreatinin), ist die im Urin ausgeschiedene Menge identisch der filtrierten Menge; die fraktionelle Ausscheidung ist 1. ◀

10 Hormonale Regulation

F. Jockenhövel

152 ?

IMPP-Hitliste

▯▯▯	Mineralokortikoide: Renin-Angiotensin-Aldosteron-System
▯▯	Glandotrope Hormone der Adenohypophyse
▯	Endokrines Pankreas

Neben dem Nervensystem bedient sich der Organismus des endokrinen Systems, um die Funktionen seiner Organe und Organsysteme zu koordinieren. Die Informationsträger des endokrinen Systems sind die Hormone, die in verschiedene Klassen eingeteilt werden können (☞ 10.1.1). Die Hormone lösen bestimmte Zellantworten aus (☞ 10.1.2, auch ☞ 1.4.3), werden nach erfolgter Informationsübermittlung abgebaut (☞ 10.1.3) und durch Regelkreise (☞ 10.1.4, auch ☞ 1.7) gesteuert. Zentrale Steuerzentren des Hormonsystems sind Hypothalamus und Hypophyse (☞ 10.2). Sie steuern die „nachgeordneten" Hormone von Schilddrüse (☞ 10.3), Nebenniere (☞ 10.4) und Gonaden. Die Funktion der Sexualhormone wird zusammenfassend in Kapitel 11 *Sexual- und Reproduktionsphysiologie* besprochen. Auch der Kalzium-Haushalt wird von Hormonen gesteuert (☞ 10.5). Kohlenhydrat-, Fett- und Eiweißstoffwechsel sind auf die Regulierung durch die endokrinen Pankreashormone Insulin und Glukagon angewiesen (☞ 10.6). Neben den klassischen Hormonen werden immer mehr hormonähnliche Steuersubstanzen im Organismus entdeckt (☞ 10.7), die wie z.B. Erythropoetin (Förderung der Blutbildung) auch klinisch-pharmakologische Bedeutung erlangt haben. Die Hormone des Magen-Darm-Traktes werden in Kapitel ☞ 7.6.2 besprochen.

10.1 Grundlagen und Allgemeines

4 ?

10.1.1 Einteilung der Hormone

Glanduläre (= Drüsen-)Hormone werden in den klassischen endokrinen Organen gebildet (u.a. Schilddrüse, Nebenschilddrüse, Nebenniere, Ovar, Testes, Inselzellen des Pankreas). *Gewebshormone* (z.B. Serotonin, Histamin, Prostaglandine) werden in Zellen verschiedener Gewebe des Körpers gebildet, oft bereits im Zielorgan des Hormons selbst. Sie gelangen entweder wie die glandulären Hormone über den Blutweg zum Zielorgan oder, wenn das

Zielorgan bzw. die Zielzelle nah genug ist, durch Diffusion (*parakrine* Wirkungsweise). Darüber hinaus bilden eine Reihe *primär nicht endokriner Organe* Hormone (z.B. Herz: atrionatriuretisches Peptid; Gehirn: Brain-natriuretisches Peptid; Niere: Erythropoetin, Leber: Insulin-like growth factor I [IGF-I]; Fettgewebe: Leptin).

Einteilung der Hormone nach ihrer chemischen Struktur
Die verwendeten Abkürzungen werden in den Tabellen 10.1 und 10.2 erklärt.

- **Steroide**: Androgene, Östrogene, Gestagene, Glukokortikoide, Mineralokortikoide, Vitamin D.
- **Peptide:**
  - *Oligopeptide:* TRH, GnRH, ADH, Angiotensin, Oxytoxin.
  - *Polypeptide:* Prolaktin, STH, ACTH, Parathormon, Calcitonin, Insulin, Glukagon, Renin, Insulin-like growth factor, Leptin.
  - *Glykoproteine:* TSH, LH, FSH, hCG, Erythropoetin, Angiotensinogen.

Tab. 10.1: Nomenklatur und Funktion der hypothalamischen Hormone. RH = Releasing Hormon, ↑ = Stimulation der Sekretion in der Hypophyse, ↓ = Hemmung der Sekretion in der Hypophyse.

Name	Abkürzung	Wirkung
Kortikotropin-RH	CRH	Adrenokortikotropes Hormon (ACTH) ↑
Thyreotropin-RH	TRH	Thyreoidea-stimulierendes Hormon (TSH) ↑, Prolaktin (PRL) ↑
Gonadotropin-RH*	GnRH*	Luteinisierendes Hormon (LH) ↑, Follikel-stimulierendes Hormon (FSH) ↑
Growth-Hormone-RH	GHRH	Wachstumshormon (STH) ↑
Somatostatin	SM-S	Wachstumshormon (STH) ↓
Adiuretin	ADH	Erhöhte Wasser-Reabsorption in der Niere
Oxytocin	OT	Vermehrte Kontraktionen der Uterusmuskulatur
Dopamin	PIF**	Prolaktin (PRL) ↓

* ebenfalls gebräuchlich ist die Bezeichnung Luteinisierendes-Hormon-Releasing-Hormon (LHRH)
** PIF = Prolactin inhibiting factor

Tab. 10.2: Nomenklatur und wichtigste Wirkungen der hypophysären Hormone.

Name	Abkürzung	Wirkung
Adrenokortikotropes Hormon (Adrenokortikotropin)	ACTH	Glukokortikoide ↑, Androgene der Nebenniere ↑
Thyreoidea-stimulierendes Hormon (Thyreotropin)	TSH	Thyroxin ↑, Trijodthyronin ↑, Jodaufnahme + Wachstum der Schilddrüse ↑
Follikel-stimulierendes Hormon (Follitropin)	FSH	Frau: Follikelreifung, Östrogene ↑ Mann: Spermatogenese ↑
Luteinisierendes Hormon (Lutropin)	LH	Frau: Ovulation, Progesteron ↑ Mann: Testosteron ↑
Prolaktin	PRL	Milchbildung ↑
Wachstumshormon (Somatotropin)	STH, GH*	Wachstum ↑, Blutzucker ↑, Lipolyse ↑, Insulin-like growth factor (IGF-I) ↑
Melanozyten-stimulierendes Hormon (Melanotropin)	MSH	Pigmentierung der Melanozyten

* GH = Growth hormone

- **Biogene Amine**: Thyroxin, Trijodthyronin, Adrenalin, Noradrenalin, Dopamin, Serotonin, Histamin.
- **Fettsäure-Derivate**: Prostaglandine, Prostazyklin, Thromboxan.

10.1.2 Hormonrezeptoren und Zellantwort

Die Zielzelle eines Hormons besitzt einen spezifischen Rezeptor (meist ein Protein), an den sich das Hormon bindet: *Schlüssel-Schloss-Prinzip*.

Die Rezeptoren für **Peptidhormone** befinden sich in der *Zellmembran*, wobei ein Teil des Rezeptors zur Bindung des Hormons aus der Membran nach außen ragt. Durch die Bindung des Hormons ändert sich die räumliche Konformation des Rezeptors, was zur Aktivierung einer ebenfalls membranständigen Adenylatzyklase führt. Diese bewirkt einen Anstieg des intrazellulären Cyclo-AMP (cAMP), welches als zweiter, intrazellulärer Bote (second messenger) die spezifische Wirkung des Hormons vermittelt (z. B. Enzymaktivierung, Beeinflussung der Zellmembran-Permeabilität oder von Transkription und Translation, ☞ 1.4.3).

Einige Hormone aktivieren eine Guanylatzyklase; in diesem Fall wirkt das dabei entstehende cGMP als second messenger.

Steroidhormone und die **Schilddrüsenhormone** Thyroxin und Trijodthyronin, die im Blut überwiegend an *Transportproteine* gebunden sind (Sexualhormon-bindendes Globulin [SHBG], Cortisol-bindendes Globulin [CBG], Thyroxin-bindendes Globulin [TBG]), sind *lipophil* und daher gut membrangängig.

Steroidhormone binden *intrazellulär* an Rezeptoren im Zytoplasma. Der Hormon-Rezeptor-Komplex wandert dann durch Kernporen in den Zellkern, wo er an der DNA die Transkription von mRNA modifiziert und dadurch die Proteinbiosynthese steuert (☞ Abb. 10.1)

Die niedermolekularen Schilddrüsenhormone binden *intrazellulär* an Rezeptoren *im Zellkern* selbst;

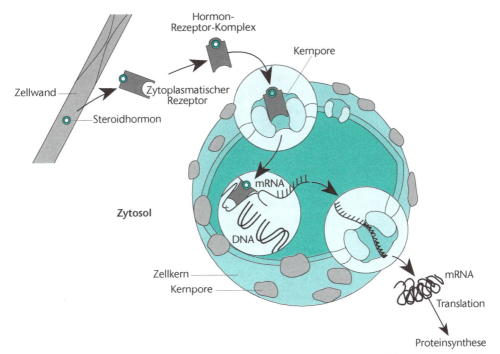

Abb. 10.1: Mechanismus der Hormonwirkung von Steroidhormonen. Nach Bindung an *intrazelluläre* Rezeptoren erreicht der Hormon-Rezeptor-Komplex durch Kernporen die DNA des Zellkerns, wo er die Transkription der mRNA beeinflusst.

ihre Wirkung auf die Proteinbiosynthese wird dann wie bei den Steroidhormonen über eine Beeinflussung der Bildung von mRNA vermittelt.

10.1.3 Hormonabbau

Peptidhormone werden überwiegend durch *Proteolyse* abgebaut. Bei den biogenen Aminen erfolgt die Inaktivierung durch *Desaminierung, Einbau von Methylgruppen* (Katecholaminen) oder *Dejodierung* (Schilddrüsenhormone). Steroidhormone werden durch *Konjugation* mit Glukuronsäure oder Sulfat in der Leber wasserlöslich und können im Harn ausgeschieden werden.

10.1.4 Regelkreise

Die hypothalamischen Releasing-Hormone stehen mit den glandotropen Hormonen der Hypophyse und den glandulären Hormonen von Schilddrüse, Nebenniere und Gonaden (Hoden, Ovar) in einem dynamischen Gleichgewicht, welches durch *negative Rückkopplung* (Feedback) in einem Regelkreis aufrechterhalten wird (☞ Abb. 10.2). Das **Releasing Hormon** (Freisetzungs-Hormon) des Hypothalamus (z.B. Thyreotropin-Releasing-Hormone) stimuliert das **glandotrope Hormon** der Hypophyse (z.B. Thyreotropin). Dieses fördert die Bildung der **glandulären Hormone** (z.B. Trijodthyronin und Thyroxin). Die glandulären Hormone gelangen auf dem *Blutweg* zum Hypothalamus und zur Hypophyse und vermindern dort die Freisetzung der Releasing-Hormone (Hypothalamus) und glandotropen Hormone (Hypophyse) über eine Rückkopplungs-Hemmung. So wird Hypothalamus und Hypophyse signalisiert, dass ausreichende Blutspiegel der glandulären Hormone vorliegen. Wenn die Blutspiegel der glandulären Hormone sinken (z.B. durch Abbau oder Ausscheidung im Harn), nimmt die hemmende Wirkung der glandulären Hormone auf die Produktion der hypothalamischen Releasing-Hormone und auf die glandotropen Hormone der Hypophyse ab, sodass wiederum ein Anstieg der hypothalamischen und hypophysären Hormone die Folge ist. Dadurch steigen die Blutspiegel der glandulären Hormone ebenfalls wieder an.

Die einzige Ausnahme von diesem negativen Rückkopplungsmechanismus bilden die **Östrogene**, welche bei der Frau ein *positives Feedback* auf die Freisetzung des luteinisierenden Hormons (LH) ausüben und so den LH-Gipfel zum Zeitpunkt der Ovulation auslösen (☞ 11.2.1).

10.2 Hypothalamus und Hypophyse

10.2.1 Hypothalamisch-hypophysäres System   3 ?

Hypothalamus und *Hypophyse* bilden in ihrer funktionellen Einheit die zentrale Schaltstelle des endokrinen Systems. Im Hypothalamus werden in verschiedenen Kerngebieten unter dem Einfluss von *Neurotransmittern* die Releasing- und Inhibiting-Hormone zur Regulation der Hypophysenvorderlappen-Funktion sowie die beiden Hormone Adiuretin (ADH) und Oxytocin gebildet. Der Hypothalamus unterliegt hierbei Einflüssen des limbischen Systems, der Großhirnrinde und der Formatio reticularis, deren Mechanismen noch nicht genau bekannt sind, die aber in ihrer Wirkung regelmäßig nachweisbar sind. So steigt z.B. durch psychischen Stress die Konzentration der hypophysären Hormone adrenocorticotropes Hormon [ACTH], Wachstumshormon [STH] und Prolaktin [PRL]).

▶ Die **Releasing- und Inhibiting-Hormone** (☞ Tab. 10.1) werden in kleinen *Kerngebieten im Hypothalamus* (hypophysiotrope Zone) gebildet und von den sekretorischen Neuronen an Kapillaren der A. hypophysea superior abgegeben. Diese Kapillaren sammeln sich wieder zu den Portalgefäßen der Infundibulum-Region, die sich im Hypophysenvorderlappen erneut zu Kapillaren aufzweigen (*Pfortadersystem der Hypophyse*). Die so an ihren Zielort gelangten Releasing- und Inhibiting-Hormone steuern die Produktion und Sekretion der Hypophysenhormone. ◀

Die Regulation der Freisetzung von hypothalamischen Releasing- und Inhibiting-Hormonen ist noch weitgehend unbekannt. Da die Releasing-Hormone meistens in Pulsen abgegeben werden, die in periodischen Abständen auftreten (z.B. Gonadotropin-Releasing-Hormon etwa alle 90–120

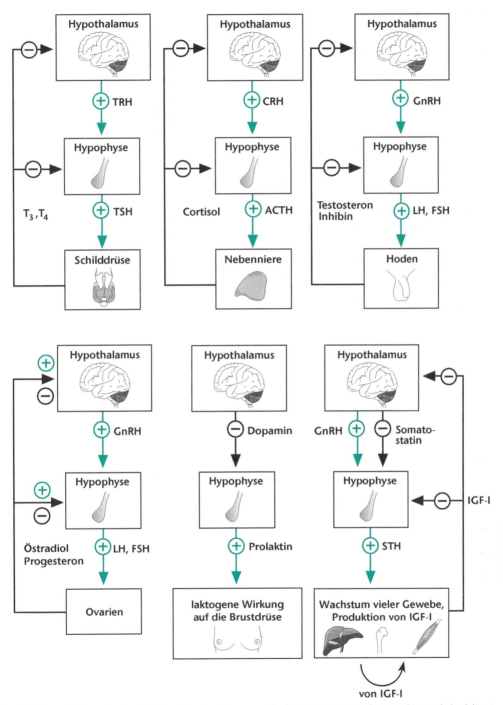

Abb. 10.2: Regelkreis von hypothalamischen Releasing-Hormonen, glandotropen Hormonen der Hypophyse und glandulären Hormonen. Durch negative Rückkopplung entsteht ein dynamisches Gleichgewicht.

10

Minuten, ACTH alle 2–5 Stunden), muss eine noch nicht genau identifizierte „Innere Uhr" die Koordination der einzelnen Neurone steuern.

Dem Hypothalamus in der Steuerung des Hormonhaushaltes nachgeschaltet ist die beim Erwachsenen etwa 0,6 g wiegende Hypophyse, welche entwicklungsgeschichtlich, morphologisch und funktionell aus zwei Bereichen besteht: dem **Hypophysenvorderlappen** (Adenohypophyse) und dem **Hypophysenhinterlappen** (Neurohypophyse).

10.2.2 Hypophysenvorderlappen (Adenohypophyse)   23 ?

Der Hypophysenvorderlappen bildet in spezifischen Zellen unter dem Einfluss stimulierender oder inhibierender hypothalamischer Hormone (der Releasing- und Inhibiting-Hormone) die glandotropen Hormone adrenocorticotropes Hormon (**ACTH**), Follikel-stimulierendes Hormon (**FSH**), Luteinisierendes Hormon (**LH**) und Thyreotropin (**TSH**) sowie die direkt in der Peripherie wirkenden Hormone Melanozyten-stimulierendes Hormon (**MSH**), Prolaktin (**PRL**) und Wachstumshormon (**STH**). Alle diese Hormone werden direkt an das zirkulierende Blut abgegeben.

Adrenocorticotropes Hormon (ACTH)

Bildung
ACTH wird in den kortikotropen Zellen des Hypophysenvorderlappens produziert. Es entsteht aus dem Pro-Hormon **Pro-Opiomelanokortin** (**POMC**), welches u. a. die Aminosäuren-Sequenzen des Adrenocorticotropen Hormons (ACTH) und des Melanozyten-stimulierenden Hormons (MSH) enthält. Durch Spaltung der Polypeptidkette des Pro-Opiomelanokortins können neben anderen Hormonen adrenocorticotropes Hormon (ACTH) und Melanozyten-stimulierendes Hormon (MSH) entstehen. In der menschlichen Hypophyse wird Pro-Opiomelanokortin derart gespalten, dass fast ausschließlich adrenocorticotropes Hormon (ACTH) und kaum Melanozyten-stimulierendes Hormon (MSH) entsteht.

Funktion
▶ Die wichtigste Funktion des adrenocorticotropen Hormons (ACTH) ist die Stimulation der Produktion von *Glukokortikoiden, Androgenen* und (wenn auch nur minimal) von *Mineralokortikoiden* in den Nebennieren. ◀

Hierzu bindet adrenocorticotropes Hormon (ACTH) an Rezeptoren auf der Zellmembran von Zellen der Nebennierenrinde und stimuliert cAMP-vermittelt das Schlüsselenzym der Steroidbiosynthese, die *20,22-Desmolase* (Umwandlung von Cholesterin zu Pregnenolon).

▶ Darüber hinaus ist adrenocorticotropes Hormon (ACTH) ein schwacher *Stimulator der Melanozyten* in der Haut (etwa 1 % der Wirkung von Melanozyten-stimulierendem Hormon), was sich bei einer gesteigerten Produktion von adrenocorticotropem Hormon (z.B. bei einem Hypophysentumor oder einer primären Nebennierenrindeninsuffizienz) in einer Hyperpigmentierung zeigt. ◀

Hypophysäre Glykoproteine: TSH, FSH und LH

Bildung
Thyreotropin (TSH), Follikel-stimulierendes Hormon (FSH) und luteinisierendes Hormon (LH) sind *Glykoproteine*, die aus zwei Untereinheiten, α und β, bestehen. Die α-Untereinheiten von TSH, FSH und LH sind identisch, lediglich die β-Untereinheiten unterscheiden sich und lösen die unterschiedlichen spezifischen Hormonwirkungen aus.

Die drei hypophysären Glykoproteine TSH, FSH und LH weisen unterschiedliche *Kohlenhydratanteile* auf, die einen entscheidenden Einfluss auf die *Serum-Halbwertszeit* der Hormone nehmen.

FSH und LH (obsolete Bezeichnung: Interstitial-Zellen-stimulierendes Hormon, ICSH) sind *nicht geschlechtsspezifisch*, d.h. FSH und LH sind bei Mann und Frau strukturell identisch.

Das hauptsächlich in der Plazenta gebildete humane Choriongonadotropin (hCG), weist eine enge strukturelle Verwandtschaft mit den drei hypophysären Glykoproteinen TSH, FSH und LH auf: Es besitzt die gleiche α-Untereinheit und seine β-

Untereinheit ist der β-Untereinheit von LH sehr ähnlich, sodass *LH und hCG* fast *identische Wirkungen* aufweisen.

Funktion

▶ *Thyreotropin (TSH)* fördert die *Jodaufnahme* in die Schilddrüse, die Produktion von *Schilddrüsen-Hormonen* und *Thyreoglobulin* sowie die *Sekretion* der Schilddrüsenhormone. Darüber hinaus fördert Thyreotropin das *Wachstum der Schilddrüse*. Die Wirkung von Thyreotropin wird durch spezifische Rezeptoren in der Zellmembran der Schilddrüsenzellen (Thyreozyten) vermittelt, deren Aktivierung den intrazellulären cAMP-Gehalt steigert. Thyreotropin (TSH) wird in den basophilen Zellen des Hypophysenvorderlappens unter dem fördernden Einfluss von Thyreotropin-Releasing-Hormon (TRH) gebildet. ◀

Die Wirkungen von FSH und LH werden im Abschnitt 11.2.1 (Menstruationszyklus) ausführlich dargestellt.

Wachstumshormon (STH, GH)

Bildung

Die Bildung von Wachstumshormon (Synonym: **somatotropes Hormon**, Abkürung: **STH** oder **GH**) erfolgt in den *eosinophilen Zellen* des Hypophysenvorderlappens und wird durch die hypothalamischen Hormone *Growth-Hormone-Releasing-Hormon* (fördert die Freisetzung) und *Somatostatin* (hemmt die Freisetzung) reguliert. ▶ Somatostatin hemmt neben der Ausschüttung von STH auch die Freisetzung von Insulin, Glukagon, Gastrin sowie der Pankreasenzyme. Es vermindert die Durchblutung im Splanchnikusgebiet. ◀

Funktion

▶ Wachstumshormon, welches eine *strenge Artspezifität* aufweist, *steigert das Wachstum* von Knorpel und Knochen, von Weichteilgeweben und anderen Organen (Herz, Leber, Lunge). Vor Schluss der Epiphysenfugen fördert das Wachstumshormon die *enchondrale Mineralisation* (Längenwachstum), nach der Pubertät das *apophysäre und periostale Knochenwachstum* (Dickenzunahme). Darüber hinaus wirkt Wachstumshormon

anabol (positive Stickstoffbilanz), steigert die *Kalzium-Resorption* aus dem Darm und erhöht in der Niere die *Retention von Natrium und Chlorid*, was zu einer Zunahme des intravasalen und interstitiellen Flüssigkeitsvolumens führt. Nach einmaliger Gabe hat Wachstumshormon eine insulinähnliche Wirkung und senkt den Glukose-Spiegel. Langfristig ist Wachstumshormon dagegen ein *Insulinantagonist*, wirkt diabetogen, und kann bei Patienten mit vermehrter Wachstumshormon-Produktion (Krankheitsbild der Akromegalie) einen Diabetes mellitus induzieren. Wachstumshormon-Mangel kann dagegen Hypoglykämien verursachen. Vermehrt ausgeschüttet wird STH bei durch Hunger bedingter Hypoglykämie, bei körperlicher Arbeit und im Tiefschlaf. ◀

Die diabetogene Wirkung des Wachstumshormons (STH) ist u. a. eine Folge der *verminderten Glukoseaufnahme* und *-verwertung* durch das Fettgewebe. Im Fettgewebe steigert STH darüber hinaus die *Lipolyse* direkt und über eine Sensibilisierung gegenüber dem lipolytischen Effekt der Katecholamine.

▶ Die Wirkungen von Wachstumshormon (STH) werden teilweise über das Zytokin (☞ 2.5.2) IGF-I (Insulin-like growth factor; andere, veraltete Bezeichnung: Somatomedin C) vermittelt, welches nicht nur in der Leber produziert und an das Blut abgegeben wird, sondern auch in vielen anderen Geweben unter dem Einfluss von Wachstumshormon (STH) synthetisiert wird. Es wirkt direkt auf die umgebenden Gewebe, ohne vorher in die Zirkulation zu gelangen (parakrine Wirkung). ◀

IGF I ist strukturell dem Insulin ähnlich (daher auch die Bezeichnung als Insulin-like growth factor I) und ist im Blut zum größten Teil an ein spezifisches Transportprotein gebunden.

Über die Vermittlung durch IGF-I stimuliert STH die Proteinsynthese und die Zellteilung und fördert das Längenwachstum von Knochen und Muskeln. Die metabolischen Effekte von STH auf den Kohlenhydrat- und Fettstoffwechsel werden dagegen *nicht* durch IGF-I vermittelt.

10

Prolaktin (PRL)

Funktion

▶ Das wichtigste Zielorgan von Prolaktin (PRL) ist die weibliche Brustdrüse. Hier fördert es die *Milchproduktion*, nicht aber das Wachstum der Brustdrüse. ◀

Während der Schwangerschaft wird in Folge der kontinuierlich steigenden Östrogen-Konzentrationen auch eine stetige Zunahme der Prolaktin-Serumkonzentrationen beobachtet, die in Kombination mit Östrogenen, Progesteron und Insulin die Entwicklung der Brust fördert. Der abrupte Abfall der Östrogen- und Progesteron-Konzentrationen mit dem Ende der Schwangerschaft erlaubt bei noch erhöhten Prolaktin-Konzentrationen den *Milcheinschuss*. Während der Laktation führen *taktile Stimuli* der Mamille (Saugreiz) zum Anstieg der Prolaktin-Konzentration im Serum. Hierdurch wird die Milchproduktion während der Stillphase aufrechterhalten. Erhöhte Konzentrationen von Prolaktin haben bei Frauen und Männern eine *hemmende Wirkung* auf das hypothalamische Freisetzungshormon *Gonadotropin-Releasing-Hormon (GnRH)* und bewirken so eine verminderte Produktion von Follikel-stimulierendem Hormon (FSH) und luteinisierendem Hormon (LH). Dies ist die Ursache der während der *Stillphase* ausbleibenden Regelblutung (*Amenorrhoe*).

> **🩺 Klinik!**
>
> Aus dem gleichen Grund verursacht ein **Prolaktin-produzierendes Hypophysenadenom** (Prolaktinom) bei Frauen eine *Amenorrhoe* und bei Männern eine Verminderung der Spermienproduktion bis zur *Infertilität* sowie einen *Testosteron-Mangel*, der zu *Potenzstörungen* führen kann.

Beim Mann hat man noch keine wesentliche physiologische Bedeutung des Prolaktins entdeckt, es scheint lediglich die Wirkung des luteinisierenden Hormons (LH) auf die Leydig-Zelle zu steigern.

Regulation

Die Prolaktinsekretion wird hauptsächlich durch einen *inhibierenden Faktor (PIF)*, d. h. durch das im Hypothalamus freigesetzte Dopamin reguliert. Entfällt die hypothalamische „Dopamin-Bremse" (z. B. nach Hypophysenstiel-Durchtrennung), resultiert eine *Hyperprolaktinämie*. Östrogene stimulieren die Prolaktin-Sekretion, weshalb Frauen etwas höhere Prolaktin-Konzentrationen im Serum aufweisen als Männer.

▶ Bei primärer Hypothyreose, also einer Störung des Schilddrüsenhormonsystems auf Ebene der Schilddrüse, sind reaktiv TSH- und TRH-Spiegel im Serum erhöht. Da TRH aber neben seiner Wirkung auf das Schilddrüsensystem auch die Prolaktin-Freisetzung steigert, finden sich bei primärer Hypothyreose auch erhöhte Prolaktin-Spiegel im Serum (☞ Abb. 10.3). ◀

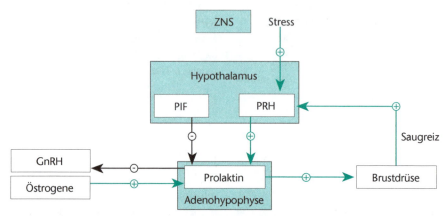

Abb. 10.3: Regulation der Prolaktinsekretion. PIF = Prolaktin inhibierender Faktor = Dopamin, GnRH = Gonadotropin-Releasing-Hormon, PRH = Prolaktin Releasing Hormon(e). Als PRH können TRH, VIP, Angiotensin II und β-Endorphin wirken.

10.2.3 Hypophysenhinterlappen 12 ⏻ (Neurohypophyse)

Produktion und Sekretion von Adiuretin und Oxytocin

▶ Im Hypothalamus produzieren spezialisierte Neurone der magnozellulären Kerngebiete in den Nuclei supraopticus und paraventricularis die strukturell sehr ähnlichen Hormone **Adiuretin** (= antidiuretisches Hormon, alte Bezeichnung Vasopressin) und **Oxytocin**, wobei ein Neuron jeweils nur eines der beiden Hormone produzieren kann. ◀

Die Axone dieser Neurone ziehen als *Tractus hypothalamohypophysialis* vom Hypothalamus durch den Hypophysenstiel nach kaudal und bilden mit den kolbigen Auftreibungen ihrer Axon-Endigungen den reich kapillarisierten Hypophysenhinterlappen, die *Neurohypophyse*. Oxytocin und Adiuretin werden als Bestandteil hochmolekularer Vorläuferformen im Hypothalamus produziert. An Trägerproteine (*Neurophysine*) gebunden werden sie durch die markscheidenlosen bzw. -armen Axone zu den Axon-Endigungen transportiert und dort in Granula gespeichert. Enzyme der Granula spalten aus den Vorläuferformen die aktiven Hormone ab. Ein Aktionspotential der Neurone im Hypothalamus läuft das Axon entlang und bewirkt die Freisetzung von Oxytocin bzw. Adiuretin im Hypophysenhinterlappen.

Adiuretin (ADH)

Wirkung

Adiuretin (ADH) ist einer der wichtigsten **Regulatoren des Wasserhaushaltes** und bewirkt in den Nieren eine Steigerung der Rückresorption von Wasser durch eine *Erhöhung der Wasserpermeabilität* von distalen Tubuli und Sammelrohren (☞ 9.2.4). Diese Steigerung der Permeabilität ermöglicht die Rückresorption von Wasser aus dem hypotonen Primärharn, wodurch der Urin konzentriert wird (Steigerung der Urinosmolalität). Das rückresorbierte Wasser führt zu einer *Steigerung des Plasmavolumens* und reduziert hierdurch die Konzentration der im Plasma gelösten Substanzen (Senkung der Plasmaosmolalität).

Ohne ADH sind der distale Tubulus und die Sammelrohre der Niere für Wasser fast vollständig undurchlässig (☞ 9.2.4), sodass in diesem Fall pro Tag bis zu 25 l eines sehr hypotonen Urins ausgeschieden werden (*Polyurie*). Der Flüssigkeitsverlust führt zu einer Aktivierung des Durstzentrums mit einem für den Patienten unerträglichen und kaum stillbaren Durstgefühl, woraus eine *Polydipsie* (übermäßiges Trinken) resultiert. Ist ein Ausgleich des Flüssigkeitsverlustes nicht möglich (Patient bewusstlos oder keine Flüssigkeit verfügbar), verursacht der Mangel an ADH eine hypertone Dehydratation. *Vermehrte Sekretion von ADH* oder Überdosierung bei einer Therapie mit künstlich synthetisiertem Adiuretin führt dagegen zu einer *hypotonen Hyperhydratation* (Hyponatriämie!) mit *reduzierter Urinproduktion* (☞ 9.1.3).

Neben dieser Wirkung auf den Wasserhaushalt bewirkt ADH auch eine Kontraktion der glatten Gefäßmuskulatur vor allem im Magen-Darm-Trakt – daher der alte Name Vasopressin. Hier ist IP_3 der second messenger. ◀

Regulation

▶ Die Freisetzung von Adiuretin wird über *Osmosensoren* im 3. Hirnventrikel (stimulierender Effekt auf die Freisetzung) und die weniger sensitiven *Volumensensoren* (Dehnungssensoren; inhibierender Effekt auf die Freisetzung) in linkem Vorhof, Karotissinus und Aortenbogen gesteuert. Eine Zunahme der Osmolalität des Blutes oder eine Abnahme des Plasmavolumens führen zu einer vermehrten

10

Adiuretin-Sekretion. Überwässerung (erhöhtes Plasmavolumen) und verminderte Osmolalität mindern die Adiuretin-Sekretion.

> **Merke!**
> **ADH-Wirkung:**
> Erhöhung der Wasserpermeabilität in distalen Tubuli und Sammelrohren → Steigerung der Wasserrückresorption.

Oxytocin (OT)

Wirkung
Oxytocin (OT) bewirkt an der glatten Muskulatur des schwangeren *Uterus* eine Steigerung der *Kontraktilität* und erhöht die *Wehentätigkeit*.

▶ Darüber hinaus löst Oxytocin Kontraktionen der *myoepithelialen Zellen in der Brustdrüse* aus, wodurch eine Drucksteigerung in den Milchkanälchen entsteht, was die Milchabgabe (**Milchejektion**) fördert. Die Milch*produktion* dagegen wird nicht durch Oxytocin, sondern durch Prolaktin gesteigert. Mechanische Reizung der Mamille (Saugreize) fördert die Oxytocin-Sekretion. ◀

> **Klinik!**
> **Therapeutisch** wird Oxytocin zur Steigerung der Wehentätigkeit unter der Geburt und zur Verbesserung der Uterusrückbildung nach der Geburt eingesetzt.

Regulation
Die Wirkung von OT ist abhängig vom Spiegel und vom Konzentrationsverhältnis der Steroidhormone Progesteron und Östrogen. Während Östrogene die uterine Ansprechbarkeit auf Oxytocin fördern, hemmen Gestagene diesen Effekt. Somit kann Oxytocin erst während der Geburt, nach Absinken der Progesteron-Spiegel, auf das Myometrium wehensteigernd wirken. Die Dehnung der Cervix uteri fördert die Freisetzung von Oxytocin.

10.3 Schilddrüse

10.3.1 Wirkungen der Schilddrüsenhormone   9 ?

Schilddrüsenhormone aktivieren den gesamten Stoffwechsel. Im Einzelnen lassen sich die folgenden Wirkungen abgrenzen:

- Die Schilddrüsenhormone Thyroxin (T_4) und Trijodthyronin (T_3) steigern dosisabhängig den **Energieumsatz**. Dieser auch als *kalorigene Wirkung* bezeichnete Effekt ist eine Folge der Steigerung des intrazellulären ATP-Verbrauchs. Den Hauptanteil am vermehrten ATP-Bedarf hat dabei die *Stimulierung der Na^+-K^+-Pumpe von Zellmembranen*, die unter Energieverbrauch Natrium aus der Zelle herauspumpt. Da der passive Einstrom des Natriums allerdings ebenfalls zunimmt, bleibt trotz vermehrter Aktivität der Natriumpumpe der intrazelluläre Natriumgehalt konstant. Die *kalorigene Wirkung* tritt erst Stunden bis Tage nach Gabe von Schilddrüsenhormonen auf.
- Auf den **Kohlenhydratstoffwechsel** wirken die Schilddrüsenhormone *glykogenolytisch*, indem sie den Glykogengehalt in der Leber durch vermehrten Abbau senken, und *glukoneogenetisch* durch eine gleichzeitige Steigerung der hepatischen Glukoseproduktion. Thyroxin (T_4) und Trijodthyronin (T_3) sind somit milde *Insulin-Antagonisten*.
- Vergleichbare Wirkungen üben Schilddrüsenhormone auf den **Fettstoffwechsel** aus: durch Mobilisation von Fetten aus dem Fettgewebe wirken sie *lipolytisch*. Letztendlich dient die Beeinflussung des Kohlenhydrat- und Fettstoffwechsel der Bereitstellung von Energieträgern zum Verbrauch im Rahmen des kalorigenen Effektes.
- Physiologische Schilddrüsenhormon-Konzentrationen führen im **Proteinstoffwechsel** zu einer *positiven Stickstoffbilanz* und sind somit *anabol*. Erhöhte Schilddrüsenhormon-Konzentrationen sind dagegen katabol und fördern den Proteinabbau.
- Die Schilddrüsenhormone steigern die Ansprechbarkeit der Gewebe auf **Katecholamine**. Da die Katecholamine ebenfalls den Grundum-

satz, die Glykogenolyse und die Lipolyse steigern, wird der Effekt der Schilddrüsenhormone hierdurch verstärkt.

▶ Thyroxin (T_4) und Trijodthyronin (T_3) haben identische Wirkungen, allerdings weist *Trijodthyronin die etwa 5fache Wirkungsstärke* auf. Seine Wirkung entfaltet T_3 nach Aufnahme in die Zielzelle über eine Stimulation der Proteinsynthese im Zellkern (☞ 10.1.2).

Entsprechend den Stoffwechselwirkungen der Schilddrüsenhormone weist eine **Schilddrüsenüberfunktion** (Hyperthyreose) folgende Symptome auf: Gewichtsverlust trotz vermehrter Kalorienzufuhr, Tachykardie, feinschlägiger Fingertremor, leicht erhöhte Körpertemperatur mit vermehrtem Schwitzen, Nervosität, Schlafstörungen und innere Unruhe. Eine **Schilddrüsenunterfunktion** (Hypothyreose), wie sie z. B. bei Jodmangel entstehen kann, hat die gegenteiligen Merkmale: Gewichtszunahme, Bradykardie, körperliche und geistige Müdigkeit, blasse trockene Haut. ◀

10.3.2 Regulation der Schilddrüsenfunktion   2 ⁇

▶ Das hypophysäre Thyreotropin (TSH) stimuliert in den Epithelzellen der Schilddrüsenfollikel die Jodaufnahme aus dem Blut und die Synthese von Thyreoglobulin sowie der Schilddrüsenhormone Thyroxin (T_4) und Trijodthyronin (T_3). Auch die Abgabe von Thyroxin und Trijodthyronin an das Blut nimmt unter TSH-Einfluss zu. Thyroxin und Trijodthyronin üben auf Hypothalamus und Hypophyse eine *negative Rückkopplung* (Feedback) aus und hemmen die Freisetzung von Thyreotropin (TSH), sodass durch diesen Regelkreis normale Blutkonzentrationen von Thyroxin und Trijodthyronin gewährleistet sind (Zustand der Euthyreose). ◀

10.3.3 Synthese und Transport der Schilddrüsenhormone   9 ⁇

▶ Über den Jodfangmechanismus der Schilddrüse wird Jod durch aktiven Transport entgegen einem Konzentrationsgefälle aus dem Blut in die Zelle aufgenommen (*Jodination*). Intrazellulär wird das Jod nach Oxidation in das von der Schilddrü-

senzelle produzierte Protein *Thyreoglobulin*, das viele Tyrosinreste enthält, eingebaut (*Jodisation*). Die so jodierten Tyrosinreste wandern noch an Thyreoglobulin gebunden aus der Schilddrüsenzelle in die *Schilddrüsenfollikel* und werden dort gespeichert. Zur Freisetzung der Schilddrüsenhormone wird das Thyreoglobulin aus dem Follikel mittels *Endozytose* wieder in die Schilddrüsenzelle aufgenommen und zur Basalmembran transportiert. Dort wird das Thyreoglobulin-Trägermolekül durch lysosomale Enzyme abgespalten, sodass freies Thyroxin und Trijodthyronin im Verhältnis 20 : 1 an das Blut abgegeben werden.

Im Blut sind Thyroxin (T_4) und Trijodthyronin (T_3) zu über 99 % an das Transportprotein **thyroxinbindendes Globulin (TBG)** gebunden und damit biologisch unwirksam. Nur 0,03 % des T_4 und 0,3 % des T_3 liegen in ungebundener biologisch aktiver Form im Blut vor.

Nur 10–20 % des im Blut vorhandenen Trijodthyronins (T_3) entstammen direkt der Schilddrüse, 80–90 % des T_3 entstehen in der Körperperipherie durch eine Mono-Dejodierung von Thyroxin (T_4). Insofern stellt Thyroxin das Prohormon (Hormonvorstufe) für Trijodthyronin dar. T_3 ist das *biologisch wirksame* Schilddrüsenhormon. T_4 und das ebenfalls in der Peripherie aus T_4 gebildete *reversed T_3* (rT3), das durch eine „falsche" Dejodierung am Phenol- statt am Tyrosinring entsteht, sind beide biologisch unwirksam. ◀

> **⟳ Klinik!**
>
> Aufgrund des endemischen Jodmangels in Deutschland sind gutartige Vergrößerungen der Schilddrüse (**Kropf, Struma**) infolge einer Anpassungshypertrophie und -hyperplasie sehr häufig. Im fortgeschrittenen Stadium bilden sich Knoten, die autonom (TSH-unabhängig) Schilddrüsenhormon produzieren und eine Hyperthyreose auslösen können.

10.4 Nebenniere

Die Nebennieren sind paarig angelegte Organe, die den oberen Nierenpolen aufliegen. Sie sind funktionell und anatomisch in zwei Abschnitte zu unterteilen: Nebennierenrinde (90 % der Nebennieren-

10

größe) und Nebennierenmark (10 %), die phylogenetisch unterschiedlichen Ursprungs sind. Die Funktionen des Nebennierenmarks werden in ☞ 14.2.6 (Vegetatives Nervensystem) besprochen.

10.4.1 Nebennierenrinde   30 ❓

Die Nebennierenrinde produziert die Steroidhormone **Glukokortikoide, Mineralokortikoide** und **Androgene**. Ein vollständiger Ausfall der Nebennierenrindenfunktion ist nicht mit dem Leben vereinbar. Die Nebennierenrinde wird histologisch in drei Schichten gegliedert. Jeder dieser Schichten ist die Produktion eines Typs der Steroidhormone zugewiesen:

▶ **Mineralokortikoide** werden in der *Zona glomerulosa*, **Glukokortikoide** in der *Zona fasciculata* und **Androgene** in der *Zona reticularis* gebildet. In geringem Ausmaß wird auch Progesteron von der Nebennierenrinde gebildet. Die Produktion der Androgene und Glukokortikoide steht unter dem Einfluss des ACTH, wohingegen das Renin-Angiotensin-System die Produktion der Mineralokortikoide reguliert. ◀

Mineralokortikoide

Wirkung der Mineralokortikoide
▶ Das wichtigste Mineralokortikoid ist **Aldosteron**, einer der entscheidenden Regulatoren des Elektrolythaushaltes. Hauptzielorgan des Aldosteron ist die Niere, wo es die aktive *Rückresorption von Natrium* aus dem distalen Konvolut und den Sammelrohren und die *Sekretion von Kalium* und *Protonen* bewirkt (☞ 9.2.4). Die Rückresorption von Na$^+$ ist mit dem passiven Rückstrom von Wasser in das Interstitium verbunden. ◀

Die Rückresorption des Na$^+$ aus dem Tubuluslumen führt zur Ausbildung einer Potentialdifferenz zwischen Tubuluslumen (negativ) und Interstitium (positiv). Zum Ausgleich der Potentialdifferenz strömt K$^+$ aus dem Interstitium in das Tubuluslumen. Die Sekretion von H$^+$ in das Tubuluslumen wird durch die Potentialdifferenz ebenfalls gefördert, jedoch ist die Sekretion von H$^+$ im Gegensatz zum K$^+$ nicht auf die Potentialdifferenz angewiesen.

● ▶ **Mangel an Aldosteron** führt zu *Hyponatriämie, Hypovolämie* (mit daraus resultierender Hypotonie), *Hyperkaliämie und metabolischer Azidose.*
● **Vermehrte Aldosteronwirkung**, z. B. durch ein Aldosteron-produzierendes Nebennierenadenom (Conn-Syndrom) verursacht die gegenteiligen Symptome: *Hypernatriämie, Hypervolämie, Hypertonie, Hypokaliämie und Alkalose.* ◀

Merke!
Aldosteron-Wirkung:
● Rückresorption von Na$^+$
● Sekretion von K$^+$ und H$^+$.

Regulation der Mineralokortikoide
▶ Die Produktion von Aldosteron wird im Wesentlichen im Rahmen des Renin-Angiotensin-Aldosteron-Systems und durch die Plasmakonzentration von Natrium- und Kalium-Ionen reguliert, wobei **Angiotensin II** und **Kalium** die wichtigsten Stimuli für die Freisetzung von Aldosteron sind. ◀

Schon geringe Änderungen der *Kalium-Konzentration* im Blut beeinflussen durch eine direkte Wirkung auf die Zellen der Zona glomerulosa die Aldosteron-Produktion. Eine Erhöhung der Kalium-Konzentration steigert, eine Erniedrigung senkt die Aldosteron-Produktion.

ACTH hat nur einen geringen und klinisch nicht bedeutsamen Effekt auf die Aldosteron-Produktion. Daher müssen bei Ausfall der Hypophysenfunktion mit Mangel an ACTH lediglich Glukokortikoide, nicht jedoch Mineralokortikoide verabreicht werden.

▶ Das **Renin-Angiotensin-Aldosteron-System** ist ein System hintereinander geschalteter Hormone, welches eines der wichtigsten Regulatoren des Blutdruckes ist (☞ Abb. 10.4, ☞ 4.2.3). Das von den Endothelzellen der Vasa afferentia in den Glomerula gebildete Hormon *Renin* ist ein proteolytisches Enzym und wandelt das α$_2$-Glykoprotein Angiotensinogen in Angiotensin I um.

Angiotensin I wird durch das im Blut und der Lunge vorhandene Angiotensin-Converting-Enzym (ACE) zu *Angiotensin II*. Die Halbwertzeit

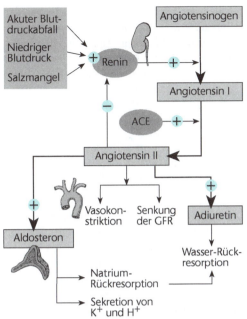

Abb. 10.4: Regulation und Wirkungen des Renin-Angiotensin-Aldosteron-Systems. Niedriger Blutdruck, Blutdruckabfall (z. B. beim Aufrichten aus dem Liegen), Salz-Mangel und Stimulation durch Sympathomimetika fördern die Freisetzung von Renin. Dies setzt eine Kaskade von enzymatischen Umwandlungen in Gang, die schließlich durch die Hormone Angiotensin II, Aldosteron und Adiuretin blutdrucksteigernd wirken. Angiotensin II begrenzt diese reaktive Blutdrucksteigerung durch ein negatives Feedback auf Renin. Außerdem reguliert der Erfolg (oder Misserfolg) der Maßnahmen die Freisetzung von Renin: wenn der Blutdruck steigt, entfällt der stimulierende Einfluss des niedrigen Blutdrucks auf die Freisetzung von Renin. ACE = Angiotensin-Converting-Enzym; GFR = glomeruläre Filtrationsrate.

des Angiotensin II, das von Angiotensinasen im Blut abgebaut wird, liegt bei etwa 1 Minute. Angiotensin II weist eine Vielzahl von Wirkungen auf, die alle dem Ziel dienen, den Blutdruck zu erhöhen, und die es über eine Bindung an Angiotensin-Rezeptoren der Zellmembranen erreicht. Die wichtigsten Effekte von Angiotensin II sind:

- Steigerung der Aldosteron-Produktion.
- Vasokonstriktion der Arteriolen mit kräftiger Steigerung des peripheren Gefäßwiderstandes.
- Verminderung des renalen Blutflusses und der glomerulären Filtrationsrate.
- Freisetzung von Adiuretin.
- Auslösung von Durstgefühl.

Daneben hemmt Angiotensin II über einen Rückkopplungsmechanismus die Ausschüttung von Renin. ◄

Die Sekretion von Renin wird durch den intravasalen Blutdruck reguliert. Renale Drucksensoren (Barosensoren) werden durch erniedrigten Blutdruck aktiviert und führen zur Freisetzung von Renin. Ein niedriger Blutdruck kann z. B. hinter einer Nierenarterienstenose oder einer Aortenisthmusstenose herrschen, aber auch durch starken Blutverlust verursacht sein. Auch Mangel an Salz (NaCl) im Blut fördert über einen noch nicht genau bekannten intrarenalen Mechanismus die Freisetzung von Renin. Ein direkter Einfluss des zentralen Nervensystems auf die Renin-Sekretion wird über sympathische Nervenfasern vermittelt, die im juxtaglomerulären Apparat und an den Vasa afferentia enden. Von ihnen freigesetztes Noradrenalin löst über eine Aktivierung von β_1-Rezeptoren ebenfalls eine Reninfreisetzung aus.

⚙ Merke!

RR ↓:
Renin → Angiotensin →
Aldosteron → RR ↑

Glukokortikoide

Das wichtigste Glukokortikoid ist das Cortisol. Es existieren noch einige weitere natürliche Glukokortikoide, die aber physiologisch von untergeordneter Bedeutung sind. Dagegen haben eine Vielzahl synthetischer Glukokortikoide mit zum Teil der 100fachen Wirkstärke des natürlichen Cortisols eine wesentliche Bedeutung in der klinischen Medizin erlangt.

10

Wirkung

Glukokortikoide wurden nach ihrer Wirkung auf den Kohlenhydratstoffwechsel benannt, beeinflussen aber auch andere Bereiche des Stoffwechsels:

- ▶ Sie steigern die **Glukoneogenese** durch Neubildung von Glukose aus Aminosäuren. Die so entstandene Glukose wird teils als Leberglykogen gespeichert, teils an das Blut abgegeben, sodass der Blutzuckerspiegel steigt, wodurch die Glukokortikoide *Insulin-antagonistisch* wirken.
- Die Blutzucker-steigernde Wirkung beruht darüber hinaus auf einer Glukokortikoid-bedingt **verminderten Glukoseaufnahme in die Zellen**, insbesondere des Fettgewebes.
- Im Muskel werden als Wirkung der Glukokortikoide Proteine abgebaut und Aminosäuren für die Glukoneogenese bereitgestellt. Hier wirkt Cortisol also *katabol* und verursacht eine negative Stickstoff-Bilanz. Dies wirkt sich klinisch aber erst bei pathologisch erhöhten Glukokortikoid-Konzentrationen im Blut aus, wodurch dann allerdings eine ausgeprägte **Muskelschwäche** (Adynamie) entstehen kann.
- Der katabole Effekt führt in den Knochen zu einem verstärkten Abbau von Knochensubstanz: **Osteoporose**.
- Glukokortikoide wirken direkt **lipolytisch** und steigern die Konzentration von Fettsäuren und Lipoproteinen im Blut. Diese Wirkung wird zum einen durch die reduzierte Glukoseaufnahme in Fettzellen erzielt.
- Zum anderen ist sie Folge einer Verstärkung der lipolytischen Effekte von Katecholaminen, indem die Glukokortikoide die Ansprechbarkeit des Fettgewebes auf Adrenalin und Noradrenalin erhöhen.
- Diese Wirkungsverstärkung der Katecholamine durch Glukokortikoide gilt auch für die Katecholamin-Wirkungen im **Gefäßsystem**: Bei akuter Nebennieren-Unterfunktion mit ausgeprägter Hypotonie wirken die Katecholamine erst blutdrucksteigernd, nachdem Glukokortikoide gegeben wurden und die Gefäße auf diese Weise für Katecholamine sensibilisiert wurden.
- Glukokortikoide wirken **antientzündlich, antiallergisch** und **immunsuppressiv**. Sie üben einen *hemmenden Effekt auf Lymphozyten* aus,

indem sie deren Zellteilung verlangsamen, die Immunantwort unterdrücken und die Antikörperbildung reduzieren. Über eine Hemmung der Phospholipase A_2 reduzieren Glukokortikoide auch die Prostaglandinsynthese. ◀

> **🔖 Klinik!**
>
> Die **immunsuppressive Wirkung der Glukokortikoide** wird insbesondere bei Organtransplantationen (Abstoßungsreaktion) und Autoimmunerkrankungen (Bildung von Antikörpern gegen körpereigenes Gewebe) ausgenutzt.

Regulation

Den wichtigsten Sekretionsreiz für Glukokortikoide stellt das in der Hypophyse gebildete *adrenocorticotrope Hormon (ACTH)* dar, welches das Schlüsselenzym der Steroidogenese, die 20,22-Desmolase, aktiviert. Diese ist für den entscheidenden Schritt in der Biosynthese von Glukokortikoiden, die Umwandlung von Cholesterin zu Pregnenolon, verantwortlich. Die Freisetzung von adrenocorticotropem Hormon selbst wird durch das hypothalamische Corticotropin-Releasing-Hormon (CRH) gefördert und gesteuert. Dieses unterliegt wichtigen Einflüssen höher gelegener Strukturen, die z.B. psychischen und physischen Stress in eine vermehrte CRH-Sekretion umsetzen. Bei einigen psychischen Erkrankungen (z.B. Depression) besteht aufgrund dieser Zusammenhänge eine vermehrte Freisetzung von Corticotropin-Releasing-Hormon und adrenocorticotropem Hormon.

▶ Glukokortikoide üben ein negatives Feedback auf Hypothalamus und Hypophyse aus und hemmen die Freisetzung von Corticotropin-Releasing-Hormon (CRH) und adrenocorticotropem Hormon (ACTH). ◀

> **💡 Merke!**
>
> **Glukokortikoidwirkungen**:
> (1) Glukoneogenese ↑
> (2) Glykogenspeicherung ↑
> (3) Verminderte Glukoseaufnahme in die Zellen:
> → Glukosespiegel im Blut ↑
> (4) Gesteigerte Lipolyse:
> → freie Fettsäuren im Blut ↑
> (5) Gesteigerte Proteolyse in Muskelzellen
> → negative Stickstoff-Bilanz

(6) Hemmung von Lymphozyten und Prostaglandinsynthese → Immunsuppression, antientzündliche Wirkung
(7) Verstärkung der Katecholaminwirkung

Androgene

Die in der Nebenniere produzierten Androgene spielen physiologisch nur bei der Frau eine Rolle, da beim Mann die dem Hoden entstammenden Androgene die der Nebenniere um ein Vielfaches überwiegen. Bei der Frau sind die Androgene der Nebenniere verantwortlich für die *Scham- und Achselbehaarung*. Eine vermehrte Androgenproduktion in der Nebenniere kann eine Störung der Ovarialfunktion (z. B. Amenorrhoe) und einen männlichen Behaarungstyp (z. B. Bartwuchs) verursachen. Die Produktion der Nebennieren-Androgene wird durch adrenocorticotropes Hormon (ACTH) gefördert.

10.4.2 Nebennierenmark

Siehe Kapitel 14.2.6 (Vegetatives Nervensystem).

10.5 Kalzium-Haushalt 9 ?

Der Kalzium-Haushalt wird durch drei Hormone reguliert: **Parathormon, Calcitonin** und **1,25-Dihydroxycholecalciferol** (= 1,25 $(OH)_2$-Vitamin D_3) (☞ Abb 10.5 und ☞ Tab. 10.3).

▶ **Parathormon** stimuliert die Osteoklastenaktivität im Knochen und bewirkt einen *Knochenabbau* mit Freisetzung von Kalzium und Phosphat aus den Knochen. Gleichzeitig wird die Aufnahme von

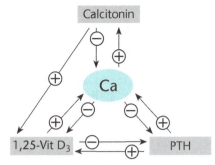

Abb 10.5: Regulation des Kalzium-Spiegels im Blut durch Calcitonin, Parathormon und 1,25 $(OH)_2$-Vitamin D_3.

Kalzium aus dem Darm gesteigert (allerdings nur in Anwesenheit von 1,25 $(OH)_2$-Vitamin D_3), die Reabsorption von Kalzium aus dem Urin gefördert und die von Phosphat gesenkt. Eine gesteigerte Parathormon-Aktivität erhöht also den Kalzium-Serumspiegel, während der Phosphat-Serumspiegel normal bleibt.

Die Regulation des Parathormons erfolgt durch spezifische Kalzium-Rezeptoren in der Zellmembran der Epithelkörper-Zelle. Hohe Kalzium-Serumspiegel hemmen die Parathormon-Sekretion, niedrige fördern sie. Ferner hemmt 1,25 $(OH)_2$-Vitamin D_3 die Parathormon-Sekretion.

> **Klinik!**
> Eine solche erhöhte Parathormon-Aktivität wird beispielsweise bei Patienten mit **Tumoren der Nebenschilddrüsen** beobachtet. Hierbei finden sich gehäuft Kalziumphosphat-haltige Nierensteine und eine erhöhte Phosphatausscheidung im Urin. ◀

10

Tab. 10.3: Wirkungen der drei wichtigsten Regulatoren der Kalziumhomöostase. Ca = Kalzium, Phos = Phosphat								
	Blutspiegel		Renale Reabsorption		Freisetzung aus Knochen		Enterale Resorption	
Hormon	Ca	Phos	Ca	Phos	Ca	Phos	Ca	Phos
Calcitonin	↓	↓	↓	↓	↓	↓	Ø	Ø
Parathormon	↑	=	↑	↓	↑	↑	↑	Ø
Vitamin D_3	↑	↑	↑	↑	↑	↑	↑	↑

Calcitonin ist ein von den C-Zellen der Schilddrüse gebildetes Polypeptid und ein direkter Gegenspieler des den Epithelkörperchen entstammenden Parathormons.

Das Steroid 1,25 $(OH)_2$-**Vitamin D_3** wird heute als echtes Hormon angesehen, welches aus dem Prohormon (Hormonvorstufe) Vitamin D_3 gebildet wird. Der letzte Schritt in der Synthese, die Umwandlung von 25 (OH)-Vitamin D_3 zu 1,25 $(OH)_2$-Vitamin D_3, erfolgt in den Nierentubuli durch das Enzym 1α-Hydroxylase und ist einem klassischen Rückkopplungsmechanismus unterworfen (☞ Abb. 10.5). Erhöhte Kalzium-Serumspiegel hemmen die 1α-Hydroxylase und mindern so die Serumkonzentration von 1,25 $(OH)_2$-Vitamin D_3.

▶ Erniedrigte Kalzium-Serumspiegel und erhöhte Parathormon-Konzentrationen stimulieren die 1α-Hydroxylase und fördern die Umwandlung zu 1,25 $(OH)_2$-Vitamin D_3. Umgekehrt wird Parathormon durch Kalzium und 1,25 $(OH)_2$-Vitamin D_3 reguliert, die beide die Freisetzung von Parathormon hemmen. ◀

Die umfangreichen Mechanismen zur Regulation des Kalziumhaushaltes weisen auf die große Bedeutung des Kalziums bei der neuromuskulären Erregbarkeit hin. Daher wird die Blutkonzentration des Kalziums in einem engen Rahmen konstant gehalten. Verminderung des Kalzium-Serumspiegels kann zu Muskelkrämpfen führen, die unbehandelt über eine Dauerkontraktion der Kehlkopf- und Atemmuskulatur den Tod verursachen können.

10.6 Endokrines Pankreas   19 ❓

▶ Die Inselzellen des Pankreas werden nach ihrer Funktion in *A-Zellen* (Produktion von **Glukagon**), *B-Zellen* (Produktion von **Insulin**) und *D-Zellen* (Produktion von **Somatostatin**) unterteilt. Insulin und Glukagon sind wichtige Regulatoren des Kohlenhydrat-, Fett- und Eiweißstoffwechsels mit gegensätzlicher Wirkung (☞ Abb. 10.6). ◀

10.6.1 Insulin

Wirkungen

▶ Die wichtigste Wirkung des Polypeptidhormons Insulin ist die **Senkung des Blutzuckers**. Dieser Effekt wird durch mehrere Teilwirkungen erreicht:

● Insulin **steigert** insbesondere in der Leber, aber auch im Muskel durch Enzymaktivierung **Glykolyse** und **Glykogensynthese** und hemmt die Synthese der für die Glukoneogenese erforderlichen Enzyme.
● Auch der **Verbrauch von Glukose** im Pentosephosphatzyklus wird durch Insulin beträchtlich **gesteigert**.

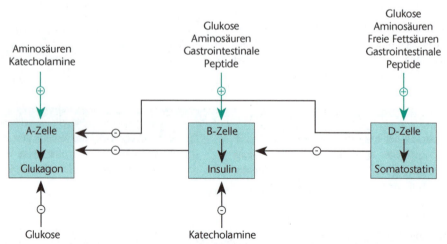

Abb 10.6: Steuerung der Inselzellen. Die parakrin inhibierende Wirkung von Somatostatin auf A- und B-Zellen wird über die Aktivierung eines hemmenden G-Proteins und eine cAMP-Kaskade vermittelt (☞ 1.4.3).

- Gleichzeitig **erhöht** Insulin die **Zellpermeabilität von Muskel- und Fettgewebe für Glukose**, andere Monosaccharide (Galaktose, D-Xylose), Aminosäuren und Fettsäuren. Die Glukoseaufnahme in diese Gewebe wird durch insulin-*abhängige* Glukose-Transportproteine (GLUTs) gefördert, welche die Diffusion von Glukose erleichtern (☞ 1.3.2). Leberzellen, Neurone, Endothelzellen im ZNS und die B-Zellen des Pankreas verfügen jedoch über ein insulin*un*abhängiges Glukose-Transportprotein (GLUT-1), sodass eine kontinuierliche, nicht auf Insulin angewiesene Versorgung dieser Gewebe mit Glukose gewährleistet ist.

Außerdem wirkt Insulin auf den Fett- und Eiweißstoffwechsel sowie auf den Elektrolythaushalt:

- Im **Fettgewebe** wirkt Insulin *lipidanabol* und stimuliert die Fettsäuresynthese.
- Auf den **Eiweißstoffwechsel** wirkt Insulin ebenfalls anabol und fördert die *Proteinbiosynthese*.
- Insulin stimuliert die Na^+-K^+-Pumpe der Zellmembran in Leber-, Muskel- und Fettgewebszellen. Dadurch wird K^+ vermehrt in die Zellen gepumpt und der **extrazelluläre K^+-Spiegel sinkt**.

> **⚕ Klinik!**
>
> Die kaliumsenkende Wirkung des Insulins wird zur **Therapie der Hyperkaliämie** genutzt, wie sie z. B. im Rahmen einer Niereninsuffizienz auftreten kann (K^+-Ausscheidung ↓): gleichzeitige Infusion von 500 ml 10 %iger Glukoselösung mit 10 I.E. Alt-Insulin.

Die Wirkung von Insulin wird über spezifische Rezeptoren in der Zellmembran der Zellen des Zielgewebes vermittelt. ◄

Regulation der Insulinfreisetzung

Die Steuerung der Insulin-Freisetzung aus den B-Zellen erfolgt über den *Blutzuckerspiegel*. Steigt der Blutzuckerspiegel, gelangt über Carrier-vermittelten Transport vermehrt Glukose in die B-Zellen. Durch die Oxidation dieser Glukose im Zellstoffwechsel steigt der zytoplasmatische Spiegel von ATP. Der ansteigende ATP-Spiegel führt zur zunehmenden Inaktivierung eines K^+-Kanals in der Zellwand, was eine Depolarisation der B-Zelle

zur Folge hat. Durch diese Depolarisation werden spannungsabhängige Ca^{2+}-Kanäle geöffnet: Ca^{2+} strömt in die B-Zelle ein und löst die Exozytose des Insulins aus. Durch diese Koppelung der Insulinsekretion an den Blutglukosespiegel kann der Blutzucker auf einen *Sollwertbereich zwischen 80 und 100 mg/dl* eingestellt werden.

► Die Freisetzung von Insulin wird durch die gastrointestinalen Hormone GIP (Glucose-dependent Insulin-releasing peptide) und GLP-1 (Glucagon-like peptide-1, Enteroglukon) gefördert, die bei der Nahrungsaufnahme aus spezialisierten Zellen in Dünn- und Dickdarm sezerniert werden (K-Zellen im Jejunum für GIP und L-Zellen in Ileum und Kolon für GLP-1). Außerdem führt eine Aktivierung des Vagus (durch Nahrungsaufnahme) über die Freisetzung von Acetylcholin zu einer vermehrten Insulinausschüttung aus den B-Zellen. Die Aktivierung von β-Adrenozeptoren *fördert* die Insulinfreisetzung, die Aktivierung von α-Adrenozeptoren *hemmt* die Insulinfreisetzung. ◄

Diabetes mellitus

Beim Diabetes mellitus besteht ein **Mangel an Insulinwirkung**, der zu dem Kardinalsymptom des erhöhten Blutzuckerspiegels führt. Man unterscheidet zwei Formen des Diabetes mellitus:

- Beim **Typ I Diabetes mellitus** (*juvenile Form, insulinabhängiger Diabetes mellitus*) gehen in Folge einer Autoimmunerkrankung mit Bildung von Antikörpern gegen die B-Zellen diese B-Zellen zugrunde, sodass zunehmend weniger Insulin produziert wird. Daher besteht beim Diabetes mellitus Typ I fast immer die Notwendigkeit, mit von außen zugeführtem Insulin zu behandeln.
- Der **Typ II** des Diabetes mellitus ("Altersdiabetes", Nicht-Insulin-abhängiger Diabetes mellitus) beruht dagegen auf einem gesteigerten Bedarf an Insulin, der durch eine starke Vermehrung des Fettgewebes verursacht wird. Darüber hinaus spricht beim Typ II des Diabetes mellitus das Zielgewebe weniger gut auf Insulin an (Insulin-Resistenz), da entweder die Zielzellen zahlenmäßig weniger Rezeptoren für Insulin aufweisen als normal, oder die Kopplung zwischen aktiviertem Rezeptor und Auslösung

10

der Wirkung in der Zelle gestört ist. Regelmäßig kann der Diabetes mellitus Typ II über einen längeren Zeitraum mit Diät allein oder Medikamenten zur Steigerung der Insulin-Produktion behandelt werden. In Abhängigkeit vom Bedarf an Insulin und einer im Verlauf der Erkrankung eintretenden „Erschöpfung" der B-Zellen kann jedoch auch beim Typ II Diabetes mellitus eine Behandlung mit Insulin erforderlich werden.

Wegen der fehlenden Insulinwirkung wird beim Diabetes mellitus von den Zellen weniger Glukose aufgenommen (fehlender Effekt des Insulins auf die Zellpermeabilität), sodass zum einen *intrazellulär ein Mangel an Glukose* besteht, zum anderen der *Blutzucker erhöht* ist. Ab etwa 180 mg/dl Glukose im Blut wird die Nierenschwelle für Glukose überschritten und Glukose im Urin ausgeschieden (☞ 9.2.4). Dies führt zu einer **osmotischen Diurese** mit sekundär gesteigerter Ausscheidung von Wasser (*Polyurie und Polydipsie des Diabetikers*). Da intrazellulär ein Glukosemangel besteht, ist die Glukoneogenese gesteigert, wozu Proteine abgebaut werden (negative Stickstoffbilanz).

Die **Fettsäuresynthese** ist beim Diabetes mellitus wegen der verminderten Aktivität der insulinabhängigen Enzyme reduziert. Wegen des intrazellulären Glukosemangels wird Energie verstärkt durch die Fettsäureoxidation gewonnen. Das hierbei entstehende Acetyl-CoA kann beim Diabetes mellitus zum weit überwiegenden Teil nicht in den Zitratzyklus eingebracht werden, da das hierzu erforderliche Oxalacetat nicht in ausreichender Menge zur Verfügung steht: Es wird wegen des intrazellulären Glukosemangels zur Glukoneogenese eingesetzt. Acetyl-CoA wird deshalb vermehrt zu Acetoacetat, β-Hydroxybutyrat und Aceton, den so genannten **Ketonkörpern** umgewandelt (☞ Abb. 10.7).

Die Ketonkörper werden ans Blut abgegeben und über die Atemluft (acetonämischer Atem von schlecht eingestellten Diabetikern) und den Urin ausgeschieden. Zu hohe Konzentrationen der sauren Ketonkörper senken den pH-Wert im Blut und können von der Alkalireserve der Niere nicht auf Dauer kompensiert werden, sodass eine *metabolische Azidose* entsteht. Die metabolische Azidose kann in Verbindung mit der Dehydratation (osmo-

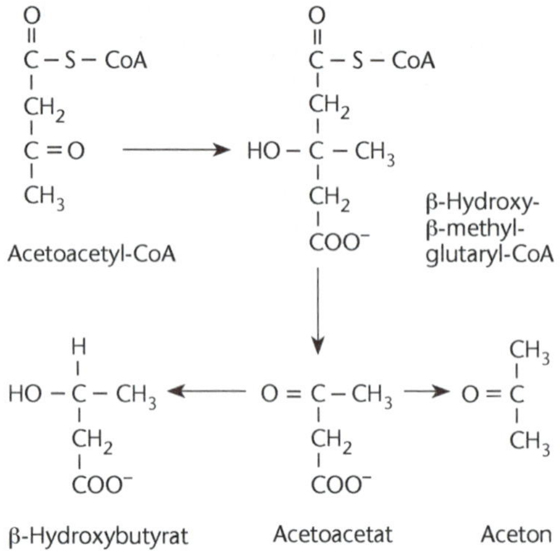

Abb 10.7: Bildung von Ketonkörpern.
2 Moleküle Acetyl-CoA kondensieren zu Acetoacetyl-CoA. Acetoacetyl-CoA reagiert mit einem weiteren Acetyl-CoA zu β-Hydroxy-β-methylglutaryl-CoA. Durch eine Lyasereaktion entsteht hieraus Acetoacetat unter Abspaltung eines Acetyl-CoA. Acetoacetat decarboxyliert spontan zu Aceton oder wird zu β-Hydroxybutyrat dehydrogeniert.

tische Diurese durch Glukose und Ketonkörper) zum *diabetischen Koma* führen.

10.6.2 Glukagon

▶ Glukagon hat *katabole Wirkungen* auf den Kohlenhydrat-, Fett- und Eiweißstoffwechsel und ist damit ein **Insulin-Antagonist**. Glukagon bindet an einen membranständigen Rezeptor und löst über eine Stimulation der Adenylatzyklase die cAMP-Kaskade aus (☞ 1.4.3). In der Leber (nicht jedoch im Muskel) steigert Glukagon die Glykogenolyse und Glukoneogenese und hemmt zugleich die Glykogensynthese. Hierdurch steigt der Blutzuckerspiegel an. Glukagon fördert den Proteinabbau, wobei die freigesetzten glukoplastischen Aminosäuren der Glukoneogenese zugeführt werden. Aufgrund des Proteinkatabolismus führt Glukagon zu einer Abnahme der Muskelmasse und des Körpergewichts und steigert die Bildung von Harnstoff, Kreatinin und Harnsäure (negative Stickstoffbilanz). Darüber hinaus fördert Glukagon in der Leber die Ketonkörperbildung. ◀

Das komplexe Zusammenspiel der den Energiehaushalt regulierenden Hormone, bei dem neben

Hormon	Blut-zucker	Glukoneo-genese	Glukose-aufnahme	Glykogen-synthese	Glyko-genolyse	Lipolyse	Lipid-synthese
Insulin	↓	↓	↑	↑	↓		↑
Insulin-Antagonisten							
Glukagon	↑	↑		↓	↑	↑	
Katecholamine	↑		↓		↑	↑	
Glukokortikoide	↑	↑	↓	↑ (gering)		↑	
Wachstumshormon	↑	↑ (gering)	↓			↑	↓
Schilddrüsenhormone (T$_3$, T$_4$)	↑	↑			↑	↑	

Tab. 10.4: Übersicht der hormonellen Regulation des Kohlenhydrat- und Lipidstoffwechsels.

Insulin und Glukagon auch Katecholamine, Gluko-kortikoide, Wachstumshormon und die Schilddrü-senhormone beteiligt sind, ist in Tab. 10.4 zusam-menfassend dargestellt.

10.7 Sonstige Hormone 8 ?

Neben den bereits oben erwähnten Hormonen gibt es noch eine Vielzahl weiterer endokrin aktiver Substanzen, die teilweise nicht in den „klassi-schen" endokrinen Drüsen gebildet werden, oder deren Produktion und Wirkung fast ubiquitär ist. Die wichtigsten Hormone oder Hormonklassen sol-len hier kurz dargestellt werden.

10.7.1 APUD-Zell-System

Als APUD-Zell-System wird ein System endokri-ner Zellen bezeichnet, welche die Fähigkeit besit-zen, *biogene Amine zu speichern und zu syntheti-sieren* (APUD = Amine precursor uptake and de-carboxylation). Diese Zellen stammen ontogene-tisch von der *Neuralleiste* ab, von wo aus sie in die verschiedene Gewebe wandern. Die wichtigs-te Funktion dieser Zellen ist die Produktion von Hormonen. Zum System der APUD-Zellen gehö-ren die endokrinen Zellen des Hypophysenvorder-lappens, die C-Zellen der Schilddrüse, die Inselzel-len des Pankreas, die gastrointestinalen endokrinen Zellen, das Nebennierenmark, bestimmte Zellen des Bronchialsystems (K-Zellen) und andere Zell-gruppen.

Der gemeinsame ontogenetische Ursprung der APUD-Zellen erklärt, warum einige maligne Tu-moren in der Lage sind, Hormone zu produzie-ren. So kommt es z. B. bei bestimmten Bronchial-tumoren zur ACTH-Produktion mit der Entwick-lung eines Hyperkortisolismus (Cushing-Syn-drom). Tumore des APUD-Systems können auch mehr als ein Hormon produzieren: Ein Hypophy-senadenom kann z.B Wachstumshormon *und* Prolaktin, ein C-Zell-Karzinom der Schilddrüse Calcitonin *und* ACTH sezernieren.

10.7.2 Histamin, Serotonin

Histamin ist das biogene Amin des L-Histidins und in jedem Gewebe enthalten. Bei allergischen Reak-tionen wird lokal Histamin freigesetzt, das die fol-genden Wirkungen hervorruft:

- *Dilatation der Gefäße* (Blutdruckabfall),
- *Steigerung der Gefäßpermeabilität* (Ödem),
- *Bronchokonstriktion* (Luftnot, Asthma).
- Im Magen führt Histamin zu einer starken *Stei-gerung der Säureproduktion.*

Serotonin ist ein wichtiger Neurotransmitter im zentralen Nervensystem, hat aber auch periphere Wirkungen, wie die Beeinflussung von Gefäßmus-kulatur, Bronchien und Darm. Stark vermehrte Pro-duktion von Serotonin, z. B. im Rahmen eines *Kar-zinoid-Syndroms* (Tumor mit vermehrter Produk-

10

tion von Serotonin), verursacht krisenhafte Blutdruckanstiege, Rötung des Gesichts durch Dilatation der Hautgefäße, Spasmen der Bronchien und Durchfälle. Serotonin wird in Zellen produziert, die zum APUD-System gehören und die ubiquitär in der Mukosa des Gastrointestinaltraktes und im Bronchialsystem lokalisiert sind.

10.7.3 Erythropoetin

► Erythropoetin ist ein Glykoprotein, das in der Niere und zu einem sehr geringen Teil auch in der Leber produziert wird. Es stimuliert im Knochenmark die Differenzierung und Zellteilung der Vorläufer-Zellen von Retikulozyten und führt so zu einem *Anstieg der Erythrozytenzahl* im Blut. Bei Hypoxie wird vermehrt Erythropoetin ausgeschüttet. Mangel an Erythropoetin, dessen häufigste Ursache eine chronische Niereninsuffizienz ist, verursacht eine *normozytäre, normochrome Anämie*. Heute kann man eine solche Anämieform, die auf dem Mangel an Erythropoetin beruht, mit gentechnologisch hergestelltem Erythropoetin behandeln. ◄

☾ Klinik!

Da sich die Sauerstofftransportkapazität des Blutes in gewissen Grenzen durch eine Anhebung der Erythrozytenzahl (Anstieg des Hämatokrit im Blut, ☞ 2.2) steigern lässt, wird Erythropoetin („Epo") in Ausdauersportarten auch als **Dopingmittel** eingesetzt. Besonders bei lang anhaltenden Höchstleistungen (z. B. Radrennen) stehen den Muskeln so mehr Sauerstoffträger zur Verfügung (☞ 6.2.2). Diese Art des Dopings ist aber äußerst gefährlich. Mit zunehmendem Hämatokrit steigt nämlich auch die Blutviskosität (☞ 4.1.2) und dadurch das Risiko einer Thrombosebildung. Wegen mehrerer tödlicher Zwischenfälle wurde für viele Ausdauersportarten ein maximal zulässiger Hämatokritwert festgelegt, der im Radsport z. B. bei 50 % liegt.

10.7.4 Atrionatriuretisches Peptid (ANP)

► Das in den Herzvorhöfen gebildete atrionatriuretische Peptid (= atrionatriuretischer Faktor, Atriopeptin, ANP) wirkt *blutdrucksenkend*, indem es, wie der Name schon nahe legt, eine **Steigerung der Natriumausscheidung durch die Niere** auslöst. Dies führt zu einer Abnahme des intravasalen Flüs-

sigkeitsvolumens und wirkt in Verbindung mit der gefäßdilatatorischen Wirkung des atrionatriuretischen Peptides blutdrucksenkend. Darüber hinaus steigert ANP die glomeruläre Filtrationsrate und hemmt die Freisetzung von Aldosteron und Adiuretin. Auch diese Effekte setzen den Blutdruck herab. ANP wird in speziellen Zellen des linken und rechten Herzvorhofs gebildet. Die Sekretion von ANP wird durch den intraatrialen Druck reguliert. Hoher Druck in den Vorhöfen stimuliert die Freisetzung von atrionatriuretischem Peptid. ◄

10.7.5 Prostaglandine

Mit dem Oberbegriff Prostaglandine (oder korrekterweise Eicosanoide) bezeichnet man eine große Gruppe von Abkömmlingen langkettiger, ungesättigter Fettsäuren mit 20 Kohlenstoffatomen und einem Ring aus 5 Kohlenstoffatomen, denen allen gemeinsam die Vorstufe **Arachidonsäure** ist. Prostaglandine sind im Organismus weit verbreitet und weisen vielfältigste Wirkungen auf, wobei das gleiche Prostaglandin in verschiedenen Geweben oftmals unterschiedliche oder sogar gegensätzliche Effekte auslöst (☞ Tab. 10.5). Da Prostaglandine im Blut über eine sehr kurze Halbwertszeit verfügen (Sekunden bis Minuten), werden sie direkt am Wirkungsort gebildet und wirken auf benachbarte Zellen (*parakrine Wirkung*) oder die eigene Zelle (*autokrine Wirkung*). Ihre Inaktivierung erfolgt vorwiegend in der Lunge. Sie spielen u. a. eine wesentliche Rolle bei *Entzündungen*.

☾ Klinik!

Eine wichtige Erkenntnis war die Beobachtung, dass **Acetylsalicylsäure** und andere entzündungshemmende Pharmaka, das für die Umwandlung der Vorstufe Arachidonsäure in die aktiven Prostaglandine verantwortliche Enzym *Cyclooxygenase* (anderer Name: *Prostaglandin-Synthetase*) hemmen und auf diese Weise ihre entzündungshemmende Wirkung entfalten.

10.7.6 Leptin

Im Jahre 1994 wurde das Hormon Leptin (von griech. leptos = schlank) entdeckt, das von den Fettgewebszellen (Adipozyten) gebildet wird und im Hypothalamus im Sinne eines negativen Feed-

Tab. 10.5: Die wichtigsten Prostaglandine und ihre Wirkungen

	Organ	Wirkung
PGA_1	Hirngefäße	Vasokonstriktion
PGA_2	Nierengefäße	Vasodilatation
PGD_2	Bronchialmuskulatur	Bronchokonstriktion
PGE_1	Uterus	Erschlaffung der Zervixmuskulatur
	Niere	Renin-Sekretion ↑
PGE_2	Uterus	Erschlaffung der Zervixmuskulatur
	Eileiter	Kontraktion der Muskulatur
	Gefäße	Steigerung von Bradykinin und Histamin-Wirkungen
	Hypothalamus	Fieber
	Magen	Schleimproduktion ↑
	Tubulussystem der Niere	Na^+-Reabsorption ↓
	Bronchialmuskulatur	Erschlaffung
$PGF_2\alpha$	Bronchialmuskulatur	Kontraktion
	Niere	Gefäßdilatation, Renin-Sekretion ↑
PGI_2	Gefäße	Vasodilatation
	Thrombozyten	Aggregation
	Niere	Renin-Sekretion ↑
TXA_2	Thrombozyten	Aggregation
	Gefäße und Nierengefäße	Vasokonstriktion

backs das **Essverhalten** beeinflusst. Die Konzentration von Leptin hängt von der Fettgewebsmasse ab. Je mehr Fettgewebe vorhanden ist, desto höher sind die Leptin-Konzentrationen im Serum.

Leptin ist an der **Regulation des Beginns der Pubertät** beteiligt. Man vermutet, dass Leptin dem Hypothalamus, der Leptin-Rezeptoren aufweist, die Menge des Fettgewebes und damit die körperliche Fähigkeit zur Reproduktion signalisiert. Fehlt Leptin oder kann es nicht wirken (z. B. infolge einer Mutation im Leptin-Gen oder Leptin-Rezeptor) resultiert ein ungewöhnlich hohes Übergewicht und bei Tieren auch Unfruchtbarkeit. Bei den meisten übergewichtigen Menschen liegt jedoch keine genetische Störung im Leptin-Gen oder Leptin-Rezeptor vor, sondern es besteht eine Leptin-Resistenz, sodass trotz erhöhter Leptin-Konzentrationen im Blut die Nahrungsaufnahme nicht adäquat reduziert wird.

10

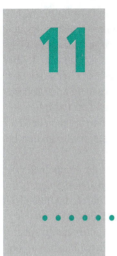

11 Sexualentwicklung, Reproduktionsphysiologie und Physiologie des Alterns

F. Jockenhövel, A. Hick

IMPP-Hitliste

▋▋▋ Menstruationszyklus

▋▋ Hormonale Veränderungen in der Schwangerschaft

▋ Testosteronwirkungen

11.1 Weibliche Sexualhormone 1 ▋

Der Beginn der **Pubertät** bei einem Mädchen ist eine Folge der Aktivierung von Hypothalamus und Hypophyse durch noch nicht genau identifizierte Mechanismen. Dadurch kommt es zu einem allmählichen Anstieg der Konzentrationen von luteinisierendem Hormon (LH) und Follikel-stimulierendem Hormon (FSH) im Blut. FSH stimuliert im Ovar die Bildung von *Östrogenen*. Die Östrogene bewirken die Ausprägung der weiblichen Geschlechtsmerkmale: Wachstum von Brustdrüse (Mamma), Eileiter (Tube), Gebärmutter (Uterus), Scheide (Vagina) und kleinen Schamlippen (Labia minora). Die Ausbildung der Scham- und Achselbehaarung sowie das Wachstum der großen Schamlippen (Labia majora) steht unter dem Einfluss von Androgenen, die überwiegend den Nebennieren entstammen.

11.2 Menstruationszyklus 9 ▋

Der mit der Menarche (erste Menstruationsblutung) einsetzende Menstruationszyklus ist ein komplexes, sich zyklisch wiederholendes Zusammenspiel der beteiligten hypothalamischen (GnRH), hypophysären (LH, FSH) und ovariellen Hormone (Östradiol, Gestagene).

11.2.1 Zeitlicher Ablauf

▶ Der Menstruationszyklus wird in vier Phasen eingeteilt:

(1) **Follikelphase**,
(2) **Ovulation**,
(3) **Lutealphase** und
(4) **Menstruation**.

Während das luteinisierende Hormon (LH) bis auf den hohen Ovulationsgipfel relativ konstante Blutspiegel aufweist, schwankt der Spiegel des Follikel-stimulierenden Hormons (FSH) etwas stärker: in der Mitte der Follikelphase besteht ein erster, schwach ausgeprägter Konzentrationsgipfel, von dem aus die FSH-Blutspiegel zum Zyklusende hin abfallen. Dieser Abfall wird von einem zweiten, höheren Gipfel zum Zeitpunkt der Ovulation kurz unterbrochen. Die niedrigsten FSH-Konzentrationen bestehen in der Lutealphase. Bereits während der anschließenden Menstruation steigt FSH zur Follikelphase des nächsten Zyklus hin wieder an (☞ Abb. 11.1). ◄

(1) Im Ovar befinden sich gleichzeitig viele *Follikel* unterschiedlicher Reifegrade. Der in der Entwicklung am weitesten fortgeschrittene Follikel (= dominanter Follikel) spricht auf die während der Menstruation und in der **Follikelphase** relativ hohen Blutspiegel von FSH an und beginnt verstärkt zu wachsen. Gleichzeitig setzt aufgrund der Stimulation durch FSH die Östrogenproduktion in den Granulosazellen dieses Follikels ein. Mit zunehmender Follikelgröße steigt die Östrogenproduktion, was sich in ansteigenden Östrogenkonzentrationen im Blut widerspiegelt, die wiederum über eine negative Rückkopplung den FSH-Spiegel senken.

(2) Ab einer bestimmten Östrogen-Konzentration im Blut bewirkt jedoch eine *positive (!) Rückkopplung* auf die Hypophyse die Freisetzung von luteinisierendem Hormon (LH) aus der Hypophyse (Ovulationsgipfel), das die **Ovulation** auslöst.

(3) Wahrscheinlich bewirkt Luteinisierendes Hormon (LH) die Aktivierung von Enzymen, welche die Follikelwand andauen und so die Freisetzung der reifen Eizelle (Eisprung, Ovulation) ermöglichen. Nach der Ovulation entsteht aus dem Follikel das *Corpus luteum* (= Gelbkörper), wobei sich das kollabierte Lumen mit Blut füllt, die Theka- und Granulosazellen sich in Lutealzellen umwandeln und Progesteron produzieren. Daher sinkt die Östradiol-Produktion nach der Ovulation vorübergehend ab. Mit Einsetzen der Progesteron-Produktion beginnt die **Lutealphase**.

▶ Das Corpus luteum ist die Hauptquelle des rasch ansteigenden *Progesteron-Spiegels* im Blut, dessen Produktion durch das luteinisierende Hormon (LH) stimuliert wird. ◄

(4) Gleichzeitig kommt es zu einem neuen Anstieg der Östrogene, die jetzt den Lutealzellen entstammen. Zusammen mit Progesteron üben sie nun eine negative Rückkopplung auf LH und FSH aus. Dadurch sinken die Blutspiegel von FSH und LH; dies führt zur Regression des Corpus luteum, sodass die Produktion von Progesteron und Östradiol rasch sinkt und dadurch die **Menstruation** ausgelöst wird (☞ Abb. 11.1).

11.2.2 Schleimhautveränderungen

Neben der Steuerung des Ovarialzyklus bewirkt die zyklische Veränderung der Blutspiegel von Östradiol und Progesteron entsprechend zyklische Veränderungen der Schleimhäute von Gebärmutter und Scheide sowie der Körpertemperatur (☞ Tab. 11.1):

● ▶ In der Follikelphase regeneriert sich die *Gebärmutterschleimhaut* (Endometrium) unter dem Einfluss von Östrogenen von der voran-

Tab. 11.1: Östrogen- und Progesteronwirkungen.

Östrogen	Progesteron
– Proliferationsphase des Endometriums	– Sekretionsphase des Endometriums
– Verflüssigung des Zervixschleimpfropfes	– Verfestigung des Zervixschleimpfropfes
– Wasser- und NaCl-Retention in der Niere	– Vermehrte NaCl-Ausscheidung in der Niere
– Erhöhte Gerinnungsneigung des Blutes	– Wachstum der Uterusmuskulatur
– Reifung von Ei und Follikel	– Entwicklung des Milchgangsystems der Brustdrüsen
– Bremsung des Längenwachstums	– Körpertemperaturanstieg um 0,5–1 °C
– Senkung des Cholesterinspiegels	

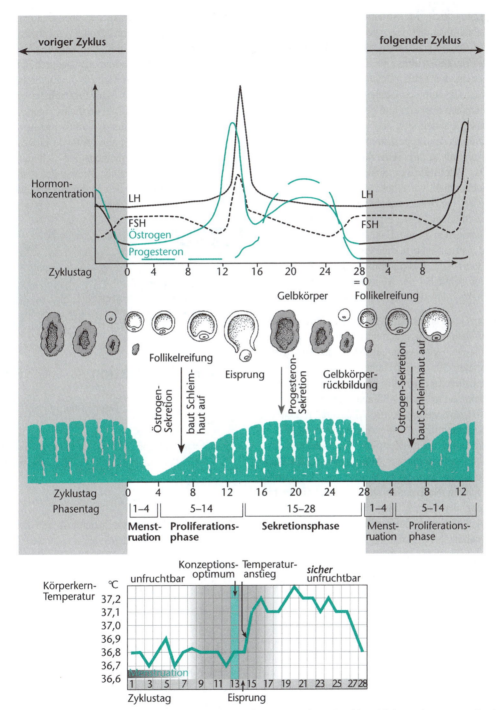

Abb. 11.1: Darstellung der zyklischen Veränderungen von Endometrium und Ovar in Abhängigkeit von den Hormonspiegeln im Blut.

gegangenen Menstruation. Dabei nehmen Schleimhautdicke sowie Größe und Anzahl der Schleimhautzellen zu: **Proliferationsphase des Endometriums**. ◄

- Die in der Schleimhaut vorhandenen Drüsen wachsen mit der Schleimhaut, bleiben allerdings unverzweigt und gestreckt. In der Lutealphase wandelt sich die Schleimhaut unter dem Einfluss des Progesterons in eine sekretorische Schleimhaut um: **Sekretionsphase**.
- Das Wachstum der Schleimhaut hört auf, die Schleimhaut wird lockerer und stärker vaskularisiert, die Drüsen zunehmend korkenzieherartig geschlängelt. Der Abfall von Progesteron und Östrogenen gegen Ende des Zyklus leitet die Menstruation, d. h. die Abstoßung des Endometriums ein: **Desquamationsphase**. Es handelt sich somit bei der Menstruation um eine *Entzugsblutung* (Entzug der Sexualsteroide).

► Im *Gebärmutterhals* (Zervix) erfährt das dort unter dem Einfluss von Östrogenen produzierte Sekret zyklische Veränderungen, die eine große Bedeutung für die mögliche Befruchtung der Eizelle haben. In der Follikelphase steigt die Sekretproduktion um das 10–30fache, das Sekret ist wesentlich dünnflüssiger, die Viskosität nimmt ab. Die *Spinnbarkeit* des Sekrets erreicht zum Zeitpunkt der Ovulation (Zeitpunkt der höchsten Östrogen-Spiegel) ihr größtes Ausmaß. Zu diesem Zeitpunkt ist das Zervix-Sekret maximal für Spermien durchlässig. Nach der Ovulation nimmt die Sekretbildung der Zervix mit steigenden Progesteron-Spiegel wieder ab, das produzierte Sekret wird zunehmend zähflüssiger. ◄

In der *Scheide* bewirken Östrogene eine Zunahme von Proliferation und Keratinisierung des Epithels.

11.2.3 Kontrazeption

Der nach der Ovulation ansteigende Progesteron-Spiegel führt durch eine Verstellung des Sollwertes zu einer Zunahme der Körpertemperatur um 0,3–0,5 °C. Dieser Effekt kann zur Feststellung des Ovulationszeitpunkts ausgenutzt werden, worauf die so genannte **Temperaturmethode** zur Schwangerschaftsverhütung beruht. Höhere Sicherheit als dieses Verfahren bietet die **hormonelle Kontrazeption**. Hierbei wird durch die Einnahme

von Östrogenen und Gestagenen über eine negative Rückkopplung die Freisetzung von Luteinisierendem Hormon (LH) und Follikel-stimulierendem Hormon (FSH) verhindert. Dadurch unterbleibt die Ovulation. Ein Maß für die Zuverlässigkeit einer Methode zur Schwangerschaftsverhütung ist der Pearl-Index: Zahl der Schwangerschaften auf 1 200 Menstruationszyklen (= 100 Anwenderjahre), während derer die Methode eingesetzt wurde. Die Temperaturmethode zur Schwangerschaftsverhütung weist einen Pearl-Index von 10 bis 30 auf, die hormonellen Verhütungsmethoden liegen zwischen 0,16 und 1,2.

> **💡 Merke!**
>
> **Der weibliche Zyklus in Kurzform:**
> - FSH → Follikelwachstum → Östrogen-Produktion ↑→ LH ↑ → Ovulation
> - Corpus luteum → Progesteron-Produktion → LH ↓, FSH ↓ → Östrogen ↓, Progesteron ↓ → Menstruation

11.3 Hodenfunktion   6 ❓

Die Hoden weisen eine Doppelfunktion auf. Sie sind ein

- **endokrines Organ** und synthetisieren in den *Leydig-Zellen* das männliche Sexualhormon *Testosteron*.

Darüber hinaus sind sie eine

- **exokrine Drüse** und produzieren in den Tubuli seminiferi die *Spermien*.

Diese Doppelfunktion des Hodens spiegelt sich auch in der anatomischen Gliederung in zwei Kompartimente wider: Tubuli seminiferi und die dazwischen liegenden Leydig-Zellen.

11.3.1 Testosteronwirkung

Testosteron ist das wichtigste Androgen und hat eine Vielzahl von Funktionen. In der Embryonalphase fördert es gemeinsam mit *5α-Dihydrotestosteron* die Ausprägung der inneren und äußeren Geschlechtsorgane, wobei Testosteron die Entwicklung der Derivate des Wolff-Ganges (Nebenhoden, Vas deferens, Samenblase) fördert, 5α-Dihydrotestosteron dagegen die Entwicklung von Penis und Skrotum. In der präpubertären Phase ruht die Androgenproduktion.

▶ Mit Beginn der **Pubertät** setzt infolge der Aktivierung von Hypothalamus und Hypophyse mit dem Anstieg des luteinisierenden Hormons (LH) im Blut eine langsame, stetig zunehmende Produktion von Testosteron ein, die letztendlich zur Virilisierung (Vermännlichung) des Jungen führt. ◀

Im Einzelnen bewirken die Androgene nicht nur ein Wachstum von Penis und Skrotum, sondern auch des Kehlkopfes (Stimmbruch mit Ausprägung der tiefen, „männlichen" Stimme). Testosteron führt zur Ausbildung der männlichen Sekundärbehaarung (Bartwuchs, Brust- und Bauchhaare). Am Kopfhaar bewirkt Testosteron allerdings das Gegenteil und fördert den Haarausfall (Geheimratsecken), der somit bei Männern größtenteils physiologisch ist. In der Haut steigert Testosteron die Talgproduktion, was zu Akne führen kann.

▶ Die *anabole Wirkung* auf Knochen und Muskel führt zu einer Zunahme der Muskel- und Knochenmasse und einer Abnahme der Stickstoffausscheidung im Urin. ◀

⚕ Klinik!

Durch die Einnahme extrem hoher Dosen von Androgenen (**Anabolika-Missbrauch**) lässt sich ein deutlicher Zuwachs an Muskelmasse und -kraft erreichen. Dies ist in allen Sportarten als Doping verboten und kann mit speziellen Labormethoden nachgewiesen werden. Langfristig wirkt sich ein Anabolika-Missbrauch über die Wirkungen der Androgene auf den Fettstoffwechsel (Senkung von HDL-Cholesterin, Steigerung von LDL-Cholesterin) oft gesundheitsschädlich aus. Bei Frauen tritt zusätzlich eine Virilisierung mit irreversiblen Stimmveränderungen auf.

Testosteron stimuliert die Erythropoese; daher haben Männer regelmäßig höhere Hämoglobin-Konzentrationen im Blut als Frauen.

▶ Darüber hinaus fördert Testosteron Libido und Potenz und steuert Produktion und Zusammensetzung der Sekrete von Nebenhoden, Samenblase und Prostata.

11.3.2 Testosteronproduktion und -regulation

Die Produktion von Testosteron wird durch das luteinisierende Hormon (LH) der Hypophyse gesteuert. Dieses bindet an Rezeptoren auf der Zellmembran der Leydig-Zellen des Hodens und stimuliert dort die Produktion von Testosteron durch Aktivierung des Schlüsselenzyms der Steroidogenese, der 20,22-Desmolase (Umwandlung von Cholesterin zu Pregnenolon). Testosteron übt auf die Hypophyse und den Hypothalamus ein negatives Feedback aus und hemmt die Freisetzung von LH und FSH, sowie die des hypothalamischen Gonadotropin-Releasing-Hormons (GnRH).

11.3.3 Spermienproduktion

Gemeinsam mit dem hypophysären Follikel-stimulierenden Hormon (FSH) stimuliert Testosteron in der Pubertät den Beginn der *Spermienproduktion*, wobei der genaue Mechanismus noch unbekannt ist.

FSH bindet an Rezeptoren der Sertoli-Zellen in den Tubuli seminiferi der Hoden und fördert dort die Produktion verschiedener Peptide, u. a. von Inhibin, Transferrin und Androgen-bindendem Protein (ABP), wobei das Letztere für den Transport und die Aufrechterhaltung ausreichender Testosteronkonzentrationen in den Tubuli seminiferi verantwortlich ist. Gemeinsam stimulieren Testosteron (direkt) und Follikel-stimulierendes Hormon (über die Sertoli-Zelle vermittelt) die Spermienbildung (Spermatogenese), die in der Pubertät ohne FSH oder Testosteron nicht einsetzt. Beim erwachsenen Mann ist das Follikel-stimulierende Hormon für die Aufrechterhaltung der Spermatogenese weniger bedeutsam als Testosteron. ◀

💡 Merke!

Wirkungen von Testosteron:
- Primäre und sekundäre Geschlechtmerkmale, u. a. Stimmbruch, Behaarung, Talgproduktion, Libido, Potenz, Spermienproduktion, Wachstum und Sekretion von Prostata, Nebenhoden, Samenblase.
- Protein-anabol
- Knochen-anabol
- Stimulation der Erythropoese

11.4 Kohabitation   2 ?

11.4.1 Genitalreflexe bei der Frau

Die Genitalreflexe unterliegen einer komplexen Steuerung des vegetativen und des somatischen Nervensystems sowie psychischer Stimuli.

Man unterteilt den sexuellen Reaktionszyklus in *drei Phasen*: Erektion, Transsudation, Orgasmus. Afferenzen aus allen Bereichen der Sexualorgane (Vulva, Vagina, perineale Region, Mammae) sind geeignet, die sexuelle Stimulation auszulösen. Besonders reich an afferenten Fasern ist die Klitoris, die darin das Äquivalent zur Glans penis beim Mann darstellt.

Durch lokale Stimulation der Klitoris ausgelöste Afferenzen erreichen das Sakralmark über den Nervus pudendus und werden dort auf efferente parasympathische Neurone umgeschaltet. Parallel dazu werden diese Informationen an die supraspinalen Zentren weitergeleitet.

Erektion
Vergleichbar der Erektion des Mannes, verändert sich bei sexueller Stimulation das erektile Gewebe der Frau. Es handelt sich dabei besonders um das den vaginalen Introitus umgebende Gewebe einschließlich der Labia majora et minora, sowie die Klitoris. Die durch Vasokongestion vergrößerten Labia minora verlängern den Vaginalzylinder. Die Labia majora weichen nach lateral aus und vergrößern sich ebenfalls durch Blutfüllung. Die Klitoris vergrößert sich und verschiebt sich in Symphysenrichtung.

Diese Veränderungen beruhen auf *parasympathischen Leistungen aus dem Sakralmark*. Die Rolle des Sympathikus ist in diesem Zusammenhang noch unklar.

Transsudation
Parasympathische Impulse sind wahrscheinlich auch für die Transsudation der Vaginalflüssigkeit verantwortlich, die durch ein Zusammenwirken von Bartholinischen Drüsen und Vaginalepithel zustande kommt. Die Transsudation setzt kurze Zeit nach Beginn der sexuellen Stimulation ein.

Orgasmus
Die sich während der Transsudationsphase ausbildende „orgastische Manschette" entsteht durch Verlängerung und Erweiterung des Vaginalschlauches. Der Höhepunkt der sexuellen Erregung der Frau (Orgasmus) geht mit rhythmischen Kontraktionen dieser Region einher, die wahrscheinlich *sympathisch* vermittelt sind. Diese Phase ist der Emissions- und Ejakulationsphase des Mannes vergleichbar.

11.4.2 Genitalreflexe beim Mann

Die Phasen des sexuellen Reaktionszyklus beim Mann gliedern sich in Erektion, Emission und Ejakulation.

Erektion
Beim Mann stellt die mit vielen dicht liegenden Rezeptoren versehene Glans penis neben der psychischen Stimulation die wichtigste Quelle sexueller Erregung dar.

Hierbei laufen die Afferenzen ebenfalls über den Nervus pudendus zum Sakralmark. Vor allem *parasympathische Neurone* im Nervus pelvicus lösen Reaktionen aus, die zur Erektion führen. Bei *zerstörtem Sakralmark* können etwa 25 % der Männer eine Erektion psychisch auslösen. Die dabei entscheidenden vegetativen Efferenzen stammen vom *Sympathikus*, dessen genaue Rolle beim Gesunden nicht bekannt ist.

Wie bei der Frau spielt die Vasokongestion bei der Vergrößerung der äußeren Geschlechtsorgane die entscheidende Rolle. ▶ Dilatation der Arteriolen in beiden Corpora cavernosa und Füllung der venösen Sinus führen zusammen mit einer Abflussbehinderung des venösen Blutes zur Erektion des Penis. ◀

Die Dilatation der Arteriolen in den Corpora cavernosa wird durch die Freisetzung von Stickstoffmonoxid NO (☞ 4.4.2) hervorgerufen, das über ein cGMP-System die Erschlaffung der glatten Gefäßmuskulatur bewirkt.

11

Emission

Sympathische Efferenzen führen zur Kontraktion von Epididymis, Ductus deferens, Vesicula seminalis und Prostata. Die Sekrete der Drüsen treten gleichzeitig mit der Samenflüssigkeit in die Urethra. Durch Erregung sympathischer Fasern kontrahiert sich reflektorisch der M. sphincter vesicae internus, um einen Rückfluss der Sekrete in die Blase zu verhindern.

Ejakulation

Der Orgasmus des Mannes beginnt mit der Emission und endet nach der Ejakulation. Zur Ejakulation kommt es durch Reizung von Afferenzen in Urethra, Prostata, Nebenhoden, Ductus deferens und Vesicula seminalis, die zum Thorakolumbalmark geleitet werden. ▶ Die Ejakulation wird *sympathisch* vom Thorakolumbalmark (L_2/L_3) vermittelt. ◀ Die begleitenden tonisch-klonischen Kontraktionen der Mm. bulbo- und ischiocavernosus sowie der Beckenbodenmuskulatur werden dagegen durch somatische Efferenzen des Sakralmarks ausgelöst.

Neurovegetative Begleitreaktionen

Neben den genannten Vorgängen im Bereich der Sexualorgane kommt es zu einer Reihe von neurovegetativen Begleitreflexen: Herzfrequenz, Blutdruck und Atemfrequenz steigen an, die Hautarteriolen erweitern sich mit der Folge einer Hautrötung (*Sexflush*), die Skelettmuskulatur kontrahiert sich.

11.5 Schwangerschaft   6 ❓

Nach der Befruchtung im Eileiter wandert die Morula innerhalb von 3–4 Tagen durch die Eileiter in die Gebärmutter und nistet sich am 6. oder 7. Tag nach der Ovulation – dann bereits zur Blastozyste entwickelt – in die Gebärmutterschleimhaut ein, die sich zu diesem Zeitpunkt in der Sekretionsphase befindet.

11.5.1 Choriongonadotropin

▶ Wahrscheinlich schon vor der Einnistung (*Nidation*) beginnt die Produktion des Hormons **Choriongonadotropin** (hCG, h = human) durch den Syncytiotrophoblasten. Dieses hCG übernimmt die Funktion des luteinisierenden Hormons (LH) und stimuliert das Corpus luteum (Gelbkörper) zur Fortführung und Steigerung der Produktion von *Progesteron*, was die Einnistung des Eies fördert. Der Gelbkörper ist für die Progesteronproduktion *im ersten Drittel der Schwangerschaft* verantwortlich. Später wird die Progesteronproduktion von der Plazenta übernommen. Durch die Aufrechterhaltung eines ausreichenden Progesteronspiegels wird die Abstoßung des Endometriums mit dem Trophoblasten verhindert. ◀

Humanes Choriongonadotropin ist ein Glykoprotein (wie auch die Hypophysen-Hormone TSH, FSH und LH) und weist die den Hypophysenhormonen gemeinsame α-Untereinheit auf.

Die β-Untereinheit des Choriongonadotropins, welche die Glykoproteine unterscheidet und für die spezifische Wirkung verantwortlich ist, ist der β-Untereinheit des luteinisierenden Hormons sehr ähnlich. Daher wirkt humanes Choriongonadotropin wie luteinisierendes Hormon.

11.5.2 Humanes plazentares Laktogen (hPL)

▶ Ab der 5. Schwangerschaftswoche ist humanes plazentares Laktogen (hPL), welches ebenfalls vom Trophoblasten gebildet wird, im Serum nachweisbar (☞ Abb. 11.2). ◀

Humanes plazentares Laktogen (hPL) ist strukturell dem Wachstumshormon (STH) sehr ähnlich und steigt bis zum Ende der Schwangerschaft kontinuierlich an.

Humanes plazentares Laktogen (hPL) ist nach seiner Wirkung auf die mütterliche Brustdrüse benannt, wo es wie Prolaktin wirkt und die Entwicklung des Drüsengewebes fördert. Darüber hinaus ist humanes plazentares Laktogen (hPL) antagonistisch zum Insulin, erhöht somit den Blutzuckerspiegel der Mutter und steigert die Lipolyse. Daher vermutet man eine Verbindung zwischen hPL und einer sich gelegentlich während einer Schwangerschaft entwickelnden diabetischen Stoffwechsellage. Wegen der kurzen Halbwertszeit (10–20 Minuten) eignet sich die Bestimmung von humanem plazentarem Laktogen (hPL) während der Schwangerschaft zur Beurteilung der Plazenta-Funktion.

11.5.3 Plazentahormone

▶ Ab der 6. bis 8. Schwangerschaftswoche hat die Plazenta die Produktion von *Progesteron* voll übernommen. Die plazentare Produktion von Progesteron steigt während der Schwangerschaft kontinuierlich an und erreicht zur Geburt hin maximale Werte (☞ Abb. 11.2). Zur Synthese des Progesterons setzt die Plazenta zu über 90 % von der Mutter bereitgestelltes Cholesterin ein. ◀

Neben Progesteron produziert die Plazenta große Mengen von *Östrogenen*, deren Plasmaspiegel ebenfalls bis zum Ende der Schwangerschaft kontinuierlich ansteigen. Da der Plazenta allerdings die Enzyme fehlen, um aus Gestagenen Östrogene herzustellen, muss die Plazenta mit Östrogen-Vorstufen versorgt werden. Dies geschieht im Rahmen der so genannten **fetoplazentaren Einheit**: die fetale Nebenniere produziert aus Cholesterol u. a. Dehydroepiandrosteron, welches über das Nabelschnurblut zur Plazenta gelangt, dort aufgenommen wird und zu Östrogenen, bevorzugt zu Östriol umgewandelt wird. Östriol wird von der Plazenta zum größten Teil in den mütterlichen Organismus abgegeben.

11.6 Laktation   6 ❓

In der ersten Schwangerschaftshälfte wird aufgrund der steigenden Konzentrationen der Sexualsteroide das *Wachstum der Brustdrüsen* stimuliert. In der zweiten Schwangerschaftshälfte überwiegt unter dem Einfluss von Prolaktin (☞ 10.2.2) und humanem plazentaren Laktogen die Zelldifferenzierung und die Aktivierung der *Sekretionsfähigkeit*. Mit dem abrupten Abfall von Östrogenen und Progesteron bei der Geburt wird die Ansprechbarkeit des Drüsengewebes auf Prolaktin stark erhöht, sodass der Milcheinschuss erfolgt. ▶ Die mechanische Manipulation an der Mamille während des Saugaktes stimuliert über einen neurogenen Reflexbogen die Freisetzung von Prolaktin und Oxytocin. ◀ Oxytocin bewirkt eine Kontraktion

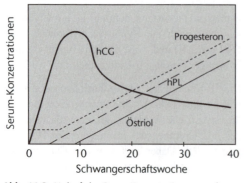

Abb. 11.2: Verlauf der Serum-Konzentrationen von humanem Choriongonadotropin (hCG), humanem plazentarem Laktogen (hPL), Progesteron und Östriol während der Schwangerschaft.

der myoepithelialen Zellen in der Brustdrüse, wodurch eine Drucksteigerung in den Milchkanälchen entsteht, welche die Milchabgabe fördert. Prolaktin erhält die Milchproduktion aufrecht. Gleichzeitig verhindert Prolaktin über eine hemmende Wirkung auf das hypothalamische Freisetzungshormon Gonadotropin-Releasing-Hormon (GnRH) die Freisetzung von luteinisierendem Hormon (LH) und Follikel-stimulierendem Hormon (FSH), weshalb der Menstruations- und Ovulationszyklus während der Stillzeit unterdrückt bleibt: **Stillamenorrhoe**.

11.7 Alter

11.7.1 Demographie

Die durchschnittliche Lebenserwartung hat sich seit dem 18. Jahrhundert in den entwickelten Ländern mehr als verdoppelt (☞ Tab. 11.2). Die Lebenserwartung ist dabei definiert als die für ein Individuum eines bestimmten Alters statistisch zu erwartende Anzahl der Lebensjahre unter der Annahme, dass die aktuelle Mortalitätsrate unverändert bleibt. Da sich diese Mortalitätsrate in Zukunft mit Sicherheit verändern wird, hat die so berechnete Lebenserwartung für kein konkretes, heute lebendes Individuum eine prognostische Gültigkeit. Die Zunahme der durchschnittlichen Lebenserwartung ist vor allem auf die Verbesserung der hygienischen Verhältnisse und der medizinischen Versorgung zurückzuführen.

Dabei liegt die mittlere Lebenserwartung von Frauen in entwickelten Ländern um etwa 5 – 8 Jahre höher als die Lebenserwartung der Männer. Dies

führt dazu, dass in der Altersgruppe der über 75-jährigen auf 100 Männer 180 Frauen kommen. Für die geringere Lebenserwartung der Männer werden eine Reihe von Faktoren verantwortlich gemacht:

- Höhere Zahl von tödlichen Unfällen, besonders in der Gruppe der unter 24-Jährigen.
- Höherer Alkohol- und Nikotinkonsum mit entsprechenden Folgeerkrankungen.
- Protektive Wirkung der Östrogene auf das kardiovaskuläre System.

Die maximale menschliche Lebensspanne der Gattung Homo sapiens hat sich, wie evolutionsbiologische Untersuchungen zeigen, seit 100.000 Jahren nicht verändert. Sie liegt bei etwa 120 Jahren.

11.7.2 Ursachen des Alterns

Das menschliche Leben scheint also, unabhängig von den Umgebungsbedingungen, einem „natürlichen" Alterungsprozess zu unterliegen. Zur Erklärung dieses Alterungsprozesses wurden eine Vielzahl von Theorien vorgeschlagen. Zwei davon haben sich in den letzten Jahren durch experimentelle Stärkung besonders bewährt.

Genregulationstheorie

Altern ist nach dieser Auffassung das Resultat einer Veränderung in der Genexpression. Zu einem bestimmten genetisch determinierten Zeitpunkt werden von der Zelle Gene aktiviert, die den Alterungsvorgang einleiten.

Für die Genregulationstherapie spricht die Beobachtung, dass sich menschliche Zellen in Kultur nur etwa 50-mal teilen können. Diese Zahl der maximal möglichen Zellteilungen wird in den *Telomeren* festgehalten. Telomere sind repetitive DNA-Sequenzen an den Enden der Chromosomen, welche die Chromosomenstabilität gewährleisten. Mit jeder Zellteilung verkürzen sich die Telomere, bis bei einer bestimmten Telomerenlänge das „Alterungsprogramm" der Zelle gestartet wird. Das Enzym *Telomerase* kann diese Telomerenverkürzung korrigieren – ein Mechanismus, der für die „Unsterblichkeit" von Tumorzellen oder frühen embryonalen Stammzellen verantwortlich ist.

Tab. 11.2: Zunahme der durchschnittlichen Lebenserwartung		
Zeit	Lebenserwartung bei Geburt in Jahren	Kindersterblichkeit [%]
Prähistorisch	25	25,0
1750 (Schweden)	37	21,0
1900 (USA)	48	13,3
1950 (Frankreich)	66	5,2
1996 (Japan)	80	0,4

Theorie der freien Radikale

Nach dieser *zellulären* Alterungstheorie ist Altern das Resultat einer Akkumulation von Schädigungen zellulärer Strukturen durch freie Radikale (O_2^- und H_2O_2). Freie Radikale führen zur Zerstörung von Lipidmembranen, Enzymen und DNA. Jede Zelle verfügt über die Enzyme Superoxid-Dismutase, Katalase und Glutathion-Peroxidase, welche die freien Radikale zu O_2 und H_2O neutralisieren. Auch Antioxidantien in Nahrungsmitteln, wie z. B. die Vitamine C und E, vermögen die Zelle vor freien Radikalen zu schützen Diese Neutralisationsmechanismen können jedoch nicht völlig verhindern, dass sich mit zunehmenden Alter Schädigungen durch „oxidativen Stress" in den Zellen anhäufen, die auf Dauer zu Funktionsstörungen führen. Vor allem Schädigungen der mitochondrialen DNA (mtDNA) können nicht kompensiert werden, da die mtDNA im Vergleich zur DNA des Zellkerns über weniger effektive Reparaturmechanismen verfügt.

Für die Theorie der freien Radikale spricht die Beobachtung, dass Mäuse bei 60 %iger Einschränkung der Kalorienzufuhr (und damit verringerter Produktion freier Radikale) um bis zu 60 % länger lebten als Mäuse, die Futter ad libitum erhielten. Wurde die Kalorienzufuhr nur um 20 % reduziert, lebten die Mäuse immerhin noch um 20 % länger.

Klinik!

Tierexperimentelle, klinische und epidemiologische Studien konnten zeigen, dass eine Vitamin-C- und Vitamin-E-reiche Ernährung (Obst und Gemüse) altersbedingte Veränderungen im Herz-Kreislauf-System und im Immunsystem, die auf oxidativem Stress durch freie Radikale beruhen, verlangsamen kann. Ob auch eine medikamentöse Zufuhr dieser **Antioxidantien** eine **„Anti-aging"-Wirkung** aufweist, ist umstritten.

11.7.3 Organveränderungen

Der Alterungsprozess ist durch eine Reduktion von Körperfunktionen gekennzeichnet. Diese reduzierten Funktionen (Altersschwäche) sind selbst noch keine Krankheit; sie bilden aber die Grundlage, auf der sich Krankheiten leichter entwickeln können.

Wichtig ist auch, dass viele so genannte „Alterungsvorgänge" eher die Folge einer reduzierten körperlichen Aktivität sind. So finden sich nach dreiwöchiger Bettruhe auch bei jüngeren Menschen „Altersveränderungen" am Bewegungsapparat wie Muskel- und Knochenabbau.

In den einzelnen Organsystemen werden mit zunehmendem Alter die folgenden Veränderungen beobachtet:

Bewegungsapparat

Das *Knorpelgewebe* verliert Wasser. Parallel hierzu kommt es zu einer vermehrten Produktion von Kollagenfasern, die auch stärker vernetzt sind. Die Folge ist ein Verlust an Elastizität und eine Fibrosierung des Knorpels.

Die *Knochen* verlieren mit dem Alter bis zu 10 % ihres Kalziumphosphats. Ursache hierfür ist ein Ungleichgewicht im Verhältnis von Knochenaufbau zu Knochenabbau mit einem Überwiegen des Knochenabbaus durch die Osteoklasten.

Klinik!

Diese Verminderung der Knochenmasse durch vermehrten Knochenabbau wird als **Osteoporose** bezeichnet. 1/3 aller Frauen entwickeln nach der Menopause eine Osteoporose, weil durch die Abnahme des Östrogenspiegels die Aktivität der Osteoklasten gesteigert wird. Nach dem 60. Lebensjahr tritt die Osteoporose auch bei Männern auf. Hierfür scheint eine Abnahme der Osteoblasten-Aktivität verantwortlich zu sein.

Das *Muskelgewebe* nimmt zwischen dem 30. und dem 80. Lebensjahr um 30 % ab. Der Gehalt der Muskelzellen an ATP und Glykogen ist reduziert

In der *Haut* geht die Zahl der Melanozyten zurück; auch ihre Funktion ist vermindert: Die Folge sind Pigmentationsstörungen und graue Haare. Reduziert ist im Alter auch die Zahl der in der Haut gelegenen Langerhans-Zellen, die ein Teil des antigenpräsentierenden Makrophagensystems sind (☞ 2.5.1). Da auch die Anzahl und die Funktion der Talg- und Schweißdrüsen abnimmt (höhere Durchlässigkeit des „Säureschutzmantels"), treten Hautinfektionen im Alter häufiger auf.

11

Herz-Kreislauf-System

Das *Herz* ist mit zunehmendem Alter auf β-adrenerge Reize vermindert ansprechbar. Im Erregungsleitungssystem kommt es zu einer Fibrosierung mit einem deutlichen Zellverlust (bis zu 90 % der Zellen im Sinusknoten bei 80-Jährigen). Durch diese beiden Veränderungen sinkt die maximal erreichbare Herzfrequenz unter Belastung (MHF) mit dem Alter nach der folgenden Formel ab:

MHF = 220 – Alter in Jahren

An den *Gefäßen* nimmt die Elastizität der Gefäßwand ab. Dies zeigt sich an einer Verdoppelung der Pulswellengeschwindigkeit (☞ 4.2.1) zwischen dem 20. und dem 60. Lebensjahr.

Respiratorisches System

In den *Lungen* vermindert sich die Zahl der Alveolen durch den Verlust von Alveolarsepten. Dadurch geht auch die Kapillarisierung der Lunge zurück (die Kapillaren liegen in den Alveolarsepten). Insgesamt vermindert sich hierdurch die Diffusionskapazität der Lunge (☞ 5.5.2).

Durch einen Verlust an Elastizität im Lungengewebe und eine zunehmende Versteifung der Rippengelenke und der Thoraxwand nehmen Vitalkapazität und Compliance ab (☞ 5.3.1). Die funktionelle Residualkapazität steigt an.

Außerdem ist die Beweglichkeit und die Zahl der Zilien des *respiratorischen Epithels* vermindert (☞ 5.1), was die Reinigungsfunktion der Atemwege beeinträchtigt.

Verdauungssystem und Nieren

Im *Darm* gehen im enterischen Nervensystem Zellen zugrunde (☞ 7.2.5). Dadurch erklärt sich die im Alter zu beobachtende Frequenzreduktion der intestinalen Peristaltik. Im *Ösophagus* ist im Alter die für den Schluckakt erforderliche Koordination der motorischen Reflexaktivität (☞ 7.2.2) oft gestört. Die Ösophagusmuskulatur kontrahiert sich in Form von diffusen Spasmen, was klinisch zu Schluckbeschwerden führt.

Die Schleimhaut im Magen atrophiert: Die Sekretion von Intrinsic-Faktor, Magensäure und Pepsin ist dadurch vermindert, was entsprechende Funktionsstörungen zur Folge haben kann (☞ 7.3.3). Klinisch am häufigsten auffällig ist hierbei eine makrozytäre Anämie (☞ 2.2) durch Vitamin-B_{12}-Mangel.

In den *Nieren* nimmt die Zahl der Nephrone ab (minus 30 % mit 80 Jahren). Dadurch kommt es zu einer Abnahme der glomerulären Filtrationsrate, die mit 80 Jahren nur noch 50 % der Rate eines jugendlichen Erwachsenen beträgt. Der Untergang juxtamedullärer Nephrone führt zu einer Reduktion der Konzentrationsfähigkeit durch Beeinträchtigung des Gegenstrommechanismus in den Vasa recta (☞ 9.2.4).

In der *Leber* ist die Entgiftungsaktivität der Leberenzyme (mikrosomale Oxidasen) vermindert.

☞ Klinik!

Weil die Entgiftungsfunktionen von Leber und Niere im Alter vermindert sind, muss die **Dosierung für Medikamente**, die über diese Organe verstoffwechselt und aus dem Körper entfernt werden, angepasst werden. Für über die Niere eliminierte Arzneimittel kann die erforderliche Dosisreduktion aus der Kreatinin-Clearance berechnet werden (☞ 9.2.6).

Nervensystem und Sinnesorgane

Im Nervensystem kommt es mit dem Alter zu einem Verlust von etwa 50.000 Zellen pro Tag. Hierbei ist jedoch zu bedenken, dass dieser Zellverlust Teil der normalen neuronalen Umbauprozesse ist. Während des Gehirnwachstums ist er am stärksten ausgeprägt. Über das ganze Leben gerechnet betrifft dieser „physiologische" Nervenzellverlust aber lediglich 3 % der Neurone und bleibt ohne klinische Folgen.

☞ Klinik!

Bei der **Alzheimerschen Erkrankung** kommt es zu einem pathologisch gesteigerten Untergang von Nervenzellen vor allem im Hippocampus, im Temporal- und im Parietallappen. Klinisch resultiert ein Verlust des Erinnerungs- und Konzentrationsvermögens, des Erkennens und der räumlichen Orientierung. In den Neuronen treten histologisch sichtbare Veränderungen der neurofibrillären Bündel auf. Im Extrazellulärbereich finden sich typische Plaques (= Flecken) aus dem Protein β-Amyloid, das für den Untergang der Nervenzellen mitverantwortlich sein soll.

Die Nervenleitgeschwindigkeit nimmt zwischen 30 und 70 Jahren um 20% ab, was eine Verlängerung der Reaktionszeiten zur Folge hat.

Ausgeprägt ist auch der Verlust von *Geschmackssensoren* in der Zunge: Mit 80 Jahren sind nur noch 30% der ursprünglichen Population vorhanden. Die verminderte Schmeckfähigkeit wird durch die reduzierte Speichelbildung noch verstärkt. Auch die Zahl der Neurone der *Riechbahn* im Bulbus olfactorius nimmt mit dem Alter ab, sodass die Unterscheidungsfähigkeit für Gerüche sinkt.

Die *Berührungssensoren* der Haut sind bei 90-Jährigen um 30% reduziert, die *Vibrationswahrnehmung* ist noch deutlicher eingeschränkt: in den Zehen ist sie um den Faktor 10 vermindert.

Im *cortischen Organ* kommt es zu einer Versteifung der Basilarmembran und einer Atrophie der Stria vascularis. Der Verlust von Haarzellen im Corti-Organ beginnt schon in der Kindheit (Optimum mit 10 Jahren), im Alter fallen zunehmend auch Neurone in der Hörbahn aus: Verlust der Hörorientierung.

Die durch den zunehmenden Elastizitätsverlust der Linse hervorgerufene Presbyopie (☞ 17.1.3) ist die typische Altersveränderung im Auge. Im Foveabereich der Netzhaut gehen aber auch Rezeptoren verloren, sodass die Sehschärfe abnimmt.

Endokrines System

Schon zur Zeit der Menarche enthalten die *Ovarien* nur noch 10% der ursprünglich angelegten Primärfollikel. Zwischen 35 und 55 Jahren kommt es über einen Zeitraum von 2–5 Jahren zunächst zu unregelmäßigen Ovulationen und schließlich zum Sistieren der Regelblutung: **Menopause**. Dadurch fallen die Östrogen- und Progesteronspiegel um etwa 70–90% ab. Östrogene werden in geringem Umfang auch weiterhin durch Umwandlung von in der Nebenniere produzierten Androgenen im Fettgewebe synthetisiert. Wichtige Folgen der reduzierten Östrogenspiegel sind eine Zunahme des Knochenabbaus (Osteoporose) und ein erhöhtes Risiko von arteriosklerotisch bedingten kardiovaskulären Erkrankungen durch steigende Cholesterinspiegel (jetzt: gleiches Risiko wie für Männer).

Bei Männern sinkt der Spiegel des Sexualhormons *Testosteron* nach dem 25. Lebensjahr. Dabei nimmt das freie Testosteron im Serum jährlich um etwa 1% ab. Bei etwa 20% der 60-jährigen Männer liegen die Testosteronspiegel im tief normalen oder erniedrigten Bereich. Der sinkende Testosteronspiegel ist im Wesentlichen auf eine Abnahme der Zahl der Leydig-Zellen und ein leichtes Absinken des LH zurückzuführen (☞ 11.3.1). Mögliche Symptome des Testosteronmangels sind Kraftlosigkeit, Muskelschwäche, Osteoporose, Libidoverlust und Depressionen. Allerdings verläuft die Abnahme des Testosteronspiegels langsam und individuell sehr unterschiedlich, sodass man nicht generell von einer der Menopause analogen „Andropause" sprechen kann.

12 Funktionsprinzipien des Nervensystems

R. Merker

97 ?

IMPP-Hitliste

Synaptische Erregungsübertragung, besonders motorische Endplatte

Ionenströme beim Aktionspotential

Erregungsausbreitung und Erregungsleitung im Nerven

Es gibt im menschlichen Organismus viele Milliarden Nervenzellen (Neurone), an denen sich *Zellleib* (Soma) und *Zellausläufer* unterscheiden lassen. *Neuriten* oder *Axone* nennt man diejenigen Ausläufer, die Erregungsprozesse vom Zellleib wegführen, *Dendriten* dagegen solche, die Erregungsvorgänge zum Zelleib hin transportieren. Als Axonhügel wird der Teil des Neurons bezeichnet, aus dem ein Axon entspringt (☞ Abb. 12.2). Neurone können viele Tausend Verbindungen zu anderen Nerven- oder Sinneszellen (Synapsen) haben. Über diese Verbindungen werden Erregungen aufgenommen oder weitergegeben. Erregungen, die von der Peripherie zentralwärts laufen, sind **Afferenzen**, vom ZNS in Richtung Peripherie abgegebene Impulse bezeichnet man als **Efferenzen**.

Grundlage aller Erregungsvorgänge ist das **Ruhemembranpotential** der Zelle (☞ 12.1), das in *jeder* Körperzelle durch aktive, energieverbrauchende Ionenpumpen (☞ 1.3.2) zum Extrazellulärraum hin aufrechterhalten wird. Die Besonderheit *erregbarer* Zellen (Nerven-, Sinnes-, Muskelzellen)

besteht aber darin, dass eine Abnahme des Ruhemembranpotentials (Depolarisation), sofern diese ein bestimmtes Schwellenpotential überschreitet, über die Aktivierung von Ionenkanälen ein **Aktionspotential** (☞ 12.2.2) auslösen kann. Eine solche Abnahme des Ruhemembranpotentials wird beispielsweise durch adäquate Reizung von **Sensoren** (Sinnes-„rezeptoren"; ☞ 12.5.1, ☞ 12.5.2) ausgelöst.

Die in Form von Aktionspotentialen sichtbar werdende Erregung kann entweder kontinuierlich oder sprunghaft (saltatorisch, ☞ 12.2.3) entlang der Nerven fortgeleitet werden. Erreicht die Erregung auf diesem Weg eine chemische Synapse, führt sie dort zur Ausschüttung von Überträgerstoffen und damit zur chemischen Aktivierung eines weiteren Neurons (☞ 12.3).

Untereinander sind Neurone in charakteristischer Weise vernetzt. Diese elementaren **neuronalen Verschaltungen** (☞ 12.4.1, ☞ 12.4.2) bilden die Grundlage für die höheren sinnesphysiologischen

Funktionen von Wahrnehmung und Empfindung (☞ 12.5.3).

12.1 Ruhemembran- 19 ❓
potential

Das Ruhemembranpotential ist die Potentialdifferenz zwischen der Innen- und der Außenseite einer Zelle im Ruhezustand. Diese Potentialdifferenz wird durch unterschiedliche Ionenkonzentrationen auf beiden Seiten der Zellmembran hervorgerufen. Die Konzentrationsunterschiede werden durch energieverbrauchende Transportprozesse aufrechterhalten.

12.1.1 Ionenkonzentrationen und Transportmechanismen

Die Membran jeder Körperzelle besteht aus einer Phospholipid-Doppelschicht mit einer Dicke von ca. 4–5 nm: Einheitsmembran (☞ 1.3.2, ☞ Abb. 1.2). Die Ionenkonzentrationen auf beiden Seiten der Membran weichen erheblich voneinander ab (☞ Tab. 1.1). So finden sich K^+-Ionen intrazellulär in ca. 30fach höherer Konzentration als im Extrazellulärraum, während die intrazelluläre Na^+-Konzentration ca. 12-mal niedriger ist als die extrazelluläre (☞ Abb. 12.1).

Bei freier Diffusion würden sich solche Konzentrationsunterschiede früher oder später ausgleichen. Eine solche freie Diffusion wird jedoch durch die Struktur der Zellmembran verhindert, die für Ionen praktisch undurchlässig ist (☞ 1.3.2). Ionen

können die Membran nur über spezialisierte Transportmechanismen passieren, sodass eine gezielte Steuerung der Ionenströme möglich ist. Für die Entstehung des Ruhepotentials sind zwei Transportmechanismen wichtig:

- **Ionenpumpen**: Sie leisten unter ATP-Verbrauch aktive Transportprozesse gegen einen Konzentrationsgradienten (☞ Abb. 1.5b).
- **Ionenkanäle**: Sie gestatten je nach Erregungszustand der Membran eine erleichterte oder erschwerte Diffusion für bestimmte Ionen (☞ Abb. 1.5a). Zur Beschreibung der Kanal-Durchgängigkeit dient die *Ionenleitfähigkeit* g (1/ Ohm, Einheit: Siemens), der reziproke Wert des selektiven Membran-Widerstandes für ein bestimmtes Ion. Der jeweiligen Leitfähigkeit entspricht eine bestimmte Öffnungswahrscheinlichkeit des zugehörigen Ionen-Kanalsystems.

Die wichtigste Ionenpumpe, die Na^+-K^+-ATPase, sorgt für den Auswärtstransport von Na^+ und Einwärtstransport von K^+ durch die Membran im Verhältnis von 3 : 2.

▶ Dieser Pumpvorgang ist elektrogen, weil bei jedem Mal netto eine positive Ladung aus der Zelle entfernt wird, sodass ein elektrischer Strom über die Membran fließt. Die Hauptfunktion der Na^+-K^+-ATPase besteht darin, die über die Ionenkanäle entlang der Konzentrationsgradienten für Na^+ und K^+ fließenden Ionenströme auszugleichen. Die Pumpe schafft damit die Voraussetzungen für Erregungsprozesse, spielt bei diesen selbst aber keine Rolle.

> **⑃ Klinik!**
>
> **Pharmaka oder Gifte** können die Funktion der Na^+-K^+-ATPase beeinträchtigen: spezifische Hemmung durch Herzglykoside wie Ouabain (g-Strophanthin), unspezifische Hemmung durch Dinitrophenol oder Kaliumcyanid. ◀

12.1.2 Das Ruhepotential als Gleichgewichtspotential

Für die Entstehung des Membranruhepotentials sind vor allem die **K^+-Kanäle** wichtig, da die Na^+-Kanäle in Ruhe überwiegend geschlossen sind. Die K^+-Kanäle dagegen stehen weit offen. Zusätzlich ist die intrazelluläre Konzentration

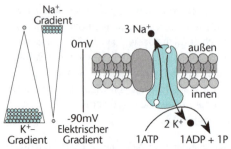

Abb. 12.1: Ionenverteilung über der Zellmembran. Einfluss auf die Gleichgewichtseinstellung des Ruhemembranpotentials haben vor allem: Na^+-Gradient, K^+-Gradient, elektrischer Gradient und die Aktivität der Na^+-K^+-ATPase.

von K$^+$ hoch, sodass für K$^+$-Ionen eine osmotische Tendenz zum Ausstrom besteht: K$^+$-Ionen diffundieren durch die Membran und lagern sich an deren Außenseite an. Dort werden sie durch die negativ geladenen organischen Anionen des Intrazellulärraums (Phosphate, Proteine) „festgehalten". Die Anionen wollen den K$^+$-Ionen aus Gründen der Elektroneutralität entlang dem sich aufbauenden elektrischen Gradienten (außen positiv, innen negativ) folgen, aber wegen ihrer Größe können sie die Membranporen nicht passieren. Auf diese Weise stellt sich für K$^+$ zwischen *osmotischem Gradienten* und *elektrischem Gradienten* ein Gleichgewicht ein.

▶ Das aus dieser Gleichgewichtseinstellung zwischen osmotischem und elektrischem Gradienten resultierende *Ruhepotential* über der Zellwand ist daher ein **Gleichgewichtspotential**. Beim Gleichgewichtspotential ist die elektrochemische Potentialdifferenz für das betreffende Ion = 0. Ein *Nettotransport* für dieses Ion über die Membran findet nicht statt, d. h. es strömen genauso viele Ionen in die Zelle hinein wie aus der Zelle heraus.

Die *außen positive* und *innen negative* Ladung der Zellen entsteht also durch die Arbeit einer **elektrogenen Ionenpumpe** (Na$^+$-K$^+$-ATPase, Netto-Transport positiver Ladungen aus dem Zellinnern) und der über Ionenkanäle gesteuerten *selektiv besseren Permeabilität für positive K$^+$-Ionen*. Dieses Ruhemembranpotential gegen eine extrazelluläre Referenzelektrode liegt für die meisten Zellen bei ca. −70 mV. Eine stärkere Negativierung des Ruhepotentials bezeichnet man als **Hyperpolarisation**, eine Abnahme zu weniger negativen oder sogar positiven Werten hin als **Depolarisation**.

Die ausschließliche Betrachtung der K$^+$-Ionen (K$^+$-Gleichgewichtspotential) ist eine Vereinfachung. In Wirklichkeit ist das Ruhemembranpotential ein Mischpotential, das zwischen Na$^+$-Gleichgewichtspotential (+61 mV) und K$^+$-Gleichgewichtspotential (−90 mV) liegt. Es ist allerdings deutlich in Richtung K$^+$-Gleichgewichtspotential verschoben, weil die K$^+$-Kanäle im Vergleich zu den Na$^+$-Kanälen unter Ruhebedingungen erheblich durchlässiger sind. ◀

> **Merke!**
> - **Membranruhepotential:** −70 mV
> - K$^+$-**Ionen Konzentration intrazellulär 30-mal höher als extrazellulär:** 155 vs. 5 mmol/l
> - **Na$^+$-Ionen-Konzentration intrazellulär 12-mal niedriger als extrazellulär:** 12 vs. 145 mmol/l

12.1.3 Nernst-Gleichung

▶ Das aus dem Abgleich von osmotischem und elektrischem Gradienten für ein bestimmtes Ion resultierende Gleichgewichtspotential über einer Membran lässt sich durch die Nernst-Gleichung aus den Konzentrationen dieses Ions innerhalb (C$_i$) und außerhalb der Zelle (C$_a$) bestimmen:

$$E = \frac{R \cdot T}{z \cdot F} \cdot \ln \frac{C_a}{C_i} \qquad [1]$$

Hierbei bedeuten E die Spannung des Membranpotentials [mV], z die Wertigkeit des Ions (negativ bei Anionen), R ist die allgemeine Gaskonstante, T die absolute Temperatur in Kelvin und F die Faraday-Konstante. Die Ionenkonzentration auf der Außenseite der Membran bezeichnet C$_a$, die auf der Innenseite C$_i$. Diese kompliziert anmutende Formel lässt sich durch das Einsetzen aller Konstanten, die Umwandlung in den dekadischen Logarithmus sowie die Annahme von Körpertemperatur (37° = 310 K) und eines einwertigen, positiven Kations (z. B. Na$^+$) drastisch vereinfachen:

$$E = 61 \, mV \cdot \log \frac{C_a}{C_i} \qquad [2]$$

Beachte: Die Ionenkonzentration an der Außenseite der Membran (C$_a$) steht bei diesen Formulierungen der Nernst-Gleichung im Zähler. Manchmal wird aber der Logarithmus oder die ganze rechte Seite der Gleichung mit negativem Vorzeichen angegeben. Dabei muss dann der Logarithmus entsprechend invertiert werden, und C$_a$ wandert in den Nenner (Prinzip: log x/y = − log y/x). Die resultierenden Ergebnisse sind natürlich identisch.

Ein Beispiel: Bei Körpertemperatur liege die extrazelluläre Konzentration eines positiven Kations C$_a$ 10-mal höher als die intrazelluläre Konzentration

C_i. Dies gibt z. B. das Konzentrationsverhältnis der Na⁺-Ionen beidseits der Zellmembran wieder. Man erhält:

$$E = 61\,mV \cdot \log\frac{10}{1} = 61\,mV \cdot (1 - 0) \qquad [3]$$
$$= 61\,mV$$

Das Gleichgewichtspotential für Na⁺-Ionen liegt also bei + 61 mV. ◄

12.2 Signalübertragung in Zellen

Axone, die vom Zellleib *wegführenden* Ausläufer einer Nervenzelle, sind Einzelfasern mit rundem Querschnitt. Sie können im Extremfall über einen Meter lang sein. Die Durchmesser liegen im Mikrometerbereich (1 – 15 µm). Vielfach sind sie von Markscheiden (Myelinscheiden) umhüllt (☞ Abb. 12.2), die von Schwannzellen (im peripheren Nervensystem) oder von Gliazellen (im ZNS) gebildet werden. Man spricht dann von *markhaltigen* Fasern. Das Myelin wirkt wie eine Isolierschicht, die einen gut leitenden Kern, das *Axoplasma*, umhüllt. Als *Internodien* bezeichnet man die myelinisierten Abschnitte der Nervenfaser, als *Ranvier-Schnürringe* die myelinfreien Bezirke dazwischen, die in Abständen von 2 – 3 mm auftreten.

12.2.1 Passive elektrische Eigenschaften　6 ❓

Die Erregungsausbreitung in marklosen wie auch in markhaltigen Nervenfasern beruht auf der Existenz depolarisierender elektrischer Ströme zwischen erregten und unerregten Membranabschnitten. Diese depolarisierenden Ströme können beispielsweise vom Generatorpotential einer Rezeptorzelle (☞ 12.5.2, ☞ Abb. 12.11) ausgehen. Die passive Ausbreitung einer solchen Erregung in der Nervenfaser, annähernd vergleichbar der Stromleitung in einem Kabel, nennt man **elektrotonisch**.

▶ Die Geschwindigkeit dieses passiven elektrotonischen Ausbreitungsprozesses wird von zwei Eigenschaften der Nervenfaser beeinflusst: dem *Membranwiderstand* und dem *Längswiderstand*.

● Der **Membranwiderstand** ist in Nerven mit dicken Myelinscheiden höher, weil die Myelinschichten gute elektrische Isolatoren darstellen. Da hoher Membranwiderstand die Erre-

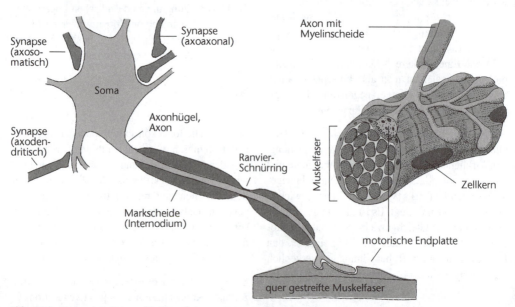

Abb. 12.2: Neuron mit drei verschiedenen Synapsentypen, markhaltigem Axon und motorischer Endplatte.

12

gung im Nerven „festhält", leiten gut myelinisierte Fasern die Erregung besser als schwach oder gar nicht ummarkte.

- Der **Längswiderstand** im Axon ist umso geringer, je dicker die Faser ist. Mit zunehmendem Durchmesser der Nervenfaser nimmt der Längswiderstand im Quadrat ab. Geringerer Längswiderstand bedeutet eine schnellere elektrotonische Erregungsleitung.

Die Geschwindigkeit der Erregungsausbreitung ist also am höchsten in dicken, gut myelinisierten Axonen.

Zwar steigt bei dickeren Fasern auch die Membrankapazität, d. h. die Fähigkeit der Membran, Ladung wie ein physikalischer Kondensator zu speichern, was die Leitungsgeschwindigkeit reduziert. Der leitungsverzögernde Effekt einer gesteigerten Membrankapazität wird durch die Senkung des Längswiderstands aber mehr als ausgeglichen. Zudem wird durch die Myelinisierung die Membrankapazität gesenkt.

Ein Maß für die elektrotonische Ausbreitung eines Stromes im Nerven ist die **Membranlängskonstante** λ. Sie gibt (in mm) die Entfernung vom Reizort an, in der noch 37 % der Amplitude des ursprünglichen Reizpotentials nachweisbar sind. Sie liegt zwischen 0,1 und 5 mm und ist umso größer, je besser die elektrotonische Leitfähigkeit der Nervenfaser ist, d. h. sie steigt mit dem Grad der Myelinisierung und der Faserdicke an. Je größer λ, desto geringer ist das so genannte **Dekrement**, d. h. die Amplitudenabnahme des Stromes im Nerven. ◄

12.2.2 Aktionspotential   22 ❓

Treffen depolarisierende Reize auf erregbare Zellen, verschieben sie das Ruhemembranpotential zu positiveren Werten. Das *Schwellenpotential* wird erreicht, wenn das Ruhepotential um mindestens 10–30 mV ansteigt. Wird die Membran über das Schwellenpotential hinaus depolarisiert, kommt es zur schnellen und massenhaften Öffnung von Na^+-Kanälen (Ausnahme: Photosensoren; hier schließen sich die Na^+-Kanäle bei Depolarisation; ☞ 17.2.2). Diese Aktivierung des schnellen, spannungsgesteuerten Na^+-Systems ist eine *stereotype* Reaktion auf unterschiedliche Reizqualitäten.

Schnelles Na^+-System

▶ Bei normalem Ruhepotential (−70 mV) ist das schnelle Na^+-System zu 60 % inaktiviert. Die restlichen 40 % der Na^+-Kanäle sind unter Membran-Ruhebedingungen *geschlossen*, aber *aktivierbar* (☞ Abb. 12.3). Die Aktivierung (Öffnung) erfolgt durch depolarisierende Reize, z. B. durch die Erregung einer Sensorzelle (☞ 12.5.2, ☞ Abb. 12.11).

In welchem Maße eine Depolarisation der Membran die Na^+-Leitfähigkeit fördert, ist von bestimmten Bedingungen abhängig:

- Eine **langsame Depolarisation** mit allmählichem Anstieg des Membranpotentials vom Ruhepotential auf Werte von ca. −50 mV (*Vordepolarisation*), z. B. als Summation unterschwelliger Reize, führt zu einer zunehmenden Inaktivierung der Na^+-Kanäle und damit zu einer reduzierten Erregbarkeit. ◄

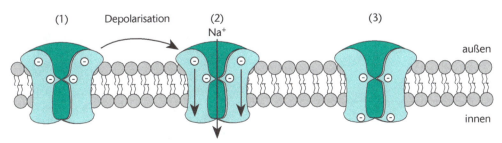

Abb. 12.3: Funktionszustände des Na^+-Kanals: (1) Kanal geschlossen, aber aktivierbar = Ruhezustand, späte Repolarisationsphase, (2) Kanal offen = Depolarisation, (3) Kanal inaktiviert = Endphase der Depolarisation oder Dauerdepolarisation.

- Bestimmte **Pharmaka oder Gifte** wie z. B. Tetrodotoxin oder Succinylcholin (☞ Abb. 12.7f) können zur völligen Ausschaltung des Na⁺-Systems führen.
- Mittel zur örtlichen Betäubung (**Lokalanästhetika**) blockieren reversibel den Na⁺-Kanal (in geringerem Maß auch den K⁺-Kanal) und verhindern damit vorübergehend die Weiterleitung von sensiblen und nozizeptiven Reizen.
- Auch die **extrazelluläre Ca²⁺-Konzentration** ist von Bedeutung: Erhöhte Werte erhöhen das Schwellenpotential und erschweren dadurch die Aktivierung des schnellen Na⁺-Systems. Ca²⁺-Absenkung führt dagegen zu gesteigerter Erregbarkeit der Membran (bis hin zum Bild der *Tetanie* mit Muskelkrämpfen).
- Schließlich ist die **Stärke der reizbedingten Depolarisation** von Bedeutung: Ein unterschwelliger Reiz bewirkt lediglich eine lokale Erregung: eine umschriebene Membrandepolarisation mit nur geringer Erhöhung der Na⁺-Leitfähigkeit.

Eine vorherige *Hyperpolarisation* der Membran (stärkere Negativierung auf etwa −100 mV) steigert die Na⁺-Kanal-Öffnung maximal.

Wird das Schwellenpotential überschritten, kommt es zu einer *schnellen* Öffnung von Na⁺-Kanälen und einem *Na⁺-Einstrom* in die Zelle. Über eine positive Rückkopplung bewirkt diese initiale Öffnung *eine weitere Zunahme der Na⁺-Permeabilität bis auf das 400fache des Ausgangswerts.* Dabei wird das Membranpotential vorübergehend *positiv*, ohne allerdings das Na⁺-Gleichgewichtspotential von +61 mV (☞12.2) zu erreichen. Denn schon bald setzen *gegenregulatorische Prozesse* ein, inaktivieren das schnelle Na⁺-System und erhöhen die K⁺-Leitfähigkeit (☞ Abb. 12.4). Der hierdurch

gesteigerte K⁺-Ausstrom leitet die Repolarisation, d. h. die Rückkehr zum Ruhemembranpotential ein.

▶ Im Verhältnis zur Gesamtkonzentration der Ionen auf beiden Seiten der Zellmembran ist die Anzahl der bei Re- und Depolarisation während eines Aktionspotentials durch die Membran strömenden Na⁺- oder K⁺-Ionen vernachlässigbar klein. Deshalb sind Ionenpumpen für die Re- und Depolarisation unmittelbar ohne Bedeutung, da nennenswerte Konzentrationsverschiebungen auch durch wiederholte Auslösung von Aktionspotentialen nicht entstehen. Die Hauptaufgabe der Ionenpumpen ist es vielmehr, die durch permanente Diffusion entlang der Konzentrationsgradienten entstehenden Ionenströme auszugleichen, die um mehrere Größenordnungen über den Re- oder Depolarisationsströmen liegen (☞ 1.3.2). *Na⁺- und K⁺-Konzentrationen* innerhalb und außerhalb der Zelle werden durch Depolarisation und Repolarisation praktisch *nicht verändert.*

Ablauf des Aktionspotentials

Stellt man die mit der Aktivierung des schnellen Na⁺-Systems beginnenden Potentialänderungen in Abhängigkeit von der Zeit dar, ergibt sich das charakteristische Bild des Aktionspotentials (☞ Abb. 12.5):

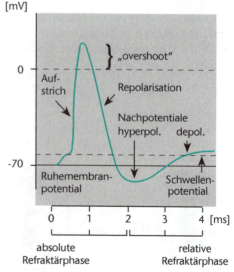

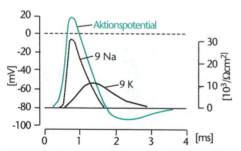

Abb. 12.4: Veränderungen der Membranleitfähigkeit für Na⁺ (gNa) und K⁺ (gK) im Verlauf eines Aktionspotentials.

Abb. 12.5: Ruhepotential bei −70 mV, Schwellenpotential bei −60 mV.

12

- Sein Beginn ist gekennzeichnet durch eine rasche positive Potentialänderung. Dieser ca. 0,2–0,5 ms dauernde Abschnitt wird als **Aufstrich** bezeichnet. Er entspricht der Aktivierung des schnellen Na^+-Systems. Den über die Nulllinie hinausgehenden positiven Anteil des Aktionspotentials nennt man *overshoot*.
- In der anschließenden **Repolarisationsphase** kehrt die Zelle zum ursprünglichen Ruhepotential zurück, bedingt durch rasche Inaktivierung des Na^+-Systems und die allmählich einsetzende Erhöhung der Membranleitfähigkeit für K^+-Ionen (☞ Abb. 12.5).
- Variabel in Art und Ausprägung sind die Potentialverläufe nach Ende des Aktionspotentials, die sog. **Nachpotentiale**, welche zunächst *hyperpolarisierend* (aufgrund einer anhaltend erhöhten Membranleitfähigkeit für K^+-Ionen) und dann *depolarisierend* sein können (☞ Abb. 12.5).
- Die Gesamtdauer eines Aktionspotentials beträgt ca. 1–2 ms (Ausnahme Herzmuskelzelle: mit 200–400 ms; ☞ 3.1.1).

Alle überschwelligen Reize bewirken ein in Form und Verlauf von Reizart und Reizintensität unabhängiges Aktionspotential. Diese relative Gleichförmigkeit des Aktionspotentials wird als *Alles-oder-Nichts-Verhalten* bezeichnet. ◄

> 💡 **Merke!**
>
> **Ablauf des Aktionspotentials:**
> - Schwellendepolarisation
> - Aktivierung des schnellen Na^+-Systems:
>   Depolarisation: Aufstrich und overshoot
> - Aktivierung von K^+-Kanälen und Deaktivierung des Na^+-Systems:
>   Repolarisation, Nachpotentiale

Refraktärität

► Die Phase der Nichterregbarkeit nach überschwelligem depolarisierenden Reiz heißt Refraktärphase (☞ Abb. 12.5). In diesem Zeitraum ist die Auslösung eines weiteren Aktionspotentials auch bei maximaler Erregung zunächst unmöglich: *absolute Refraktärphase* (bis ca. 2 ms nach Beginn des Aktionspotentials). Weil die absolute Refraktärzeit in etwa der Dauer des Aktionspotentials ent-

spricht, ergibt sich rechnerisch eine *Frequenzlimitierung* der reizbedingten Erregung auf 500/s.

In der *relativen Refraktärphase*, die ca. 2 ms nach Beginn der Membrandepolarisation einsetzt und 2–3 ms anhält, ist das Schwellenpotential zur Auslösung eines neuen Aktionspotentials noch deutlich erhöht. Die in dieser Phase durch stärkere Reize auslösbaren Aktionspotentiale weisen deutlich kleinere Amplituden auf, wobei aber die typische Gestalt des Aktionspotentials erhalten bleibt. Die Refraktärität beruht in dieser Phase auf einer Inaktivierung des schnellen Na^+-Systems. ◄

12.2.3 Fortleitung des Aktionspotentials   4 ❓

Die elektrotonische Erregungsausbreitung verläuft im Nerven im Prinzip in ähnlicher Weise wie in einem Stromkabel (☞ 12.2.1). Im Gegensatz zum Stromkabel können jedoch im Nerven diese elektrotonischen Ströme ein *Aktionspotential auslösen*, wenn sie die dafür nötige Reizschwelle überschreiten. Der Axonhügel eines Neurons (☞ Abb. 12.2), auch Initialsegment genannt, ist die bevorzugte Stelle für die Auslösung eines solchen Aktionspotentials. Die Richtung, in der sich das Aktionspotential fortpflanzt, wird durch die Refraktärität der zuvor erregten Bezirke erzwungen.

Nicht nur bei der elektrotonischen Erregungsausbreitung, sondern auch bei der Fortleitung von Aktionspotentialen erzielen markhaltige Fasern höhere Geschwindigkeiten als marklose (☞ Abb. 12.6):

- Bei **marklosen** Nervenfasern entstehen Aktionspotentiale kontinuierlich über der (marklosen) Membran, wann immer der elektrotonische Strom den Schwellenwert erreicht. Durch diesen ständigen Aufbau von Aktionspotentialen bleibt die Leitungsgeschwindigkeit in marklosen Fasern gering.
- Bei **markhaltigen** Fasern dagegen können Aktionspotentiale nur im Bereich der Ranvier-Schnürringe aufgebaut werden. *Zwischen* den Schnürringen, im Bereich der myelinisierten Internodien, wird die Erregung rein elektrotonisch, praktisch verlustlos und schnell zum nächsten Schnürring transportiert. Zusätzlich enthält die Zellmembran im Bereich der Schnür-

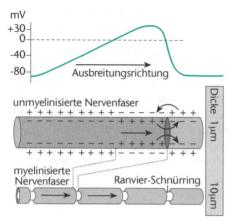

Abb. 12.6: Fortleitung des Aktionspotentials in marklosen und markhaltigen Axonen

ringe eine erhöhte Zahl von spannungsabhängigen Na⁺-Kanälen, sodass der schnelle Na⁺-Einstrom dort besonders rasch erfolgen kann. Weil die Serie der Aktionspotentiale die Internodien überspringt, spricht man von **saltatorischer Erregungsleitung**.

Die elektrotonische Ausbreitung der Erregungswelle im Bereich der Internodien ist temperaturabhängig; bei Körpertemperatur verläuft sie etwa viermal so schnell wie bei Zimmertemperatur.

Einen Überblick der einzelnen markhaltigen und marklosen Nervenfaserklassen und ihrer Leitungsgeschwindigkeiten gibt ☞ Tabelle 16.2.

Pathophysiologie

Bei Krankheitsprozessen, die mit einer Zerstörung der Markscheiden, d. h. mit einer **Demyelinisierung** peripherer Nerven einhergehen, kommt es zu motorischen und sensiblen Ausfällen bzw. Störungen (Paresen, Parästhesien, Dysästhesien). Diese Nervenschädigungen lassen sich an einer Verlangsamung der Leitungsgeschwindigkeit im Elektroneurogramm (ENG) erkennen. Die Messung der peripheren Nervenleitgeschwindigkeit (NLG) gehört zum Standard-Repertoire neurologischer Facharztpraxen. Sie dient u. a. zur Diagnostik von metabolischen (z. B. diabetischen), alkoholtoxischen und immunologisch bedingten Polyneuropathien.

12.2.4 Elektrische Reizung   2 ❓

Bisher wurde die physiologische, *adäquate* Reizung von Membranstrukturen erregbarer Zellen beschrieben. Es gibt aber auch die Möglichkeit einer *inadäquaten*, gleichwohl *effektiven* Reizung, z. B. durch Applikation von elektrischem Strom.

Die elektrische Reizung von Nervenfaserbündeln wird in der Medizin *experimentell, diagnostisch und therapeutisch* eingesetzt und betrifft dabei in der Regel viele erregbare Zellen oder Nervenfasern zugleich. Traditionell wird *Gleichstrom* verwendet. Aufgrund der positiven Ladung der Membranaußenseite löst die negative Elektrode (Kathode) Membrandepolarisationen aus: *Katelektrotonus.* Die positive Elektrode (Anode) bewirkt dagegen eine Hyperpolarisation: *Anelektrotonus.*

Nach überschwelliger elektrischer Reizung einer Nervenfaser wird das entstehende Aktionspotential in zwei Richtungen weitergeleitet: *orthodrom*, d. h. in der physiologischen Fortleitungsrichtung des betreffenden Nerven oder *antidrom*, d. h. entgegen der normalen Fortleitungsrichtung.

Um die jeweilige Ansprechbarkeit einer erregbaren Struktur (z. B. peripherer Nerv, Myokard) präzise zu beschreiben, hat man die *Beziehung von erforderlicher Reizstärke und Reizzeit* mithilfe der Begriffe Rheobase und Chronaxie charakterisiert:

- ▶ Die **Rheobase** ist die (Schwellen-)Stromstärke, welche bei extrem langer Reizzeit gerade noch eine Reizantwort hervorrufen würde.
- Die **Chronaxie** ist die Zeit, während der ein Reizstrom mit doppelter Rheobasenstärke wirken muss, um eine Nervenerregung auszulösen. Sie ist eine temperaturabhängige (nicht vom Hautwiderstand abhängige) Größe.

- Als **Grenzwert der Reizantwort** bezeichnet man das Produkt aus Chronaxie und doppelter Rheobase. ◀

Die Ermittlung der genannten Parameter hat in der Medizin praktische Bedeutung z. B. bei der Herstellung und Anpassung von *Herzschrittmachern* (☞ 3.1.4) sowie für die *Elektrotherapie* partieller Nervenausfälle (Paresen), etwa nach traumatischer Schädigung. Hochfrequenter Wechselstrom bewirkt keine Nervenerregung mehr, da die Dauer der negativen Halbwelle des Stroms zu kurz ist, um eine Schwellendepolarisation zu erreichen (Frequenzlimitierung des Aktionspotentials, ☞ 12.1.3). Stattdessen sind unter Bedingungen der Hochfrequenz (und Hochspannung) vor allem thermische Schädigungen (Hitzekoagulation) zu erwarten.

> **Klinik!**
>
> Medizinisch genutzt wird hochfrequenter Wechselstrom z. B. bei der **Hochfrequenzkauterisation**, bei der die thermische Koagulation umschriebener Gewebeareale zur Blutstillung eingesetzt wird.

12.3 Signalübertragung zwischen Zellen 12 ?

12.3.1 Struktur der Synapsen

Als **Synapse** bezeichnet man den *Kontaktbereich* eines Neurons mit einer Effektorzelle (Muskel, Drüse) oder einem anderen Neuron. Sie dient der Informationsübertragung von einer Zelle auf die andere (Abb. 12.7). Im Bereich der Synapse sind die Zellmembranen der beiden beteiligten Zellen eng benachbart: der sie trennende synaptische Spalt hat eine Weite von 10–100 nm.

Subsynaptisch heißt der Membrananteil der Zielzelle im unmittelbaren Kontaktgebiet. Ihn umgibt die **postsynaptische Zone**, die durch die Interaktion des Transmitters mit seinem Rezeptor gehemmt (hyperpolarisiert) oder erregt (depolarisiert) werden kann.

Je nach Art der Verbindungen unterscheidet man (☞ Abb. 12.2):

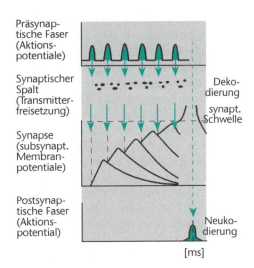

Abb. 12.7: Schematische Darstellung des De- bzw. Neukodierungsprozesses an einer Synapse.

- axo-axonale,
- axo-dendritische,
- axo-somatische und
- dendro-dendritische Synapsen.

Die Zeit vom Eintreffen des Aktionspotentials an der präsynaptischen Endigung bis zur Auslösung von Ladungsverschiebungen an der subsynaptischen Membran der Zielzelle wird als **synaptische Latenz** bezeichnet; sie beträgt für die meisten Synapsen 0,5 ms und mehr.

Synapsen haben Ventilfunktion, d. h. sie leiten Erregungen nur in einer Richtung weiter. Der Transmitter kann allerdings auch an Rezeptoren seiner Herkunftsfaser, sog. Autorezeptoren, andocken und bremsende Wirkung entfalten: negative Rückkopplung.

12.3.2 Transmitterfreisetzung

Die periphere oder zentrale Erregung (Information) wird von den Axonen der Neurone in Form eines chemischen Überträgerstoffes (Transmitter) weitergeleitet. Dieser Transmitter wird im präsynaptischen Fortsatz des Axons in Vesikeln gespeichert und über Exozytose in den synaptischen Spalt abgegeben.

▶ Jedes Neuron verfügt nach dem **Dale-Prinzip** über nur einen Transmittertyp. An manchen Synapsen können jedoch gleichzeitig mit dem Transmitter Co-Transmitter wie z. B. ATP oder bestimmte Peptide ausgeschüttet werden, sodass das Dale-Prinzip keine absolute Gültigkeit hat. Die Transmitter werden synapsennah in den präsynaptischen Vesikeln gespeichert. Zur Freisetzung der Transmitter aus den Vesikeln, die abgestuft in *Transmitter-Quanten* erfolgt (ein Acetylcholin-Quantum z. B. entspricht ca. 1 000 Molekülen), sind Ca^{2+}-Ionen erforderlich, die im Verlauf der Depolarisation durch spannungsabhängige Ca^{2+}-Kanäle in die präsynaptische Nervenregion einströmen. Verlängert sich die präsynaptische Depolarisationsdauer oder wird die Aktionspotentialfrequenz gesteigert, strömen vermehrt Ca^{2+}-Ionen in die präsynaptische Nervenendigung ein. Die Zahl der freigesetzten Überträgerstoffquanten ist abhängig von der einströmenden Ca^{2+}-Menge. Auf diese Weise ist eine Abstufung der synaptischen Erregungsübertragung möglich. Offenbar hängen auch präsynaptische Hemmung oder Bahnung (☞ 12.4.1) mit einer Beeinflussung der präsynaptischen Ca^{2+}-Aufnahme zusammen. Eine Erhöhung der extrazellulären Mg^{2+}-Konzentration, führt zu einer Verringerung des Ca^{2+}-Ionen-Einstroms, da Ca^{2+} und Mg^{2+} um dieselben Ionenkanäle konkurrieren: die Ca^{2+}-abhängige Transmitterfreisetzung aus der präsynaptischen Nervenendigung geht zurück. ◄

Der freigesetzte Transmitter bindet an Rezeptoren der nachgeschalteten Zelle. Durch die Bindung des Transmitters an den Rezeptor wird die Öffnungswahrscheinlichkeit von Na^+- und K^+-Kanälen in der postsynaptischen Membran gesteigert. Zwei Rezeptortypen mit zwei verschiedenen Mechanismen sind hierbei zu unterscheiden:

- **Ionotrope Rezeptoren:** Die Bindung des Transmitters (= Ligand) an den Rezeptor öffnet einen Ionenkanal. Rezeptorfunktion und Ionenkanal sind in einem Molekül vereinigt: *direkt ligandengesteuerte Kanäle*. Rezeptoren, die Na^+-Kanäle öffnen, führen zur *Erregung* der subsynaptischen Zelle. Liganden solcher *exzitatorischen ionotropen Rezeptoren* sind Acetylcholin (nikotinerger Rezeptor an der motorischen Endplatte, s. u.), Glutamat (NMDA-Rezeptoren, ☞ 20.4.4) und Serotonin. Rezeptoren, die Cl^--Kanäle öffnen, *hemmen* die subsynaptische

Zelle. Typische Liganden solcher *inhibitorischer ionotroper Rezeptoren* sind GABA und Glycin (☞ Tab. 12.1). Ionotrope Rezeptoren sind durch eine *schnelle* Aktivierung gekennzeichnet.

- **Metabotrope Rezeptoren:** Die Bindung des Transmitters an den Rezeptor aktiviert ein G-Protein, das in der Folge entweder selbst unmittelbar Ionenkanäle öffnet oder eine Kaskade chemischer Reaktionen auslöst, die zur Öffnung von Ionenkanälen über Second-messenger-Mechanismen (cAMP, IP_3, ☞ 1.4.3) führen: *indirekt ligandengesteuerte Kanäle*. So wird durch die Bindung von Acetylcholin (ACh) an muskarinerge ACh-Rezeptoren ein G-Protein aktiviert, das zu einem benachbarten K^+-Kanal diffundiert und diesen öffnet. Eine längere Folge metabolischer Reaktionen (cAMP-Kaskade) führt nach der Aktivierung von β-adrenergen Rezeptoren durch Noradrenalin (z. B. am Herzen, ☞ 3.3.1) zu einer Phosphorylierung von Ca^{2+}-Kanälen. Hierdurch wird der Ca^{2+}-Einstrom erhöht. ◄

12.3.3   Transmitterwirkung

Transmitter können in ihrer chemischen Struktur ganz verschieden sein: Aminosäuren, Oligopeptide, Monoamine, Acetylcholin, opiatähnliche Substanzen.

Nach Bindung an den Rezeptor und der dadurch zumeist ausgelösten Permeabilitätserhöhung der postsynaptischen Membran für Na^+- und/oder K^+-Ionen hängt der resultierende Gesamteffekt nur von der Effektorzelle bzw. von ihrer Rezeptorzone ab. Der Transmitter ist hierbei ohne Bedeutung. So hat z. B. Acetylcholin ganz unterschiedliche Wirkungen an der quergestreiften Muskelzelle und am Herzmuskel.

Die Rezeptorwirkung eines Transmitters wird durch seine *Inaktivierung* limitiert. Diese Inaktivierung kann durch Abbau (z. B. Acetylcholin durch das Enzym Cholinesterase) oder Abtransport und axonale Wiederaufnahme in die präsynaptische Nervenendigung erfolgen (z. B. Noradrenalin).

Tab. 12.1: Pharmakon- und Giftwirkungen an Synapsen.

Pharmakon bzw. toxische Substanz	Angriffsort	Wirkungsmechanismus
Strychnin (☞ 12.3.5)	Rückenmark	Verdrängt Glycin von den subsynaptischen Rezeptoren: relative Enthemmung der Motoneurone, Muskelkrämpfe.
Tetanustoxin (☞ 12.3.5)	Rückenmark	Verhindert die Glycin-Freisetzung aus inhibitorischen Interneuronen: Endeffekt wie bei Strychnin.
Botulinustoxin	Motorische Endplatte (präsynaptische Faser)	Hemmt die Freisetzung von Acetylcholin aus präsynaptischen Speichervesikeln: schlaffe Lähmung.
Alkylphosphate (z. B. E605)	Motorische Endplatte (synaptischer Spalt)	Irreversible Hemmung der Cholinesterase: Krämpfe.
Neostigmin, Physostigmin	Motorische Endplatte (synaptischer Spalt)	Reversible Hemmung der Cholinesterase: Aufhebung der Curarewirkung, bei hoher Dosierung Krämpfe.
Curare	Motorische Endplatte (synaptischer Spalt)	Verdrängt Acetylcholin vom Rezeptor: keine depolarisierende Wirkung, schlaffe Lähmung.
Succinylcholin	Motorische Endplatte (synaptischer Spalt)	Dauerdepolarisation der Endplatte: schlaffe Lähmung.

Autoinhibition und Desensitierung

Unter *Autoinhibition* versteht man die Hemmung der Transmitter-Ausschüttung durch Bindung des Transmitters an Autorezeptoren, die an der präsynaptischen Nervenendigung lokalisiert sind (☞ 12.4.1).

Eine absinkende Öffnungswahrscheinlichkeit ligandengesteuerter Ionenkanäle trotz gleich bleibend hoher Transmitterkonzentrationen im synaptischen Spalt wird als *Densensitierung* des Rezeptors bezeichnet. Die Densensitierung dient als Schutz vor zu starken oder zu lang andauernden Aktivierungen der Synapsen.

Pharmakologische Beeinflussung

Zahlreiche Pharmaka können in den Transmitter-Stoffwechsel eingreifen:

- **α-Methyldopa** wird im Gehirn zum „falschen Transmitter" α-Methyl-Noradrenalin umgewandelt, das (wie das Pharmakon Clonidin) zentrale α_2-Rezeptoren aktiviert. Es besitzt eine deutlich höhere Affinität zum α_2-Rezeptor als der physiologische Transmitter Noradrenalin. Dadurch wird das zentrale sympathische Vasomotorenzentrum gehemmt, der totale periphere Widerstand und damit der Blutdruck sinken ab.
- **Reserpin**, ebenfalls ein blutdrucksenkendes Mittel, beeinträchtigt die Speicherung von Noradrenalin in den präsynaptischen Vesikeln zentraler und peripherer Neurone. Das gebildete Noradrenalin wird dadurch von der intrazytoplasmatischen Monoaminoxidase abgebaut, die verfügbare Transmittermenge wird reduziert und die Aktivität der adrenergen Neurone gehemmt.
- **Cholinesterase-Hemmer** wie Neostigmin verlangsamen den Abbau von Acetylcholin im synaptischen Spalt (☞ 12.3.4).
- **Wiederaufnahme-Hemmer** hemmen die Wiederaufnahme von Transmittern wie Noradrenalin oder Serotonin in die präsynaptische Faser und sind dadurch antidepressiv wirksam (☞ 12.3.6).
- **β-Rezeptoren-Blocker** konkurrieren als kompetetive Antagonisten mit Adrenalin um die Bindung an Adrenozeptoren (☞ 4.2.3).

12.3.4 Erregungsübertragung an der motorischen Endplatte

▶ Eine spezielle Synapsenform ist die *motorische Endplatte* der quergestreiften Muskulatur (☞ Abb. 12.8). Jede einzelne Muskelfaser verfügt über eine solche Endplatte, die ihre synaptische Verbindung mit dem innervierenden Motoneuron bildet. Der synaptische Spalt hat eine vergleichsweise geringe Weite von 10–20 nm, die synaptische Latenz beträgt 0,2 ms. Durch die Öffnung rezeptorgesteuerter Kanäle in der subsynaptischen Membran durch Acetylcholin (in Gegenwart von Ca^{2+}) erhöht sich die Na^+- und K^+-Permeabilität. Das daraus resultierende Potential breitet sich elektrotonisch aus; seine Dauer beträgt 6–22 ms. In der Peripherie der Endplatte entsteht das *Aktionspotential*, das allseits über die Muskelfaser fortgeleitet wird. ◀

Muskelrelaxantien

Muskelrelaxantien sind Pharmaka, die zur Muskelerschlaffung führen (erwünscht z. B. bei vielen operativen Eingriffen und bei maschineller Beat-

mung). Ihre Wirkung entfalten sie durch die Beeinflussung der motorischen Endplatten.

▶ Es lassen sich zwei Wirkprinzipien unterscheiden:

- **Succinylcholin** (Suxamethonium) bewirkt eine Dauerdepolarisation der postsynaptischen Endplattenmembran mit Depolarisationsblock, da durch die Dauerdepolarisation die Na^+-Kanäle inaktiviert werden (☞ Abb. 12.7 f).
- **Curare** (d-Tubocurarin) dagegen ist ein „Stabilisationsblocker": Als kompetitiver Antagonist von Acetylcholin verdrängt es die Acetylcholinmoleküle von den Rezeptoren der motorischen Endplatte. Curare bindet zwar an den Rezeptor, entfaltet aber keine Wirkung. Auf diese Weise wird der Aufbau eines depolarisierenden Endplattenpotentials erschwert, das Membranruhepotential also stabilisiert (☞ Abb. 12.7 b).

Acetylcholin-Esterase-Hemmer

Die Curare-Wirkung ist durch **Neostigmin** oder **Physostigmin** aufhebbar, die durch (reversible) Hemmung der Cholinesterase die Konzentration von Acetylcholin im synaptischen Spalt erhöhen, dadurch die Depolarisation verstärken und das Endplattenpotential verlängern (☞ Abb. 12.7 c). Bei Überdosierung dieser **Acetylcholin-Esterase-Hemmer** kommt es allerdings zu einer Dauerdepolarisation an der motorischen Endplatte, die ihrerseits durch eine Inaktivierung des Na^+-Systems die weitere Auslösung von Aktionspotentialen unmöglich macht und dadurch eine Muskellähmung zur Folge hat (☞ Abb. 12.7 d). Bei höheren Dosen wirken diese Cholinesterasehemmer auch an den nikotinergen Acetylcholinrezeptoren der vegetativen Ganglien (☞ 14.2.2). Folge sind Tränen- und Speichelfluss, Bronchospasmen, Pupillenverengung (Miosis) und Bradykardie.

Auch organische Phosphorsäureester (Alkylphosphate wie z. B. das Insektizid E 605) sind Cholinesterase-Hemmer. Allerdings ist ihre Hemmwirkung auf die Cholinesterase irreversibel (☞ Abb. 12.7e). Wie Neostigmin und Physostigmin wirken sie sowohl an der Skelettmuskulatur als auch an den vegetativen Ganglien. ◀

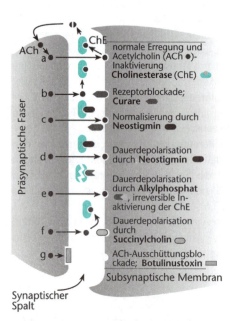

Abb. 12.8: Pharmakologische und toxikologische Wirkungen an der motorischen Endplatte.

Die Muskellähmung durch **Botulinustoxin** (produziert vom Bakterium Clostridium botulinum, z. B. in verdorbenen Konserven) beruht dagegen auf einer Störung des Freisetzungsmechanismus für Acetylcholin aus den präsynaptischen Speichern (☞ Abb. 12.7 g).

> **Klinik!**
>
> Die muskellähmende Wirkung von **Botulinustoxin** kann durch lokale Injektion in spastische Muskelanteile auch therapeutisch genutzt werden, z. B. bei infantiler Zerebralparese, oder beim „Schiefhals" (Torticollis spasticus).

12.3.5 Postsynaptische Potentiale

Die vom Transmitter am postsynaptischen Rezeptor ausgelösten Potentialveränderungen lassen sich in zwei Klassen von Synapsenpotentialen unterteilen.

- Beim **exzitatorischen postsynaptischen Potential** (**EPSP**) wird die subsynaptische Membran vorwiegend für Na^+, in geringerem Maß für K^+ *vermehrt* permeabel. Es kommt zu einer Depolarisation der subsynaptischen Membran mit einer elektrotonischen Erregungsausbreitung auf die postsynaptischen Areale. Beim Erreichen der Reizschwelle wird ein Aktionspotential im Axonhügel ausgelöst. Zum Überschreiten der Reizschwelle genügt ein einzelnes EPSP nicht: Hierzu ist die Summation mehrerer exzitatorischer postsynaptischer Potentiale erforderlich. Typischer Transmitter für die Auslösung von EPSP ist **Glutamat** (☞ 12.3.6). Die Erregung zentraler nozizeptiver Neurone durch Glutamat (☞ 16.5.2) wird durch Glycin und GABA antagonisiert.
- ▶ Das **inhibitorische postsynaptische Potential** (**IPSP**) ist Ausdruck einer Hemmung der Erregungsausbreitung im postsynaptischen Bereich. Die Interaktion von Transmitter und Rezeptor führt zu einer Permeabilitätssteigerung der postsynaptischen Membran für K^+- oder Cl^--Ionen, die eine Hyperpolarisation zur Folge hat. Diese Hyperpolarisation erschwert die Erregungsweiterleitung über die Synapse. Typische IPSP aus-

lösende Transmitter sind γ-**Aminobuttersäure** (GABA) und **Glycin**. ◀

> **Klinik!**
>
> GABA ist der bedeutendste inhibitorische Neurotransmitter im ZNS. Die sedierenden, angstlösenden und muskelrelaxierenden Wirkungen der **Benzodiazepine** (klassischer Vertreter: Diazepam) erklären sich aus ihrer agonistischen Wirkung auf den GABA-Rezeptor. Die Substanz Bicucullin ist ein GABA-Antagonist (Auslösung von Muskelkrämpfen).

Das **Tetanustoxin** und das Gift **Strychnin** sind Gegenspieler des hemmenden Transmitters Glycin (☞ Tab. 12.2). Sie verhindern die über Glycin vermittelte postsynaptische Hemmung an Motoneuronen im Rückenmark, indem sie die Glycin-Freisetzung blockieren (Tetanustoxin) bzw. kompetitiv Glycin-antagonistisch wirken (Strychnin).

12.3.6 Wirkmechanismen der Transmittersubstanzen

Acetylcholin aktiviert die motorische Endplatte (☞ 12.3.4), löst aber auch EPSP in Motoneuronen des Rückenmarks aus (☞ 15.1.4). Zusätzlich zu diesen nikotinergen Wirkungen hat Acetylcholin zahlreiche muskarinische Effekte im postganglionären Bereich des N. vagus (☞ 14.2.2).

Noradrenalin wirkt peripher aktivierend auf postganglionäre sympathische Fasern (☞ 14.2.2). Daneben scheint Noradrenalin im ZNS aber auch an der Enstehung von psychischen Stimmungen beteiligt zu sein. Ein relativer Mangel an Noradrenalin und Serotonin im ZNS wird für die Entstehung von Depressionen mit verantwortlich gemacht („Amin-Hypothese" der Depression).

> **Klinik!**
>
> Trizyklische Antidepressiva sind Medikamente zur Behandlung der **Depression**, die durch eine präsynaptische Wiederaufnahme-Hemmung von Noradrenalin wirken, die Noradrenalin-Konzentration im synaptischen Spalt also erhöhen. Das trizyklische Antidepressivum Clomipramin hemmt zusätzlich die Serotonin-Wiederaufnahme und hat deshalb neben einer antidepressiven auch eine angst-

Tab. 12.2: Vorkommen und Wirkungsweise von Transmittersubstanzen.

Transmitter	Vorkommen, Wirkort	Lokale Wirkung
Acetylcholin	Motorische Endplatte	Erregend (☞ 12.3.4)
	Motoneurone des Rückenmarks	Erregend (EPSP), Renshaw-Hemmung (15.1.4)
	Zentrale Neurone in Großhirn, motorischen Kernen und Basalganglien	Erregend
	Präganglionäre vegetative Fasern	Erregend (☞ 14.2.2)
	Postganglionäre parasympathische Fasern, spezialisierte sympathische Fasern	Komplex (☞ 14.2.2)
Noradrenalin	Postganglionäre sympathische Fasern	Komplex (☞ 14.2.2)
	Zentrale Neurone (Hirnstamm)	Komplex
Dopamin	Zentrale Neurone (Hypothalamus, Basalganglien [☞ 15.3.2], Mittelhirn)	Komplex
Serotonin	Zentrale Neurone (Hypothalamus, Hirnstamm)	Komplex
Glutamat	Zentrale Neurone (Frontalhirn, Kleinhirn, zentrales Höhlengrau, Hinterwurzeln des Rückenmarks)	Erregend; „Schmerzgedächtnis" (☞ 16.5.2), Engramm-Bildung (☞ 20.4.4)
Glycin	Interneurone des Rückenmarks	Postsynaptische Hemmung (IPSP)
GABA	Supraspinale Interneurone (Großhirn, Nucleus vestibularis lateralis)	Präsynaptische und postsynaptische Hemmung

lösende (anxiolytische) Wirkkomponente. *Selektive* Serotonin-Wiederaufnahme-Hemmer (SSRI = selektive Serotonin-Reuptake-Inhibitoren) wie z.B. Fluoxetin (Prozac®) sind durch antriebssteigernde, stimmungsaufhellende und angstlösende Wirkungen charakterisiert.

Dopamin reguliert im Striatum die extrapyramidale Motorik (☞ 15.3) und hemmt in der Hypophyse die Freisetzung von Prolaktin (☞ 11.6). Es spielt aber auch eine wesentliche Rolle bei der Steuerung von Wahrnehmungs- und Denkprozessen im Bereich des mesolimbischen Systems und des präfrontalen Kortex.

12.3.7 Synaptische Plastizität

Potenzierung

Die Verstärkung der Erregungsreaktion durch vorangehende gleichartige Reize lässt sich im postsynaptischen Bereich am Phänomen der *tetanischen* Potenzierung nachweisen. Nach einem tetanischen Reiz, d.h. einer hochfrequenten Serie von Reizimpulsen, ist die Amplitude der am Ende der Reizserie registrierten exzitatorischen postsynaptischen Potentiale pro Einzelreiz deutlich höher als vorher. Überdauert diese Potenzierung der Reizantwort den tetanischen Reiz, spricht man von *posttetanischer* Potenzierung. Hierbei handelt es sich um den Effekt einer erhöhten präsynaptischen Ca^{2+}-Konzentration. Man kann diese Ca^{2+}-Speichervorgänge als eine Vorstufe von „Gedächtnis" auffassen (☞ 20.4.4).

Depression

Bei Erschöpfung der Ca^{2+}- oder der Transmittervorräte kann anstelle der Potenzierung eine tetanische bzw. posttetanische *Depression* auftreten: Pro Reiz wird dann eine geringere Transmittermenge freigesetzt als bei einem isolierten Einzelreiz.

Langzeitpotenzierungen

Langzeitpotenzierungen, die auf wiederholter Aktivierung glutamaterger zentraler Synapsen mit Amplitudenzunahme der EPSP beruhen, können bereits als einfache Form von Gedächtnis (Engrammbildung) verstanden werden. Diese Glutamat-Wirkung ist an postsynaptische AMPA/Kainat- und NMDA-Rezeptoren gebunden (☞ 20.4.4), die z.B. in der Hippocampus-Region, aber auch in den Hinterhörnern des Rückenmarks vorkommen. Es wird vermutet, dass Glutamat auf dem geschilderten Weg auch zur Chronifizierung von Schmerzzuständen durch anhaltende Übererregung nozizeptiver Neurone (☞ 16.5.2) beiträgt.

12.3.8 Elektrische Synapsen

Neben den chemischen Synapsen, bei denen die Informationsübertragung zwischen den Zellen durch einen chemischen Überträgerstoff erfolgt, gibt es im Körper auch unmittelbare Verbindungen zwischen verschiedenen Zellen, die der direkten Informations- und Erregungsübertragung dienen. Diese elektrischen Synapsen verbinden als **Gap junctions** z.B. Gliazellen oder Zellen der Synzytien von Myokard und glatter Muskulatur. Im Bereich dieser direkten elektrischen Verbindung zwischen verschiedenen Zellen kann die Erregungsübertragung elektrotonisch von Zelle zu Zelle erfolgen.

12.4 Signalverarbeitung im Nervensystem

12.4.1 Elementarmechanismen   4 ❓

Durch das Zusammenwirken verschiedener Synapsen und durch die Wechselwirkungen der an einer Nervenzelle einlaufenden Erregungen werden die komplexeren neuronalen Reaktionen des Organismus gesteuert. Vier Grundphänomene lassen sich hierbei unterscheiden:

Bahnung

Treffen Aktionspotentiale in hoher Frequenz im präsynaptischen Bereich ein, kommt es zu einer Steigerung der Transmitterfreisetzung pro einlaufendem Aktionspotential. Dieser Vorgang wird als präsynaptische *Bahnung* bezeichnet und beruht auf einer Ca^{2+}-Anreicherung im Bereich der präsynaptischen Axon-Endigung.

Summation

Die Summation synaptischer Erregungen, z.B. an einer Ganglienzelle, erhöht die Wahrscheinlichkeit, dass in deren Axonhügel ein Aktionspotential entsteht. Die *räumliche* Summation ist die dominierende Erscheinungsform: Erregungen werden über mehrere Neuriten zugeführt. *Zeitlich* summiert sich die Erregung bei hoher Frequenz (über 100/s) der einlaufenden Aktionspotentiale. Ein Beispiel für räumliche Summation ist die Vergrößerung der Zentren der rezeptiven Felder beim Übergang vom Hell- zum Dunkelsehen (☞ 17.2.3).

Okklusion

Im Gegensatz zur Bahnung spricht man von Okklusion, wenn der Reizerfolg mehrerer kurz hintereinander einlaufender Reize kleiner ist als die Summe der Reizerfolge von Einzelreizen in größerem Abstand. Hierbei stören sich die gleichzeitig einlaufenden Einzelreize, während sie sich bei der Bahnung gegenseitig verstärken.

Hemmung

Die neuronale Hemmung synaptischer Übertragungen greift prä- und postsynaptisch an.

▶ Die **präsynaptische Hemmung** ist über axo-axonale Synapsen realisiert (☞ Abb. 12.6). Dabei bewirkt der Transmitter des hemmenden Neurons eine verminderte Freisetzung des eigentlichen Transmitters. Beispiel einer solchen präsynaptischen Hemmung ist die axo-axonale Hemmung der Erregungsübertragung von Ia-Fasern auf α-Motoneurone im Rückenmark (☞ 15.1.4). Hemmender Transmitter an der axo-axonalen Synapse ist in diesem Fall *GABA*, das in der präsynaptischen

12

Endigung der Ia-Faser die *Leitfähigkeit für Ca²⁺* *und Na⁺ herabsetzt.* Es gibt auch eine präsynaptische Hemmung durch den synaptisch freigesetzten Wirkstoff selbst, der ab einer bestimmten Konzentration hemmende Rezeptoren seiner Herkunftsfaser aktiviert und damit seine eigene Freisetzung bremst – ein Beispiel für eine lokale negative Rückkopplung (☞ 14.2.4). ◄

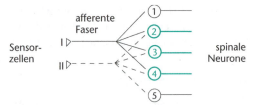

Abb. 12.9: Schematische Darstellung von Divergenz- und Konvergenzprinzip. Die Zellen I und II geben ihre Erregungen jeweils an 4 Neurone weiter (Divergenz); dabei erhalten die Neurone 2 – 4 jeweils Impulse von beiden Sensorzellen (Konvergenz).

Bei der **postsynaptischen Hemmung** wird die synaptische Erregung dadurch gebremst, dass ein hemmendes Neuron (z. B. mit dem Transmitter Glycin) im Bereich der postsynaptischen Membran eine Hyperpolarisation, d. h. ein inhibitorisches postsynaptisches Potential, erzeugt, was die Erregung dieser postsynaptischen Membran durch präsynaptische Nervenendigungen erschwert.

Als **deszendierende Hemmung** bezeichnet man einen Hemmungstyp, bei dem durch efferente Impulse die Reizschwelle eines Sensors angehoben wird. Dadurch wird die Empfindlichkeit des Fühlers erniedrigt, z. B. bei Mechano-, Thermo- und Schmerzsensoren (☞ 16.6), den Haarzellen des Innenohrs (☞ 18.2.3) und den Geruchssensoren (☞ 19.2.2).

12.4.2 Erregungsvorgänge in kleinen neuronalen Netzen

Durch die synaptische Verbindung verschiedener Neurone entstehen schnell Gebilde von extremer Komplexität. An kleinen Neuronenverbänden lassen sich jedoch einige Grundmuster der neuronalen Verschaltung studieren, aus denen sich ein Verständnis der komplexeren Leistungen ergibt.

Divergenz und Konvergenz

Von Divergenz einer Erregung spricht man, wenn diese von ursprünglich einer Nerven- oder Sinneszelle über mehrere Kollateralen auf weitere Nervenzellen übergreift (☞ Abb. 12.9). Die Divergenz von Erregungen verteilt Informationen einzelner Zellen auf einen größeren Nervenzellenverband.

Konvergenz der Erregung liegt vor, wenn eine Vielzahl von Afferenzen ein gemeinsames Neuron erreichen. Ein Beispiel hierfür ist das α-Motoneuron,

auf das, als gemeinsame Endstrecke der Motorik, etwa 6 000 Afferenzen konvergieren (☞ 15.1.3).

Neuronale Hemmung

Grundsätzlich müssen zwei Typen neuronaler Hemmung unterschieden werden: die **Vorwärts-Hemmung** (Feedforward-Hemmung, antegrade Hemmung) und die **Rückwärts-Hemmung** (Feedback-Hemmung, rekurrente Hemmung).

Vorwärtshemmung

Bei der Vorwärtshemmung werden die zu hemmenden Neurone unabhängig von ihrem Erregungszustand gehemmt. Die Rückwärtshemmung berücksichtigt in ihrer Verknüpfung den Erregungszustand der zu hemmenden Neurone: Sie werden umso stärker gehemmt, je stärker sie aktiviert sind. Dieses Rückkopplungsprinzip setzt voraus, dass die hemmenden Neurone eine Rückmeldung über den aktuellen Erregungszustand der zu hemmenden Neurone erhalten.

Ein typisches Beispiel für eine Vorwärts-Hemmung ist die so genannte **Antagonisten-Hemmung** (reziproke Hemmung) im Bereich der Extremitätenmuskulatur. Hierbei werden durch die Innervierung eines Beuger-Neurons über Interneurone gleichzeitig hemmende Impulse an die Neurone der antagonistisch wirkenden Strecker-Muskulatur gegeben (☞ Abb. 12.10 A; ☞ 15.1.4).

Rückwärtshemmung

► Eine Rückwärtshemmung (= rekurrente Hemmung) ist ebenfalls auf der Ebene der Motoneurone in der so genannten **Renshaw-Hemmung** realisiert. Die α-Motoneurone innervieren schon im

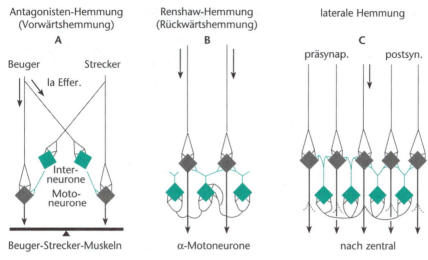

Abb. 12.10: Die verschiedenen Hemmungs-Typen: A) Antagonisten-Hemmung, B) Renshaw-Hemmung, C) Laterale Hemmung (präsynaptisch und postsynaptisch). Hemmende Interneurone grün.

Rückenmark über Kollateralen Interneurone, die wiederum mit hemmenden Synapsen am Zellkörper der Motoneurone enden (Transmitter: Glycin). Durch diesen Rückkopplungskreis wird die Renshaw-Hemmung der Motoneurone umso stärker, je stärker ihre eigene Impulsaktivität ist (☞ Abb. 12.10 B).

Wirken im Rahmen einer Hemmung die hemmenden Interneurone nicht auf die sie innervierende Zelle (wie bei der Renshaw-Hemmung), sondern vorwiegend auf benachbarte Zellen inhibierend, spricht man von einer **lateralen** oder einer **Umfeld-Hemmung**. Auf diese Weise entsteht ein Erregungspunkt, der von einem Hemmungsfeld umgeben ist (☞ Abb. 12.10 C). Eine solche Hemmungsform findet man z. B. in den neuronalen Netzen der Retina, wo sie der Kontrastverstärkung dient. ◄

12.5 Funktionsprinzipien sensorischer Systeme   9 ?

12.5.1 Sensoren

Sensortypen

Sinnes-„rezeptoren" werden besser als *Sensoren* bezeichnet, um Verwechslungen mit den Rezeptoren von Überträgerstoffen zu vermeiden – eine terminologische Präzisierung, die sich zunehmend durchsetzt. Der Sinnessensor, als erstes Glied der Informationskette eines Sinnessystems, kann als *Wandler* (transducer) aufgefasst werden, der Reize aus Außen- und Innenwelt des Organismus in eine für das Nervensystem verständliche Sprache übersetzt: **Reiztransduktion**. Diese Reiztransduktion wird dadurch erreicht, dass bestimmte physikalische oder chemische Reize durch Öffnung von Ionenkanälen eine Änderung des Ruhepotentials am Sensor auslösen. Man unterscheidet hierbei z. B. eine mechanisch ausgelöste (Mechanosensoren) von einer ligandenvermittelten Ionenkanalöffnung (Chemosensoren).

Unter adäquaten Reizen versteht man die spezifische Reizart (Wärme, Licht, Schall etc.), durch die ein bestimmter Sensortyp *optimal* erregt wird (auch inadäquate Reize, z. B. ein Schlag aufs Auge oder direkte elektrische Stimulation, können effektiv sein).

Nach ihrer **adäquaten Reizart** lassen sich die folgenden Sensortypen unterscheiden:

- Photosensoren,
- Mechanosensoren,
- Thermosensoren,
- Chemosensoren.

Schmerzsensoren sind durch *alle* Reizmodalitäten erregbar.

Hinsichtlich der **Sensormorphologie** unterscheidet man:

- Freie Nervenfasern (Beispiel: Schmerzsensoren, ☞ 16.5.1).
- Spezialisierte Sensor-Endigungen von Nervenfasern (Beispiel: Mechanosensoren der Haut, ☞ 16.1).
- Spezialisierte *Sinneszellen*.

▶ Hinsichtlich der **Charakteristik des von den Sensoren registrierten Reizes** lassen sich drei Sensortypen unterscheiden:

- **Intensitätssensoren:** Das Antwortverhalten ist direkt proportional zur Reizintensität. Intensitätssensoren, wie die Drucksensoren der Haut, werden deshalb auch als *Proportionalsensoren* (P-Sensoren) bezeichnet. Intensitätssensoren gehören zu der Gruppe der langsam adaptierenden, tonischen Sensoren.
- **Geschwindigkeitssensoren** registrieren nicht die bloße Intensität, sondern die Geschwindigkeit, mit der sich die Reizintensität ändert. Solche Sensoren finden sich z. B. in den Haarfollikeln. Geschwindigkeitsdetektoren werden auch als *Differentialsensoren* (D-Sensoren) angesprochen, da sie nicht die Reizintensität, sondern deren erste Ableitung (Differential) nach der Zeit (= Geschwindigkeit der Reizänderung) registrieren. Solche D-Sensoren sind im Allgemeinen schnell adaptierende, phasische Sensoren. Mischtypen, die sowohl Reizintensität als auch Reizgeschwindigkeit registrieren, werden als *Proportional-Differentialsensoren* bezeichnet (PD-Sensoren).
- **Beschleunigungssensoren** registrieren die Beschleunigung einer Änderung der Reizintensität (die 2. Ableitung der Reizintensität nach der Zeit). Solche Beschleunigungssensoren sind die Vibrations-Sensoren im subkutanen Fettgewebe, die Vater-Pacini-Körperchen (☞ 16.1.3). ◀

> ### 💡 Merke!
> **Intensitätssensoren**
> = Proportionalsensoren, z. B. Drucksensoren
> **Geschwindigkeitssensoren**
> = Differentialsensoren, z. B. Haarfollikelsensoren
> **Beschleunigungssensoren**
> = Vibrationssensoren, z. B. Vater-Pacini-Körperchen

Die *Spezifität* eines Sinnesorgans, das Unverwechselbare einer Sinnesempfindung, ist einerseits durch die Spezialisierung des peripheren Sensors auf den adäquaten Reiz, andererseits durch zentralnervöse Integrationsvorgänge (☞ 20.2.2) bedingt.

Primäre und sekundäre Sinneszellen

Bei den primären Sinneszellen ist die Sensorzone Teil eines afferenten Neurons oder elektrisch mit einem solchen gekoppelt (z. B. Geruchszellen, Sinnessensoren der Haut): die Erregung des Sensors führt am Axonhügel *derselben* Zelle zur Auslösung von Aktionspotentialen (☞ Abb. 12.11 a).

Bei sekundären Sinneszellen ist die synaptische Übertragung von der Sensorzelle auf ein zweites, afferentes Neuron erforderlich (z. B. Geschmackssensoren, Sensoren des Innenohres), das dann Aktionspotentiale bildet und über sein Axon fortleitet (☞ Abb. 12.11 b).

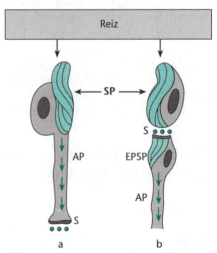

Abb. 12.11: Der Weg vom Reiz zum Aktionspotential in primären (a) und sekundären (b) Sinneszellen. SP = Sensorpotential, AP = Aktionspotential, S = Synapse, EPSP = exzitatorisches postsynaptisches Potential.

> **🔆 Merke!**
>
> **Primäre Sinneszellen:**
> - Photosensoren (☞ Abb. 17.6)
> - Geruchssensoren (☞ Abb. 19.2)
> - Spinalganglienzellen mit Sensoren der somatoviszeralen Sensibilität (☞ Abb. 16.1)
>
> **Sekundäre Sinneszellen:**
> - Sensoren des Innenohrs (☞ Abb. 18.3)
> - Geschmackssensoren

12.5.2 Transduktion und Signalweiterleitung

Sensorpotential: Amplitudenkodierung

Die von einem adäquaten Reiz ausgelöste Membranerregung ist in ihrer Höhe der Reizstärke proportional. Sie entspricht – mit Ausnahme der retinalen Photosensoren, die auf Belichtung mit einer *Hyper*polarisation reagieren – einer mehr oder weniger starken *Depolarisation* des Sensors. Ungeklärt ist vielfach noch, welche biochemischen Prozesse im Sensor zwischen dem jeweils adäquaten Reiz und der stereotypen Membrandepolarisation vermitteln. Relativ gut erforscht sind die Zusammenhänge für die Photosensoren (☞ 17.2.2) und die Geschmackssensoren (☞ 19.1.1).

Letzter Schritt ist in jedem Fall die graduierte Aktivierung *nichtselektiver Kationenkanäle*, die von den spannungsgesteuerten Na^+-Kanälen, welche das Aktionspotential auslösen (☞ 12.3.2), zu unterscheiden sind.

Die durch den Reiz ausgelöste Membrandepolarisation kann örtlich begrenzt (unterschwellig) bleiben (*lokale Antwort*) oder ein Sensorpotential bilden. Ein Sensorpotential kann auch durch die Summation mehrerer lokaler Antworten entstehen. Beim Sensorpotential handelt es sich um eine *abgestufte* Antwort auf den Reiz, bei der die Amplitude des Sensorpotentials mit der Reizstärke zunimmt: *Amplitudenkodierung der Reizintensität.*

Reizweiterleitung: Frequenzkodierung

Die Höhe des elektrotonisch weitergeleiteten Sensorpotentials wird bei Überschreiten der Membranschwelle (10–30 mV über dem Ruhepotential) in

eine Folge von Aktionspotentialen umkodiert. Je höher das Sensorpotential, desto mehr Aktionspotentiale pro Zeiteinheit werden ausgelöst: *Frequenzkodierung*. Das Sensorpotential wird deshalb auch als Generatorpotential (d. h. Potential, das eine modulierte Impulsfolge generiert) bezeichnet.

Rezeptive Felder

Das Axon einer Sensorzelle ist oft verzweigt und jede dieser Verzweigungen (Kollateralen) kann über eigene Sensorstrukturen verfügen. Das gesamte Gebiet, über das die Sensorzelle auf diese Weise Informationen erhält, wird als *primär rezeptives Feld* dieser Zelle bezeichnet. Es kann z. B. bei einem Mechanosensor aus verschiedenen, nicht notwendig unmittelbar benachbarten Hautarealen bestehen.

Auch bei den nachgeschalteten Neuronen des ZNS lassen sich rezeptive Felder abgrenzen. Die Größe dieser *zentralen rezeptiven Felder* wird durch die Zahl der auf das betreffende zentrale Neuron konvergierenden primär afferenten Nervenfasern bestimmt. Erhält das zentrale Neuron Afferenzen von vielen afferenten Nervenfasern, ist das rezeptive Feld groß und das sensorische Auflösungsvermögen daher gering (z. B. Rumpf-Neurone im primär sensorischen Kortex). Konvergieren Informationen von nur wenigen Afferenzen auf das zentrale Neuron, resultiert ein kleines zentrales rezeptive Feld, das hohe räumliche Auflösungen ermöglicht (z. B. Fingerspitzen-Neurone).

12.5.3 Adaptation

Adaptation ist die Gewöhnung eines Sinnesorgans an einen Dauerreiz. Solche Gewöhnungsvorgänge gibt es auf drei Ebenen:

- im ZNS (Habituation, ☞ 20.4.1),
- an peripheren Synapsen (☞ 12.3.1) und an
- Sensoren.

Ein entscheidender Anteil der Gesamt-Adaptation geschieht *bereits auf Sensor-Ebene*: Bei einschleichenden Reizen mit langsamer Depolarisation kann sich das Schwellenpotential immer weiter nach oben verschieben, sodass nachfolgende Reize leichter unterschwellig bleiben (keine Auslösung von Aktionspotentialen) oder unterschwellig werden (Sistieren oder Frequenzabnahme von Aktionspotentialen bei gleich bleibendem Reiz). Beruht die Adaptation auf einer zunehmenden Inaktivierung des schnellen Na^+-Systems ($\bowtie$ 12.1.3), spricht man auch von *Akkommodation*.

Nach der Adaptationscharakteristik unterscheidet man:

- **tonische Sensoren** (SA-Sensoren, slowly adapting sensors), z. B. Dehnungssensoren, Barosensoren und Schmerzsensoren und
- **phasische Sensoren** (RA-Sensoren, rapidly adapting sensors), z. B. die Vater-Pacinischen Körperchen der Haut ($\bowtie$ 16.1.3).

Elektrophysiologisch entspricht diesem unterschiedlichen Adaptationsverhalten eine langsame oder schnelle Amplitudenreduktion des Generatorpotentials bei konstanter Reizung.

12.5.4 Empfindung und Wahrnehmung

Informationen über Vorgänge im Körperinneren und in der Außenwelt werden dem Organismus über spezialisierte Sinnessysteme vermittelt, deren Aktivierung zu charakteristischen Sinnesempfindungen führt. Ein **Sinnessystem** ist die funktionelle Einheit von Sensor, zuführenden Afferenzen (*zentripetalen* Leitungsbahnen), Strukturen im ZNS und vom ZNS wegführenden Efferenzen (*zentrifugalen* Leitungsbahnen).

Unter **Sinnesmodalität** versteht man eine Gruppe ähnlicher Sinneseindrücke, die durch ein bestimmtes Organ vermittelt werden. Die spezifische Sinnes„energie" ist die Fähigkeit eines Sinnesorgans, auch bei inadäquater Reizung seine spezifische Empfindungsmodalität zu „erzeugen": beim

Schlag auf das Auge „sieht man Sterne". Die fünf menschlichen Sinnesmodalitäten sind:

- Sehen und Hören als die **Fernsinne.**
- Riechen und Schmecken als die phylogenetisch älteren **Nahsinne.**
- Fühlen als **komplexer Sinn der Außen- und Binnenwahrnehmung** mit Tastsinn, Temperatursinn, Schmerzsinn, Lage- und Stellungssinn.

Mit dem Begriff der **Sinneswahrnehmung** wird im physiologischen Sprachgebrauch das Bewusstwerden von durch Reizen ausgelösten sensorischen Vorgängen beschrieben. Eine Sensoraktivität (z. B. im Bereich der Propriozeption, $\bowtie$ 16.3) muss nicht mit dem Auftreten von Empfindungen einhergehen, entweder weil sie unterschwellig bleibt oder weil sie prinzipiell von der Sphäre bewusster Wahrnehmung ausgeschlossen ist.

▶ Grunddimensionen der Sinneswahrnehmung sind:

- **Qualität**: Differenzierung innerhalb der Modalität, z. B. süß, sauer etc. innerhalb des Geschmackssinns ($\bowtie$ Tab. 12.3)
- **Intensität**: Quantität, Reizstärke, z. B. Lautstärke eines Tons; Intensitätsänderung eines Sinnesreizes kann zu einem Umschlag der Qualität führen: „warm" wird „heiß" etc.
- **Extensität**: zeitliche, örtliche Ausdehnung. ◀

Die **Psychophysik** erforscht und beschreibt den Zusammenhang von Reizintensität und Empfindungsstärke.

▶ Psychophysikalische Messungen sind nicht „objektiv" wie z. B. EEG-Registrierungen bei akustischer oder optischer Reizung, sondern auf subjektive Mitarbeit angewiesen. Bei der Bestimmung der **Absolutschwelle** wird diejenige objektive Reizintensität ermittelt, die gerade noch eine

Tab. 12.3: Einteilung der Sinne nach Modalitäten und Qualitäten.		
Empfindungsmodalität	**Empfindungsqualität**	**Sensortyp**
Gesichtssinn	Helligkeit bzw. Dunkelheit und Farben	Photosensor
Gehörsinn	Unterschiedliche Tonhöhen	Zilientragender Mechanosensor
Geruchssinn	Unterschiedliche Duftnoten	Chemosensor
Geschmackssinn	Sauer, salzig, süß und bitter	Chemosensor

Empfindung auslöst. Die **Unterschiedsschwelle** beschreibt den Betrag einer Reizänderung, der zur subjektiven Empfindung eines Unterschiedes zweier Reize nötig ist. Auf diese Weise kann ein auf subjektiven Kriterien beruhender *eigenmetrischer Empfindungsbereich* ermittelt werden. Interessanterweise ist die Unterschiedsschwelle nicht proportional zur Reiz*stärke*, sondern zum relativen Reiz*zuwachs*. Dieser relative Reizzuwachs, bei dem ein Unterschied wahrgenommen wird, ist für jede einzelne Sinnesmodalität im Bereich mittlerer Reizstärken konstant: **Weber-Regel**. So wird ein Tonhöhenunterschied schon bei 0,3 % Tonhöhenänderung im Vergleich zum Ausgangswert als Unterschied wahrgenommen, die Lichtstärke muss sich aber schon um mindestens 1–2 % verändern, um als unterschiedlich wahrgenommen zu werden. Die entsprechenden Werte für Mechanosensoren, Geschmack und Geruch liegen deutlich höher. ◄

In einer Verallgemeinerung der Weber-Regel formulierte Fechner das so genannte Grundgesetz der Psychophysik, welches besagt, dass die subjektive Empfindung (E) dem Logarithmus der objektiven Reizstärke (S) proportional ist, wobei k eine von der Sinnesmodalität abhängige Konstante darstellt:

$$E = k \cdot \log S \qquad [4]$$

Mit diesem „Gesetz" lässt sich beispielsweise die Beziehung zwischen Lautstärkeempfindung (E) und real einwirkendem Schalldruck (S) gut beschreiben.

Dieser von Fechner gefundene Zusammenhang zwischen Reizstärke und Empfindungsstärke wurde von Stevens auf der Basis einer kontinuierlichen *Rationalskala* im **Stevens-Gesetz** präziser ausgedrückt. Danach hängt die Empfindungsstärke E in Form einer Potenzfunktion von der Differenz zwischen Reizstärke (S) und Reizschwelle (S_0) ab:

$$E = (S - S_0)a \cdot k \qquad [5]$$

Hierbei ist k eine Konstante, die von der Skalierung des Reizes abhängt. Der Exponent „a" nimmt für jede Sinnesmodalität charakteristische Werte an (zwischen 0,33 und 7,0). Je größer der Exponent,

desto größer sind die schon durch kleine Reizänderungen ausgelösten Empfindungsänderungen. So reagiert der Temperatursinn mit einem Exponenten von 0,96 bereits auf kleine Temperaturänderungen mit deutlichen Empfindungsänderungen.

Die Empfindungen des Probanden können dabei mit verschiedenen Verfahren registriert („skaliert") werden, z. B. über ein Handdynamometer, welches dem Probanden ermöglicht, seine Empfindung durch mehr oder weniger starken Druck auf das Dynamometer zu quantifizieren. Untersucht man verschiedene Sinnesmodalitäten und trägt die gefundenen Potenzfunktionen in einem logarithmischen System als Geraden auf (Steigung der Geraden = Exponent der Potenzfunktion) so erhält man die in Abbildung 12.12 dargestellten Beziehungen.

Es wird deutlich, dass der Lichtsinn mit 4 Zehnerpotenzen den größten Bereich der relativen Reizintensität in noch unterschiedlich wahrgenommene Empfindungen umsetzen kann: Sein Arbeitsbereich ist von allen Sinnen am größten. Auch die Zuordnung von physikalischen Tonschwingungen zu empfundenen Tonhöhen erstreckt sich über einen weiten Intensitätsbereich. Temperatur- und Gewichtssinn dagegen reagieren schon auf geringe Änderungen der Reizintensität mit großen Änderungen der Empfindung, aber nur innerhalb einer relativ schmalen „Bandbreite".

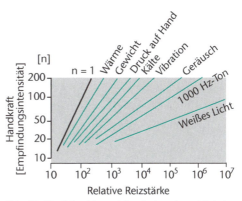

Abb. 12.12: Reizstärke und Empfindungsintensität bei verschiedenen Sinnesmodalitäten. Die Empfindungsintensität wurde durch die auf ein Handdynamometer ausgeübte Kraft gemessen.

Es ist nicht verwunderlich, dass die Präzision und die interindividuelle Konstanz solcher Empfindungsmessungen recht gering sind – was deutlich macht, dass die subjektiven Empfindungen nicht nur durch den objektiven Reiz, sondern auch durch subjektiv unterschiedliche erlernte Reaktionsweisen und zentralnervöse Modifikationen beeinflusst werden.

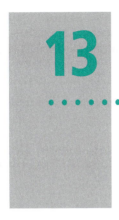

13 Muskelphysiologie

A. Hick

82 ❓

Muskeln sind nicht nur an mehr oder weniger sportlichen Bewegungen (quergestreifte Muskulatur: ☞ 13.1), sondern auch an unspektakulärer Haltearbeit z. B. in den Muskelschichten der Blutgefäße beteiligt (glatte Muskulatur: ☞ 13.2). Dabei können alle Kontraktionsformen der Muskulatur auf die elementare Wechselwirkung von Aktin- und Myosinfilamenten zurückgeführt werden. Für das Verständnis des Ablaufs dieser Kontraktionsvorgänge sind genauere histologisch-anatomische Kenntnisse erforderlich, die in komprimierter Form im einleitenden Abschnitt ☞ 13.1.1 rekapituliert werden. Die Koppelung der *elektrischen* Nervenimpulse an die *mechanische* Kontraktion bildet den Ausgangspunkt des Kontraktionsablaufs der quergestreiften Muskulatur (☞ 13.1.2). Die makroskopisch sichtbare Kontraktion beruht auf molekularer Ebene auf einem „Gleitfilamentmechanismus", der als zentrales Thema der Muskelphysiologie in Abschnitt ☞ 13.1.3 im Einzelnen dargestellt ist. Die Muskelmechanik (☞ 13.1.4) beschäftigt sich mit den Mechanismen der muskulären Kraftentwick-

lung, den elastischen Eigenschaften (Ruhe-Dehnungs-Kurve) und den Kontraktionsformen des Muskels sowie der Berechnung von Muskelarbeit und Muskelleistung. Es schließt sich eine Gegenüberstellung der beiden Typen quergestreifter Muskulatur (☞ 13.1.5) und eine Einführung in die Pathophysiologie klinisch wichtiger Erkrankungen wie der Myasthenia gravis an (☞ 13.1.6). Die Physiologie der glatten Muskulatur (☞ 13.2) wird im Vergleich zur Physiologie der Skelettmuskulatur oft nur in knapper Form behandelt. Kenntnisse des Feinbaus (☞ 13.2.1), der Mechanismen der Kontraktionsauslösung (☞ 13.2.2) und des charakteristischen Kontraktionsablaufs (☞ 13.2.3) sind jedoch für die Klinik besonders wichtig. Alle inneren Organe, der Magen-Darm-Trakt, das Gefäßsystem oder auch die Harnwege sind mit glatter Muskulatur ausgestattet, deren Kontraktion unter pathologischen Bedingungen zu charakteristischen klinischen Symptomen (z. B. Nierenkoliken) führen kann.

13.1 Quergestreifte Muskulatur

13.1.1 Feinbau der Skelett-   7 ?
muskelfasern

Innervation

Die quergestreifte Muskulatur oder Skelettmuskulatur macht etwa 40 % des Körpergewichts aus und
verbraucht in Ruhe 20 % des aufgenommenen
Sauerstoffs. Neben der **Stütz- und Haltefunktion**
dient sie zusammen mit Sehnen, Knochen und
Gelenken vor allem der **Bewegung**.

Die Skelettmuskulatur wird von den motorischen
Fasern der Spinalnerven segmental innerviert, im
Gesichtsbereich durch die motorischen Fasern
der Hirnnerven. Das motorische Neuron (Motoneuron) nimmt seinen Ursprung in den Vorderhornzellen des Rückenmarkes bzw. in den motorischen Kernen der Hirnnerven im Hirnstamm.
▶ Die Gesamtheit der von einem Motoneuron
innervierten Muskelfasern wird als **motorische
Einheit** bezeichnet. ◀

Die Erregungsübertragung vom motorischen Neuron auf den Skelettmuskel erfolgt über die motorische Endplatte, einen spezialisierten Kontaktbereich zwischen Nerv und Muskel (☞ 12.3.4). Dabei wird Acetylcholin vom Motoneuron in den synaptischen Spalt entleert, das die postsynaptische
Muskelmembran depolarisiert. Hierbei entstehen
durch einzelne Acetylcholin-„Quanten", die aus
etwa 1 000 Acetylcholinmolekülen bestehen, zunächst die so genannten **Miniatur-Endplattenpo-
tentiale**. Werden hinreichend viele Quanten freigesetzt, summieren sich diese Miniaturpotentiale zu
einem **Endplattenpotential** mit höherer Amplitude,
das ein Aktionspotential auslöst, welches eine
Muskelkontraktion zur Folge hat.

Zellulärer Aufbau

Die Muskelzelle der Skelettmuskulatur wird auch
als **Muskelfaser** bezeichnet. Diese anatomisch-
histologische Muskelfaser, die als Synzytium aus
mehreren in der Entwicklung miteinander ver-
schmolzenen Zellen besteht und daher mehrere
Zellkerne beinhaltet, ist von der in der Umgangssprache so bezeichneten sichtbaren „Muskelfaser"

zu unterscheiden. Eine solche makroskopisch
sichtbare Muskelfaser ist immer ein **Muskelbündel**, also eine Einheit von mehreren anatomisch-
histologischen Muskelfasern. Mehrere Muskelbündel bilden dann den Muskel.

Unter dem Lichtmikroskop erkennt man die typische Querstreifung der Skelettmuskelfaser, die
sich aus der regelmäßigen Anordnung ihrer kontraktilen Proteine **Aktin** und **Myosin** ergibt. Der
Faserdurchmesser liegt bei 15–200 µm, die Länge
kann bis zu 15 cm betragen.

Die Zellmembran, das **Sarkolemm**, besteht aus
einer Plasmamembran und einer kollagenhaltigen
Schicht, die an den Enden der Muskelfaser in
die Sehnen übergeht.

Das Sarkolemm umschließt das **Sarkoplasma** (Zytoplasma der Muskelzelle), in dem die **Myofibrillen**
liegen. Diese bestehen aus den kontraktilen
Proteinen Aktin und Myosin.

Neben den Myofibrillen befinden sich im Sarkoplasma das **sarkoplasmatische Retikulum** (= endoplasmatisches Retikulum der Skelettmuskelzelle),
mehrere Zellkerne, reichlich Mitochondrien (**Sar-
kosomen**) und andere sarkoplasmatische Ein-
schlüsse wie Lysosomen, Fetttröpfchen, Glykogen
etc.

Die Skelettmuskelfaser besteht aus mehreren hundert bis einigen tausend Myofibrillen. Diese wiederum setzen sich aus je ca. 1 500 Myosin- und
3 000 Aktinfilamenten zusammen, den sog. **Myofilamenten**.

> **☞ Merke!**
>
> Alphabetische Ordnung ≙ hierarchische Ordnung:
> - Faser = Muskelzelle (Synzytium)
> - Fibrille = von Tubuli umgebenes Filamentbündel
> - Filament = Aktin- und Myosinmoleküle

Myofibrillen

Die Myofibrillen werden durch proteinhaltige Hal-
testrukturen, die lichtmikroskopisch sichtbaren **Z-
Scheiben** (im Schnittbild: Z-Streifen) in ca. 2 µm
lange **Sarkomere** unterteilt (☞ Abb. 13.1). Das Sarkomer ist die kleinste kontraktile Einheit des Muskels, die sich durch Verschieben der Myofilamente

Muskelfaser **Myofibrille** **Moleküle**

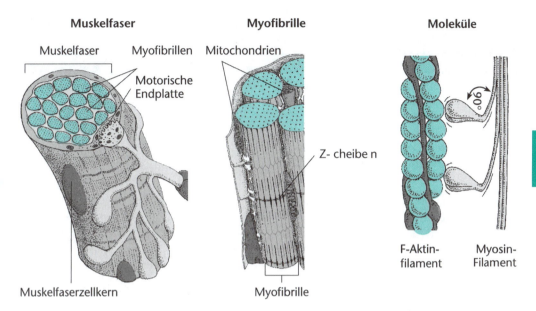

Abb. 13.1: Aufbau der Skelettmuskelfaser.

gegeneinander verkürzt. Durch synchrone Verkürzung aller Sarkomere verkürzt sich die Myofibrille, dadurch die Muskelfaser, das Muskelbündel und schließlich der gesamte Muskel.

▶ Die dünnen Aktinfilamente sind in den Z-Scheiben verankert. Sie ragen bürstenartig zwischen die im Zentrum des Sarkomers parallel zu ihnen liegenden dicken Myosinfilamente. Indem sich die Aktinfilamente gegen die Myosinfilamente verschieben, kommt es zur Muskelkontraktion. ◀

Durch die regelmäßige Anordnung der Filamente resultiert die typische Querstreifung der Skelettmuskulatur, die im Lichtmikroskop in Form von Banden sichtbar wird. Dabei erstreckt sich die (anisotrope) **A-Bande** über den Bereich der dicken Myosinfilamente in der Sarkomermitte. Der (isotropen) **I-Bande** an beiden Enden des Sarkomers liegen die dünnen Aktinfilamente zugrunde. Die von Aktinfilamenten freie mittlere Zone der A-Bande ist die **H-Zone**. Die nur im Elektronenmikroskop sichtbare **M-Linie** entsteht wahrscheinlich durch Eiweißstrukturen, welche die Myosinfilamente halten (☞ Abb. 13.2).

Myofilamente

Myosinfilament

Das Myosinfilament besteht aus etwa 200 länglichen Myosinmolekülen, die spiralförmig umeinander gedreht sind. Die Schwanzteile der Moleküle bilden zusammen den Körper des Myosinfila-

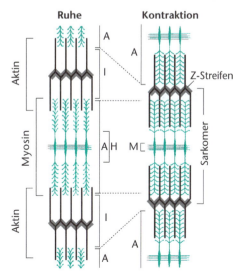

Abb. 13.2: Mikroskopische Struktur des Sarkomers in Ruhe und bei Kontraktion: I-Bande (I), A-Bande (A), Z-Streifen (Z), H-Zone (H) und M-Linie (M) (Erklärung im Text).

ments, die nach außen ragenden Myosinköpfe stellen die für die Kontraktion wichtigen **Querbrücken** dar. Die Querbrücken (Myosinköpfe) des Myosinfilaments verbinden sich während einer Kontraktion mit den Aktinfilamenten und ziehen diese an sich entlang zur Sarkomermitte hin.

Aktinfilament

Das Aktinfilament ist aus den drei Proteinen Aktin, Tropomyosin und Troponin aufgebaut (☞ Abb. 13.3).

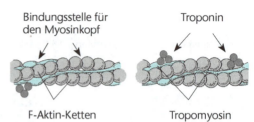

Abb. 13.3: Aufbau des Aktinfilaments aus Aktin, Tropomyosin und Troponin.

- Das **Aktinprotein** besteht aus zwei spiralförmig ineinander verdrillten Ketten, den F-Aktin-Molekülen. Diese F-Aktin-Moleküle sind ihrerseits aus kleineren kugelförmigen Untereinheiten, den G-Aktin-Molekülen zusammengesetzt, sodass man sich das Aktinprotein als zwei umeinander gedrehte Perlenketten vorstellen kann, deren einzelne Perlen die G-Aktinmoleküle sind. An diesen G-Aktinmolekülen greifen die Myosin-Querbrücken im Rahmen der Muskelkontraktion an.
- **Tropomyosin** liegt in den Windungen des F-Aktinmoleküls. Im Ruhezustand bedeckt es die Bindungsstellen für die Myosin-Querbrücken, sodass keine Verbindung zwischen Aktin und Myosin hergestellt werden kann.
- **Troponin** ist ein aus drei Untereinheiten bestehendes Molekül, das dem Aktin- und dem Tropomyosin aufliegt. Jede der drei Troponin-Untereinheiten hat eine spezielle Bindungsstelle: für Aktin (Troponin-A), für Tropomyosin (Troponin-P) und für Kalzium (Troponin-C).

> **Merke!**
> Das **Aktinfilament** besteht aus:
> - *F-Aktin-Ketten:* „Perlenketten".
> - *Tropomysosin:* Bedeckt die Myosin-Bindungsstellen.
> - *Troponin:* 3 Untereinheiten, Ca^{2+}-Bindestelle.

Sarkoplasmatisches Retikulum

Das hochdifferenzierte endoplasmatische Retikulum des Skelettmuskels, das sarkoplasmatische Retikulum, spielt als Kalziumspeicher für die Muskelkontraktion eine wichtige Rolle. Da es in Muskelfaserlängsrichtung verläuft, wird es auch als **longitudinales System** bezeichnet (☞ Abb. 13.4).

Es ist ein geschlossenes System *ohne* Verbindung zum Extrazellulärraum, seine aufgetriebenen Endbläschen bezeichnet man als **terminale Zisternen.** Die Myofibrillen sind im Zellinnern vollständig vom sarkoplasmatischen Retikulum umgeben.

Im Innern des sarkoplasmatischen Retikulums ist die *Kalziumkonzentration ca. 10 000fach höher als im Sarkoplasma.* Dies ist eine aktive Leistung der Kalziumpumpe in der Membran des sarkoplasmatischen Retikulums. Zusätzlich kann das Protein *Calsequestrin* durch eine ausgeprägte Kalziumbindungskapazität Kalzium im Innern des sarkoplasmatischen Retikulums anreichern.

Aufgabe des sarkoplasmatischen Retikulums und speziell der terminalen Zisternen ist die rasche Freisetzung von Ca^{2+} für die Muskelkontraktion nach Eintreffen eines Aktionspotentials.

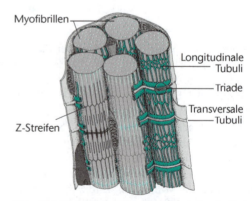

Abb. 13.4: Sarkoplasmatisches Retikulum (= longitudinales System) und transversales System im Muskelfaserlängsschnitt. Zu sehen sind die Tubuli des longitudinalen Systems, die Zellmembraneinstülpungen des transversalen Systems und ihre triadenförmige Anordnung im Längsschnitt an der Grenze von A- und I-Bande (Triade).

Transversales System

▶ Einstülpungen des Sarkolemms quer zur Muskelfaser, die sog. T-Tubuli, bilden das **transversale System**. Sie durchziehen die gesamte Muskelfaser und stehen, da es sich ja um eine Einstülpung der Plasmamembran handelt, mit dem Extrazellulärraum in Verbindung (im Gegensatz zum longitudinalen System!). ◀

An der Grenze von A- und I-Bande kommen die T-Tubuli des transversalen Systems in engen Kontakt mit den terminalen Zisternen des longitudinalen Systems (sarkoplasmatisches Retikulum) und bilden im Muskelfaserlängsschnitt eine Triade: in der Mitte der T-Tubulus, zu beiden Seiten jeweils die terminale Zisterne des sarkoplasmatischen Retikulums.

Der Skelettmuskel verfügt anders als der Herzmuskel über zwei T-Tubuli pro Sarkomer, jeweils an der Grenze von A- und I-Bande. Im Herzmuskel dagegen findet man pro Sarkomer nur einen T-Tubulus. Aufgabe der T-Tubuli des transversalen Systems ist die rasche Ausbreitung der Aktionspotentiale über die gesamte Muskelfaser.

> 🔆 **Merke!**
>
> **Sarkoplasmatisches Retikulum:** Kalziumspeicher

13.1.2 Erregungs-Kontraktions-Koppelung   10 ❓

Ein über das Motoneuron zum Muskel gelangtes Aktionspotential führt zu einer Depolarisation des Sarkolemms. Entlang der Zellmembraneinstülpung des transversalen Systems breitet sich das Aktionspotential nun rasch über die gesamte Muskelfaser aus. In Höhe der Triade liegen die T-Tubuli (transversales System) und das sarkoplasmatische Retikulum (longitudinales System) sehr eng nebeneinander. Die Erregung des transversalen Systems erfasst somit leicht das longitudinale System.
▶ Die Übertragung der Erregung vom transversalen auf das longitudinale System vollzieht sich in zwei Schritten:

- Durch die Depolarisation des Sarkolemms werden in der Wand des transversalen Tubulus ge-

legene, spannungssensitive, *Dihydropyridin-empfindliche Ca^{2+}-Kanäle* geöffnet.
- Die auf diese Weise aus dem transversalen System ins Sarkoplasma gelangten Ca^{2+}-Ionen diffundieren zu in der Wand des sarkoplasmatischen Retikulums gelegenen *Ca^{2+}-Kanälen vom Ryanodinrezeptor-Typ*.

Durch die Öffnung dieser Ca^{2+}-Kanäle wird ein Ca^{2+}-Ionenausstrom aus den Speichern des longitudinalen Systems in das Sarkoplasma ausgelöst. Dadurch steigt die sarkoplasmatische Kalziumkonzentration von 0,01 µmol/l auf 1–10 µmol/l. Dieser rasche Anstieg auf eine hohe intrazelluläre Ca^{2+}-Konzentration ist die Grundlage der **elektromechanischen Koppelung**: Der *elektrische* Reiz (Aktionspotential) führt, über die Freisetzung des Kalziums, zu einer *mechanischen* Muskelaktion: der Muskel kontrahiert sich. Dieser Mechanismus der elektromechanischen Koppelung mit einem initialen Ca^{2+}-Trigger-Einstrom (Dihydropyridin-empfindliche Ca^{2+}-Kanäle) und der nachfolgenden Freisetzung größerer Mengen von Ca^{2+}-Ionen aus dem sarkoplasmatischen Retikulum (Ca^{2+}-Kanäle vom Ryanodinrezeptor-Typ) verläuft im Herzmuskel und im Skelettmuskel auf identische Weise. Im Herzmuskel wie im Skelettmuskel kommt das zur Aktivierung der kontraktilen Proteine erforderliche Ca^{2+} überwiegend aus dem sarkoplasmatischen Retikulum, in der *glatten* Muskulatur dagegen überwiegend aus dem Extrazellulärraum.

Das freigesetzte Kalzium diffundiert zu den Myofilamenten und lagert sich dort der Kalzium-Bindungsstelle von Troponin-C an. Durch Konformitätsänderungen der Troponinmoleküle verändert sich die Lage des Tropomyosins, sodass jetzt die Bindungsstellen für Myosinköpfe am G-Aktinmolekül frei werden. Nun können sich die Myosinköpfe an das Aktinmolekül anlagern. Dies ist die Voraussetzung für die eigentliche Muskelverkürzung, welche nach dem im folgenden Abschnitt geschilderten Kontraktionsmechanismus (Filamentgleitmechanismus) abläuft. ◀

> 🔆 **Merke!**
>
> Ca^{2+} bindet an Troponin-C
> → Tropomyosin gibt Myosin-Bindungsstellen am Aktin frei.

13.1.3 Kontraktionsmechanismus 16 ❓

Der Filamentgleitmechanismus lässt sich in die folgenden Schritte zerlegen:

- ▶ Nachdem die Myosinbindungsstelle am G-Aktin mithilfe von Kalzium freigelegt wurde, kann sich dort ein Myosinkopf anlagern.
- Dieser muss jedoch vorher durch die Spaltung von gebundenem ATP aktiviert und auf ein erhöhtes Energieniveau gehoben werden. Diese ATP-Spaltung übernimmt die im Myosinkopf lokalisierte ATPase, die ATP unter Energiefreisetzung zu ADP und freiem Phosphat (P_i) spaltet.
- Die ATP-Spaltung bewirkt eine Konformationsänderung im Myosinkopf, durch die Energie ähnlich wie in einer gespannten Spiralfeder im Myosinkopf gespeichert wird.
- Der auf diese Weise aktivierte Myosinkopf bindet sich nun an die Bindungsstellen des Aktinfilaments. Dieser Vorgang wird auch als **Querbrückenbildung** zwischen Aktin- und Myosinfilament bezeichnet.
- Der Myosinkopf bindet sich zunächst in einem Winkel von 90° an das Aktinfilament, kippt dann um 45° ab und zieht dadurch das Aktinfilament in Richtung Sarkomermitte (☞ Abb. 13.5).
- Nach der Verkippung ändert sich die Konformation des Myosinkopfes. Dadurch nimmt er einen energieärmeren, entspannten Zustand ein. Dies erlaubt die erneute Bindung eines ATP-Moleküls.
- Durch die Bindung dieses neuen ATP-Moleküls löst sich der Myosinkopf vom Aktinfilament, bevor durch Spaltung des ATP der Kontraktionszyklus erneut beginnt.

Die makroskopisch sichtbare Muskelkontraktion setzt sich aus einer Vielzahl dieser elementaren Myosinkopf-Verkippungen zusammen. Dadurch gleiten die Aktinfilamente, gezogen von den Myosinfilamenten, nach und nach zur Mitte des Sarkomers, wodurch sich über die Verkürzung einer Vielzahl von Sarkomeren der Muskel insgesamt verkürzt: **Filamentgleitmechanismus**. ◀

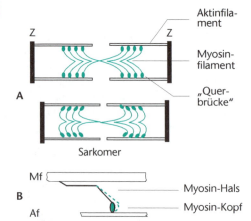

Abb. 13.5: Querbrückenbildung und Filamentgleitmechanismus A: Durch das Umklappen der Myosinköpfe werden die Aktinfilamente in Richtung Sarkomermitte gezogen, B: Detail der Myosin/Aktin-Wechselwirkung, Z = Z-Streifen.

> 💡 **Merke!**
>
> **Energie zur Muskelkontraktion**:
> ATP-Spaltung durch ATPase im Myosinkopf

Beachtet werden sollte, dass die Breite der A-Bande, welche die Myosinfilamente enthält, sich während der Kontraktion nicht verändert. Im Gegensatz dazu wird die aus Aktinfilamenten bestehende I-Bande immer verkürzt, da die dünnen Aktinfilamente während des Kontraktionsvorganges zwischen die dicken Myosinfilamente gezogen werden.

▶ Wichtig ist auch, dass erst die erneute Bindung eines ATP-Moleküls die Verbindung von Myosinkopf und Aktinfilament löst. Falls kein ATP zur Verfügung stehen sollte, wie z. B. nach dem Tod, verharren die am Aktin gebundenen Myosinköpfe in ihrer Stellung.

> 🩺 **Klinik!**
>
> Die **Totenstarre**, die durch eine während des Kontraktionsvorgangs „erstarrte Muskulatur" mit fixierten Aktin-Myosin-Querbrücken gekennzeichnet ist, beruht also auf einem ATP-Mangel. Die fixierten Aktin-Myosin-Verbindungen werden erst durch enzymatische Andauung der Proteine aufgelöst.

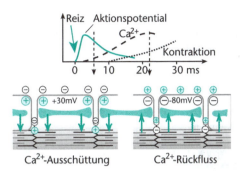

Abb. 13.6: Zeitlicher Ablauf: Reiz, Aktionspotential, Ca^{2+}-Freisetzung, Kontraktion. Grün = Sarkoplasmatisches Retikulum

Der Zyklus des Filamentgleitmechanismus beginnt erneut mit der Bindung des Myosinkopfs an das G-Aktin, falls weiterhin eine hinreichende Ca^{2+}-Konzentration ($> 1 \mu mol/l$) im Sarkoplasma besteht. Ansonsten kommt der Kontraktionsvorgang zum Erliegen, bis hinreichend hohe Ca^{2+}-Konzentrationen wieder die Zugänglichkeit der Myosin-Bindestellen am Aktin-G-Molekül garantieren.

Das Anheften und Loslösen geschieht nicht bei allen Myosinköpfen gleichzeitig, da es sonst zu ruckartigen Bewegungen kommen würde. Vielmehr sind zu jedem Zeitpunkt etwa gleich viele Köpfe gebunden, die aber jeweils nur einen Teil der Gesamtmenge darstellen.

▶ Wenn keine weiteren Aktionspotentiale eintreffen, wird Kalzium aktiv, das heißt unter ATP-Verbrauch, mit einer Kalziumpumpe (Ca^{2+}-ATPase) aus dem Sarkoplasma in das sarkoplasmatische Retikulum (longitudinales System) zurücktransportiert. Der abfallende Ca^{2+}-Spiegel bringt den Filamentgleitmechanismus zum Stillstand (☞ Abb. 13.6). ◀

> ☼ **Merke!**
>
> **Voraussetzung der Muskelkontraktion:**
> Ca^{2+} intrazellulär $> 1 \mu mol/l$.

13.1.4 Muskelmechanik 28 ▢

Nachdem bisher die Muskelkontraktion auf molekularer Ebene betrachtet wurde, sollen jetzt die Kontraktionseigenschaften des gesamten Muskels dargestellt werden.

Muskelkraft

▶ Die Muskelkraft des Gesamtmuskels, als Summe der Zugkräfte der einzelnen Muskelfasern, kann im Wesentlichen über zwei Mechanismen gesteuert werden:

- Durch *Rekrutierung motorischer Einheiten.*
- Durch *Änderung der Aktionspotentialfrequenz.* ◀

Rekrutierung motorischer Einheiten

Als motorische Einheit werden die von einem Motoneuron versorgten Muskelfasern angesprochen, die typischerweise *nicht* benachbart, sondern über den ganzen Muskel verteilt und zwischen die Muskelfasern anderer motorischer Einheiten eingeschoben sind. Zur Innervation der einzelnen Fasern einer motorischen Einheit spaltet sich das Motoneuron in eine Vielzahl von Kollateralen auf.

▶ Die **Steuerung der Kontraktionskraft** eines Muskels erfolgt nun dadurch, dass je nach erforderlichem Kraftaufwand mehr oder weniger motorische Einheiten innerviert, „rekrutiert" werden. Je kleiner die motorischen Einheiten, d.h. je weniger Muskelfasern von einem Motoneuron versorgt werden, umso feiner kann die Muskelkraft reguliert werden. So versorgt z.B. ein Motoneuron der Augenmuskulatur nur wenige Muskelfasern, wohingegen die großen motorischen Einheiten der Rückenmuskulatur viele Muskelfasern umfassen, da bei ihnen die Feinregulierung eine untergeordnete Rolle spielt. ◀

Generell werden bei dieser Aktivierung motorischer Einheiten auf Rückenmarksebene kleine motorische Einheiten, die mit kleinen Motoneuronen verbunden sind, bei einer Erregungsauslösung vor den größeren motorischen Einheiten aktiviert.

Änderung der Aktionspotentialfrequenz zur Modifizierung der Muskelkraft

Ein weiterer Mechanismus zur Regulierung der Muskelkraft ist die Änderung der Aktionspotentialfrequenz. Dabei ist zu beachten, dass die Muskelkraft der quergestreiften Skelettmuskulatur nicht wie im Herzmuskel über eine unterschiedlich hohe Kalziumausschüttung reguliert wird. Vielmehr kommt es nach einem überschwelligen Aktionspotential stets zur maximalen Freisetzung von

13

Kalzium aus dem sarkoplasmatischen Retikulum und anschließend zu einer maximalen Einzelzuckung der Skelettmuskelfaser. Dies wird als die **Alles-oder-Nichts-Regel** der Skelettmuskulatur bezeichnet. Allerdings führt eine maximale Einzelzuckung nicht zu einer maximal möglichen Verkürzung der Muskelfaser, da eine Einzelzuckung zu kurz ist, um das Filamentgleiten bis zur maximal möglichen Endstellung in Gang zu halten. Zu einer weiteren Verkürzung kommt es, wenn ein zweiter Reiz eintrifft und wenn die zweite Zuckung die Erste überlagert (**Superposition**, ☞ Abb. 13.7).

▶ Von einer **tetanischen Kontraktion** spricht man, wenn die Frequenz der eintreffenden Reize so groß ist, dass die Einzelzuckungen verschmelzen (☞ Abb. 13.7). In einer tetanischen Kontraktion entwickelt eine Muskelfaser die maximal mögliche Kontraktionsspannung und Kontraktionskraft. Die entstandene Muskelkraft ist etwa viermal so groß wie die einer Einzelzuckung. Im Gegensatz zur Superposition, wo die zytosolische Kalziumkonzentration zwischen den Reizen immer wieder absinkt, bleibt sie beim Tetanus hoch.

Die Fähigkeit zu tetanischen Kontraktionen ermöglicht eine Abstufung der Kontraktionskraft durch Anpassung der Aktionspotentialfrequenz. Voraussetzung für die Entstehung einer tetanischen Kontraktion ist, dass die Dauer des Aktionspotentials wesentlich kürzer ist als die der Einzelzuckung. Das ist im Skelettmuskel der Fall, nicht jedoch im Herzmuskel, bei dem das Aktionspotential länger andauert und tetanische Kontraktionen daher nicht möglich sind.

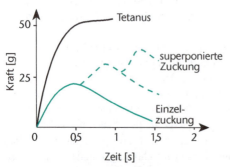

Abb. 13.7: Kraftentwicklung in Abhängigkeit von der Zeit bei Einzelzuckung, Superposition und Tetanus.

Vom Tetanus zu unterscheiden ist die Kontraktur, unter der man eine reversible Dauerkontraktion des Muskels versteht, die nicht durch Aktionspotentiale ausgelöst wird. Ursache der Kontraktur ist eine Dauerdepolarisation der Muskelzellmembran, die z. B. durch Koffein oder Eintauchen in eine isotone (150 mmol/l) Kaliumlösung ausgelöst werden kann. ◀

> **⚡ Merke!**
>
> **Tetanische Kontraktion:**
> = Superposition von Einzelzuckungen
> → Kraftsteigerung

Elastische Eigenschaften des Skelettmuskels

Die in den Muskeln erzeugte Kraft wird über elastische Strukturen wie Sehnen, Sarkolemm, Querbrücken, Blutgefäße, Nerven und Bindegewebe auf das Skelett übertragen.

Zum Verständnis der Muskelmechanik ist es deshalb wichtig, vor einer Betrachtung des aktiven Kontraktionsverhaltens der Skelettmuskulatur die passiven dehnungselastischen Eigenschaften des Muskels zu untersuchen.

Es werden daher zuerst die Eigenschaften des ruhenden, passiv gedehnten Muskels anhand der Ruhe-Dehnungs-Kurve dargestellt, bevor auf das aktive Kontraktionsverhalten eingegangen wird.

Ruhe-Dehnungs-Kurve
▶ Dehnt man den ruhenden Muskel, entsteht eine Spannung. Diese steigt mit zunehmender Dehnung des Muskels, also mit zunehmender Muskellänge. Im Gegensatz zu einem ideal elastischen Körper nimmt bei zunehmender Dehnung des Muskels die Spannung *überproportional* zu. ◀

Dieser überproportionale Spannungsanstieg im Verlauf einer passiven Muskeldehnung kommt durch elastische Strukturen zustande, die parallel zu den Muskelfasern angeordnet sind: das Sarkolemm, das longitudinale System und das Bindegewebe zwischen den einzelnen Fasern.

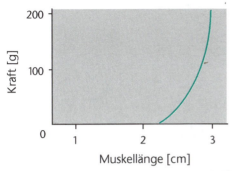

Abb. 13.8: Ruhe-Dehnungs-Kurve eines Froschmuskels: bei passiver Dehnung steigt die Spannung im Muskel und daher die für eine weitere Dehnung erforderliche Kraft überproportional an.

Dadurch nimmt die Elastizität des Muskels, also die Fähigkeit des Muskels, dem passiven Zug durch Dehnung nachzugeben, mit zunehmender Dehnung ab. Die Spannung, der „Widerstand" des Muskels steigt. Dies zeigt die Ruhe-Dehnungs-Kurve, in welcher die im Muskel registrierte Spannung gegen die Muskellänge nach Dehnung aufgetragen ist (☞ Abb. 13.8).

Kontraktionsformen des Skelettmuskels

Auf der Grundlage seiner elastischen Eigenschaften, d.h. auf der Basis der Ruhe-Dehnungs-Kurve, kann der Skelettmuskel aber durch eine Kontraktion auch aktiv Kraft entwickeln. Je nach den äußeren Bedingungen unterscheidet man hierbei die *isometrische* von der *isotonischen* Kontraktion. Besondere Kontraktionsformen sind die *Unterstützungskontraktion,* die *Anschlagskontraktion* und die *auxotonische Kontraktion.*

Isometrische Kontraktion

▶ Wird ein Muskel an seinen beiden Enden fixiert und dann zu einer Kontraktion gereizt, kontrahiert er sich, ohne dass er sich verkürzt: *isometrische Kontraktion.* Dabei entsteht bei konstanter Muskellänge (Isometrie) im Muskelinnern durch die Kontraktion eine Spannung, die mit an den fixierten Muskelenden angebrachten Spannungsmessern registriert werden kann. ◀

Eine solche isometrische Kontraktion kann nun ausgehend von verschiedenen Graden der Vordehnung eines Muskels, d.h. von verschiedenen Punk-

ten der Ruhe-Dehnungs-Kurve (☞Abb. 13.8), ausgelöst werden. Die Kontraktionskraft eines Muskels verändert sich dabei in Abhängigkeit von der Vordehnung des Muskels bei Kontraktionsbeginn. Misst man die maximale Kraft, die der Skelettmuskel bei verschiedener Vordehnung unter isometrischen Bedingungen entwickeln kann und trägt diese in einem Koordinatensystem auf, erhält man die **Kurve der isometrischen Maxima** (☞ Abb. 13.9).

Die totale Kraftentwicklung des Muskels wird in der Kurve der isometrischen Maxima bestimmt. Von dieser Kraftentwicklung muss die zur Vordehnung aufgewandte Kraft, die sich in der Ruhe-Dehnungs-Kurve widerspiegelt, abgezogen werden. Dann erhält man die aktive Kontraktionskraft, die ein Muskel bei einer bestimmten Vordehnung erzeugen kann.

▶ Unabhängig von der Vordehnung und der Kraftentwicklung *leistet ein sich isometrisch kontrahierender Muskel keine Arbeit* (Arbeit = Kraft · Weg), da er sich nicht verkürzt und daher keinen „Weg" zurücklegt. Die vom Muskel bei dieser isometrischen Kontraktion umgesetzte Energie wird daher ausschließlich als Wärme nach außen abgegeben. ◀

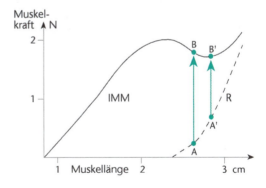

Abb. 13.9: Kurve der *isometrischen Maxima* und Ruhe-Dehnungs-Kurve. R = Ruhe-Dehnungs-Kurve; IMM = Kurve der isometrischen Maxima. Bei einer von Punkt A ausgelösten isometrischen Kontraktion entwickelt der Muskel *aktiv* die Kraft, die der Strecke A–B entspricht. Die Kraft von A bis zum Nullpunkt der Kraftskala entspricht der Kraft, mit der der Muskel *passiv* vorgedehnt wurde (z. B. in der Versuchsanordnung). Bei größerer passiver Vordehnung, z. B. auf Punkt A' der Ruhe-Dehnungs-Kurve, resultiert eine niedrigere aktive isometrische Kraftentfaltung (B').

13

Beziehung von Kontraktionskraft und Sarkomerlänge

▶ Zeichnet man die gemessene totale Kraft gegen die jeweilige Sarkomerlänge auf, so findet man ein Kraftmaximum bei einer Sarkomerlänge zwischen 2,0–2,2 μm.

Diese Sarkomerlänge von 2,0–2,2 μm entspricht der Ruhelänge des Sarkomers in einem nicht gedehnten Muskel, bei der sich die Aktin- und Myosinfilamente vollständig überlagern. In dieser Stellung können alle Myosin-Querbrücken eine Verbindung zum Aktinfilament eingehen und so eine maximale Spannung entwickeln.

Wird das Sarkomer vorgedehnt, überlagern sich Aktin- und Myosinfilamente nur noch teilweise. Die Kraftentwicklung kann daher nicht maximal sein, weil nicht mehr alle Querbrücken einen Angriffspunkt an den Aktinfilamenten haben, und die resultierende Gesamtkraft somit zwangsläufig geringer ausfällt.

Bei einer Vordehnung des Sarkomers auf über 3,6 μm ist eine Muskelkontraktion nicht mehr möglich, da sich Aktin- und Myosinfilamente überhaupt nicht mehr überlappen (☞ Abb. 13.10). ◀

Isotonische Kontraktion

▶ Während bei einer isometrischen Kontraktion die Muskellänge unverändert bleibt, kommt es bei einer isotonischen Kontraktion zu einer Verkürzung des Muskels. Durch diese Verkürzung des

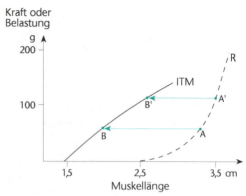

Abb. 13.11: Kurve der *isotonischen Maxima* und Ruhe-Dehnungs-Kurve. R = Ruhe-Dehnungs-Kurve; ITM = Kurve der isotonischen Maxima. Bei geringer Vordehnung (Punkt A auf der Ruhe-Dehnungs-Kurve) kann sich der Muskel isotonisch um die Strecke AB verkürzen. Bei größerer passiver Vordehnung, z. B. auf Punkt A′ der Ruhe-Dehnungs-Kurve resultiert eine geringere isotonische Muskelverkürzung (Strecke A′B′).

Muskels bleibt die im Inneren des Muskels wirkende Spannung konstant: *isotonische Kontraktion.* ◀

Wie die Kraftentwicklung bei der isometrischen Kontraktion, hängt auch die Muskelverkürzung bei der isotonischen Kontraktion von der Vordehnung, d. h. von der Belastung des Muskels, ab. Je größer die Vordehnung, z. B. über ein an einem Muskelende angebrachtes Gewicht, desto geringer die mögliche Muskelverkürzung (Hubhöhe). Analog zu den Versuchen bei isometrischer Kontraktion lässt sich aus den bei verschiedenen Vordehnungen ausgelösten isotonischen Kontraktionen eine Kurve der maximal möglichen isotonischen Muskelverkürzungen bestimmen: **Kurve der isotonischen Maxima** (☞ Abb. 13.11).

Unterstützungskontraktion und Anschlagskontraktion

Bei der isotonischen Kontraktion beeinflusst die Vordehnung die maximal mögliche Muskelverkürzung. Will man die maximale Muskelverkürzung (Hubhöhe) des Muskels bei unterschiedlichen Gewichtsbelastungen, unabhängig von der durch diese Gewichte verursachten Vordehnung bestimmen, muss das vom Muskel zu hebende Gewicht „unterstützt" werden, damit eine Vordehnung vermieden wird.

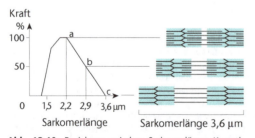

Abb. 13.10: Beziehung zwischen Sarkomerlänge, Kontraktionskraft und Filamentüberlappung.

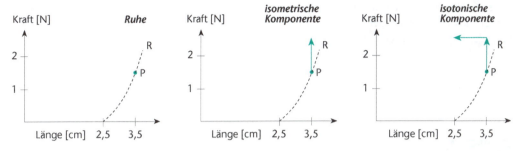

Abb. 13.12: Ablauf einer Unterstützungskontraktion ausgehend von Punkt P der Ruhe-Dehnungs-Kurve (R).

13

▶ In dieser Versuchsanordnung kontrahiert sich der Muskel *zunächst isometrisch* also ohne Verkürzung, bis die entwickelte Kraft dem zu hebenden Gewicht entspricht. *Dann erst* kommt es zu einer je nach Belastung unterschiedlich starken *isotonischen Muskelverkürzung* (☞ Abb. 13.12, z. B. Hochheben eines Eimers vom Boden). Entscheidend bei diesen Versuchen ist, dass die Muskelkontraktion auch bei unterschiedlich schweren Gewichten immer bei gleicher Ausgangslänge des Muskels (z. B. bei seiner Ruhelänge) erfolgt, weil die Versuchsanordnung eine Vordehnung des Muskels durch das zu hebende Gewicht ausschließt. ◀

Auch für die maximal möglichen Unterstützungskontraktionen bei unterschiedlicher Gewichtsbelastung und (definitionsgemäß) konstanter Muskellänge, lässt sich ein kurvenförmiger Verlauf bestimmen (**Kurve der Unterstützungsmaxima**, ☞ Abb. 13.13). Die Kurve der Unterstützungsmaxima zeigt, dass auch bei konstanter Vordehnung die maximal mögliche Muskelverkürzung mit zunehmender Gewichtsbelastung abnimmt.

▶ Eine Muskelkontraktion, bei der auf eine erste isotonische Verkürzungsphase eine isometrische Anspannungsphase folgt, wird als **Anschlagskontraktion** oder Anschlagszuckung bezeichnet. Sie stellt also das Spiegelbild der Unterstützungszuckung dar. Beispiel einer Anschlagskontraktion ist der Kieferschluss: Ober- und Unterkiefer bewegen sich zunächst ohne Kraftentwicklung aufeinander zu (Muskelverkürzung); wenn sich die Zahnreihen berühren schließt sich eine isometrische Kontraktionskomponente an. ◀

Auxotonische Kontraktion

Isometrische, isotonische, Unterstützungskontraktion und Anschlagskontraktion sind unter bestimmten experimentellen Bedingungen ermittelte Kontraktionsformen der Skelettmuskulatur. Unter *In-vivo*-Bedingungen kommen diese „reinen" Kontraktionsformen nicht vor. *In vivo* ändern sich Muskelspannung und Muskellänge vielmehr fast immer *gleichzeitig*. Diese Kontraktionsform wird als **auxotonische Kontraktion** bezeichnet und ist von der Unterstützungskontraktion und der Anschlagskontraktion zu unterscheiden, bei der sich Muskelspannung und Muskellänge in der Versuchsapparatur *nacheinander* ändern. Die gleichzeitige Ände-

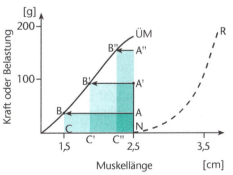

Abb. 13.13: Kurve der Unterstützungsmaxima (ÜM) bei einer konstanten Muskellänge von 2,5 cm an Punkt N der Ruhe-Dehnungs-Kurve (Ruhelänge des Muskels). Untersucht wurden 3 Belastungsstufen mit steigender Belastung A, A′ und A″, die jeweils zu einer unterschiedlichen, mit steigender Belastung abnehmenden Muskelverkürzung B, B′ und B″ führten. Die eingezeichneten Rechtecke ABCN, A′B′C′N und A″B″C″N entsprechen der geleisteten Muskelarbeit (Kraft · Weg). Bei mittlerer Belastung ist die geleistete Arbeit am größten (A′B′C′N).

rung von Muskelspannung und Muskellänge beruht darauf, dass der Muskel mittels elastischer Elemente (Sehnen) am Skelett befestigt ist. Diese elastischen Elemente wirken einerseits fixierend, erhöhen also im Sinne einer isometrischen Kontraktion die Spannung im Muskel; andererseits sind sie aber nachgiebig, d. h. der Muskel kann sich wie bei einer isotonischen Kontraktion zugleich auch verkürzen.

> **💡 Merke!**
>
> **Auxotonische Kontraktion:**
> *Gleichzeitige* Veränderung von Muskellänge (isotonische Kontraktion) und Muskelspannung (isometrische Kontraktion)

Muskelarbeit

▶ Die Muskelarbeit ist wie jede Arbeit das Produkt von Kraft und Weg. Aus den Längen-Kraftdiagrammen der Abbildungen 13.11 und 13.13 lässt sich also die vom Muskel im Rahmen der einzelnen Kontraktionsformen geleistete Arbeit als Fläche zwischen Längen- und Kraftänderung direkt ablesen. Die zugehörigen Rechtecke der Muskelarbeit bei drei verschiedenen Unterstützungskontraktionen sind in Abbildung 13.13 eingezeichnet. Man sieht, dass die geleistete Arbeit bei mittlerer Last größer ist als bei sehr kleiner oder sehr großer Belastung. Wenn sich der Muskel *unbelastet verkürzt* oder wenn sich der Muskel rein isometrisch kontrahiert und sich also *nicht verkürzt* (zu hebende Last ≥ isometrischer Maximalkraft), ist die geleistete Arbeit gleich Null. ◀

Beziehung zwischen Last und Verkürzungsgeschwindigkeit

▶ Die Verkürzungs*geschwindigkeit* eines Muskels unter Belastung hängt ebenso wie die Hubhöhe von der Größe der Belastung ab. Die Verkürzungsgeschwindigkeit ist umso schneller, je geringer die Last ist: **Hillsche Kraft-Geschwindigkeits-Relation**.

Der vom Muskel während der Verkürzung zu hebenden Last setzt dieser mit seiner Kontraktion die entsprechende Kontraktionskraft entgegen. Der zu hebenden Last entspricht daher die Kontraktionskraft. Man kann also der Abbildung 13.14

auch entnehmen, dass mit zunehmender Verkürzungsgeschwindigkeit die mögliche Kontraktionskraft abnimmt. Dies entspricht der Beobachtung, dass schwere Lasten nur entsprechend langsam gehoben werden können, während schnelle Bewegungen nur bei geringem Kraftaufwand möglich sind. ◀

Muskelleistung und Wirkungsgrad

Muskelleistung ist gleich Muskelkraft mal Verkürzungsgeschwindigkeit. Daher entspricht in Abbildung 13.14 die Fläche des Rechteckes ABC0 der Muskelleistung bei einer mittleren Last von 10 kg und einer Verkürzungsgeschwindigkeit von 2 m/s. Da 10 kg ca. 100 N entsprechen und die Muskelleistung in Watt sich aus der Multiplikation von Kraft [N] · Weg [m] / Zeit [s] (oder Arbeit [J]/ Zeit [s]) ergibt, resultiert eine Muskelleistung von 200 W (2 m/s · 100 N).

Die maximal mögliche Leistung ist (wie die Arbeit) bei mittlerer Belastung, bzw. bei einer mittleren Verkürzungsgeschwindigkeit, am größten.

▶ Der **Wirkungsgrad** eines Muskels ist derjenige Teil der von ihm verbrauchten Energie, der in Arbeit (Kraft · Weg) umgesetzt werden kann. Der Wirkungsgrad eines Skelettmuskels liegt normalerweise zwischen 20 und 30 %, die übrige Energie geht als Wärme verloren. Hierbei unterscheidet man die *Initialwärme*, die durch die energiever-

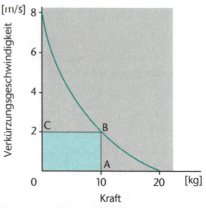

Abb. 13.14: Beziehung zwischen Kraft und Verkürzungsgeschwindigkeit. Das Rechteck ABC0 entspricht der Muskelleistung als Produkt aus Muskelkraft und Verkürzungsgeschwindigkeit.

brauchenden Prozesse der Muskelverkürzung selbst entsteht, von der *Erholungswärme*, die durch energieverbrauchende Erholungsprozesse wie Ionenpumpen und ATP-Regeneration anfällt. ◄

> **Merke!**
> Wirkungsgrad des Skelettmuskels: 20–30 %

13.1.5 Typen und Trophik der Skelettmuskulatur   9 ?

Schnelle und langsame Muskelfasern

Den unterschiedlichen Anforderungen an die Muskulatur entsprechen verschiedene Muskelfasertypen. So gibt es Muskeln, die eher eine Haltefunktion ausüben (Rückenmuskulatur) und andere, die sehr schnelle und kräftige Bewegungen ausführen können (Extremitätenmuskulatur).

► Histologisch lassen sich die Muskelfasertypen in den **schnellen, weißen** Fasertyp (Typ II B) und den **langsamen roten** Fasertyp (Typ I) einteilen (Merkwort: „schneeweiß", *schnelle* Muskelfasern sind *weiß*).

Muskeln mit Haltefunktion sind überwiegend vom langsamen (roten) Fasertyp. Diese Muskulatur muss nicht schnell, sondern ausdauernd arbeiten: *tonische Muskelfasern.*

Die Extremitätenmuskeln dagegen verfügen überwiegend über weiße (schnelle) Fasern, die sich rasch kontrahieren können, jedoch ebenso rasch ermüden: *phasische Muskelfasern.*

Ob eine Muskelfaser sich schnell oder langsam kontrahiert, hängt von der ATPase-Aktivität des Myosinkopfes ab. Schnelle Muskelfasern haben Myosinköpfe mit einer hohen ATPase-Aktivität. Die Filament-Gleit-Zyklen können daher mit großer Geschwindigkeit ablaufen. Umgekehrt ist es bei den langsamen Fasern, deren ATPase-Aktivität niedrig ist.

Je höher die ATPase-Aktivität, umso höher ist natürlich auch der ATP-Verbrauch. Dies erklärt den pro Zeiteinheit größeren ATP-Verbrauch der schnellen (weißen) Fasern. ◄

► Rote und weiße Fasern unterscheiden sich aber noch in anderen Punkten: So verfügen **rote Fasern** über einen höheren Myoglobingehalt als die weißen Fasern, was ihre Rotfärbung erklärt. Dieses Myoglobin steht als zusätzlicher Sauerstoffträger dem aeroben Stoffwechsel zur Verfügung. Ihre enzymatische Ausrüstung ist auf Ausdauerleistung eingestellt. Weiterhin weisen die Fasern eine weit größere Zahl von Mitochondrien und Kapillaren auf als die weißen Fasern.

Weiße Fasern beziehen ihre Energie hauptsächlich aus dem *an*aeroben Stoffwechsel. Durch eine extrem hohe glykolytische Kapazität können sie sehr schnell Energie zur Verfügung stellen. Sie sind nicht in dem Maße auf die Sauerstoffzufuhr angewiesen wie die roten Fasern, ermüden dafür aber sehr schnell, sobald ihre Glykogenvorräte erschöpft sind. Ihre Versorgung mit Kapillaren ist gering, sie enthalten wenig Mitochondrien und große Glykogenspeicher. ◄

Innervation

Motoneurone, die die roten Fasern versorgen, haben kleine Zellkörper und dünne Nervenfasern. Dem entspricht, dass der Faserdurchmesser der roten Muskelfaser wie auch die Größe der aus roten Fasern gebildeten motorischen Einheit gering ist.

Der versorgende Nerv der weißen Fasern entspringt hingegen einem Motoneuron mit großem Zellkörper und dickeren Nervenfasern. Auch die weiße Faser ist dicker und die aus den weißen Fasern bestehende motorische Einheit größer als bei den roten Muskelfasern.

Die kleineren motorischen Einheiten der roten Muskulatur werden bei der Muskelkraftrekrutierung zuerst aktiviert. Sie entwickeln ihre maximale Kraft schon bei einem geringeren Aktivierungsniveau als die großen Faserverbände der weißen Muskulatur.

Die nervale Versorgung beeinflusst auch die in einer Muskelfaser ablaufenden enzymatischen Reaktionen und entscheidet also letztlich darüber, zu welchem Fasertyp eine motorische Einheit gehört. Ersetzt man z. B. das Motoneuron einer aus roten Muskelfasern bestehenden motorischen Einheit durch das größere Motoneuron einer aus weißen Fasern bestehenden Einheit, so passen

13

sich die Eigenschaften der vormals roten Muskelfaser den veränderten Innervationsverhältnissen an: Der sich zuvor langsam kontrahierende rote Muskel kontrahiert sich unter der vertauschten Innervation schnell und auch die Ausstattung mit Mitochondrien und Kapillaren sowie die Enzymausstattung ändert sich.

Leistungsanpassung

Bei häufiger Aktivierung steigern Muskeln ihre Leistungsfähigkeit. Je nach Muskelfasertyp ändern sich verschiedene Parameter.

▶ **Rote Fasern** steigern ihren Gehalt an Myoglobin, Mitochondrien und Kapillaren. Dabei wird die Masse des Muskels wenig geändert.

Weiße Fasern steigern die Zahl ihrer Myofibrillen und den Glykogenvorrat. Der Faserdurchmesser und damit der Muskeldurchmesser nimmt zu. Hierbei ändern sich zwar das Zellvolumen und die Zellmasse, nicht aber die Anzahl der Muskelzellen! Eine solche Zellvolumenvergrößerung wird als **Hypertrophie** bezeichnet. ◀

Im Gegensatz dazu nimmt bei der **Hyperplasie** die Zell*zahl* zu. Eine Muskelzellhyperplasie kommt jedoch nur sehr selten bei extremen Dauerbelastungen vor. Dabei spalten sich einige wenige der vorher hypertrophierten Muskelzellen. Insgesamt betrifft die Muskelzellhyperplasie, auch wenn sie eintritt, nur einen ganz geringen Prozentsatz der hypertrophierten Muskelfasern.

🔆 Merke!

Weiße (schnelle) Muskelfasern:
- Schnelle Bewegungen.
- Hohe ATPase-Aktivität.
- Niedrigerer Myoglobingehalt, weniger Mitochondrien und Kapillaren, größere Glykogenvorräte
  → überwiegend *anaerober* Stoffwechsel
- Versorgung durch Motoneurone mit großem Zellkörper.

Rote (langsame) Muskelfasern:
- Stützmuskulatur.
- Niedrige ATPase-Aktivität.
- Höherer Myoglobingehalt, *mehr* Mitochondrien und Kapillaren
  → überwiegend *aerober* Stoffwechsel.
- Versorgung durch Motoneurone mit kleinem Zellkörper.

13.1.6 Grundzüge der Pathophysiologie am Skelettmuskel   1 ❓

Auswirkung einer Denervierung

Wird ein motorischer Nerv durchtrennt (Denervierung), geht der distale Anteil des Nerven bis zu den motorischen Endplatten zugrunde (absteigende Degeneration). Die betroffenen Muskelfasern sind schlaff gelähmt; sie atrophieren und werden auf der gesamten Oberfläche für Acetylcholin empfindlich (nicht nur, wie es physiologisch wäre, im subsynaptischen Bereich). Dadurch finden sich in denervierten Muskeln oft feine, mechanisch unwirksame spontane Kontraktionen einzelner Fasern (Fibrillationen). Bei elektrischer Reizung des durchtrennten motorischen Nerven zeigt sich eine typische Entartungsreaktion und eine Verlängerung der Chronaxie (☞ 12.2.4).

Bis zu drei Monate nach der Denervierung kann sich der Nerv bei Wiederherstellung der Nervenkontinuität (z. B. durch neurochirurgische Nervennaht) vollständig regenerieren. Aus dem intakten proximalen Nervenende wächst das Axon im Bindegewebsschlauch des degenerierten Nerven mit einer Geschwindigkeit von etwa 1 mm/Tag in Richtung Peripherie und bildet bei Erreichen der Muskelfasern neue motorische Endplatten. Hält die Denervierung länger an, erlischt die Fähigkeit des Nerven, sich zu regenerieren.

Myotonien

Unter einer Myotonie versteht man das abnorme Andauern einer Muskelkontraktion über mehrere Sekunden auch nach Beendigung des auslösenden Reizes. Grundlage der Myotonie sind die nach einer zunächst noch physiologischen Kontraktion der motorischen Einheit anhaltenden repetitiven Kontraktionen einzelner Muskelfasern, die unabhängig von jeder Innervation sind.

Die Myotonie kann als isolierte Krankheit oder auch nach Denervierung, nach Spinalanästhesie oder Blockade der motorischen Endplatte mit Curare auftreten. Man kann sie durch Beklopfen des betroffenen Muskels provozieren. In der Kälte verstärkt sie sich. Meistens können die Betroffenen nach einigen wiederholten Kontraktionen anschließend wieder eine normale Bewegung durchführen. In der Regel sind vor allem die Extremitätenmuskeln befallen. Es wird vermutet, dass eine Verschiebung des Kalium-Gleichgewichtes über der Muskelzellmembran eine Mitursache ist.

Myasthenia gravis

Die Myasthenia gravis ist eine Erkrankung, bei der es als Folge einer gestörten neuromuskulären Überleitung zu abnormer Muskelermüdbarkeit und schließlich zu einer Lähmung der Skelettmuskulatur kommt. Die zunehmende Muskelschwäche mit schließlich vollständiger Lähmung erklärt sich durch die Produktion von Autoantikörpern gegen die Acetylcholin-Rezeptoren der motorischen Endplatte. Durch diese Antikörper werden die motorischen Endplatten immunologisch angegriffen und zerstört. Solche Autoantikörper sind bei 80–90 % der Patienten mit Myasthenia gravis nachweisbar.

Im Anfangsstadium der Erkrankung sind vor allem die Augenmuskeln betroffen (kleine motorische Einheiten, viele Endplatten). Typisch sind Lidlähmung (Ptose) und Doppelbilder. Die weitere Ausbreitung erfolgt immer von proximal nach distal. Bei Befall der Interkostalmuskulatur und des Zwerchfells tritt der Tod durch Lähmung der Atemmuskulatur ein.

Elektromyographie (EMG)

Mithilfe der Elektromyographie werden Potentialschwankungen vom Muskel abgeleitet, die durch die Aktivierung einer oder mehrerer motorischer Einheiten erzeugt werden. In den Muskel eingestochene Nadelelektroden registrieren die elektrische Aktivität des Muskels. Die abgeleiteten Potentiale werden verstärkt und über einen Oszillographen sichtbar gemacht. Dies erlaubt in der Klinik die Differenzierung verschiedener Muskelerkrankungen anhand der registrierten Aktivitätsmuster.

13.2 Glatte Muskulatur

13.2.1 Feinbau der glatten Muskulatur   1 ?

Die glatte Muskulatur besteht aus spindelförmigen Zellen, die mit einer Länge von 20–500 μm und einem Durchmesser von 2–5 μm um etwa einen Faktor 20 kleiner als die Skelettmuskelzellen sind. Man unterscheidet zwei verschiedene Arten glatter Muskulatur: den *Single-Unit-Muskeltyp* und den *Multi-Unit-Muskeltyp*.

Single-Unit-Muskeltyp

Die Single-Unit-Muskelzellverbände kontrahieren sich auf eine Erregung praktisch zeitgleich. Einige Hunderte bis Millionen Zellen reagieren als Einheit (single unit). Die einzelnen Zellen verfügen nicht wie die Skelettmuskelfasern über eine individuelle nervale Versorgung. Ihre Zellmembranen sind an vielen Stellen eng miteinander verknüpft. Zusätzlich können durch sog. Gap junctions (elektrische Synapsen) Ionen von einer Zelle in die andere fließen, sodass Aktionspotentiale rasch und unmittelbar von Zelle zu Zelle fortgeleitet werden können.

Diese Art glatter Muskulatur findet man vor allem in der Wand der meisten *viszeralen Organe*, wie Darm, Gallengänge, Ureteren, Uterus und in vielen *Blutgefäßen*. Die Kontraktionssteuerung der Single-unit-Muskelzellverbände wird vorwiegend durch hormonelle, mechanische und Umgebungsfaktoren kontrolliert. Die direkte nervale Kontrolle ist zweitrangig.

Multi-Unit-Muskeltyp

Dieser Typ glatter Muskulatur besteht aus Zellen, die ähnlich wie die Skelettmuskelfasern, jeweils von einem eigenen Nervenast versorgt werden. Durch eine basalmembranähnliche Schicht sind sie elektrisch voneinander isoliert. Jede Zelle kann sich unabhängig von den anderen kontrahieren. Die Kontraktion wird anders als beim Single-Unit-Muskeltyp vor allem durch Nervenimpulse kontrolliert. Beispiele für den Multi-Unit-Muskeltyp findet man im *Ziliarmuskel*, in der *Iris* des Auges und in den *Musculi erectores pili*.

13

Filamentsystem

Als morphologisches Korrelat der Muskelkontraktion findet man auch in den glatten Muskelfasern Aktin und Myosin als kontraktile Proteine. Sie sind den kontraktilen Proteinen in der Skelettmuskulatur ähnlich, aber nicht mit ihnen identisch.

► Troponin-C, das im Skelettmuskel die Kontraktion kontrolliert, ist in der glatten Muskulatur nicht vorhanden. Seine Funktion übernimmt in der glatten Muskulatur das **Calmodulin**. ◄

Anders als im Skelettmuskel sind Aktin und Myosin auch nicht regelmäßig angeordnet, sodass mikroskopisch keine Querstreifung sichtbar wird. Das Verhältnis von Aktin zu Myosin beträgt etwa 15:1. Auch sind die Aktinfilamente viel länger als im Skelettmuskel, was die maximale Kontraktionsfähigkeit der glatten Muskulatur steigert. Die Muskelzellen der glatten Muskulatur sind nicht in Sarkomere gegliedert. Eine den Z-Scheiben vergleichbare Struktur, an der die Aktinfilamente befestigt sind, findet sich jedoch auch in der glatten Muskulatur. Es handelt sich hierbei um die so genannten dense bodies, Proteinstrukturen, die sowohl in der Nähe der Zellwand, als auch verstreut im Zellinneren lokalisiert sind. Diese dense bodies sind z. T. untereinander verknüpft und können so die Kraft, die durch die Kontraktion entsteht, auf benachbarte Zellen übertragen.

> **Merke!**
>
> Glatte Muskulatur:
> Kalziumbindung an Calmodulin statt an Troponin-C

Innervation der glatten Muskulatur

Die einzelnen Zellen des Multi-Unit-Zellverbandes werden in der Regel jeweils durch eigene Nervenäste versorgt. Anders als z. B. beim Skelettmuskel, gibt es keine besonderen neuromuskulären Synapsen wie die motorische Endplatte. Die Neurotransmitter des autonomen Nervensystems werden aus endständigen Auftreibungen der Nervenfasern in der Nähe der Muskelzellen, den sog. Varikositäten ausgeschüttet. Dabei kann der synaptische Spalt einige nm bis einige μm breit sein. Bei den Multi-Unit-Muskeltypen ist er meist, wie bei der motorischen Endplatte, sehr eng (10–20 nm).

Nerval wird die glatte Muskulatur vom vegetativen Nervensystem über die Transmitter Acetylcholin und Noradrenalin versorgt. In vielen Fällen wird eine Kontraktion der glatten Muskulatur jedoch nicht nerval, sondern durch Umgebungsfaktoren (pH-Wert, CO_2-Konzentration, Sauerstoffmangel) oder durch Hormone (Histamin, Serotonin, Oxytocin, Angiotensin etc.) ausgelöst. Dabei können die lokalen und hormonalen Faktoren sowohl eine Muskelentspannung als auch eine Kontraktion auslösen. Entscheidend hierfür ist nicht die Art des Transmitters, sondern der am Zielorgan vorhandene Rezeptortyp (inhibitorisch oder exzitatorisch).

13.2.2 Kontraktionsauslösung

Eine Kontraktion der glatten Muskulatur kann durch folgende Einflüsse ausgelöst werden:

- Transmittersubstanzen,
- mechanische Faktoren,
- spontane autonome Kontraktion (Eigenrhythmus),
- metabolische Faktoren und
- hormonale Faktoren.

In Ruhe liegt das Membranpotential der glatten Muskulatur bei etwa −50 bis −60 mV. Ein Aktionspotential wird hier nicht wie im Skelettmuskel durch den schnellen Na^+-Einstrom, sondern durch einen Ca^{2+}-Einstrom ausgelöst. Die Kalziumkanäle öffnen sich aber viel langsamer als die Natriumkanäle des Skelettmuskels. So kommt es zu den langsamen Aktionspotentialen, die typisch für die glatte Muskulatur sind. Wenn ein Aktionspotential entsteht, hat es entweder die Form eines Spike-Potentials oder die eines Aktionspotentials mit Plateau (☞ Abb. 13.15).

- **Spike-Potentiale** gleichen den spitzen Aktionspotentialen des Skelettmuskels, sie sind allerdings mit 50–100 ms deutlich länger (Skelettmuskel: 1–5 ms).
- **Aktionspotentiale mit Plateau** weisen wie die Aktionspotentiale des Herzmuskels eine verzögerte Repolarisation auf, die für die Plateauphase verantwortlich ist. Die Dauer des Aktionspotentials beträgt einige 100 bis einige 1 000 Millisekunden. Diese langen Plateau-Aktionspotentiale sind die Grundlage lang anhaltender

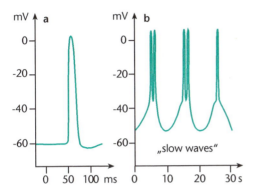

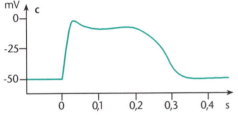

Abb. 13.15: Aktionspotentiale in der glatten Muskulatur: a) „Spike"-Aktionspotential; b) Aktionspotentiale auf dem Boden von „slow-waves"; c) Aktionspotential mit Plateauphase.

Muskelkontraktionen z. B. in den Ureteren oder im Uterus.

Daneben existiert eine dritte Art von Potentialen in der glatten Single-unit-Muskulatur: die **Slow-wave-Potentiale**. Es handelt sich um langsame Potentialschwankungen, die vorwiegend in sich autonom kontrahierender glatter Muskulatur auftreten (z. B. in der Darmwand). Überschreiten die langsamen Schwankungen das Schwellenpotential, wird ein Aktionspotential ausgelöst. Dadurch können regelmäßige rhythmische Kontraktionsabläufe, wie z. B. im Darm entstehen.

Nicht jede Depolarisation der glatten Muskelzelle löst jedoch ein Aktionspotential aus. Im Gegensatz zum Alles-oder-Nichts-Verhalten des Skelettmuskels können auch unterschwellige Erregungen der glatten Muskulatur durchaus eine Kontraktion auslösen. So entstehen beispielsweise an den Multi-unit-Fasern der glatten Muskulatur eher selten Aktionspotentiale. Die mehr oder weniger starke Depolarisation zieht lediglich einen entsprechend starken Kalziumeinstrom nach sich, der mit einer Kontraktion einhergeht.

13.2.3 Kontraktionsablauf 10 ?

Wie im Skelettmuskel wird im glatten Muskel Ca^{2+} für die Muskelkontraktion benötigt. Das sarkoplasmatische Retikulum, das im Skelettmuskel als Kalziumspeicher dient, ist in der glatten Muskulatur jedoch nur sehr spärlich entwickelt. Einige sarkoplasmatische Tubuli liegen membranständig in der Nähe so genannter Caveoli. Diese Membraneinstülpungen, die eine den T-Tubuli vergleichbare Funktion übernehmen, sind jedoch ebenfalls nur rudimentär ausgebildet.

▶ Der Hauptkalziumvorrat der glatten Muskelzelle liegt extrazellulär. Durch Diffusion erreicht ein großer Teil das Zellinnere und die Myofilamente. Diese Diffusion ist nur aufgrund der kleineren Zellgröße der glatten Muskelzellen möglich. Neben der Diffusion gelangt das Kalzium auch über hormongesteuerte Kalziumkanäle ins Zytoplasma. ◀

Diese Mechanismen sind deutlich langsamer als die durch T-System und sarkoplasmatisches Retikulum sehr schnelle elektromechanische Koppelung im Skelettmuskel: Die Latenzzeit vom Beginn des Kalziumeinstroms bis zur Kontraktion ist mit ca. 300 ms um den Faktor 50 größer als beim Skelettmuskel.

▶ Intrazellulär bindet sich das eingeströmte Ca^{2+} an das Protein Calmodulin, das in der glatten Muskulatur das Skelettmuskelprotein Troponin C ersetzt. Der weitere **molekulare Kontraktionsablauf** unterscheidet sich vom Kontraktionsablauf in der Skelettmuskulatur. Im Einzelnen lassen sich die folgenden fünf Schritte abgrenzen:

- Der Calmodulin-Kalzium-Komplex verbindet sich mit einer am Myosinkopf gebundenen Myosin-Kinase (Myosin-Light-Chain-Kinase, MLCK), die dadurch aktiviert wird.
- Unter ATP-Verbrauch wird die leichte Kette des Myosinkopfes durch die Myosin-Kinase phosphoryliert. Dabei wird ATP zu ADP gespalten.
- Diese Phosphorylierung erlaubt die Verbindung zwischen Aktin und dem Myosinkopf sowie eine Kontraktion mit Querbrückenbildung und Filamentgleiten ähnlich wie im Skelettmuskel.
- Die Aktin-Myosin-Bindung wird durch Abspaltung des in Schritt 2 an den Myosinkopf angelagerten Phosphat-Moleküls durch ein speziel-

les Enzym, die Myosin-Phosphatase (Myosin-Light-Chain-Phosphatase, MLCP), wieder getrennt.

- Der Kontraktionsvorgang wird beendet, indem Kalzium über ATP-getriebene Ca^{2+}-Pumpen oder über Na^+-Ca^{2+}-Austauscher wieder in den Extrazellulärraum befördert wird. ◄

Insgesamt ist die Kontraktion der glatten Muskulatur durch die folgenden **Besonderheiten im Vergleich zum Skelettmuskel** gekennzeichnet:

- Der *Filament-Gleit-Mechanismus* läuft wesentlich *langsamer* ab (ein Zehntel bis ein Dreihundertstel), da die ATPase Aktivität des Myosins in der glatten Muskulatur viel geringer ist.
- Der *Energieverbrauch* ist daher ebenfalls um ein Zehntel bis ein Dreihundertstel *geringer.*
- Die *Latenzzeit* zwischen Exzitation und Kontraktion ist wesentlich *länger.*
- Die *Kraftentwicklung* kann durch eine verlängerte Verbindungszeit zwischen Aktin und Myosin oft *größer* sein.
- Der glatte Muskel kann sich u. a. aufgrund des anderen Längenverhältnisses zwischen Aktin und Myosin viel *stärker verkürzen* als der Skelettmuskel: Die Myosinköpfe können auf den viel längeren Aktinfasern der glatten Muskelzellen eine größere Strecke „wandern" als auf den relativ kurzen Aktinfasern der Skelettmuskulatur.
- Die Aufrechterhaltung einer einmal aufgebauten Kontraktionsspannung benötigt nur noch einen Bruchteil der Anfangsenergie *(„Latch"-Mechanismus).* Der Energieverbrauch der glatten Muskelzelle beträgt deshalb bei lang anhaltenden Dauerkontraktionen oft nur wenige Prozent der im Skelettmuskel für eine vergleichbare Kontraktion aufzuwendenden Energie.
- Die glatte Muskulatur passt sich einer anhaltenden Dehnung (z. B. durch Füllung eines Hohlorgans) flexibel und weitgehend ohne lang anhaltende Druckerhöhung an: Nach einem kurzen initialen Druckanstieg herrscht bereits einige Sekunden nach der Dehnung wieder der Ausgangsdruck. Dieses Verhalten wird als *Plastizität oder Stress-Relaxation* des glatten Muskels bezeichnet (☞ Abb. 13.16).

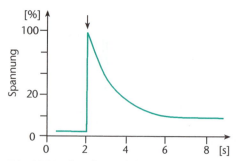

Abb. 13.16: Plastisches Verhalten eines glatten Muskels: Nach plötzlicher Dehnung (Pfeil) steigt die Spannung nur kurzzeitig an und kehrt dann fast zum Ausgangswert zurück.

Andererseits stellt eine Dehnung für die glatte Muskulatur zunächst auch einen Kontraktionsreiz dar, da durch die Dehnung die Ca^{2+}-Konzentration im Sarkoplasma erhöht wird. Diese Besonderheiten erlauben es der glatten Muskulatur, sich den speziellen Anforderungen ihres Einsatzgebietes anzupassen:

- Möglichst *große Füllungsvolumen* bei geringen Druckschwankungen in den Hohlorganen (z. B. Harnblase).
- *Langes Aufrechterhalten* eines Muskeltonus, oft über viele Stunden, wie in Magen, Blase, Sphinkermuskulatur etc., unter möglichst geringem Energieverbrauch.
- *Großes Verkürzungspotential* z. B. für die peristaltischen Darmbewegungen.

⚕ Klinik!

Bei einer **Harnleiterkolik** kommt es zu *starken* anfallsartigen Schmerzzuständen, die vom Rücken über den Unterbauch in die Leiste ausstrahlen. Ursache ist ein Abflusshindernis im Ureter, z. B. ein Harnleiterstein. Proximal des Hindernisses steigt der Druck im Ureter rasch an. Dieser Druckanstieg führt zu einer Dehnung der glatten Muskulatur mit einer Erhöhung der Ca^{2+}-Konzentration im Sarkoplasma (s. o.). Folge ist eine gesteigerte Peristaltik des Ureters. Dehnung und Hyperperistaltik in Verbindung mit der lokalen Schleimhautreizung durch den Harnleiterstein sind Ursache der Schmerzattacken. Bleibt die Obstruktion des Harnleiters längere Zeit bestehen, weitet sich der Ureter durch Stress-Relaxation beträchtlich aus.

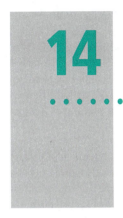

14 Vegetatives Nervensystem

A. Hick

60 ?

IMPP-Hitliste

▯▯▯ Antwortverhalten der Organe bei sympathischer oder parasympathischer Stimulation

▯▯ Miktions- und Defäkationsreflex

▯ Lokalisation der peripheren und zentralen Neurone des vegetativen Nervensystems

Das vegative Nervensystem innerviert die glatte Muskulatur in Gefäßen, viszeralen Organen und Drüsen. Durch Einfluss auf Stoffwechselprozesse passt es den Organismus wechselnden äußeren und inneren Bedingungen an.

Die unterschiedlich lokalisierten und funktionell verschiedenen Anteile des vegetativen Nervensystems werden als **Sympathikus** und als **Parasympathikus** bezeichnet. Zentraler Anteil (☞ 14.1.1) und peripherer Anteil (☞ 14.1.2) weisen jeweils charakteristische funktionelle Eigenschaften auf. Eingehende Kenntnisse der Signalübertragungsmechanismen im vegetativen Nervensystem (☞ 14.2) sind wegen der Möglichkeit gezielter pharmakologischer Eingriffe klinisch wichtig. Von spezieller Bedeutung sind die peripheren Rezeptortypen und Transmittersubstanzen, welche die einzelnen Organfunktionen aktivieren oder bremsen (☞ Tab. 14.3). Auch im vegetativen Nervensystem laufen Reflexe ab (☞ 14.3.1). Speziell behandelt werden die parasympathisch gesteuerten Defäkations- und Miktionsreflexe. Die ebenfalls sympathisch und parasympathisch gesteuerten Genitalreflexe

werden in Kapitel 11 im Zusammenhang von Sexualentwicklung und Reproduktionsphysiologie besprochen. Die Steuerung wichtiger Organsysteme durch das vegetative Nervensystem wird in Abschnitt 14.3.2 dargestellt.

14.1 Morphologische Grundlagen

3 ?

14.1.1 Zentraler Anteil von Sympathikus und Parasympathikus

Zentrale Anteile von Sympathikus und Parasympathikus liegen im Rückenmark und im Hirnstamm.

▶ Die zentralen Ganglien des **Sympathikus** befinden sich im Nucleus intermediolateralis des **thorakolumbalen Rückenmarkes**, d.h. im Bereich der *Segmente C8–L1* (☞ Abb. 14.1a).

Die zentralen Ganglien des **Parasympathikus** liegen zum einen im Bereich des Hirnstamms in den **Hirnnervenkernen**. Zum anderen finden sich parasympathische Neurone im Nucleus intermediolateralis des **Sakralmarkes** im Bereich der *Segmente S2–S4* (☞ Abb. 14.1b). ◀

Diese sympathischen und parasympathischen Gebiete von Hirnstamm und Rückenmark werden von *übergeordneten Strukturen* wie dem limbischen System, dem Hypothalamus, der Formatio reticularis und anderen vegetativen Zentren des Hirnstamms gesteuert.

Im **Hypothalamus** wird u.a. die Regulation des Herzkreislaufsystems, der Körpertemperatur, des Flüssigkeitshaushaltes, der Nahrungsaufnahme, des Sexualtriebes und des Abwehr- und Fluchtverhaltens koordiniert. *Afferente Impulse* erreichen den Hypothalamus vom Thalamus, dem limbischen System und über die spinobulboretikulären Bahnen von Körperoberfläche und Körperinnerem. Mittels spezieller Neurone im medialen Hypothalamus werden wichtige Parameter des *inneren Milieus* gemessen: Temperatur, Ionen- und Glukosekonzentrationen, Hormonspiegel im Blut. Vom Hypothalamus ausgehende *Efferenzen* führen zum einen zur Hypophyse und damit zum Hormonsystem, zum anderen über polysynaptische Bahnen via Formatio reticularis in die vegetativen Zentren des Rückenmarkes.

Das vegetative Nervensystem unterliegt insgesamt viel weniger der willkürlichen Kontrolle als das somatische. Über das **limbische System** beeinflussen jedoch Emotionen und affektives *Verhalten* wie Wut, Angst oder Freude die körperlichen Vorgänge. So führt z.B. Angst über eine Aktivierung des sympathischen Anteils des vegetativen Nervensystems zu Reaktionen wie Schweißausbruch, Steigerung der Herzfrequenz, erhöhtem Blutdruck, vermehrter Muskeldurchblutung, Kontraktion der Sphinkteren der inneren Organe und Pupillendilatation.

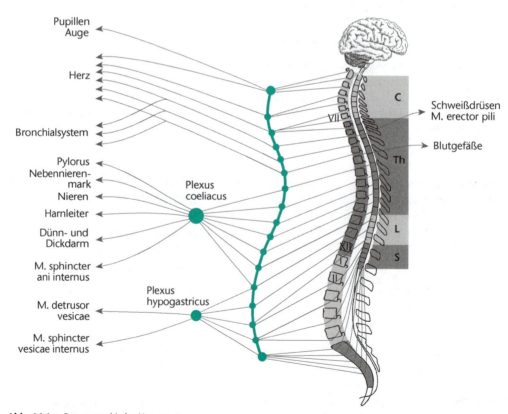

Abb. 14.1a: Das sympathische Nervensystem.

:💡: Merke!

Sympathikus:
- Thorakolumbales Rückenmark C8–L1

Parasympathikus:
- Sakralmark
- Hirnnervenkerne

14.1.2 Peripherer Anteil von Sympathikus und Parasympathikus

Im Gegensatz zum somatischen Nervensystem besteht die periphere Efferenz von Sympathikus und Parasympathikus aus zwei hintereinander geschalteten Neuronen: dem **präganglionären** und dem **postganglionären** Neuron.

Sympathikus

▶ Im sympathischen System liegt der Zellkörper des **präganglionären Neurons** in den *Seiten-*

hörnern der Rückenmarkssegmente C8 bis L1, also im Bereich von Brustmark und erstem Lendenmarkssegment. Der Zellkörper des **postganglionären Neurons** befindet sich im so genannten *Grenzstrang*. Dieser Grenzstrang ist eine paarige Ganglienkette, die rechts und links der Wirbelsäule von der Hirnbasis bis zum Os sacrum verläuft. ◀

Der *periphere Anteil des Sympathikus* verlässt als präganglionäres, myelinisiertes Neuron segmentweise das Seitenhorn des Brust- und Lendenmarkes. Dabei verläuft er ein kurzes Stück zusammen mit dem somato-efferenten Nerven im *Spinalnerv*. Über den Ramus communicans albus gelangt er zum Grenzstrang. Für die Verbindung zwischen prä- und postganglionärem Neuron gibt es dann drei Möglichkeiten (☞ Abb. 14.2):

- Das präganglionäre Neuron kann im Grenzstrangganglion auf das postganglionäre Neuron umgeschaltet werden.

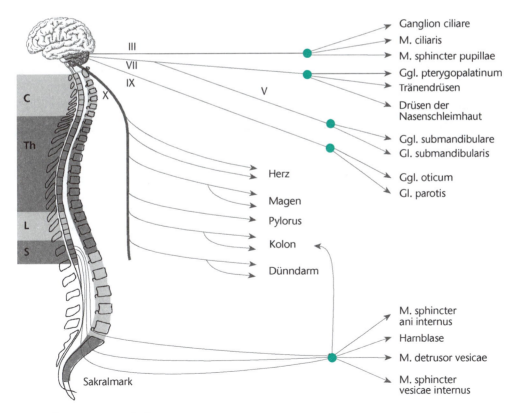

Abb. 14.1b: Das parasympathische Nervensystem.

- Das präganglionäre Neuron kann den Grenzstrang ohne Umschaltung verlassen und erst in einem der unpaaren prävertebralen Ganglien des Plexus solaris (G. coeliacum, G. mesentericum superius et inferius) auf das postganglionäre Neuron umgeschaltet werden.
- Das präganglionäre Neuron wird zwar innerhalb des Grenzstranges, aber in einem höheren oder tieferen Grenzstrangganglion auf das postganglionäre Neuron umgeschaltet.

Einige postganglionäre marklose Fasern verlaufen über den *Ramus communicans griseus* zurück zum Spinalnerven und versorgen vor allem die Blutgefäße, die Schweißdrüsen und die Musculi erectores pili. Diese sympathischen Fasern machen ca. 8 % der Fasern eines somatischen Nerven aus.

Die **postganglionären Neurone**, die entweder den Grenzstrang oder die prävertebralen Ganglien verlassen, versorgen in ihrem weiteren Verlauf unmittelbar die Endorgane des sympathischen Nervensystems und die glatte Muskulatur der verschiedenen Organe.

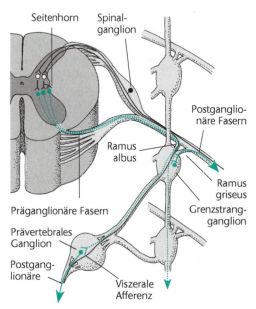

Seitenhorn Spinal-
ganglion

Postganglionäre Fasern

Ramus albus

Präganglionäre Fasern

Prävertebrales Ganglion

Postganglionäre

Viszerale Afferenz

Ramus griseus

Grenzstrang-ganglion

Abb. 14.2: Der vegetative spinale Reflexbogen. Die viszerale Afferenz (schwarze Linie) erreicht über die sensible Spinalganglienzelle das Hinterhorn, über mehrere Interneurone gelangt sie zur vegetativen efferenten Ganglienzelle in den Seitenhörnern des Rückenmarks. Die präganglionären vegetativen Fasern verlassen über die Vorderwurzeln das Rückenmark und werden in den vegetativen Ganglien auf das postganglionäre Neuron umgeschaltet.

Parasympathikus

Wie der Sympathikus besteht auch der Parasympathikus aus einem präganglionären und einem postganglionären Neuron. Jedoch sind im Vergleich zum Sympathikus die Axone der *präganglionären Neurone wesentlich länger* als die der *postganglionären Neurone*. Die parasympathischen Ganglien, in denen die präganglionären auf die postganglionären Fasern umgeschaltet werden, sind nämlich nicht rückenmarksnah (wie im Grenzstrang), sondern überwiegend in Nähe der zu versorgenden Organe oder sogar in der Wand des Erfolgsorgans selbst gelegen. Die **kurzen postganglionären Axone** sind oft nur 1 Millimeter bis einige Zentimeter lang.

▶ Die zentralen Ganglien des Parasympathikus liegen einerseits in den Kernen der *Hirnnerven III, VII, IX, X* und andererseits im *Sakralmark* (S2–S4). Der *periphere kraniale Anteil* des Parasympathikus verlässt den Hirnstamm mit den Hirnnerven:

- Der parasympathische Anteil des **N. oculomotorius** (III) versorgt den M. sphincter pupillae und den M. ciliaris.
- Der parasympathische Anteil des **N. facialis** (VII) versorgt die Tränendrüse, die Drüsen des Nasen-Rachen-Raumes, die sublingualen und die submandibulären Drüsen.
- Der parasympathische Anteil des **N. glossopharyngeus** (IX) versorgt die Gl. parotis.
- Der parasympathische Anteil des **N. vagus** (X) versorgt die Brusteingeweide, die Oberbauchorgane und den Intestinaltrakt bis zum Cannon-Böhm-Punkt (Übergang vom linken zum mittleren Drittel des Colon transversum). Im N. vagus verlaufen ca. 75 % aller parasympathischen Fasern.
- Der *periphere sakrale Anteil* des Parasympathikus zieht vom Sakralmark in den Plexus sacralis. Von dort versorgt er als N. pelvicus die Geschlechtsorgane, die Harnblase, den unteren Teil der Ureteren, das Rektum und das Colon descendens. ◀

14.2 Signalübertragung   50 ?

14.2.1 Prä- und postganglionäre Transmitter

Acetylcholin, Noradrenalin und Adrenalin sind die im vegetativen Nervensystem bei der Übertragung der nervalen Impulse eingesetzten *Transmittersubstanzen*. Die verschiedenen Synapsen (☞ 12.3.) haben jeweils charakteristische Überträgersubstanzen:

▶ In allen **präganglionären Neuronen**, sowohl im Sympathikus als auch im Parasympathikus, wird die Erregung durch den Transmitter **Acetylcholin** übertragen. Acetylcholin ist weiterhin die Transmittersubstanz in den **postganglionären parasympathischen** Neuronen.

Dagegen ist in fast allen **postganglionären sympathischen** Fasern **Noradrenalin** für die Reizweiterleitung zuständig. Nur im Bereich der Schweißdrüsen gibt es eine Ausnahme von dieser Regel: Während die Schweißdrüsen von Handflächen und Fußsohlen und die apokrinen Drüsen der Axilla noch wie üblich über postganglionäre *noradrenerge* Fasern mit dem Transmitter Noradrenalin versorgt werden, bedient sich die postganglionäre sympathische Innervation *aller übrigen Schweißdrüsen*, der Mm. erectores pili und einiger Blutgefäße **Acetylcholin** als Übertragersubstanz. ◀

> **💡 Merke!**
>
> **Transmitter:**
> *Präganglionär*
> • Acetylcholin.
> *Postganglionär*
> • parasympathisch: Acetylcholin.
> • sympathisch: Noradrenalin.
> *Ausnahme Schweißdrüsen (sympathisch):*
> • Handflächen und Fußsohlen: Noradrenalin.
> • Übrige Schweißdrüsen, Mm. erectores pili: Acetylcholin.

14.2.2 Rezeptortypen

Die Erregungsfortleitung zwischen prä- und postsynaptischem Neuron sowie zwischen postsynaptischem Neuron und Erfolgsorgan wird über ein Rezeptorprotein vermittelt. Die Bindung des Transmitters an den Rezeptor verändert das Membranpotential in der den Rezeptor tragenden Zelle und löst dadurch in dieser Zelle eine Erregung aus. Durch die Aktivierung eines Rezeptorproteins kann auch eine enzymatische Reaktion im Zellinneren eingeleitet werden. So aktiviert beispielsweise die Bindung von Noradrenalin an einen entsprechenden Rezeptor das Enzym Adenylatzyklase. Dieses Enzym fördert die Bildung von cAMP (3,5-cyclo-Adenosinmonophosphat), das als Second messenger verschiedene intrazelluläre Enzyme (v.a. Proteinkinasen) aktivieren kann (☞ 1.4.3).

Nach den an ihnen angreifenden Übertragersubstanzen werden die Rezeptoren in verschiedene Klassen eingeteilt:

Cholinerge Rezeptoren

Cholinerge Rezeptoren, die durch Acetylcholin aktiviert werden, lassen sich weiter in *muskarinerge* und *nikotinerge* Rezeptoren unterteilen. Diese Unterscheidung gründet sich auf die selektive Aktivierung dieser Rezeptoren durch Muskarin (Gift des Fliegenpilzes) bzw. Nikotin im Rahmen pharmakologischer Untersuchungen.

Die **muskarinergen Rezeptoren** (m-Cholinozeptoren) finden sich an allen Effektorzellen, die von postganglionären parasympathischen Fasern innerviert werden. Außerdem sind auch die wenigen von cholinergen, postganglionären *sympathischen* Fasern innervierten Organe (Schweißdrüsen, Mm. erectores pili) mit cholinergen Rezeptoren vom Muskarintyp besetzt.

Nikotinerge Rezeptoren (n-Cholinozeptoren) befinden sich auf den Zellkörpern der postganglionären Neurone, im Bereich der in den *vegetativen Ganglien* gelegenen Synapsen zwischen präganglionärem und postganglionärem Neuron. Dies gilt sowohl im sympathischen als auch im parasympathischen System. Daneben sind auch die neuromuskulären Synapsen der quergestreiften *Skelettmuskulatur* nikotinerg (Blockade durch Curare).

Pharmakologische Beeinflussung

Die Unterscheidung in muskarinerge und nikotinerge Rezeptoren ist von praktischer medizi-

Tab. 14.1: Parasympathomimetika und Parasympatholytika. Beachte: Die indirekten Parasympathomimetika wirken in gleicher Weise auf muskarinerge und nikotinerge Rezeptoren.

	Muskarinerge Rezeptoren	Nikotinerge Rezeptoren
Direkte Parasympathomimetika	Acetylcholin Muskarin Pilocarpin Carbachol (Doryl®)	Acetylcholin Nikotin
Indirekte Parasympathomimetika	Physostigmin (Eserin®), Neostigmin, Nitrostigmin (Parathion® = E 605)	
Parasympatholytika	Atropin Scopolamin	Hexamethonium (vegetative Ganglien), Pancuronium (neuromuskuläre Endplatte), „Curare"

nischer Bedeutung: Jeder der beiden Rezeptoren kann durch verschiedene Substanzen oder Pharmaka selektiv aktiviert oder blockiert werden.

Die Agonisten an Acetylcholinrezeptoren, welche die Wirkung von Acetylcholin an den Rezeptoren imitieren, werden als **Parasympathomimetika** bezeichnet. Die Antagonisten, die die Wirkung von Acetylcholin hemmen oder blockieren, heißen entsprechend **Parasympatholytika**.

Direkte Parasympathomimetika nennt man Substanzen, welche anstelle von Acetylcholin direkt die Rezeptoren besetzen und die Wirkung des Acetylcholins unmittelbar imitieren. Je nach Struktur können die direkten Parasympathomimetika an muskarinergen, nikotinergen oder beiden Rezeptortypen angreifen.

▶ **Indirekte Parasympathomimetika** wirken, indem sie die Acetylcholinesterase hemmen und somit den *Abbau von Acetylcholin verhindern*, welches nun in erhöhter Konzentration im synaptischen Spalt vorliegt. Da die indirekten Parasympathomimetika über eine höhere Acetylcholinkonzentration wirken, beeinflussen sie sowohl muskarinerge als auch nikotinerge Rezeptoren in gleicher Weise. Aufgrund ihres Wirkprinzips werden die indirekten Parasympathomimetika auch als *Acetylcholinesterasehemmer* bezeichnet. ◀

Parasympatholytika sind Substanzen, welche eine starke Affinität zu den cholinergen Rezeptoren haben und diese besetzen, ohne dort eine Wirkung zu entfalten. Diese Rezeptoren werden dadurch blockiert, die Wirkung von Acetylcholin wird behindert: Kompetitive Hemmung.

Merke!

Muskarinerge Rezeptoren an:
- Parasympathisch innervierten Organen.
- Cholinerg-sympathisch innervierten Organen (Schweißdrüsen, Mm. erectores pili).

Nikotinerge Rezeptoren an:
- Vegetativen Ganglien (Sympathikus und Parasympathikus).
- Skelettmuskulatur.

Adrenerge Rezeptoren

Adrenerge Rezeptoren (Adrenozeptoren) werden durch Noradrenalin, Adrenalin und Dopamin aktiviert. Nach pharmakologischen Gesichtspunkten können die adrenergen Rezeptoren in α-, β- und Dopamin-Rezeptoren unterteilt werden. Alle drei Rezeptor-Typen existieren in mindestens 2 Subtypen, den $α_1$- und $α_2$-, den $β_1$- und $β_2$-, bzw. den D_1- und D_2-Rezeptoren. Die Unterscheidung dieser Subklassen gründet sich vor allem auf die unterschiedliche Erregbarkeit der einzelnen Rezeptoren gegenüber verschiedenen Pharmaka.

Pharmakologische Beeinflussung

Wie beim parasympathischen Nervensystem lassen sich agonistisch wirkende **Sympathomimetika** von antagonistisch wirkenden **Sympatholytika** unterscheiden. Die Gruppe der Sympathomimetika umfasst:

- Substanzen, die aufgrund einer zu den natürlichen Transmittern (Adrenalin, Noradrenalin, Dopamin) ähnlichen Struktur direkt am Rezep-

Tab. 14.2: Sympathomimetika und Sympatholytika. Sympatholytika, welche die β-Rezeptoren blockieren, werden als β-Blocker bezeichnet.

	α-Rezeptoren	β-Rezeptoren	Dopamin-Rezeptoren
Direkte Sympathomimetika	Noradrenalin > Adrenalin (α_1 und α_2) Methoxamin (α_1) Clonidin (α_2)	Adrenalin (β_1 und β_2) Noradrenalin (β_1 sehr stark, β_2 sehr schwach) Orciprenalin (β_1 und β_2, Alupent®) Dobutamin (β_1, Dobutrex®) Fenoterol (β_2, Berotec®) Salbutamol (β_2, Sultanol®) Terbutalin (β_2, Bricanyl®)	Dopamin Noradrenalin (D_1 und D_2) Apomorphin (D_1) Bromocriptin (D_2, Pravidel®)
Indirekte Sympathomimetika	Ephedrin (Ephetonin®), Amphetamin (Benzedrin®)		
Sympatholytika	Phenoxybenzamin (α_1 und α_2) Prazosin (α_1, Minipress®) Yohimbin (α_2)	Propranolol (β_1 und β_2, Dociton®) Metoprolol (β_1, Beloc®) Butoxamin (β_2)	Metoclopramid (D_2, Paspertin®)

14

tor wirken können (direkte Sympathomimetika) und

- Substanzen, die ihre mimetische Wirkung indirekt entfalten (indirekte Sympathomimetika, ☞ Tab. 14.2).

Im Gegensatz zum parasympathischen Nervensystem beruht diese indirekte Wirkung jedoch nicht auf einer Hemmung des Transmitterabbaus (Acetylcholinesterasehemmer), sondern auf einer verstärkten Speicherung und Ausschüttung der adrenergen Überträgersubstanzen sowie auf einer Hemmung der inaktivierenden Wiederaufnahme der Transmitter in die Nervenendigungen (Re-Uptake-Hemmer). Typische, an den einzelnen adrenergen Rezeptoren agonistisch und antagonistisch wirkende Substanzen sind in Tabelle 14.2 aufgeführt.

Hinsichtlich der natürlichen Sympathomimetika Adrenalin und Noradrenalin gilt die Regel, dass α-Rezeptoren stärker durch Noradrenalin als durch Adrenalin, β-Rezeptoren dagegen überwiegend durch Adrenalin, weniger durch Noradrenalin aktiviert werden. Diese global geringere Wirkung von Noradrenalin an β-Rezeptoren beruht darauf, dass Noradrenalin fast ausschließlich auf die β_1-Rezeptoren und nur sehr gering auf β_2-Re-

zeptoren wirkt, während Adrenalin beide β-Rezeptorenklassen aktivieren kann.

Die unterschiedliche Verteilung der sympathischen und parasympathischen Rezeptoren im Körper mit den entsprechenden Reaktionen der Organe bei Innervation gibt die Tabelle 14.3. Die Kenntnis der hier aufgeführten sympathischen und parasympathischen Effekte ist sowohl für den klinischen Alltag (Abschätzung von Nebenwirkungen) als auch für die Beantwortung der IMPP-Fragen zum vegetativen Nervensystem unerlässlich.

> **Merke!**
> **Adrenalin:**
> - Niedrige (physiologische) Dosis:
>   → β-Rezeptoren aktiviert.
> - Hohe (pharmakologische) Dosis:
>   → α-Rezeptoren aktiviert.
>
> **Noradrenalin:**
> → Überwiegend α-Rezeptoren aktiviert.

14.2.3 Zelluläre Mechanismen der Rezeptorwirkung

Nach der Bindung der Überträgersubstanz an die cholinergen oder adrenergen Rezeptoren wird die

▶ **Tab. 14.3: Antwortverhalten vegetativ innervierter Organe bei Stimulierung des sympathischen bzw. parasympathischen Systems.** ◀

Organ bzw. Organsystem	Rezeptortyp	Sympathikus	Parasympathikus
Auge			
M. dilatator pupillae	α_1	Kontraktion	0
M. sphincter pupillae	0	0	Kontraktion
M. ciliaris	0	0	Kontraktion
Herz			
Sinusknoten	β_1	Positiv chronotrop	Negativ chronotrop
Vorhöfe	β_1	Positiv inotrop	Negativ inotrop
AV-Knoten und Reizleitungsgewebe	β_1	Positiv dromotrop	Negativ dromotrop
Ventrikel	β_1	Positiv inotrop	0
Blutgefäße			
Koronargefäße	β_2	Dilatation	0
Gehirngefäße	α_1	Vasokonstriktion	?
Muskelgefäße	α_1	Konstriktion	0
	β_2	Dilatation	
	Cholinerg	Dilatation	
Hautgefäße	α_1	Konstriktion	0
Lunge			
Bronchialmuskulatur	β_2	Relaxation	Kontraktion
Intestinaltrakt			
Longitudinale und zirkuläe Muskulatur	β_1	Tonusabnahme	Tonussteigerung
Sphinkteren	α_1	Kontraktion	Relaxation
Harnblase			
Detrusor vesicae	β_2	Relaxation	Kontraktion
M. sphincter internus	α_1	Kontraktion	0
Exokrine Drüsen			
Schweißdrüsen	Cholinerg	Sekretion	0
Speicheldrüsen	α_1	Dickflüssiger Speichel	Dünnflüssiger Speichel
Tränendrüsen	?	0?	Sekretion
Verdauungsdrüsen	?	0?	Sekretion
Bronchialdrüsen	?	0?	Sekretion
Leber	β_2	Glykogenolyse	0
Muskel	β_2	Glykogenolyse	0
Fettgewebe	β_1	Lipolyse	0
Pankreas	α_2	Insulinsekretion ↓	0
Niere	β_1	Reninfreisetzung ↑	0
Uterus	β_2	Relaxation	0
	α_1	Kontraktion	

Wirkung in unterschiedlicher Weise auf die Zielzellen übertragen:

- ▶ Aktivierung **nikotinerger Cholinozeptoren** führt zur direkten Öffnung von Ionenkanälen. Durch den darauf folgenden Na⁺-Ionen-Einstrom wird die Zielzelle depolarisiert.
- Aktivierung von **muskarinergen Cholinozeptoren** oder von α_1-**Adrenozeptoren** führt über eine Wirkung auf G-Proteine zur Aktivierung von Phospholipase C im Rahmen der IP_3-Kaskade (☞1.4.3)
- α_2- **sowie** β_1- **oder** β_2-**Adrenozeptoren** wirken über eine Aktivierung der cAMP-Kaskade (☞1.4.3). ◀

14.2.4 Kontrolle der Transmitterfreisetzung

Die Freisetzung der Transmittersubstanzen des vegetativen Nervensystems (Adrenalin, Noradrenalin und Acetylcholin) unterliegt einer Rückkopplungsregulation auf synaptischer Ebene. Dabei wird die Freisetzung der Transmittersubstanzen aus der präsynaptischen Nervenendigung durch die Aktivierung von an dieser Nervenendigung lokalisierten präsynaptischen Rezeptoren reguliert.

▶ Am präsynaptischen Anteil einer adrenergen Endigung finden sich adrenerge α- und β-Rezeptoren. In den präsynaptischen Spalt freigesetztes Noradrenalin hemmt über eine Aktivierung der *präsynaptischen* α_2-Rezeptoren seine eigene Freisetzung im Sinne einer *negativen Rückkopplung*. ◀ Niedrige Konzentrationen von Noradrenalin oder zirkulierendem Adrenalin aus dem Nebennierenmark wirken dagegen vorwiegend an den *präsynaptischen* β-Rezeptoren, die eine weitere Freisetzung von Noradrenalin aus den präsynaptischen Vesikeln im Sinne einer *positiven Rückkopplung* fördern.

Daneben trägt die präsynaptische adrenerge Endigung auch noch muskarinerg-cholinerge Rezeptoren. Auf diese Weise wirkt bei Organen, die sowohl sympathisch als auch parasympathisch innerviert sind, das von einem benachbarten cholinergen Neuron freigesetzte Acetylcholin hemmend auf eine Noradrenalinausschüttung. Umgekehrt tragen präsynaptische cholinerge Endigungen adre-

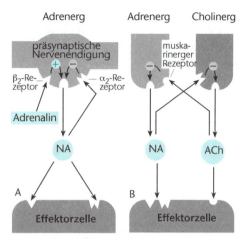

Adrenerg   Adrenerg   Cholinerg

Abb. 14.3: Präsynaptische Kontrolle der Transmitterfreisetzung im vegetativen Nervensystem. NA = Noradrenalin, ACh = Acetylcholin.

nerge α_2-Rezeptoren, sodass von adrenergen Endigungen freigesetztes Noradrenalin die Ausschüttung von Acetylcholin aus diesen cholinergen Fasern blockieren kann. Auf diese Weise kommt es zwischen cholinergen und adrenergen Fasern zu einer wechselseitigen Hemmung der Transmitterfreisetzung (☞ Abb. 14.3).

> **Merke!**
> *Präsynaptische* α_2-*Rezeptoren hemmen die Transmitterfreisetzung (Acetylcholin, Noradrenalin)*

14.2.5 Abbau der Transmittersubstanzen

▶ Nach der Reizweiterleitung auf das postganglionäre Neuron oder das jeweils zu versorgende Organ werden die Transmitter wieder abgebaut. Dabei wird *Acetylcholin* durch das Enzym **Acetylcholinesterase** in Acetat und Cholin gespalten und das Cholin anschließend in die präsynaptische Nervenendigung rückresorbiert.

Das in den Synapsenspalt sezernierte *Noradrenalin* dagegen wird zu 50–80 % unverändert von der präsynaptischen Endigung wieder aufgenommen. Das verbleibende Noradrenalin wird zum größten Teil über die Blutbahn abtransportiert, ein kleiner Teil enzymatisch abgebaut (Monoaminooxidase, Katechol-O-Methyl-Transferase). ◀

Das von den Zellen des Nebennierenmarkes sezernierte Adrenalin wird unmittelbar in die Blutbahn abgegeben und gelangt auf diesem Weg humoral zu seinen Effektorzellen. Es wird auf ähnliche Weise wie Nordadrenalin abgebaut.

14.2.6 Nebennierenmark

Das Nebennierenmark (NNM) ist ein Bestandteil des vegetativen Nervensystems. Entwicklungsgeschichtlich handelt es sich um eine Ansammlung modifizierter, postganglionärer sympathischer Nervenzellen, deren Neurone nur noch rudimentär vorhanden sind. Die Innervation dieser Zellen erfolgt, wie die der übrigen vegetativen Ganglien, präganglionär cholinerg.

Die NNM-Zellen sezernieren zu 80 % Adrenalin und zu 20 % Noradrenalin (im Gegensatz zu den sonstigen postganglionären sympathischen Neuronen, die ausschließlich Noradrenalin ausschütten). Die Erfolgsorgane des NNM liegen weit von den Neuronen entfernt im gesamten Körper verteilt und die Transmitter erreichen diese über den Blutweg.

Die vom NNM sezernierten Katecholamine (Adrenalin und Noradrenalin) wirken auf diejenigen Organe, die nicht oder nur wenig durch postganglionäre Fasern innerviert sind. Sie regulieren vor allem auch *metabolisch-energetische Prozesse*, wie die Mobilisierung freier Fettsäuren aus dem Fettgewebe und die Bereitstellung von Glukose und Laktat aus Leber-Glykogen (☞ Tab. 14.4). Diese Wirkungen werden durch β-Rezeptoren in Leber (β_2) und Fettzellen (β_1) vermittelt.

In **Notfallsituationen** sowie unter körperlicher und seelischer Belastung beträgt die Katecholaminausschüttung ein Vielfaches der Ruheausschüttung. Zentren im ZNS wie das limbische System und der Hypothalamus sind maßgeblich an der Steuerung dieser *Stressreaktion* beteiligt. Hierbei kommt es zu einem gesteigerten Transport von Sauerstoff und oxidierbaren Substanzen in Richtung Herz, Gehirn und Skelettmuskulatur. Gleichzeitig werden die Arterien in der Muskulatur und

Tab. 14.4 : Wichtigste Wirkungen der Katecholamine des Nebennierenmarks.			
Organ	**Rezeptor**	**Wirkung**	**Übergeordneter Effekt**
Herz	β_1	Positiv inotrop, chronotrop und dromotrop	Steigerung der Herzleistung, erhöhte Anfälligkeit für Herzrhythmusstörungen
Bronchien	β_2	Dilatation	Ventilation ↑, Sauerstoffaufnahme ↑
Arterien			
Herz (Koronarien)	β_2	Dilatation	Durchblutung ↑ → höheres O_2- und Energieangebot
Muskel	β_2	Dilatation	Durchblutung ↑ → höheres O_2- und Energieangebot
Haut	α_1	Konstriktion	Durchblutung ↓ → bessere Versorgung anderer Gewebe
Viszera	α_1	Konstriktion	Durchblutung ↓ → bessere Versorgung anderer Gewebe
Venen	α_1	Konstriktion	Venöser Rückstrom ↑ → Herzleistung ↑ (Frank-Starling)
Muskel	β_2	Glykogenolyse	Energieträger ↑ → Bereitstellung für Herz, Muskel und Hirn
Leber	β_2	Glykogenolyse	Energieträger ↑ für Hirn und Muskel
Fettgewebe	β_1	Lipolyse	Energieträger ↑
Niere	β_1	Renin-Freisetzung	Blutdruck ↑ → Herzleistung ↑ (Frank-Starling)

im Herzen über β_2-Rezeptoren dilatiert, Arterien der Viszeralorgane und der Haut über α_1-Rezeptoren zur Konstriktion veranlasst. Neben einer allgemeinen Venokonstriktion kommt es weiterhin zu einer Bronchodilatation und einer Steigerung des Herzminutenvolumens (☞ Tab. 14.4).

Die vom NNM sezernierten Katecholamine unterscheiden sich in ihrer Wirkung auf die Erfolgsorgane nicht von den aus den postganglionären sympathischen Fasern freigesetzten Katecholaminen. Die Katecholamine des NNM haben jedoch eine 5–10fach längere Wirkdauer, da ihr Abtransport mit dem Blut nur langsam vonstatten geht. Weiterhin hat das vom NNM überwiegend ausgeschüttete Adrenalin eine wesentlich stärkere metabolische Wirkung als das von den postganglionären sympathischen Fasern sezernierte Noradrenalin. Insgesamt erfolgt die sympathische Versorgung des Organismus simultan auf beiden Wegen.

> **Merke!**
> Das **Nebennierenmark** sezerniert überwiegend **Adrenalin.**

14.3 Funktionelle Organisation 7

14.3.1 Vegetative Reflexe

Ähnlich wie im somatischen spricht man auch im vegetativen Nervensystem von Reflexen, wenn auf Rückenmarksebene eintreffende viszero- oder somatosensible Afferenzen vegetative efferente Reaktionen nach sich ziehen. Im Gegensatz zu den meist einfachen somatischen Reflexen setzt sich der vegetative Reflexbogen aus mindestens vier Neuronen zusammen (**polysynaptischer Reflex**). Vegetative Reflexe können segmental angeordnet sein oder auch mehrere Segmente überschreiten (☞ Abb. 14.2).

Es lassen sich die so genannten Eingeweidereflexe (*viszero-viszerale Reflexe*) von den gemischten Reflexen unterscheiden. *Gemischte Reflexe* kommen durch Verbindungen zwischen vegetativen und somatischen Bahnen zustande. Dabei können somatische Afferenzen vegetative (viszerale) Efferenzen bewirken (*kuti-viszerale Reflexe*) oder umgekehrt vegetative Afferenzen somatische oder Hautaffektionen zur Folge haben (*viszero-somatische* bzw. *viszero-kutane* Reflexe).

Viszero-viszeraler Reflex

Ein Beispiel für einen viszero-viszeralen Reflex ist die reflektorische **Blutdruckregulation**. Dehnungsrezeptoren in den großen Blutgefäßen (Aorta und A. carotis) messen den arteriellen Blutdruck und geben ihre Information an vegetative Zentren im Hirnstamm weiter. Von dort wird über vegetative Efferenzen die Herzfrequenz und der Gefäßtonus v.a. der blutdruckregulierenden Arteriolen angepasst.

Kuti-viszeraler Reflex

▶ Eine Reizung von Temperatur-, Druck-, und Schmerzrezeptoren der Haut führt über das Spinalganglion, die Hinterwurzel und mehrere Interneurone zur Innervation der im Nucleus intermediolateralis liegenden, vegetativen präganglionären Zellkerne im Thorakolumbal-, oder Sakralmark. Über den efferenten vegetativen Schenkel werden auf diese Weise die inneren Organe beeinflusst. So kommt es beispielsweise durch die Zuführung von Wärme auf die Bauchhaut zu einer reflektorischen Entspannung der glatten Eingeweidemuskulatur (*Wärmflaschenprinzip*). ◀

Viszero-kutaner Reflex

Umgekehrt können Reizungen innerer Organe, z.B. durch Entzündungen, sichtbare Hautrötungen nach sich ziehen.

Über den Spinalnerven und das Spinalganglion tritt die viszerale Afferenz ins Rückenmark ein und leitet die Information über ein Interneuron zum vegetativen präganglionären Neuron, das seinerseits in einem vegetativen Ganglion auf postganglionäre Fasern verschaltet wird. Diese wiederum sorgen in dem zum Spinalnerven zugehörigen Segment für eine Gefäßerweiterung, die als Hautrötung sichtbar wird.

Auch die gesteigerte Berührungsempfindlichkeit (*Hyperästhesie*) eines umschriebenen Hautareals

bei Erkrankungen innerer Organe wird als viszero-
kutaner Reflex aufgefasst. So kann eine Hyperästhesie im rechten Schulterbereich auf Erkrankungen der Gallenwege hinweisen. Man vermutet,
dass viszerale Afferenzen (in diesem Fall aus der
Gallenblase) zusammen mit nozizeptiven Afferenzen (aus dem Bereich der Schulter) auf dieselben
Neurone des Tractus spinothalamicus konvergieren (☞ 16.6.3). Der auf die Hautoberfläche bezo-
gene viszerale Schmerz wird als „übertragener
Schmerz" bezeichnet (☞ 16.5.4). Die entsprechenden Hautareale heißen nach dem Erstbeschreiber
Headsche Zonen.

Spezielle viszerale Reflexe sind die Genitalreflexe
(☞ 11.4) und die Entleerungsreflexe von Blase und
Darm (☞ 14.3.2).

14.3.2 Vegetative Steuerung der Organfunktionen

In der Folge sollen die wichtigsten Steuerungsfunk-
tionen des vegetativen Nervensystems in den einzelnen Organbereichen besprochen werden. Hierbei sei für die Darstellung der vegetativen Steuerung des Herzens und des Kreislaufsystems auf
die Abschnitte ☞ 3.4.2 und ☞ 4.2.3 verwiesen.

Bronchien

Die direkte Versorgung der Bronchien mit Fasern
von Sympathikus oder Parasympathikus ist eher
spärlich, vor allem in den peripheren Abschnitten. Demensprechend spielen die **Katecholamine
des NNM** eine größere Rolle bei der sympathischen Erregung der glatten Bronchialmuskulatur
als die postganglionären Fasern.

> ### 🖐 Klinik!
> ▶ Katecholamine wirken im Bronchialbaum über eine Ak-
> tivierung von β_2-Rezeptoren bronchodilatatorisch. Folglich
> werden so genannte β_2-Sympathomimetika in der Behand-
> lung des **Asthma bronchiale** eingesetzt. Sie wirken (fast)
> selektiv auf β_2-Rezeptoren der Bronchien. Die β_1-Rezepto-
> ren des Herzmuskels, deren Aktivierung eine Tachykardie
> auslösen würde, werden durch therapeutische Dosen nur
> wenig erregt. ◀

Der Parasympathikus hat eine nur gering broncho-
konstriktorische Wirkung, die jedoch bei einem hy-
perreagiblen Bronchialsystem (z.B. bei Asthma
bronchiale) von Bedeutung sein kann. Zusätzlich
stimuliert der Parasympathikus die Sekretion der
Bronchialdrüsen, deren im Übermaß sezernierter
zäher Schleim ebenfalls für die Asthmaerkran-
kung charakteristisch ist. Daher erklärt sich der
Einsatz von Parasympatholytika wie Ipatropium-
bromid als Aerosol bei Asthma bronchiale (z.B.
in Berodual®).

> ### 🔆 Merke!
> β_2-Sympathomimetika wirken als **Asthmamittel** broncho-
> dilatatorisch

Verdauungstrakt

Der Verdauungstrakt wird von einem eigenen
Darmnervensystem versorgt. Dieses besteht aus
dem **Plexus myentericus** (Auerbach) zwischen
der äußeren Längs- und der inneren Ringmuskulatur und dem **Plexus submucosus** (Meissner), der in
der Submukosa liegt. Die beiden Plexus sind eine
Ansammlung von Ganglien und Neuronen, welche
die Darmwand in ihrer gesamten Länge durchziehen.

Der **Plexus myentericus** sorgt vor allem für die Aufrechterhaltung des globalen Darmtonus, für die
rhythmischen Darmbewegungen und für die Peristaltik. Der **Plexus submucosus** hingegen nimmt besonders viele sensorische Signale aus der Darmwand auf und kontrolliert die kontraktile Aktivität
der in der Schleimhaut liegenden Muskelzellen
(*Lamina muscularis mucosae*). Weiterhin gewährleistet er durch die Koordination von Durchblutung, Sekretion von Verdauungsenzymen und Absorption von Nahrungsbestandteilen eine regel-
rechte Verdauungsfunktion in den einzelnen Darmabschnitten (☞ 7.2.1).

Parasympathische Versorgung

Der *kraniale* Anteil des Parasympathikus versorgt den Verdauungstrakt hauptsächlich über den **Nervus vagus**, dessen Fasern vor allem zum Ösophagus, Magen, Pankreas und zum Kolon bis zum Cannon-Böhm-Punkt ziehen. Die vagale Versorgung des Dünndarms ist spärlich.

Die efferenten Neurone machen einen Anteil von etwa 20 % der Vagusfasern aus. 80 % sind Afferenzen aus dem Verdauungstrakt, die hauptsächlich Informationen an die vegetativen Zentren in der Medulla liefern und an vagalen Reflexen beteiligt sind, die wiederum einen Teil der gastrointestinalen Funktionen kontrollieren.

▶ *Sakrale* parasympathische Fasern ziehen im **Nervus pelvicus** zum distalen Kolonende, zu Sigmoid, Rektum und Anus. Sie steuern maßgeblich den Defäkationsreflex.

Die präganglionären parasympathischen Neurone ziehen in die Meissner- und Auerbach-Plexus und werden dort auf postganglionäre Neurone umgeschaltet. Sie *stimulieren* die Verdauungsvorgänge, indem sie die Peristaltik verstärken, die Sphincteren öffnen, die Sekretion der Verdauungsenzyme fördern sowie die Durchblutung der Darmwand und damit die Absorption erhöhen. ◀

Sympathische Versorgung

▶ Sympathische Fasern aus den Segmenten Th5 – L2 ziehen zu den verschiedenen prävertebralen Ganglien (G. coeliacum, G. mesentericum superius et inferius) und von dort als postganglionäre Fasern den Blutgefäßen folgend in die vegetativen Plexus der Darmwand. Eine Aktivierung der sympathischen Fasern *hemmt* die Verdauungsfunktionen:

- Die Peristaltik wird verlangsamt, im Extremfall sogar ganz blockiert.
- Die Durchblutung der Arterien, vor allem aber der Venen, wird vermindert, was in Schocksituationen dem Organismus einige hundert Milliliter Blut zusätzlich zur Verfügung stellen kann.
- Die Sphincteren werden geschlossen.

Sowohl die sympathische als auch die parasympathische Innervation des Darms wirkt über eine Beeinflussung des aus Plexus myentericus und Plexus submucosus bestehenden Darmnervensystems. Hinsichtlich der Grundsteuerung der Darmmotorik sind die beiden Darmplexus jedoch auf die vegetative Innervation nicht angewiesen, sondern arbeiten weitgehend autonom (☞ 7.2.5). ◀

Defäkationsreflexe

Man unterscheidet einen intrinsischen von einem parasympathischen Defäkationsreflex:

- Beim **intrinsischen Defäkationsreflex** werden Dehnungsrezeptoren in der Darmwand aktiviert und senden ihre Impulse zum Plexus myentericus, der schwache peristaltische Wellen vom Kolon in Richtung Anus in Gang setzt. Inhibitorische Neurone lassen den internen Sphinkter erschlaffen. Der externe Sphinkter unterliegt dann wieder der willkürlichen Kontrolle. Seine Öffnung führt letztlich zur Defäkation.
- ▶ Beim **parasympathischen Defäkationsreflex** werden die von den Dehnungsrezeptoren der Darmwand ausgehenden afferenten Impulse ins anospinale Zentrum des Sakralmarkes weitergeleitet. Efferente parasympathische Neurone verlassen im Nervus pelvicus das Rückenmark und innervieren den myenterischen Plexus in Kolon, Sigmoid, Rektum und Anus, was zu starken peristaltischen Kontraktionen in diesen Darmbereichen führt. Der weitere Ablauf ist dann wie beim intrinsischen Defäkationsreflex. ◀

Bei *Rückenmarksdurchtrennung* oberhalb des Sakralmarkes bleibt der parasympathische Defäkationsreflex für mehrere Wochen bis Monate erloschen, um danach dauerhaft wiederzukehren. Die willkürliche Kontrolle des externen Sphinkters (quergestreifte Muskulatur) geht allerdings verloren. Eine Zerstörung des Sakralmarkes führt jedoch zum bleibenden Verschwinden des parasympathischen Defäkationsreflexes. Lediglich der schwächere intrinsische Defäkationsreflex bleibt erhalten.

Außer dem Defäkationsreflex gibt es noch eine Reihe weiterer Reflexe, die inhibtorisch auf die Darmmotorik wirken und im Extremfall einen Ileus herbeiführen können. Gemeinsam ist diesen Reflexen, dass eine Reizung innerer Organe eine Hemmung der Peristaltik bewirkt. Man unterscheidet

14

- den *peritoneo-intestinalen Reflex* (Affektion des Peritoneums, z. B. nach Bauchoperation),
- den *reno-intestinalen Reflex* (Affektion der Niere, z. B. durch Nierensteine) sowie
- den *vesiko-intestinalen Reflex* (Affektion der Harnblase, z. B. im Rahmen einer Entzündung).

Ein aktivierender Darmreflex ist der *gastro-kolische Reflex*, der auf eine Magenfüllung reflektorisch mit einer verstärkten Kolon-Peristaltik reagiert.

Miktion

▶ Die Entleerung der Harnblase ist ein durch den spinalen *Miktionsreflex* über den **Parasympathikus** gesteuerter Vorgang, der jedoch sowohl hemmenden als auch erregenden Impulsen übergeordneter Zentren in Hirnstamm und Kortex unterliegt. ◀

Dehnungsrezeptoren in der Harnblasenwand werden durch die allmähliche Füllung der Blase aktiviert und senden ihre Afferenzen ins Sakralmark (S2–S3) und in supraspinale Zentren. Nach polysynaptischer Umschaltung ziehen die im Nervus pelvicus austretenden parasympathischen Efferenzen zurück zum Blasenkörper (*M. detrusor vesicae*) und zum Blasenhals, wo speziell angeordnete Muskeln den internen Blasensphinkter bilden (*M. sphincter vesicae internus*). Je nach Füllungsgrad der Blase nimmt die Frequenz der Blasenwandkontraktionen zu, der interne Sphinkter erschlafft.

▶ Bei ausreichender Blasenfüllung führt dann die willkürliche Erschlaffung des vom N. pudendus innervierten, quergestreiften *M. sphincter vesicae externus* zur Miktion.

Der Parasympathikus ist also für die Kontraktion des M. detrusor vesicae und die Erschlaffung des internen Sphinkters zuständig. Der **Sympathikus** spielt bei der Kontrolle der Blasenfunktion eher eine untergeordnete Rolle. Seine Wirkung ist der des Parasympathikus entgegengesetzt, eine sympathische Stimulation bewirkt eine Erschlaffung des Blasenmuskels und eine Kontraktion des inneren Sphinkters. ◀

Bei der Durchtrennung des Rückenmarks oberhalb des Sakralmarks kommt es nach dem anfänglichen *spinalen Schock*, der Wochen oder Monate dauern kann, zur Wiederherstellung des Blasenentlee-

rungsreflexes. Dabei ist die Modulation durch supraspinale Zentren (willkürliche Kontraktion oder Erschlaffung des M. sphincter externus) jedoch dauerhaft unmöglich geworden.

> **💡 Merke!**
>
> **Defäkations- und Miktionsreflex** sind über das Sakralmark vom **Parasympathikus** gesteuert.

14.3.3 Pathophysiologie: Vegetative Folgen der Querschnittslähmung

Eine vollständige Durchtrennung des Rückenmarkes (Querschnittslähmung, Spinalisation) führt neben sofortigen, bleibenden, motorischen und sensorischen Ausfällen kaudal der Störung in den ersten 4–6 Wochen zu einer völligen Areflexie, die auch die vegetativen Reflexe betrifft. Außer dem Wiederauftreten motorischer Reflexe (v.a. Flexorreflexe erst der Zehen und Sprunggelenke, dann auch der Knie und Hüftgelenke) kommt es bei einigen vegetativen Reflexen ebenfalls zu einer Erholung, die therapeutisch von großer Bedeutung für den querschnittsgelähmten Patienten sein kann.

Ein Beispiel für einen wiedergekehrten kuti-viszeralen Reflex ist eine nach anfänglichem kompletten Ausfall zunächst überschießend starke *Schweißreaktion* bei Hautreizung, z. B. durch Bettwäsche.

Auch die sog. **Reflexblase** ist ein Beispiel für einen wiederkehrenden viszero-viszeralen Reflex. Nachdem in den ersten 6 Wochen nach der Querschnittslähmung das Bild einer atonischen schlaffen Blase vorherrscht, erholt sich im Anschluss die reflektorische Kontraktion des M. detrusor vesicae als Reaktion auf eine entsprechende Füllung der Harnblase. Dieser viszero-viszerale Reflex lässt sich durch entsprechende Konditionierung in einen kuti-viszeralen Reflex umwandeln, wobei ein Beklopfen der Bauchhaut im entsprechenden Hautsegment eine Kontraktion des Detrusormuskels auslöst und auf diese Weise, trotz fehlender zentraler Steuerung, eine kontrollierte Harnblasenentleerung möglich wird.

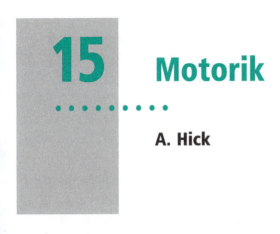

15 Motorik

A. Hick

IMPP-Hitliste

▮▮▮ Reflexe: Muskelspindeln, Sehnenorgane, α- und γ-Motoneurone mit ihren Verschaltungen

▮▮ Pathophysiologie von Kleinhirn und Basalganglien

▮ Aufbau und Funktion des Kleinhirns

Die motorischen Systeme des Menschen sind *hierarchisch* organisiert. Die *spinale Motorik* (☞ 15.1) stellt dem Organismus einen Vorrat an *Reflexmechanismen* zur Verfügung. Die *Hirnstammmotorik* (☞ 15.2) ermöglicht überwiegend elementare Haltungsfunktionen der *Stützmotorik*. An *Zielbewegungen* und dem Entwurf von Bewegungsprogrammen sind die *höheren motorischen Zentren* beteiligt: Basalganglien (☞ 15.3), Kleinhirn (☞ 15.4) und motorischer Kortex (☞ 15.5).

15.1 Spinale Motorik

Grundlage der spinalen Motorik ist der *Reflex*. Als „Sinnesorgane" im *afferenten* Schenkel des Reflexbogens dienen **Muskelspindeln und Sehnenorgane.** Den ausführenden, *efferenten* Anteil des Reflexbogens bilden als „letzte gemeinsame Endstrecke" (Sherrington) die α-**Motoneurone** in den Vorderhörnern des Rückenmarks.

15.1.1 Muskelspindeln   6 ▮

Feinbau

▶ Muskelspindeln bestehen aus spezialisierten Muskelzellen, den *intrafusalen Fasern* (lat. fusus = Spindel), die in eine Bindegewebskapsel eingeschlossen sind und mit unterschiedlicher Häufigkeit in jedem Muskel vorkommen. Sie sind an beiden Enden über Bindegewebsfasern mit der umgebenden Arbeitsmuskulatur verbunden. ◀

Morphologisch lassen sich in den Muskelspindeln die kurzen, dünnen **Kernkettenfasern** (kettenförmige Anordnung der Zellkerne) von den langen, dickeren **Kernsackfasern** (sackförmige Anordnung der Zellkerne) unterscheiden (☞ Abb. 15.1).

Die *Dichte der Muskelspindeln* ist in kleinen Muskeln, so z. B. in den Augenmuskeln, die Präzisionsbewegungen ausführen müssen, besonders groß. In großen rumpfnahen Muskeln, die gröbere Bewe-

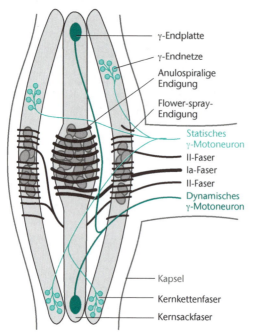

- γ-Endplatte
- γ-Endnetze
- Anulospiralige Endigung
- Flower-spray-Endigung
- Statisches γ-Motoneuron
- II-Faser
- Ia-Faser
- II-Faser
- Dynamisches γ-Motoneuron
- Kapsel
- Kernkettenfaser
- Kernsackfaser

Abb. 15.1: Aufbau und Innervation einer Muskelspindel.

gungsaufgaben zu erfüllen haben, ist sie dagegen niedriger.

Afferente und efferente Innervation

▶ Jede Muskelspindel wird von dicken, markhaltigen *Ia-Fasern sensibel* versorgt. Die Aufzweigungen der Fasern sind in ringförmig-spiraliger Weise mit der Kernregion von Kernsackfasern verbunden *(anulospiralige Endigung)*. Neben dieser primären sensiblen Endigung findet sich in vielen Muskelspindeln eine *zusätzliche sekundäre sensible Innervation* durch dünnere Fasern der Gruppe II. Diese enden in Form von blütendoldenartigen Aufzweigungen (Flower-spray-Endigungen) fast ausschließlich an Kernkettenfasern. Diese afferenten Fasern der Gruppe II haben eine niedrigere Leitungsgeschwindigkeit als die dicken markhaltigen Ia-Fasern.

Die *efferente* Innervation der Muskelspindeln besteht aus Aγ-Fasern, deren zugehörige Motoneurone im Vorderhorn als γ-Motoneurone bezeichnet werden. Diese γ-Fasern enden an den peripheren Abschnitten der intrafusalen Fasern und zwar in

Form von γ-Endplatten an den *Kernsackfasern* und als γ-Endnetze an *Kernkettenfasern.* ◀

> **:💡: Merke!**
>
> **Muskelspindelinnervation:**
> *Afferenzen:* Schnelle Ia-Fasern.
>   Langsamere Gruppe-II-Fasern.
> *Efferenzen:* Aγ-Fasern (γ-Motoneurone).

Muskelspindeln als Dehnungssensoren

Die Muskelspindeln arbeiten als **Dehnungssensoren** des Muskels und sind *parallel* zur Arbeitsmuskulatur angeordnet. Bei normaler Ruhelänge des Muskels fließen in mittlerer Dichte *afferente Impulse* über die *Ia-Fasern* von den Muskelspindeln zum Rückenmark. Bei *Dehnung* des Muskels *nimmt die Entladungsfrequenz der Ia-Fasern zu,* bei isotonischer Kontraktion des Muskels nimmt die Entladungsfrequenz entsprechend ab.

▶ Die *Muskelspindeln* messen also überwiegend die *Länge* des Muskels. Bei isometrischer Kontraktion bleibt die Entladungsrate gleich oder nimmt etwas ab, da bei jeder isometrischen Kontraktion zwar die Gesamtlänge des Muskels konstant bleibt, im Einzelnen jedoch eine gewisse Verkürzung der kontraktilen und eine Dehnung der elastischen Elemente erfolgt. ◀

Genauere Analysen zeigen, dass *Muskelspindeln* über die primären Ia-Fasern nicht nur die Länge, d.h. die Dehnung des Muskels messen, sondern auch die **Dehnungsgeschwindigkeit**. So wird *während* eines Dehnungsreizes zunächst eine *starke Zunahme* der Entladungsaktivität beobachtet *(dynamische Komponente)*. Wird die Dehnung des Muskels beendet, geht die *Entladungsrate zurück.* Jetzt ist sie in einem mittleren Dehnungsbereich nur noch proportional zur Muskellänge (statische Komponente). In der Regeltechnik bezeichnet man solche Sensoren mit statischer und dynamischer Empfindlichkeit als **Proportional-Differential-Fühler** (PD-Sensoren, ☞ 12.5.1).

Auch die doldenblütenartig endenden *sekundären sensiblen Fasern der Klasse II* sind *Dehnungssensoren.* Sie haben jedoch eine höhere Reizschwelle und eine geringere dynamische Empfindlichkeit als die Klasse-I-Fasern.

▶ Die Entladungsrate der afferenten Fasern von Muskelspindeln kann nicht nur durch den Kontraktionszustand der extrafusalen Muskulatur, sondern auch durch die Kontraktion der *intrafusalen Muskelfasern* in den Muskelspindeln selbst modifiziert werden. Eine Aktivierung der in der Peripherie dieser intrafusalen Fasern endigenden γ-Motoneurone führt zu einer Dehnung ihrer zentralen Anteile und damit zu einer Erregung der dort ansetzenden sensiblen Endigungen (Klasse-Ia- und Klasse-II-Fasern). Durch diese efferente Innervation der Muskelspindeln kann die *intrafusale Vorspannung* und damit die *Empfindlichkeit des Dehnungssensors* reguliert werden. Bei den fusimotorischen γ-Fasern lassen sich *dynamische* Fasern von *statischen* Fasern unterscheiden (☞ Abb. 15.1). Eine Aktivierung der *dynamischen* fusimotorischen Fasern erhöht die Empfindlichkeit der Muskelspindel für Änderungen der *Dehnungsgeschwindigkeit*. Eine höhere Impulsrate in *statischen* fusimotorischen Fasern bewirkt eine vermehrte Entladungsrate der Muskelspindel bei gegebener, *konstanter Dehnung*. ◀

> 🔅 **Merke!**
>
> Muskelspindeln messen **Muskellänge** (= Muskeldehnung) und **Dehnungsgeschwindigkeit** (PD-Sensoren)

15.1.2 Andere Sensoren   6 ❓

Sehnenorgane

Sehnenorgane sind neben den Muskelspindeln das zweite „Sinnesorgan", das Informationen über den Dehnungszustand der Muskulatur an das Rückenmark weiterleitet.

▶ Sehnenorgane bestehen aus ungefähr zehn extrafusalen Muskelfasern, die nahe dem muskulären Ursprung der Sehne in einer Bindegewebskapsel zusammengefasst sind und durch **afferente Fasern der Klasse Ib** innerviert werden. Die Sehnenorgane sind nicht wie die Muskelspindeln parallel zur Arbeitsmuskulatur, sondern *in Serie* zu ihr angeordnet.

Verharrt der Muskel in seiner Ruhelänge, bleiben die Sehnenorgane stumm. Bei *Dehnung* dagegen entladen sich die Sehnenorgane. Bei *isotonischer*

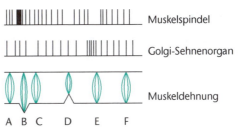

Abb. 15.2: Impulsverhalten der afferenten Ia-Fasern von Muskelspindeln und Golgi-Sehnenorganen. (A) Skelettmuskel in Ruhe. Dehnung führt zu einer Steigerung der Impulsfrequenz aus den Ia-Fasern der Muskelspindeln (B), Entdehnung (C) zu einem entsprechenden Rückgang der Impulsfrequenz. Bei isotonischer Kontraktion nimmt die Impulsrate der Muskelspindeln ab (D). Bei isometrischer Kontraktion (E) steigt die Impulsrate der Sehnenorgane. (F) Ruhe.

Kontraktion des Muskels wird die Sehne während der Kontraktion stärker gedehnt, sodass die Entladungsrate der Sehnenorgane zunimmt. Auch nach Erreichen des Kontraktionszustandes bleibt die Sehne jedoch gedehnt, d.h. die Sehnenorgane entladen weiter. Ebenso steigt bei *isometrischer Kontraktion* die Entladungsrate an (☞ Abb. 15.2). Die Sehnenorgane sind also **Dehnungssensoren**, die vorwiegend die *Spannung* des Muskels registrieren. Hierbei ist ihre Empfindlichkeit *überwiegend statischer Natur*, sie arbeiten als **Proportionalfühler** (P-Sensoren). ◀

Zur Aktivierung der Sehnenorgane genügt bereits die Kontraktion weniger motorischer Einheiten.

Gelenksensoren

Die Gelenksensoren, histologisch ähnlich den Sehnensensoren aufgebaut, entladen *proportional zur Stellung* eines Gelenks und zur *Geschwindigkeit* der Gelenkbewegungen (**PD-Sensoren**). Charakteristisch ist eine *geringe Adaptation* bei gleich bleibenden Gelenkstellungen. An jedem Gelenk gibt es unterschiedliche Sensorpopulationen, die jeweils bei bestimmten Gelenkbewegungen (z.B. Außenrotation, Innenrotation) entladen. Die zentrale Verarbeitung dieser afferenten Impulse über die Gelenkstellungen vollzieht sich überwiegend in Neuronen des Thalamus.

15

Hautsensoren

Auch die verschiedenen *Mechano-* und *Nozizeptoren* der Haut sowie die freien Nervenendigungen der Muskulatur sind in die spinalen sensomotorischen Reflexbögen integriert. Sie sind über *polysynaptische Reflexwege* mit den motorischen Vorderhornzellen verbunden. Wegen der engen Verbindung mit dem polysynaptischen Flexor-Reflex werden die Afferenzen aus Hautsensoren, Gelenksensoren und freien Nervenendigungen, die über Klasse-III- und- IV-Fasern vermittelt werden, auch als **Flexor-Reflex-Afferenzen** (FRA) bezeichnet.

15.1.3 Motoneurone   9 [?]

α-Motoneurone

Die Innervation der *extrafusalen Muskulatur*, d. h. der Arbeitsmuskulatur des Skelettmuskels, ist die Aufgabe der α-Motoneurone in den Vorderhornzellen des Rückenmarks. Auf diese α-Motoneurone konvergieren eine Fülle von Impulsen. Hierbei handelt es sich nicht nur um die Afferenzen von Haut-, Muskel- und Gelenksensoren, sondern auch um zentrale steuernde Einflüsse kortikospinaler Bahnen. Zusätzlich bestehen enge polysynaptische Verbindungen der verschiedenen Neurone auf Rückenmarksebene. Die Aktivität eines α-Motoneurons wird durch die *Integration dieser verschiedenen Zuflüsse* bestimmt. Das α-Motoneuron bildet dann die **gemeinsame motorische Endstrecke** (Sherrington), in der diese Afferenzen verarbeitet und in eine einzige Efferenz umgesetzt werden. Die *efferenten Fasern* der α-Motoneurone sind durch einen großen Durchmesser (15 μm) und eine hohe Leitungsgeschwindigkeit charakterisiert (Aα-Fasern).

Im Einzelnen lassen sich *große, phasische* α-Motoneurone von *kleinen, tonischen* α-Motoneuronen unterscheiden.

Die dickeren Axone der großen, phasischen α-Motoneurone innervieren jeweils eine größere Zahl von Skelettmuskelfasern (große motorische Einheiten). Diese Fasern sind *weiße*, ATPase-reiche Muskelfasern mit hoher Verkürzungsgeschwindigkeit, aber schneller Ermüdbarkeit (☞ 13.1.5). Dem-

entsprechend sind sie für tonische Haltearbeit schlecht, für phasische Kontraktionen gut geeignet, was die Bezeichnung der sie innervierenden Neurone als **phasische Motoneurone** erklärt. Diese Optimierung der Motoneurone auf die Auslösung rascher, kurzfristiger Muskelaktionen zeigt sich auch daran, dass die initiale Entladungsrate nach Aktivierung in der Folge rasch abfällt *(schnelle Adaptation)*.

Spiegelbildlich dazu ist das System der *kleinen*, **tonischen** α-**Motoneurone** strukturiert. Ihre dünneren Axone mit geringer Leitungsgeschwindigkeit versorgen *rote*, ATPase-arme, wenig ermüdbare und sich langsam kontrahierende Muskelfasern. Diese Muskeln übernehmen vorwiegend tonische *Haltearbeiten*. Dementsprechend führt auch eine anhaltende Erregung der tonischen α-Motoneurone nicht zu einem nennenswerten Rückgang ihrer Impulsaktivität *(fehlende Adaptation)*.

γ-Motoneurone

▶ Die γ-Motoneurone im Vorderhorn des Rückenmarks innervieren ausschließlich die *intrafusale Muskulatur* der Muskelspindeln. Die Leitungsgeschwindigkeit ihrer Axone vom Typ Aγ liegt bei 20 m/s. Es lassen sich *dynamische* γ-Motoneurone von *statischen* γ-Motoneuronen unterscheiden. Ihre jeweilige Aktivierung erhöht die Empfindlichkeit der Muskelspindeln für dynamische bzw. statische Reize. ◀

> **Merke!**
>
> γ-**Motoneurone** innervieren die intrafusalen Muskelfasern

Motorische Einheit

▶ Eine motorische Einheit besteht aus einem motorischen Neuron und den von ihm innervierten Muskelfasern. Je nach der Anzahl dieser von einem Neuron versorgten Muskelfasern können motorische Einheiten von ganz unterschiedlicher Größe sein. So bilden im M. rectus oculi lateralis nur 13 Fasern eine motorische Einheit, während im Biceps brachii eine solche Einheit 750 Fasern umfasst. Je feiner die Bewegungen eines Muskels abgestimmt werden müssen, aus desto weniger Fasern bestehen seine motorischen Einheiten, d. h. desto mehr Motoneurone innervieren den betreffenden Muskel. ◄

15.1.4 Reflexe 32 ?

Ein Reflex ist die stereotype Antwort eines Organismus auf verschiedenste Reize. Im Folgenden soll zunächst der tyische Aufbau eines einfachen Reflexbogens beschrieben werden, bevor auf zusammengesetzte polysynaptische Reflexe und ihre Bedeutung für die Stütz- und Zielmotorik eingegangen werden kann.

Aufbau eines Reflexbogens

Ein Reflexbogen umfasst einen *Sensor,* einen *afferenten Schenkel,* ein oder mehrere *zentrale Neurone,* einen *efferenten Schenkel* und einen *Effektor.* Den afferenten Schenkel bilden die afferenten Fasern der Sensoren (z. B. die Klasse-I-Neurone der Muskelspindeln). Den efferenten Schenkel bilden entweder die Axone der Motoneurone oder die postganglionären Fasern des autonomen Nervensystems. Als Effektoren bezeichnet man die verschiedenen Erfolgsorgane des Reflexes wie Muskulatur, Herz, Drüsen etc.

Die *Reflexzeit,* die Zeit vom Beginn des Reizes bis zur Auslösung der Reflexaktion, ist überwiegend durch die Leitungszeit der beteiligten Strukturen bedingt.

Monosynaptische Reflexe

▶ In der einfachsten Form enthält der Reflexbogen nur *eine* zentrale Synapse: monosynaptischer Reflex. Ein Beispiel für einen solchen Reflex ist der *Muskeldehnungsreflex*. Eine Aktivierung der Muskelspindelendigungen (durch Dehnung) führt – nach einer kurzen Latenzzeit – über eine direkte, monosynaptische Verbindung der afferenten Ia-Fasern mit einem Motoneuron dieses Muskels zur Kontraktion des Muskels. ◄

> **Merke!**
> **Muskeldehnungsreflex:**
> • Afferenzen über Ia-Fasern.
> • Efferenz über α-Motoneurone.

Zum Verständnis wichtig ist, dass auch bei dieser einfachsten Reflexform die Reflexantwort nicht in jedem Fall automatisch erfolgt, da das efferente α-Motoneuron neben der Afferenz aus dem Muskel auch eine Fülle weiterer Impulse von anderen neuronalen Systemen erhält, die seine Aktivität und seine Reflexantwort modifizieren können.

▶ Ein klinisch wichtiges Beispiel für einen solchen monosynaptischen Muskeldehnungsreflex ist der **Patellarsehnenreflex**. Obwohl die Auslösung dieses Reflexes durch einen Schlag auf die Patellarsehne geschieht, handelt es sich, wie bei allen anderen „Sehnenreflexen", um einen echten *Muskelreflex.* In der Klinik werden solche monosynaptischen Dehnungsreflexe, die durch Beklopfen einer Sehne ausgelöst werden, als T-Reflexe (tendo, lat. Sehne) bezeichnet. Da Sensor und Effektor im selben Organ liegen spricht man auch von *Muskeleigenreflexen.* Die klinische Bedeutung der Muskeleigenreflexe beruht darauf, dass die zentralen Neurone für jeden Reflex in genau abgrenzbaren Segmenten des Rückenmarks lokalisierbar sind. So finden sich die zentralen Neurone des Patellarsehnenreflexes in den Segmenten L2–L4 des Lumbalmarks. Weitere klinisch wichtige Muskeleigenreflexe sind der

* **Achillessehnenreflex** (ASR, Segment L5–S2), der
* **Bizepssehnenreflex** (BSR, Segment C5–C6) und der
* **Trizepssehnenreflex** (TSR, Segment C6–C7). ◄

Monosynaptische Dehnungsreflexe können durch willkürliche Innervation anderer Muskelgruppen verstärkt oder gebahnt werden. So kommt es während des so genannten Jendrassikschen Handgriffs, bei dem der Patient aufgefordert wird, seine vor der Brust ineinander gehakten Hände auseinander zu ziehen, zu einer bahnenden Mitinnervation der für den Patellarsehnenreflex verantwortlichen Motoneurone aus dem Lumbalmark.

15

Elektromyographie

▶ Auch durch die direkte elektrische Reizung von in der Muskulatur verlaufenden afferenten Ia-Fasern aus den Muskelspindeln können Muskeleigenreflexe ausgelöst werden (**H-Reflexe**). Dies macht man sich in der Klinik bei der *Elektromyographie* zunutze. Über einem den Muskel verlassenden Nerv werden perkutan niedrige Stromreize (20–30 V) appliziert, welche die Ia-Fasern depolarisieren und einen Reflex auslösen (**H-Antwort**). Bei höheren Reizstärken (ab 35 V) werden *direkt* die Axone der α-Motoneurone erregt, eine unmittelbare Kontraktion der Muskulatur mit geringer Latenz (5–10 ms) ist die Folge (**M-Antwort**). Die dieser Kontraktion zuzuordnenden Ausschläge im Elektromyogramm werden als **M-Wellen** bezeichnet. Mit steigender direkter M-Antwort nimmt die reflektorische H-Antwort immer mehr ab, bis sie schließlich ganz ausgelöscht wird.

Nach einer reflektorischen Muskelkontraktion wird im Elektromyogramm eine kurze Zeit (100–500 ms) der postreflektorischen Innervationsstille (**silent period**) beobachtet. Dafür verantwortlich sind:

- Eine Entdehnung der Muskelspindeln mit fehlender Aktivierung von afferenten Ia-Fasern.
- Eine Dehnung der Sehnenorgane mit Aktivierung afferenter Ib-Fasern (autogene Hemmung, s. u.).
- Eine Hemmung der α-Motoneurone über die Renshaw-Zellen (s. u.).
- Hyperpolarisierende Nachpotentiale der Aktionspotentiale des Motoneurons. ◀

> ### ⚕ Klinik!
>
> **Gesteigerte Muskeleigenreflexe** findet man bei kortikalen Schädigungen, die zu einer „Enthemmung" der spinalen Reflexschleife führen. So sind beim typischen **Schlaganfall** mit einer beinbetonten Hemiparese durch ischämische Schädigungen im Bereich des kontralateralen Gyrus praecentralis Patellarsehnenreflex und Achillessehnenreflex auf der gelähmten Seite stärker ausgeprägt als auf der gesunden Seite. Diagnostisch verwertbar sind nur Seitendifferenzen, da die Intensität der Reflexantwort individuell sehr unterschiedlich ausgeprägt ist.

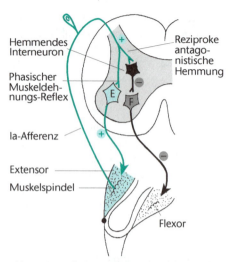

Abb. 15.3: Reflexbogen des monosynaptischen, über Ia-Afferenzen der Muskelspindeln vermittelten Dehnungsreflexes der Muskulatur. Monosynaptische Aktivierung der Agonisten (Extensoren), disynaptische, „direkte" Hemmung der Antagonisten (Flexoren). E = Extensorneuron, F = Flexorneuron

Disynaptische Antagonisten-Hemmung

Eine Aktivierung der afferenten Ia-Fasern führt jedoch nicht allein zu einer Kontraktion der agonistischen Muskulatur. Die Impulse dieser afferenten Ia-Fasern bewirken vielmehr auch – über ein hemmendes Interneuron – eine Hemmung der *antagonistischen* Motoneurone des gleichen Segmentes. Diese disynaptische, reziproke Hemmung der antagonistischen Muskulatur wird wegen der Kürze der neuronalen Verschaltung auch als direkte Hemmung bezeichnet. Damit z. B. der Unterschenkel beim Beklopfen der Patellarsehne ausschlagen kann, ist also zum einen eine Aktivierung der streckenden Agonisten durch den monosynaptischen Muskeleigenreflex und zum anderen, über dieselben Ia-Afferenzen aus den Muskelspindeln, eine *disynaptische Hemmung der beugenden Antagonisten*, also ein Fremdreflex, erforderlich (☞ Abb. 15.3).

Reflexe der Sehnenorganafferenz (Ib-Afferenz)

▶ Die Verschaltung der Ib-Afferenzen aus den Golgi-Sehnenorganen verläuft spiegelbildlich zu derjenigen der Ia-Afferenzen aus den Muskelspin-

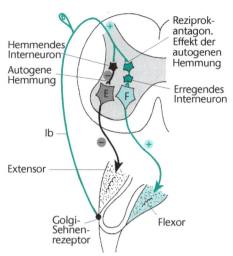

Abb. 15.4: Reflexe der Sehnenorganafferenzen (Ib-Afferenzen). E = Extensorneuron, F = Flexorneuron.

deln: Ib-Afferenzen hemmen über di- oder trisynaptische Verbindungen die agonistischen Motoneurone: Selbsthemmung oder **autogene Hemmung** (☞ Abb. 15.4). Daneben haben sie, wenn auch nicht konstant, disynaptische und polysynaptische erregende Verbindungen zu den antagonistischen Motoneuronen. ◄

Der Reflexbogen der Sehnenorganafferenzen (Ib) hat die Aufgabe, die Spannung des Muskels zu begrenzen.

Die γ-Spindelschleife

▶ Ein Dehnungsreflex der Muskulatur kann nicht bloß durch eine Dehnung der extrafusalen Arbeitsmuskulatur, sondern auch durch die Aktivierung der γ-Motoneurone mit Kontraktion der *intrafusalen* Muskelfasern ausgelöst werden. Durch diese Kontraktion der intrafusalen Muskelfasern wird der zentrale Anteil der Muskelspindel gedehnt, die afferenten Ia-Fasern also aktiviert. In der Folge kommt es zu einer monosynaptisch-reflektorischen Aktivierung der α-Motoneurone und einer Kontraktion der extrafusalen Muskulatur. Dieser Mechanismus, bei dem die Muskellänge der Muskelspindellänge folgt, wird auch als γ-Spindelschleife bezeichnet. ◄

Neben der Aktivierung der agonistischen Muskulatur hemmt die γ-Spindelschleife über polysynaptische Reflexe die Antagonistenmuskulatur.

> 💡 **Merke!**
>
> **γ-Spindelschleife:**
> Kontraktion der *intrafusalen* Muskelfasern (γ-Motoneurone) führt zur Kontraktion der *extrafusalen* Muskulatur (α-Motoneurone).

α-γ-Koaktivierung

▶ Prinzipiell kann die Muskellänge also auf zwei Arten verkürzt werden: zum einen direkt durch die Aktivierung der α-Motoneurone, zum anderen aber indirekt über eine Aktivierung der γ-Motoneurone. Diese bewirkt über eine Kontraktion der intrafusalen Muskulatur und eine Aktivierung von afferenten Ia-Fasern letztlich ebenfalls eine Aktivierung von α-Motoneuronen. Physiologischerweise arbeiten beide Systeme eng zusammen, α- und γ-Motoneurone werden bei einer Muskelbewegung zumeist *gleichzeitig* innerviert (α-γ-Koaktivierung; α-γ-Kopplung). Hierbei verhindert die γ-Innervation ein Erschlaffen der Muskelspindeln während der durch die α-Motoneurone induzierten Kontraktion der extrafusalen Muskulatur. Dadurch bleibt der Regelbereich der Muskelspindeln und ihre Empfindlichkeit zur Feinabstimmung der Muskellänge erhalten. Die Erregung dynamischer γ-Motoneurone erhöht die Empfindlichkeit für schnelle Längen*änderungen* (differentielle Empfindlichkeit), die Aktivierung statischer γ-Motoneurone steigert die Empfindlichkeit für die *Muskellänge* (proportionale Empfindlicheit). Die indirekte Aktivierung von α-Motoneuronen über die γ-Spindelschleife fördert außerdem den ablaufenden Kontraktionsvorgang im Sinne einer verstärkenden **Servounterstützung.** ◄

Polysynaptische Reflexe

Abgesehen von den oben geschilderten monosynaptischen und disynaptischen Muskelreflexen laufen alle anderen Reflexe des Körpers über mehrere hintereinander geschaltete Neurone und sind also **polysynaptische Reflexe**. Sensor und Effektor des

Reflexes liegen meist nicht im gleichen Organ, sodass es sich um **Fremdreflexe** handelt.

Polysynaptische Reflexe unterscheiden sich von den einfachen Muskeleigenreflexen auch durch die größere Bewegungsvielfalt. So liegen den basalen Bewegungsmustern der Fortbewegung, der Nahrungsaufnahme und des Schutzes vor schädlichen Umwelteinflüssen polysynaptische Reflexe zugrunde (Lokomotionsreflex, Nutritionsreflex, Schutzreflex).

Flexor- und gekreuzter Extensor-Schutzreflex

▶ Eine schmerzhafte Reizung der Haut führt zu einem Wegziehen der betroffenen Extremität. Dieses Wegziehen wird über eine Beugung (Flexion) in den entsprechenden Gelenken (z. B. Sprung-, Knie- und Hüftgelenk) realisiert. Der entsprechende Reflex ist ein typischer polysynaptischer Schutzreflex und wird als **Flexorreflex** bezeichnet. Neben der Aktivierung der Flexoren kommt es über inhibitorische Interneurone zugleich zu einer Erschlaffung des Extensoren der betroffenen Extremität. Zusätzlich kreuzen dieselben Schmerzafferenzen auf Rückenmarksebene und bewirken dadurch eine Zunahme des Extensorentonus der *kontralateralen* Extremität (**gekreuzter Extensorreflex**) und eine korrespondierende Abnahme des Flexorentonus der kontralateralen Seite (☞ Abb. 15.5). ◀

Resultat dieser vier Reflexbögen ist ein *Wegziehen* der durch den Schmerzreiz betroffenen Extremität und eine zusätzliche *reflektorische Stützung der kontralateralen Extremität*.

Bauchhautreflex

Ein weiteres Beispiel eines polysynaptischen Reflexes ist der **Bauchhautreflex**. Beim Bestreichen der Bauchhaut mit einem spitzen Gegenstand kommt es zur Kontraktion der gleichseitigen Bauchmuskulatur. Die Sensoren sitzen in den Mechanozeptoren der Haut, der Effektor ist die Bauchmuskulatur: es handelt sich um einen Fremdreflex.

Besonderheiten der polysynaptischen Reflexe

▶ Im Gegensatz zum monosynaptischen Reflex, bei dem ein unterschwelliger Reiz keinen Reflex auslöst, können sich beim polysynaptischen Reflex unterschwellige Reize durch Integration und Speicherung in den zwischengeschalteten Interneu-

ronen zu einem überschwelligen Reiz summieren (**Summation**). ◀

Bei überschwelligen Reizen kann durch eine Steigerung der Intensität die Reflexzeit, also die Zeit zwischen Reizbeginn und Reflexantwort, verkürzt werden. Die *Reflexzeit hängt beim polysynaptischen Reflex somit von der Reizstärke ab.* Beim monosynaptischen Reflex dagegen ist die Reflexzeit bei auslösenden Reizen verschiedener Stärke immer identisch. Zusätzlich kann bei polysynaptischen Reflexen die Reflexantwort bei hohen Reizstärken auf bislang nicht beteiligte Muskelgruppen ausstrahlen, was als **Irradiation** bezeichnet wird.

Weitere charakteristische Phänomene bei polysynaptischen Reflexen sind:

- **Habituation:** Reizwiederholung am gleichen Ort und mit gleicher Intensität bewirkt ein Nachlassen der Reflexaktivität, bei gleich bleibender Erregbarkeit der Sensoren (!).
- **Dishabituation:** Wechsel des Reizortes, der Reizstärke oder ein reizfreies Intervall führen zum Wiederauftreten der Reflexantwort.
- **Sensitivierung:** Wiederholte schmerzhafte Reize senken die Reflexschwelle und verkürzen die Reflexzeit.
- **Konditionierung:** Lern- und Adaptationsvorgänge führen zu langfristigen Veränderungen der Reflexantwort.
- **Lokalzeichen:** Die Reflexantwort variiert in Abhängigkeit vom genauen Reizort.

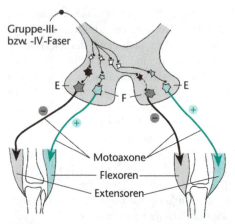

Abb. 15.5: Polysynaptischer Flexor- und gekreuzter Extensor-Schutzreflex.

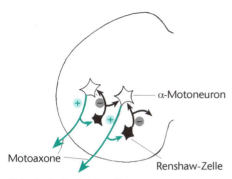

Abb. 15.6: Die Renshaw-Hemmung.

marks in Verbindung, welche die **Rückenmarks-automatismen**, d.h. die selbstständigen motorischen Leistungen des Rückenmarks koordinieren. Zu diesen Rückenmarksautomatismen gehört z.B. die **spinale Lokomotion**, d.h. die selbstständige Lauftätigkeit ohne Mitwirkung höherer Zentren. Auch der *Schreitreflex des Neugeborenen* ist eine solche spinale Lokomotion, die in den ersten Monaten, mit zunehmender Reifung der supraspinalen Kontrolle, wieder verloren geht, bevor nach etwa einem Jahr die endgültige supraspinal gesteuerte Fortbewegung einsetzt.

Reflexhemmung

▶ Die Reflexbahnen des Rückenmarks werden bereits auf Rückenmarksebene in ihrer Aktivität kontrolliert. So geben die Motoneurone Kollateralen an inhibitorische Interneurone ab, welche die Aktivität dieser Motoneurone hemmen. Diese hemmenden Interneurone werden als **Renshaw-Zellen** bezeichnet. Diese Hemmung ist eine typische **Feedback-** oder **Rückwärts-Hemmung**, bei der die gehemmten Zellen (Motoneurone) über Afferenzen zu den hemmenden Zellen (Renshaw-Zellen) ihre eigene Hemmung auslösen (☞ Abb. 15.6, ☞ 12.4.2). ◀

Neben den Renshaw-Zellen gibt es auch andere Typen von inhibitorischen Interneuronen, die beispielsweise im Bereich der präsynaptischen Endigung von Ia-Afferenzen an den α-Motoneuronen die Erregungsübertragung blockieren (**präsynaptische Hemmung**).

Auch die hemmenden Zellen können wiederum ihrerseits gehemmt werden. Eine solche „Hemmung der Hemmung", die letztlich eine gesteigerte neuronale Aktivität zur Folge hat, wird als **Disinhibition** bezeichnet.

Intersegmentale Reflexe

Das Reflexgeschehen im Rückenmark bleibt nicht auf den Bereich eines Segmentes beschränkt. Interneurone im Rückenmark senden auf- und absteigende Fasern an benachbarte Rückenmarkssegmente. Diese **propriospinalen Bahnen** ziehen sich über das gesamte Rückenmark und stehen mit autonomen Neuronenverbänden des Rücken-

15.1.5 Pathophysiologie: Querschnittslähmung   7 ?

▶ Eine vollständige Durchtrennung des Rückenmarkes wirkt sich **kaudal** *des betroffenen Segmentes* aus. Zu beobachten sind:

- **Lähmung** aller willkürlichen Muskelbewegungen.
- **Ausfall aller Empfindungen.**
- Komplette **Areflexie** aller autonomen (☞ 14.3.1) und motorischen Reflexe (Spinaler Schock). ◀

Die ausgefallenen Reflexe erholen sich nach der Verletzung in einem typischen *Vier-Stadien-Muster*:

- Komplette Areflexie (1. Monat).
- Kleine reflektorische Bewegungen der Großzehe (2. Monat).
- Flexorreflexe, zuerst der Zehen (Babinski-Zeichen: Dorsalflexion der Großzehe, Fächerung der Zehen), dann von Knie- und Hüftgelenken (3. bis 6. Monat). Diese Flexorreflexe können von gekreuzten Extensorreflexen begleitet sein.
- Flexorreflexe und gesteigerte Extensorreflexe (Extensorspasmen). Hierdurch kann kurzfristiges, nicht unterstütztes Stehen (spinales Stehen) möglich werden (ab dem 6. Monat).

Die Ursache für den 4–6 Wochen anhaltenden spinalen Schock mit kompletter Areflexie ist noch unklar. Möglicherweise führt der Wegfall zentraler, hemmender Impulse auf hemmende spinale Interneurone (Wegfall der zentralen **Disinhibition**) zu einer starken Reflexunterdrückung auf spinaler Ebene.

15

15.2 Hirnstamm-Motorik

Aufgabe des Hirnstammes in der Motorik ist die Koordination der Muskelaktivität zur **Aufrechterhaltung der Stellung des Körpers im Raum**. Erst dadurch werden die durch höhere Zentren gesteuerten gezielten Bewegungen (Zielmotorik) möglich. Der Hirnstamm beeinflusst zum einen direkt die spinalen Reflexe, vor allem über die Erregung und Hemmung von α- und γ-Motoneuronen. Dies geschieht über absteigende (deszendierende) Bahnen, die ihren Ursprung in verschiedenen Kerngebieten des Hirnstammes haben (z. B. Nucleus ruber, Nucleus vestibularis lateralis, Formatio reticularis).

Zum anderen integriert der Hirnstamm aber auch Informationen aus höher gelegenen Hirnabschnitten (Kortex, Kleinhirn) und den Sinnesorganen, welche die Leistungen des Hirnstammes modifizieren und den aktuellen Erfordernissen des Organismus anpassen.

15.2.1 Funktionelle Anatomie   1 ▨

Der Hirnstamm im physiologischen Sinn umfasst **Medulla oblongata, Pons** und **Mesenzephalon** (Mittelhirn). Wichtige Kerngebiete des Hirnstamms, deren efferente Neurone die Motorik kontrollieren, sind der **Nucleus ruber**, die **Vestibulariskerne** (besonders der laterale Deiterssche Kern) sowie pontine und medulläre Anteile der **Formatio reticularis**.

Die **Hauptafferenzen** erhalten die Kerngebiete des Hirnstammes vom Gleichgewichtsorgan, von den Propriozeptoren des Halses, vom Kleinhirn und vom Motorkortex.

Die **Hauptefferenzen** sind der Tractus rubrospinalis, der Tractus vestibulospinalis, und der Tractus reticulospinalis.

Tractus rubrospinalis

▶ Vom Nucleus ruber, der im Mesenzephalon in Höhe der Vierhügelplatte liegt, zieht der Tractus rubrospinalis nach kaudal in Richtung Rückenmark. ◀

Unmittelbar nach Verlassen des Nucleus ruber kreuzt er zur Gegenseite, verläuft im Rückenmark ventral und endet in der grauen Substanz dorsal der motorischen Kerngebiete.

Sein Einfluss ist erregend auf α- und γ-Flexormotoneurone und hemmend auf die entsprechenden Extensor-Neurone.

Tractus vestibulospinalis

▶ Der Tractus vestibulospinalis, der seinen Ursprung im Deiters-Kern (Nucleus vestibularis lateralis) hat, verläuft ungekreuzt abwärts zum Rückenmark und endet an den medialen Anteilen des Vorderhornes. Er wirkt entgegengesetzt zum Tractus rubrospinalis erregend auf die α- und γ-Extensormotoneurone und hemmend auf die Flexor-Neurone. ◀

Tractus reticulospinales

Aus der Formatio reticularis ziehen zwei Bahnen abwärts:

- Der **Tractus reticulospinalis medialis** verläuft ungekreuzt zum Rückenmark. Er enthält Fasern aus dem *pontinen* Gebiet der Formatio reticularis. Sie wirken erregend auf α- und γ-Extensoren und hemmend auf die Flexoren.
- Der **Tractus reticulospinalis lateralis** führt sowohl gekreuzte als auch ungekreuzte Fasern aus dem *medullären* Anteil der Formatio reticularis. Seine Fasern erregen α- und γ-Flexormotoneurone und hemmen die Extensoren.

15.2.2 Motorische Funktionen   0 ▨
des Hirnstamms

Reflexe dienen einer optimalen und schnellen Anpassung des Organismus an veränderte Umwelt- und Lagebedingungen. Die motorischen Zentren des Hirnstammes koordinieren eine Vielzahl von Reflexen, zu denen die statischen und die statokinetischen Reflexe, wie auch die Reflexe zur Nahrungsaufnahme und die Schutzreflexe gehören. Die Hirnstammreflexe bewirken dabei ein reibungsloses Zusammenspiel mehrerer Körperfunktionen, das zumeist unbewusst abläuft und in vielen Fällen bewusst nicht so zuverlässig zu leisten wäre.

Statische Reflexe

Unter dem Begriff der statischen Reflexe fasst man die **Haltereflexe** und die **Stellreflexe** zusammen, deren Aufgabe es ist, die Körperhaltung und das Gleichgewicht im Liegen, Stehen und Sitzen aufrechtzuerhalten.

Haltereflexe

Propriozeptoren des Halses und Sensoren des Gleichgewichtsorganes melden den motorischen Zentren des Hirnstammes jede veränderte Haltung des Kopfes:

- Im Verhältnis zum Körper: **tonische Halsreflexe.**
- Im Verhältnis zum umgebenden Raum: **tonische Labyrinthreflexe.**

Diese tonischen Hals- und Labyrinthreflexe dienen dem Erhalt von Gleichgewicht und Körperhaltung bei Lageänderungen des Kopfes im Verhältnis zum Körper oder zum Raum. Daneben korrigieren sie auch die *Tonusverteilung* der Körpermuskulatur. Lageänderungen des Kopfes im Verhältnis zum Körper oder im Verhältnis zum umgebenden Raum führen zu Tonusänderungen der Extremitätenmuskulatur: Jede neu eingenommene Position muss durch einen ausreichenden Tonus der neu belasteten Muskeln stabilisiert werden. Muskeln, die nach der Lageänderung weniger belastet sind, können im Tonus nachlassen. Diese Anpassung übernehmen die Haltereflexe über die vom Hirnstamm deszendierenden erregenden oder hemmenden Impulse auf Flexoren- und Extensorenmuskulatur.

Stellreflexe

Reflexe, die für das Aufrichten in die normale Körperstellung aus verschiedenen Lagen heraus erforderlich sind, nennt man Stellreflexe. Der Körper richtet sich hierbei immer in einer festgelegten Reihenfolge auf:

- Der Kopf wird in Normalstellung gebracht: **Labyrinth-Stellreflex.**
- Der Rumpf folgt dem Kopf in die Normalstellung: **Hals-Stellreflex.**

Zusammenfassend dienen die Halte- und Stellreflexe dem Einnehmen der Grundstellung und dem Aufrechterhalten einer bestimmten Haltung durch Aktivierung der entsprechenden Muskeln und Anpassung des Muskeltonus.

Statokinetische Reflexe

15

Statokinetische Reflexe sind Reflexe, die durch Bewegungen ausgelöst werden oder selbst Bewegungen darstellen. Bei der Auslösung der statokinetischen Reflexe spielt das Vestibularsystem eine wesentliche Rolle.

Beispiel eines statokinetischen Reflexes sind die **reflektorischen Kopf- und Augenbewegungen** bei Drehung des Körpers. Dabei drehen sich Kopf und Augen kompensatorisch im Gegensinn zur Drehbewegung des Körpers. Dieser Reflex dient der möglichst konstanten Aufrechterhaltung der optischen Sinneseindrücke.

Auch die sog. **Liftreaktion**, ein Reflex zur Aufrechterhaltung des Gleichgewichtes bei Sprung und Lauf, ist ein statokinetischer Reflex. Hierbei kommt es bei einer Beschleunigung nach unten zu einem erhöhten Extensortonus (z. B. Durchstrecken der Beine im Aufzug bei plötzlichem Abwärtsfahren). Eine Beschleunigung nach oben führt umgekehrt zu einem erhöhten Flexortonus.

Nahrungsaufnahmereflexe

Vom Säuglingsalter an wird die Nahrungsaufnahme durch eine Vielzahl von Reflexen gesteuert.

Der **Saugreflex,** ein polysynaptischer Reflex, ermöglicht den Saug- und Schluckvorgang in Koordination mit der normalen Atmung. Sensoren des Reflexbogens sind die Mechanosensoren der Lippen, Effektoren die Muskeln von Lippen, Zunge, Rachen, Brustkorb und Zwerchfell.

Die **Speichelsekretion** wird durch unbedingte und bedingte Reflexe gesteuert. Der unbedingte Reflex wird ausgelöst, indem die Speise im Mund Mechanosensoren, Geschmacksknospen und Chemosensoren erregt. Hierbei kommt es zu einer reflexbedingten Zunahme der Speichelsekretion. Der bedingte Reflex zur Speichelsekretion ist eine erlernte Reaktionsweise auf der Basis des entsprechenden unbedingten Reflexes. Dabei nimmt, nach entsprechender Konditionierung, schon beim bloßen Gedanken an Nahrung die Speichelsekretion zu („Das Wasser läuft im Mund zusammen").

Es handelt sich dabei um vegetative Reflexe, da die Speicheldrüsen parasympathisch und sympathisch inneviert werden.

Der **Kauvorgang** ist ebenfalls reflexgesteuert und dient der Koordination von Kaumuskulatur, Zunge, Wangenmuskulatur, Mundbodenmuskulatur und Gaumen.

Der **Schluckvorgang** wird durch ein Reflexzentrum in der Medulla oblongata reguliert. Dabei laufen die afferenten Erregungen über den N. glossopharyngeus, die efferenten Impulse über N. hypoglossus, N. trigeminus, N. glossopharyngeus und N. vagus.

Die Berührung des Gaumenbogens, des Zungengrundes oder der Rachenhinterwand durch die Nahrung löst den Schluckvorgang aus. Die Muskeln der Mundhöhle, des Rachens, des Kehlkopfes und des Ösophagus, die sich nach einem reflektorischen Programm koordinieren und in festgelegter Reihenfolge kontrahieren, befördern den Bissen in den Magen.

Schutzreflexe

Auch Schutzreflexe werden vom Hirnstamm koordiniert. Klinisch wichtig sind hier vor allem zwei Reflexe:

- **Kornealreflex:** Berühren der Kornea führt zu einem Lidschlag. Beim bewusstlosen Patienten weist ein beidseitig fehlender Kornealreflex auf eine Hirnstammschädigung hin.
- **Hustenreflex:** Ein Fremdkörper in der Trachea löst einen Hustenreiz aus.

15.2.3 Pathophysiologie 1 ?

Verletzungen im Bereich des Hirnstammes können zu charakteristischen Veränderungen der Motorik führen. Es entsteht ein Ungleichgewicht zwischen Erregung und Hemmung der Extremitätenmuskulatur, da durch Zerstörung oder Unterbrechung einzelner deszendierender Bahnen die verbleibenden Bahnen einen übermäßig starken Einfluss auf die Muskulatur haben.

Bei einer Unterbrechung der Verbindung zwischen Hirnstamm und Hirnrinde (z. B. durch schwere Gehirnblutungen oder Hirnverletzungen) kommt es zum Bild der **Dezerebrationsstarre**. Durch diese „Isolierung" des Hirnstamms ist eine modifizierende Wirkung der Hirnrinde und anderer höherer Hirnanteile auf die Leistung des Hirnstammes nicht mehr möglich: Der Organismus wird nur noch vom Hirnstamm gesteuert.

▶ Kommt es zu einer Unterbrechung **kaudal des Nucleus ruber**, entsteht eine Tonuserhöhung der gesamten Extensormuskulatur, weil nach Abtrennung des Nucleus ruber die Erregung der Extensormotoneurone durch den Deiters-Kern überwiegt und der hemmende Einfluss des Nucleus ruber auf die Extensoren nicht mehr wirksam werden kann. ◀

Liegt die Unterbrechung **kaudal des Deitersschen Kerngebietes**, löst sich die Dezerebrationsstarre wieder, da dann die überwiegende Aktivierung der Extensoren durch den Deiters-Kern ebenfalls wegfällt.

15.3 Basalganglien 16 ?

Als Basalganglien im physiologischen Sinn bezeichnet man das **Striatum** (= Nucleus caudatus und Putamen), den **Globus pallidus**, die **Substantia nigra** und den **Nucleus subthalamicus**. (Aus anatomischer Sicht zählen die Substantia nigra und der Nucleus subthalamicus nicht zu den Basalganglien.)

Es handelt sich bei den Basalganglien um subkortikale Kerngebiete in der Tiefe des Gehirns, die in unmittelbarer Nachbarschaft zum Thalamus liegen.

▶ Wichtige Aufgaben der Basalganglien sind die **Kontrolle komplexer Bewegungen** wie Schreiben, Papierschneiden, Ballspielen und andere Geschicklichkeitsbewegungen. Die Reihenfolge und das exakte Zusammenspiel der Bewegungen werden ebenso von den Basalganglien koordiniert, wie die Bewegungsgeschwindigkeit und die Bewegungsausmaße.

Informationen aus allen Teilen der Hirnrinde erreichen die Basalganglien vor allem über die Kerngebiete des Striatum (Putamen und Nucleus caudatus): **Eingänge der Basalganglien**. Sie werden dann über den Globus pallidus pars interna (GPi) und die Substantia nigra pars reticulata (SNr), die **Ausgänge der Basalganglien**, zum Nucleus ventralis anterior und zum Nucleus ventralis lateralis des Thalamus geleitet und von dort zurück über thalamo-kortikale Bahnen zur Hirnrinde, wo die dann modifizierten kortikalen Impulse in Bewegungen umgesetzt werden (☞ Abb. 15.7). ◀

Die Basalganglien sind somit eine weitere Station auf dem Weg der kortikalen Efferenzen in die Außenwelt. Sie dienen wie das Kleinhirn

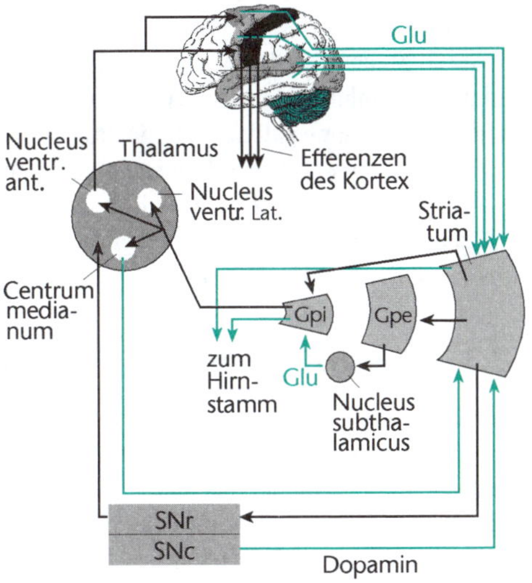

(☞ 15.4) der Erstellung eines Bewegungsprogrammes, welches den Aufgaben angepasst ist, die der Organismus zu erfüllen hat. Während das Kleinhirn vor allem die *schnellen* Bewegungen kontrolliert, werden die *langsamen und gleichmäßigen* („*rampen-förmigen*") *Bewegungsabläufe* vorwiegend von den Basalganglien reguliert.

> **Merke!**
>
> **Eingänge der Basalganglien:**
> Putamen und Nucleus caudatus (= Striatum)
> → Zuflüsse aus dem Kortex
>
> **Ausgänge der Basalganglien:**
> Globus pallidus pars interna (GPi) und Substantia nigra pars reticulata (SNr)
> → Weiterleitung an den Thalamus (Nucleus ventralis anterior und Nucleus ventralis lateralis)

15

15.3.1 Funktionsschleifen

Die eintreffenden Afferenzen und die austretenden Efferenzen der Basalganglien verlaufen in so genannten Funktionsschleifen. Das bedeutet, dass Informationen aus bestimmten Kortexarealen (☞ 15.5) in den zugehörigen Arealen der Basalganglien verschaltet und über den Thalamus wieder zurück zur Hirnrinde projiziert werden. Im Einzelnen lassen sich u. a. folgende Funktionsschleifen abgrenzen:

Skeletomotorische Funktionsschleife

Informationen aus prämotorischen, motorischen und somatosensorischen Hirngebieten treffen im Putamen ein, laufen über Pallidum oder Substantia nigra zu motorischen Thalamusgebieten und von dort zurück zur Area 6 der Großhirnrinde. Die Neurone dieser Schleife beeinflussen Bewegungsparameter wie *Richtung, Kraft* oder *Bewegungsamplitude*. Ein Teil dieser Schleife, die über spezialisierte motorische Thalamuskerne läuft, dient besonders der Kontrolle der *Mund- und Gesichtsmotorik*.

Okulomotorische Funktionsschleife

Die okulomotorische Schleife übernimmt die Kontrolle der Augenbewegungen. Hierbei kommen die

Abb. 15.7: Afferenzen und Efferenzen der Basalganglien.
Gpi = Globus pallidus pars interna,
Gpe = Globus pallidus pars externa,
SNr = Substantia nigra pars reticulata,
SNc = Substantia nigra pars compacta,
Glu = Glutamat,
grün = exzitatorische Bahnen,
schwarz = inhibitorische Bahnen.

Zuflüsse aus den Arealen, die für die Blickmotorik zuständig sind (Area 8 und Area 7 nach Brodmann). Über Nucleus caudatus, Pallidum, Substantia nigra und Thalamus projiziert die Schleife dann zurück zu den frontalen kortikalen Augenfeldern der Area 7 und 8.

Komplexe Funktionsschleifen

Hierbei handelt es sich um Systeme, welche Informationen aus Assoziationsfeldern über die Basalganglien und den Thalamus zurück zu anderen Assoziationsfeldern projizieren. Einzelheiten sind wenig erforscht, doch leiden Patienten mit Läsionen im Bereich von Assoziationsfeldern und Basalganglien unter *Störungen des generellen Antriebs und von Einzeltrieben* (Hunger, Sexualität). Die komplexen Schleifen sind vermutlich an der Kontrolle der Motivation, der Wahl von Strategien und an kognitiven Leistungen beteiligt. So werden bei Patienten mit Erkrankungen der Basalganglien Störungen im Bereich dieser komplexen Funktionen und deren Einbau in die normale Motorik beobachtet.

15.3.2 Transmittersysteme der Basalganglien

▶ Die wichtigsten *Afferenzen* der Basalganglien stammen von der Hirnrinde. Ihre Haupteintrittsstelle ist das Striatum mit seinen beiden Anteilen Nucleus caudatus und Putamen (Eingang der Basalganglien). Die Verbindungen sind streng topologisch organisiert. Die *Efferenzen* verlassen die Basalganglien vorwiegend über den Globus pallidus pars interna (Gpi) und die Substantia nigra pars reticulata (SNr) (Ausgänge der Basalganglien). Alle Efferenzen (bis auf einzelne Faserstränge, die direkt zum Tectum ziehen) werden im Nucleus ventralis anterior und im Nucleus ventralis lateralis des Thalamus umgeschaltet, ziehen von dort wieder zur Hirnrinde und werden bei der Bewegungsausführung mit berücksichtigt.

Glutamat ist der Transmitter der zum Corpus striatum ziehenden, von den Pyramidenzellen des Motorkortex ausgehenden exzitatorischen kortikostriatalen Bahnen. Der Transmitter der *efferenten*, vorwiegend inhibitorischen Bahnen zum Thala-

mus, die vom Globus pallidus (pars interna) ausgehen, ist **GABA**. Die vom Striatum ausgehende Hemmung der Pars externa des Globus pallidus (GPe) wird durch enkephalinhaltige GABAerge Neurone vermittelt. ◀

Der beschriebene Informationsfluss der Afferenzen hin zu den Basalganglien und der Efferenzen weg von den Basalganglien wird durch verschiedene Systeme moduliert. Eine Störung dieser Modulationsmechanismen führt zu einer gravierenden Beeinträchtigung der Basalganglienfunktion.

Ein besonders gut erforschtes Modulationssystem ist das Dopaminsystem, welches eine entscheidende Rolle in der Pathogenese der *Parkinson-Erkrankung* spielt.

▶ Die **dopaminergen Fasern**, die von der Substantia nigra zum Striatum führen (*nigrostriatale Fasern*), modulieren in den Neuronenverbänden des Striatums die dort eintreffenden Informationen des Kortex, die durch den Transmitter Glutamat vermittelt werden.

Außerdem bewirkt eine Aktivierung dieser aus der Substantia nigra pars compacta (SNc) entspringenden dopaminergen Fasersysteme über verschiedene Zwischenstufen in Striatum, Globus pallidus pars externa (GPe) und Nucleus subthalamicus eine Hemmung der inhibitorischen GABAergen Neurone, die vom Globus pallidus pars interna (GPi) zum Thalamus ziehen. Diese *Hemmung* der vom GPi ausgehenden inhibitorischen Einflüsse auf den Thalamus führt zu einer *Enthemmung der motorischen Thalamuskerne*. ◀

15.3.3 Pathophysiologie   9 ❓

Die Bedeutung der Basalganglien für harmonisch ablaufende Bewegungen wird besonders bei den Krankheitsbildern sichtbar, die durch Störungen der Basalganglienfunktion verursacht sind. Man kann die Symptome, die bei diesen Basalganglienerkrankungen auftreten, in *Plus-Symptome* und ein *Minus-Symptom* einteilen.

▶ *Plus-Symptome*:

● **Rigor:** erhöhter Muskeltonus.
● **Ballismus:** unwillkürliche Schleuderbewegungen der Extremitäten.

- **Athetose:** wurmförmige Bewegungen, vorwiegend der Rumpfmuskulatur.
- **Chorea:** Tick-artige Zuckungen einzelner Muskelgruppen.
- **Ruhetremor:** Zittern in Ruhe, auch ohne Bewegungsintention (im Gegensatz zum *Intentionstremor* bei Kleinhirnschäden).

Minus-Symptom:

- **Akinese** (Bewegungslosigkeit). ◀

Je nach Störung der Modulationssysteme oder dem Ausfall von Transmittern kommt es zu folgenden unterschiedlichen Krankheitsbildern:

Morbus Parkinson

Die Parkinson-Krankheit entsteht durch eine **Unterfunktion des Dopaminsystems**. Ursache hierfür ist ein *Untergang der Dopamin-Neurone in der Substantia nigra*. Als Folge sinkt auch der Dopamingehalt des Striatum stark ab, da die Zahl dort endender dopaminerger Neuriten aus der Substantia nigra durch Untergang ihrer Mutterzellen ebenfalls abnimmt. So werden die kortikostriatalen Impulse nicht mehr moduliert, was eine typische Symptomentrias von **Rigor, Tremor** und **Akinese** zur Folge hat.

- ▶ Der **Rigor** (muskuläre Hypertonie) zeigt sich in einer Verstärkung der tonischen (nicht der phasischen!) Dehnungsreflexe. Bei langsamen Bewegungen ist der Widerstand der Muskulatur verstärkt; typischerweise gibt der wächserne Widerstand nach einer bestimmten passiven Bewegungsstrecke plötzlich ruckartig nach: **Zahnradphänomen**.
- Der **Tremor** ist ein *Ruhetremor* mit groben Zitterbewegungen der Finger („Pillendrehen"), evtl. auch der Lippen und anderer Körperteile.
- Die **Akinese** äußert sich in der Schwierigkeit, eine Bewegung in Gang und zu Ende zu bringen, es kann zum gelegentlichen „Einfrieren" der Motorik mitten im Bewegungsablauf kommen. Auch die Mimik ist akinetisch, d.h. ausdrucksarm: *mimische Starre*. Eine besondere Schwierigkeit für den Parkinson-Patienten besteht darin, motorische Bewegungen verschiedener Muskelgebiete *gleichzeitig* durchzuführen, was bei fast allen komplexen Bewegungs-

abläufen erforderlich ist. Die begleitenden Schwingbewegungen der Arme beim Gehen fehlen, kleine Schritte, eine gebeugte Haltung und eine monotone Sprache ergänzen das Krankheitsbild. Die Akinese des M. Parkinson erklärt sich aus der Überaktivität der Ausgangskerne der Basalganglien (Globus pallidus pars interna, Substantia nigra pars reticulata), welche die motorischen Thalamuskerne *hemmen* (☞ Abb. 15.7). Eine Überaktivität dieser Ausgangskerngebiete führt daher zu einer vertieften motorischen Hemmung. ◀

Zusammenfassend ist bei der Parkinson-Erkrankung die Bewegungsplanung durch einen Mangel an Dopamin im nigro-striatalen Bahnsystem gestört. Hierdurch kommt es zu einem Ungleichgewicht mit Überwiegen der cholinergen Neurone im Striatum, was die typische Symptomatik erklärt.

L-Dopa, das im Gegensatz zu Dopamin die Blut-Hirn-Schranke passiert, ist das Medikament der Wahl zur Behandlung der Akinese. Rigor und Tremor werden durch L-Dopa in geringerem Maße beeinflusst.

Chorea

Bei der Chorea Huntington (nach dem Erstbeschreiber) handelt es sich um eine Erkrankung, die durch Tick-artige Muskelzuckungen (typisch: Grimassieren der Gesichtsmuskulatur) gekennzeichnet ist. Im weiteren Verlauf kommt es auch zu psychischen Veränderungen, affektiver Enthemmung und Demenz. Ursache ist ein *Zelluntergang von GABAergen und cholinergen Zellen im Striatum*. Dadurch entfällt die Hemmung der Neurone, die vom Striatum zur Substantia nigra ziehen, und es entsteht eine überschießende Aktivität der dopaminergen Substantia-nigra-Neurone.

Auch dieser Erkrankung liegt also ein Ungleichgewicht der verschiedenen Transmittersubstanzen zugrunde, diesmal mit einem Überwiegen der dopaminergen Impulse.

Athetose

Bei der Athetose kommt es zu Degenerationen im **Corpus striatum** und im **Pallidum**. Dadurch ist der

Erregungszufluss über den Thalamus zur Hirnrinde gestört. Symptome sind langsame, wurmförmige Hyperkinesien vor allem der distalen Extremitäten. Hände und Füße nehmen ohne Unterlass bizarre Stellungen ein. Diese pathologischen Bewegungen gehen fließend ineinander über. Auch die Gesichtsmimik ist bizarr grimassierend, das Sprechen schlecht artikuliert, da die Koordination der Sprech- und Atemmuskeln gestört ist.

Ballistisches Syndrom

Das Syndrom tritt fast nur halbseitig auf, weswegen man auch von Hemiballismus spricht. Durch Läsionen im **Nucleus subthalamicus** und in den Bahnverbindungen zum Pallidum kommt es zu einer Enthemmung prämotorischer Rindenfelder. Als Symptome resultieren unwillkürliche, plötzlich einsetzende, schleudernde, weit ausfahrende Bewegungen, die bei starken Sinnesreizen oder vor beabsichtigten Bewegungen stärker werden und so stark sein können, dass die Patienten das Gleichgewicht verlieren und umfallen. Diese Hyperkinesien betreffen vor allem den Schulter- und Beckengürtel.

15.4 Kleinhirn

Das Kleinhirn ist im Gegensatz zum Hirnstamm kein lebenswichtiges Organ. Es spielt jedoch eine entscheidende Rolle bei der Bewegungskoordination.

Das Kleinhirn

- optimiert und korrigiert die Stützmotorik,
- koordiniert die Zusammenarbeit zwischen Stützmotorik und Zielmotorik,
- kontrolliert die langsame Zielmotorik,
- liefert die Bewegungsprogramme für die schnelle Zielmotorik.

Vom Kleinhirn ziehen wichtige Efferenzen zum Hirnstamm und koordinieren die von dort ausgehenden Impulse zu den Motoneuronen des Rückenmarkes. Andere Efferenzen ziehen über den Thalamus zum Motorkortex und sind dort am Aufbau der Bewegungsprogramme beteiligt. Das Kleinhirn selbst empfängt Afferenzen vor allem aus dem Labyrinth, dem Rückenmark und dem motorischen Kortex.

15.4.1 Funktionelle Anatomie   17 ?

Funktionelle Abschnitte des Kleinhirns

Nach seinen Afferenzen und Efferenzen kann man das Kleinhirn (vereinfacht) in funktionelle Abschnitte einteilen (☞ Abb. 15.8).

Die Gliederung nach den Afferenzen entspricht den drei quer zur Längsachse angeordneten entwicklungsgeschichtlichen Anteilen des Kleinhirns: *Archizerebellum, Paläozerebellum* und *Neozerebellum.*

Nach den abgehenden Efferenzen können drei Längszonen unterschieden werden: *Vermis, Pars intermedia* und die beiden *Hemisphären.*

Kleinhirnafferenzen

▶ Das **Archizerebellum** (Vestibulozerebellum) besteht aus dem Flocculus und dem Nodulus des Kleinhirns und erhält über die Vestibulariskerne vor allem Gleichgewichts- und Beschleunigungsinformationen aus den Bogengangs- und den Makulaorganen.

Im **Paläozerebellum** (Spinozerebellum), das aus Anteilen des Kleinhirnwurms und den paravermalen Zonen besteht, enden vom Rückenmark einlaufende Informationen aus dem Bewegungsapparat und von der Körperoberfläche. Weiterhin erreichen das Paläozerebellum „Kopien" der motorischen Efferenzen der Pyramidenbahn.

Das die beiden Kleinhirnhemisphären umfassende **Neozerebellum** (Pontozerebellum) empfängt über die Brückenkerne Bewegungsentwürfe vom assoziativen motorischen Kortex. ◀

Kleinhirnefferenzen

Grundsätzlich ziehen alle Kleinhirnefferenzen erst zu den drei Kleinhirnkernen (Nucleus fastigii, Nucleus interpositus, Nucleus dentatus) und erst von hier aus zu den weiteren Zielgebieten.

▶ Vom **Vermis** ausgehende Efferenzen ziehen über den *Nucleus fastigii* zu den motorischen Kernen des Hirnstammes.

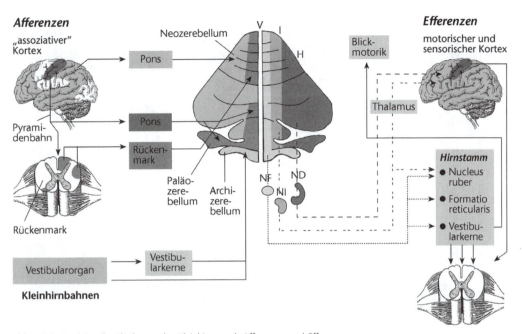

Abb. 15.8: Funktionelle Gliederung des Kleinhirns nach Afferenzen und Efferenzen
NF = Nucleus fastigii, NI = Nucleus interpositus, ND = Nucleus dentatus, V = Vermis, I = Pars intermedia, H = Kleinhirn-hemisphäre.

Von der **Pars intermedia** ziehen die Efferenzen über den *Nucleus interpositus* zum Nucleus ruber und über den Thalamus zum motorischen Kortex.

Die von den **Hemisphären** ausgehenden Efferenzen ziehen zum Nucleus dentatus. Von dort laufen sie wie die Efferenzen der Pars intermedia zum Nucleus ruber und zu Thalamus und Motorkortex. ◀

Aufbau der Kleinhirnrinde

Man kann die Kleinhirnrinde in drei Schichten einteilen: die äußere **Molekularschicht**, die mittlere **Purkinje-Zell-Schicht** und die innere **Körnerschicht** (☞ Abb. 15.9).

Jede Zellschicht enthält für sie typische Zellen, die jeweils verschiedene Aufgaben haben:

Molekularschicht
Diese äußere Schicht der Kleinhirnrinde enthält drei Zelltypen: *Korbzellen, Sternzellen* und *Lugarozellen*.

Die Axone der Korbzellen und der Sternzellen ziehen in die mittlere Zellschicht zu den Purkinje-Zellen, wobei die Sternzellen an den Dendriten und die Korbzellen am Zellkörper der Purkinje-Zellen enden. Der Axonverlauf der Lugarozellen ist noch nicht bekannt.

Purkinje-Zell-Schicht
▶ In der Purkinje-Zell-Schicht liegen die großen Purkinje-Zellen, deren Dendriten sich baumartig in der Molekularschicht verzweigen. Die Axone ziehen zu den Kleinhirn- und zu den Vestibulariskernen. Die Axone der Purkinje-Zellen sind die **einzige Efferenz der Kleinhirnrinde**. ◀

Körnerschicht
In der inneren Körnerschicht findet man **Körner-** und **Golgi-Zellen**. Die Axone beider Zelltypen ziehen zur Molekularschicht und verzweigen sich dort. Die Axone der Körnerzellen bilden dort typische T-förmige Verzweigungen, die als sog. *Parallelfasern* in der Molekularschicht parallel zur Kleinhirnoberfläche verlaufen und Synapsen mit allen dortigen Nervenendigungen eingehen.

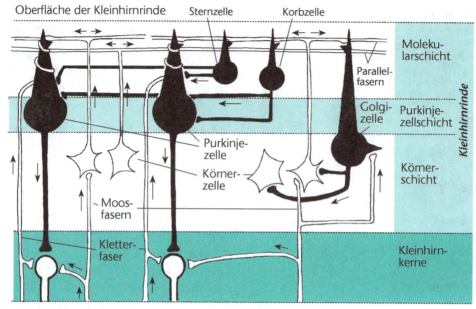

Abb. 15.9: Kleinhirnrinde. Zellschichten und neuronale Verknüpfungen.

Kletterfasern und Moosfasern

▶ Die aus der *unteren Olive* (Nucleus olivaris inferior) stammenden Afferenzen enden im Kleinhirn als **Kletterfasern**. Alle übrigen Afferenzen bilden die so genannten **Moosfasern**. ◀

Die Kletterfasern treten in der Körnerschicht in die Kleinhirnrinde ein und ziehen bis zur Molekularschicht, wo sie an den Dendriten der Purkinje-Zellen „emporklettern". Jede Kletterfaser versorgt bis zu 15 Purkinje-Zellen (Divergenz). Aber jede Purkinje-Zelle wird nur von einer Kletterfaser erreicht.

Die Moosfasern, die ein Vielfaches der Kletterfasern ausmachen, enden an den Körnerzellen in der Körnerschicht. Durch Kollateralbildung erreicht eine einzelne Moosfaser sehr viele Kleinhirnrindenzellen.

💡 Merke!

* Einzige Efferenz der Kleinhirnrinde: Axone der *Purkinje-Zellen*
* Afferenzen aus der unteren Olive: *Kletterfasern*
* Alle übrigen Afferenzen: *Moosfasern*

Synaptische Verschaltungen in der Kleinhirnrinde

▶ Eine Besonderheit der synaptischen Verschaltung der Kleinhirnrindenzellen ist, dass *sämtliche Neurone der Kleinhirnrinde mit Ausnahme der Körnerzellen hemmend wirken*. Alle erregenden Impulse werden dadurch nach höchstens zwei Synapsen wieder gehemmt. Man vermutet, dass dieses schnelle „Löschen" von Information für die Koordination von schnellen Bewegungen erforderlich ist.

Die Kletterfasern sind über die olivären Kerne des Hirnstamms umgeschaltete Afferenzen aus dem Rückenmark. Sie erregen die Purkinje-Zellen, die ihrerseits hemmende Synapsen bilden. Die Moosfasern erregen die Körnerzellen und diese aktivieren, als die einzigen erregenden Neurone der Kleinhirnrinde, alle übrigen Nervenzellen.

Alle anderen neuronalen Impulse sind dann hemmend:

* Die Golgi-Zellen (Körnerschicht) hemmen die Körnerzellen.
* Stern- und Korbzellen (Molekularschicht) hemmen die Purkinje-Zellen.
* Purkinje-Zellen hemmen die Kleinhirnkerne.

Eine anhaltende Ruheentladung der Purkinje-Zellen bewirkt eine tonische Hemmung der Kleinhirnkerne. Überträgersubstanz dieser hemmenden Purkinje-Zell-Efferenzen (wie aller übrigen hemmenden Synapsen im Kleinhirn) ist GABA (γ-Amino-Buttersäure). Eine Erregung von Kletter- oder Moosfasern führt zu einer Vertiefung dieser Hemmung. Eine direkte Hemmung der Purkinje-Zellen über Stern- oder Korbzellen und eine indirekte Hemmung über die Golgizellen führt dagegen zu einer „Hemmung der hemmenden Wirkung" der Purkinje-Zellen (Disinhibition) und damit zu einer Erregung der Neurone in den Kleinhirnkernen. ◄

> **Merke!**
>
> **Erregung der Purkinje-Zellen** durch Moos- oder Kletterfasern: Vertiefung der GABAergen Purkinje-Hemmung an Vestibularis- und Kleinhirnkernen.

15.4.2 Aufgaben des Kleinhirns 10 ?

▶ Das Kleinhirn verarbeitet Afferenzen vor allem aus den Vestibulariskernen, dem Rückenmark und dem Motorkortex. Etwa die Hälfte dieser Afferenzen endet als Moosfasern in der Kleinhirnrinde. Die vom Rückenmark aufsteigenden Bahnen werden in der Olive umgeschaltet (spino-oliväre Bahnen) und ziehen als Kletterfasern bis in die Molekularschicht der Kleinhirnrinde. Die einlaufenden Informationen zur Stellung des Körpers im Raum, zur Stellung von Gelenken und Muskulatur sowie zu den geplanten Bewegungsentwürfen werden in den neuronalen Netzen des Kleinhirns verarbeitet. Hieraus resultieren Impulse zur Steuerung der Motorik, die das Kleinhirn über seine drei efferenten Systeme und die Kleinhirnkerne verlassen (Vermis, Pars intermedia, Hemisphären). ◄

Vermis: Stützmotorik

Hauptaufgabe des Vermis ist die Koordination der Stützmotorik. Hierfür hat er direkten Zugang zu den motorischen Zentren des Hirnstammes, die Haltung, Tonus, stützmotorische Bewegung und das Körpergleichgewicht kontrollieren.

Tab. 15.1: Afferenzen und Efferenzen der Vermis.

	Vermis
Afferenzen	Somatosensorik (über den Tractus spino-olivaris des Rückenmarks).
Efferenzen	Nucleus fastigii. Von dort zu: – Medullärer und pontiner Formatio reticularis. – Nucleus vestibularis lateralis (Deiters).

Pars intermedia: Kurskorrektur

Die Kurskorrektur langsamer zielmotorischer Bewegungen und ihre Koordination mit der Stützmotorik ist Aufgabe der Pars intermedia. Kollateralen des Tractus corticospinalis und die rückläufigen Efferenzen zum Motorkortex gestatten es der Pars intermedia, die Stützmotorik mit der vom Motorkortex geplanten Zielmotorik zu koordinieren. Ebenso sind auf diesem Weg über den Nucleus ruber und mittels der Rückmeldung zum Motorkortex Kurskorrekturen möglich.

Tab. 15.2: Afferenzen und Efferenzen der Pars intermedia.

	Pars intermedia
Afferenzen	Somatosensorik und Motorkortex (Tractus corticospinalis).
Efferenzen	Nucleus interpositus. Von dort zu: – Nucleus ruber. – Thalamus – Motorkortex.

Hemisphären: schnelle Zielmotorik

▶ Die Kleinhirnhemisphären erhalten von assoziativen Kortexfeldern, die weite Bereiche von Frontal-, Parietal-, Temporal- und Okzipitallappen umfassen, Informationen über die vom Organismus geplanten Bewegungsentwürfe (zerebro-zerebelläre Bahnen). Aus diesen Bewegungs*entwürfen* des Kortex erstellen die Kleinhirnhemisphären dann ein Bewegungs*programm*, das über Nucleus dentatus und Thalamus schließlich dem spezifischen Motorkortex (Areae 4 und 6; ☞ 15.5.1) zur Ausführung übergeben wird. Auf diese Weise

15

Tab. 15.3: Afferenzen und Efferenzen der Klein-hirnhemisphären.

	Kleinhirnhemisphären
Afferenzen	Von der gesamten Großhirnrinde über zerebro-zerebelläre Bahnen.
Efferenzen	Nucleus dentatus. Von dort zu: – Nucleus ruber. – Thalamus – Motorkortex.

wird eine reibungslose Durchführung der schnellen Zielmotorik gewährleistet. ◄

Die Bewegungsprogramme der Kleinhirnhemisphären sind vor allem für die erlernte, schnelle Zielmotorik wichtig, wo somatosensorische Rückmeldungen nicht nötig oder wegen der großen Bewegungsgeschwindigkeit nicht möglich sind (Musizieren, Sport etc.). Diese schnelle Zielmotorik ist ohne entsprechende Koordination mit der Stützmotorik nicht ausführbar. Deshalb bestehen auch hier Verbindungen zum Nucleus ruber und damit zum Hirnstamm.

💡 Merke!

- **Vermis:**
  Stützmotorik: Haltung und Tonus.
- **Pars intermedia:**
  Kurskorrektur für langsame Zielbewegungen.
- **Kleinhirnhemisphären:**
  Schnelle Zielmotorik: Umwandlung von Bewegungsentwürfen in Bewegungsprogramme.

15.4.3 Pathophysiologie   7 ❓

Störungen der Kleinhirnfunktion führen typischerweise zu einer **gestörten Muskelkoordination bei Bewegungen**. Auch der Muskeltonus kann nicht mehr bedarfsgerecht reguliert werden. Im Einzelnen kommt es zu den folgenden Symptomen:

Asynergie

Unter Asynergie werden Störungen zusammengefasst, bei denen die Muskelinnervation den Ansprüchen der Bewegungsentwürfe nicht entspricht.

Man beobachtet:

- **Bewegungsdekomposition:** Die Bewegungsanteile laufen nicht mehr gleichzeitig, sondern hintereinander ab.
- ► **Dysmetrie:** Das Ausmaß der Bewegungen ist unangepasst (zu kurz oder zu weit).
- **Zerebelläre Ataxie:** Der Gang ist breitbeinig und unsicher (gr. ataxia = Unordnung).
- **Adiadochokinese:** Schnell aufeinander folgende Bewegungen mit wechselnder Richtung sind nicht mehr möglich (z. B. Glühbirne einschrauben) oder stark erschwert (**Dysdiadochokinese**). ◄

Intentionstremor

Während einer Bewegung, nicht aber in Ruhe, tritt **starkes Zittern** der bewegten Extremitäten auf. Im Extremfall kann durch die starken Zitterausschläge jede gezielte Bewegung unmöglich werden, das intendierte Ziel wird verfehlt.

Hypotonus der Muskulatur

Bei einer Schädigung vor allem der Hemisphären wird ein erniedrigter Muskeltonus mit **Muskelschwäche** und rascher Ermüdbarkeit der Muskulatur beobachtet. Isolierte Vermisläsionen führen dagegen eher zu einem muskulären Hypertonus.

Pathologischer Nystagmus

Hierunter versteht man **unwillkürlich, spontane rhythmische Bulbusbewegungen**, in horizontaler oder vertikaler Schlagrichtung, mit rascher und langsamer Phase (Benennung des Nystagmus nach der Schlagrichtung der schnellen Phase).

Skandierende Sprache

Der **Sprachfluss** ist **stockend** und mühsam, jede einzelne Silbe betont; außerdem kann eine „verwaschene" Artikulation auffällig sein.

► *Dysmetrie, Adiadochokinese* und *Intentionstremor* sind typische Schädigungen bei Läsionen der Kleinhirnhemisphären.

Ataxie und *pathologischer Nystagmus* sind dagegen eher typisch für Schädigungen der medialen Kleinhirnanteile. ◄

Die klassische **zerebelläre Symptomentrias nach Charcot** umfasste: Nystagmus, Intentionstremor und skandierende Sprache.

Bei der Beurteilung zerebellärer Symptome muss bedacht werden, dass Kleinhirnausfälle in der Regel vom Zentralnervensystem *gut* kompensiert werden, sodass ein Betroffener im Alltag relativ unauffällig sein kann – insbesondere, solange die Ausfälle durch optische Sinneseindrücke ausgeglichen werden können.

🖐 Klinik!

Chronischer Alkoholmissbrauch kann zu einer Kleinhirnschädigung führen. Pathophysiologische Grundlage ist eine Zerstörung von Purkinje-Zellen im vorderen Vermis-Bereich und in den angrenzenden Vorderlappen der Kleinhirnhemisphären. Klinisch ist dieses alkoholische „Lobus-anterior-Syndrom" durch eine Gangataxie gekennzeichnet.

15.5 Motorischer Kortex   20 ❓

Der motorische Kortex ist die „letzte supraspinale Station", das ausführende Organ, welches alle Informationen über Bewegungsantrieb und Bewegungsentwurf sammelt und schließlich, nachdem es von den Basalganglien und dem Kleinhirn die passenden Bewegungsprogramme abgerufen hat, die Bewegungsausführung veranlasst.

Der **Bewegungsantrieb** entsteht im limbischen System und im Frontalhirn (☞ 20.8.2). Im limbischen System entstehen Emotionen, Motivation und Triebe. Das Frontalhirn koordiniert das Verhalten mit den Plänen und Motivationen.

▶ Der **Bewegungsentwurf** stammt aus den sog. assoziativen Rindenarealen. Das sind Rindenfelder, die weder motorische noch sensorische Projektionen haben, sondern „höheren Funktionen" zugeordnet sind und die u. a. an Raum- und Formerkennen von Körper und Außenwelt beteiligt sind. Von diesen assoziativen Rindenarealen gelangt der Bewegungsentwurf zum Kleinhirn und zu den Basalganglien. Dort werden die für die Verwirklichung des Entwurfs erforderlichen **Bewegungsprogramme** konzipiert. Die Bewegungsprogramme für schnelle Bewegungen werden im Kleinhirn, für langsame

sog. rampenförmige Bewegungen in den Basalganglien zusammengestellt. Über den Thalamus gelangen diese Programme zum motorischen Kortex, der dann die **Bewegungsausführung** veranlasst. ◀

💡 Merke!

Bewegungsentwurf:
Assoziationskortex → Kleinhirn und Basalganglien → Thalamus → Motorkortex

15.5.1 Areale des Motorkortex

Die Hirnrinde kann aufgrund der unterschiedlichen Anordnung und Dichte von Neuronen in einzelne Bezirke eingeteilt werden. Nach dieser zytoarchitektonischen Gliederung von Brodmann (1909) lassen sich 50 Areale (Felder) der Hirnrinde definieren, denen sich (zum Teil) bestimmte Funktionen zuordnen lassen (☞ Abb. 15.10).

▶ Eine elektrische Reizung der **Felder 4 und 6** (nach Brodmann), die im Gyrus praecentralis im Frontalhirn gelegen sind, führt im Experiment zu einer Bewegung von Muskelgruppen der kontralateralen Extremität. Diese Gebiete werden deshalb als **motorische Areale** der Großhirnrinde oder als *Motorkortex* bezeichnet.

15.5.2 Somatotopische Organisation

▶ Aufgrund elektrischer Reizversuche und klinischer Beobachtungen können umschriebenen kortikalen Zellgebieten des Motorkortex genau defi-

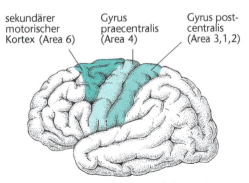

Abb. 15.10: Lage von Gyrus praecentralis (entspricht in etwa der Area 4 nach Brodmann) und Gyrus postcentralis (Area 3,1,2). Frontal des Gyrus praecentralis liegt das sekundär motorische Rindenfeld der Area 6.

sekundärer motorischer Kortex (Area 6)   Gyrus praecentralis (Area 4)   Gyrus postcentralis (Area 3,1,2)

15

Motorische Rindenregionen

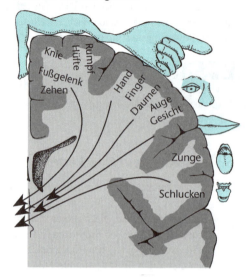

Sensorische Rindenregionen

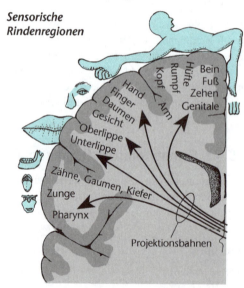

Abb. 15.11: Repräsentation der peripheren Körpermuskulatur im *Gyrus praecentralis* (motorische Rindenregionen) und der korrespondierenden sensiblen Gebiete im *Gyrus postcentralis* (sensorische Rindenregionen). Funktionell wichtige Muskelgebiete (z. B. Hand-, Gesichts- und Zungenmuskulatur) werden durch relativ größere Kortexareale versorgt als funktionell weniger wichtige Muskulatur (z. B. Fußmuskeln). Dies wird durch die entsprechend verzerrte Projektion der Muskelregionen des menschlichen Körpers wiedergegeben: „motorischer Homunculus".

nierte Muskelgebiete des Körpers zugeordnet werden: **somatotopische Organisation**. Projiziert man die von den einzelnen Nervenzellarealen des Motorkortex versorgten peripheren Muskelgebiete auf den Gyrus praecentralis, entsteht das Bild eines „motorischen Homunculus", bei dem bestimmte Muskelgebiete entsprechend ihrer funktionellen Bedeutung durch überdurchschnittlich große Kortexareale repräsentiert werden, wie z. B. die Handmuskulatur (☞ Abb. 15.11). ◄

15.5.3 Multiple Repräsentation

► Die motorischen Körperfunktionen sind jedoch nicht allein im Gyrus praecentralis (Area 4) lokalisiert. Unmittelbar frontal dieses **primären motorischen Kortex** (Area 4), liegt der benachbarte **sekundäre motorische Kortex** (Area 6; supplementär-motorischer Kortex, ☞ Abb. 15.10). Er unterstützt den primären Kortex beim Ausführen einer Bewegung, vor allem bei feinen Bewegungen der Hände und Füße. Diese Lokalisation von motorischen Funktionen in verschiedenen Kortexregionen bezeichnet man als „multiple Repräsentation".

Außerdem besitzen sowohl der primäre als auch der sekundäre Motorkortex neben den motorischen *auch sensorische Projektionen*. Die entsprechenden Motorkortex-Areale werden deshalb auch als primärer oder sekundärer moto-*sensorischer* Kortex angesprochen. Ebenso finden sich auch in den primären und sekundären sensorischen Rindenfeldern (3,1,2) motorische Projektionen, sodass diese sensorischen Rindenfelder auch als senso-*motorische* Rindenfelder bezeichnet werden, die ebenfalls im Sinne der multiplen Repräsentation, motorische Funktionen wahrnehmen. ◄

15.5.4 Efferente Verbindungen

Zahlreiche *afferente* Verbindungen erreichen von untergeordneten Hirnstrukturen wie Kleinhirn, Basalganglien und Thalamus den motorischen Kortex. Mächtige *efferente* Faserbündel verlassen die motorischen Areale der Hirnrinde.

► Diese motorischen Efferenzen erreichen nur zum kleineren Teil monosynaptisch, zum größeren

Teil aber über Interneurone die Motoneurone des Rückenmarkes. ◄

Andere Faserbahnen ziehen zum **Hirnstamm**, wo sie dann auf dessen absteigende Bahnen, z.B. den Tractus rubrospinalis oder die Tractus reticulares, umgeschaltet werden, um auf diesem Wege an den spinalen Motoneuronen zu enden. Weitere efferente Fasern ziehen zur **Pons**, zum **Kleinhirn** und zu den **Hinterstrangkernen** in der Medulla oblongata. Auch den **Thalamus** erreichen motorische Efferenzen, wodurch die Informationsübertragung in den Thalamuskernen modifiziert werden kann.

Es wird deutlich, dass die kortikalen motorischen Efferenzen zu praktisch allen wichtigen Hirnzentren ziehen (und nicht nur zu den Motoneuronen der Vorderhörner). Diese breite Vernetzung ist nötig, um das vom Motorkortex ausgeführte Bewegungsprogramm in Stärke, Richtung, Geschwindigkeit, Haltung etc. zu modifizieren und wechselnden Umgebungsbedingungen anzupassen.

Tractus corticospinalis

► Die klassische und am besten erforschte Efferenz des Motorkortex ist der **Tractus corticospinalis**, die so genannte **Pyramidenbahn**, welche zu 30 % aus der Area 4 (dem primären Motorkortex), zu 30 % aus der Area 6 (dem sekundären Motorkortex) und zu 40 % aus den sensomotorischen Arealen 1–3 entspringt.

In dieser Pyramidenbahn ziehen etwa eine Million efferenter Fasern über **Capsula interna**, Hirnschenkel, Pons, Pyramide und Pyramidenkreuzung zum Rückenmark.

75–90 % der Fasern kreuzen in der Pyramidenkreuzung zur Gegenseite und bilden anschließend den Tractus corticospinalis *lateralis,* der im dorsolateralen Rückenmarksquadranten abwärts zieht. Die restlichen ungekreuzten Fasern (Tractus corticospinalis *anterior*) steigen im antero-medialen Rückenmark ab, um meistens schon in Zervikaloder Thorakalsegmenten zu enden, wo ein Teil dieser ipsilateralen Pyramidenbahnfasern auf segmentaler Ebene in der Commissura alba dann doch noch zur Gegenseite kreuzt.

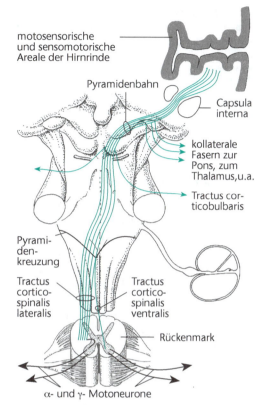

Abb. 15.12: Aufbau der Pyramidenbahn.

Innerhalb der Pyramide verlässt ein Teil der Fasern den Tractus corticospinalis, um als Tractus corticobulbaris die motorischen Anteile der Hirnnervenkerne zu versorgen. Unmittelbar vom Tractus corticospinalis zweigen auch eine Reihe weiterer Kollateralen zu anderen Hirnteilen ab: Thalamus, Nucleus ruber, Pons, Olive, Hinterstrangkerne.

Im Rückenmark enden die Axone entweder an Interneuronen (die Mehrzahl) oder monosynaptisch (der kleinere Anteil) an den Vorderhornzellen des Rückenmarks.

Die Leitungsgeschwindigkeit beträgt für den kleineren markhaltigen Teil der Fasern ca. 60–120 m/s. Diese Fasern kommen von den **Betzschen Riesenpyramidenzellen** des Gyrus praecentralis. Die meisten Axone sind jedoch marklos und haben eine Leitungsgeschwindigkeit von 1 m/s bis 25 m/s. ◄

In seinem Gesamteffekt wirkt der Tractus cortico-spinalis erregend auf die Muskulatur der Flexoren und hemmend auf die Extensorenmuskulatur.

> **Merke!**
>
> **Quellgebiete der Pyramidenbahn**
> 30 % Primärer Motorkortex (Area 4)
> 30 % Sekundärer Motorkortex (Area 6)
> 40 % Sensomotorischer Kortex (Areae 1 – 3)

Kortikale Efferenzen zum Hirnstamm

Die vom Kortex zum Hirnstamm ziehenden Tractus corticorubralis und corticoreticularis haben vor allem die Funktion, die Stützmotorik zu koordinieren. Sie unterstützen die vom Tractus corticospinalis ausgelöste Zielmotorik: Gezielte Bewegungen setzen eine kontrollierte Körperhaltung voraus. Die zum Hirnstamm laufenden Efferenzen stammen aus denselben motorischen Rindenarealen wie der Tractus corticospinalis. Sie werden immer noch aufgrund des anatomisch getrennten Verlaufs als **extrapyramidale motorische Bahnen** der Pyramidenbahn gegenübergestellt, was wegen der engen Verflechtung von Stütz- und Zielmotorik physioloisch gesehen wenig sinnvoll ist. Im Hirnstamm werden die kortikorubralen und kortikoretikulären Bahnen dann auf die zum Rückenmark absteigenden Tractus rubrospinalis und reticulospinalis umgeschaltet.

15.5.5 Pathophysiologie: Halbseitenlähmung

▶ Ein besonders wichtiges Krankheitsbild, welches durch eine Läsion des Tractus corticospinalis zustande kommt, ist die Halbseitenlähmung (= kapsuläre Hemiplegie, „**Schlaganfall**"). Die Erkrankung äußert sich in einer halbseitigen Lähmung der Muskulatur (Hemiplegie). „Kapsulär" bezeichnet hierbei den Ort der Schädigung, die Capsula interna, als Teil der Pyramidenbahn, gelegen zwischen Thalamus und Nucleus caudatus auf der einen Seite sowie Pallidum und Putamen auf der anderen Seite. Für die Schädigung ist in vielen Fällen eine Blutung aus der A. lenticulostriata, einem Ast der A. cerebri media, in den Bereich der Capsula interna verantwortlich (z. B. bei arteriellem Hypertonus). Die Folge ist im *akuten* Stadium eine *schlaffe Lähmung* der Muskulatur der Gegenseite (die Pyramidenbahn kreuzt *kaudal* der Capsula interna). Nach einigen Tagen bis Wochen geht sie in eine *spastische Lähmung* über.

Die Fasern der Pyramidenbahn sind in der inneren Kapsel topographisch geordnet, sodass je nach dem Ort der Läsion bestimmte Körperabschnitte mehr als andere von der Lähmung betroffen sein können (z. B. armbetonte oder beinbetonte Hemiplegie). ◀

Zusätzlich zu den kortikospinalen Fasern der primären motorischen Rinde ziehen auch die zum Nucleus ruber, zum Striatum, zur Olive und zum Kleinhirn laufenden motorischen Fasern durch die Capsula interna. Diese Fasern werden von einer kapsulären Schädigung demnach ebenfalls betroffen. Dadurch werden die subkortikalen motorischen Systeme (Hirnstamm, Basalganglien, Kleinhirn) nicht mehr hinreichend über die vom Motorkortex eingeleiteten Bewegungen unterrichtet. Ein Ungleichgewicht zwischen den die Motorik hemmenden und den erregenden Bahnen der Stützmotorik ist die Folge. Klinisch entsteht das Bild der **Spastik**, die durch muskuläre Tonuserhöhung mit gesteigerten Eigenreflexen und dem Neuauftreten von pathologischen Reflexen gekennzeichnet ist. Von einer spastischen Lähmung sind vor allem die der Schwerkraft entgegengesetzten Muskeln betroffen. Es überwiegt die tonische Dauerinnervation von *Armbeugern* und *Beinstreckern*.

Da das periphere Neuron intakt ist, kommt es bei der kapsulären Halbseitenlähmung nicht, wie bei einer peripheren Nervenläsion, zu einer Muskelatrophie. Die Reflexe sind nicht nur erhalten, sondern pathologisch verstärkt, da durch die Schädigung des Tractus corticospinalis die supraspinale Hemmung aufgehoben ist.

Typisch ist weiterhin ein Verlust der Feinmotorik: Beim Versuch einer gezielten Bewegung wird die ganze Extremität innerviert (**Massenbewegungen**). Auch die grobe Kraft ist gemindert.

16 Somatoviszerale Sensibilität

R. Merker

41 ⍰

16

Nach Sehen, Hören, Schmecken und Riechen gilt das **Fühlen** als der fünfte Sinn. Er ist allerdings an kein kompaktes Sinnesorgan, nicht einmal an eine einheitliche Population von Sinneszellen gebunden. Die **Sensibilität** (Fühlsinn) ist vielmehr auf eine Vielzahl unterschiedlicher und verstreuter Fühler verteilt, die in Haut und angrenzenden Schleimhäuten, in der Subkutis, in den Strukturen des Bewegungsapparats und in den Eingeweiden liegen.

In der Fühlsphäre unterscheidet man die Sinnesmodalitäten **Exterozeption** (Haut- und Schleimhäute), **Propriozeption** (Bewegungsapparat, ☞ 15.1 und 16.3), **Enterozeption** (innere Organe, viszerale Sensorik, ☞ 16.4) und **Nozizeption** (Schmerzempfinden, ☞ 16.5).

Submodalitäten der Hautsensorik sind **Tastsinn** (☞ 16.1) und **Temperatursinn** (☞ 16.2). Die **Sinnesqualitäten** des Tastsinns sind Druck, Berührung und Vibration, die Sinnesqualitäten des Tempera-

tursinns Wärme und Kälte. Einen Überblick über registrierte Sinnesqualität und Charakteristika der wichtigsten Rezeptoren gibt Tabelle 16.1.

16.1 Tastsinn 8 ⍰

16.1.1 Drucksensoren

▶ Die Drucksensoren der Haut sind Proportionalfühler, d.h. ihre Impulsrate ist direkt proportional der Reiz*intensität*. Deshalb werden sie auch als *Intensitätsdetektoren* bezeichnet. Sie reagieren auf das Ausmaß einer Hautverformung und auf die Größe der betroffenen Hautfläche. Sie zeigen ein *langsames Adaptationsverhalten*: slowly adapting = *SA-Sensoren*. Die Dauer ihrer Aktivität hängt von der Dauer des Druckreizes ab.

In der unbehaarten Haut entsprechen die Drucksensoren den **Merkel-Zellen**, in der behaarten Haut sind die Merkel-Zellen gruppenweise zu makro-

Tab. 16.1: Sinnesqualität, Sensortyp und Sensorverhalten

Sinnes-qualität	Rezeptor	Charakteristikum
Druck	Merkel-Zellen Pinkus-Iggo-Tast-scheiben Ruffini-Körperchen	Intensitätsdetektoren (Proportionalfühler), langsam adaptierend.
Berührung	Meissner-Körperchen Haarfollikelrezep-toren	Geschwindigkeits-detektoren (Differentialfühler), schnell adaptierend.
Vibration	Vater-Pacini-Körperchen	Beschleunigungs-detektoren, sehr schnell adaptierend.
Wärme/ Kälte	Warmrezeptoren Kaltrezeptoren	Proportional- und Differentialfühler, Adaptation zwischen 20 °C und 40 °C.

Druck: Merkel-Zellen

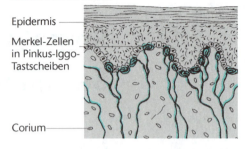

Berührung: Meissnersche Körperchen

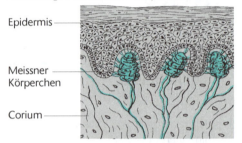

Berührung: Nervengeflechte um Haarwurzeln

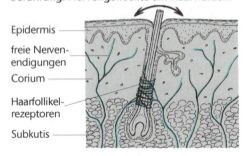

Vibration: Vater-Pacini-Körperchen

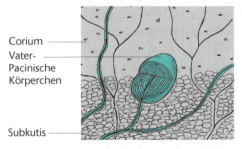

Abb. 16.1: Mechanosensoren von Haut und Subkutis.

skopisch gerade eben noch sichtbaren Tastscheiben (0,3 mm Durchmesser), den so genannten **Pinkus-Iggo-Tastscheiben** zusammengefasst. Die Merkel-Zellen reagieren auf *anhaltenden Druck* senkrecht zur Hautoberfläche: *SA-I-Sensoren*.

In den tieferen Schichten des Koriums und in der Subkutis finden sich als Drucksensoren noch die **Ruffini-Endkörperchen**, die auch in submukösem Bindegewebe und in Gelenkkapseln vorkommen. Die Ruffini-Sensoren reagieren vor allem auf die *Dehnung* des Gewebes: *SA-II-Sensoren*.

16.1.2 Berührungssensoren

Berührungssensoren der unbehaarten Haut sind die histologisch als **Meissner-Körperchen** bezeichneten Strukturen, die unmittelbar unter der Epidermis in den Papillen des Koriums liegen. Sie erfassen Scherkräfte und sind Differentialfühler, d. h. sie reagieren auf die *Geschwindigkeit* einer Reizänderung, in diesem Fall auf die Geschwindigkeit, mit der eine druckbedingte Hautdeformation ausgelöst wird. Die *Adaptation* erfolgt *schnell*, d. h. innerhalb von 50–500 ms: *rapidly adapting = RA-Sensoren*.

Berührungssensoren der behaarten Haut sind die **Haarfollikelsensoren**, die ebenfalls als Differentialfühler auf die Auslenkungs*geschwindigkeit* der Haarschäfte ansprechen.

Die **Kitzelempfindung** wird wahrscheinlich nicht über die spezifischen Berührungssensoren, sondern über freie Nervenendigungen vermittelt.

> **Merke!**
>
> **Drucksensoren:**
> - Merkel-Zellen (unbehaarte Haut)
> - Pinkus-Iggo-Tastscheiben (behaarte Haut)
> - Ruffini-Endkörperchen (Korium und Subkutis)
>
> **Berührungssensoren:**
> - Meissner-Körperchen (unbehaarte Haut)
> - Haarfollikelsensoren (behaarte Haut)

16.1.3 Vibrationssensoren

Die Sinnesqualität Vibration wird von den **Vater-Pacini-Körperchen** erfasst. Diese sind im *subkutanen Fettgewebe* (also nicht im Korium!), aber auch im Bereich von Gelenken, Sehnen, Bändern, Faszien, Knochen, Blutgefäßen sowie im Bauchraum lokalisiert.

Der adäquate Reiz der Vater-Pacini-Körperchen ist die *Beschleunigung*, mit der sich eine Hautdeformation entwickelt. Diese Eigenschaft prädestiniert sie zur Erfassung von Vibrationen, die durch eine stetig wechselnde Beschleunigung der Reizimpulse gekennzeichnet sind (Beispiel: Sinusschwingung). Die Vater-Pacini-Körperchen *adaptieren sehr rasch* und verfügen über die niedrigste Reizschwelle aller Mechanosensoren (ausgenommen die des Innenohres).

Die optimale Reizfrequenz für die Vater-Pacini-Körperchen liegt zwischen 150 und 300 Hz. Durch Druck oder Vibration werden Ionenkanäle in den von Lamellen umschlossenen sensorischen Nervenendigungen aktiviert. Pacini-Sensoren sind primäre Sinneszellen und leiten die Aktionspotentiale über ihr eigenes Axon fort. ◄

> **Merke!**
>
> **Vater-Pacini-Körperchen:**
> - Vibrationssensoren.
> - Subkutan gelegen.
> - Rasche Adaptation.
> - Niedrigste Reizschwelle.
> - Frequenzoptimum 150–300 Hz.

> **Klinik!**
>
> Die Abschwächung des Vibrationsempfindens bei metabolisch-toxischen **Polyneuropathien** kann in einfacher Weise durch das Aufsetzen einer Stimmgabel auf die Haut über einem Knochenvorsprung geprüft werden.

16.1.4 Tastpunkte und Empfindungsschwellen

Untersuchungen haben gezeigt, dass nicht überall, sondern nur an bestimmten Stellen der Hautoberfläche, den **Tastpunkten**, Druck- und Berührungsempfindungen hervorgerufen werden können. Ursache hierfür ist die ungleichmäßige Verteilung der Mechanorezeptoren in der Haut. Die Konzentration dieser Tastpunkte ist dabei in verschiedenen Körperarealen sehr unterschiedlich. In berührungsempfindlichen Hautregionen wie den Fingerkuppen und den Lippen liegt sie um ein Vielfaches höher als z. B. am Rücken oder an Oberschenkeln und Oberarmen. Entsprechend der unterschiedlichen Dichte der Tastpunkte differiert auch das Auflösungsvermögen (die Trennschärfe) der Berührungsempfindung der Haut, was sich durch Bestimmung der **räumlichen Unterschiedsschwelle** (Raumschwelle) ermitteln lässt. Hierbei werden, z. B. mit einem Stechzirkel, entweder mit beiden Enden zugleich (*simultane* Raumschwelle) oder nacheinander (*sukzessive* Raumschwelle) auf der Haut benachbarte Reize gesetzt. Dabei zeichnen sich Hautareale mit hoher Tastpunktdichte, z. B. die Fingerbeere, durch eine geringe räumliche Unterschiedsschwelle aus, d. h. auch eng benachbarte mechanische Reize werden noch als getrennt wahrgenommen: *hohes Auflösungsvermögen.*

▶ Die kleinsten und die größten der in unterschiedlichen Hautarealen messbaren simultanen Raumschwellen der Druckempfindung finden sich auf der Zungenspitze mit 1–2 mm und am

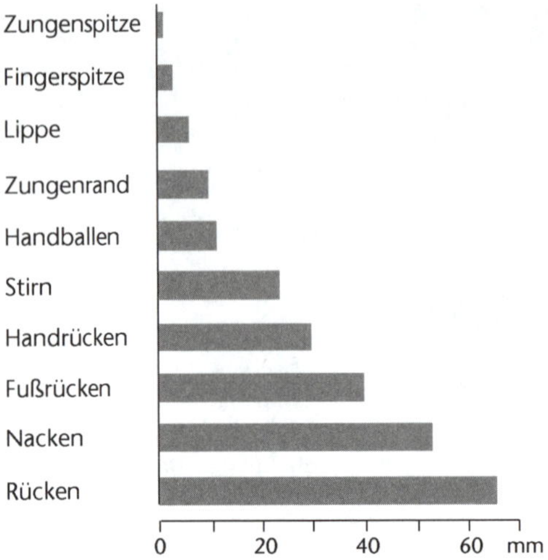

Abb. 16.2: Räumliche Unterschiedsschwellen beim Erwachsenen

Rücken mit 55–75 mm und verhalten sich somit etwa wie 1:50 (☞ Abb. 16.2) ◀

Die *sukzessive Unterschiedsschwelle* ist im Allgemeinen deutlich kleiner als die simultane: Beispielsweise erbringt eine Tastbewegung zur Erfassung einer Oberflächenstruktur, die *sukzessive* verschiedene Oberflächeneigenschaften zu erfassen sucht, bei gleicher Reizfläche differenziertere Informationen als die rein passive, *simultane* Berührung der Gesamtoberfläche.

16.2 Temperatursinn   5 ?

16.2.1 Temperatursensoren

▶ Im Bereich der Haut verfügt der Organismus nicht etwa über einen einheitlichen Sensortyp, der im Sinne einer durchgehenden Thermometerskala arbeitet, sondern über zwei informationsvermittelnde Systeme, den **Kaltsinn** und den **Warmsinn**. Analog zu den Tastpunkten lassen sich *Kaltpunkte* und *Warmpunkte* lokalisieren, wobei die Kaltpunkte, mit Ausnahme der Areale um die Gesichtsöffnungen, zahlenmäßig deutlich überwiegen. ◀

Den Kalt- und Warmpunkten entsprechen zwei Sensorpopulationen, die *Warm- und Kaltsensoren*. Es handelt sich dabei um freie Nervenendigungen, die histologisch von Schmerzfasern nicht zu unterscheiden sind. Sie sind marklos (Faserklasse IV/C) bis auf einen größeren Teil der Kaltfasern, der der Faserklasse III/Aδ angehört (☞ Tab. 16.2).

Kaltsensoren liegen in oder unmittelbar unterhalb der Epidermis. Da das Absinken der Hauttemperatur ihr adäquater Reiz ist, zeigen sie eine steigende Entladungsfrequenz bei fallender Temperatur mit einem Maximum zwischen 32 und 16 °C (Gesamtmessbereich: 43 bis 5 °C). Eigentümlicherweise erfolgt ein zweiter Anstieg der Impulsrate bei Temperaturen über 45 °C mit paradoxer Kälteempfindung, z. B. beim Eintauchen in ein zu heißes Bad. Subjektiv wird bei weniger als 32 °C Kälte empfunden, bei Temperaturen unter 5 °C tritt Schmerz durch Reizung der Nozizeptoren auf. Eine inadäquate Reizung der Kältesensoren kann z. B. durch Menthol-Applikation auf Haut oder

Tab. 16.2: Einteilung und Eigenschaften afferenter Nervenfasern.			
Fasergruppe Lloyd/Hunt (Erlanger/Gasser)	**Durchmesser [μm]**	**Leitungsgeschwindigkeit [m/s]**	**Versorgte Struktur**
I (Aα) markhaltig	15	70–120	Muskelspindeln
II (Aβ) markhaltig	5–10	30–70	Mechanosensoren (Haut)
III (Aδ) markhaltig	ca. 3	10–30	Thermosensoren: Kälte Schmerzsensoren (Sofortschmerz)
IV (C) marklos	1	0,5–2	Thermosensoren: Wärme Schmerzsensoren (Spätschmerz)

Ein Stückchen Haut von der Größe dieser Felder enthält durchschnittlich...

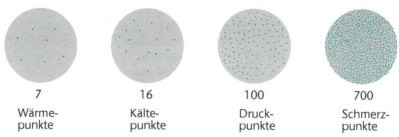

7	16	100	700
Wärme-punkte	Kälte-punkte	Druck-punkte	Schmerz-punkte

Abb. 16.3: Dichte von Warm-, Kalt-, Druck- und Schmerzpunkten auf der Hautoberfläche.

Schleimhäute ausgelöst werden (kühlender Effekt vieler Salben).

Warmsensoren liegen im Korium, also tiefer als die Kaltsensoren. Sie steigern ihre Impulsrate mit steigender Hauttemperatur, ihr Aktivitätsverhalten ist spiegelbildlich zu dem der Kaltsensoren. Ihr Messbereich beginnt bei 30 °C, ihre höchste Empfindlichkeit bzw. das Aktivitätsmaximum zeigen sie oberhalb der Körperkerntemperatur zwischen 40 und 45 °C.

▶ Bei noch höheren Temperaturen kommt es durch Nozizeptorenreizung zum Hitzeschmerz. Eine inadäquate Reizung von Warmsensoren mit Auslösung von Wärmegefühl ist z. B. durch intravenöse Kalzium-Gabe möglich. ◀

> **Merke!**
> • Kaltpunkte häufiger als Warmpunkte.
> • Warm- und Kaltsensoren sind PD-Fühler.
> • Kaltsensoren in der Epidermis, Warmsensoren im Korium.

16.2.2 Funktionelle Organisation

Sowohl Warm- als auch Kaltsensoren sind **Proportional-Differential-Fühler:**

• Bei unveränderter Hauttemperatur geben sie Impulse mit nahezu konstanter Frequenz ab, wobei eine proportionale Beziehung zwischen der Impulsrate und der absoluten Hauttemperatur besteht (*Proportional-Verhalten*).
• Bei konstanter *Indifferenztemperatur*, d. h. einer Hauttemperatur, bei der weder Warm- noch Kaltempfindung besteht (31 – 36 °C), arbeiten

sowohl Kalt- als auch Warmsensoren mit einer konstanten, niedrigen Impulsrate. Die fehlende subjektive Temperaturempfindung erklärt sich durch die bereits erwähnten zentralnervösen Regulationsmechanismen, die eine Weiterleitung der Temperaturafferenzen und damit eine bewusste Wahrnehmung der für den Körper wenig bedeutsamen Indifferenztemperatur unterdrücken.

• Bei Temperaturen $\leq 20\,°C$ oder $\geq 40\,°C$ herrscht dagegen eine ständige Kalt- bzw. Warmempfindung. Die Impulsrate von Kalt- bzw. Warmsensoren ist so weit angestiegen, dass sie die zentralnervöse efferente Gegenregulation übertrifft und durch die Weiterleitung ins Gehirn eine bewusste Temperaturempfindung zur Folge hat.

▶ Auf eine rasche *Änderung* der Hauttemperatur reagieren die Sensoren mit einem *überproportionalen* Anstieg (oder Abfall) der Entladungsrate (*Differential-Verhalten*, ☞ Abb. 16.4). Neben der absoluten Temperatur und der Geschwindigkeit einer Temperaturänderung beeinflusst auch die Größe der Reizfläche die Temperaturempfindung: Bei kleinen Hautflächen ist die Schwelle zur Auslösung einer Warm- oder Kaltempfindung höher. ◀

Die gleich bleibende Körpertemperatur, die **Homoiothermie** des Organismus, ist durch einen Regelmechanismus im Hypothalamus gesichert, der von thermosensiblen Zellen in der Blutbahn bzw. von Thermo-Enterozeptoren in ZNS, Muskulatur und inneren Organen über die Bluttemperatur bzw. die Körperkerntemperatur informiert wird. Aufgrund der normalerweise immer vorhandenen Temperaturdifferenz zwischen Körperkern und

16

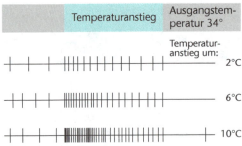

Abb. 16.4: Impulsrate eines Warmsensors bei Anstieg der Ausgangstemperatur von 34 °C um 2 °C, 6 °C und 10 °C. Die schnelle Impulsrate zu Beginn des Temperaturanstiegs ist Ausdruck des „Differential-Verhaltens" des Warmsensors (Empfindlichkeit auf Temperatur*änderung*). Die im weiteren Verlauf bei höherer Temperatur konstant höhere Impulsrate charakterisiert das „Proportional-Verhalten" des Warmsensors (Impulsrate ist proportional zur absoluten Temperatur).

Außenwelt geht ein ständiger Wärmestrom durch die Haut. Die besondere Bedeutung der Thermosensoren der Haut liegt darin, dass die intrakutane Temperatur näherungsweise die (für den Körper nicht messbare) Außentemperatur wiedergibt. Entsprechende Messwerte (kritische Abkühlung der Hauttemperatur) ermöglichen schon vor Absinken der Bluttemperatur eine zentrale Gegenregulation.

16.3 Tiefensensibilität   2 ❓

▶ Die Tiefensensibilität oder **Propriozeption** (auch kinästhetische Sensibilität genannt) wird in *Stellungs-, Bewegungs-* und *Kraftsinn* unterteilt. ◀ Für die Orientierung im Raum (Raumlagesinn) ist die Mitwirkung des Vestibularapparates erforderlich (☞ 17.1). Der weit überwiegende Teil der kinästhetischen Sinnesinformationen erreicht das Bewusstsein nicht.

Stellungssinn

▶ Der Mensch kann auch ohne visuelle Kontrolle recht genaue Angaben über die Position seiner Extremitäten und die Stellung seiner Gliedmaßen zueinander machen. Diese Qualität der Tiefensensibilität wird als **Stellungssinn** bezeichnet. Ihm zugrunde liegen Informationen über die Winkelstellung der Gelenke. Eine Adaptation findet nur in sehr geringem Maße statt. ◀

Bewegungssinn

Der Bewegungssinn erlaubt die bewusste Wahrnehmung von Richtung und Geschwindigkeit einer Änderung von Gelenkstellungen und zwar unabhängig davon, ob die Gelenkbewegung aktiv (durch eigene Muskelaktivität) oder passiv zustande kommt.

Kraftsinn

Der Kraftsinn gestattet es, die jeweils angemessene Muskelkraft einzusetzen, um eine bestimmte Gelenkbewegung auszuführen oder um eine bestehende Gelenkstellung aufrechtzuerhalten.

▶ Kutane Sensoren haben für die drei genannten Sinnesqualitäten keine wesentliche Bedeutung. Vielmehr sind sog. **Propriozeptoren**, welche Reize aus dem Bereich des Bewegungsapparates verarbeiten, die entscheidenden Sinnesfühler. Im Einzelnen handelt es sich um **Muskelspindeln, Golgi-Sehnenorgane** und **Gelenksensoren** (☞ 15.1.1 und ☞ 15.1.2). ◀

16.4 Viszerale Sensorik   0 ❓

Ganz im Dienst der Aufrechterhaltung der Homöostase des inneren Milieus stehen die Sensoren für Blutgase, Blutdruck, Blut- und Lungenvolumen sowie osmotischen Druck.

Chemosensoren liegen in Glomus aorticum und Glomus caroticum und reagieren vor allem auf einen Anstieg des CO_2-Partialdrucks bzw. der H^+-Ionen-Konzentration. Sie bewirken gegebenenfalls über im N. glossopharyngeus und N. vagus laufende Afferenzen eine Steigerung der Atemtätigkeit (☞ 5.7.1).

Osmosensoren im Hypothalamus veranlassen bei steigendem osmotischen Druck des Blutes die Freisetzung von Adiuretin, das über eine verstärkte Wasserretention diesem Anstieg des osmotischen Druckes entgegenwirkt (☞ 10.2.3).

Pressosensoren mit Proportional/Differential-Eigenschaften (PD-Fühler) finden sich in der Wand von Aorta, A. carotis communis und anderen Arterien. Die Afferenzen laufen zum Rautenhirn und zur Formatio reticularis (☞ 4.2.3).

Volumensensoren in den Herzvorhöfen sind in der Lage, bei Reizung nicht nur die Adiuretin-Ausschüttung der Neurohypophyse zu hemmen, sondern auch das atriale natriuretische Peptid (ANF), eine diuretisch wirkende Substanz, freizusetzen (☞ 10.7.4).

Dehnungssensoren in der Lunge steuern im Rahmen eines Reflexkreises den normalen Rhythmus von Ein- und Ausatmung (Hering-Breuer-Reflex, ☞ 5.7.1).

Durch die Impulse **viszeraler Sensoren** können *vegetative Reflexe* ausgelöst werden (☞ 14.3.1).

16.5 Nozizeption 21 ?

16.5.1 Nozizeptoren

▶ Die Hautoberfläche ist nicht überall, sondern nur an bestimmten Stellen, den sog. **Schmerzpunkten,** für nozizeptive Reize empfindlich. Diese Schmerzpunkte sind in wesentlich höherer Zahl nachweisbar als Druck-, Kalt- oder Warmpunkte, was auf eine erheblich höhere Nozizeptorendichte in der Haut zurückzuführen ist (☞ Abb. 15.4). Die Schmerzempfindung wird über freie Nervenendigungen vermittelt. Sie finden sich in Haut, Schleimhäuten, Bindegewebe, Skelettmuskulatur, Periost, Sehnen, Faszien, Gelenkkapseln, in der Wandung von Blutgefäßen, in Hirnhäuten und serösen Häuten (nicht jedoch in den parenchymatösen Organen selbst, auch nicht im Hirngewebe).

Als standardisierter Schmerzreiz zur Schmerzmessung dient eine lokale Hauterwärmung von 47 °C, bei der nicht Thermosensoren, sondern Nozizeptoren erregt werden. Dies beruht darauf, dass ein adäquater Reiz für Nozizeptoren nicht eindeutig definierbar ist: Jeder mechanische, chemische oder thermische Vorgang, der die Gewebeintegrität verletzt, und viele der im Gewebe, vorwiegend im Rahmen von Entzündungsvorgängen entstehenden Substanzen, wie Acetylcholin, Histamin, Bradykinin, Serotonin, Prostaglandine, H^+-Ionen, Substanz P, aber auch zahlreiche körperfremde Stoffe können einen Schmerzreiz auslösen: Nozizeptoren sind *polymodal*, d.h. durch unterschiedliche Reizarten erregbar. ◄

> **Merke!**
> **Reizung der Nozizeptoren** durch
> • Gewebeverletzung
> • Bradykinin
> • Substanz P
> • Prostaglandine
> • H^+-Ionen
> • Histamin
> • Acetylcholin

16.5.2 Adaptation und Schmerzverstärkung

Wie die klinische Erfahrung zeigt, *adaptieren* Schmerzsensoren bei gleich bleibendem Schmerzreiz *praktisch nicht*. Die Schmerzempfindung lässt erst nach, wenn die Noxe sich abschwächt oder aufgehoben wird. Nozizeptoren arbeiten somit als *reine* Proportional-Fühler.

Die **Schmerzempfindung** ist keineswegs eine alleinige Funktion der peripheren Nozizeptoren-Aktivität. Eine Gewebeverletzung führt über die Freisetzung exzitatorischer Transmitter (Glutamat, Aspartat, Substanz P) zur Aktivierung von AMPA und NMDA-Rezeptoren an nozizeptiven Neuronen im Rückenmark. Diese Aktivierung führt zu einer Schmerzverstärkung und einer erhöhten Schmerzempfindlichkeit in der Umgebung der Gewebeverletzung (zum Mechanismus dieser synaptischen Lern- und Verstärkungsvorgänge an AMPA und NMDA-Rezeptoren durch posttetanische Potenzierungen vgl. ☞ 20.4.4).

Die Stimulation spinaler nozizeptiver Neurone führt auch zur reflektorischen Aktivierung motorischer und vegetativer spinaler Neurone: Muskelverspannungen und Schwitzen sind die Folge.

> **Merke!**
> **Reine Proportional-Fühler:**
> Merkel-Tastscheiben, Ruffini-Endkörperchen, Nozizeptoren.
>
> **Reine Differential-Fühler:**
> Meissner-Körperchen, Haarfollikelsensoren.

16

16.5.3 Schmerzqualitäten

Der von der Haut ausgehende **Oberflächenschmerz** umfasst zwei unterschiedliche Empfindungskomponenten. So ruft ein Nadelstich einen Schmerz mit hellem Charakter hervor, der relativ genau lokalisiert werden kann, aktivierende Wirkung hat und von kurzer Dauer ist. An diesen ersten Schmerz schließt sich meist ein zweiter Schmerz mit eher dumpfem Charakter und längerer Dauer an. Für den *schnellen* Schmerz (nach ca. 0,25 s) sind markhaltige Fasern der Klasse III (Aδ) zuständig, für die verzögerte, 0,5 bis 2 s *später einsetzende dumpfe Schmerzempfindung* marklose Fasern der Klasse IV (C) (☞ Tab. 16.2).

Dem Oberflächenschmerz der Haut setzt man den **Tiefenschmerz** aus Muskeln, Gelenken, Knochenhaut oder Bindegewebsstrukturen entgegen (auch Zahn- und Kopfschmerzen sind ihm zuzurechnen). Oberflächenschmerz und Tiefenschmerz zusammen bezeichnet man als **somatischen Schmerz**. Ihm wiederum steht der **viszerale Schmerz** aus dem Eingeweidebereich gegenüber, dessen Charakter dem Tiefenschmerz ähnelt: dumpf, bohrend, schwer lokalisierbar, inaktivierend. Die Übermittlung des viszeralen Schmerzes übernehmen marklose Fasern der Klasse IV (C).

Die *viszeralen Schmerzfasern* sind vorwiegend in den serösen Häuten, Organkapseln und Ausführungsgängen gelegen und laufen mit N. vagus, N. splanchnicus und den Nn. pelvici zentralwärts. Die viszeralen Nozizeptoren sprechen speziell auf Ischämie, passive Dehnung und Kontraktionen glatter Muskulatur an. Dabei reagiert das Peritoneum parietale auf alle Schmerzreize weit empfindlicher als das Peritoneum viscerale. Der Eingeweideschmerz hat eine Tendenz zur Ausstrahlung in die Umgebung. Nicht selten kommt es dabei, wie auch beim Tiefenschmerz, zu vegetativen Begleitreaktionen in Form von Blutdruckschwankungen, Übelkeit, Tränenfluss und Schweißausbrüchen. Auch affektive Begleitphänomene, wie beispielsweise starke Unlust- und Krankheitsgefühle, sind typisch.

Im Gegensatz zur Schmerzempfindung ist die durch zentrale Weiterverarbeitung der Empfindung entstandene **Schmerzbewertung** überwiegend erlernt. Relativ schmerzunempfindliche Personen nennt man *indolent*. Angstvolle Erwartung kann bekanntlich die Intensität einer Schmerzempfindung deutlich steigern, während umgekehrt Ablenkung, Scheinmedikamente (Placebos) und suggestive Techniken (Hypnose) eine mehr oder minder deutliche Schmerzlinderung zu bewirken vermögen. Bekannt ist, dass Psychotherapie, autogenes Training (als autosuggestives Verfahren) und Hypnose nicht nur Schmerzzustände bei psychosomatischen Beschwerden lindern, sondern auch z. B. den Schmerzmittelbedarf bei organischen Erkrankungen mit chronischen Schmerzen senken können.

16.5.4 Spezielle Schmerzformen

Jucken gilt als Spezialfall des Schmerzes. Durch eine Unterbrechung des Vorderseitenstranges im Rückenmark lässt sich neben der Schmerz- auch die Juckempfindung ausschalten. Außerdem konnte nachgewiesen werden, dass *Juckpunkte* im Bereich der Haut mit Schmerzpunkten identisch sind. Andererseits entsteht Jucken ausschließlich in den oberflächlichen Hautschichten und scheint an das Vorhandensein chemischer Substanzen wie Histamin gebunden zu sein, sodass vermutlich eine spezialisierte Nozizeptorenpopulation für die Vermittlung der Juckempfindung zuständig ist.

▶ **Projizierter Schmerz** entsteht durch inadäquate (mechanische, entzündliche) Reizung eines Nervenstammes oder eines Ganglions, wobei die zentralwärts weitergeleiteten Impulse eine Schmerzempfindung im weiter peripher gelegenen Innervationsbereich der gereizten Nervenfasern vortäuschen. Ein typisches Beispiel ist der sog. Bandscheibenvorfall. Hierbei kommt es meist in Höhe von L4/L5 durch prolabiertes Bandscheibengewebe zur Kompression des zugehörigen Spinalnerven im Bereich der Hinterwurzel mit Reizung der nozizeptiven Fasern, die u. a. aus dem lateralen Ober- und Unterschenkelbereich stammen. Dorthin wird der Schmerz im Rahmen der zentralen Verarbeitung der einlaufenden Impulse *projiziert*. Auch der durch Anstoßen des Ellenbogens über eine Reizung des N. ulnaris ausgelöste Schmerz im Bereich der Finger ist ein projizierter Schmerz. ◀

In vielen Fällen von **Neuralgie** („Nervenschmerz"), z. B. bei der Trigeminus-Neuralgie, scheint dem Beschwerdebild ein solcher Projektionsmechanismus aufgrund einer chronischen Irritation weiter zentral liegender Nervenstrukturen (z. B. Trigeminusganglion) zugrunde zu liegen. Der Patient klagt dabei über Schmerzen im peripheren Ausbreitungsgebiet des Nerven.

▶ Von **übertragenem Schmerz** spricht man, wenn nach nozizeptiver Reizung innerer Organe der Schmerz nicht oder nicht nur am Ort der Reizeinwirkung, sondern auch im Bereich der Hautoberfläche empfunden wird (Beispiel: Schmerzen im linken Arm bei Angina pectoris infolge koronarer Herzerkrankung). Der Schmerz wird dabei immer auf die Hautbezirke *übertragen*, für deren Innervation dasjenige Rückenmarkssegment zuständig ist, welches auch das betroffene innere Organ versorgt. Die Übertragung erfolgt also in das zugehörige **Dermatom**. Zum Mechanismus der Schmerzübertragung gibt es eine Reihe von Hypothesen. Wahrscheinlichste Grundlage der Schmerzübertra-

gung ist die Tatsache, dass viszerale und somatische Schmerzafferenzen aus demselben Rückenmarkssegment zum Teil auf dieselben Neurone in den Hinterhörnern des Rückenmarks konvergieren. Hierbei können die an der Schmerzverarbeitung beteiligten höheren zentralnervösen Strukturen den einlaufenden Schmerzimpuls nicht eindeutig der Peripherie oder den inneren Organen zuordnen. Sie beziehen ihn deshalb im Sinne eines Plausibilitätsurteils auf die Körperperipherie, da Schmerzimpulse in der Vergangenheit ihre Ursache zumeist in peripheren Reizen hatten. ◀

Headsche Zonen sind diejenigen Hautbezirke bzw. Dermatomanteile, die auf diese Weise bestimmten inneren Organen zugeordnet werden können (☞ Abb. 16.5). Ihre Kenntnis ist für die ärztliche Diagnostik von großer Bedeutung. Analog zu den Dermatomen sind die **Myotome** diejenigen Muskelfaserareale, die motorisch aus demselben Rückenmarkssegment innerviert werden, in dem nozizeptive Afferenzen eintreffen.

16

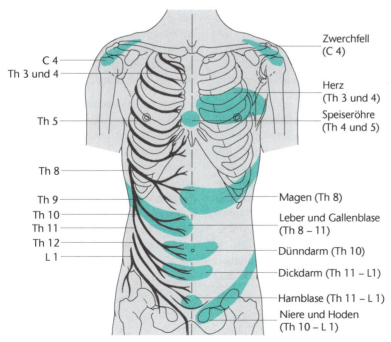

Abb. 16.5: Headsche Zonen. Bei Erkrankungen der aufgeführten inneren Organe sind übertragene Schmerzen in den korrespondierenden Hautbezirken möglich.

> **☾ Klinik!**
>
> Die **muskuläre Abwehrspannung** bei Erkrankungen oder Verletzungen der Bauchorgane beruht auf einer schmerzreflektorischen Innervation der korrespondierenden Myotome.

16.5.5 Störungen der Schmerzempfindung

Unter **Hyperalgesie** versteht man eine erhöhte Empfindlichkeit auf Schmerzreize. Eine kutane Hyperalgesie kann zum Bild des übertragenen Schmerzes gehören; meist ist eine Hautschädigung (z. B. durch Strahleneinwirkung) die Voraussetzung. **Hyperästhesie** ist eine erhöhte Empfindlichkeit für nichtnoxische Reize, z. B. Luftzug.

Die Begriffe **Hypalgesie** und **Analgesie** bezeichnen eine herabgesetzte bzw. völlig aufgehobene Schmerzempfindlichkeit.

Selten gibt es eine *kongenitale Schmerzunempfindlichkeit*: die betroffenen Kinder ziehen sich durch das Fehlen der Schmerzempfindung rasch schwere, verstümmelnde Verletzungen zu und sterben meist früh. Erworbene Ausfälle der Schmerzempfindung kommen vor bei Verletzungen peripherer Nerven oder Rückenmarksläsionen (z. B. beim Brown-Séquard-Syndrom), ferner bei metabolisch-toxisch oder entzündlich bedingten Polyneuropathien, jedoch stets in Kombination mit anderen Sensibilitätsdefekten.

Unter **Anästhesie** versteht man den völligen Ausfall sensibler und nozizeptiver Afferenzen durch mechanische Schädigung peripherer Nerven oder Applikation von Lokalanästhetika (örtliche Betäubung durch lokale Infiltration oder Leitungsanästhesie des proximalen Nervenstammes). Die Lokalanästhetika hemmen den schnellen Na^+-Ionen-Einstrom an der Zellmembran und damit die Ausbildung und Weiterleitung von Aktionspotentialen, sodass vom anästhesierten Nerven keine Informationen nach zentral weitergeleitet werden können.

Der **Phantomschmerz** wird im Bereich nicht mehr vorhandener, amputierter Körperteile empfunden. Man bringt ihn mit Nervengewebsgeschwülsten im Bereich der Absetzungsstelle (Amputationsneurom) in Zusammenhang.

Da der Schmerz als bewusste Empfindung zentral entsteht und, wie gezeigt, den Betroffenen keineswegs immer *sachgemäß* über die Peripherie unterrichtet, kann auch das Phänomen des *rein zentralen Schmerzes* ohne jede Mitwirkung von Nozizeptoren oder nozizeptiven Rückenmarksbahnen nicht erstaunen. Schwerste derartige Schmerzzustände kommen bei *Schädigung des Thalamus,* der zentralen Schaltstation für die somatoviszerale Sensibilität vor. Einzig mögliche Therapie ist die neurochirurgische Zerstörung der verantwortlichen Thalamusareale.

16.5.6 Schmerzausschaltung

▶ Das ZNS selbst enthält Peptide *(Endorphine, Enkephaline)*, die mit neuronalen Opiatrezeptoren reagieren und als starke körpereigene, *endogene Analgetika* wirken. Diese *endogenen Opioide* (β-Endorphin, Dynorphin, Enkephalin) wirken als Transmitter schmerzhemmender Neurone. ◀ Die unterschiedliche Schmerzempfindlichkeit in verschiedenen psychischen Situationen dürfte über eine unterschiedlich starke Endorphin-Ausschüttung vermittelt werden.

Das β-Endorphin wird aus der Hormonvorstufe Proopiomelanocortin (POMC) im Hypophysenvorderlappen gebildet. Aus derselben Vorstufe entsteht auch Adrenocorticotropin (ACTH) und Melanozyten-stimulierendes Hormon (MSH; ☞ 10.2.2)

Schmerzen können auch pharmakologisch unterdrückt werden. Die **narkotischen Analgetika** dämpfen zugleich mit der Schmerzempfindung das Bewusstsein. Hierzu zählen das Morphin, die Opiate sowie die synthetischen Opioide. Die **nichtnarkotischen Analgetika**, die meist auch entzündungshemmende Eigenschaften haben und z. T. über eine Prostaglandin-Synthese-Hemmung wirken, sind in der Regel schwächer analgetisch wirksam. In diese Klasse gehört z. B. die Acetylsalicylsäure.

Aber auch Psychopharmaka, die über einen zentralen Angriffspunkt die *Schmerzverarbeitung* und *-wahrnehmung* beeinflussen, können analgetisch wirksam sein, wie z. B. Diazepam, Neuroleptika oder Antidepressiva.

Die analgetische Wirkung von **Akupunktur** und anderen biophysikalischen Verfahren beruht vermutlich zumindest teilweise auf einer Umkehrung der Mechanismen, die für die Entstehung des chronifizierten oder übertragenen Schmerzes verantwortlich sind. Die gezielte kutane Reizung führt aufgrund synaptischer Hemmungen oder zentraler Interferenzen zur Linderung von viszeralem oder Tiefenschmerz.

Auch mittels **Elektrostimulation** von Nerven und Rückenmarksbahnen ist es möglich, Schmerzen in den zugehörigen peripheren Gebieten auszuschalten, vermutlich durch Aktivierung hemmender Efferenzen.

16.6 Sensorische Informationsverarbeitung   7 ?

16.6.1 Reizweiterleitung

Die Afferenzen der einzelnen Sinnessensoren werden über unterschiedliche Nervenfasern zum ZNS weitergeleitet (☞ Tab. 16.2):

- Die Afferenzen der **Muskelspindeln** (Dehnungssensoren) laufen über sehr schnelle (dicke, markhaltige) Fasern der Klasse I (Aα).

- Die Aktionspotentiale der verschiedenen **Haut-Mechanosensoren** werden über markhaltige Fasern der Klasse II (Aβ) geleitet.

- **Thermosensoren** und **Nozizeptoren** verfügen über relativ langsam leitende Axone der Klassen III (Aδ) und IV (C).

16.6.2 Sensorische Bahnen im Rückenmark

Die sensiblen Fasern der Peripherie ziehen zu den pseudounipolaren Neuronen der Spinalganglien, deren dendritische Fortsätze sie sind. Die Neuriten dieser Neurone treten dann über die Dorsalwurzel ins Rückenmark ein. Hier ziehen sie gebündelt in verschiedenen Strängen zentralwärts oder werden auf Interneurone umgeschaltet. Im Einzelnen lassen sich folgende Systeme unterscheiden:

- Im **Hinterstrang**, der in der Medulla oblongata an den Hinterstrangkernen endet, laufen die Neuriten von Mechanosensoren aus Muskeln, Haut, Gelenken und Viszera.
- In der **Kleinhirnseitenstrangbahn** ziehen die proriozeptiven Neuriten mit Informationen über die Tiefensensibilität.
- Die Neuriten der die Schmerz- und Temperaturempfindung registrierenden Neurone enden im Hinterhorn und werden dort auf Interneurone umgeschaltet. Die Neuriten dieser Interneurone ziehen dann im **Vorderseitenstrang** der *Gegenseite* zentralwärts.

Außerdem können die sensiblen Afferenzen unmittelbar (monosynaptisch) oder durch Einschaltung von Interneuronen (polysynaptisch) an Motoneuronen des entsprechenden Rückenmarksegments enden. Dies ist die Basis der Muskeleigen- und Fremdreflexe (☞ 15.1.4).

16

16.6.3 Hinterstrang- und Vorderseitenstrangsystem

Bei der Weiterleitung der somato-sensorischen Afferenzen in Richtung Gehirn lassen sich zwei Systeme unterscheiden: das spezifische Hinterstrangsystem und das unspezifische Vorderseitenstrangsystem. Das phylogenetisch jüngere Hinterstrangsystem leitet „spezifische" Afferenzen einer jeweils exakt abgrenzbaren Sinnesmodalität. Im unspezifischen, phylogenetisch älteren Vorderseitenstrangsystem dagegen konvergieren Impulse verschiedener Sinnesmodalitäten. Einen Überblick beider Systeme gibt Abbildung 16.6.

Hinterstrangsystem

▶ Das Hinterstrangsystem mit dreimaliger synaptischer Umschaltung transportiert insbesondere Impulse der kutanen Mechanosensoren sowie der Tiefensensibilität und trägt entscheidend zur Information des Kortex über die Körperperipherie bei. Die Sinnesdaten von Druck, Berührung, Vibration und Propriozeption, also der epikritischen Sensibilität, laufen zunächst in den Neuriten der Spinalganglien (1. Neuron) und der Hinterstrangbahn (Tractus spinobulbaris) ohne Umschaltung zu

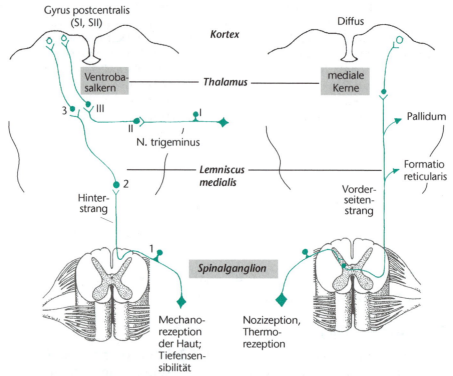

Abb. 16.6: Spezifisches Hinterstrangsystem und unspezifisches Vorderseitenstrangsystem der Somatosensorik.

den Hinterstrangkernen der Medulla oblongata, wo das 2. Neuron lokalisiert ist. ◀

Im Lemniscus medialis (mittlere Schleifenbahn) kreuzen die Neuriten dieses 2. Neurons dann zur Gegenseite und ziehen, zusammen mit mechanorezeptiven Afferenzen aus dem sensorischen Trigeminushauptkern, zum **Thalamus**. Das dort gelegene 3. Neuron vermittelt die einlaufenden Afferenzen zum **Kortex** des Großhirns. Der Thalamus fungiert hier als Verteilerstation aller afferenten Systeme zum Neokortex: „Tor zum Bewusstsein".

▶ Sein Ventrobasalkern ist als **spezifischer Thalamuskern** somatotopisch aufgebaut, d.h. bestimmte Kerngebiete beziehen sich auf bestimmte Körperanteile. So ist im Nucleus ventralis posterolateralis der Körper als Ganzes, im Nucleus ventralis posteromedialis das Gesicht repräsentiert. Die spezifischen Thalamuskerne erhalten zusätzliche Afferenzen aus dem Nucleus dentatus des Kleinhirns. ◀

Auch die vom Thalamus versorgten **somatosensorischen Kortexareale** S I (Gyrus postcentralis) und S II bilden die Körperperipherie somatotop ab. Nachbarschaftsverhältnisse bleiben dabei gewahrt, nicht jedoch in jedem Fall die realen Größenverhältnisse. Die bereits peripher mit überproportionaler Sensorendichte ausgestatteten Zonen wie Lippen und Finger sind hier beispielsweise überproportional repräsentiert (☞ 15.5.1, ☞ Abb. 15.11).

Eine Irritation oder Zerstörung der thalamokortikalen Verbindungen (z.B. durch Verletzungen oder Tumoren) führt u.a. zum Symptom der räumlichen Agnosie (**Stereo-Agnosie**), die durch die Unfähigkeit zur räumlichen Orientierung beim Wegfall optischer Informationen gekennzeichnet ist. Bei geschlossenen Augen kann beispielsweise ein Gegenstand nicht durch Betasten allein identifiziert werden, ein Finger nicht zur Nasenspitze geführt werden.

Vorderseitenstrangsystem

▶ Das weniger leicht abgrenzbare Vorderseitenstrangsystem (☞ Abb. 16.6) befördert u. a. die Afferenzen von Thermo- und Nozizeption. Im Gegensatz zum lemniskalen Leitungssystem erreichen die Impulse aus der Peripherie die kortikalen Areale meist erst nach zahlreichen Umschaltungen. Auch eine klare Somatotopie, wie sie für das lemniskale System typisch ist, besteht nicht.

Die Afferenzen werden im Rückenmark nach Eintritt über die Hinterwurzel im Hinterhorn umgeschaltet (2. Neuron) und verlaufen nach sofortiger Kreuzung zur Gegenseite im Vorderseitenstrang, speziell im *Tractus spino-thalamicus* und *spino-reticularis*, zentralwärts. Die Afferenzen ziehen im Anschluss über die Formatio reticularis zu unspezifischen, medialen, intralaminären Thalamuskernen und erreichen dann diffus praktisch alle Bereiche des Kortex. Vom unspezifischen somatosensorischen System bestehen Verbindungen zu vegetativen Zentren und zum limbischen System.

▶ Ein Teil der nozizeptiven Afferenzen aus dem Vorderseitenstrangsystem wird im Ventrobasalkern (Nucleus ventralis posteolateralis) des Thalamus auf das 3. Neuron umgeschaltet und erhält damit Anschluss zum Gyrus postcentralis des Kortex wie die epikritischen Afferenzen des lemniskalen Systems. Auf diesem Weg kommt es zur **bewussten Schmerzempfindung**. ◀

⚡ Merke!

Hinterstrangsystem:
- Oberflächen- und Tiefensensibilität
- Ventrobasalkern des Thalamus

Vorderseitenstransystem:
- Temperatur- und Schmerzempfindung
- Unspezifische Thalamuskerne

⚕ Klinik!

Der teils gekreuzte (Schmerz und Temperatur), teils ungekreuzte (Berührung, Druck, Vibration) Verlauf sensibler Afferenzen auf spinaler Ebene ist die Erklärung, warum es nach halbseitiger Rückenmarksdurchtrennung (**Brown-Séquard-Syndrom**) zu einer so genannten **dissoziierten Empfindungsstörung** kommt. Unterhalb der Läsion besteht auf der gleichen Seite (ipsilateral) neben einer Lähmung der Muskulatur ein Defekt der epikritischen Sensibilität, d. h. der Berührungs-, Druck- und Vibrations- sowie der Tiefenwahrnehmung (Unterbrechung des Hinterstrangs). Kontralateral findet sich dagegen eine eingeschränkte oder aufgehobene Temperatur- und Schmerzempfindung (Unterbrechung des Vorderseitenstrangs). Reflektorische Reaktionen auf Rückenmarksebene sind jedoch weiterhin auslösbar. ◀

Die am unspezifischen System beteiligte **Formatio reticularis** hat vielfältige, keineswegs vollständig verstandene Funktionen. U.a. steuert sie die kortikale Erregbarkeit (Bewusstseinslage, Schlaf-Wach-Rhythmus) und ist beteiligt am Zustandekommen affektiv-emotionaler Reaktionen (**arousal reaction**) wie auch vegetativer und motorischer Reflexe.

16.6.4 Efferente Modifikation der Sensorik

Von höheren Zentren des ZNS ausgehende Fasersysteme können in den Hinterhörnern des Rückenmarks die Umschaltung von Haut-Afferenzen auf das zweite Neuron hemmend oder fördernd beeinflussen. Dadurch kann das Ausmaß der nach zentral weitergeleiteten Haut-Afferenzen auf Rückenmarksebene im Sinne einer zentralen, efferenten Kontrolle gesteuert werden. Dieses auch bei Temperatur- und Schmerzafferenzen gültige Prinzip der *zentralen efferenten Modifikation* afferenter Zuflüsse ist mitverantwortlich für die unterschiedliche Berührungs-, Temperatur- und Schmerzempfindlichkeit bei verschiedenen zentralnervösen Zuständen: z.B. stärkere Schmerzwahrnehmung bei Angst, geringere Schmerzwahrnehmung bei Wut.

16

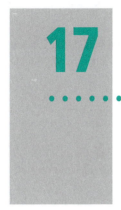

17 Visuelles System

R. Merker

70 ▣

Der für die klinische Praxis relevanteste Teil der Sehphysiologie beschäftigt sich mit den Eigenschaften des Auges als dioptrischem Apparat (☞ 17.1) Vermittelt werden Kenntnisse zur Berechnung von Brechkraft (☞ 17.1.2) und Akkommodationsbreite (☞ 17.1.3) und zum Verständnis der wichtigsten Refraktionsanomalien (Kurzsichtigkeit, Weitsichtigkeit und Astigmatismus, ☞ 17.1.4).

Die retinale Signalverarbeitung (☞ 17.2) ist aus physiologischer Sicht besonders interessant. Die Photorezeption von Stäbchen und Zapfen (☞ 17.2.1) ist bis auf die molekulare Ebene aufgeklärt (☞ 17.2.2). Die retinale Verarbeitung (☞ 17.2.3) der optischen Information erfolgt in einfachen Neuronen-Netzen, wie sie auch in Computern simuliert werden können. Die Kenntnis der Sehbahn (☞ 17.3) und der Informationsverarbeitung im visuellen System (☞ 17.4) gestattet die Diagnostik bestimmter Hirntumoren. Die Berechnung der Sehschärfe (☞ 17.5) ist nicht nur für künftige Augenärzte relevant. Die Abschnitte zum Farbensehen (☞ 17.6) und zum räumlichen Sehen (☞ 17.7) geben Basisinformationen zu Themen, mit denen

eingehender zu beschäftigen sich lohnen würde. Die Entwicklung des beidäugigen Sehen (☞ 17.8) kann durch nicht korrigiertes frühkindliches Schielen dauerhaft beeinträchtigt werden.

17.1 Dioptrischer Apparat

17.1.1 Anatomische Grundlagen 6 ▣

Der Augapfel enthält Kornea und Linse als brechende Medien und ist an seiner hinteren inneren Oberfläche mit der Netzhaut (**Retina**) ausgekleidet, deren lichtsensibler Teil durch die Ora serrata begrenzt wird. An das Pigmentepithel der Retina schließt sich nach außen eine gefäßreiche Schicht, die Chorioidea, an, die ihrerseits von der Sklera (Lederhaut) umhüllt ist (☞ Abb. 17.1).

▶ Der Sehnerv (**N. opticus**) erreicht nasalwärts der Stelle des schärfsten Sehens, der **Fovea centralis**, die Netzhaut. Im Bereich der Eintrittsstelle des Sehnerven befinden sich keine lichtempfindlichen Strukturen. Diese Eintrittsstelle wird daher auch als **blinder Fleck** bezeichnet. Sie ist für die Lücke im

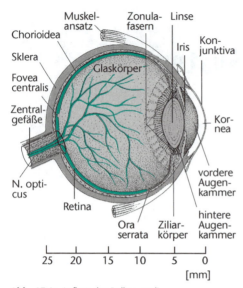

Abb. 17.1: Aufbau des Bulbus oculi.

temporalen Gesichtsfeld verantwortlich. Gesichtsfeldausfälle können mit der *Perimetrie* (☞ 17.3) bestimmt werden. ◄

◷ Klinik!

Die den Bulbus oculi nach vorne begrenzende Hornhaut (**Kornea**) ist zur Erhaltung ihrer Struktur auf regelmäßige *Vitamin-A-Zufuhr* angewiesen. Bei **Vitamin-A-Mangel** (z. B. bei Unterernährung) kommt es zum Krankheitsbild der Xerophthalmie mit Hornhauttrübung und evtl. Hornhautnekrose (Keratomalazie). Zugleich besteht bei Vitamin-A-Mangel Nachtblindheit (Hemeralopie), da dieses Vitamin zur Synthese von Sehfarbstoff benötigt wird (☞ 17.2.1).

17.1.2 Das Auge als   39 ❓
optisches System

Das menschliche Auge ist ein aus mehreren brechenden Medien und sphärischen Grenzflächen bestehendes optisches System, das mit einem nicht genau zentriert zusammengesetzten Linsensystem vergleichbar ist. In guter Näherung kann man das Auge als optisches System mit zwei brechenden Flächen (Kornea und Linse) ansehen. In einem solchen optischen System unterscheidet man die folgenden Anteile (☞ Abb. 17.2):

- **Optische Achse**: Verbindungslinie zwischen den beiden Brennpunkten.
- **Hauptebenen (H_1, H_2)**: die auf gedachte Ebenen reduzierten brechenden Medien. Schnittpunkte der Hauptebenen mit der optischen Achse heißen Hauptpunkte.
- **Brennpunkte (F_1, F_2)**: Schnittpunkte der *achsenparallel* einfallenden Strahlen mit der optischen Achse.
- **Knotenpunkte**: Schnittpunkte der *ungebrochen* durch das Auge gehenden Strahlen mit der optischen Achse. Bildseitiger Winkel und gegenstandsseitiger Winkel zur optischen Achse sind bei Strahlen durch den Knotenpunkt identisch (keine Brechung), ihre Richtung ändert sich also nicht.

Bei zwei brechenden Medien lässt sich das Brechungsverhalten des Auges also mit insgesamt sechs Kardinalpunkten (zwei Hauptpunkten, zwei Brennpunkten, zwei Knotenpunkten) beschreiben.

▶ In einem solchen Modell liegt das retinale Bild ca. 24 mm hinter der Korneavorderfläche. Die hintere Brennweite des Auges (H_2–F_2) ist mit 22,7 mm größer als die vordere Brennweite (H_1–F_1) mit 17,0 mm.

Ein noch weiter vereinfachtes, das so genannte **reduzierte Auge,** besteht dann lediglich aus *einer* (fiktiven) brechenden Fläche mit *einem* Knotenpunkt und *einem* Hauptpunkt. ◄

Das Auge erfüllt die Funktion, eine optische Abbildung der Umwelt auf der Netzhaut zu entwerfen. Dabei entsteht ein *verkleinertes, umgekehrtes Bild* (die umgekehrte Abbildung der Außenwelt

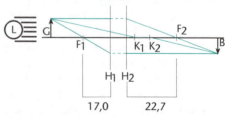

Abb. 17.2: Schematische Darstellung eines aus zwei brechenden Medien zusammengesetzten optischen Systems. L= Lichtquelle, G = Gegenstand; B = Bild; F_1 und F_2 sind die beiden Brennpunkte des Systems entsprechend den beiden brechenden Hauptebenen H_1 und H_2. K_1, K_2 = Knotenpunkte.

auf der Netzhaut wird durch die zentralnervöse Weiterverarbeitung in die aufrechte Sehwelt umgewandelt). Der hierzu erforderliche **dioptrische Apparat** setzt sich zusammen aus der Hornhaut (**Kornea**), der mit Kammerwasser gefüllten vorderen und hinteren **Augenkammer**, der Regenbogenhaut (**Iris**), welche die Pupille umschließt, der **Linse** sowie dem **Glaskörper**, der den größten Teil des Augapfel-Volumens einnimmt. In technischen Vergleichen gesprochen, bildet die Kornea mit der Linse das Objektiv, die Iris die Blende und die Retina den Film der „Augenkamera".

Hornhaut, Kammerwasser, Linse und Glaskörper sind die brechenden Flächen bzw. Medien. Die vier brechenden Grenzflächen dieser Medien sind:

- Luft/Kornea.
- Kornea/Kammerwasser.
- Kammerwasser/Linse.
- Linse/Glaskörper.

▶ Eine Veränderung dieser Grenzflächen, z.B. von Luft/Kornea in Wasser/Kornea beim Unterwassersehen, verändert die Brechkraft und führt daher zu unscharfem Sehen. Beim Unterwassersehen nimmt die Brechkraft um etwa 65 % ab. ◀

Die brechenden Medien des Auges sind durch zwei Charakteristika gekennzeichnet: den Brechungsindex und die Brechkraft.

▶ Der **Brechungsindex** eines Mediums gibt das Verhältnis der Lichtgeschwindigkeit im Vakuum zu der im jeweiligen Medium an. Er beträgt für Luft 1,0, für Wasser 1,33, kaum mehr für Kammerwasser und Glaskörper (1,336), ist geringfügig höher für die Kornea (1,376) und vergleichsweise hoch für die Linse (1,41).

Die **Brechkraft** (D) des Auges wird in Dioptrien (dpt) gemessen. Sie ist umgekehrt proportional der Brennweite (f) des optischen Systems in Metern:

$$D[dpt] = \frac{1}{f[m]} \qquad [1]$$

Je kleiner also die Brennweite, d.h. der Abstand des Brennpunktes vom brechenden Medium, desto größer die Brechkraft. ◀

Außerdem lässt sich die Brechkraft (D) eines optischen Systems aus der Kenntnis von **Gegenstandsweite** und **Bildweite** berechnen. Die Gegenstandsweite (g) ist die Entfernung des Gegenstands vom brechenden Medium in Metern, die Bildweite (b) entsprechend die Entfernung des Bildes im Auge vom brechenden Medium. Dabei gilt:

$$\frac{1}{g} + \frac{1}{b} = \frac{1}{f} = D \qquad [2]$$

Befindet sich der Gegenstand in unendlicher oder sehr großer Entfernung, geht 1/g gegen Null. Die Brechkraft D ist dann nur noch umgekehrt proportional zur Bildweite:

$$D = \frac{1}{b} \qquad [3]$$

Auf diese Weise kann die Brennweite wie auch die Brechkraft durch Messung der Bildweite für unendlich entfernte Gegenstände ermittelt werden.

Die Brechkraft der Kornea beträgt 43 Dioptrien (dpt), die der Linse im flachsten Zustand 19 dpt. Nach der *Gullstrand-Formel*, welche die Brechkraft beider Medien, ihren Abstand und den Brechungsindex der zwischen ihnen gelegenen Kammerwasserflüssigkeit berücksichtigt, liegt die *Gesamtbrechkraft des Auges in Ruhe bei 58 dpt.*

17.1.3 Akkommodation

▶ Die Brechkraft des Auges ist jedoch nicht konstant. Vielmehr besitzt das Auge die Fähigkeit, seine Brechkraft der Enfernung des scharf abzubildenden Gegenstandes anzupassen. Grundlage dieser **Akkommodation** ist eine veränderte Brechkraft der Linse, die beim Jugendlichen zwischen 19 und 34 dpt betragen kann. Die Brechkraft der Linse wird durch die Kontraktion des glatten, parasympathisch innervierten Ziliarmuskels verändert. Eine Kontraktion des Ziliarmuskels hat eine passive Entspannung der Zonulafasern zur Folge, die an der Linse ansetzen. Die Linse folgt daher ihrer Eigenelastizität und nimmt eine kugeligere Form ein, wodurch die Wölbung der Linsenvorderfläche zunimmt und die Linsenbrechkraft steigt. So können nahe gelegene Gegenstände scharf abgebildet werden: **Nahakkommodation**. Umgekehrt führt eine Erschlaffung des Ziliarmuskels zu einer passiven Anspannung der Zonulafasern. Dadurch wird die Linse in eine flachere Form gezogen, ihre Wölbung und damit ihre Brechkraft nimmt ab. So können „unendlich" weit entfernte Gegenstände scharf auf der Netzhaut abgebildet werden: **Fernakkommodation**. Die Akkommodationsbreite dieses Systems, d.h. der maximale Brechkraftunterschied zwischen Nah- und Fernakkommodation, beträgt im jugendlichen Alter bis zu 15 dpt.

Die **Akkommodationsbreite** entscheidet darüber, in welchem Entfernungsbereich Gegenstände wahrgenommen werden können. Dabei ist der **Fernpunkt** der am weitesten entfernte und der **Nahpunkt** der augennächste Punkt, der noch scharf auf der Retina abgebildet werden kann. Der zwischen Fern- und Nahpunkt gelegene Bereich ist die *Akkommodationsstrecke*. Aus dem Abstand von Fern- und Nahpunkt des Auges in Metern lässt sich die Akkommodationsbreite des Auges in Dioptrien berechnen:

$$\text{Akkommodationsbreite [dpt]} = \frac{1}{\text{Nahpunkt [m]}} - \frac{1}{\text{Fernpunkt [m]}}$$

Dazu ein Rechenbeispiel:

Der Fernpunkt eines Auges liege bei 2 m, der Nahpunkt bei 20 cm. Die Akkommodationsbreite beträgt:

$$\frac{1}{0,2} - \frac{1}{2} = 5 - 0,5 = 4,5 \text{ [dpt]}$$

Im dioptrischen Apparat des Auges wird kurzwelliges (blaues) Licht stärker gebrochen als langwelliges (rotes) Licht (*chromatische Aberration*). Wenn ein roter Gegenstand scharf auf der Netzhaut abgebildet werden soll, muss daher stärker akkommodiert werden als für einen blauen Gegenstand. Die zentralen bildverarbeitenden neuronalen Strukturen ziehen aus dem Maß der erforderlichen Akkommodation Rückschlüsse auf die Entfernung des Gegenstandes: Je mehr akkommodiert werden muss, desto näher ist der Gegenstand. Deshalb erscheinen rote Gegenstände dem Betrachter – bei gleicher objektiver Distanz – näher als blaue. ◄ Diese physiologischen Gegebenheiten werden in der Malerei genutzt: blaue oder bläuliche Gegenstände erscheinen weiter entfernt als rötliche (Farbperspektive).

Presbyopie

▶ Mit zunehmendem Alter sinkt die Elastizität der Linse und damit ihre Fähigkeit, sich unter Brechkraftzunahme kugelig zusammenzuziehen. Dadurch können Gegenstände, die sich nahe am Auge befinden, zunehmend schlechter scharf wahrgenommen werden, der Nahpunkt entfernt sich vom Auge. Liegt der Nahpunkt jenseits von 33 cm, spricht man von **Altersweitsichtigkeit** (Presbyopie), ein ab dem 50. Lebensjahr praktisch generalisiertes Phänomen. Die Akkommodationsbreite des presbyopen Auges ist deutlich eingeschränkt, während der Fernpunkt des Auges unverändert bleibt. Dies ist der Grund, warum eine Kurzsichtigkeit (zu naher Fernpunkt) nicht durch eine Weitsichtigkeit (zu ferner Nahpunkt) ausgeglichen werden kann.

Auch hierzu ein Rechenbeispiel:

Liegt der noch scharf wahrnehmbare Nahpunkt im presbyopen Auge z. B. bei 50 cm, berechnet sich bei normalem Fernpunkt (im Unendlichen) die Akkommodationsbreite als:

$$\frac{1}{0,5} - \frac{1}{\infty} = 2 - 0 = 2 \text{ [dpt]} ◄$$

In hohem Alter kann die Akkommodation vollständig verloren gehen, sodass der Nahpunkt schließlich ebenfalls im Unendlichen liegen müsste, weil die Akkommodationsbreite dann rechnerisch 0 dpt beträgt. Allerdings wird auch in diesem Fall nicht nur *unendlich* Entferntes scharf gesehen, weil die von der Blenden- bzw. Pupillenweite abhängige Tiefenschärfe nach wie vor gegeben ist.

> **Merke!**
>
> **Akkommodationsbreite:**
> Jugendliche bis 15 dpt
> in hohem Alter 0 dpt

Pharmakologie der Akkommodation

Da die Akkommodation über den M. ciliaris gesteuert wird, der parasympathisch innerviert ist, kann sie auch pharmakologisch leicht beeinflusst werden. Parasympatholytika wie *Atropin* führen zu einer Blockierung der Parasympathikus-Wirkung am Ziliarmuskel; dieser erschlafft, die Linse flacht sich durch die Zugwirkung der Zonulafasern ab: **Fernakkommodation**. Durch Parasympathomimetika wie *Neostigmin* wird der Ziliarmuskel verstärkt stimuliert, die Zonulafasern erschlaffen, die Linse rundet sich mit Brechkraftzunahme: **Nahakkommodation**.

17.1.4 Abbildungsfehler

Aberrationen

Verglichen mit einem idealen optischen System weist das Auge des Menschen schon physiologischerweise Abbildungsfehler auf:

- **Chromatische Aberration:** stärkere Brechung von kurzwelligem, blauem Licht (☞ 17.1.3)
- **Sphärische Aberration:** stärkere Brechung am Rand des Auges als in der Nähe der optischen Achse; kann durch Engstellung der Pupille reduziert werden.

Refraktionsanomalien

Die medizinisch wichtigen Abbildungsstörungen beruhen auf Störungen der Brechungsfunktion des Auges, welche die Schärfe des Netzhautbildes beeinträchtigen: Refraktionsanomalien oder **Ametropien.**

Bei Normalsichtigkeit (**Emmetropie**) liegt der Fernpunkt im Unendlichen, der Nahpunkt ist ca. 10–30 cm entfernt.

Bei den Ametropien entspricht entweder die Bulbuslänge nicht der normalen Brechkraft (**Achsenametropie**) oder die Brechungsfähigkeit der Linse ist gestört (**Brechungsametropie**). Daneben können Anomalien der Hornhautkrümmung vorliegen (**Astigmatismus**), die ebenfalls ein unscharfes Retinabild verursachen (☞ Tab. 17.1).

Bei den Achsenametropien infolge zu langer oder zu kurzer Bulbusachse ist die Brechkraft normal. Es besteht eine Anomalie der Brechkraft relativ zur Bulbuslänge.

Kurzsichtigkeit

▶ Bei der *Kurzsichtigkeit* (Myopie) ist der Augapfel im Verhältnis zur (normalen) Brechkraft zu lang. Das Bild eines Gegenstandes bei Fernakkommodation entsteht *vor* der Netzhaut und ist deswegen auf der Netzhaut bereits wieder zerstreut und daher unscharf. Bei einer Myopie von z. B. 5 dpt liegt der Fernpunkt bei lediglich 1/5 Meter, statt, wie bei Emmetropie, im Unendlichen. Der Nahpunkt und die Akkommodationsbreite (in Dioptrien) sind hierbei nicht verändert. Die Akkommodationsstrecke ist wegen des zu nahen Fernpunktes dennoch verkürzt. Die Korrektur erfolgt durch konkave Linsen, sog. Minusgläser (*Zerstreuungslinsen*), in diesem Beispiel durch eine Linse mit −5 Dioptrien (☞ Abb. 17.3). ◀

Brillengläser haben üblicherweise alle eine konvexe Vorderfläche und eine konkave Hinterfläche; die Eigenschaften der Gesamtlinse (konkav, konvex) ergeben sich hierbei aus der Relation der beiden Krümmungsflächen.

17

Kurzsichtigkeit

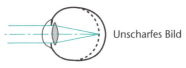

Unscharfes Bild

Fernakkommodation

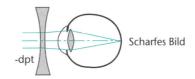

-dpt

Scharfes Bild

Zerstreuungslinse und
Fernakkommodation

Abb. 17.3: Myopie und ihre Korrektur durch eine zerstreuende Linse (negative Dioptrien). Ursache der Myopie ist der zu lange Bulbus. Ein naher Gegenstand kann scharf gesehen werden; bei Fernakkommodation dagegen liegt das Bild vor der Netzhaut, was eine unscharfe Wahrnehmung zur Folge hat.

Tab. 17.1: Refraktionsanomalien des Auges (Ametropien).

Anomalie	Krankheitsbild	Therapie
Achsenametropie	Myopie Hyperopie	Zerstreuungslinse Sammellinse
Hornhautver- krümmung	Astigmatismus	Zylindergläser
Brechungsametropie	Aphakie Presbyopie	Sammellinse Sammellinse

🔆 Merke!

Kurzsichtigkeit:
Gegenstandsbild liegt *vor* der Netzhaut.

Weitsichtigkeit

▶ Bei der *Weitsichtigkeit* (Hyperopie oder Hypermetropie) ist der Augapfel relativ zu kurz oder die Brechkraft des Auges zu schwach. Einer Hyperopie kann daher eine Achsenametropie oder eine Brechungsametropie zugrunde liegen. Die bereits besprochene Altershyperopie (Presbyopie) ist eine Brechungsametropie, da die Linse aufgrund ihres altersbedingten Elastizitätsverlustes nicht mehr in der Lage ist, die erforderliche Brechkraft zur Nahakkommodation bereitzustellen.

In jedem Fall liegt das Bild beim hyperopen, fernakkommodierten Auge hinter der Netzhaut (☞ Abb. 17.4). Besteht noch eine hinreichende Nahakkommodationsfähigkeit, wie bei der Hyperopie

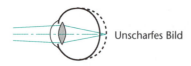

Unscharfes Bild

Fernakkommodation

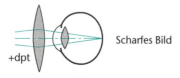

Scharfes Bild

+dpt

Sammellinse und
Fernakkommodation

Abb. 17.4: Hyperopie und ihre Korrektur durch eine Sammellinse.

aufgrund eines zu kurzen Bulbus, kann mit einer Steigerung der Brechkraft erreicht werden, dass das Bild ferner Gegenstände durch die akkommodationsbedingt verstärkte Brechkraft wieder scharf auf der Netzhaut erscheint. So versuchen hyperope Kinder, die noch über eine normale Akkommodationsfähigkeit verfügen, lange Zeit durch Nahakkommodation die Hyperopie auszugleichen. Kopfschmerzen und ein Einwärtsschielen (Strabismus convergens) können die Folge sein, da die Nahakkommodation mit einer konvergierenden Einwärtsbewegung beider Augenbulbi verbunden ist.

Die Therapie der Hyperopie besteht in der Verwendung von Plusgläsern (konvexen bzw. *Sammellinsen*). ◀

Die *objektive* Quantifizierung einer Refraktionsanomalie gelingt (z. B. bei Kindern und unkooperativen Erwachsenen) durch die **Skiaskopie** oder die **Refraktometrie**.

🔆 Merke!

Weitsichtigkeit:
Gegenstandsbild liegt *hinter* der Netzhaut.

Astigmatismus

Im Gegensatz zu den Achsenametropien beruht das unscharfe Retinabild beim *Astigmatismus* darauf, dass aufgrund einer Krümmungsanomalie der Hornhaut kein scharfes Netzhautbild zustande kommt. Schon normalerweise ist die Kornea nicht ideal rotationssymmetrisch, sondern stärker in vertikaler als in horizontaler Richtung gekrümmt: **physiologischer Astigmatismus**. Dieser ist nicht pathologisch, solange der daraus resultierende Brechkraftunterschied innerhalb der Kornea 0,5 dpt nicht überschreitet. Krankheitswert hat ein Astigmatismus mit stärkerer oder irregulärer Ausprägung der regionalen Brechkraftdifferenzen, der durch das *Ophthalmometer* nachgewiesen werden kann. Der Astigmatismus kann angeboren oder, z. B. durch narbige Schrumpfungsprozesse der Kornea, erworben sein. Die Bezeichnung **Stabsichtigkeit** verweist darauf, dass beim pathologischen Astigmatismus keine punktförmige Vereinigung parallel einfallender Strahlen auf der Retina möglich ist, da durch die regional unterschiedliche Brechkraft der Kornea kein einheitlicher hinterer

Brennpunkt, sondern lediglich eine „Brennlinie" entsteht. Eine Korrektur des Astigmatismus ist durch Zylindergläser, die nur in einer Ebene (horizontal oder vertikal) sammelnde (Pluszylinder) oder zerstreuende optische Wirkung (Minuszylinder) haben, möglich. Bei irregulären Brechkraftunterschieden in der Kornea (**irregulärer Astigmatismus**) ist die Verordnung von Kontaktlinsen erforderlich.

Anisometrie und Aphakie

Als *Anisometropie* bezeichnet man das Vorliegen verschiedener oder unterschiedlich ausgeprägter Refraktionsanomalien an beiden Augen.

> ### ℧ Klinik!
>
> ▶ Eine besondere Refraktionsanomalie tritt bei der **Linsenlosigkeit** (*Aphakie*), z.B. nach einer Staroperation, auf. Da die zusätzliche Brechkaft der Linse fehlt, liegt der Brennpunkt des optischen Systems weit hinter der Retina. Durch eine Sammellinse von +10 bis +12 dpt, entsprechend der normalen Linsenbrechkraft, kann die Anomalie wieder korrigiert werden. ◀

17.1.5 Pupille

Naheinstellungsreaktion

Pupillenweite, Linsenkrümmung (Akkommodation) und die Stellung der Bulbi zueinander werden reflektorisch aufeinander abgestimmt. Für die zentrale Steuerung dieser Vorgänge ist das Mittelhirndach (Tectum) verantwortlich. Bei der Fixierung eines *nahe gelegenen Objekts* finden sich als *Naheinstellungsreaktion* die folgenden reflektorisch gekoppelten Anpassungen des *Pupillennahreflexes*:

- Miosis (eng gestellte Pupille).
- Nahakkommodation (maximale Linsenkrümmung).
- Einwärtsdrehung beider Bulbi in Richtung Nase: Konvergenzreaktion.

▶ Bei der Nahakkommodation kontrahieren sich also die Mm. sphincteres pupillae, die Ziliarmuskeln und die Mm. recti mediales. ◀

Bei Dunkelheit und Blick in die Ferne werden die entgegengesetzten Veränderungen im Sinne von Mydriasis (Weitstellung der Pupille), Abflachung der Linse (Fernakkommodation) und Auswärtsbewegung der Bulbi (Divergenz) beobachtet.

Lichtreaktion

▶ Die **Pupillenweite** wird über die retinale Leuchtdichte geregelt, wobei die Beleuchtungsstärke im Verhältnis 1:16, die entsprechende Lichtmenge im Verhältnis 1:30 variiert werden kann. Der Pupillendurchmesser bewegt sich dabei zwischen 1,5 und 8 mm; er unterliegt ständigen leichten Schwankungen in Abhängigkeit vom vegetativen Tonus. Beim Gesunden sind beide Pupillen rund und gleich weit. Bei Belichtung eines Auges verengt sich zum einen die Pupille des direkt beleuchteten Auges (**direkte Lichtreaktion**), zum anderen aber auch reflektorisch die Pupille des nicht beleuchteten Auges (**konsensuelle Lichtreaktion**).

Miosis

Die *Engstellung der Pupille* (Miosis) bei Belichtung kommt im Sinne eines raschen Blendschutzes schneller zustande als eine Pupillenerweiterung (Mydriasis). Die Miosis wird durch den ringförmigen M. sphincter pupillae bewirkt, der vom **Edinger-Westphal-Kern**, dem vegetativen, parasympathischen Teil des Okulomotoriuskerns im Hirnstamm, versorgt wird. Die präganglionären parasympathischen Fasern des Edinger-Westphal-Kerns werden im Ganglion ciliare umgeschaltet, bevor die postganglionären Fasern den M. sphincter pupillae (und den M. ciliaris) erreichen (☞ Abb. 17.5).

Eine geringe Pupillenweite fördert den Kammerwasserabfluss, da sich durch die Entfaltung der Iris der Kammerwinkel vergrößert und der dort beginnende **Schlemmsche Kanal** als Abflussweg des Kammerwassers besser zugänglich wird. Deshalb werden bei Erhöhung des Augeninnendrucks (Glaukom), die auf einem gestörten Kammerwasserabfluss beruht, pupillenverengende Mittel (Miotika) in den Bindehautsack gegeben – und Mydriatika, wie sie sonst z.B. beim Spiegeln des Augenhintergrunds üblich sind, möglichst vermieden. ◀

Zu auffälliger **Miosis** kommt es u.a. bei starken vestibulären Reizen sowie durch Pharmaka und

17

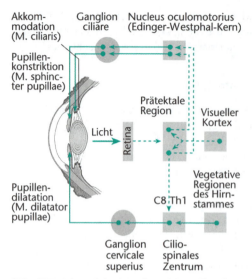

Akkom-   Ganglion   Nucleus oculomotorius
modation   ciliare   (Edinger-Westphal-Kern)
(M. ciliaris)

Pupillen-
konstriktion
(M. sphinc-
ter pupillae)

Prätektale
Region   Visueller
Kortex

Licht   Retina

Vegetative
Regionen
des Hirn-
C8;Th1   stammes

Pupillen-
dilatation
(M. dilatator
pupillae)

Ganglion   Cilio-
cervicale   spinales
superius   Zentrum

Abb. 17.5: Schematische Darstellung des Pupillenreflexes.

Gifte: Alkylphosphate vom Typ des E 605, Morphin-Abkömmlinge und **Parasympathomimetika** wie Pilocarpin, das auch zur Behandlung des Glaukoms eingesetzt wird.

Mydriasis

▶ Eine *Weitstellung der Pupille* (Mydriasis) wird durch den M. dilatator pupillae bewirkt, der von *sympathischen Efferenzen* aus dem ziliospinalen Zentrum des Rückenmarks in Höhe von C8/Th1 innerviert wird. Bevor diese sympathischen Efferenzen den M. dilatator pupillae erreichen, werden sie im Ganglion cervicale superius umgeschaltet (☞ Abb. 17.5). Bei Schädigung des Ganglion cervicale superius, typisch z. B. durch ein benachbartes Bronchialkarzinom der Lungenspitze, wird die sympathische Innervation des Auges unterbrochen. Folgen sind Miosis, Ptosis (hängendes Lid) und Enophthalmus (Zurücksinken des Bulbus in die Augenhöhle), die **Hornersche Trias**. ◀

Pharmakologisch kann eine Mydriasis durch **Parasympatholytika** wie z. B. Atropin und **Sympathomimetika** erreicht werden.

Eine Pupillenstarre (fehlende Engstellung bei Beleuchtung) kann folgende Ursachen haben:

● *Erblindung des beleuchteten Auges*, z. B. durch Retina-Schädigung oder Sehnervenläsion; die konsensuelle Lichtreaktion bei Belichtung des gesunden Auges und die von der Belichtung unabhängige Naheinstellungsreaktion sind jedoch erhalten.

● *Wirkung von Pharmaka*, z. B. Atropin als Antagonist des parasympathischen Überträgerstoffs Acetylcholin.

● *Neurolues* als Spätstadium einer Syphilisinfektion. Hierbei besteht eine Miosis mit *reflektorischer Pupillenstarre* bei Beleuchtung infolge einer Atrophie des N. opticus. Die Pupillenverengung im Rahmen der Naheinstellungsreaktion ist jedoch ungestört.

Merke!

Pupillenweitstellung (Mydriasis) durch:
● Sympathikuseinwirkung
● Atropin

Pupillenengstellung (Miosis) durch:
● Parasympathikuseinwirkung
● Morphin
● E605 (Parasympathomimetikum)

17.1.6 Augeninnendruck

▶ Die Kugelgestalt des Bulbus wird durch den **Augeninnendruck** von ca. 20 mmHg aufrechterhalten. Der Augeninnendruck wird mithilfe der Tonometrie bestimmt. Grundlage des Augeninnendruckes ist die Produktion von Kammerwasser, einem Ultrafiltrat des Blutplasmas, das mit einer Geschwindigkeit von 2 μl/min vom Processus ciliaris der hinteren Augenkammer (zwischen Iris und Linse) sezerniert wird. Dieses Kammerwasser gelangt durch die Pupille in die vordere Augenkammer (zwischen Hornhaut und Iris) und fließt über das Trabekelwerk des Kammerwinkels in den Schlemmschen Kanal ab. Bei Verklebung des Kammerwinkels, z. B. infolge einer Entzündung in diesem Bereich (Iridozyklitis), kommt es deshalb zu einer Augeninnendruckerhöhung (Glaukom, Grüner Star), da das stetig sezernierte Kammerwasser nicht mehr abfließen kann. Dieses Krankheitsbild kann zu einer Druckschädigung des N. opticus (zunächst mit Gesichtsfeldausfällen bzw. Vergrößerung des blinden Flecks) sowie zu einer Schädigung der Retina führen. ◀

> **💡 Merke!**
> **Normaler Augeninnendruck:** 20 mmHg

17.1.7 Tränenflüssigkeit   0 ❓

Die Tränenproduktion (Lakrimation) wird *parasympathisch* stimuliert. Über den N. facialis (N. intermedius) erreichen vegetative Fasern die Tränendrüse. Die Tränenflüssigkeit, wie das Kammerwasser ein Ultrafiltrat des Blutplasmas, wird kontinuierlich gebildet. Sie schützt die Hornhaut vor Austrocknung und wirkt durch ihren Gehalt an Lysozym, das wegen seiner geringen Molekülgröße ultrafiltrierbar ist, bakterizid. Alle 10–20 Sekunden reißt der dünne Tränenfilm ab, wodurch über afferente Fasern des N. trigeminus vermittelt reflektorisch ein Lidschlag ausgelöst wird.

17.1.8 Augenspiegelung   1 ❓

Die Augenspiegeluntersuchung beruht auf der Nutzung der retinalen Lichtreflexion: Das durch die Pupille ins Auge geleitete Licht wird von der Retina reflektiert und kehrt z. T. auf dem gleichen Weg zurück. Durch die Lupenwirkung der brechenden Medien entsteht im Auge eines entsprechend postierten Beobachters ein vergrößertes Bild des leuchtend roten Augenhintergrundes.

Man unterscheidet dabei zwei Vorgehensweisen, die direkte und die indirekte Methode. Die **direkte** Methode

- ergibt ein *aufrechtes Bild,*
- gestattet die Beurteilung von Details (15fache Vergrößerung),
- erfordert Akkommodationsruhe und den Ausgleich bestehender Refraktionsanomalien.

Die **indirekte** Methode

- ergibt ein *umgekehrtes Bild,*
- gestattet einen guten Überblick (4fache Vergrößerung),
- erfordert die Zwischenschaltung einer Sammellinse (13–15 dpt),
- erlaubt die Nahakkommodation des Untersucherauges.

Die direkte Methode ohne zwischengeschaltete Sammellinse wird auch als *Augenspiegeln im aufrechten Bild,* die indirekte Methode als *Augenspiegeln im umgekehrten Bild* bezeichnet.

Im Allgemeinen wird die Pupille des Probanden durch ein Mydriatikum weitgestellt. Zur Beurteilung der Fovea centralis muss der Blick des Probanden geradeaus gerichtet sein, zur Betrachtung der Sehnervenpapille um etwa 15° nach nasal.

Mit dem Augenspiegel können die folgenden Strukturen des Augenhintergrunds beurteilt werden:

- Sehnervenpapille,
- von der Papille ausstrahlende Blutgefäße der Netzhaut,
- die Retina selbst, speziell die Fovea centralis (Stelle des schärfsten Sehens).

Mit dieser Untersuchungsmethode besteht zudem die einmalige diagnostische Möglichkeit, ohne Eingriff ins Körperinnere ein Bild vom Zustand der kleinen Blutgefäße und der Mikrozirkulation zu gewinnen. Sichtbar werden Veränderungen z. B. bei Bluthochdruck, Diabetes oder Arteriosklerose.

17.1.9 Okulomotorik   3 ❓

Die Wahrnehmungsleistung des Auges ist kein passiver Vorgang; sie ist vielmehr auf eine koordinierte Augenbewegung (Okulomotorik) angewiesen. ▶ Hierbei sind die **konjugierten Augenbewegungen**, bei denen sich beide Bulbi in die gleiche Richtung bewegen, von den **konvergenten** oder **divergenten** Augenbewegungen zu unterscheiden, bei denen sich beide Bulbi gegensinnig einstellen. ◀

Sakkaden und Augenfolgebewegungen

Beim normalen Umherblicken wandern die Augen mit raschen ruckförmigen Bewegungen (**Sakkaden**) von einem fixierten Punkt zum nächsten und erschließen dadurch das *Blickfeld,* das vom bei ruhenden Augen bestimmten *Gesichtsfeld* unterschieden werden muss. Zwischen den 10–80 ms dauernden Sakkaden sind **Fixationsperioden** von 0,2–0,6 Sekunden Dauer eingeschoben. Das Bild eines bewegten Objektes wird durch gleitende **Augenfolgebewegungen** möglichst präzise in der Mitte der Fovea centralis gehalten. Ist die Objektgeschwindigkeit für die langsame Augenfolgebewegung zu groß, wird versucht, das Objekt durch rasche Korrektursakkaden und zusätzliche Kopfbewegungen möglichst lange im Bereich des zentralen Sehens zu halten.

Nystagmus

Die Kombination aus einer *langsamen Augenfolgebewegung* und einer *schnellen Rückstellsakkade* in die Gegenrichtung wird als Nystagmus bezeichnet. Dabei gibt die Richtung der schnellen Rückstellsakkade definitionsgemäß die Richtung des Nystagmus an. Folgen die Augen also einem bewegten Objekt nach links, etwa beim Betrachten einer Rheinhöhenburg aus dem Fenster eines Intercityzuges, so schließt sich beim Verschwinden der Burg aus dem Blickfeld an diese langsame Folgebewegung eine rasche Rückstellsakkade nach rechts an. Man spricht von einem Nystagmus nach rechts und aufgrund der Auslösung durch bewegte optische Reize präziser von einem **optokinetischen Nystagmus**.

Zentrale Steuerung der Augenbewegungen

Die Bewegungsfolgen der Augen werden von den blickmotorischen Zentren des Hirnstamms koordiniert. Dabei werden die *horizontalen Augenbewegungen* von der paramedianen Formatio reticularis des Brückenbereiches kontrolliert: **paramediane pontine Formatio reticularis** (PPFR). Läsionen in diesem Bereich führen zu einer horizontalen Blicklähmung zur Seite der Läsion. Die *vertikalen Augenbewegungen* gehen von Neuronen in der **mesenzephalen Formatio reticularis** (MFR) aus. Diese beiden Regionen der Formatio reticularis stehen mit den Kernen der drei Hirnnerven zur Versorgung der Augenmuskeln (N. abducens, N. trochlearis, N. oculomotorius) in Verbindung.

🏥 Klinik!

Bei **Läsionen des Hirnstamms** (z. B. bei Tumoren oder einem Schlaganfall) können Störungen der Augenbewegungen erste Hinweise auf die genaue Lokalisation geben.

Messung der Augenbewegungen

▶ Mit der **Elektronystagmographie** (Elektrookulographie) können die Augenbewegungen registriert werden. Das Prinzip der Ableitung besteht darin, dass das Auge ein elektrischer Dipol ist, bei dem die Kornea den positiven und die Retina den negativen Pol darstellt. Auf diese Weise lassen sich Spannungsdifferenzen zwischen oberem und unterem sowie zwischen äußerem und innerem Orbitarand registrieren, deren Amplitude sich bei Augenbewegungen ändert. ◀

17.2 Signalverarbeitung in der Retina

17.2.1 Photosensoren der Retina   12 ❓

Adäquater Reiz für die Photosensoren der Retina ist das Licht, d. h. elektromagnetische Schwingungen des Wellenlängenbereichs von 400 bis 760 nm. Das ist nur ein kleiner Ausschnitt des Spektrums elektromagnetischer Wellen; unsichtbar sind bereits die ultravioletten (300 nm) und infraroten (830 nm) Anteile.

Die Photosensoren haben den niedrigsten Exponenten aller Sinnesfühler in der Stevens-Potenzfunktion (☞ 12.5.3, ☞ Abb. 12.12). Dem entspricht ihr sehr großer Arbeitsbereich, der sich von Lichtstärken von 10^{-6} Candela (bewölkter Nachthimmel) bis zu 10^7 Candela (sonnenbestrahlte Schneefelder) erstreckt.

Es handelt sich bei den Photosensoren um spezialisierte Sinneszellen, deren Außensegmente für die eigentliche Lichtwahrnehmung verantwortlich sind. Diese Außensegmente sind strahlenabsorbierende Fortsätze der Sinneszellen, die dem durch die Pupille einfallenden Licht *abgewandt* sind.

🏥 Klinik!

Zur gefäßreichen Chorioidea hin wird die Retina vom melaninhaltigen Pigmentepithel begrenzt. Bei Trennung der retinalen Sensorenschicht vom Pigmentepithel spricht man von **Netzhautablösung**. Dadurch ist der Stoffwechsel der Sensorenschicht, der sich über die Chorioidea vollzieht, unterbrochen; die Sensoren im betroffenen Netzhautbereich gehen zugrunde.

Zapfen und Stäbchen

▶ Die Fähigkeit zur Lichtwahrnehmung beruht auf dem Vorhandensein von **Sehpigmenten**, die aus einer Proteinkomponente sowie aus 11-cis-Retinal, einem Vitamin-A-Abkömmling, bestehen. ◀ Es gibt zwei Typen von Sensoren, die sich nach der Art der Sehpigmente, der Morphologie und der topographischen Anordnung unterscheiden. (☞ Abb. 17.6).

Die **Zapfen**, insgesamt 6–7 Millionen, kommen in besonders hoher Konzentration in der Fovea centralis vor, wo jedem Zapfen eine eigene Ganglienzelle zugeordnet ist (1 : 1-Verbindung). Von anderen Netzhautbezirken konvergieren dagegen durchschnittlich 250 Zapfen auf eine Ganglienzelle. Ihr kumulatives Empfindlichkeitsmaximum liegt bei 550 nm. Zapfen dienen dem Tageslichtsehen, dem *photopischen Sehen*, sie adaptieren schnell, innerhalb von Sekunden bis max. 1 Minute.

Drei *Zapfenpigmente*, die aus 11-cis-Retinal und einer jeweils unterschiedlichen Proteinkomponente (Zapfen-Opsin) bestehen, sind bekannt. Jeder Zapfen enthält jeweils nur eines dieser drei Zapfenpigmente. Die Absorptionsmaxima der drei Zapfenpigmente liegen bei 440 nm (Blau), 540 nm (Grün) und 570 nm (Rot). Dies ist die Grundlage des trichromatischen Farbensehens auf Sensorebene (☞ 17.6).

Die *Flimmerverschmelzungsfrequenz* des Zapfen-(Tages-)sehens, d.h. die Frequenz, bei der einfallende Lichtreize keinen Flimmereindruck mehr hervorrufen, liegt bei ca. 65–80 Reizen pro Sekunde.

Die Anzahl der **Stäbchen** beträgt 120–130 Millionen, sie finden sich vorwiegend in der retinalen Peripherie und *nicht* in der Fovea centralis. Das Sehpigment der Stäbchen ist das Rhodopsin; hier ist 11-cis-Retinal an das Protein Opsin gekoppelt. Das Empfindlichkeitsmaximum liegt bei 510 nm und damit zwischen dem der „blau" und dem der „grün" wahrnehmenden Zapfen.

Das Stäbchen-System dient dem **Nacht-Sehen**, dem **skotopischen Sehen**. Die Flimmer-Verschmelzungsfrequenz beim skotopischen Sehen liegt bei ca. 20–25 Lichtreizen/sec.

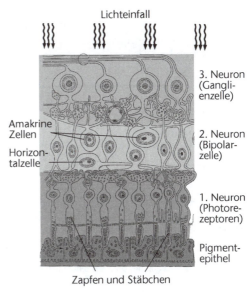

Lichteinfall

3. Neuron (Ganglienzelle)

Amakrine Zellen

Horizontalzelle

2. Neuron (Bipolarzelle)

1. Neuron (Photorezeptoren)

Pigmentepithel

Zapfen und Stäbchen

Abb. 17.6: Aufbau der Netzhaut.

💡 Merke!

Zapfen:
- Farbensehen.
- In hoher Konzentration in der Fovea centralis.

Stäbchen:
- Schwarz-Weiß-Sehen.
- In der Peripherie, *nicht* in der Fovea centralis.

17

Hell-Dunkel-Adaptation

Am *Dämmerungs-Sehen* (mesopisches Sehen) sind zunächst auch noch die Zapfen beteiligt. Bei weiterem Abfall der Lichtstärke (Nacht-Sehen) sind schließlich nur noch die Stäbchen aktiv. Dieser Übergang zu reinem Stäbchensehen wird in der Adaptationskurve durch den sog. *Kohlrausch-Knick* markiert (☞ Abb. 17.7).

Vollständige Dunkeladaptation bedeutet eine Empfindlichkeitssteigerung um das 10^7fache, die nach etwa zwei Stunden erreicht ist (innerhalb von 30 min kommt es bereits zu einer Anhebung auf das 10^5fache).

Dunkeladaptation

▶ Die Dunkeladaptation beruht auf vier verschiedenen Mechanismen:

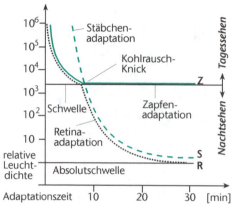

Abb. 17.7: Adaptationsverlauf von Stäbchen (S) und Zapfen (Z). Die Adaptationskurve der Retina (R) setzt sich aus den Adaptationskurven von Zapfen und Stäbchen zusammen. Wird die Adaptationsschwelle der Zapfen unterschritten, ist nur noch monochromatisches Stäbchensehen möglich.

- Durch die *Weitstellung der Pupille* kann das ins Auge einfallende Licht um den Faktor 30 zunehmen.
- Eine *Erhöhung der Rhodopsinkonzentration in den Stäbchen* steigert die Lichtempfindlichkeit der Sensoren. Hierbei regelt der Lichteinfall selbst, vor allem aus dem grün-blauen Bereich, die Konzentration des Sehfarbstoffs: Bei starkem Lichteinfall zerfällt viel Rhodopsin, bei schwachem Lichteinfall steigt die Rhodopsinkonzentration und mit ihr die Lichtempfindlichkeit. Deshalb kann man sich mit einer bei Tageslicht getragenen roten Brille (wie z. B. früher von Radiologen verwendet), die nur für den roten Anteil des sichtbaren Lichts (> 600 nm) durchlässig ist, die hohen Rhodopsinkonzentrationen und damit die Dunkeladaptation der Stäbchen weitgehend erhalten.
- Bei nachlassender Lichtstärke wird ein größerer Bereich der Netzhaut zur Aktivierung einer Ganglienzelle herangezogen: *räumliche Summation*.
- Durch „längeres Hinschauen" können kurze, noch unterschwellige Lichtreize überschwellig werden und eine Erregung auslösen. Auch diese *zeitliche Summation* steigert die Empfindlichkeit der Retina.

Nachtsehen

Folgende 4 Besonderheiten beim Nacht-Sehen sind zu beachten:

- Da bei vollständiger Dunkeladaptation die Sehleistung allein eine Stäbchenfunktion ist, verschiebt sich das spektrale Empfindlichkeitsmaximum des Auges bei Dunkeladaptation von 550 nm (mittlere Empfindlichkeit der 3 Zapfenpopulationen) nach 510 nm (Empfindlichkeitsmaximum der Stäbchen). Dadurch werden blaue Farbtöne im Dunkeln heller wahrgenommen: **Purkinje-Phänomen**.
- Bei **Hemeralopie** (Nachtblindheit), z. B. infolge eines Vitamin-A-Mangels, sind die „nachtsichtigen" Stäbchen geschädigt. Die Dunkeladaptation folgt deshalb lediglich der Adaptationskurve der Zapfen (Kurve Z in Abb. 17.7); der Kohlrausch-Knick beim Übergang zum Stäbchensehen fehlt entsprechend.
- Die Fixierung schwach leuchtender Objekte, d. h. ihre Abbildung auf der Fovea centralis, ist bei Dunkeladaptation nicht möglich. Dies beruht darauf, dass die Fovea centralis nur Zapfen aufweist, die ja bei Dunkeladaptation inaktiv sind. Das schwach leuchtende Objekt, z. B. ein Stern am Nachthimmel, kann dagegen wieder sichtbar werden, wenn an ihm „vorbeigeschaut" wird, d. h. wenn sein Bild auf stäbchenhaltige, nachtaktive Netzhautbezirke in unmittelbarer Nachbarschaft der Fovea centralis fällt.

Tab. 17.2: Photopisches (Zapfen) und skotopisches (Stäbchen) Sehen im Überblick.

Sensortyp	Zapfen	Stäbchen
Sehpigment	3 Typen	Rhodopsin
Farbensehen	ja	nein
Empfindlichkeitsmaximum bei	550 nm	510 nm
rezeptive Felder	antagonistisch	einheitlich
Kontrast	hoch	gering
Sehschärfe	normal	erniedrigt
Dunkeladaptation in	1 min	2 h
Flimmerfusionsfrequenz	ca. 70/sec.	ca. 20/sec.

- Die Flimmer-Verschmelzungsfrequenz nimmt mit zunehmender Dunkeladaptation von 65–80/sec. (Zapfensehen) auf 20–25/sec. (Stäbchensehen) ab. ◀

17.2.2. Reiztransduktion an den Photosensoren

Die Sehpigmente in den Photosensoren wandeln das einfallende Licht in ein elektrisches Signal um: **photoelektrische Transduktion**. Im Einzelnen unterscheidet man die folgenden Schritte:

- ▶ Bei Belichtung reagiert das im Rhodopsin des Sehpigments an ein Protein gebundene 11-cis-Retinal mit einer Konformationsänderung und lagert sich über All-trans-Retinal zu Metarhodopsin II um (☞ Abb. 17.8). Diesen Konformationsänderungen entspricht das erste, sehr kurze (< 1 ms) **primäre Sensorpotential** (Early receptor potential, ERP).
- Metarhodopsin II aktiviert nun ein *G-Protein* (Transducin) (☞ 1.4.3).
- Das G-Protein stimuliert eine Phosphodiesterase zur vermehrten Hydrolysierung von cGMP (zyklisches Guanosinmonophosphat) zu GMP.
- Dieser Abfall des cGMP-Spiegels unter Belichtung führt zu einem Schließen von Na^+-Kanälen, was eine **Hyperpolarisation** der Sensorzelle zur Folge hat.

- Diese Hyperpolarisation ist der Auslöser des **sekundären Sensorpotentials** (Late receptor potential, LRP).
- Über einen Na^+-Ca^{2+}-Antiport werden anschließend wieder Na^+-Ionen in die Zelle aufgenommen, während Ca^{2+}-Ionen aus der Zelle entfernt werden. Da Ca^{2+}-Ionen die cGMP-Synthese hemmen, kann durch diesen Ca^{2+}-Abtransport wieder vermehrt cGMP gebildet werden, wodurch sich die Na^+-Kanäle erneut öffnen: Der depolarisierende Na^+-Strom beginnt wieder zu fließen und die Stäbchenzelle kehrt zum Ruhezustand zurück.

Im Gegensatz zu allen anderen Sinneszellen wird also bei Stäbchen und Zapfen das Aktionspotential des Sensors durch *Hyper-* und nicht durch *Depolarisation* ausgelöst. Dies ist möglich, weil die Membran der Photosensoren in Ruhe, d. h. im Dunkeln, eine *hohe Leitfähigkeit für Na^+-Ionen* aufweist. Dieser in den Sensor strömende **Natrium-Dunkelstrom** hält das Ruhemembranpotential von Stäbchen und Zapfen in einem nur schwach negativen Bereich von -25 bis -40 mV (zum Vergleich: normales Ruhepotential $= -70$ mV, ☞ 12.1.2). So kann durch eine Hyperpolarisation auf negativere Membranpotentiale ein Sensorpotential ausgelöst werden. Dieses Sensorpotential nimmt mit der Tiefe der Hyperpolarisation, d. h. mit der Intensität der Lichtreize zu. Erst in den

17

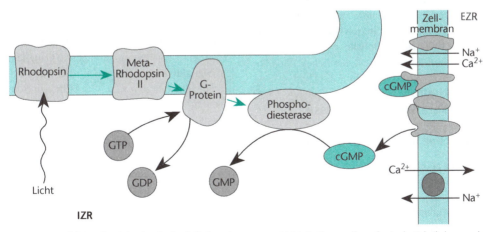

Abb. 17.8: Transduktion des Lichtreizes in den Stäbchen. Ausgangspunkt ist die Umwandlung des in der Scheibchenmembran der Stäbchen gelegenen Rhodopsins in Metarhodopsin II. Endpunkt ist der durch den Abfall des cGMP-Spiegels ausgelöste Verschluss des Na^+-Ca^{2+}-Kanals in der Zellmembran, der eine Hyperpolarisation der Stäbchenzelle zur Folge hat. EZR = Extrazellulärraum (Details siehe Text).

Ganglienzellen wird das Sensorpotential in eine Folge von Aktionspotentialen umkodiert: Je negativer das Sensorpotential (je stärker die Hyperpolarisation), desto höher ist die Aktionspotential-Frequenz. ◄

> **Merke!**
>
> **Reiztransduktion:**
> - Belichtung.
> - Konformationsänderung von 11-cis-Retinal.
> - Aktiviertes G-Protein hydrolysiert cGMP.
> - Abfall des cGMP schließt Na$^+$-Kanäle.
> - Hyperpolarisation.

Elektroretinogramm

Die elektrischen Spannungsschwankungen am Auge bei Belichtung oder Verdunkelung kann man mit dem Elektroretinogramm (ERG) registrieren. Diese Spannungsschwankungen (Wellen) lassen sich den verschiedenen Erregungsereignissen an der Retina zuordnen. So entspricht die *a-Welle* dem sekundären Sensorpotential, während das primäre Sensorpotential mit dem ERG nicht registriert werden kann. Eine anschließende *b-Welle* spiegelt die Aktivität *bipolarer Neurone* der Retina wieder, die für die Weiterverarbeitung der Sensorpotentiale zuständig sind. Die *c-Welle* entspricht Potentialänderungen der *Pigmentepithelzellen*. Die *d-Welle* gibt die elektrischen Reaktionen von Sensorzellen und bipolaren Zellen auf den *„Licht-aus"(Off)-Reiz* wieder. Die Methode erlaubt bei Sehstörungen die Unterscheidung zwischen Netzhautprozessen und zentralnervösen Schädigungen.

## 17.2.3 Neuronale				1 ❓
   Verarbeitungsprozesse

Horizontales und vertikales System

Die Retina enthält neben den Fotosensoren weitere Nervenzellen (Neurone), die mit den Fotosensoren in Form eines **vertikalen** und eines **horizontalen Systems** verbunden sind (☞ Abb. 17.6). Vertikal organisiert ist der zentripetale Informationsfluss vom Auge in Richtung Sehbahn. Die Sensorpotentiale der Fotosensoren werden an **Bipolarzellen** als zweites Neuron der Netzhaut weitergeleitet. Die

Bipolarzellen, mit der Fähigkeit zur Hyper- oder Depolarisation, verrechnen die von den Fotosensoren einlaufenden Erregungen. Es folgen als drittes Neuron die **Ganglienzellen**. Diese erzeugen ein Aktionspotential, das über ihre Axone, die den Nervus opticus bilden, weitergeleitet wird. An den Synapsen zwischen Bipolar- und Ganglienzellen endigen Efferenzen aus dem Zwischenhirnbereich, sodass auch im Auge eine zentrale efferente Kontrolle der weitergeleiteten Information verwirklicht ist.

In der Horizontalen sind die *Bipolarzellen* über **Horizontalzellen** parallel zur Retinaoberfläche vernetzt. Entsprechende Quervernetzungen der *Ganglienzellen* werden durch die **amakrinen Zellen** hergestellt. Sowohl Horizontal- als auch amakrine Zellen sind **inhibitorische Interneurone**.

Konvergenz, Divergenz, rezeptive Felder

Der Aufbau des neuronalen Netzes der Retina ermöglicht bereits eine einfache Signalverarbeitung. So laufen durch die Verschaltung des Netzes Impulse von einer Vielzahl von Sensoren auf einer Ganglienzelle zusammen: **Signalkonvergenz**. Die Signalkonvergenz ist umso größer, je weiter in den Außenbezirken der Netzhaut die Ganglienzelle gelegen ist. Für die weniger wichtigen Informationen aus dem peripheren Gesichtsfeld stehen also im Verhältnis zu den Sensoren weniger Ganglienzellen zur Verfügung: die neuronale Auflösungsfähigkeit ist geringer. Aber auch umgekehrt erreichen die Impulse der Sensorzellen aufgrund der Weiterleitung über die bipolaren Zellen nicht nur jeweils eine, sondern immer mehrere Ganglienzellen: **Signaldivergenz**. Insgesamt überwiegt jedoch die Signalkonvergenz von 120 Millionen Sensorzellen auf etwa 1 Million Ganglienzellen.

► Durch die lateralen inhibitorischen Impulse der Horizontalzellen kommt es in der Retina zur Ausbildung so genannter **rezeptiver Felder** (RF). Diese rezeptiven Felder umfassen jeweils das Netzhautareal, durch dessen Reizung *eine* Ganglienzelle erregt oder gehemmt werden kann und stellen somit das Einzugsgebiet dieser Ganglienzelle dar. ◄

Sie haben charakteristischerweise eine konzentrische Gestalt mit kreisförmigem Zentrum und ringförmiger Peripherie, wobei Zentrum und Peripherie

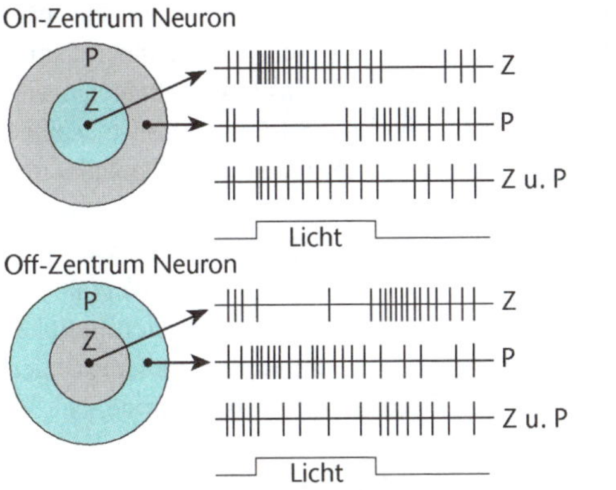

On-Zentrum Neuron

Off-Zentrum Neuron

Abb. 17.9: Schematische Darstellung der funktionellen Organisation retinaler Ganglienzellen. Z = Lichtreiz auf das Zentrum, P = Lichtreiz auf die Peripherie des rezeptiven Feldes.

antagonistisch organisiert sind: Reizung der Peripherie und Reizung des Zentrums führen zu gegensätzlichen Effekten (☞ Abb. 17.9).

Ein rezeptives Feld in den Außenbezirken der Netzhaut ist wesentlich größer als in der Fovea centralis, da in der Netzhautperipherie sehr viele Sensoren auf eine Ganglienzelle konvergieren, wohingegen in der Fovea centralis eine 1 : 1-Verbindung zwischen Sensoren und Ganglienzellen besteht. Im Durchschnitt konvergieren ca. 130 Sensoren auf eine Ganglienzelle bzw. auf eine Optikusfaser, d.h. ein durchschnittliches rezeptives Feld umfasst ein Netzhautareal mit 130 Sensoren.

Bei Dunkeladaptation vergrößert sich das Zentrum der rezeptiven Felder auf Kosten der Peripherie: Die Lichtempfindlichkeit steigt, gleichzeitig wird aber die Sehschärfe geringer.

Einteilung der Ganglienzellen

▶ Die Ganglienzellen der rezeptiven Felder lassen sich nach ihrem **Antwortverhalten auf Lichtreize** in drei Klassen einteilen:

- **On-Zentrum-Ganglienzellen** reagieren auf Belichtung des Feld*zentrums* mit Depolarisation und erhöhter Aktionspotentialfrequenz. Eine Belichtung der Peripherie dagegen führt zur Hyperpolarisation mit Rückgang der Entladungsfrequenz. Diese Hyperpolarisation wird über die inhibitorischen Synapsen der Horizon-

taltzellen und der amakrinen Zellen an den Ganglienzellen vermittelt. Bei gleichzeitiger Belichtung von Zentrum und Peripherie resultiert insgesamt eine erhöhte Aktionspotentialrate, die jedoch geringer ist als bei alleiniger Belichtung des Zentrums (☞ Abb. 17.10).

- **Off-Zentrum-Ganglienzellen** reagieren in spiegelbildlicher Weise: Eine Abnahme der Leuchtdichte im Zentrum ihres rezeptiven Feldes ist ihr adäquater Reiz (☞ Abb. 17.10).

- **On-Off-Ganglienzellen** reagieren auf Belichtung mit einer Erhöhung der Aktionspotentialfrequenz im Sinne einer kurzen „On"-Antwort. Auch bei Verdunkelung steigt, allerdings kurzfristig, die Entladungsfrequenz („Off"-Antwort). On-Off-Ganglienzellen reagieren deshalb besonders intensiv auf über ihr rezeptives Feld bewegte Hell-Dunkel-Kontraste.

Nach der **Leitungsgeschwindigkeit ihrer Axone** lassen sich drei retinale Ganglienzellklassen unterscheiden:

- **α-Zellen** (M-Zellen, 10 % der retinalen Ganglienzellen): Diese größten Ganglienzellen der Retina (magnozelluläres System) sind durch dicke, markhaltige und dadurch schnell leitende Axone charakterisiert. Sie verfügen über große rezeptive Felder, antworten rasch und phasisch, unabhängig von der Wellenlänge des Lichtes schon auf kleine Beleuchtungsunterschiede. Aufgabe der α-Zellen ist die *Erfas-*

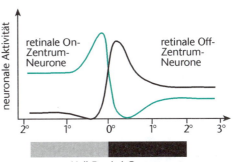

Abb. 17.10: Abhängigkeit des Aktivitätsniveaus retinaler Ganglienzellen (On-Zentrum- bzw. Off-Zentrum-Neurone) von der Lage ihrer rezeptiven Felder zur Hell-Dunkel-Grenze. Die maximale Impulsrate der Ganglienzellen wird in Nähe der Hell-Dunkel-Grenze erreicht, wo Peripherie und Zentrum ihrer rezeptiven Felder jeweils gegensinnig belichtet sind.

sung von Objekten und ihrer Bewegungen im Raum.

- **β-Zellen** (80 %) bilden das parvozelluläre Gangliensystem und zeichnen sich durch kleinere Zellkörper mit dünneren und weniger markhaltigen, langsamer leitenden Axonen aus. Sie sind farbempfindlich, ihre rezeptiven Felder sind klein: hohe Detailauflösung. Sie reagieren langsamer und tonisch auf Belichtung und dienen der **Farb- und Detailwahrnehmung**.
- **γ-Zellen** (10 %) sind kleine, konische Zellen (koniozelluläres System) mit dünnen, markarmen Axonen. Sie enthalten bewegungsempfindliche On-Off-Neurone und Ganglienzellen zur Steuerung der Pupillenmotorik. ◄

Neurone der α- und β-Zellen ziehen über den Thalamus zur Area V1, die γ-Zellen projizieren ins Mittelhirn.

Kontrastverstärkung: Entstehung des Simultankontrastes

An einer Hell-Dunkel-Grenze wird die dunkle Seite dunkler und die helle Seite heller wahrgenommen als die grenzfernen Teile von heller oder dunkler Fläche. Auch erscheint ein grauer Kreis in heller Umgebung dunkler als in dunkler Umgebung: **Simultankontrast** (☞ Abb. 17.11). Diese Phänomene der *Kontrastverstärkung an Hell-Dunkel-Grenzflächen* beruhen auf der gegensinnigen Reaktion von Peripherie und Zentrum der rezeptiven Felder bei Einwirkung von Licht. Da bei Dunkeladaptation in den rezeptiven Feldern die Größe der Zentren auf Kosten der Peripherie zunimmt, ist die Kontrastverstärkung bei Dunkeladaptation deutlich geringer bzw. beim skotopischen Nacht-Sehen völlig aufgehoben. Sowohl On-Zentrum- als auch Off-

Zentrum-Neurone haben die höchste neuronale Aktivierung, wenn Zentrum und Peripherie ihrer rezeptiven Felder in gegensinnig belichteten Gebieten liegen. Ein On-Zentrum-Neuron beispielsweise, bei dem die Peripherie im Dunkeln und das Zentrum im Hellen liegt, ist stärker aktiviert als ein vollständig im Hellen liegendes On-Zentrum-Neuron. Dies beruht auf dem Wegfall der hemmenden Impulse aus der belichteten Peripherie. Dadurch haben die unmittelbar an Grenzlinien gelegenen On- und Off-Zentrum-Neurone, bei denen Peripherie und Zentrum verschieden belichtet sind, eine höhere Impulsrate als gleichmäßig belichtete On- und Off-Zentrum-Neurone fern der Hell-Dunkel-Grenzlinien.

Nachbilder

Im Sinne einer „lokalen Adaptation" verfügt auch die Netzhaut über ein elementares „Gedächtnis" für Lichtreize. Die Projektion eines leuchtend weißen Musters auf die Netzhaut senkt die Empfindlichkeit der auf diese Weise belichteten Netzhautareale. Beim anschließenden Blick auf eine weiße Wand erscheint deshalb ein schwarzes Negativbild des projizierten Musters als **Nachbild** und Ausdruck einer reduzierten Aktivität der zuvor an starke Belichtung „gewöhnten" Neurone. An der Entstehung dieses **Sukzessivkontrastes** sind neben der Netzhaut auch zentrale Anpassungsvorgänge beteiligt. Auch beim Farbensehen treten entsprechende Nachbilder in der Komplementärfarbe auf:

„Als ich gegen Abend in ein Wirtshaus eintrat und ein wohlgewachsenes Mädchen mit blendend weißem Gesicht, schwarzen Haaren und einem scharlachroten Mieder zu mir ins Zimmer trat, blickte ich sie, die in einiger Entfernung vor mir stand, in der Halbdämmerung scharf an. Indem sie sich nun darauf hinwegbewegte, sah ich auf der mir entgegenstehenden weißen Wand ein schwarzes Gesicht, mit einem hellen Schein umgeben, und die übrige Bekleidung der völlig deutlichen Figur erschien von einem schönen Meergrün" (Goethe, J.W.v., Zur Farbenlehre, Erste Abteilung V, 52).

Simultankontrast

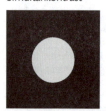 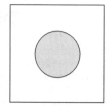

Abb. 17.11: Beispiel für Simultankontrast. Der Kreis wirkt in schwarzer Umgebung deutlich heller.

17.3 Sehbahn

5 ❓

Die räumliche Gestalt der Reizeinwirkung auf die Netzhaut bleibt auf allen Stationen der Sehbahn erhalten: **Retinotopie**. Dabei ist jedoch die Projektion der Netzhautabbildung in höhere Hirnzentren nicht flächengetreu: Das kleine Gebiet der Fovea centralis hat eine erheblich größere zentrale Repräsentation als die flächenmäßig größere Netzhautperipherie.

Die mit den 120 Millionen Sensoren der Retina wahrgenommene Information konvergiert über die Bipolarzellen (2. Neuron) auf etwa 1 Million Ganglienzellen (3. Neuron). Die Axone der Ganglienzellen bilden den **N. opticus**, dessen Durchtritt durch die Bulbuswandung als Sehnervenpapille des Augenhintergrunds mit dem Augenspiegel sichtbar ist.

Werden die Sensoren der Fovea centralis selektiv geschädigt, z. B. durch Methylalkohol, Nikotin oder Blei, bildet sich ein *zentraler* Gesichtsfeldausfall (**Zentralskotom**) derselben Seite aus.

Im **Chiasma opticum**, der Sehnervkreuzung, treffen sich die Nervi optici beider Seiten, wobei die *temporalen Bündel ungekreuzt* auf der gleichen Seite, die *nasalen Fasern gekreuzt* auf der Gegenseite weiterlaufen (☞ Abb. 17.12).

▶ Aus der Chiasmaregion zweigen Fasern ab, die Informationen über Lichtreize an Hypothalamus und Hypophyse vermitteln.

> **🖙 Klinik!**
>
> Eine Chiasma-Schädigung, z. B. durch *einen Tumor der eng benachbarten Hypophyse*, kann sich, durch Unterbrechung der dort kreuzenden Fasern von den nasalen Retinahälften, als **bitemporale Hemianopsie**, d. h. als Ausfall beider temporalen Gesichtsfeldhälften bemerkbar machen.

Der **Tractus opticus** führt die ungekreuzten Sehnervenfasern der gleichen Seite sowie die gekreuzten Fasern der Gegenseite zum Corpus geniculatum laterale ins Zwischenhirn. Jeder Tractus enthält die Sehinformation aus dem *kontralateralen Gesichtsfeld*. Tractusschädigung drückt sich daher in einer

17

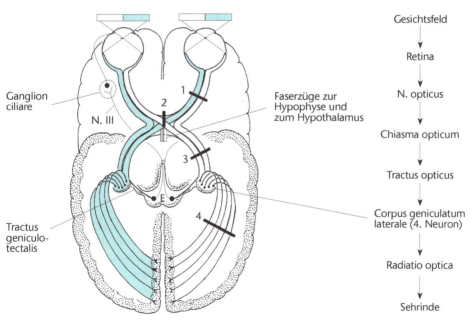

Abb. 17.12: Schematische Darstellung der Sehbahn. E = Edinger-Westphal-Kern; N III = Parasympathischer Anteil des N. oculomotorius. Eingezeichnet sind vier mögliche Läsionen im Verlauf der Sehbahn:
1 = Durchtrennung des Sehnerven mit einseitiger Amaurosis: ○ ●
2 = Chiasma-Läsion mit bitemporaler Hemianopsie („Scheuklappenblindheit"): ◑ ◐
3 = Schädigung des Tractus opticus mit homonymer Hemianopsie der Gegenseite: ◑ ◑
4 = Schädigung der Sehstrahlung mit homonymer Hemianopsie der Gegenseite: ◑ ◑

kontralateralen homonymen Hemianopsie, d. h. in einem Ausfall beider Gesichtsfeldhälften der Gegenseite aus. So führt eine Schädigung des rechten Tractus opticus zu einem Ausfall der linken Gesichtsfeldhälften beider Augen: der temporalen am linken und der nasalen am rechten Auge. ◄

Das **Corpus geniculatum laterale** (4. Neuron) ist ein erstes Integrationszentrum der Sehbahn. Seine Aufgaben sind die Weiterleitung und die Filterung der einlaufenden optischen Informationen. Im Einzelnen lassen sich folgende von ihm ausgehenden Faserzüge unterscheiden:

- Projektionsfasern zu den Colliculi superiores zur Steuerung der Augenmotorik.
- Der Tractus geniculotectalis mit Afferenzen der Retina für die Pupillomotorik. Er zieht vom Corpus geniculatum laterale über die Nuclei praetectales (basal der Colliculi superiores) zum Edinger-Westphal-Kern. Über diese Bahn wird der Pupillenreflex gesteuert.
- Die **Sehstrahlung** (Radiatio optica) zu den Nervenzellen des primären visuellen Kortex (V1, Area 17), der Area striata des Okzipitallappens. Läsionen im Bereich der Sehstrahlung bewirken wie die Läsionen des Tractus opticus eine *homonyme Hemianopsie*.

In der **Area 17** (V1), als kortikalem Zielgebiet der Sehbahn, finden sich überwiegend Körnerzellen und nur wenig Pyramidenzellen. Eine solche granuläre Rinde ist typisch für ein primäres sensorisches Rindenfeld (☞ 20.1.3). Die großzelligen Schichten des visuellen Kortex erhalten Informationen aus dem skotopischen System, die kleinzelligen aus dem photopischen.

Die Area V1 ist als primär visueller Kortex das „Eingangstor" der visuellen Informationen im Kortex. Von dort werden die übrigen Areae (V2–V4) und visuelle Rindenfelder im Gebiet des Scheitellappens in den Prozess der Informationsverarbeitung einbezogen (☞ 17.4.2).

> **Merke!**
>
> **Läsion des Chiasmas:**
> *Bitemporale* Halbseitenblindheit (Hemianopsie).
>
> **Läsion des Tractus opticus:**
> Ausfall der *kontralateralen* Gesichtsfeldhälften beider Augen (homonyme Hemianopsie).

Bestimmung des Gesichtsfeldes: Perimetrie

▶ Die oben in Verbindung mit der Anatomie der Sehbahn erwähnten typischen Gesichtsfeldausfälle, nämlich

- Zentralskotom (Fovea centralis),
- einseitige Amaurose (N. opticus),
- bitemporale Hemianopsie (Chiasma opticum),
- homonyme Hemianopsie (Tractus opticus oder Radiatio optica),

lassen sich mit dem **Perimeter** nachweisen. ◄ Die Gesichtsfeldbestimmung erfolgt monokular bei fixiertem Kopf und in Blickrichtung fixiertem Auge. Temporal reicht das Gesichtsfeld bis zu 105°. In den äußersten Randbezirken ist, wegen des ausschließlichen Vorkommens von Stäbchen, keine Farberkennung möglich.

▶ Da in den peripheren Netzhautgebieten weniger rot-empfindliche als blau-empfindliche Zapfen vorkommen, ist das Gesichtsfeld für rotes Licht *kleiner* als für blaues Licht. ◄

17.4 Informationsverarbeitung im visuellen System

17.4.1 Corpus geniculatum laterale

Die in sechs Schichten angeordneten Ganglienzellen des Corpus geniculatum laterale (CGL) sind retinotop angeordnet, d. h. benachbarte Retinagebiete werden auf benachbarte Ganglienzellbereiche abgebildet. Wie die Ganglienzellen der Retina verfügen die Zellen des CGL über *konzentrische* rezeptive Felder.

Die Neurone der *magnozellulären* Schichten sind durch große rezeptive Felder und hohe Leitungsgeschwindigkeiten charakterisiert und dadurch besonders zur *Bewegungsanalyse* geeignet. Sie erhalten ihre Zuflüsse von den α-Ganglienzellen der Retina (☞ 17.2.3).

Die Neurone der *parvozellulären* Schichten werden von den β-Ganglienzellen der Retina versorgt. Sie sind durch kleinere, farbempfindliche rezeptive Felder, ausgeprägten Hell-Dunkel-Antagonismus und geringere Leitungsgeschwindigkeit charakterisiert. Ihre Aufgabe ist die Verstärkung von Hell-Dunkel-Kontrasten und die Analyse von Farben und Formen.

Die Aktivität der Neurone des CGL wird durch Zuflüsse aus dem visuellen Kortex (☞ 17.4.2) modifziert: Feedbackschleife der visuellen Informationsverarbeitung. Daneben können Zuflüsse aus dem Hirnstammbereich die Aktivität der Ganglienzellen des CGL modifizieren: Reduktion der Informationsverarbeitung im Schlaf, Steigerung bei Stressreaktionen.

17.4.2 Visueller Kortex

Zelltypen

Die Nervenzellen des visuellen Kortex sind höher spezialisiert als die Neurone des Corpus geniculatum laterale. Sie reagieren spezifisch auf differenziertere Lichtreize:

- **Einfache Zellen (Simple cells)**, deren rezeptive Felder aus streifenförmig angeordneten On-Off-Zonen bestehen, werden am stärksten durch einen streifenförmigen Lichtbalken mit passender Orientierung erregt.
- **Komplexe Zellen** registrieren nicht nur die Orientierung, sondern auch die Bewegung eines Lichtimpulses in ihrem rezeptiven Feld.
- **Hyperkomplexe Zellen** schließlich werden nur dann aktiviert, wenn die bewegten Strukturen auch eine genau bestimmte Länge oder eine bestimmte räumliche Konfiguration (Ecken, Kanten) aufweisen.

Kortikale Säulen

Diese Zelltypen des visuellen Kortex sind, wie in anderen Hirnregionen auch, in Form von etwa 1 mm starken kortikalen Säulen („Kolumnen") mit senkrechtem Verlauf organisiert. Dabei gibt es Säulen, die vorwiegend durch Impulse aus einem der beiden Augen erregt werden (**okuläre Dominanzsäulen**). Zwischen solchen Dominanzsäulen finden sich Neurone, die gleich stark vom linken und vom rechten Auge aktiviert werden und damit die *binokulare Integration* des Sehens übernehmen.

Areale

Neben dem primär visuellen Kortex V1 (Area 17) dienen auch andere Kortexareale wie die Gebiete V2 (Area 18) und weitere Regionen wie V3 und und V4, die sich nicht mehr mit den Brodmanschen Area-Grenzen decken, der visuellen Signalverarbeitung. Insgesamt sind, wie Untersuchungen an Affen zeigen konnten, etwa 30 % der kortikalen Neurone mit der Verarbeitung von optischen Informationen beschäftigt. Dabei kann in den einzelnen Regionen eine Spezialisierung der Informationsverarbeitung beobachtet werden:

- **V2-Neurone** reagieren vorwiegend auf *Konturen* in bestimmter räumlicher Anordnung und auf *Konturunterbrechungen*.
- **V3-Neurone** werden vor allem von *Bewegungen* aktiviert.
- **V4-Neurone** sind durch *farbspezifische* rezeptive Felder gekennzeichnet.

Gestaltwahrnehmung

Ähnlich wie im auditorischen Kortex sind Neurone der Sehrinde auf bestimmte, komplexe Reizkonfigurationen spezialisiert. Diese Spezialisierung ist Grundlage der „abstrahierenden" Leistungen des visuellen Kortex bei der **Gestaltwahrnehmung**. Eine solche aktive Abstraktionsleistung gestattet es uns z. B., einen komplexen Gegenstand in einer reduzierten Skizze wiederzuerkennen. Hierbei ergänzt der visuelle Kortex die vorliegende Skizze, die etwa nur die Konturen eines Gegenstandes enthält, zur vollständigen Gestalt (**Gestaltergänzung**). Auf dieser Gestaltergänzung, die je nach Umgebung auf unterschiedliche Weise erfolgen kann, beruht eine Reihe von optischen Täuschungen. Auch die „Gestalt-Wechsel" zwischen Figur und Hintergrund, bei denen der Betrachter beispielsweise bei Konzentration auf die Figur einen Kerzenständer, bei Betrachtung des Hintergrundes aber zwei Gesichter im Profil wahrnimmt, erklären sich durch solche zentralen Gestaltergänzungen. Dieses Prinzip wird auch bei dem in der Psychologie zur Persönlichkeitsdiagnostik eingesetzten **Rorschach-Test** ausgenutzt. Die Probanden werden gefragt, welche Figuren sie in den scheinbar ungeordneten Tintenklecksen der Testtafeln zu erkennen glauben. Es

17

wird davon ausgegangen, daß die *Art* der gesehenen Gestalten von der Struktur der deutenden
Persönlichkeit abhängig ist.

> **🩺 Klinik!**
>
> Die Schädigung der primären Sehrinde (Area 17) führt zur
> **Rindenblindheit**, d.h. zu einem je nach Größe der Läsion
> umschriebenen Gesichtsfeldausfall.
> Bei einer Schädigung der extrastriären, sekundären opti-
> schen Zentren tritt jedoch keine Blindheit, sondern eine
> komplexe Störung der Wahrnehmungsfähigkeit auf. Schä-
> digungen von V4 führen zu einer **kortikalen Farbwahr-
> nehmungsstörung**, bei Läsionen von V2 ist das Erkennen
> von Objekten (**Objektagnosie**) oder Schriftzeichen gestört
> (**Alexie**).

17.5 Sehschärfe (Visus)   1 ❓

▶ Der **Visus** oder das räumliche Auflösungsvermögen (**Sehschärfe**) ist definiert als der kleinste
Sehwinkel, unter dem zwei Punkte noch getrennt
wahrgenommen werden können. Der Visus-Nor-
malwert von 1,0 (Einheit: Winkelminute^{-1}) bedeutet, dass der Abstand der zwei noch getrennt wahrnehmbaren Punkte eine Winkelminute beträgt. Der
Landolt-Ring als das normierte Testobjekt der Sehschärfe weist eine Lücke auf, die bei entsprechender Entfernung der Testperson (5 m) eine Breite
von einer Sehwinkelminute hat. Kann der Proband
(unter den Bedingungen des fovealen Sehens) diese
Lücke erkennen, ist sein Visus normal. Muss er sich
aber der Tafel mit dem Landolt-Ring beispielsweise bis auf 1 m nähern, um die Lücke wahrzunehmen, beträgt sein Visus 1 m/5 m = 0,2. Außer
den Landolt-Ringen stehen zur Prüfung noch
Bild- und Schrifttafeln zur Verfügung.

Der Visus ist bei Dunkeladaptation physiologischerweise verringert. Dies beruht auf dem reinen
Stäbchensehen mit Wegfall der Fovea centralis als
der Stelle schärfsten Sehens und auf der geringeren
Kontrastverstärkung in der Retina durch die Umge-
staltung der rezeptiven Felder (Vergrößerung des
Zentrums auf Kosten der Peripherie). Der Visus
kann vor Korrektur etwa bestehender Refraktionsanomalien bestimmt werden (**Visus sine correc-
tione**) oder nach Ausgleich der Refraktionsanomalie durch entsprechende Linsen (**Visus cum correc-
tione**). Ein eingeschränkter Visus beruht nicht im-

mer auf einer Refraktionsanomalie. So kann auch
bei normalen Refraktionsverhältnissen im Auge die
Sehschärfe, beispielsweise durch Netzhauterkran-
kungen, reduziert sein. ◀

17.6 Farbensehen   2 ❓

Als **Farbvalenz** bezeichnet man die physiologisch-
psychologische Farbwirkung einer elektromagneti-
schen Strahlung. Sie ist gekennzeichnet durch die
drei Größen

- Farbton (Empfindung),
- Sättigung und
- Helligkeit.

Die Sensoren des Farbensehens sind die Zapfen der
Retina. Sie enthalten drei Typen von Sehpigmenten, deren Absorptionsmaxima etwa im Bereich
von Rot, Grün und Blau liegen.

Nach der **Dreifarbentheorie** sind alle Farben aus
den Primärfarben Purpurrot, Blaugrün, Blauviolett
gemischt. Die **Gegenfarbentheorie** beruht auf der
Beobachtung, dass Rot/Grün, Gelb/Blau und
Weiß/Schwarz unbunt (grau) ergeben. Beide Theorien lassen sich in der **Zonentheorie** zusammenfassen: Danach gilt die *Dreifarbentheorie auf Sensor-
ebene* (drei Sehpigmente) und die *Gegenfarbentheorie auf Ganglienzellebene* (antagonistisches
Funktionsprinzip der tertiären Neurone und der
Neurone im visuellen Kortex) (☞ 17.4.2).

Unter **Störungen des Farbensinnes** leiden ca. 8 %
der Männer und 0,4 % der Frauen. Der überwiegende Männeranteil erklärt sich durch den X-chromo-
somal-rezessiven Erbgang. Bei Mangel eines der
drei Zapfensehpigmente spricht man von trichro-
maten Farb*anomalien*. Fehlt eines der drei Pig-
mente vollständig, werden die Erkrankten auch
als Dichromaten bezeichnet.

Trichromate Störungen (Anomalien)

- Protanomalie: Rotschwäche.
- Deuteranomalie: Grünschwäche.
- Tritanomalie: Blauviolettschwäche.

Dichromate Störungen (Anopien)

- Protanopie: Rotblindheit.
- Deuteranopie: Grünblindheit.
- Tritanopie: Blauviolettblindheit.

Tritanomalie und Tritanopie sind sehr selten.

▶ Die Prüfung der Farbtüchtigkeit erfolgt qualitativ mit den *Ishihara*-Farbtafeln. Die mosaikartig aus Farbpunkten zusammengesetzten Zahlen dieser Tafeln können nur von Farbtüchtigen korrekt erkannt werden. Das *Anomaloskop* (Nagel) basiert auf dem Prinzip, dass Protanomale mehr Rot, Deuteranomale mehr Grün zumischen, um den Farbton Gelb zu erhalten. ◀

Eine totale Farbenblindheit (**Monochromasie**) ist selten (< 0,01 %). Die Betroffenen haben zusätzlich eine Störung der Helladaptation und werden deshalb bei Tageslicht leicht geblendet. Auch ihr Visus ist vermindert. Zwar finden sich in der Retina Zapfen, diese enthalten jedoch als Sehpigment den Stäbchenfarbstoff Rhodopsin.

17.7 Räumliches Sehen 1 ⏸

Binokulares räumliches Sehen

Die Wahrnehmung der dreidimensionalen Gestalt unserer Umwelt (**räumliches Sehen**) ist eine gemeinsame Leistung beider Augen. Durch den Abstand der Augen voneinander werden identische Gegenstände der äußeren Welt auf den beiden Netzhäuten jeweils unterschiedlich abgebildet. Eine Ausnahme bilden lediglich die Gegenstände, die auf einem Kreis (**Horopterkreis**) liegen, der durch die Knotenpunkte beider Augen und den Fixationspunkt bestimmt wird.

Diese auf dem Horopterkreis gelegenen Gegenstände (z. B. Objekt A in Abbildung 17.13) werden auf **korrespondierende Netzhautareale** beider Augen abgebildet D.h. Objekt A aus Abbildung 17.13 projiziert sich in beiden Augen auf die gleiche Seite der Retina (in diesem Fall auf die Punkte A′ und A″, beide links der Fovea centralis). Dadurch kann das Objekt auch ohne Fusionsmechanismen als *ein* Gegenstand wahrgenommen werden. Dem entspricht die punktförmig eindeutige Projektion von Objekten auf dem Horopterkreis in die Retina des sog. Zyklopenauges, das als eine geometrisch konstruierte Zusammenfassung des Strahlenganges beider Augen angesehen werden kann. Bei außerhalb oder innerhalb des Horopterkreises gelegenen Objekten dagegen wird der Gegenstand auf *nicht* miteinan-

der korrespondierende Netzhautareale abgebildet. Das Objekt B projiziert sich im linken Auge rechts der Fovea (Punkt C), im rechten Auge dagegen links der Fovea (Punkt D). Im Zyklopenauge resultiert daher keine einheitliche Projektion des Objektes Vielmehr entstehen zwei Projektionsstrahlen, die zur *Wahrnehmung von Doppelbildern* führen, falls eine entsprechende zentrale Kompensation ausbleibt. Der Abstand dieser beiden Projektionsstrahlen setzt sich aus den disparaten Projektionswinkeln α und β beider Augen zusammen. Nimmt die Summe dieser beiden Winkel α + β, die auch als Querdisparation bezeichnet wird, über ein bestimmtes Maß hinaus zu, kann die *binokulare Fusion* die vom Auge gemeldeten querdisparaten Bildinformationen nicht länger unterdrücken: Die Doppelbilder werden wahrgenommen. Die binokulare Fusion ist eine Leistung der Neurone des primären visuellen Kortex (V1, Area 17). Das räumliche Sehen beruht also auf einer adäquaten zentralen Verarbeitung der Querdisparation von auf der

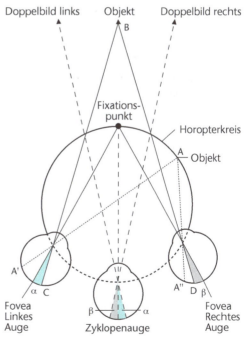

Abb. 17.13: Schema des Binokularsehens. Das *auf* dem Horopterkreis gelegene Objekt A projiziert sich auf die *korrespondierenden* Netzhautregionen A′ und A″. Das *außerhalb* des Horopterkreises gelegene Objekt B wird dagegen auf den *nicht* korrespondierenden Netzhautregionen C und D abgebildet (Summe der Winkel α und β = Querdisparation).

Netzhaut abgebildeten Objekten. Je größer die vom visuellen Kortex noch zu *einem* Bild fusionierbare Querdisparation, desto stärker die räumliche *Tiefenwahrnehmung*.

▶ Da diese Querdisparation mit zunehmender Entfernung des Objektes vom Auge immer geringer wird und im Unendlichen gegen Null geht, ist die *binokulare* räumliche Wahrnehmung bei Objekten der unmittelbaren Umgebung („Nahwirkraum") am stärksten ausgeprägt. ◀

⟨ Klinik!

Pathologische Doppelbilder (**Diplopie**) treten vor allem bei Lähmung von Augenmuskeln auf; sie sind z. B. ein Frühsymptom der Muskellähmungen durch Botulinustoxin.

Monokulares räumliches Sehen

Auch mit einem Auge allein können, in gewissen Grenzen, Informationen über die räumliche Anordnung von Objekten gewonnen werden. Hierbei sind allerdings für die Erschließung der dreidimensionalen Ordnung der Dinge zusätzliche zentrale Berechnungen erforderlich, aus denen sich die Raumstruktur indirekt ableiten lässt.

Im Einzelnen beruht die monokulare Tiefenwahrnehmung auf:

- Erfahrung: Differenz von Bildgröße und wahrer Größe.
- Wahrnehmung perspektivischer Verkürzungen.
- Licht-Schatten-Effekten.
- Verdeckung entfernter Gegenstände durch näher gelegene.
- Berücksichtigung von Relativ-Bewegungen der Objekte bei Kopfbewegungen des Betrachters.

- Verminderung von Farbsättigung und Schärfe entfernter Gegenstände aufgrund von Luftschwebeteilchen.

Mithilfe dieser Mechanismen kann auch die räumliche Lage von fernen Gegenständen, bei denen das binokulare Sehen (mangels Querdisparation) keine Rauminformationen liefert, erkannt werden.

Diese indirekt erschlossene Rauminformation reicht jedoch für Tätigkeiten, bei denen eine exakte räumliche Wahrnehmung im Nahbereich erforderlich ist (z. B. in der Mikrochirurgie), die nur das echte Binokularsehen liefern kann, nicht aus.

17.8 Entwicklung des Lichtsinnes

Die Entwicklung des beidäugigen Sehens beim Kind ist erst mit 4–5 Jahren abgeschlossen. Voraussetzung ist eine normale Benutzung **beider** Augen, da sonst eine angemessene Aktivierung der Sehrinde nicht erfolgt. Tritt vor diesem Alter aufgrund einer Störung der binokularen Augenbewegung Schielen (Strabismus) auf, droht bei fehlender Behandlung die Gefahr der Schwachsichtigkeit eines Auges durch Nichtgebrauch: **Schielamblyopie**. Hierbei beruht der Verlust der Sehfähigkeit des schielamblyopen Auges nicht auf einer Störung im retinalen Bereich, sondern auf einer fixierten zentralen Inaktivierung der von diesem Auge einlaufenden Sinnesinformationen. Durch diese Inaktivierung eines Auges versucht das ZNS die ansonsten beim Schielen auftretenden Doppelbilder zu unterdrücken, um so Konstanz und Eindeutigkeit der Wahrnehmungswelt zu sichern.

18 Vestibuläres und auditorisches System

R. Merker

56 ❓

Gleichgewichtsorgan und Hörorgan bilden gemeinsam das innere Ohr. Sie liegen im **knöchernen Labyrinth** des Felsenbeines (härtester Knochen des menschlichen Körpers). Im knöchernen Labyrinth findet sich das **häutige Labyrinth**, das aus einem *vestibulären* Anteil (Gleichgewichtsorgan) und einem *kochleären* Anteil (Hörorgan) besteht, die beide von Perilymphe umgeben und mit Endolymphe gefüllt sind. Der Endolymphraum des Vestibularapparates kommuniziert über den Sacculus mit dem Ductus kochlearis des Hörorgans.

Das Vestibulum, ein erweiterter Perilymphraum am ovalen Fenster, stellt die Verbindung von vestibulärem und kochleärem Perilymphsystem her (☞ Abb. 18.1).

Die Sinnesrezeptoren des vestibulären Systems (☞ 18.1) sind in den Makula- und Bogengangsorganen lokalisiert (☞ 18.1.1), deren Informationen zentral weiterverarbeitet werden (☞ 18.1.2). Durch einfache Funktionsprüfungen (☞ 18.1.3) können Störungen des vestibulären Systems (☞ 18.1.4) erkannt werden.

Die Sinnesrezeptoren des auditorischen Systems (☞ 18.2) befinden sich in der Kochlea (☞ 18.2.3). Der Umgebungsschall erreicht sie über das äußere Ohr und das Mittelohr (☞ 18.2.1) und das Schallleitungssystem der Gehörknöchel-

18

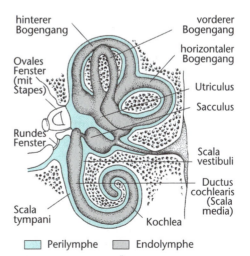

Abb. 18.1: Schematische Übersicht des menschlichen Innenohrs.

chen (☞ 18.2.2). Die Weiterverarbeitung der aufgenommenen Informationen erfolgt in der Hörbahn (☞ 18.2.4). Die Beziehungen zwischen akustischem Reiz und menschlicher Hörwahrnehmung werden im Abschnitt zur Psychophysik des Hörens (☞ 18.2.5) dargestellt. Auch für das auditorische System gibt es einfache klinische Prüfungen (☞ 18.2.6) mit denen sich Funktionsstörungen (☞ 18.2.7) erkennen und lokalisieren lassen.

Die Grundlagen zur Physiologie von Stimme und Sprache werden im Abschnitt 18.3 erläutert.

18.1 Vestibuläres System

Fühler des Gleichgewichtssinns sind die **Makulaorgane** von Sacculus und Utriculus sowie die **Bogengangsorgane** im horizontalen, im vorderen vertikalen und im hinteren vertikalen Bogengang. Sie enthalten Mechanorezeptoren. Ihre Funktion ist es,

- Informationen über die *räumliche Lage* des Körpers zu liefern (zusammen mit Gesichtssinn und peripheren Mechanosensoren);
- durch Beteiligung der Makulaorgane an reflektorischen Prozessen, die überwiegend vom Kleinhirn koordiniert werden und die Stützmotorik betreffen, *das körperliche Gleichgewicht zu wahren;*
- durch Mitwirkung der Bogengangsorgane bei der Regulierung der Blickmotorik das *Bild auf der Retina stabil zu halten.*

Die Aktivität des Vestibularapparats ist nicht an die Gravitation geknüpft. Auch unter Bedingungen der Schwerelosigkeit geht ein ständiger Erregungsstrom von Makula- und Bogengangsorganen aus.

18.1.1 Aufbau und Funktion   9 ❓
des Vestibularapparats

Makulaorgane

Der annähernd vertikal gelagerte **Sacculus** und der annähernd horizontal liegende **Utriculus** bilden mit ihren Makulaorganen den **Statolithenapparat**, der die Lage des Kopfes im Schwerefeld der Erde registriert. Die zilientragenden Sinnesepithelien der Makulaorgane sind von einer gallertigen Masse bedeckt; die Dichte dieser Statolithenmembran ist durch Kalzit-Einlagerungen im Vergleich zur Endolymphe erhöht. Es kommt daher bei **Translationsbeschleunigungen** (Linearbeschleunigungen) wie z. B. der Gravitationsbeschleunigung zu einer Relativbewegung zwischen Sinnesepithel und Statolithenmembran. Dies führt zu einer Abscherung der Zilien, die den adäquaten Reiz für die Mechanosensoren der Makulaorgane darstellt.

Bogengangsorgane

▶ Der **Bogengangsapparat** besteht aus den drei mit dem Utriculus verbundenen Ductus semicirculares, die ungefähr senkrecht zueinander stehen. Im Bereich der Ampulle der Bogengänge trägt die äußere Bogengangswand auf der Crista ampullaris ein ebenfalls zilientragendes Sinnesepithel, bedeckt von einem Gallertgebilde, der Kupula. Im Gegensatz zur Statolithenmembran enthält die Kupula keine Kristalle. Kupula und Endolymphe haben vielmehr die gleiche Dichte. Deshalb sind einfache Translationsbeschleunigungen praktisch unwirksam. Die Trägheitsströmung der Endolymphe führt jedoch zu einer Kupulaablenkung bei **Winkelbeschleunigung** (Drehbeschleunigung). ◀

Sinnesepithel

▶ Das *Sinnesepithel* von Makula- und Bogengangsapparat besteht aus Haarzellen (Typ I und II) mit jeweils ca. 50 Stereozilien und *einem* Kinozilium. Eine Abscherung der Stereozilien in Richtung des längeren Kinoziliums ist der *adäquate Reiz* für diese *sekundären* Sinneszellen (ohne eigenes Axon), die praktisch nicht adaptieren (☞ Abb. 18.2). ◀

Reiztransduktion

▶ Die Auslenkung der Stereozilien in Richtung des Kinoziliums dehnt die „tip-links", die als vertikale Verbindungen („links") von der Spitze („tip") eines Stereoziliums zum dahinter liegenden Stereozilium ziehen. Hierdurch werden K^+-Kanäle geöffnet und die Haarzellen depolarisiert. Daraufhin strömen auch Ca^{2+}-Ionen in die Zelle ein, was die Freisetzung der erregend wirkende Transmitter-Aminosäure *Glutamat* in den synaptischen

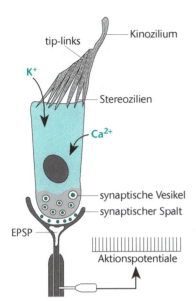

Abb. 18.2: Reiztransduktion an den Haarzellen des Vestibularapparates (Erklärung siehe Text).

Spalt fördert. Die vermehrte Transmitterfreisetzung erhöht das exzitatorische postsynaptische Potential (EPSP; ☞ 12.3.5) der afferenten Nervenfaser, sodass Aktionspotentiale ausgelöst werden.

Aber auch *ohne* Auslenkung der Stereozilien wird kontinuierlich Glutamat in den synaptischen Spalt freigesetzt, sodass Aktionspotentiale in der afferenten Nervenfaser entstehen. Diese *Ruheaktivität* der Sinneszellen wird durch die Bewegungsrichtung der Stereozilien modifiziert: Abscherung in Richtung des Kinoziliums *steigert* die Aktivität, Abscherung vom Kinozilium weg *reduziert* die Aktivität. ◄

Entladungsmuster
Die senkrecht aufeinander stehenden *Makulaorgane* von Utriculus und Sacculus geben dem Körper vorwiegend Informationen über die **Stellung des Kopfes** im Raum. Da die Zilien des Sinnesepithels teilweise in entgegengesetzte Richtungen weisen, werden bei Kopfneigung immer einige Sinneszellen aktiviert, während andere inaktiviert werden. Es kann also keine Bewegungsrichtung angegeben werden, die *alle* Sinneszellen zur Aussendung von Aktionspotentialen veranlasst.

▶ Die Anordnung der die Bewegung registrierenden Zilien (Kinozilien) in den *Bogengangsorganen* ist dagegen regelmäßig. In den *horizontalen* Bogengängen führt eine Kupulaauslenkung in Richtung Utriculus (*utriculopetal*) zu einer erhöhten Impulsfrequenz, in den *vertikalen* Bogengängen steigt die Entladungsrate bei einer Kupulaauslenkung vom Utriculus weg (*utriculofugal*). Hierbei verhalten sich die Entladungsraten der Bogengänge von rechtem und linkem Innenohr immer gegensinnig, d. h. hohe Entladungsraten beispielsweise des rechten horizontalen Bogenganges gehen mit niedrigen Entladungsraten des linken horizontalen Bogenganges einher. Die Entladungsrate der Sinneszellen der Bogengänge ist dabei bei lang dauernden Drehbewegungen (z. B. Drehstuhl) der Winkel*beschleunigung* proportional: Bei gleich bleibender Winkelgeschwindigkeit geht die Impulsrate nach der initialen Beschleunigungsphase deutlich zurück, bleibt jedoch erhöht. Bei kurz dauernden Winkelbeschleunigungen dagegen (z. B. Kopfdrehung) ist die Impulsrate der Sinneszellen aufgrund der Dämpfung des Systems aus Kupula und Endolymphe der Winkel*geschwindigkeit* proportional. Bei Negativbeschleunigung (Abstoppen einer Drehbewegung) sinkt die Frequenz der Aktionspotentiale unter den Ruhewert ab. In jedem Fall sind *Beschleunigungskräfte* der adäquate Reiz. ◄

18

> **☼ Merke!**
>
> **Linearbeschleunigung:**
> → Reizung der Makulaorgane.
>
> **Drehbeschleunigung:**
> → Reizung der Bogengangsorgane.
>
> **Erhöhte Impulsfrequenz**
> • Horizontale Bogengänge bei Kupulaauslenkung zum Utriculus hin.
> • Vertikale Bogengänge bei Kupulaauslenkung vom Utriculus weg.
> (Merkhilfe: **H**orizontale – **h**in; **V**ertikale – **w**eg)

18.1.2 Informationsverarbeitung im vestibulären System 1 ?

▶ Von den *sekundären Sinneszellen* des vestibulären Systems laufen die Informationen nach synaptischer Übertragung auf afferente Fasern der Neurone des *Ganglion vestibuli* (1. Neuron) im N. vestibularis zentralwärts. ◄ Diese Fasern weisen eine hohe Ruheaktivität auf, die für die Regulation der Stützmotorik wichtig ist. Der Nerv läuft als Teil des N. vestibulocochlearis (VIII) zum 2. Neuron, das in den gleichseitigen vier Vestibulariskernen (Nucleus vestibularis superior, medialis, lateralis und inferior) in der Rautengrube der Medulla oblongata gelegen ist. Hier treffen außerdem Afferenzen von den Hinterwurzeln des Rückenmarks ein.

Die aufbereiteten vestibulären Informationen werden anschließend weiterverteilt in Richtung:

- Kleinhirn (Archizerebellum): *Steuerung der Stützmotorik* (☞ 15.4.2).
- Formatio reticularis, von hier aus über den Tractus reticulospinalis zu α- und γ-Motoneuronen: *Tonuskontrolle von Extensoren und Flexoren* (☞ 15.2.1). Tractus vestibulospinalis im Rückenmark: *Stimulation der Extensoren, Hemmung der Flexoren* (☞ 15.2.1).
- Augenmuskelkerne: *Blickmotorik* (☞ 17.1.9).
- Hypothalamus: *Verknüpfung mit dem vegetativen Nervensystem, vegetative Begleitreaktionen bei Kinetosen* (☞ 18.1.4).
- Thalamus und Gyrus postcentralis: *bewusste Raumorientierung.*

Die vestibulären Impulse aus Makula- und Bogengangsorganen spielen eine wichtige Rolle für die motorische **Reflextätigkeit** (☞ 15.1; ☞ 15.2.).

Der Deiters-Kern ist der wichtigste Ausgangspunkt von *Efferenzen* zum Vestibularapparat, die etwa 10 % der Vestibularis-Fasern ausmachen und wahrscheinlich der Empfindlichkeitseinstellung dienen.

18.1.3 Funktionsprüfungen des vestibulären Systems   6 ❓

▶ Ein in der klinischen Praxis besonders wichtiger statokinetischer Reflex ist der **vestibuläre Nystagmus**, dessen Untersuchung Auskunft über die Funktionsfähigkeit des vestibulären Systems geben kann. Funktion des vestibulären Nystagmus ist eine Blickstabilisierung bei Drehbewegungen des Kopfes. Bei einer langsamen Drehbewegung des Kopfes versuchen die Augen zunächst den Fixationspunkt beizubehalten, indem sie eine langsame gegenläufige Bewegung ausführen. Kurz vor Erreichen der maximalen Auslenkung der Augen

kommt es zu einer ruckartigen Augenbewegung (Sakkade) in Drehrichtung, durch welche die Drehbewegung des Kopfes „eingeholt" wird. Die Nystagmus-Richtung wird nach der Richtung dieser schnellen Einholbewegung benannt. Ein Nystagmus kann nicht nur in der horizontalen, sondern auch in der vertikalen Ebene auftreten.

> **⚕ Klinik!**
>
> Das Bestehen eines in Ruhe, ohne Drehbewegungen auftretenden **Spontannystagmus** ist pathologisch. Es deutet z. B. auf Erkrankungen des vestibulären Organs (Morbus Menière) oder auf zerebelläre Erkrankungen hin.

Wichtig ist, dass bei der Nystagmus-Prüfung die visuelle Fixation ausgeschaltet ist, da sonst durch das Überwiegen der visuellen über die vestibulären Informationen ein Nystagmus unterdrückt werden könnte. Diese Ausschaltung der visuellen Fixation wird durch die *Frenzel-Brille* erreicht, bei der starke Sammellinsen von +20 dpt eine künstliche, extreme Myopie ohne Fixierungsmöglichkeit erzeugen. Der Beobachter hingegen kann die Bewegungen der Bulbi wie unter einer Lupe wahrnehmen.

Experimentell lässt sich ein Nystagmus durch *rotatorische* oder *kalorische* Reizung der Bogengangskupula erzeugen.

Bei der **rotatorischen Reizung** wird der Kopf um 30° nach vorne gebeugt, wodurch der laterale Bogengang eine horizontale Lage erhält. Dann wird die Versuchsperson auf einem Drehstuhl gleichförmig gedreht und die Drehung anschließend plötz-

Tab. 18.1: Nystagmusformen.

Nystagmus	Reiz	Nystagmusrichtung
Opto-kinetisch	Umweltbewegung	Gegen die Umweltbewegung
Vestibulär	Stoppen der Rotation	Gegen die Rotationsrichtung
Rotatorisch	Rotation	In Richtung der Rotation
Kalorisch	Kältereiz	Von der gespülten Seite weg
	Wärmereiz	Zur gespülten Seite hin

lich gestoppt. Die Richtung des jetzt unter der Frenzel-Brille zu beobachtenden *postrotatorischen Nystagmus* ist der Drehrichtung entgegengesetzt.

Bei der **kalorischen Prüfung** wird der Kopf im Sitzen um 60° nach hinten gelagert. Dadurch erhält der horizontale Bogengang eine vertikale Lage. Jetzt erzeugt Warmspülung des Gehörgangs, durch Reizung der dem Gehörgang unmittelbar benachbarten Wand des horizontalen Bogenganges, einen Nystagmus zur gereizten Seite, Kaltspülung dagegen einen Nystagmus zur Gegenseite. Der Nystagmus wird hierbei durch eine temperaturinduzierte Endolymphströmung im horizontalen Bogengang ausgelöst. ◄

☼ Merke!

Kalorischer Nystagmus:
- Warmspülung
  → Nystagmus zur gereizten Seite
- Kaltspülung
  → Nystagmus zur Gegenseite
  (Merkhilfe: Kalorischer Nystagmus: Wärme suchend, Kälte meidend)

18.1.4 Pathophysiologie   0 ❓

Bei starken Umweltbewegungen, z. B. auf See, kann es zu einer **Kinetose** (Bewegungskrankheit) mit vegetativen Störungen (Übelkeit, Schweißausbruch, Erbrechen) kommen. Man nimmt an, dass hierfür ein sensorisches „Informationschaos" (Widerspruch zwischen optischer und vestibulärer Information) verantwortlich ist, das über die Formatio reticularis und den N. vagus ein solches Beschwerdebild verursacht.

Bei **akutem einseitigen Ausfall** des Vestibularapparats kommt es zu Übelkeit und Erbrechen mit Drehschwindel und Nystagmus zur gesunden Seite. Es besteht eine Fallneigung meist in Richtung der erkrankten Seite. Durch reflektorische Prozesse ist der Flexorentonus der gleichen Seite und der Extensorentonus der Gegenseite erhöht.

Ein **chronischer einseitiger Labyrinthausfall** kann dagegen durch zentrale Habituationsvorgänge relativ gut kompensiert werden und bleibt oft im Hellen vollständig verborgen (Kompensation durch visuelle Informationen).

Ein **doppelseitiger akuter Ausfall** des Vestibularisapparates zeigt eine geringere Symptomatik als der einseitige Ausfall, da die Symmetrie der fehlenden Informationen einen zentralen Ausgleich erleichtert.

☞ Klinik!

Der **Morbus Menière** ist eine Erkrankung des vestibulokochleären Systems, bei der ein Überdruck im endolymphatischen System besteht. Die Ursache dieses Überdrucks ist nicht vollständig geklärt; er entsteht entweder durch eine Störung der Rückresorption von Endolymphflüssigkeit oder durch eine pathologisch gesteigerte Produktion dieser Flüssigkeit. Der Überdruck im Endolymphraum führt zu Nystagmus, Drehschwindel, Gleichgewichtsstörungen und zu vegetativen Erscheinungen, eventuell auch zu einer akuten Schwerhörigkeit.

18.2 Auditorisches System

Das Gehör enthält die mit Abstand **empfindlichsten Mechanosensoren** (= Vibrationsempfänger) des menschlichen Organismus; die Schwellenempfindlichkeit ist noch größer als die des Auges, das zusammen mit dem Gehör das Paar der sog. Fernsinne bildet. Adäquater Reiz sind Longitudinalwellen (-schwingungen) der Luft.

Zur Terminologie: Die Adjektive „auditorisch/auditiv" bezeichnen *physiologische*, das Adjektiv „akustisch" *physikalische* Prozesse; so ist z.B. der Schalldruck ein akustischer, der Schwellenschalldruck des Gehörorgans ein auditorischer Begriff.

18.2.1 Aufbau des Gehörorgans   2 ❓

Äußeres Ohr und Mittelohr

Zum **äußeren Ohr** gehört die Ohrmuschel, die eine gewisse Bedeutung für das Richtungshören hat (☞ 18.2.5) und den Schall wie ein Trichter bündelt, sowie der sich bis zum Trommelfell erstreckende äußere Gehörgang. Hinter dem Trommelfell beginnt das **Mittelohr**, das u. a. aus der Paukenhöhle und den Gehörknöchelchen Hammer (Malleus), Amboss (Incus) und Steigbügel (Stapes) besteht. Der Hammer ist fest mit dem Trommelfell

18

verbunden und überträgt über den Amboss die durch Schallereignisse ausgelösten Trommelfellschwingungen auf den ins ovale Fenster eingepassten Steigbügel. Dieses ovale Fenster grenzt das luftgefüllte Mittelohr vom perilymphatischen Raum des Innenohres ab. Die Tuba auditiva verbindet das Mittelohr mit dem Rachenraum und sorgt für die Angleichung an den atmosphärischen Druck.

Innenohr

Das innere Ohr enthält neben dem Vestibularorgan das Hörorgan, welches aufgrund seines Verlaufes in ansteigenden Windungen auch als Schnecke (Kochlea) bezeichnet wird. Die Kochlea (☞ Abb. 18.3) besteht aus drei übereinander liegenden flüssigkeitsgefüllten Kanälen, der *Scala tympani*, der *Scala media* und der *Scala vestibuli*. Scala tympani und Scala vestibuli enthalten die *Perilymphe*, eine transzelluläre Flüssigkeit, die in ihrer Zusammensetzung dem Liquor ähnelt. Sie kommunizieren an der Spitze der Schnecke (Helicotrema). Die Scala media ist mit Endolymphe gefüllt und enthält das eigentliche Hörorgan, das **Corti-Organ**.

Die *Endolymphe* ist eine kaliumreiche, natriumarme Flüssigkeit. Ihre Zusammensetzung entspricht somit eher dem intrazellulären Ionenmilieu. Die Scala media wird auch als Ductus cochlearis oder als Endolymphschlauch angesprochen. Sie ist durch die Reissnersche Membran von der Scala vestibuli und durch die Basilarmembran von der Scala tympani abgetrennt. Die **Basilarmembran** ist eine biegungssteife, innen am Knochen fixierte Platte, die sich vom ovalen Fenster bis zum Helicotrema hin wesentlich verbreitert. Die Basilarmembran trägt das Corti-Organ, dessen Rezeptoren die zilientragenden und von der Tektorialmembran bedeckten **inneren** und **äußeren Haarzellen** sind. Diese sekundären Sinneszellen fungieren nicht bloß als Umwandler mechanischer Energie, sondern auch als Verstärker. Die Transmittersubstanz der inneren Haarzellen ist Glutamat.

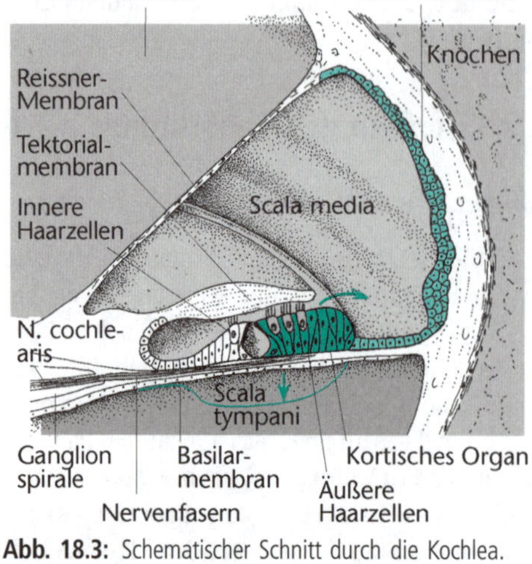

▶ Es gibt etwa 3 500 innere und 12 000 äußere Haarzellen. Dabei laufen 90 % der Nervenfasern der bipolaren Ganglienzellen des Ganglion spirale zu den zahlenmäßig unterlegenen inneren Haarzellen, wobei mehrere Fasern an einer Zelle enden. Nur 10 % der Fasern ziehen zu den äußeren Haarzellen, wo eine Faser mehrere Rezeptoren versorgt. Der zweite Ast der bipolaren Neurone im Ganglion spirale bildet dann den Hörnerv, den N. cochlearis.

Die **Stria vascularis**, ein blutgefäßreicher Bezirk an der äußeren Zirkumferenz der Scala media, ist reich an Ionenpumpen, z. B. für Kalium, und trägt zur Aufrechterhaltung des positiven endokochleären Potentials von etwa +80 mV bei. Die Potentialdifferenz von 150 mV zwischen dem endokochleären Raum und dem negativen Membranpotential der Haarzellen (−70 mV) ist für die Transduktion der Hörreize wichtig (☞ 18.2.3). ◀

Abb. 18.3: Schematischer Schnitt durch die Kochlea.

> ## 🔖 Klinik!
>
> **Störungen des Potentialaufbaus,** wie sie z. B. durch die toxische Wirkung von Entwässerungsmitteln (Diuretika) auf die Ionenpumpen der Stria vascularis entstehen können, führen zu einer Hörminderung.

18.2.2 Schallleitung   1 🔢

▶ Durch Hebelwirkung der Gehörknöchelchen und vor allem durch die Flächenrelation Trommelfell zu ovalem Fenster, die 17 zu 1 beträgt, resultiert für die das Innenohr erreichende Schallamplitude insgesamt ein Verstärkungsfaktor von 22. Die Einheit von Trommelfell und Gehörknöchelchen dient aber auch der Anpassung der unterschiedlichen

Schallwellenwiderstände (Schallwellenimpedanzen) von Luft im Mittelohr (niedrig) und perilymphatischer Flüssigkeit im Innenohr (hoch). Ohne eine solche *Impedanzanpassung* würde bei dieser **Luftleitung** ein erheblicher Schallenergieverlust durch Reflexion am ovalen Fenster auftreten. Der Gewinn an Hörleistung durch die Impedanzanpassung liegt zwischen 10 und 20 dB. ◄

Die Resonanzfrequenz von Mittelohr und Gehörgang verstärkt die Schallimpulse im Bereich mittlerer Frequenzen.

Auch die beiden Mittelohrmuskeln, M. stapedius (innerviert durch den N. facialis) und M. tensor tympani (innerviert durch den N. trigeminus), modifizieren die Schallübertragung bei Luftleitung. Ihre Kontraktion bewirkt eine (geringe) Minderung der Schwingungsamplituden und damit eine Reizdämmung (Schallschutz), speziell auch einen „Klirrschutz" bei höheren Frequenzen.

> ### ⅏ Klinik!
> Zu den Symptomen einer **Fazialislähmung** gehört deshalb die Hyperakusis (pathologische Feinhörigkeit mit evtl. schmerzhafter Hörwahrnehmung).

Bei der **Knochenleitung** ist die Mitwirkung des Mittelohres nicht erforderlich, die Schallenergie wird vielmehr durch direkte Anregung des Innenohres über schwingende Schädelknochen übertragen. Die Knochenleitung spielt bei der normalen Hörwahrnehmung eine untergeordnete Rolle. Allerdings kann sie wichtige diagnostische Informationen zur Unterscheidung von Mittelohr- und Innenohrschädigung liefern (☞ 18.2.6, Hörprüfungen).

18.2.3 Kochlea-Funktion   11 ?

Wanderwellentheorie

Bei Beschallung des Trommelfells kommt es, normale Mittelohrverhältnisse vorausgesetzt, zu einer Druckeinwirkung auf das ovale Fenster und zu Volumenverschiebungen in Scala vestibuli und Scala tympani bis hin zum runden Fenster. Dabei entstehen Deformierungen des Endolymphschlauchs, die eine zur Spitze der Schnecke wandernde Wellenbewegung der Basilarmembran zur Folge haben: **Wanderwellentheorie** des Hörvorgangs.

▶ Die elastische Rückstellkraft der Basilarmembran nimmt zum Helicotrema hin ab; die Ausbreitungsgeschwindigkeit der schallinduzierten Wanderwellen wird deshalb zur Spitze hin geringer, ihre Wellenlänge kürzer. Für jede Wanderwelle gibt es einen Ort innerhalb des Endolymphschlauches, wo ihre Amplitude maximal ist. Dieser Ort des Amplitudenmaximums ist von der Frequenz des einwirkenden Schallreizes abhängig: Je niedriger die am ovalen Fenster einwirkende Ausgangs-Frequenz, desto weiter wandert die Welle, bevor sie ihr Amplitudenmaximum erreicht und eine maximale Auslenkung der Basilarmembran bewirkt. Für hohe Frequenzen liegt das Amplitudenmaximum also nahe am ovalen Fenster, für tiefe Frequenzen nahe am Helicotrema. Die auf die Perilymphflüssigkeit einwirkenden Schallreize werden je nach dem Ort der durch sie bewirkten maximalen Basilarmembranauslenkung auf unterschiedlichen Abschnitten des Endolymphschlauchs „abgebildet", ein Phänomen, das als **Frequenzdispersion** bezeichnet wird (☞ Abb. 18.4).

Die Sinneszellen des Corti-Organs werden am Ort des Amplitudenmaximums durch die Auslenkung der Basilarmembran maximal erregt (*Einorttheorie*); unterschiedlich hohe Frequenzen aktivieren daher jeweils räumlich getrennte Haarzell-Populationen. Dabei führt die durch die Basilarmembranauslenkung bewirkte Bewegung der Tektorialmembran zu einer Abscherung der Zilien und damit zur Aktivierung von Ionenkanälen und zum Aufbau eines Rezeptorpotentials (s. u.). Das Rezeptorpotential der Haarzelle ist der Zilienauslenkung proportional. ◄

18

> ### ☼ Merke!
> Geschwindigkeit und Wellenlänge der Wanderwellen nehmen zum Helicotrema hin ab.

Reiztransduktion in den Haarzellen

▶ Die Umwandlung der mechanischen Zilienauslenkung in Rezeptorpotentiale der Haarzellen (Reiztransduktion) ist offenbar an die hohe Poten-

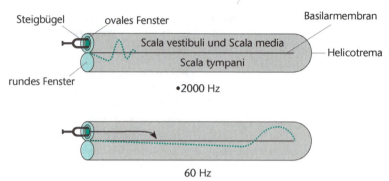

Abb. 18.4: Wanderwellen in der Kochlea (abgerolltes Modell): Hochfrequente Schallreize haben ihr Amplitudenmaximum nahe dem ovalen Fenster, niederfrequente Reize wandern weit in Richtung Helicotrema.

tialdifferenz von 150 mV zwischen der Endolymphe in der Scala media (endokochleäres Potential: +80 mV) und Haarzell-Membranpotential (−70 mV) geknüpft. Durch Abscherung der Zilien werden K⁺-Kanäle geöffnet und aus der K⁺-reichen Endolymphflüssigkeit (140 mmol/l !) der Scala media strömen Kalium-Ionen in die Haarzellen ein.

Die *äußeren Haarzellen* reagieren auf diese Depolarisation mit einer *Längenänderung.* Diese oszillierenden Längenänderungen der äußeren Haarzellen treten mit hoher Frequenz (bis zu 20 kHz!) auf. Im Ergebnis wird durch diese von den äußeren Haarzellen generierten Schwingungen zusätzliche Schallenergie produziert: die Wanderwelle wird lokal gezielt verstärkt und zugespitzt und die Empfindlichkeit des Hörorgans dadurch deutlich verstärkt: Absenkung der Frequenzunterschiedsschwelle und Steigerung der Ortsselektivität.

An den *inneren Haarzellen* folgt auf die Depolarisation ein Ca²⁺-Ionen-Einstrom, wodurch (analog zu den Vorgängen an den Haarzellen des Gleichgewichtsorgans, ☞ 18.1.2) aus synaptischen Vesikeln vermehrt der Transmitter Glutamat freigesetzt wird. Dieser bindet an postsynaptische AMPA-Rezeptoren und erzeugt dadurch EPSPs (☞ 12.3.5) in den Nervenendigungen des Hörnervs. Als Folge werden Na⁺-Kanäle geöffnet und Aktionspotentiale gebildet, die entlang der Hörbahn fortgeleitet werden können (☞ 18.2.4).

Empfindlichkeitseinstellung

Die Empfindlichkeit der Haarzellrezeptoren wird durch efferente Fasern aus dem **olivokochleären Bündel** des kontralateralen Nucleus olivaris im Mittelhirnbereich modifiziert. Eine Empfindlichkeitseinstellung erreichen sie überwiegend durch Hemmung in Form von negativer Rückkopplung. Überträgerstoff dieser efferenten regulatorischen Fasern ist *Acetylcholin.* Damit ist eine aktive „Ausfilterung" von störenden Umgebungsgeräuschen, so etwa beim „Lauschen", realisierbar.

Mikrofonpotentiale

Entgegen früheren Anschauungen entsprechen die vom runden Fenster des Innenohres registrierbaren Mikrofonpotentiale, die der Schalleinwirkung proportional sind und den Schalldruckverlauf recht genau wiedergeben, *nicht* den summierten elementaren Rezeptorpotentialen der Haarzellen. ◄

Diese Mikrofonpotentiale haben nämlich im Gegensatz zu den Rezeptorpotentialen der Haarzellen

● keine Latenz,
● keine Refraktärzeit,
● keine messbare Schwelle und
● keine Adaptation.

Damit unterscheiden sie sich deutlich von jedem Nervenaktionspotential. Die genaue Herkunft der Mikrofonpotentiale bleibt unklar.

18.2.4 Informationsverarbeitung 16 ❓ im auditorischen System

Reizübertragung und Schallkodierung im Hörnerv

Die von den inneren Haarzellen kommenden afferenten Fasern sind zu 90 % myelinisiert. Das erste bipolare Neuron des afferenten Systems liegt im **Ganglion spirale**, dessen 30.000 – 40 000 Neuriten sich zum N. acusticus bündeln. Jede dieser Akustikusfasern, die Afferenzen aus einem bestimmten Ort der Kochlea transportiert, wird durch eine *charakteristische Schallfrequenz (CF)* optimal erregt. Diese optimale Beschallungsfrequenz lässt sich aus sog. Tuning (Abstimm-)Kurven ermitteln, bei denen die erforderliche Schwellenlautstärke zur Faseraktivierung in Abhängigkeit von der Reizfrequenz aufgetragen ist. Die Frequenz eines Schallimpulses wird also wie in der Kochlea nach dem Ortsprinzip kodiert, d. h. jede Nervenfaser des N. cochlearis kodiert für eine bestimmte, ihr charakteristische Schallfrequenz. Die Dauer des Schallreizes wird durch die Dauer der Faseraktivierung, seine Intensität durch die Stärke der Aktivierung übermittelt, wobei höhere Schalldrücke mit höheren Entladungsraten einhergehen. Bei höheren Schalldruckpegeln ist aber auch eine Fasererregung durch Frequenzen möglich, die sich von der charakteristischen Frequenz unterscheiden. Dadurch erklärt sich die Aktivierung („Rekrutierung") benachbarter Fasern.

Hörbahn

In allen Abschnitten der Hörbahn ist das **tonotope Prinzip** verwirklicht. Von der Kochlea aus wird über 5 bis 8 Neurone mit frühzeitiger Kreuzung (überwiegend auf dem Niveau des 2. Neurons) das primäre kortikale Projektionsfeld, der *Gyrus temporalis transversus* im Oberabschnitt des Temporallappens, erreicht.

Die Hörbahn verläuft sowohl gekreuzt als auch ungekreuzt. Zahlenmäßig überwiegt der Anteil der gekreuzten Fasern. Zu einer maximalen Aktivierung aller Leitungsbahnanteile kommt es oft erst bei binauraler Beschallung. Wird die Hörrinde einer Hirnhälfte geschädigt, bleibt das Gehör wegen der Verbindung beider Kochleae mit beiden

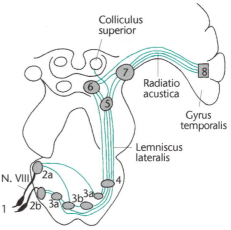

Abb. 18.5: Schematischer Verlauf der Hörbahn (stark vereinfacht). 1 = Ganglion spirale; 2a = Nucleus cochlearis dorsalis; 2b = Nucleus cochlearis ventralis; 3a = Nucleus ventralis corporis trapezoidei; 3b = Nucleus dorsalis corporis trapezoidei; 4 = Nucleus olivaris superior; 5 = Nucleus lemnisci lateralis; 6 = Kerngebiet des Colliculus inferior; 7 = Corpus geniculatum mediale; 8 = primäre Hörrinde. Eingezeichnet sind der besseren Übersichtlichkeit halber nur die Kerngebiete einer Seite (mit Ausnahme der Kerne des Trapezkörpers).

akustischen Rindenfeldern erhalten. Den Verlauf der Hörbahn zeigt Abbildung ☞ 18.5.

- Das 1. Neuron ist die bipolare Ganglienzelle im **Ganglion spirale** (1), deren Neurit als Teil des N. vestibulocochlearis zum **Nucleus cochlearis dorsalis** (2a) und **ventralis** (2b) (2. Neuron) im Bereich der Rautengrube zieht. Während die Neurone des *ventralen* Nucleus cochlearis noch überwiegend ein ähnliches Antwortverhalten wie die Neurone des Ganglion spirale zeigen (optimale Erregung durch Töne mit charakteristischer fester Frequenz) reagieren die Neurone des *dorsalen* Nucleus cochlearis bereits überwiegend auf komplexere Schallreize (z. B. Töne mit wechselnder Frequenz).
- Vom dorsalen Nucleus cochlearis kreuzt die Stria acustica dorsalis zu den beiden Kernen des **Corpus trapezoideum** (Trapezkörper, 3a und 3b) und zieht von da zum ipsilateralen und zum kontralateralen **Nucleus olivaris superior** (4).
- In den Kerngebieten des Nucleus olivaris superior kommen erstmals Informationen aus beiden Ohren zusammen, was die Grundlage für räum-

18

liches Hören und eine auditorische Raumorientierung darstellt. Eine Zerstörung des Nucleus olivaris superior führt zu einem vollständigen Verlust des räumlichen Hörens.

- Vom Nucleus olivaris superior zieht die Hörbahn im **Lemniscus lateralis** (Schleifenbahn) zu den **Colliculi inferiores** (6) der Vierhügelplatte.
- Abzweigungen zu den Colliculi superiores stellen eine Verbindung mit der Sehbahn her, die für die Okulomotorik wichtig ist.
- ▶ Nächste Schaltstelle ist das **Corpus geniculatum mediale** (7). Von dort ziehen die Fasern als Radiatio acustica zu den Rinden-Neuronen der Gyri temporales transversi (Brodmann-Area 41; primäre Hörrinde, 8). ◀

Nicht mehr zur Hörbahn im eigentlichen Sinne sind Fasersysteme zu zählen, welche die Verbindung von der primären Hörrinde zu den sekundären auditorischen Rindenfeldern, z. B. zur Area 42 (Speicherung von Hörempfindungen) und zu den tertiären akustischen Zentren (z. B. zum Wernicke-Sprachzentrum, ☞ 20.7), herstellen.

Im Verlauf der Hörbahn findet sich eine kontinuierlich *steigende Reizspezifität* der neuronalen Reaktion; so gibt es z. B. bereits im Nucleus cochlearis dorsalis On- und Off-Neurone. Schon auf der subkortikalen Ebene der Colliculi inferiores findet eine Selektion von Phonemen statt. Spezialneurone der zentralen Hörbahn schließlich sprechen nur auf zeitliche und andere Muster von kodierten Schallereignissen an.

> **Merke!**
>
> **Hörbahn:**
> - 5 bis 8 Neurone.
> - Kreuzung überwiegend auf dem Niveau des 2. Neurons.
> - Zentrale präkortikale Schaltstelle: Corpus geniculatum mediale.

18.2.5 Psychophysik des Hörens

Zum Verständnis der Leistungsfähigkeit des Hörorgans ist die Kenntnis einiger physikalischer und physiologischer Messgrößen erforderlich.

Schalldruckpegel

▶ Die **Frequenz** eines Schalles, subjektiv als Tonhöhe wahrgenommen, wird in Hertz (Hz) gemessen. Frequenzverdopplung bedeutet Tonhöhenänderung um eine Oktave. Der Hörbereich junger Menschen liegt zwischen 18 Hz und 20 kHz. ◀

Der **Schalldruck** wird wie jeder physikalische Druck in Newton pro Quadratmeter (N/m^2), d. h. in Pascal (Pa), gemessen.

▶ Da die im Hörbereich auftretenden Schalldrücke recht klein sind, wird die Stärke eines Schallreizes zumeist nicht als Schalldruck, sondern als **Schalldruckpegel (L)** in Dezibel (dB) angegeben. Der Schalldruckpegel ist eine logarithmische Verhältniszahl, welche die Stärke des einwirkenden Schalldrucks (p_x) im Verhältnis zum Bezugsschalldruck (p_0) von $2 \cdot 10^{-5}$ Pa (Absolutschwelle der Hörempfindung bei 3 000 Hz) wiedergibt:

$$L = \log_{10} \cdot \frac{p_x}{p_0} \cdot 20$$

Einem Schalldruck p_x von z. B. $2 \cdot 10^{-2}$ Pa entspricht also ein Schalldruckpegel (L) von:

$$\log_{10} \frac{2 \cdot 10^{-2}}{2 \cdot 10^{-5}} \cdot 20 = \log_{10} 10^3 \cdot 20 = 60 \text{ [dB]}$$

Aufgrund des logarithmischen Maßes und der Multiplikation mit 20 entspricht eine Zunahme des Schalldruckpegels um 20 dB einer Verzehnfachung des Schalldruckes. Eine Verdoppelung des Schalldrucks erhöht den Schalldruckpegel um 6 dB. ◀

In Dezibel angegeben werden audiometrisch ermittelte Hörverluste wie auch die Toleranzgrenzen für Lärmbelastung im Rahmen der Arbeitsmedizin (modifizierte dB-Skala).

Lautstärke

▶ Vom *physikalischen* Schalldruck die *physiologisch*-subjektiv empfundene **Lautstärke** eines Tones, die in *Phon* gemessen wird, zu unterscheiden.

Diese subjektive Lautstärke wird über den Vergleich mit der Lautstärke und dem Schalldruckpegel eines Referenztones von 1 000 Hz ermittelt. Bei dieser Frequenz sind Dezibel und Phonskala deshalb identisch: Ein 1 000 Hz-Ton mit dem Schalldruckpegel von 60 dB hat definitionsgemäß auch einen Lautstärkepegel von 60 Phon. Bei höheren oder tieferen Tonfrequenzen ist jedoch ein höherer Schalldruck erforderlich, um die gleiche Lautstärkeempfindung und damit denselben Lautstärkepegel zu erreichen. Dies zeigen die in Abbildung 18.6 eingezeichneten **Isophone**. Die unterste Isophone ist die Hörschwellenkurve. Die mittlere Hörschwelle liegt bei 4 Phon. Flüstern hat etwa 10 Phon, Umgangssprache 50 Phon, Maschinenlärm ca. 100 Phon. ◀

▶ Die Phonskala gibt an, bei welchen Schalldruckpegeln ein Testton und ein Vergleichston unterschiedlicher Frequenz gleich laut empfunden werden. Will man die **Lautheitsempfindung** und deren Zunahme bei steigenden Schalldrücken direkt messen, wird ermittelt, *wie viel mal lauter* (2x, 4x etc.) Versuchspersonen einen Testton empfinden als einen Referenzton von 1 000 Hz und 40 dB. Die so bestimmte **Lautheit** eines Tones wird in *sone* angegeben. Ein 2-mal lauterer Ton als der Referenzton hat eine Lautheit von 2 sone, ein halb so lauter Ton dementsprechend eine Lautheit von 0,5 sone. ◀ Die Lautheitsempfindung nach der sone-Skala korreliert mit dem Schalldruck in Form der Steven-Potenzfunktion mit einem Exponenten von 0,6 (☞ 12.5.4).

Unterschiedsschwellen und Hörbereich

▶ Die **Absolutschwelle** des Gehörs liegt bei einer Frequenz von 3 000 Hz bei $2 \cdot 10^{-5}$ Pa. Die Schallschwelle ist frequenzabhängig, wie die Intensitätsschwellenkurve (☞ Abb. 18.6) zeigt. Die niedrigsten Werte und damit die höchste Schallempfindlichkeit des Ohres findet man zwischen 2 000 und 5 000 Hz.

Die **Intensitätsunterschiedsschwelle** gibt an, ab welchem Unterschied im Schalldruckpegel zwei Töne als unterschiedlich laut empfunden werden. Sie liegt bei etwa 1 dB, wobei die sukzessive Unterschiedsschwelle (2 Töne nacheinander) niedriger ist als die simultane (2 Töne zugleich).

Ab einer Lautstärke von 130 Phon oder einer Frequenz von mehr als 20 kHz (Ultraschall) werden Schallreize als schmerzhaft empfunden: **Schmerzschwelle.**

Töne können jedoch nicht nur hinsichtlich ihrer Lautstärke, sondern auch hinsichtlich ihrer Tonhöhe (Frequenz) unterschieden werden. Die **Frequenzunterschiedsschwelle** beträgt im optimalen Bereich (um 1 000 Hz) bei nacheinander angebotenen Tönen (sukzessive Frequenzunterschiedsschwelle) 0,3 %, d.h. im Bereich von 1 000 Hz genügen bereits 3 Hz Frequenzunterschied zur Wahrnehmung einer unterschiedlichen Tonhöhe.

Die menschlichen Hörwahrnehmungen umfassen insgesamt einen Frequenzbereich zwischen 18 und 18 000 Hz (< 18 Hz = Infraschall, $> 18 000$ Hz = Ultraschall) und einen Lautstärkebereich zwischen

18

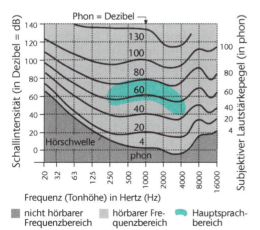

Abb. 18.6: Kurven als gleich empfundener Lautstärken (Isophone) bei unterschiedlichen Tonfrequenzen. Bezugspunkt der Lautstärkenmessung ist der Schalldruckpegel eines Tones von 1 000 Hz. Am empfindlichsten ist das Gehör zwischen 2 000 und 5 000 Hz (niedrigste Schalldruckpegel).

4 und 130 Phon. Dieser Bereich kann in einem Koordinatensystem mit der Schallfrequenz auf der x-Achse und der Lautstärke auf der y-Achse als Fläche dargestellt werden: **Hörfläche** (Hörfeld). Die Hörfläche umfasst das Musikfeld und das kleinere Sprachfeld. Die beim Sprechen erzeugten Frequenzen und Lautstärken finden sich in einem mittleren Bereich dieses Diagramms mit Frequenzen zwischen 300 und 3 000 Hz und Lautstärken zwischen 40 und 80 Phon: **Hauptsprachbereich** (☞ Abb. 18.6). ◄

Richtungshören

Das Richtungshören beruht auf Intensitäts- und Laufzeitdifferenzen, die sich ergeben, wenn ein Schallereignis auf beide Ohren einwirkt.

▶ Oberhalb von 500 Hz sind bereits Seitendifferenzen des Schalldruckpegels von 1 dB verwertbar, die schon allein durch den Schallschatten des Kopfes bewirkt werden. Auch Laufzeitunterschiede des Schalles zwischen beiden Ohren werden ausgewertet. Dabei können bereits Schallverspätungen von 10^{-5} Sekunden (!) sicher unterschieden werden, was einer Schallquellenabweichung um 3° von der Mittellinie entspricht. Schalldruck- und Laufzeitdifferenzen werden im Nucleus olivaris superior zur Gewinnung eines räumlichen Eindrucks ausgewertet. Unter Mitwirkung von Colliculus inferior und auditorischem Kortex entsteht ein akustisches Raumbild. Zuflüsse aus dem visuellen System (Colliculus superior) vervollständigen die so gewonnene „Raumkarte". ◄

Zum räumlichen Hören trägt aber auch die Ohrmuschel bei. Je nach Einfallswinkel werden die Schallereignisse durch die Richtcharakteristik der Ohrmuschel mehr oder weniger stark verzerrt. Auch aus diesen unterschiedlichen Verzerrungen kann vom ZNS die Schallrichtung ermittelt werden.

18.2.6 Hörprüfungen 4 ⁇

Versuche nach Weber und Rinne

Bei Schwerhörigkeit oder Taubheit ist die wichtigste Frage zunächst die nach dem Ort der Läsion: Innenohr (Schallempfindungsstörung) oder Mittelohr (Schallleitungsstörung). Diese Unterscheidung kann auf einfache Weise mit den klassischen Versuchen nach *Rinne* und *Weber* gelingen.

▶ Beim **Rinne-Versuch** wird eine angeschlagene Stimmgabel auf das Mastoid der Testperson gesetzt und dann, wenn der Ton über die Knochenleitung nicht mehr wahrnehmbar ist, vor den Gehörgang derselben Seite gehalten. Ein normaler Befund (positiver Rinne-Versuch) liegt vor, wenn die Schwingung infolge Luftleitung wieder gehört wird, denn normalerweise hat die Luftleitung eine um ca. 40 dB niedrigere Hörschwelle als die Knochenleitung. Pathologisch (negativ) fällt der Versuch aus, wenn die Luftleitung gestört ist, also in der Regel bei Mittelohrerkrankungen, welche die Schallleitung über Gehörknöchelchenkette und Trommelfell beeinträchtigen. ◄

Beim **Weber-Versuch** wird die Stimmgabel in der Medianlinie des Schädels aufgesetzt. Normalerweise wird der Ton in beiden Ohren gleich laut gehört. Seitendifferenzen sind pathologisch. Zur Interpretation einer Seitendifferenz muss bekannt sein, welches Ohr schwerhörig ist. Dabei spricht die Wahrnehmung des Tones auf der gesunden Seite für einen Innenohrschaden des schwerhörigen Ohres, die Tonwahrnehmung auf der schwerhörigen Seite dagegen für einen Mittelohrprozess als Ursache der Schwerhörigkeit. Die Lateralisation in das gesunde Ohr bei Innenohrschädigung beruht auf einer geringeren Empfindlichkeit des erkrankten Innenohrs für Schallreize, die in einen Richtungseindruck umgesetzt wird. Dass bei Mittelohrprozessen in das erkrankte Ohr lateralisiert wird, beruht auf drei Faktoren:

● Der Schallabtransport im erkrankten Mittelohr ist gestört. Dadurch geht im erkrankten Ohr weniger durch Knochenleitung übertragene Schallenergie verloren.

- Die Kochlea der erkrankten Seite ist an einen geringen Geräuschpegel adaptiert und dadurch empfindlicher.
- Die entzündlich veränderten und dadurch schwereren Gehörknöchelchen verbessern die Anregungsbedingungen des Innenohrs bei Knochenleitung.

> **Merke!**
>
> Negativer *Rinne-Versuch*:
> → Mittelohrerkrankungen
> Seitendifferenz beim *Weber-Versuch*:
> - Tonwahrnehmung durch das erkrankte Ohr → Mittelohrschaden
> - Tonwahrnehmung durch das gesunde Ohr → Innenohrschaden

Audiometrie

Die Prüfung der Hörleistung wird als Audiometrie bezeichnet. Man unterscheidet subjektive Methoden, die auf die Kooperation der Patienten angewiesen sind, von Methoden, welche die Hörleistung objektiv messen.

▶ Wichtigste subjektive Methode ist die **Schwellenaudiometrie**. Die Schwellenaudiometrie ist eine *Ton*audiometrie (im Gegensatz zur *Sprach*audiometrie, die z. B. bei der Anpassung von Hörgeräten Verwendung findet). Hierbei wird für eine Reihe von Frequenzen der Schwellenschalldruckpegel, bei dem der Proband gerade eben eine Hörempfindung angibt, bestimmt. Dieses Audiogramm wird für Luft- und Knochenleitung ermittelt. Bei der grafischen Darstellung wird die normale Hörschwelle als gerade Linie dargestellt. Hörminderungen werden in Dezibel nach unten abgetragen. ◀

Ein objektives Verfahren zur Messung der Hörfunktion beruht auf der Aufzeichnung der durch akustische Reize ausgelösten Reaktionspotentiale von Hirnstamm und Hirnrinde, die als *evozierte Potentiale* bezeichnet werden. Diese Form der Audiometrie (**Evoked Response Audiometry, ERA**) gestattet es, objektive Hörschwellen zu bestimmen und die dem akustischen Reiz folgenden neuronalen Verarbeitungsprozesse zu beurteilen.

Auch die Audiometrie durch **Impedanzmessung** ist nicht auf subjektive Mitarbeit angewiesen. Sie erfasst die akustische Impedanz des Trommelfells (*Tympanometrie*) oder die kontralaterale Impedanzänderung durch den Stapediusreflex.

18.2.7 Pathophysiologie   2 [?]

Schallleitungsstörungen

Schallleitungsschwerhörigkeit beruht auf einer Mittelohrschädigung durch traumatische, degenerative, infiltrative oder tumoröse Prozesse wie z. B. bei Trommelfellperforation, Otosklerose, Otitis media oder Cholesteatom. Der Hörverlust betrifft besonders niedrige und mittlere Frequenzen (☞ Abb. 18.7).

Schallempfindungsstörungen

Eine Schallempfindungsstörung beruht entweder auf einer Schädigung des Innenohres (Degeneration oder Untergang von Haarzellen) oder auf retrokochleären Krankheitsprozessen, die den N. acusticus bzw. das ZNS betreffen.

Haarzellschädigungen
Bei der Schädigung vom Haarzell-Typ, z. B. durch

- toxische Wirkungen bestimmter Pharmaka (Aminoglykosid-Antibiotika, Diuretika) oder
- Lärmschädigung (Knalltrauma)

sind vor allem die hohen Frequenzen betroffen (im Alltag: die Verständlichkeit von Konsonanten). Als

18

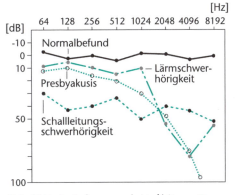

Abb. 18.7: ▶ Audiogramme bei Luftleitung. ◀

temporary threshold shift (TTS) bezeichnet man hierbei die reversiblen, als *permanent threshold shift* (PTS) die irreversiblen Höreinbußen.

Die Lärmschädigung tritt in der Regel symmetrisch auf und beginnt mit Hörlücken bei 4000 oder 6000 Hz (Hochtonverlust), die sich später bis zur oberen Hörgrenze ausdehnen können. Die Hörschwelle für tiefe Frequenzen (bis 1000 Hz) bleibt normal (☞ Abb. 18.7).

Entscheidend für die Traumatisierung ist der Schalldruckpegel, nicht die Frequenz der einwirkenden Schallreize. 85 dB gelten als Grenze zum schädlichen Bereich (ein Walkman kann einen Schalldruckpegel von 110 dB erreichen!). Geschädigt werden zuerst die äußeren, dann die inneren Haarzellen in der basalen Windung der Schnecke (Bereich der hohen Frequenzen).

Retrokochleäre Schädigung
Bei einer retrokochleären Schädigung sind in erster Linie die hohen, aber auch die mittleren Frequenzen betroffen. Bei einer peripheren Schädigung im Bereich des N. acusticus, z. B. einem Tumor des N. acusticus (Akustikusneurinom), werden die Leitungsbahnen durch Kompression geschädigt. Bei einer im ZNS gelegenen zentralen Störung werden praktisch immer auch andere neurologische Störungen beobachtet.

Presbyakusis
▶ Der Altersschwerhörigkeit oder **Presbyakusis** liegt eine Schädigung vom gemischt kochleär-retrokochleären Typ zugrunde. U.a. führen degenerative Prozesse im Corti-Organ zu einem Sinneszellverlust in den basalen Anteilen der Cochlea. Dadurch kommt es zu einer Einschränkung des Hörvermögens zuerst für hohe Frequenzen (☞ Abb. 18.7); die obere Frequenzgrenze kann bis auf 5 kHz absinken. ◀

> **Merke!**
> **Presbyakusis** (Altersschwerhörigkeit):
> Degeneration von Sinneszellen in den *basalen* Kochleaabschnitten
> → Eingeschränktes Hörvermögen für *hohe* Frequenzen.

Differentialdiagnostik: Fowler-Test

In allen drei Fällen des Innenohrschadens (toxische Schädigung, Lärmschädigung, Presbyakusis) weist der **Fowler-Test** ein positives „Recruitment" (Lautheitsausgleich) nach: Am erkrankten Ohr ist zu Beginn aufgrund der erhöhten Schwelle ein höherer Schalldruck nötig als auf der normalen Seite. Dann aber genügt auf der kranken Seite eine geringere Schalldruckerhöhung, um die gleiche Steigerung der Lautstärkeempfindung zu erzielen wie am gesunden Ohr. Letztlich wird bei höheren Schalldrücken ein Punkt erreicht, wo der gleiche Schalldruck auf beiden Ohren auch die gleiche Lautstärkeempfindung hervorruft – trotz der Innenohrschädigung einer Seite. Dieses als positives Recruitment bezeichnete Phänomen beruht darauf, dass die Anzahl der aktivierten Nervenfasern mit der Reizintensität steigt. Die Tuningkurven der Nervenfasern überlappen sich im Bereich größerer Reizintensität, die Nervenfasern reagieren nicht mehr nur bei ihrer jeweiligen charakteristischen Frequenz (CF), sondern auch bei benachbarten Frequenzen. Auf diese Weise können die durch Schädigung des Corti-Organs verloren gegangenen Frequenzbereiche durch die unspezifische Aktivierung der Nervenfasern bei hohen Schalldrücken „ersetzt" werden, was den schließlich identischen Lautheitseindruck im kranken und im gesunden Ohr erklärt.

Bei einem *retrokochleären* Schaden oder auch einem *Mittelohrschaden* tritt kein positives Recruitment auf, da alle Haarzellen und N.-cochlearis-Fasern intakt sind und der Hörverlust nicht durch unspezifische Rekrutierung zusätzlicher Fasern überspielt werden kann.

18.3 Stimme und Sprache

18.3.1 Phonationsorgane   0 ❓

In Analogie zu einem Musikinstrument kann man beim menschlichen Phonationsapparat einen **Windraum** (Lungen, Bronchien, Trachea) von einem **Ansatzrohr** (Rachenraum, Gaumensegel, Mundhöhle, Zunge, Kaumuskulatur, Nasennebenhöhlen) unterscheiden. Das Ansatzrohr umschließt einen schwingungsfähigen, verformbaren Luftraum.

Dazwischen liegen die **Stimmbänder**. Sie begrenzen mit den Stimmlippen die spaltförmige, wandelbare Stimmritze (**Glottis**) des Kehlkopfs, durch welche die Ausatemluft des Windraums hindurchtritt. Von den Kehlkopfmuskeln muss der M. cricoarytaenoideus posterior („Posticus") erwähnt werden, weil er als Einziger die Stimmritze erweitert.

18.3.2 Phonation und Artikulation   1 ?

Bei der **Phonation** (Stimmbildung) versetzt die Ausatemluft des Windraums die Stimmbänder in hörbare Schwingungen.

Die durch den exspiratorischen Luftstrom angeregten Stimmbänder führen sog. Bernoulli-Schwingungen (mit rhythmischer Unterbrechung des exspiratorischen Luftstroms) aus. Spannung und Öffnungsweite der Stimmlippen bestimmen dabei die **Grundfrequenz** der Sprechstimme. Die Sprechlage von Mann und Frau differiert aufgrund der unterschiedlichen Kehlkopfgröße um ca. 1 Oktave. Der Stimmumfang beträgt normalerweise 2 (bis 3) Oktaven, der Frequenzbereich insgesamt 70–1 200 Hz (Gesang). Von den Geräuschanteilen her sind Frequenzspitzen bis 15 kHz möglich.
▶ Beim Singen können Schalldruckpegel bis 100 dB erreicht werden. ◀

▶ Zur **Artikulation** trägt das Ansatzrohr bei. **Vokale** sind stimmhafte Laute, die durch **Formanten** ihren spezifischen Klangcharakter erhalten. Formanten entstehen als Resonanzschwingungen im Ansatzrohr durch charakteristische Konfigurationsänderungen der Mundhöhle; die Formanten haben jeweils spezifische Frequenzbänder. ◀

Konsonanten sind dagegen Geräusche, Schallereignisse mit buntem Frequenzgemisch.

Bei den einzelnen Schallereignissen muss unterschieden werden zwischen:

- Ton: Schwingung mit nur einer Frequenz (Tonhöhe).
- Klang: Schall mit mehreren Frequenzen im Verhältnis einfacher ganzer Zahlen (Grundton, Obertöne).
- Geräusch: Gemisch von Schwingungen beliebiger Frequenzen (z. B. Konsonant).
- Laut: von den Sprachorganen hervorgebrachter Schall (Vokale und Konsonanten).

18.3.3 Pathophysiologie   0 ?

Bei im Kehlkopfbereich wachsenden bösartigen Tumoren kann die Entfernung des Kehlkopfes (Laryngektomie) nötig werden. In diesem Fall ist eine **Ersatzstimmbildung** erforderlich. Hierbei kann bei entsprechendem Training die Speiseröhre (Ösophagus) zum Windraum werden („Ösophagussprache").

Bei einer doppelseitigen Parese des N. laryngeus inferior (**Rekurrensparese**) kommt es zur Stimmlosigkeit (Aphonie), da die Stimmritze durch Ausfall fast aller Kehlkopfmuskeln halb offen steht (Flüstersprache ist dabei möglich). Eine einseitige Lähmung hat eine mehr oder weniger starke Heiserkeit zur Folge.

Vital bedrohlich ist dagegen die Lähmung des M. cricoarytaenoideus posterior (Postikusparese), wie sie bei partieller Rekurrensparese vorkommt: Der „Postikus" ist der einzige Erweiterer der Stimmritze; sein doppelseitiger Ausfall gefährdet die Atmung.

Bei der sog. **Bulbärparalyse** sind die motorischen Hirnnervenkerne im Hirnstamm geschädigt, welche die Zungen- und Rachenmuskulatur innervieren. Da eine korrekte Innervation dieser Muskeln für eine normale Artikulation unverzichtbar ist, findet sich bei den Betroffenen typischerweise eine kloßige Sprache.

Eine zentrale Sprachstörung ist die **motorische Aphasie** mit der Unfähigkeit zu Phonation und Artikulation (bei erhaltenem Sprachverständnis). Es handelt sich hierbei um eine Apraxie, d. h. um eine Störung zentraler Handlungsprogramme bei intaktem Sinnes- und Erfolgsorgan. In diesem Fall ist das Broca-Sprachzentrum (☞ 20.7) geschädigt, z. B. durch einen Schlaganfall (Apoplex).

18

19 Chemische Sinne: Geruch und Geschmack

R. Merker

28 ❓

IMPP-Hitliste

Geschmacks- und Geruchssinn lassen sich als **chemische Sinne** zusammenfassen; im Unterschied zu den Chemosensoren der Blutbahn registrieren sie jedoch Reize der äußeren Umwelt und dienen so der Exterozeption. Gelöste Schmeck- und Riechstoffmoleküle vermögen bereits in sehr geringer Konzentration die entsprechenden Sensoren zu aktivieren.

Die chemischen Sinne weisen für adäquate Reize eine hohe Empfindlichkeit, also eine **niedrige Schwelle** auf. Der Arbeitsbereich, innerhalb dessen Intensitätsunterschiede zwischen einzelnen Reizen wahrgenommen werden können, umfasst etwa das 500fache des Schwellenwerts, ist also, verglichen mit dem Arbeitsbereich der Fernsinne, nur von mäßiger Ausdehnung.

Charakteristisch sind die im Vergleich zu anderen Sinnesmodalitäten relativ **hohen Unterschiedsschwellen**; ein Reiz wird erst dann als merklich stärker empfunden, wenn er den Ausgangsreiz um mindestens 20 % übertrifft.

Hervorzuheben ist das **stark ausgeprägte Adaptationsvermögen** der chemischen Sinne; z.B. wird ein anfänglich intensiv wahrgenommener Geruch nach wenigen Minuten kaum noch bemerkt.

19.1 Geschmackssinn 22 ❓

▶ Beim Erwachsenen finden sich Geschmackssensoren nur im Bereich der Zunge (beim Kind außerdem noch im Bereich der Wangenschleimhaut und des harten Gaumens). Die Sinnesmodalität „Geschmack" umfasst die vier Qualitäten **süß, salzig, sauer** und **bitter** mit unterschiedlichen regionalen Empfindlichkeitsmaxima im Bereich der Zunge (☞ Abb. 19.1). Allerdings ist diese topographische Zuordnung *nicht sehr ausgeprägt*: Alle vier Geschmacksqualitäten können grundsätzlich in allen Zungenbereichen wahrgenommen werden. Lediglich die Wahrnehmung des Bittergeschmacks ist überwiegend im hinteren Zungenbereich lokalisiert.

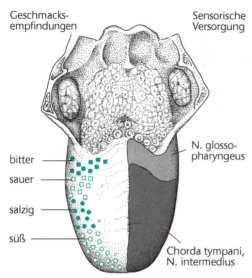

Geschmacks-
empfindungen

Sensorische
Versorgung

bitter

sauer

salzig

süß

N. glosso-
pharyngeus

Chorda tympani,
N. intermedius

Abb. 19.1: Regionale Empfindlichkeitsmaxima für die verschiedenen Geschmacksqualitäten (links). Sensorische Innervation (rechts).

Am Schmeckvorgang wesentlich beteiligt sind neben den Geschmackssensoren auch der Geruchssinn und außerdem der N. trigeminus mit Fasern von Thermosensoren und Nozizeptoren (z.B. bei der Registrierung eines „scharfen" Geschmacks).

19.1.1 Geschmackssensoren

Funktionelle Grundeinheit des Geschmackssinnes ist die **Geschmacksknospe** aus ca. 50 Sinnes- und Stützzellen, in deren Öffnung (Porus) die gelösten Schmeckstoffe gelangen müssen, um einen Reiz auszulösen. Verbände von Geschmacksknospen bilden die makroskopisch sichtbaren Geschmackspapillen:

● Papillae vallatae am Zungengrund.
● Papillae foliatae am hinteren Zungenrand.
● Papillae fungiformes am Zungenrand und an der Zungenspitze.

Die Papillae filiformes der Zunge enthalten keine Sinneszellen.

▶ Geschmackssensoren sind **sekundäre Sinneszellen**, d.h. sie verfügen über kein eigenes Axon. Sie unterliegen einer Mauserung; ihre Lebensdauer beträgt etwa 10 Tage. ◀

▶ Der einzelne Sensor kann auf *Stoffe verschiedener Geschmacksqualitäten reagieren* (die Aufschlüsselung ist eine Funktion nachgeschalteter Stationen). Im Unterschied zum Geruchssinn sind nicht die jeweiligen Molekülstrukturen der Stoffe entscheidend, wohl aber die Konzentration (NaCl löst z.B. in niedriger Konzentration die Geschmacksempfindung süß aus), die Zeitdauer der Einwirkung und die betroffene Flächengröße. Auch Temperatur und Speichelmenge spielen eine Rolle.

Das **Adaptationsvermögen** ist bereits peripher (auf Sensorebene) stark ausgeprägt. Die höchste Empfindlichkeit besteht für Bitterstoffe wie Chinin; durch reflektorische Vorgänge kann es dabei zu Würge- und Brechreiz kommen. Empfindlichkeitsverstellungen über zentrale Efferenzen sind möglich; z.B. kann die Kochsalz-Akzeptanz bei NaCl-Verarmung des Körpers steigen.

Signaltransduktion

Für jede der vier Geschmacksqualitäten konnte ein eigener Signaltransduktionsmechanismus aufgedeckt werden, wobei ein einzelner Sensor an seiner Membran mehrere dieser Transduktionsmöglichkeiten aufweisen kann:

● ▶ Süße Geschmacksstoffe öffnen entweder direkt apikale Na^+-Kanäle (Aminosäuren bei neutralem pH) oder verschließen über Aktivierung des cAMP-second-messenger-Systems K^+-Kanäle an der basolateralen Zellmembran (Zucker). In beiden Fällen kommt es zu einer *Depolarisation* der Sensorzelle.
● **Saure Geschmacksstoffe** blockieren direkt K^+-Kanäle an der apikalen Zellmembran mit der Folge einer Depolarisation.
● **Salzige Geschmacksstoffe** führen über die erhöhte extrazelluläre Na^+-Konzentration zu einem Einstrom von Na^+-Ionen und zu einer Depolarisation der Sensorzelle.
● **Bittere Geschmacksstoffe** (Chinin, Nikotin) setzen über das IP_3-second-messenger-System Ca^{2+}-Ionen aus intrazellulären Speichern frei.

Die Depolarisation wie auch die erhöhte Ca^{2+}-Konzentration führen zu einer Transmitterfreisetzung aus der Sensorzelle, wodurch die Informationsübertragung auf das afferente Axon der Geschmacksbahn erfolgt. ◀

Die Axone eines Geschmacksneurons sind jeweils mit einer Vielzahl von Sensorzellen synaptisch verbunden, und haben ihre höchste Empfindlichkeit für eine bestimmte Geschmacksqualität. Auf diese Weise lässt sich für jedes Neuron ein **Geschmacksprofil** ermitteln, in dem die vier Geschmacksqualitäten in unterschiedlichem Ausmaß repräsentiert sind.

19.1.2 Geschmacksbahn

Die Aufschlüsselung dieses Geschmacksprofils vollzieht sich in den aufsteigenden Abschnitten der Geschmacksbahn, wo sich zunehmend geschmacksspezifischere Neurone finden.

- ▶ **Afferente Geschmacksfasern** (Klasse-III-Fasern) sind dendritische Ausläufer von bipolaren Neuronen, deren Zellleiber in Ganglien des N. facialis und des N. glossopharyngeus liegen. Dabei enthält der N. facialis Fasern aus den vorderen zwei Zungendritteln mit Informationen über „süße", „salzige" und „saure" Geschmacksempfindungen, die über den N. intermedius und die Chorda tympani zum Ganglion geniculi ziehen.
- Der N. glossopharyngeus enthält die Geschmacksfasern für die „bittere" Geschmackswahrnehmung aus dem hinteren Zungendrittel.
- Die Schmeckfasern von N. facialis und N. glossopharyngeus erlangen schließlich im **Nucleus tractus solitarii** der Medulla oblongata Anschluss an das 2. Neuron. Hier bestehen reflektorische Verknüpfungen zur Kau- und Schlundmuskulatur sowie zu den Zentren der Speichelbildung (Salivation). Über den Lemniscus medialis wird der Thalamus (Nucleus ventralis posteromedialis) erreicht.
- Das 3. Neuron vermittelt zum **insulären Kortex** im Bereich des Operculum unterhalb des Gyrus postcentralis. Die primären kortikalen Geschmacksfelder sind den sensiblen Repräsentanten der Mundhöhle eng benachbart. Wohl erst hier sind Neuronengruppen vollständig auf die einzelnen Geschmacksqualitäten spezialisiert. ◀

Bei Erregung der Geschmackssensoren kommt es reflektorisch zu einer Steigerung der Sekretion von **Speichel** (parasympathische Fasern des N. facialis und N. glossopharyngeus) und **Magensaft** (N. vagus). Auch die Zusammensetzung des Sekrets ändert sich je nach Muster der Sensoraktivierung.

Ein Fehlen bzw. eine Herabsetzung der Geschmacksempfindung heißt **Ageusie** bzw. **Hypogeusie**. Dysgeusie, ein „schlechter Geschmack im Mund" ohne objektives Korrelat, tritt z.B. bei Karzinomleiden auf.

⌖ Merke!

- Geschmackssensoren sind *sekundäre* Sinneszellen: Lebensdauer 10 Tage.
- Ein Sensor reagiert auf verschiedene Geschmacksqualitäten.
- N. facialis: vordere 2/3 der Zunge (süß, salzig, sauer).
- N. glossopharyngeus: hinteres Drittel der Zunge (bitter).
- 2. Neuron im Nucleus tractus solitarii
- 3. Neuron im insulären Neokortex

19.2 Geruchssinn   6 ?

▶ Der Mensch vermag, auch wenn er **Mikrosmat** (ein Wesen mit vergleichsweise gering ausgeprägtem Geruchssinn) ist, dennoch *einige tausend Geruchsqualitäten* zu unterscheiden. Eine strenge Klassifizierung mit einzelnen Grundqualitäten wie etwa beim Geschmackssinn ist nicht möglich. Stattdessen hat man versucht, aus einander ähnlichen Geruchsempfindungen Duft- bzw. Qualitätsklassen des Geruchssinnes abzuleiten, die jeweils durch bestimmte „Standarddüfte" charakterisiert werden (☞ Tab. 19.1). ◀

19.2.1 Geruchssensoren

▶ Das Riechepithel der Regio olfactoria (insgesamt ca. 5 cm^2) im Bereich der oberen, teils auch der mittleren Nasenmuschel umfasst etwa 10^7 Sensoren, die ähnlich wie die Geschmackssinneszellen einer *ständigen Regeneration* unterliegen (Erneuerung alle 60 Tage). Es handelt sich um *primäre*, mit eigenem marklosen Axon ausgestattete *Sinneszellen*, die an einem Pol 5–20 Kinozilien (Riechhärchen) tragen. ◀

19

Tab. 19.1: Klassifizierung von Geruchsempfindungen in Qualitätsklassen.

Duftklasse	repräsentative Verbindung	riecht nach	Standardduft
Ätherisch	Benzylacetat	Birnen	1,2-Dichloräthan
Blumig	Geraniol	Rosen	d-1-β-Phenyläthylmethylkarbinol
Moschusartig	Moschus	Moschus	1,5-Hydroxypentadekansäurelacton
Kampferartig	Kampfer	Eukalyptus	1,8-Cineol
Stechend	Ameisensäure, Essigsäure	Essig	Ameisensäure
Faulig	Schwefelwasserstoff	faulen Eiern	Dimethylsulfid

Ihre bioelektrische Aktivität kann als **Elektroolfaktogramm** (EOG) von der Riechschleimhaut abgeleitet werden.

▶ Adäquater Reiz für die rasch adaptierenden Sensoren, die vorwiegend Reizänderungen (nicht Reizintensitäten) wahrnehmen (*Differentialfühler*), sind gasförmige *hydro- und lipophile* Stoffe. Diese Stoffe werden in der Schleimschicht der Regio olfactoria gelöst und liegen an den Sensoren in flüssiger Phase vor. Wahrscheinlich kann jede einzelne Sensorzelle auf verschiedene Stoffgruppen reagieren. Eine Zuordnung der Sinneszellen zu verschiedenen Stoffgruppen (wie beim Geschmackssinn) ist nicht möglich. Durch die Bindung an den Sensor wird ein G-Protein aktiviert. Je nach Sensortyp verläuft die weitere Aktivierung dann entweder über das cAMP- oder das IP_3-System (☞ 1.4.3). Über diese Second-messenger-Systeme werden Ionenkanäle der Zellmembran geöffnet. Die entstehende Depolarisation wird noch im Axonhügel der Sinneszelle selbst in Aktionspotentiale umgesetzt: *primäre* Sinneszellen (☞ 12.5.1).

Die *absolute Empfindlichkeit* ist hoch und wesentlich ausgeprägter als bei den Geschmackssensoren. Schon die Bindung eines einzigen Moleküls an einen Sensor kann über die Aktivierung der Second-messenger-Systeme ein Aktionspotential in der Riechzelle auslösen: *intrazelluläre Signalverstärkung.* ◀

Die Wahrnehmungsschwelle („etwas" riechen) liegt niedriger als die spezifische oder Erkennungsschwelle. Für das stark ausgeprägte Adaptationsvermögen sind vor allem zentrale Mechanismen verantwortlich.

19.2.2 Riechbahn

▶ Die marklosen Axonbündel der primären Geruchssensoren laufen als **Fila olfactoria** durch die Lamina cribrosa des Siebbeins zum **Bulbus olfactorius**, wo sie auf die **Mitralzellen** (2. Neuron) konvergieren. Der Bulbus ist ein phylogenetisch sehr alter Gehirnteil, bereits hier wirken Interneurone (periglomeruläre Zellen, Körnerzellen) und efferente Fasern, die z. T. von kontralateral stammen, vor allem im Sinne rekurrenter Hemmung (☞ 12.4.2).

Mitralzellen-Axone bilden den **Tractus olfactorius**, der zur Area praepiriformis und zum Lobus piriformis des Kortex zieht, einem entwicklungsgeschichtlich alten Kortexareal. Eine Repräsentanz im Neokortex fehlt (im Unterschied zum Geschmackssinn). Das Erregungsmuster vieler Sensoren (Geruchsprofil) ergibt die bewusst wahrgenommene Geruchsqualität (☞ Abb. 19.2). ◀

Die Geruchsbahn unterhält Verbindungen zum Hypothalamus (vegetatives Nervensystem), zum Thalamus (bewusste Wahrnehmung), zu Hippocampus und Corpus amygdaloideum, d. h. zum limbischen System (Affektlage), und zur Formatio reticularis (arousal reaction).

Pathophysiologie

Von einer partiellen *Anosmie*, d. h. einem fehlenden Wahrnehmungsvermögen für bestimmte Geruchsqualitäten, die angeboren oder erworben sein kann, ist ca. 1 % der Bevölkerung betroffen. Eine bloße Herabsetzung der Geruchswahrnehmung nennt man *Hyposmie*.

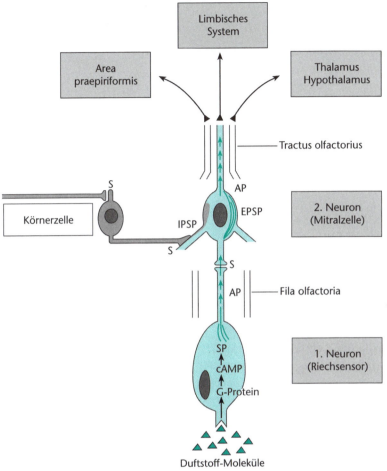

Abb. 19.2: Geruchsrezeption (primäre Sinneszellen), Transduktion und Riechbahn. Der Weg der Erregung ist grün markiert. SP = Sensorpotential; AP = Aktionspotential; EPSP = erregendes postsynaptisches Potential; IPSP = inhibitorisches postsynaptisches Potential; S = Synapse. Die Körnerzellen vermitteln inhibitorische Impulse zentralnervöser Efferenzen (grau getönt).

19

🔖 Klinik!

Unter **Parosmie** versteht man eine Geruchstäuschung, wie sie bei Hirntumoren, Epilepsie und auch in der Schwangerschaft vorkommen kann, während die Phantosmie (Geruchshalluzination) zu den Symptomen einer Schizophrenie gehören kann.

Bei fehlender Ausbildung der Bulbi olfactorii (Aplasie), die im Rahmen bestimmter Erkrankungen vorkommen kann, können stellvertretend Faserendigungen von N. trigeminus (Nasenschleimhaut), N. glossopharyngeus und N. vagus die Geruchswahrnehmung leisten. Bei der Wahrnehmung "brennender", "stechender" oder "scharfer" Geruchsqualitäten sind auch unter physiologischen Bedingungen die freien Nervenendigungen des N. trigeminus beteiligt.

💡 Merke!

- Keine Zuordnung von Sinneszellen zu bestimmten Geruchsstoffen.
- Keine Repräsentanz des Geruchssinns im Neokortex.
- Ständige Regeneration der primären, bipolaren, zilientragenden Sinneszellen.

20 Integrative Leistungen des Zentralnervensystems

A. Hick

52 ?

Die integrativen Leistungen des ZNS sind übergeordnete Aktivitäten des Organismus, die wie Motorik, Sensorik und Vegetativum vom ZNS gesteuert werden: Lernen (☞ 20.4), Wachen und Schlafen (☞ 20.5.), Bewusstsein (☞ 20.6) und Sprache (☞ 20.7), Motivation und Emotion (☞ 20.8.). An diesen Leistungen sind Kortexareale beteiligt, die außerhalb der umschriebenen motorischen und sensorischen Gebiete liegen (☞ 20.1). Bei diesen Kortexarealen handelt es sich vor allem um präfrontale und parieto-temporo-okzipitale Regionen, die zusammen mit den limbischen Arealen die so genannten **Assoziationsfelder** oder unspezifischen Felder bilden (☞ Abb. 20.1). Die elektrischen Aktivitäten des Kortex lassen sich als Elektroenzephalogramm (EEG) von der Schädeloberfläche ableiten (☞ 20.2). Eine adäquate Energieversorgung (☞ 20.3) gewährleistet eine ungestörte Funktion des Kortex.

20.1 Organisation des Cortex cerebri

20.1.1 Funktionelle Einteilung 3 ?

Die Oberfläche der Hirnrinde, die grob morphologisch uniform aussieht, kann funktionell in verschiedene Felder (Areae) eingeteilt werden (☞ Abb. 20.1). Diese Einteilung ergab sich nach klinischen und experimentellen Beobachtungen an Menschen und Tieren. Dabei wurden entweder elektrische Reizungen in bestimmten Rindenbezirken vorgenommen, oder Ausfallerscheinungen nach der Entfernung von Rindenanteilen beobachtet. So konnte ein Zusammenhang zwischen bestimmten Hirnarealen und ihren Funktionen erschlossen werden.

Die Assoziationsfelder

Assoziationsfelder sind die Kortexgebiete, deren primäre Aufgaben weder motorisch noch sensorisch sind. Die Assoziationsfelder empfangen, ana-

20

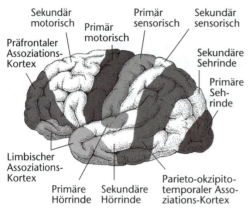

Abb. 20.1: Hirnrinde mit motorischen, sensorischen und assoziativen Arealen.

lysieren und verarbeiten Informationen von verschiedenen kortikalen und subkortikalen Regionen.

Wie die Abbildung 20.1 zeigt, nehmen sie einen großen Teil der Hirnrinde ein und grenzen jeweils an sekundäre motorische und sensorische Felder.

Drei Gebiete werden im engeren Sinn als Assoziationsfelder angesehen. Ihnen können aufgrund klinischer und experimenteller Beobachtungen spezielle Aufgaben zugeordnet werden:

Limbischer Kortex

Der limbische Kortex, der im vorderen Pol des Temporallappens, im ventralen Anteil des Frontallappens und im Gyrus cinguli liegt, ist Teil des **limbischen Systems**, das maßgeblich daran beteiligt ist, andere kortikale Areale zu aktivieren. Gedächtnisleistungen werden über die Beeinflussung der *Motivation* sehr stark mit vom limbischen System gesteuert.

Tab. 20.1: Assoziationsfelder des Kortex	
Limbischer Kortex	Gedächtnisleistungen, emotional-affektive Aspekte.
Parieto-temporo-okzipitaler Kortex	Sensorische Aufgaben, Sprache, Intelligenz.
Präfrontaler Kortex	Höhere motorische Aufgaben, Planungen und komplexe Gedankengänge.

Parieto-temporo-okzipitaler Kortex

▶ Im parieto-temporo-okzipitalen Kortex laufen visuelle, motorische und sensorische Informationen aus dem ganzen Körper zusammen. Hier werden die Stellung des Körpers im Raum und die Stellung der einzelnen Körperabschnitte zueinander analysiert. Diese Region spielt damit eine wichtige Rolle in der Kontrolle von Körperbewegungen. Bei einer Schädigung dieses parieto-temporo-okzipitalen Kortext kommt es zu einer „Vernachlässigung" visueller und somatosensorischer Reize aus der kontralateralen Körperhälfte: z. B. *Links-Neglekt* bei rechtsseitiger Schädigung.

Im hinteren Teil des oberen Temporallappens liegt hinter dem primären Hörzentrum das **Wernicke-Areal**, welches in der *dominanten* Hemisphäre stärker entwickelt ist als in der nicht dominanten. Dort fließen aus verschiedenen sensorischen Gebieten Informationen zusammen. Es dient als sensorisches Sprachzentrum vor allem der **Spracherkenntnis** und ist deshalb für die überwiegend sprachbasierten „intellektuellen" Funktionen außerordentlich wichtig. ◀

Eine weitere Leistung der parieto-temporo-okzipitalen Rinde, in einem dorsal des Wernicke-Zentrums gelegenen Bereich, ist das visuelle Sprachverständnis. Bei einer Zerstörung dieses Bereiches können die Betroffenen gesprochene, nicht aber gelesene Worte verstehen. In den am weitesten lateral gelegenen Feldern des vorderen Okzipitallappens und des hinteren Temporallappens liegt ein Gebiet, das vor allem für die Benennung von Gegenständen zuständig ist.

Präfrontaler Kortex

▶ Im präfrontalen Assoziationskortex werden Muster und Reihenfolge von **komplexen Bewegungen** entworfen. Über einen mächtigen Faserstrang aus dem parieto-temporo-okzipitalen Assoziationskortex erhält dieser Rindenabschnitt einen Großteil seiner Informationen. Vom präfrontalen Kortex aus bestehen auch Verbindungen zum Striatum der Basalganglien.

Im präfrontalen Kortex werden jedoch nicht nur motorische Informationen verarbeitet. Diese Re-

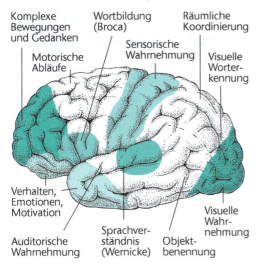

Komplexe Bewegungen und Gedanken

Wortbildung (Broca)

Räumliche Koordinierung

Motorische Abläufe

Sensorische Wahrnehmung

Visuelle Worterkennung

Verhalten, Emotionen, Motivation

Visuelle Wahrnehmung

Auditorische Wahrnehmung

Sprachverständnis (Wernicke)

Objektbenennung

Abb. 20.2: Übersicht über die Leistungen der assoziativen Kortexareale.

gion ist auch für die Entwicklung längerer Gedankengänge unverzichtbar. ◄

Im hinteren Teil der präfrontalen Rinde und schon teilweise im prämotorischen Kortex liegt das **Brocasche motorische Sprachzentrum**, das vor allem Bewegungsmuster für einzelne Wörter und kurze Sätze erstellt. Von diesem Areal aus werden die Muskeln von Larynx und Mundhöhle sowie die Atemmuskeln koordiniert. Dieses Feld steht in enger Verbindung zum sensorischen Sprachzentrum des Wernicke-Areals.

Abbildung 20.2 zeigt im Überblick die Verteilung der Einzelleistungen auf die Gebiete des Assoziationskortex.

20.1.2 Zytoarchitektonische Einteilung

Außer nach funktionellen Gesichtspunkten kann die Hirnrinde auch aufgrund zytoarchitektonischer Kriterien (Zellform, Anordnung und Dichte der Neurone) in Neuronenfelder eingeteilt werden. Nach diesen Kriterien konnte Brodmann (1909) 50 Felder unterscheiden (☞ Abb. 20.3).

Die Areae 4 und 6 entsprechen dabei den primären und sekundären motorischen Feldern, die Areae 3, 1 und 2 den primären und sekundären sensorischen Feldern.

Zu beachten ist, dass für die kortikalen Teilleistungen zwar in erster Linie die zugeordneten Brodmann-Areae zuständig sind, jedoch können auch andere Felder die entsprechenden Leistungen übernehmen. So ist z. B. nach Zerstörung der primären motorischen Felder allenfalls die Feinmotorik der Finger stärker beeinträchtigt, die restliche Motorik jedoch kaum. Weitergehende Untersuchungen haben gezeigt, dass *alle* Kortexgebiete Fasern an die Vorderhörner des Rückenmarkes abgeben und nicht nur die motorischen Areale. Daraus kann man schließen, dass die primären und sekundären motorischen Felder nicht allein für die Ausführung motorischer Leistungen zuständig sind.

> **Merke!**
> - **Areae 3, 1, 2:**
>   → Primäre und sekundäre *sensorische* Felder.
> - **Areae 4, 6:**
>   → Primäre und sekundäre *motorische* Felder.

20.1.3 Bauelemente kortikaler Schaltkreise

Die Hirnrinde des Menschen und der höheren Säugetiere besteht zu 90 % aus dem so genannten Neokortex oder Isokortex, einer ca. 2–5 mm dicken Schicht im Bereich der äußeren Hirnoberfläche. Der phylogenetisch ältere Allokortex ist histologisch anders aufgebaut und findet sich lediglich im Inneren des Temporallappens.

In diesem Abschnitt wird nur der Aufbau des Neokortex besprochen, der phylogenetisch jüngsten und am weitesten differenzierten Hirnrinde.

20

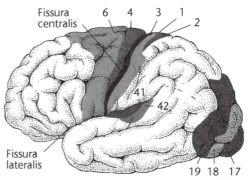

Fissura centralis

6 4 3 1 2

41

42

Fissura lateralis

19 18 17

Abb. 20.3: Zytoarchitektonische Felder nach Brodmann.

Aufbau des Neokortex

Der Neokortex wird wegen seines gleichmäßigen sechsschichtigen Aufbaus auch Isokortex (iso = gleich) genannt.

Jede Schicht enthält typische Zellen und Fasern, wobei die Ausprägung der einzelnen Schichten je nach Aufgabe des Kortexareals etwas variiert.

Molekularschicht (1)

Der Faserreichtum der Molekularschicht stammt vor allem von den aufsteigenden langen Dendriten aus der inneren Pyramidenschicht und den tangential zur Oberfläche ziehenden Axonen der Sternzellen aus der inneren Körnerschicht.

In der Molekularschicht (1) und in der äußeren Körnerschicht (2) treffen unspezifische Informationen aus tiefer liegenden Hirnabschnitten ein, die das Aktivitätsniveau der Hirnrinde kontrollieren. Dies spielt eine entscheidende Rolle für Lernverhalten, Bewusstsein und die Aufnahmefähigkeit.

Äußere Körnerschicht und äußere Pyramidenschicht (2 + 3)

Von den Neuronen dieser beiden Schichten ziehen Fasern zu tieferen kortikalen Gebieten. Gleichzeitig treffen auch Afferenzen aus anderen Kortexgebieten ein. Die Neurone dieser Schichten dienen der *interkortikalen Informationsvermittlung*.

Innere Körnerschicht (4)

Die hier verstreut liegenden kleinen Neurone (Sternzellen) sind von dicht gepackten Fasern umgeben. In dieser Schicht treffen die meisten *sensorischen Informationen* ein, ebenso wie die Impulse, die vom Thalamus zur Hirnrinde ziehen.

Die eintreffenden und verschalteten Informationen gelangen sowohl zu höher- als auch zu tieferliegenden Schichten der Hirnrinde und bilden dort hemmende und erregende Synapsen. *Hemmende Synapsen* bestehen vor allem mit den basalen Dendriten der *Pyramidenzellen* in der inneren Pyramidenschicht. Diese hemmenden Synapsen kontrollieren die Efferenzen, welche über die Pyramidenzellen die Hirnrinde verlassen. Aufgrund der korbartigen Struktur ihrer hemmenden Fasern an den Dendriten der Pyramidenzellen werden diese Sternzellen auch *Korbzellen* genannt.

Tab. 20.2: Schichten des Neokortex von außen (Molekularschicht) nach innen (Spindelzellschicht).

1. Molekularschicht	Faserreich, zellarm.
2. Äußere Körnerschicht	Dicht liegende kleine Neurone, kleine Pyramidenzellen.
3. Äußere Pyramidenschicht	Mittelgroße Pyramidenzellen.
4. Innere Körnerschicht	Sternzellen (verschieden große Neurone).
5. Innere Pyramidenschicht	Mittlere und große Pyramidenzellen, Betz-Riesenpyramidenzellen im Gyrus praecentralis mit langen Dendriten zur Molekularschicht.
6. Spindelzellschicht	Spindelförmige Zellen.

Innere Pyramidenschicht (5)

Die in dieser Schicht liegenden **großen Pyramidenzellen** senden ihre apikalen Dendriten in die Molekularschicht, wo sie mit den unterschiedlichsten dort eintreffenden Afferenzen verschaltet werden. Durch den senkrechten Verlauf der apikalen Dendriten quer durch alle Schichten können vielfältige Informationen auf diese Dendriten konvergieren. Dies geschieht in den meisten Fällen über erregende axo-dendritische Synapsen.

An den basalen, tangential verlaufenden Dendriten der Pyramidenzellen greifen zahlreiche hemmende Synapsen (vor allem der Sternzellen) an, welche die Efferenzen, die die Hirnrinde verlassen, modulieren.

Die Axone dieser und der 6. Schicht ziehen in weiter entfernte Abschnitte des ZNS, wie den Hirnstamm und das Rückenmark. Dort kontrollieren sie die Willkür- und die Reflexmotorik. Die Fasern des Tractus corticospinalis entstammen ebenfalls dieser Schicht.

Im Gyrus praecentralis (motorischer Kortex) ist diese Schicht besonders stark entwickelt, ebenfalls ein Hinweis darauf, dass dieser Bezirk eng mit der motorischen Steuerung verknüpft ist.

Spindelzellschicht (6)

Aus dieser Schicht ziehen zahlreiche Axone zum Thalamus. Über diese kortiko-thalamischen Bahnen erhält der Thalamus Informationen aus der Hirnrinde, die zur Steuerung seiner integrierenden Funktion für fast alle Afferenzen zum Kortex dienen.

Transmittersubstanzen

Die Transmittersubstanzen im Neokortex sind nur zum Teil bekannt. Glutamat oder Aspartat sind wahrscheinlich die Transmitter der Pyramidenbahn. GABA (γ-Aminobuttersäure) ist der Transmitter an den hemmenden Sternzellensynapsen der Korbzellen. Weiterhin finden sich Noradrenalin, Dopamin, Acetylcholin und Neuropeptide wie VIP und CCK als synaptische Überträgerstoffe.

Bedeutung der funktionellen kortikalen Module

Im Kortex sind jeweils benachbarte Neurone für die Funktion eines Organes, Rezeptors oder Muskels zuständig. Sie sind zumeist in Form von **kortikalen Säulen** oder von Modulen angeordnet, wobei eine Säule oder ein Modul jeweils spezifische, organbezogene Aufgaben wahrnimmt. Die vertikale Organisation dieser Säulen spiegelt sich in den vielfältigen, in vertikaler Richtung verschalteten Dendriten und Axonen wider.

Homotyper und heterotyper Kortex

Nach von Economo unterscheidet man 5 Grundtypen von zytoarchitektonischen Arealen. Diese Grundtypen beruhen auf dem unterschiedlichen Verteilungsmuster der verschiedenen Nervenzelltypen in den Schichten der Hirnrinde. Nach einer einfacheren Einteilung lassen sich die Typen 2, 3 und 4 als *homotype Areale* und die Schichten 1 und 5 als *heterotype Areale* zusammenfassen:

Die **homotypen Rindenareale** enthalten alle sechs Schichten des Kortex in typischer Weise.

Die **heterotypen Areale** enthalten nicht alle Schichten in typischer Weise, sondern einzelne Schichten sind entweder besonders entwickelt oder verkümmert. Man unterscheidet zwei heterotype Kortexformen, den *granulären Kortex* und den *agranulären Kortex*.

Im **granulären Kortex** ist besonders die *innere Körnerschicht* (Lamina granularis interna) stark entwickelt. Diese innere Körnerschicht ist ja die Schicht mit den meisten sensorischen Afferenzen. Man findet diesen Kortextyp dementsprechend auch vorwiegend in den sensorischen Kortexarealen.

Im **agranulären Kortex** ist die *innere Pyramidenschicht* besonders entwickelt, wohingegen die innere Körnerschicht kaum ausgebildet ist. Dieser Typ findet sich, entsprechend der Funktion der Pyramidenzellen als motorischer Efferenzen, bevorzugt in motorischen Hirnarealen.

> **Merke!**
>
> **Funktionen des Neokortex:**
> - Molekularschicht (1): Aktivitätsniveau, Bewusstsein, Lernverhalten.
> - Äußere Körnerschicht (2) und äußere Pyramidenschicht (3): Interkortikale Informationsvermittlung.
> - Innere Körnerschicht (4): Sensorische Afferenzen.
> - Innere Pyramidenschicht (5): Motorische Efferenzen der großen Pyramidenzellen.
> - Spindelzellschicht (6): Efferenzen zum Thalamus.

20.1.4 Eingänge und Ausgänge des Kortex 1 ?

Die Ein- und Ausgänge des Kortex sind vielfältiger Natur. Man muss zwischen Bahnen unterscheiden, die den Kortex verlassen, um subkortikale Gebiete wie z.B. Thalamus, Pons und Rückenmark zu erreichen und solchen, die intrakortikal verlaufen und so die zahlreichen afferenten und efferenten Leistungen koordinieren.

Für die afferenten Eingänge spielt der Thalamus eine große Rolle, da praktisch alle sensorischen Afferenzen im Thalamus umgeschaltet werden, bevor sie die Hirnrinde erreichen. Eine Ausnahme stellen die olfaktorischen Erregungen dar, die ohne Umschaltung zur Hirnrinde gelangen.

Kortikale Afferenzen

Die Hauptafferenzen erhält die Hirnrinde über **thalamokortikale Bahnen**. Die engen Verbindungen zwischen Kortex und Thalamus über die kortikothalamischen und thalamokortikalen Bahnen wer-

20

den oft auch als *thalamokortikales System* bezeichnet.

Eine gemeinsame Schädigung von Hirnrinde und Thalamus zieht viel größere Schädigungen nach sich als eine Hirnrindenschädigung alleine, da die thalamokortikale Erregung eine der wichtigsten Voraussetzungen für die intakte Hirnrindenfunktion ist.

Im thalamokortikalen System unterscheidet man *spezifische* und *unspezifische* Bahnen, denen jeweils spezifische bzw. unspezifische Thalamuskerngebiete zugeordnet sind.

Spezifische Thalamuskerne

In den drei *spezifischen* Thalamuskernen werden Informationen des sensorischen, motorischen und assoziativen Kortex verschaltet (☞ Tab. 20.3):

- ▶ Das **Corpus geniculatum laterale** als spezifischer Kern des *visuellen Systems* projiziert seine Afferenzen in die Sehrinde (Area striata).
- Das **Corpus geniculatum mediale** als spezifischer Kern des *auditorischen Systems* projiziert in die primäre Hörrinde der Gyri temporales transversi (Heschlsche Windung im oberen Temporallappen).
- Der **Ventrobasalkern** (Nucleus ventralis posterolateralis und Nucleus ventralis posteromedialis) als der spezifische *somatosensorische* Thalamuskern projiziert in die sensorischen Kortexareale der Areae 3, 1, 2 (nach Brodmann) im Bereich des Gyrus postcentralis. ◀

Unspezifische Thalamuskerne

Das *unspezifische thalamokortikale System* ist eine Kontrollinstanz für zentrale Leistungen, die keinen fest definierten anatomischen und physiologischen Strukturen zugeschrieben werden können. Das unspezifische System koordiniert den *Schlaf-Wach-Rhythmus, Blutdruckreaktionen, Emotionen* und das allgemeine *Erregungsniveau* der Hirnrinde. Außerdem steuert es wichtige Schutzreflexe wie Atem-, Schluck-, Nies- und Hustenreflex sowie vegetative Körperfunktionen. Anders als die von den spezifischen Thalamuskernen ausgehenden Projektionen sind die Afferenzen der unspezifischen Kerne zum Kortex *diffus* und nicht umschriebenen Kortexarealen zugeordnet.

Kortikale Efferenzen

Bei den kortikalen Efferenzen unterscheidet man:

- **Projektionsfasern**: Kortikofugale Fasern zu subkortikalen Kerngebieten, z. B. Tractus corticocospinalis.
- **Assoziationsfasern**: Fasern zu kortikalen Arealen *derselben* Hemisphäre.
- **Kommissurenfasern**: Fasern zu kortikalen Arealen der kontralateralen Hemisphäre, die überwiegend über den Balken (Corpus callosum) ziehen.

20.2 Elektrophysiologie des Kortex   18 ❓

20.2.1 Aktionspotentiale

Auch von kortikalen Neuronen können Ruhe- und Aktionspotentiale bestimmt werden. Bei Pyramidenzellen z. B. liegt das Ruhepotential zwischen -60 und $-80\,mV$, die Amplitude des Aktionspotentials beträgt 60 bis 100 mV. Die Aktionspotentialfrequenz kortikaler Neurone liegt meistens unterhalb von 10 Hz. Wegen fehlender Nachpotentiale können Pyramidenzellen Aktionspotentiale mit einer Frequenz von bis zu 100 Hz entladen.

Tab. 20.3: Spezifische Thalamuskerne: Systeme, afferente Bahnen und zugeordnete kortikale Areale.			
System	**Spezifischer Thalamuskern**	**Afferente Bahn**	**Kortikales Zielgebiet**
Somatosensorisches System	Ventrobasalkern	Lemniscus *medialis*	Gyrus postcentralis
Auditorisches System	Corpus geniculatum mediale	Lemniscus *lateralis*	Gyri temporales transversi
Visuelles System	Corpus geniculatum laterale	Tractus opticus	Area striata

Gliazellen als K⁺-Puffer

▶ Neurone im ZNS sind eng von Gliazellen umgeben. Ihr unmittelbarer Extrazellulärraum ist daher eng (15 nm breite Spalträume) und kommuniziert nur langsam mit dem Blutplasma. Bei erhöhter Erregungsfrequenz dieser zentralen Neurone (mit Ausstrom von K⁺, ☞ 12.1.2) können sich daher in diesen Extrazellulärspalten relativ hohe K⁺-Konzentrationen bilden: bis 10 statt normal 4 mmol/l. Solche hohen extrazellulären K⁺-Konzentrationen depolarisieren die Neurone und können an der Entstehung der hochfrequenten, krampfartigen Entladungsmuster von epileptischen Anfällen beteiligt sein. Gliazellen dienen hier als Puffer, indem sie bei hohen extrazellulären K⁺-Konzentrationen K⁺-Ionen aufnehmen. Werden die Gliazellen durch diese K⁺-Aufnahme selbst depolarisiert, geben sie diese Depolarisation elektrotonisch an benachbarte Gliazellen weiter, mit denen sie durch gap junctions verbunden sind. Gliazellen können durch K⁺-Einstrom zwar depolarisiert werden, die Auslösung von Erregungen ist jedoch nicht möglich, da Gliazellen nicht über eine ausreichende Menge von potentialabhängigen Na⁺- und Ca²⁺-Kanälen verfügen. ◀

20.2.2 Entstehung und Ableitung elektrischer Potentiale

Die elektrische Aktivität des Kortex kann mit auf der Hirnrinde platzierten Elektroden abgeleitet und kontinuierlich aufgezeichnet werden. Diese fast nur experimentell eingesetzten, direkten Ableitungen über der Hirnrinde bezeichnet man als **Elektrocorticogramm** (ECoG). Im klinischen Alltag verwendet man Ableitungen von der Kopfhaut, wobei die Potentialschwankungen in gleicher Weise als **Elektroencephalogramm (EEG)** registriert werden können. Die Messungen zeigen Potentialschwankungen mit Frequenzen zwischen 0,5–40 Hertz und Amplituden bis zu 100 µV: Durch den elektrischen Widerstand des zwischen Kopfhaut und Gehirnoberfläche liegenden Gewebes beträgt die *Amplitude des EEG 1/10 der ECoG*-Amplitude. Auch finden sich im EEG durch die ableitungstechnisch bedingte Ausmittelung der registrierten Impulse über ein größeres Kortexareal weniger schnelle Potentialschwankungen, sodass das EEG *niederfrequenter* als das ECoG ist.

▶ Die im EEG registrierten Potentiale spiegeln nicht direkt die Aktionspotentiale wider, sondern sind Ausdruck der erregenden und hemmenden postsynaptischen Potentiale (EPSP und IPSP, ☞ 12.3.5) vor allem an den Pyramidenzellen. ◀

Positive Potentialschwankungen im EEG entsprechen *erregenden* postsynaptischen Potentialen der *tieferen* Hirnrindenschichten oder *hemmenden* postsynaptischen Potentialen der *oberflächlichen* Schichten. Umgekehrt verhält es sich mit den negativen Schwankungen.

Die elektrischen Impulse zur Kortexaktivierung gehen vorwiegend von subkortikalen Strukturen aus. So bestimmt der Thalamus die elektrische Aktivität der Hirnrinde. Der Rhythmus des Thalamus selbst wiederum wird von der Formatio reticularis vorgegeben (*synchronisiert*) oder aufgelöst (*desynchronisiert*).

Das Elektroencephalogramm (EEG)

Die Ableitungspunkte des EEG auf dem Schädeldach und die hierüber aufgezeichneten Potentialschwankungen der Hirnrinde bei einem ruhenden, wachen Menschen zeigt Abbildung 20.4.

Mithilfe des EEG können Amplitude, Frequenz, Form, Lage und Ausbreitung der Potentialschwan-

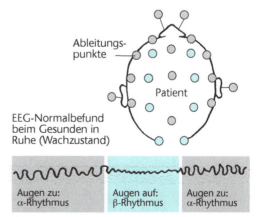

Abb. 20.4: Normales EEG eines ruhenden, wachen Erwachsenen, unipolare Ableitung. Das Öffnen der Augen führt zur Desynchronisation des vorher bestehenden synchronen α-Rhythmus.

kungen beurteilt werden. Die EEG-Ableitungen sind entweder unipolar, d. h. eine differente Elektrode wird auf der Kopfhaut und eine indifferente Elektrode z. B. am Ohr angebracht, oder bipolar, d. h. zwei Elektroden befinden sich auf der Kopfhaut.

Der in Abbildung 20.4 zu Beginn aufgezeichnete α-Rhythmus ist der vom Thalamus induzierte Grundrhythmus elektrischer Hirnrindenaktivität, der beim gesunden, wachen Erwachsenen mit geschlossenen Augen vorherrscht. Die Frequenz der α-**Wellen** liegt zwischen **8–13 Hz**. Ein EEG mit α-Rhythmus nennt man auch ein *synchronisiertes EEG*. ▶ Die Amplitude der α-Wellen ist über den okzipitalen Hirnregionen am größten. ◀

Augenöffnen oder eine gerichtete Aufmerksamkeit blockiert den α-Rhythmus: Es entsteht ein β-**Rhythmus** oder ein *desynchronisiertes EEG*. Der β-Rhythmus ist mit **14–30 Hz** höherfrequenter als der α-Rhythmus.

Die *Einschlafphase* ist im EEG durch niederfrequente θ-**Rhythmen** (Frequenz: **4–7 Hz**) mit größerer Amplitude gekennzeichnet (θ = theta).

Noch niedrigere Frequenzen haben die δ-**Wellen** (**0,3–3,5 Hz**). Sie charakterisieren die *Tiefschlafphase*.

θ- und δ-Wellen kommen beim wachen Erwachsenen nicht vor. Das kindliche EEG bietet auch im Wachzustand langsamere Rhythmen, sodass δ-Wellen beim Kind nichts Ungewöhnliches sind.

Das EEG dient in der klinischen Praxis der Diagnostik normaler und krankhafter Hirnrindenfunktionen. Das EEG ändert sich z. B. bei einem Hirntumor, da dann die elektrische Leitfähigkeit

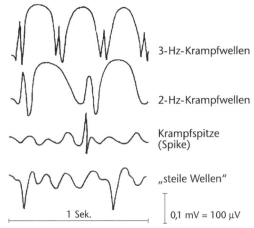

3-Hz-Krampfwellen

2-Hz-Krampfwellen

Krampfspitze (Spike)

„steile Wellen"

1 Sek.   0,1 mV = 100 µV

Abb. 20.6: Krampfpotentiale: 3-Hz-Krampfwellen („Spike-and-wave"-Komplexe), langsamere 2-Hz-Krampfwellen, eine Krampfspitze und „steile Wellen".

des Hirngewebes verändert ist. Ebenso können Durchblutungsstörungen zu EEG-Veränderungen führen, d. h. Frequenz, Amplitude, Form, Ausbreitung und Lage der Wellen (Potentialschwankungen) weichen vom Normalbild ab. Haupteinsatzgebiet des EEG ist aber die **Epilepsiediagnostik**. Hierbei finden sich im EEG typische pathologische **Krampfpotentiale** (☞ Abb. 20.6).

Die Krampfpotentiale sind Ausdruck der gesteigerten Erregbarkeit kortikaler Neurone, die auf bestimmte Auslöser hin (Schlafentzug, Lichtblitze, Medikamente etc.) zu einer generalisierten kortikalen Erregung mit motorischen Entäußerungen führen kann (Krampfanfall). Diese unkoordinierten elektrischen Entladungen können Teile des Kortex oder die gesamte Hirnrinde betreffen, sie können bereits spontan oder erst nach Provokation (z. B. durch Schlafentzug) auftreten.

Von einem **Nulllinien-EEG** spricht man, wenn keinerlei Potentialschwankungen mehr registriert werden und nur noch eine isoelektrische Linie aufgezeichnet werden kann. Dies ist meist ein Zeichen für eine irreversible Schädigung der Hirnrinde *und* des Hirnstammes (Thalamus, Formatio reticularis). Der **Hirntod** ist jedoch nicht nur durch das so genannte Nulllinien-EEG gekennzeichnet, sondern auch durch Bewusstlosigkeit, Areflexie, Pupillenstarre, fehlende Spontanatmung und Atonie der Muskulatur.

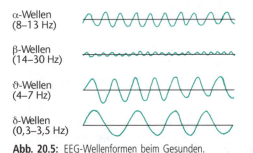

α-Wellen (8–13 Hz)

β-Wellen (14–30 Hz)

ϑ-Wellen (4–7 Hz)

δ-Wellen (0,3–3,5 Hz)

Abb. 20.5: EEG-Wellenformen beim Gesunden.

> **Merke!**
>
> | α-Wellen | 8 – 13 Hz | Synchronisiertes EKG |
> |---|---|---|
> | β-Wellen | 14 – 30 Hz | Desynchronisiertes EKG |
> | θ-Wellen | 4 – 7 Hz | Einschlafphase |
> | δ-Wellen | 0,3 – 3,5 Hz | Tiefschlafphase |

Spezielle Potentialtypen

Mit besonderen Summationstechniken, die die Potentialschwankungen des Kortex verstärken, können weitere elektrische Potentiale sichtbar gemacht werden.

Bereitschaftspotential

▶ Etwa eine Sekunde vor dem Beginn einer Bewegung lässt sich über beiden Hirnhälften mit einem Schwerpunkt über dem supplementär-motorischen Kortex (Area 6 nach Brodmann) und über dem Vertex (höchst gelegener Abschnitt der Schädelkalotte im Bereich der Sagittalnaht) ein langsam ansteigendes oberflächennegatives Potential ableiten. Dieses Potential wird **Bereitschaftspotential** genannt und geht einer beabsichtigten, geplanten Handlung regelmäßig voraus. Es tritt *beidseitig* auf. Etwa 50 – 100 ms vor der geplanten Bewegung folgt dem beidseitigen Bereitschaftspotential dann auf der zur Bewegung kontralateralen Seite ein so genanntes **Motorpotential** im Bereich des Gyrus praecentralis (Area 4).

Evozierte Potentiale

Die im Anschluss an eine Reizung peripherer Rezeptoren oder anderer sensorischer Strukturen (Nerven, Bahnen, Kerngebieten) kortikal hervorgerufenen Potentialschwankungen nennt man evozierte Potentiale. Sie sind die mit Summationstechniken sichtbar gemachte, unmittelbare elektrische Antwort des Kortex auf die verschiedensten Reize. Die Reizung peripherer somatischer Nerven führt zu so genannten **somatisch evozierten Potentialen (SEP)**. Sie werden zunächst, als *primäre evozierte Potentiale*, nur über den somatotopisch zugeordneten Gebieten des Gyrus postcentralis registriert. Später treten länger anhaltende *sekundäre evozierte Potentiale* in ausgedehnteren Kortexbereichen auf.

Andere evozierte Potentiale sind die akustisch (**AEP**) oder visuell evozierten Potentiale (**VEP**). Dabei führt eine Sinnesreizung der entsprechenden Sinnesmodalität (Töne, Licht) zu charakteristischen Potentialschwankungen. Bei den AEP ist die Auflösung der Registrierung so groß, dass die einzelnen Schaltstellen der Hörbahn im Kurvenverlauf sichtbar werden, da Potentialgipfel immer im Anschluss an eine synaptische Verschaltung auftreten.

> **Klinik!**
>
> Die große klinische Bedeutung der evozierten Potentiale besteht in der Möglichkeit einer **objektiven Überprüfung zentraler und peripherer Leitungsbahnen**, die hierdurch z. B. auch bei bewusstlosen oder nicht kooperativen Patienten möglich ist. ◀

Kortikale Gleichspannungspotentiale

Kortikale Gleichspannungspotentiale entstehen wahrscheinlich durch Depolarisation apikaler, vom unspezifischen System ausgehender Dendriten in der ersten und zweiten Hirnrindenschicht. Dies führt zu einer Gleichspannungsdifferenz, die zwischen einer Elektrode an der Kortexoberfläche und einer in der weißen Substanz platzierten Elektrode messbar ist. Auch hier treten Potentialschwankungen auf. So wird die im Wachzustand negative Oberfläche des Gehirns beim Einschlafen positiv, wohingegen Weckreaktionen ebenso wie Aktivitätssteigerungen, Krampfentladungen und Sauerstoffmangel zu einer weiteren Negativierung der Hirnoberfläche führen.

Die Messung der kortikalen Gleichspannungspotentiale ist nur mit großem technischen Aufwand möglich, ihre klinische Bedeutung deshalb sehr gering.

20

20.3 Hirnstoffwechsel und Hirndurchblutung

1 ▣

Mehr als jedes andere Organ ist das Gehirn auf eine ununterbrochene Zufuhr von Glukose und Sauerstoff angewiesen. Die Verbrauchszahlen sind entsprechend eindrucksvoll: In 24 Stunden benötigt das Gehirn eines Erwachsenen ca. 75 l Sauerstoff und 115 g Glukose. Die nur geringen Reserven zeigen sich vor allem dann, wenn die Versorgung unterbrochen ist. Nach weniger als fünf Minuten ist die freie Glukose verbraucht, die Sauerstoffreserven sind schon in 10 Sekunden erschöpft. 10–12 Sekunden nach Unterbrechung der Blutzufuhr kommt es daher zur Bewusstlosigkeit, nach 4–5 Minuten entstehen die ersten Nekrosen, zunächst *selektiv* an den empfindlichen Ganglienzellen. Mehr als 9 Minuten Kreislaufstillstand können vom Gehirn nicht überlebt werden, wobei diese Zeitangaben sowohl individuell, als auch abhängig von der Umgebungstemperatur, stark schwanken können.

Auch eine **Hypoglykämie** führt zu starken Beeinträchtigungen der Hirnfunktion. So treten bei Blutzuckerwerten unter 40 mg/dl Bewusstseinsstörungen auf, es kann zu Krampfanfällen, Lähmungserscheinungen und Sprachstörungen kommen.

▶ Um eine ausreichende Versorgung zu gewährleisten, durchfließen 20 % des normalen Herzminutenvolumens das Gehirn – bei einem Anteil am Gesamtkörpergewicht von nur 2 %. Die Konstanz der Hirndurchblutung wird innerhalb eines systolischen Blutdruckbereichs von 70–180 mmHg durch die **Autoregulation** der Hirngefäße (Bayliss-Effekt 4.1.2) gesichert. Ein Abfall des Blutdruckes führt zu einer Weitstellung der Hirngefäße, ein Ansteigen zu einer Engstellung, sodass der Blutfluss in beiden Fällen konstant bleibt. Außerdem führen pO_2-Abfall oder pCO_2-Anstieg (pH-Abfall) zu einer Gefäßerweiterung (Durchblutungssteigerung), pO_2-Anstieg oder pCO_2-Abfall (pH-Anstieg) dagegen zur Gefäßengstellung (Durchblutungsreduktion). Nervale Gefäßregulationen spielen hierbei keine Rolle. ◀

> :bulb: **Merke!**
>
> **Hirndurchblutung konstant** bei Blutdruckwerten zwischen 70 und 180 mmHg.

Regionale Hirndurchblutung

80 % der Hirndurchblutung werden für die graue Substanz benötigt, wo die energieverbrauchenden Ganglienzellen lokalisiert sind, wohingegen die weiße Substanz vorwiegend aus weniger stoffwechselaktiven Leitungsbahnen besteht.

In *Ruhe* ist das *Frontalhirn* wesentlich stärker durchblutet als andere Hirnanteile, während sich bei einem *Schmerzreiz* das Durchblutungsmaximum von frontal nach parietal zum *primären sensorischen Areal* hin verschiebt. Ebenso verschiebt sich das Durchblutungsmaximum bei *motorischen Leistungen* zu den *motorischen Hirnrindenarealen*. Die Durchblutung ist jeweils in dem Abschnitt am größten, der im Moment am stärksten beansprucht wird.

Mit radioaktiv markierter Glukose lässt sich feststellen, dass auch die *Stoffwechselaktivität* in den jeweils beanspruchten Hirnregionen am stärksten ist.

Darstellung von Hirnstoffwechsel und Hirndurchblutung

Xenon-Methode
Bei dieser klassischen Methode zur Messung der Hirndurchblutung wird radioaktiv markiertes Xenon[133] in die A. carotis appliziert und die Radioaktivität über den einzelnen Hirnregionen mit Geigerzählern registriert. Diese Informationen werden von einem Computer grafisch und nummerisch aufbereitet, sodass sich „Durchblutungskarten" des Gehirns unter verschiedenen äußeren Bedingungen erstellen lassen.

Positronen-Emissions-Tomographie (PET)
Bei diesem Verfahren werden radioaktiv markierte Isotope biologisch wichtiger Atome verwendet, die sich anstelle der natürlichen Isotope in das Gewebe einlagern und dort Positronen abgeben. Diese Positronen reagieren mit den Elektronen im Gewebe, wobei γ-Strahlen entstehen, die wiederum von Detektoren eingefangen werden können. Mithilfe eines Computerprogrammes wird ein Schnittbild erstellt, das vor allem Auskunft über die Stoffwechselaktivität der Gewebe gibt. Das Auflösungsvermögen der PET beträgt 4–8 mm. Aufgrund des hohen technischen, organisatorischen und finanziellen Aufwandes ist das Verfahren nur in spezialisierten Zentren einsetzbar.

20.4 Lernen und Gedächtnis

11 ❓

Die Fähigkeit zu lernen ist eine der wichtigsten Voraussetzungen, um leben zu können. Nur durch Lerneffekte kann aus der Vielfalt der Möglichkeiten Nützliches gewählt und Schädliches gemieden werden. Gelerntes zu speichern und bei Bedarf wieder abzurufen, ist eine Funktion des Gedächtnisses. Grundlage von Lernen und Gedächtnis ist die *Plastizität der neuronalen Strukturen* des Gehirns, deren strukturelle, physiologische und biochemische Voraussetzungen nur zum Teil bekannt sind.

20.4.1 Lerntheorien

Aus der Fülle der uns umgebenden sensorischen Reize nehmen wir nur einen kleinen Teil bewusst wahr. Von diesen bewussten Wahrnehmungen kann die Speicherkapazität des Gedächtnisses nur etwa ein Prozent dauerhaft aufnehmen. Bei solchen Lernvorgängen lassen sich immer wiederkehrende, einfache Mechanismen abgrenzen, die es gestatten, einen ersten Zugang zu Lernprozessen zu gewinnen.

Habituation und Sensitivierung

▶ Unter **Habituation** versteht man die Gewöhnung eines Organismus an einen wiederholten Reiz. Bei der ersten Reizwahrnehmung zeigt der Organismus noch ein Orientierungsverhalten: Hinblicken, Erhöhung der Herzfrequenz, EEG-Desynchronisation. Wird der Reiz wiederholt angeboten und ist er für den Organismus bedeutungslos, fallen die Orientierungsreaktionen weg: Reizhabituation. Habituation ist die häufigste Lernform. Sie gestattet es unwichtige Reize zu ignorieren und wichtigere (neue) Reize entsprechend stärker zu beachten.

Von der Habituation als aktivem zentralnervösen Anpassungsvorgang ist die **Adaptation** eines Sinnesorganes, d.h. die Erhöhung seiner Reizschwelle bei kontinuierlicher Reizung zu unterscheiden.

Die **Sensitivierung** ist die Umkehrung der Habituation. Ein plötzliches Schreckereignis kann auch

Reize, die aufgrund einer Habituation zuvor nicht mehr wahrgenommen wurden, wieder erneut bewusst werden lassen. ◀

Klassische Konditionierung

Über diesen Lernmechanismus werden Umweltreize mit bestimmten körperlichen Abläufen verknüpft. Die klassischen Untersuchungen hierzu stammen vom Verhaltensforscher Pavlow: Die natürliche Reaktion, d.h. der **unbedingte Reflex** eines Hundes auf angebotene Nahrung ist die Speichelsekretion. Im Rahmen einer Versuchsanordnung ertönt nun jedes Mal, wenn dem Hund die Nahrung präsentiert wird, gleichzeitig eine Glocke. Nach einiger Zeit setzt die Speichelsekretion schon beim bloßen Ertönen der Glocke, auch ohne Nahrungsangebot, ein. Der Hund hat den akustischen Reiz des Glockenklanges mit der gleichzeitig angebotenen Nahrung assoziiert. Aus dem *unbedingten Reflex* (Speichelsekretion bei Nahrungspräsentation) ist durch Lernvorgänge, durch *Konditionierung*, ein **bedingter Reflex** (Speichelsekretion bei Glockenklang) geworden.

Operante (instrumentelle) Konditionierung

Während die klassische Konditionierung ein rein passiver Vorgang ist, handelt es sich bei der operanten oder instrumentellen Konditionierung um einen *aktiven* Lernvorgang, bei dem die erwünschte Reaktion belohnt (**positive Verstärkung**) oder durch Reduzierung negativer Konsequenzen gefördert wird (**negative Verstärkung**).

Die operante Konditionierung spielt eine Rolle beim Erlernen oder Verlernen von Verhaltensweisen (therapeutisch im sog. Verhaltenstraining), während die klassische Konditionierung vor allem beim Erlernen von vegetativen Reaktionen wirksam ist.

Klassische und operante Konditionierung werden auch als **assoziative Lernvorgänge** bezeichnet: ein Reiz wird mit einem bestimmten Verhalten assoziiert. Assoziatives Lernen wird im *Verhaltensgedächtnis* gespeichert. Davon zu unterscheiden ist das nicht-assoziative, **kognitive Lernen**, das im *Wissensgedächtnis* abgelegt wird.

20

▶ Das Gedächtnis für nicht-assoziative *kognitive* Lernvorgänge wird auch als **deklaratives (explizites) Gedächtnis** bezeichnet. Deklarativ gespeichert sind Fakten und Ereignisse. Das deklarative Gedächtnis ist auf die Intaktheit des Hippocampus angewiesen. Unter dem Begriff **prozedurales (implizites) Gedächtnis** fasst man assoziatives Lernen (klassische und operante Konditionierung) und die beiden nicht-assoziativen Lernvorgänge von Habituation und Sensitivierung zusammen. Seine Inhalte sind dem bewussten „kognitiven" Zugriff entzogen. Lernvorgänge im prozedural-impliziten Gedächtnis (z. B. Erlernen von Fertigkeiten und Gewohnheiten) vollziehen sich ohne Beteiligung des Bewusstseins. So ist das prozedurale Gedächtnis auf eine intakte Funktion des Hippocampus *nicht* angewiesen; es wird vielmehr von subkortikalen Hirngebieten gesteuert. ◀

 Merke!

Klassische Konditionierung:
„Passives" Lernen durch Reizassoziation.

Operante Konditionierung:
„Aktives" Lernen durch Belohnung und Bestrafung.

Explizites Gedächtnis:
„Fakten" (Hippocampus).

Implizites Gedächtnis:
„Fertigkeiten" (subkortikale Hirngebiete).

20.4.2 Gedächtnistheorien

Gedächtnistheorien versuchen, die Speicherung von Information und kognitiv Gelerntem im Wissensgedächtnis zu erklären. Dabei ist die alte Einteilung in Kurz- und Langzeitgedächtnis durch eine feinere Unterteilung ergänzt worden: Sensorisches und primäres Gedächtnis entsprechen dem Kurzzeitgedächtnis, sekundäres und tertiäres dem Langzeitgedächtnis (☞ Abb. 20.7).

Sensorisches Gedächtnis

Die Aufenthaltszeit von Informationen im sensorischen Gedächtnis beträgt weniger als 1 Sekunde. Alle Sinnesinformationen werden zuerst vom sensorischen Gedächtnis aufgenommen und dort so verarbeitet, dass sie evtl. vom primären Gedächtnis übernommen werden können.

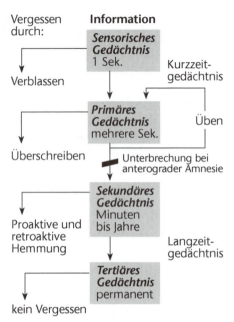

Abb. 20.7: Flussdiagramm des Gedächtnisses.

Unmittelbares Vergessen nach der Aufnahme, Überschreiben durch nachfolgende Informationen oder aktives Auslöschen der Informationen sind typische Eigenschaften des sensorischen Gedächtnisses.

Primäres Gedächtnis

Nach verbaler Kodierung der Informationen des sensorischen Gedächtnisses können diese vom primären Gedächtnis aufgenommen werden, wo sie in zeitlicher Folge abgelegt sind. Nicht verbalisierte Information wird unmittelbar vom sensorischen Gedächtnis in das sekundäre Gedächtnis übertragen. Vom primären Gedächtnis aufgenommene Informationen bleiben einige Sekunden dort erhalten und werden dann vom sekundären Gedächtnis gespeichert. Das Eintreffen neuer Information bewirkt das Vergessen der zuvor im primären Gedächtnis gespeicherten Informationen, falls sie nicht schon ins sekundäre Gedächtnis gelangt sind. *Üben* erleichtert die Informationsübernahme vom primären ins sekundäre Gedächtnis.

Tab. 20.4: Sensorisches, primäres, sekundäres und tertiäres Gedächtnis.

	Sensorisches Gedächtnis	Primäres Gedächtnis	Sekundäres Gedächtnis	Tertiäres Gedächtnis
Kapazität	Entsprechend der vom Rezeptor übertragenen Information	Gering	Sehr groß	Sehr groß
Verweildauer	<1 Sekunde	Mehrere Sekunden	Minuten bis Jahre	Dauernd
Aufnahme-bedingungen	Automatisch mit der Wahrnehmung	Verbalisierung	Üben	Häufiges Üben
Organisation	Abbild des Sinnesreizes	Zeitliche Abfolge	Nach Bedeutungen	?
Zugriffsgeschwindig-keit	Nur durch die Geschwindig-keit der Ausgabe begrenzt	Sehr schnell	Langsam	Sehr schnell
Informationsart	Sinnesreize	Verbales Material	Alle Formen	Alle Formen
Mechanismus des Vergessens	Verblassen und aktives Auslöschen	Neue Information überschreibt alte	Proaktive und retroaktive Hemmung	Kein Vergessen?

Sekundäres Gedächtnis

▶ Das sekundäre Gedächtnis hat eine wesentlich größere Speicherkapazität als das primäre Gedächtnis. ◀ Die gespeicherte Information ist auch nicht wie im primären Gedächtnis in zeitlicher Folge, unabhängig von der Wichtigkeit, sondern nach Bedeutungen abgelegt.

Information, die hier gespeichert wurde, steht auch noch nach längerer Zeit zur Verfügung, die Zugriffszeit ist allerdings länger als im primären Gedächtnis.

Das sekundäre Gedächtnis vergisst nicht wie das primäre Gedächtnis durch Überschreiben von alter mit neuer Information, sondern durch Hemmung der zu speichernden Information durch schon vorhandene (**proaktive Hemmung**) oder durch nachfolgende Information (**retroaktive Hemmung**).

Tertiäres Gedächtnis

Im tertiären Gedächtnis sind Inhalte gespeichert, die durch ständige Übung praktisch nie mehr verloren gehen, wie z. B. der eigene Name. Die Zugriffszeiten sind hier sehr kurz.

20.4.3 Gedächtnisstörungen

Anterograde Amnesie

▶ Unter anterograder Amnesie versteht man die Unfähigkeit, Informationen aus dem primären Gedächtnis ins sekundäre Gedächtnis zu übertragen. Die Betroffenen können sich neu erworbene Informationen nicht merken. Das sekundäre und das tertiäre Gedächtnis ist intakt, d. h., dass Informationen, die aus der Zeit vor der Schädigung stammen und dort gelagert sind, noch abrufbar sind. Für die Übertragung von Informationen aus dem primären in das sekundäre Gedächtnis scheint der *Hippocampus* verantwortlich zu sein, sodass es bei Schädigungen in diesem Bereich zu einer anterograden Amnesie kommt. Auch chronische Alkoholiker leiden häufig unter anterograder Amnesie. ◀

Retrograde Amnesie

Zu einer retrograden Amnesie kommt es z. B. nach einer Gehirnerschütterung, einem Hirnschlag (Apoplex) oder einer Anästhesie. Die retrograde Amnesie ist die Unfähigkeit, sich an Dinge zu erinnern, die vor dem Schadensereignis passiert sind. Dabei sind sowohl das primäre Gedächtnis betroffen als auch, je nach Schadensmaß, das sekundäre. Die Information aus dem primären Gedächtnis

20

bleibt verloren, wohingegen die Informationen des sekundären Gedächtnisses nach einer Erholungszeit vollständig wiederkehren können. Es ist noch unklar, welche Hirnstrukturen betroffen sind und wie es zu diesen Ausfällen kommt.

> ### 💡 Merke!
>
> - **Anterograde Amnesie:**
>   Neue Informationen werden nicht behalten.
> - **Retrograde Amnesie:**
>   Gestörte Erinnerung.

20.4.4 Neuronale Grundlagen

Durch Üben wird die Information aus dem primären in das sekundäre Gedächtnis überführt. Hierbei kommt es zur **Engrammbildung**, einer „Eingravierung" der wiederholten Lerninhalte. Jedes weitere Üben führt zu einer immer festeren Engrammbildung, zur *Konsolidierung* des Gedächtnisinhaltes.

Potenzierung und Depression

▶ Solche Lernprozesse beruhen wahrscheinlich auf dem häufigen Gebrauch von bestimmten Synapsen. Dadurch entsteht ein Pfad, der bei Bedarf immer wieder gegangen werden kann. Solche lernfähigen Synapsen werden auch als *Hebb-Synapsen* bezeichnet. Über Hebb-Synapsen verbundene Neurone sind dadurch charakterisiert, dass ihre Aktionspotentialfrequenz, im Gegensatz zu den meisten anderen zentralen Neuronen, bei wiederholter Aktivierung *steigt* und nicht reduziert wird oder unverändert bleibt.

Elektrophysiologisches Korrelat der Lernprozesse sind die **posttetanischen Potenzierungen** (☞ 12.3.5), wie sie vor allem an Nervenzellen der Hippocampus-Region auftreten. An diesen Pyramidenzellen des Hippocampus werden auch Langzeitpotenzierungen (LTP) beobachtet, die durch die wiederholte Aktivierung von Synapsen entstehen. Hierdurch nimmt die Amplitude der exzitatorisch postsynaptischen Potentiale (EPSP, ☞ 12.3.5) zu. Die synaptische Übertragung an diesen Zellen wird anhaltend verbessert. Diese Langzeitpotenzierungen können Stunden bis Wochen anhalten. Solche Langzeitpotenzierungen als neuronales Sub-

strat von Lernvorgängen finden sich an glutamatergen Synapsen. Auch an der spinalen Schmerzverarbeitung sind glutamaterge Synapsen an nozizeptiven Neuronen des Hinterhorns beteiligt (☞ 16.5.2). An solchen Synapsen unterscheidet man zwei Typen von Glutamat-Rezeptoren, die nach den sie aktivierenden chemischen Verbindungen als *AMPA/Kainat-Rezeptoren* und *NMDA-Rezeptoren* bezeichnet werden. Beide Rezeptortypen kontrollieren Ionenkanäle und sind am synaptischen Lernvorgang beteiligt, der nach dem folgenden Schema abläuft (☞ Abb. 20.8):

- Bei *einzelnen* an den Synapsen eintreffenden Impulsen kann das aus den synaptischen Vesikeln freigesetzte Glutamat nur die von den AMPA/Kainat-Rezeptoren kontrollierten Ionenkanäle öffnen. Die Na^+-K^+-Ca^{2+}-Kanäle der NMDA-Rezeptoren sind durch Mg^{2+}-Ionen blockiert. So baut sich an den Dendriten der postsynaptischen Zelle zunächst lediglich ein relativ niedriges EPSP von etwa 20 mV auf.
- *Wiederholte* Impulssalven führen dagegen zur stärkeren Depolarisation der Zielzelle. Hierdurch werden die Mg^{2+}-Ionen aus dem NMDA-Kanal verdrängt. Jetzt können Ca^{2+}-Ionen über diesen Kanal in die postsynaptische Zelle einströmen und intrazelluläre Enzymsysteme aktivieren.

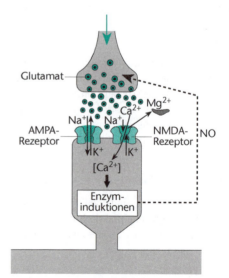

Abb. 20.8: Molekulare Mechanismen des Lernens an glutamatergen Synapsen (Erklärung siehe Text).

- Die enzymatisch vermittelte Zellaktivierung steigert die Empfindlichkeit der Zielzelle für weitere synaptisch vermittelte Impulse. Sie kann daher als molekulare Basis von Lernvorgängen aufgefasst werden.
- Zusätzlich wird in der Zielzelle vermehrt Stickstoffmonoxid (NO) gebildet, das an der präsynaptischen Endigung die Freisetzung von Glutamat stimulieren kann.

Es ist jedoch nicht nur die Potenzierung, die zum Lernerfolg führt, sondern wahrscheinlich in ebenso großem Maß die Depression von (unwichtigen) synaptischen Verschaltungen. So hat auch das „aktive Vergessen" ein neuronales Korrelat: An Purkinje-Zellen des Kleinhirns beispielsweise können Langzeitdepressionen (LTD) registriert werden, die ebenfalls über Glutamatrezeptoren vermittelt werden. Durch solche LTD wird die neuronale Übertragung für Stunden gehemmt. ◄

Bei der Entstehung von Engrammen des Verhaltens- und des Wissensgedächtnisses sind aber auch komplexere Mechanismen als Potenzierung und Depression beteiligt. So finden sich im Wissensgedächtnis neben funktionellen Engrammen (Funktionsänderungen der Synapsen) auch **strukturelle Engramme**, d.h. morphologische Veränderungen an häufig aktivierten Synapsen. Bei der Entstehung der strukturellen Engramme des Wissensgedächtnisses spielen wahrscheinlich die sog. **kreisenden Erregungen** (= reverberatorischen Erregungen) von Informationen eine wichtige Rolle.

Die materielle Grundlage der Übertragung von Informationen aus dem Kurzzeit- ins Langzeitgedächtnis scheint eine *erhöhte Proteinsynthese*, insbesondere während der kritischen Konsolidierungsphase des Gedächtnisses zu sein. Eine Blockierung der Proteinsynthese führt im Tierversuch zu einer Verhinderung von dauerhaften Lerneffekten.

20.5 Wachen und Schlafen 8 ?

Das Schlafen, dessen biologische Funktion immer noch nicht befriedigend erklärt werden kann, ist ein spezieller zirkadianer Rhythmus des Körpers, d.h. ein nach der Steuerung eines „inneren Zeitgebers" ablaufender körperlicher Vorgang. Deshalb soll vor einer Besprechung der Schlafvorgänge auf die allgemeinen Charakteristika zirkadianer Rhythmen eingegangen werden.

20.5.1 Zirkadiane Rhythmen

Unter einem zirkadianen Rhythmus versteht man regelmäßig wiederkehrende Abläufe, die sich in etwa (zirka) der Länge eines Tages (dies) anpassen. Vor allem vegetative Prozesse (Temperaturregelung, Hormonausschüttung, Peristaltik etc.) ebenso wie Wachen und Schlafen unterliegen einem solchen zirkadianen Rhythmus. Dachte man früher, die Rhythmen der Körperfunktionen seien an die zirkadiane Periodik der Umwelt fest gebunden, so weiß man heute aufgrund einer Vielzahl von Versuchen, dass es eine *interne* Rhythmik gibt, die von selbsterregenden Oszillatoren des Körpers vorgegeben wird. Bei von allen Umwelteinflüssen (Sonne, Uhren, sonstige indirekte Zeitgeber) abgeschnittenen Versuchspersonen zeigte es sich, dass die interne Periodik „freilaufend", d.h. unabhängig von der Umwelt ist und durch äußere Zeitgeber nur synchronisiert wird.

Dabei gibt es mehrere interne Oszillatoren, die ihre Rhythmen untereinander und mit der Umwelt synchronisieren. Diese können sich jedoch auch voneinander loskoppeln. Dann spricht man von **interner Desynchronisation**. So kann z.B. der Schlaf-Wach-Rhythmus unter Entzug von Umwelteinflüssen eine 48 h Periodik aufweisen, wohingegen die vegetativen Funktionen ihre eigene Periodik von etwas mehr als 24 h beibehalten.

Wird der äußere Zeitgeber einmalig verschoben, z.B. bei einem Flug von Köln nach Hongkong, brauchen die internen Oszillatoren pro überflogener Zeiteinheit von einer Stunde einen Tag, um sich dem neuen äußeren Zeitgeber anzupassen. Man spricht in diesem Fall von **Resynchronisation**.

Die Oszillatoren für die internen Rhythmen liegen in *hypothalamischen Zentren*, wie dem Nucleus suprachiasmaticus (Schlaf-Wach-Rhythmus) und dem Ventromedialkern des Hypothalamus (Temperaturrhythmik, Nahrungsaufnahmerhythmik, Glukose- und Cortisol-Blutspiegelrhythmik).

20

Die biologische Funktion der zirkadianen Rhythmen liegt in der Vorbereitung des Organismus auf sich ändernde Umweltbedingungen. Auf diese Weise können Handlungen besser geplant und Kräfte ökonomischer ausgenutzt werden.

20.5.2 Schlafen

Schlafen ist ein vom Wachsein grundsätzlich verschiedener Zustand, nicht bloß ein „Erschöpftsein" oder ein „Ausruhen".

Schlafstadien

Mithilfe des EEG können im Schlaf einzelne Phasen abgegrenzt werden, die der gesunde Mensch während des Schlafens durchläuft.

▶ Die im Zustand des entspannten Wachseins vorherrschenden α-Wellen im EEG beginnen sich im **ersten Schlafstadium A** (Übergangsphase vom Wachsein zum Einschlafen) langsam aufzulösen und in kleine ϑ-Wellen umzuformen.

Das anschließende **Stadium B** (Übergangsphase vom Einschlafen zu leichtem Schlaf) ist durch reine ϑ-Wellen gekennzeichnet. Das dritte **Stadium C** (leichter Schlaf) beginnt mit den so genannten Vertex-Zacken, hohen, scharfen, Zacken, die über der präzentralen Rinde registriert werden. Ein Kennzeichen für den leichten Schlaf des Stadiums C sind die so genannten **Schlafspindeln**, oder β-Spindeln und die **K-Komplexe**, beides charakteristische EEG-Veränderungen (☞ Abb. 20.9). Das vierte **Stadium D** (mitteltiefer Schlaf) weist hochfrequente δ-Wellen auf (3 Hz). Das fünfte **Stadium E**

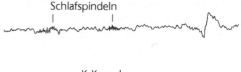

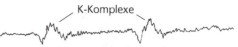

Abb. 20.9: Schlafspindeln und K-Komplexe bei leichtem Schlaf (Stadium C).

(Tiefschlaf) ist durch δ-Wellen gekennzeichnet, deren Frequenz mit 1 Hz maximal verlangsamt ist. Zwischendurch werden auch im Stadium E kurze Einschübe von α-Wellen beobachtet.

Alle diese Schlafphasen werden pro Nacht 3–5-mal durchlaufen. Die Schlaftiefe nimmt dabei gegen Morgen hin ab, das Stadium E wird dann nicht mehr oder nur noch für kurze Zeit erreicht (☞ Abb. 20.10). ◀

REM-Schlaf

▶ Etwa alle eineinhalb Stunden treten Schlafphasen auf, die wegen der charakteristischen schnellen Augenbewegungen, REM-Phasen (von **R**apid **E**ye **M**ovements) genannt werden. Es können Zuckungen der Finger- oder der Gesichtsmuskulatur beobachtet werden, die übrige Muskulatur ist in diesem Stadium jedoch atonisch. Atemfrequenz und Herzfrequenz sind im REM-Schlaf erhöht, beim Mann können Penis-Erektionen auftreten. Sprechen im Schlaf ist *nicht* typisch für den REM-Schlaf.

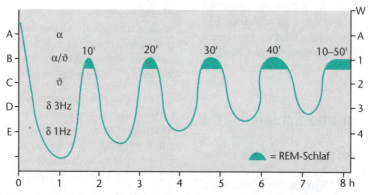

Abb. 20.10: Schlafstadien im Verlauf einer Nacht. Die Dauer des REM-Schlafes nimmt im Verlauf der Nacht zu.

Während des REM-Schlafes ist der Proband genauso schwer zu wecken wie in der Tiefschlafphase, wobei das EEG aber die Charakteristika eines Wach- oder Einschlaf-EEG zeigt. Deswegen spricht man auch von einem **paradoxen** oder **desynchronisierten Schlaf**. Der REM-Schlaf dauert im Durchschnitt 20 min, seine Länge nimmt zum Morgen hin zu. Herzfrequenz und Atemfrequenz sind im REM-Schlaf höher als im Tiefschlaf.

Der Anteil des REM-Schlafes am Gesamtschlaf wird im Laufe des Lebens kleiner. Nimmt die REM-Phase bei Neugeborenen noch 50 % des Gesamtschlafes in Anspruch, so schrumpft diese Phase auf ca. 25 % beim Fünfjährigen und auf 18–23 % beim Erwachsenen. Dieser REM-Schlaf-Anteil am Gesamtschlaf bleibt dann bis ins hohe Alter praktisch konstant (☞ Abb. 20.11).

Schlaf und Traum

Träume treten vor allem während der REM-Phasen auf. So erzählen Probanden, die in REM-Phasen aufgeweckt werden, viel häufiger von Träumen, als wenn sie in einer Non-REM-Phase geweckt werden. Charakteristisch für die Non-REM-Phasen sind dagegen Sprechen im Schlaf, Traumwandeln und der kindliche Pavor nocturnus (plötzliches nächtliches Aufwachen: „Nachtangst"). ◀

Entzug von REM-Schlaf führt zum Nachholen dieses Schlafanteils in den folgenden Nächten und zu intensiveren Träumen. Anders als vermutet, traten in den Untersuchungen zum Entzug von REM-Schlaf selbst nach längerem Entzug keine physischen oder psychischen Schäden auf. Berichte von Träumen stammen meist aus den letzten REM-Phasen der frühen Morgenstunden. Dabei beträgt der Abstand REM-Phase/Bericht meistens weniger als fünf Minuten, da bei längerem Abstand der Trauminhalt zunehmend vergessen wird.

> ## Merke!
> **REM-Phase:**
> - Weckschwelle genauso hoch wie im Tiefschlaf.
> - EEG wie im Wach- oder Einschlafzustand.
> - Träume.

Schlaftheorien

Bis heute ist nicht geklärt, durch welche genauen Mechanismen das Verhältnis von Wachsein und Schlafen gesteuert wird. Es existieren im Wesentlichen vier theoretische Ansätze:

- **Deafferenzierungstheorie:** Diese Theorie vermutet einen Zusammenhang zwischen Wachsein und einem Zustrom intensiver Reize zum Kortex. Zum Schlafen führt nach dieser Vorstellung ein nachlassender afferenter sensorischer Zustrom zur Hirnrinde, wobei dieser Zustrom über zentralnervöse Mechanismen gedrosselt wird.
- **Retikularistheorie:** Hochfrequente Reizung der Formatio reticularis löst eine Weckreaktion (arousal reaction) aus. Die aktivierenden Strukturen der Formatio reticularis, die Impulse an alle Hirnabschnitte mit Ausnahme des Kortex abgeben, werden auch als aufsteigendes retikuläres aktivierendes System (ARAS) zusammengefasst. Die Retikularistheorie postuliert, dass der Organismus bei einer Aktivierung des ARAS im Wachzustand ist, während eine Hemmung des ARAS zum Schlaf führt.
- **Serotonerge Schlaftheorie:** Die im Hirnstamm liegenden Kerngebiete des Nucleus raphe und des Locus coeruleus enthalten als Neurotransmitter Serotonin bzw. Noradrenalin. Lange Zeit wurde vermutet, dass aus dem Raphekern freigesetztes Serotonin zu einer Hemmung des ARAS und damit zur Schlafeinleitung führe, während Noradrenalin aus dem Locus coeru-

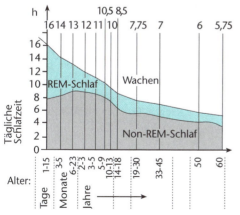

Abb. 20.11: Das Verhältnis von Wachzeiten, REM-Schlaf und Non-REM-Schlaf im Lauf des Lebens.

20

leus den gegenteiligen Effekt hätte. Diese recht einfache Theorie ist heute nicht mehr zu halten, nachdem man festgestellt hat, dass die Serotoninausschüttung im Zusammenhang mit Weckreaktionen am größten ist. Serotonin könnte aber als „Schlafhormon" an der Ausschüttung von Substanzen beteiligt sein, die den Schlaf einleiten, den so genannten Schlaffaktoren.

● **Theorie der endogenen Schlaffaktoren:** Es gibt einige Hinweise auf das Vorhandensein dieser Schlaffaktoren, die während des Wachseins ausgeschüttet werden und kumulieren, bis schließlich der Schlaf einsetzt. So konnten im Tierversuch zwei Peptide isoliert werden, deren Injektion REM-Schlaf (delta sleep inducing peptide, DSIP) oder Non-REM-Schlaf (Faktor S) auslöst.

20.6 Bewusstsein   3 ?

Bewusstsein kann bis heute physiologisch nicht befriedigend definiert werden. Es lässt sich jedoch durch die folgenden Fähigkeiten charakterisieren:

● gerichtete Aufmerksamkeit;
● Abstrahierungsfähigkeit;
● die Fähigkeit, Vorgänge zu verbalisieren;
● das Vermögen, aus Erfahrungswerten Pläne zu erstellen und neue Zusammenhänge zu sehen;
● Selbsterkenntnis;
● Wertvorstellungen.

Klar scheint, dass für die Entstehung von Bewusstsein kortikale und subkortikale Gebiete zusammenarbeiten müssen und dass ein mittleres Aktivierungsniveau Voraussetzung ist. Zu niedrige neuronale Aktivität (Schlaf, Narkose) und auch gesteigerte neuronale Aktivität (Krampfanfall) lassen Bewusstsein nicht zu.

▶ Aus Beobachtungen von Patienten, denen aus therapeutischen Gründen der Balken durchtrennt wurde (**split-brain**), kennt man die unterschiedliche Rolle, welche den einzelnen Hemisphären bei bewussten Wahrnehmungen zukommt.

Die **linke Hemisphäre** ist dabei für die *Verbalisation* zuständig. Hält ein Split-brain-Patient einen Gegenstand in der linken Hand, wird er in die rechte Hemisphäre projiziert. Da der Balken durch-

trennt ist, besteht keine Verbindung zur linken Hemisphäre, wo das Sprachzentrum liegt, sodass der Patient unfähig ist, den gehaltenen Gegenstand zu benennen.

Mit der **rechten Hemisphäre** können *Formen visuell und taktil erfasst* werden, sie ist zuständig für das *Abstraktionsvermögen* und ein gewisses Maß an Sprachverständnis. So führt ein Split-brain-Patient gesprochene Befehle mit seiner über die rechte Hemisphäre gesteuerten linken Hand korrekt aus, ohne dass er jedoch seine Tätigkeit benennen könnte. Räumliches Vorstellungsvermögen, Musikalität und die Fähigkeit Gesichter zu erkennen, sind ebenfalls Funktionen der rechten Hemisphäre. ◀

20.7 Sprachregionen   4 ?

Ein Großteil der sensorischen Erfahrungen wird sprachlich „übersetzt" und bewusst gemacht, bevor diese „benannten Erfahrungen" im sekundären Gedächtnis gespeichert werden können. Viele intellektuelle Leistungen wie Lesen, Schreiben, Rechnen und die Fähigkeit, logisch zu denken sind sprachlich gebunden. Dies erklärt die Wichtigkeit der spezialisierten Sprachregion im Gehirn, deren Zerstörung zumeist mit einer erheblichen Minderung der intellektuellen Leistungsfähigkeit einhergeht.

Es gibt mehrere Hirnrindenregionen, die für ein intaktes Sprachvermögen verantwortlich sind. Im **Broca-Sprachareal** wird vor allem die *motorische* Sprachbildung koordiniert, wohingegen das *Sprachverständnis* eine Leistung des **Wernicke-Areals** ist. Im sekundären motorischen Kortex, der auch als tertiäre Sprachregion bezeichnet wird, liegen Zentren für die Artikulation. Von dort werden die Gesichtsmuskeln, die Muskeln von Kiefer, Rachen, Gaumen und der Zunge kontrolliert (☞ Abb. 20.12).

Broca-Sprachregion

▶ Das Broca-Sprachzentrum im unteren Teil der präfrontalen Hirnwindung (Brodmann-Areae 44 und 45) liegt vor dem motorischen Kortex in Höhe der Projektion der Artikulationsmuskulatur

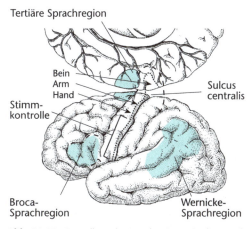

Tertiäre Sprachregion

Bein
Arm
Hand

Stimm-
kontrolle

Sulcus
centralis

Broca-
Sprachregion

Wernicke-
Sprachregion

Abb. 20.12: Darstellung der Sprachregionen in der sprach-
dominanten Hemisphäre.

(Kehlkopf, Zunge, Kiefer, Lippen) auf den motorischen Homunculus des Gyrus praecentralis. Bei
einer Schädigung kann der Betreffende bis auf einzelne einfache Worte („Telegrammstil") fast nichts
mehr sprechen: **motorische Aphasie**. Diese motorische Aphasie entsteht durch den Wegfall des von
der Broca-Region erstellten Programms, das die
an der Sprachbildung beteiligten Muskeln koordiniert. Eine Schädigung der Broca-Region beeinträchtigt jedoch *nicht* das Sprach*verständnis*.

Während die Schädigung des Broca-Areals gravie-
rende Folgen hat, gilt dies nicht für eine einseitige
Schädigung des motorischen Kortex (Gyrus praecentralis) in Höhe der zur Sprachbildung notwen-
digen Muskeln. Durch die Verbindung über den
Balken zur Gegenseite kann diese Läsion kompensiert werden, da die Gesichts- und Schlundmuskulatur in beide Großhirnhälften gleichermaßen projiziert.

Wernicke-Sprachregion

Diese im hinteren Teil der ersten Schläfenwindung
des Temporallappens an die Hörrinde angrenzende
Hirnregion ist für das Sprachverständnis verantwortlich (Area 22). Bei einer Schädigung kommt
es zur **sensorischen Aphasie**. Die betroffenen Patienten können zwar gelesene Worte noch verstehen, nicht aber gesprochene Worte. Das motorische Sprechvermögen (Broca-Region) ist noch vor-

handen, die Wortfindung als Funktion des Wer-
nicke-Areals ist jedoch gestört. Daher äußern die
Patienten weitgehend unverständliche Sätze, die
durch Wortneubildungen und auf eigentümliche
Weise verwendete Wörter gekennzeichnet sind:
„Jargon-Aphasie". ◄

> **💡 Merke!**
>
> **Wernicke-Areal:**
> - Sensorisches Sprachzentrum, Sprachwahrnehmung.
> - Störung führt zur Wernicke-Aphasie: Grammatisch
>   falsche Sprache (Paragrammatismus), Neubildung von
>   Worten (Neologismen), im Extremfall Jargonsprache:
>   z. B. „Sitzbach" für „Notizbuch".
>
> **Broca-Areal:**
> - Motorisches Sprachzentrum, Bewegungsmuster der
>   Sprechmuskeln.
> - Störung führt zur Broca-Aphasie: reduzierte Spontan-
>   sprache, Telegrammstil, stockende Sprechweise, Ersatz
>   von Lauten: z. B. „Margen" für „Guten Morgen".

Hemisphärendominanz der Sprachregion

Die Wernicke- und Broca-Sprachregion sind bei
95 % der Menschen in der linken Hemisphäre lokalisiert, d. h. die linke ist die sprachlich dominante
Hemisphäre. 5 % haben eine Sprachdominanz
der rechten Seite oder eine Ko-Dominanz beider
Seiten.

Während bei Rechtshändern praktisch immer die
linke Hemisphäre sprachdominant ist, sind bei
Linkshändern entweder ebenfalls die linke (am
häufigsten), die rechte oder auch beide Hemisphären sprachdominant.

Benennen eines gesehenen Gegenstandes

Als Beispiel für die Vielzahl der beteiligten Zentren
und Leitungsbahnen sei in der Folge der zentrale
Erregungsweg zum Benennen eines mit den Augen wahrgenommenen Gegenstandes skizziert
(☞ Abb. 20.13): Retina → Sehbahn → primäre
Sehrinde → Assoziationskortex (Gestalterken-
nung) → Wernicke-Areal (Wortfindung) → Fasciculus arcuatus → Broca-Areal (Sprachgestaltung)
→ Motorkortex (Artikulation).

20

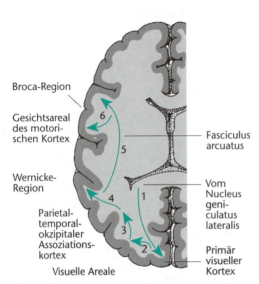

Broca-Region

Gesichtsareal des motorischen Kortex

Wernicke-Region

Parietaltemporal-okzipitaler Assoziationskortex

Visuelle Areale

Fasciculus arcuatus

Vom Nucleus geniculatus lateralis

Primär visueller Kortex

Abb. 20.13: Leitungswege beim Benennen eines gesehenen Gegenstandes.

Auf diesem Weg können die verschiedensten Störungen auftreten:

- Eine Unterbrechung des Fasciculus arcuatus hat eine **Leitungsaphasie** zur Folge, deren Symptomatik einer sensorischen Aphasie (Ausfall des Wernicke-Zentrums) gleicht.
- Zu einer **globalen Aphasie** kommt es durch Läsionen beider Sprachregionen (Broca und Wernicke), z. B. bei einem Arteria-cerebri-media-Infarkt.
- Eine Störung im Bereich des parieto-temporalen Assoziationskortex führt zu einer **amnestischen Aphasie** mit überwiegenden Wortfindungsstörungen.

20.8 Triebverhalten, Motivation und Emotion

20.8.1 Hunger und Durst　　2 ⓘ

Durst wird ebenso wie Hunger als Allgemeinempfindung bezeichnet, da beide nicht einem einzigen Organsystem oder Sinnesorgan zugeordnet werden können.

Durst

Der Organismus eines Erwachsenen besteht zu ca. 70 % aus Wasser. Bei einem Wasserverlust von 0,5 % des Körpergewichtes (ca. 350 ml) wird die Durstschwelle überschritten und es entsteht in der Regel ein Durstgefühl. Das Durstgefühl kann auf einer erhöhten Osmolarität des Plasmas beruhen (**osmotischer Durst**) oder Folge eines Volumenmangels im Extrazellulärraum sein (**hypovolämischer Durst**).

Gleichzeitiger Anstieg der Osmolarität bei Abnahme des Extrazellulärvolumens hat einen additiven Effekt auf das Durstgefühl. Der entstehende Durst ist also größer als beim Vorliegen nur einer Veränderung.

Durch Resorption von getrunkener Flüssigkeit wird der Durst gestillt. Das Durstgefühl lässt aber bereits nach, *bevor* die Resorption abgeschlossen ist: **präresorptive Durststillung**.

Als Form der Durststillung unterscheidet man *primäres* und *sekundäres Trinken*. Primäres Trinken ist die Folge eines tatsächlichen Flüssigkeitsbedarfs aufgrund von Wassermangel, während sekundäres Trinken meist ohne Durstgefühl erfolgt. Letzteres ist die häufigere Form.

Hunger

Hunger hat die Aufgabe einen Energiebedarf des Körpers anzuzeigen. Normalerweise nimmt der Organismus dann so viel Energie auf wie nötig ist, um die Energiebilanz im Gleichgewicht zu halten. Werden mehr als die benötigten Nährstoffe aufgenommen, lagert er den Überschuss in Fettdepots ab.

Die *Entstehung von Hungergefühlen* kann ebenso wenig wie die Entstehung von Durst nur durch einen einzigen Mechanismus erklärt werden.

Die früher als ursächlich für die Entstehung von Hunger angesehenen **Leerkontraktionen des Magens** treten zwar begleitend zum Hungergefühl auf, sind aber nicht hungerauslösend.

▶ Die **glukostatische Theorie** vermutet, dass zu wenig frei verfügbare Glukose zu Hungerempfinden führt, wobei die Glukosekonzentration im

Blut von spezifischen Rezeptorzellen gemessen wird. ◄

Die **thermostatische Theorie** macht den Rückgang der Wärmeproduktion im Körper für ein entstehendes Hungergefühl verantwortlich.

Die **lipostatische Theorie** schließlich postuliert, dass Liporezeptoren Abweichungen vom Sollgewicht des Körpers registrieren und zu einer verminderten oder vermehrten Nahrungsaufnahme führen, wodurch die Fettdepots ab- oder aufgebaut werden können.

Letztlich sind alle drei Mechanismen an der Entstehung der Hungerempfindung beteiligt. Der *lipostatische Mechanismus* steuert hierbei die *Langzeitregulation* der Nahrungsaufnahme, d. h. den Ausgleich von länger bestehenden Defiziten oder Überschüssen nach Diätfehlern. So führt längeres Fasten mit nachfolgendem Gewichtsverlust unter die Sollgewichtsgrenze zu einer anschließenden verstärkten Nahrungsaufnahme, falls Nahrungsmittel vorhanden sind. Nach längerem Mästen von Tieren wurde in der Regel eine verminderte Nahrungsaufnahme bis zum Wiedererreichen des Sollgewichts beobachtet.

Die *Kurzzeitregulierung* der Nahrungsaufnahme wird vor allem vom *glukostatischen Mechanismus* kontrolliert. Der *thermostatische Mechanismus* ist wahrscheinlich bei Kurz- und Langzeitregulierung wirksam.

▶ Das Hungergefühl wird, wie andere vegetative Funktionen, zentral von **Hypothalamus** gesteuert. Schädigungen der *ventromedialen* Hypothalamus-Regionen führen zu übermäßig *gesteigerter* Nahrungsaufnahme, eine Läsion *lateral* gelegener Gebiete hat eine *verminderte* Nahrungsaufnahme zur Folge. ◄

20.8.2. Limbisches System   0 ?

Aufbau

Als limbisches System fasst man eine Reihe von Hirnanteilen zusammen, deren Zusammenspiel wichtig für das Entstehen von Emotionen, Motivationen und Lernfähigkeit ist.

Zum limbischen System gehören die folgenden zwischen Hirnstamm, Hypothalamus und Isokortex „saumartig" (= limbisch) angeordneten Strukturen:

- Hippocampus,
- Gyrus parahippocampalis,
- Gyrus cinguli,
- Bulbus olfactorius,
- Corpus amygdaloideum,
- Septumkerne und
- Nucleus thalami anterior.

Auch der Hypothalamus wird manchmal zum limbischen System gerechnet, da er im Mittelpunkt der afferenten und efferenten Leitungsbahnen des limbischen Systems steht.

Über Temporal- und Frontalhirn ist das limbische System mit dem Neokortex verbunden. Über das Temporalhirn gelangen die visuellen, auditorischen und somatosensorischen Informationen der Großhirnrinde zum limbischen System. Das Frontalhirn ist die zentrale neokortikale Kontrollinstanz des limbischen Systems. Es hat als einziger neokortikaler Bereich direkte Verbindungen zum Hypothalamus.

Funktion

Über das limbische System werden Verhaltensweisen gesteuert, die beim Tier der Arterhaltung dienen (artspezifische Verhaltensweisen). Beim Menschen dient das limbische System vor allem der Kontrolle von Emotionen. Emotionen sind Signale an andere Menschen, die Warncharakter (Wut) oder Aufforderungscharakter (Freude, Sexualverhalten) haben können. Auf diese Weise werden über eine Modulation der Emotionen die Beziehungen zwischen Menschen ganz entscheidend mitgestaltet.

Störungen des limbischen Systems können je nach Ausmaß zu massiven Persönlichkeitsveränderungen führen, wobei Signale der Umwelt nicht mehr verstanden werden und Reaktionen auftreten, die nicht mehr einem an die Umwelt angepassten Verhalten entsprechen. So kommt es bei Affen nach Entfernung beider Schläfenlappen und somit von weiten Anteilen des limbischen Systems zum sog. **Klüver-Bucy-Syndrom**, das gekennzeichnet ist durch:

20

- Psychische Blindheit: Essbares kann von nicht Essbarem nicht mehr unterschieden werden.
- Orale Tendenzen: alle Gegenstände werden in den Mund genommen.
- Abnorme Futtergelüste.
- Hypersexualität.
- Angstmangel.
- Affektverarmung.

Man kann also zusammenfassend feststellen, dass – neben der Steuerung von Motivationslage, Wachheitsgrad und Lernfähigkeit – die Adaptation an äußere Gegebenheiten zu den lebenswichtigen Leistungen des limbischen Systems gehört.

20.8.3 Hypothalamische Verhaltensprogramme　2 ?

Der Hypothalamus spielt eine integrierende Rolle für Verhaltensweisen, die der Selbsterhaltung und der Arterhaltung dienen. Dabei dient er als wichtigstes efferentes Schaltzentrum des limbischen Systems und koordiniert nutritives, sexuelles, thermoregulatorisches und Abwehrverhalten. Dabei werden vegetative Reaktionen mit somatomotorischen und hormonellen Komponenten verknüpft.

So werden beim Abwehrverhalten die Pupillen geweitet, Atem- und die Herzfrequenz steigen, Blutdruck und Muskeldurchblutung nehmen zu, während Darmaktivität und -durchblutung abnehmen.

Funktionen der Kerngebiete des Hypothalamus

Laterales Gebiet

- Regio praeoptica: Motivation, Belohnung.
- Laterale hypothalamische Kerne: Emotion (Wut), Esszentrum.

Periventrikuläres Gebiet

- Periventrikuläre Kerne: Steuerung der Hypophyse durch Releasing und Inhibiting Hormone.
- ► Nucleus suprachiasmaticus: Zirkadiane Rhythmen. ◄

Mediales Gebiet

- Nucleus praeopticus medialis: Temperaturregulation.

- Nucleus dorsomedialis: Sexualverhalten und sexuelle Differenzierung; geschlechtsspezifisch unterschiedliche neuronale Struktur.
- Nuclei anteriores: Nahrungsaufnahme und -regulation; Sattheitszentrum.

Posteriores Gebiet

- Nuclei posteriores: Kreislaufregulation.
- Nuclei supramamillares: Atmungsregulation.
- Corpora mamillaria: Temperaturregulation.

20.8.4 Monoaminerge Systeme　0 ?

Verhalten, Stimmung und die Beziehung zur Umwelt werden auch vom monoaminergen System mitbeeinflusst. Unter diesem Oberbegriff sind noradrenerge, dopaminerge und serotonerge Bahnen zusammengefasst, die ihren Ursprung im Hirnstamm haben und vielseitige Verbindungen zu allen Teilen des ZNS besitzen.

Die Neurone des monoaminergen Systems stammen aus den Kerngebieten von Medulla oblongata, Pons und Mesenzephalon. Sie ziehen vorwiegend im medialen Vorderhornbündel zu Kortex, limbischem System, Basalganglien, Kleinhirn, Thalamus und Hypothalamus. Die serotonergen und die noradrenergen Fasern projizieren auch in Richtung Rückenmark.

♋ Klinik!

Die **Schizophrenie** scheint mit dem dopaminergen System verknüpft zu sein, wobei der genaue Mechanismus allerdings unbekannt ist. Gegen die psychotische Symptomatik der Schizophrenie eingesetzte Pharmaka aus der Klasse der Neuroleptika blockieren zentrale Dopaminrezeptoren. Umgekehrt können Pharmaka, welche die zentrale Dopaminausschüttung steigern (wie z.B. die Amphetamine), eine Schizophrenie-ähnliche Psychose hervorrufen.
Die klassischen Präparate wie Haloperidol wirken vorwiegend über eine Blockade mesolimbischer D_2-Rezeptoren. Sie blockieren aber gleichzeitig auch die D_2-Rezeptoren im Striatum (☞ 15.3.2), sodass extrapyramidale Störungen, vor allem Dyskinesien, wie sie auch bei der Parkinsonerkrankung vorkommen, häufig sind. Das „atypische" Neuroleptikum Clozapin (Leponex®) wirkt nur wenig auf D_2-Rezeptoren und hat dadurch kaum extrapyramidale Nebenwirkungen. Die schizophrenen Symptome beeinflusst es vorwiegend über eine Blockade von D_4-Rezeptoren.

Das monoaminerge System scheint eine entscheidende Rolle für Lust/Unlust, Annäherung/Vermeidung, Belohnung/Bestrafung zu spielen, wie in Tierexperimenten gezeigt werden konnte. Dabei wurden Bereiche identifiziert, deren Reizung zu einer lustbetonten positiven Verstärkung von Verhalten führen und solche, die bei Reizung unlustgetönte Vermeidungsreaktionen nach sich zogen.

Gebiete, deren Reizung *positive* Gefühle hervorruft, sind praktisch identisch mit den katecholaminerg versorgten Hirnarealen.

Die Beeinflussung der **Stimmungslage** durch monoaminerge Bahnsysteme wird besonders in der Psychopharmakologie deutlich: Pharmaka, die den Noradrenalin-Gehalt zentraler Neurone senken, führen häufig zu Depressionen. Umgekehrt steigern antidepressiv wirkende Pharmaka (Antidepressiva) die Wirkung des noradrenergen Systems durch Hemmung der Noradrenalin- und Serotonin-Aufnahme im Bereich zentraler Synapsen.

20

Index

H